U0385034

临床用药规范与药学管理

主编　王永彩　韩　英　李承文　邢　楠
郝木红　王军慧　隋英辉

黑龙江科学技术出版社
HEILONGJIANG SCIENCE AND TECHNOLOGY PRESS

图书在版编目(CIP)数据

临床用药规范与药学管理 / 王永彩等主编. -- 哈尔滨：黑龙江科学技术出版社，2023.7
ISBN 978-7-5719-1997-9

Ⅰ. ①临… Ⅱ. ①王… Ⅲ. ①临床药学 Ⅳ. ①R97

中国国家版本馆CIP数据核字（2023）第108059号

临床用药规范与药学管理
LINCHUANG YONGYAO GUIFAN YU YAOXUE GUANLI

主　　编　王永彩　韩　英　李承文　邢　楠　郝木红　王军慧　隋英辉
责任编辑　陈兆红
封面设计　宗　宁
出　　版　黑龙江科学技术出版社
　　　　　地址：哈尔滨市南岗区公安街70-2号　邮编：150007
　　　　　电话：（0451）53642106　传真：（0451）53642143
　　　　　网址：www.lkcbs.cn
发　　行　全国新华书店
印　　刷　黑龙江龙江传媒有限责任公司
开　　本　787 mm×1092 mm　1/16
印　　张　32
字　　数　813千字
版　　次　2023年7月第1版
印　　次　2023年7月第1次印刷
书　　号　ISBN 978-7-5719-1997-9
定　　价　198.00元

编委会

主　编

王永彩　韩　英　李承文　邢　楠
郝木红　王军慧　隋英辉

副主编

张文芳　肖东青　周文斌　梁　平
李翠翠　杨福芹　向　杨　韩广亮

编　委（按姓氏笔画排序）

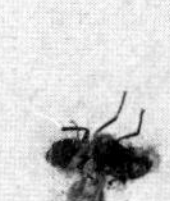

王永彩（山东颐养健康集团淄博医院）
王军慧（烟台毓璜顶医院）
邢　楠（巨野县北城医院）
吕香丽（菏泽市定陶区人民医院）
向　杨（三峡大学附属仁和医院）
李承文（济南市章丘区人民医院）
李晓波（桓台县人民医院）
李翠翠（邹城市精神卫生中心）
杨福芹（阳谷县阿城镇卫生院）
肖东青（山东省聊城市茌平区第二人民医院）
宋　颖（桓台县人民医院）
张文芳（鱼台县人民医院）
张志涛（桓台县人民医院）
金　迪（桓台县人民医院）
周文斌（山东省郓城县市场监督管理局）
郝木红（德州联合医院）
唐楠楠（济宁市兖州区人民医院）
梁　平（济宁市中西医结合医院）
隋英辉（烟台毓璜顶医院）
韩　英（滕州市精神卫生中心）
韩广亮（东营市河口区河口街道卫生院）

前言

FOREWORD

近年来，随着对创新药物研究的关注和对药物中微量杂质成分、组成药物制剂的各种辅料及溶剂等进行的一系列研究，药物学取得了极大的进展。但是，药物治疗本身也存在危害，治疗过程中会产生与治疗目的无关的或有害的反应，严重时可造成患者残疾，甚至死亡。因此，在药物的使用方面，临床医师和药师要更加谨慎。而药学管理的主要作用就是规范临床医师和药师，使之根据患者的疾病种类、状况，以及药理学理论选择最佳的药物、剂量和剂型，制订或调整给药方案，保证患者用药的规范、有效、合理，以达到预防和治愈疾病的目的。为了加强临床用药安全，保证患者的切身利益，我们特邀请了该领域的专家，精心编写了《临床用药规范与药学管理》一书。

本书以临床常用药物为线索，主要介绍了呼吸系统疾病、心血管系统疾病、消化系统疾病、泌尿系统疾病、神经系统疾病、内分泌系统疾病、感染性疾病等的常用药物；对常见的中药，也进行了概括讲解。针对每种药物，重点论述了其作用与用途、剂量与用法、不良反应、药物相互作用及注意事项等内容。本书编者在临床实践的基础上，参阅了权威药学图书、期刊及有关学者的科研成果，简明扼要地介绍了药物对疾病的治疗作用，力求做到能使临床医、药、护等专业人员阅读后，可快速准确用药。

本书编写过程中，虽然编者尽了很大的努力，但由于医药科技及制药工业的迅猛发展，仍有许多药物未能入编，且收集、查阅的资料有限，难免有错谬、不足及疏漏之处。希望读者批评指正，以便再版时加以补充、修改和完善。

《临床用药规范与药学管理》编委会

2023年4月

目录

CONTENTS

第一章 总 论

第一节 药物学发展史

人类自有史以来一直都在不断地和疾病和自然环境作斗争。药物就是人类和疾病作斗争的重要手段。随着社会的进步,医药科学的发展,有关药物的知识越来越丰富,药物研究工作也越来越深入。对药物发现的历史及其经验教训加以回顾为预测未来的发展方向及特点就显得必要而且很有意义了。药物发展历史可分为以下几个时期。

一、天然植物为主要药物时期

凡是古代文明发达的国家,其医药的起源都很早。在中国,《诗经》中就已记载了一百多种可作药用的动植物名称,可算是中国最早的药物记载。《神农本草经》是最早的药物学著作,大约成书于公元前一世纪。至明朝李时珍的《本草纲目》就已包括 1 892 种药物。在西方,距今约近 2 000 年的罗马时代出现了格林(公元 130—200 年),他集一生实践和搜集药物所得,编著了《药物学》,包括植物 540 种、动物 180 种、矿物 100 种,形成了后世长远流传的《格林药物学(制剂)》。

此时期发展极缓。直到 16 至 18 世纪,在西欧封建社会内部发展了资本主义生产方式,资产阶级在争取建立自己统治的同时,为占有社会生产,攫取高额利润,也迫切要求发展科学技术,在自然科学研究中提倡实验的方法,主张对自然界进行分门别类的研究。于是,在社会生产发展需要的推动下,近代自然科学各学科才纷纷建立并迅速发展起来。威廉·哈维(William Harvey,1578—1657 年)于 1628 年出版《论心脏和血液的运动》一书,被认为是近代生理学诞生的标志,也就是生理学从医学中分离出来成为一门独立学科的开始。几乎同一时期产生了解剖学。但 200 年之后,约于 1846 年药理学才得以从一般药物学中分离出来。1828 年 Wōhler 合成尿素可以认为是有机化学诞生的标志。1897 年 Buchner 兄弟证明破碎酵母细胞的压出液能催化糖类发酵,引进了生物催化的概念,可以说是萌发了生物化学。这些学科的发展,大大推动了药学的发展。人们首先应用化学知识去分离提取天然药物的有效成分,这些工作当然又首先是从作用强烈的天然药物开始,对这些药物人们早有发现,例如,1805 年 Sertürner(德)分离出吗啡,1818 年Pel etier 等(法)分离出士的宁,1832 年 Robiquet(法)分离出可待因,1833 年 Mein 等分离出阿托品,1855 年 Niemann 等分离出可卡因。

一旦得到纯品，一批勇敢的生理学家即用动物试验其作用，于是诞生了药理学。一些临床医师将某些分离成分用于人体也获得成功。据记载，仅从1805－1835年的30年间即有约30种重要的有效成分被分离出来。这种分离天然药物的热潮一直持续到20世纪。因此可以说从古代至19世纪末是利用天然药物的时期。这一时期长达数千年，人类所付出的代价是巨大的。

中国医药学有数千年的历史，“中国医药学是一个伟大的宝库”。因此中国创新药有一个很好的储库，中药的研发也是有许多值得借鉴的成功例子，在此仅举一例。中药麻黄的研究是百余年来比较著名的成功范例，重温麻黄的研究历史会给药学工作者以启迪。它告诉人们中药的研究与开发，必须走继承与发扬相结合的路子。

中药麻黄是中国特产而闻名世界的一种药材。中国生产的麻黄，产量大，质量好，居世界首位。麻黄又是第一个作为东方传统药材进行化学有效成分及药理研究并介绍给西方的重要药物。

麻黄为常用中药，中医认为：麻黄有发汗解表、宣肺平喘、利水消肿等功效，临床用于治疗风寒感冒、胸闷喘咳、风水浮肿、支气管哮喘等症，麻黄为麻黄科麻黄属植物草麻黄的干燥草质茎。主要有效成分是生物碱，生物碱中主要为三对对应异构体的生物碱，即左旋麻黄碱也称麻黄素、右旋伪麻黄碱、左旋甲基麻黄碱、右旋甲基伪麻黄碱、左旋去甲基麻黄碱和右旋去甲伪麻黄碱。

在这些生物碱当中，左旋麻黄碱是具有中枢神经和交感神经兴奋作用的代表性成分，具有平喘、镇咳、发汗、利胆、升血压、收缩血管等作用，临床上常用于治疗哮喘、各种原因引起的低血压及鼻黏膜肿胀引起的鼻塞等症。由于它疗效可靠、毒性小，而且给药也十分方便，因此麻黄碱被世界公认为治疗支气管喘息的重要药物。近年来，对麻黄中的其他生物碱研究的结果也引起了人们的重视，如右旋伪麻黄碱具有很强的抗炎和利尿作用；甲基麻黄碱平喘效果好，但中枢兴奋、强心升压等作用很弱；左旋去甲基麻黄碱具有作用部位较专一的消除鼻黏膜肿胀的作用等。一百多年来，麻黄的研究一直经久不衰。

麻黄素的发现早在1885年，日本人G.Yamanashi就曾在中国生长的麻黄草中提出一种不纯的粗成分。1887年，日本学者N.Nagai首先由麻黄中分离得到麻黄碱结晶，并定名为ephedrine。麻黄中同左旋麻黄碱一起存在的另一个含量较多的生物碱是右旋伪麻黄碱，在发现麻黄碱后不久也被分得。其后，又陆续得到另外两对对应异构体：甲基麻黄碱、甲基伪麻黄碱，去甲基麻黄碱和去甲基伪麻黄碱。

麻黄素最重要的药理作用，是中国老一辈药学家陈克恢发现的。陈克恢接触了不少中医药知识，他曾目睹过中药治疗某些疑难危重疾病的神奇疗效，也有过中医药在某些疾病治疗中不如西医西药的亲身体验。他抱着科学救国的希望，远涉重洋赴美国留学，专攻药科，在大学期间，他较系统地学习并掌握了有机化学、植物学、药物化学、植物分类学和生药学的基础理论和基本实验技能。在实践中，他认识到如果要在当时的中国搞研究，还必须掌握生理学、药理学、生物化学及医学方面的知识和实验技能，于是他又进入了医学院，主攻生理学和药理学，掌握了一系列生理学和药理学的实验方法，并以优异的成绩和优秀的学位论文，获得了哲学博士（Ph.D）学位、医学博士（M.D）学位。1923年提前回国，决定从事中药方面的研究。陈克恢认为，麻黄的疗效经过几千年的验证是确实的，根据中医临床中麻黄的用途，提出了麻黄碱，并进行了一系列药理实验。由于陈克恢具有较广泛的中医药知识，所以他最感兴趣的是麻黄碱的拟交感神经作用。实验结果完全证实了他的设想，1924年，发表了其初步研究结果，接着第二篇文章又在美国发表，1926年，又一篇论文在美国达拉斯Dalas医学年会上宣读，马上在西方引起轰动。至此，麻黄素在遭受 40 年冷遇之后，一跃而成为重要的拟交感神经药物。陈克恢相继发表了二十余篇论文，对麻黄素的药理进行了更广泛深入的研究。并于 1930 年与 Schmidt 合著出版了关于麻黄素研究的专著。

1930 年，麻黄素首先被收载入当时出版的《中华药典》，日本、美国、英国、苏联等国药典也纷纷收载，并同其他交感神经兴奋药物一起，出现在许多国家的教科书中。

冯志东当时是陈克恢的助手，陈克恢作药理研究所用的麻黄素主要是他提取的。后来他还利用麻黄碱和伪麻黄碱盐酸盐在氯仿中的不同溶解度，成功地分离了两种生物碱，并合成了麻黄素的一些衍生物，又分析了麻黄中麻黄素的含量。中国另一位学者赵承嘏在 1926 年建立了利用麻黄碱与伪麻黄碱草酸盐在水中的不同溶解度将其分离的方法，此法现在还在应用。

麻黄素及其衍生物在心血管药物的开发研究方面，正日益受到重视，如近年来国外用苯丙醇胺为原料合成的 tinofedine，能舒张脑血管、强心、扩张冠状动脉。

一百多年来，麻黄一直是天然药物研究方面的热门课题之一。今后对麻黄的进一步研究也必将继续下去。中药在研究过程中把现代科学技术与继承发掘祖国中医药遗产紧密结合起来，就很有可能找到解决问题的突破口。

二、药物合成的兴起可以认为是药物发展时期

19 世纪中叶，当时所分离出的纯活性成分确有治病作用，但天然品数量有限、提取分离也属不易。到 20 世纪有一批年轻的有机化学家便开始一显身手，许多重要的化学药物相继被合成。化学治疗（简称化疗）概念也得以产生和深化，1908 年 Ehrlich 合成含砷化合物“606”可以说是开了合成化合物的先河，1932 年百浪多息的发现则是一个重要的成就。青霉素、链霉素等虽然产自微生物，但有机化学也帮了大忙。一般认为，20 世纪前 40 年是寻找天然有效成分和合成药并举，通过大量筛选实验得到许多对急性传染病有效药物的时期。此阶段药物的迅速发展正是由于有机化学发展的结果，而且随着合成药的发展，药物化学也从普通有机化学中分离出来而形成一门独立学科；另外则是化学与医学的汇合。这一时期，所合成或分离出的药物不需经过漫长的实验研究阶段便进入临床试用并以其最终使用结果来判断其效用和毒性。这一时期努力的结果是形成了新药问世的黄金时期，而且对药物作用及其机理的研究也深入到细胞水平。但也孕育着新的问题，最终以 1956 年西德反应停药物上市，致使万余名“海豹型”畸胎出生，形成轰动一时的惨剧而完全结束了这一时期。

三、生物化学时期

生物化学时期主要是指 20 世纪 40－60 年代，在合成药物大量上市的同时，生物化学取得了巨大进展。生物化学的发展经历 3 个阶段。首先是确定生物体的物质组成，然后描述其组成成分的性质和含量等，此即叙述生物化学阶段。至 20 世纪前 30 年代本阶段已经完成而开始向动态生物化学过渡，即研究各种物质组成在生物体内的代谢变化，以及酶、维生素、激素等在代谢中的作用。至 20 世纪 30 年代，大多数维生素已分离成功，并发现了胰岛素；20 世纪 40 年代肾上腺皮质激素等激素研究形成高潮而且糖代谢、脂肪代谢、蛋白质代谢、能量代谢等基本动态变化过程也相继得到阐述。这就吸引人们更进一步去研究体内活性物质及其功能，因而在体内活性物质基础上形成一系列激素、维生素及其类似药物，同时也为在分子水平上研究药物的作用奠定了基础。

四、生物药学时期

20 世纪 70 年代以来的近五十年，医学、化学、生物学三者紧密结合，研究体内调控过程，从整体直达分子水平，多学科渗透，进入生物药学时期。此阶段远比前述各段发展迅速，成果辉煌。

（一）这一时期研究技术上的进展主要体现

（1）电子显微镜等的应用，是对组织的观察深入到亚细胞水平。

（2）同位素技术如液闪计数、放射免疫测定等，使对物质测定灵敏度达到 10^{-12} mol 和 10^{-15} mol水平。

（3）离心、电泳、层析、低温、大孔树脂、膜分离等技术的突飞猛进，使分离、鉴别、保存精细成分成为可能。

（4）分离分析技术，尤其液相色谱，LC-MS、LC-MS-MS 联用技术在药物研究开发中应用，使药物代谢物的研究产生了质的飞跃。

（5）单克隆技术、基因重组技术等使得基因的解析、确证、创新成为现实。

（二）研究的新成果新水平主要体现

（1）对生物膜的认识大大深化，生物信息跨膜传递机理及相关问题如前列腺素、白三烯、血栓烷素等的作用及变化都远比以前清楚。

（2）以 Camp 发现蛋白激酶胞内磷酸化过程为开端的研究揭示了生物体细胞内的许多重要代谢调控过程。

（3）受体学说已从 20 世纪 30 年代的仅仅是设想，发展到分离出乙酰胆碱、胰岛素、吗啡等受体，对乙酰胆碱受体，其亚基及一级结构都已通过 DNA 重组技术得到解决。

（4）对生物体内的微量元素如 Zn^{2+}、Ca^{2+}、Mg^{2+}、Se^{2+} 等的研究揭示了许多重要功能等。

在分子水平上对生物体内调控过程有了新认识，加上生物化学原已取得的成就，就使得人们可以追究药物分子怎样与机体内各种大小分子，特别是与生物高分子相互作用，这便是生化药理学研究的主要内容。对正常及疾病变化的分子过程有了确切了解，设计新药就有了可靠基础，药物作用机理也才能得到确切的说明。

（李承文）

第二节　药物代谢动力学

一、药物的体内转运与转化

药物的体内过程是指药物经各种途径进入机体到排出体外的过程，包括吸收、分布、代谢和排泄统称为药物转运，药物在体内的吸收、分布、排泄过程中，不发生化学结构的改变而仅是空间位置的改变。代谢变化过程也称为生物转化，药物代谢和排泄合称消除。药物的体内过程见图 1-1。

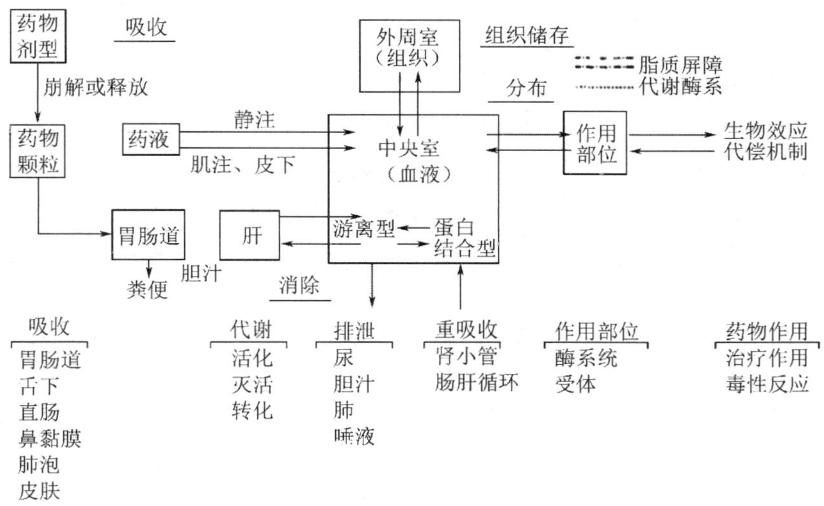

图 1-1　药物在体内的转运与转化

药动学研究反映的药物在动物或人体内动态变化规律，除可作为药效学和毒理学研究借鉴外，同时也是新药研究开发、先导化合物设计与筛选及申报临床研究或药品生产所必须提交的重要资料。研究结果还可以为确定适应证，选择给药途径、剂型，优化给药方案（如调整剂量与给药间隔时间）等临床应用提供参考依据。

(一)药物的跨膜转运

药物在体内的转运与转化或从用药部位到引起药理效应，均需要通过各种生物膜。生物膜是细胞外表的质膜和细胞内的各种细胞器膜如核膜、线粒体膜、内质网膜、溶菌酶膜等的总称，它由脂质双分子层构成，其间镶嵌着外在蛋白，可伸缩活动，具有吞噬、胞饮作用；另一类为内在蛋白，贯穿整个质膜，组成生物膜的受体、酶、载体和离子通道等。药物的吸收、分布、排泄及代谢与物质的跨膜转运密切相关。

跨膜转运的方式主要有被动转运、主动转运和膜动转运，见图 1-2。

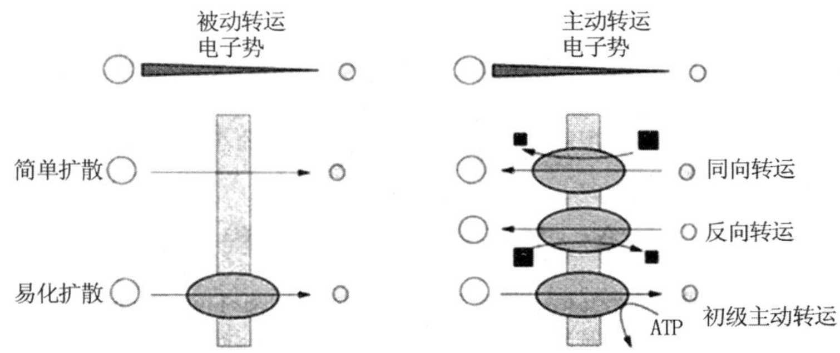

图 1-2　药物的跨膜转运

1.被动转运

被动转运是指药物分子顺着生物膜两侧的浓度梯度，由高浓度的一侧扩散到低浓度的一侧而不需要消耗 ATP，转运速度与膜两侧的浓度差成正比。浓度梯度越大，扩散越容易，当膜两侧浓度达到平衡时转运停止。生物膜脂双层分子内部为疏水性，带电荷的物质如离子很难通过。药物跨膜转运的扩散率主要取决于分子量的大小、在脂质中的相对可溶性和膜的通透性。它包括简单扩散、滤过和异化扩散。

(1)简单扩散：简单扩散又称为脂溶扩散，脂溶性药物可溶于脂质而通过细胞膜。药物的脂/水分配系数越大，在脂质层浓度越高，跨膜转运速度越快。大多数的药物转运方式属简单扩散。其扩散速率 R 与药物的扩散常数 D'、膜的面积 A 及药物的浓度梯度(c1－c2)成正比，与膜的厚度 X 成反比。其中，最主要的因素是浓度梯度。一般而言，扩散速率符合 Fiek 定律。

$$R=D'A(c1-c2)/X$$

药物解离度对简单扩散有很大的影响。多数药物是弱酸性或弱碱性有机化合物，在体液中可部分解离。解离型药物极性大、脂溶性小，难以扩散；非解离型药物极性小、脂溶性大而容易跨膜扩散。非解离型药物离子化程度受其解离常数 pK_a 及体液 pH 的影响，可用 Handerson-Hasselbalch 公式表示。式中 pK_a 是药物解离常数的负对数值。

$$HA \leftrightarrow H^+ + A^- \qquad BH^+ \leftrightarrow H^+ + B^-$$

$$Ka=[H^+][A^-]/[HA] \qquad K_a=[H^+][B^-]/[BH^+]$$

$$pK_a=pH+lg([HA]/[A^-]) \qquad pK_a=pH+lg([BH^+]/[B])$$

$$[HA]/[A^-]=lg^{-1}(pK_a-pH) \qquad [BH^+]/[B]=lg^{-1}(pK_a-pH)$$

pK_a 是弱酸性或弱碱性药物在50%解离时溶液的 pH，各药均有其固定的 pK_a。当 pK_a 与 pH 的差值以数学值增减时，药物的离子型与非离子型浓度比值相应以指数值变化，pH 的改变则可明显影响弱酸性或弱碱性药物的解离度。非离子型药物可以自由穿透，而离子型药物不易跨膜转运，这种现象称为离子障。利用这个原理可以改变药物吸收或排泄的速度，对于促进药物吸收、加速体内毒物排泄具有重要的临床意义。例如，弱酸性药物在胃液中非离子型多，在胃中即可被吸收；弱碱性药物在酸性胃液中离子型多，主要在小肠吸收；碱性较强的药物如胍乙啶($pK_a=11.4$)及酸性较强的药物如色甘酸钠($pK_a=2$)在胃肠道基本都已离子化，由于离子障原因，吸收均较难。$pK_a<4$ 的弱碱性药物如地西泮($pK_a=3.3$)及 $pK_a>7.5$的弱酸性药物如异戊巴比妥($pK_a=7.9$)在胃肠道 pH 范围内基本都是非离子型，吸收都快而完全。

由上述分析可知，弱酸性药物在酸性环境中不易解离，在碱性环境中易解离，弱碱性药物与之相反。在生理 pH 变化范围内，弱酸性或弱碱性药物大多呈非解离型，被动扩散较快。一般而言，pK_a 为 3.0～7.5 的弱酸药及 pK_a 为 7～10 的弱碱药受 pH 影响较大。强酸、强碱及强极性的季铵盐可全部解离，故不易透过生物膜而难以被吸收。

(2)滤过：滤过又称为水溶扩散，是指直径小于膜孔的水溶性的极性或非极性药物，借助膜两侧的流体静压和渗透压被水携带到低压侧的过程。滤过是指有外力促进的扩散，如肾小球滤过等。其相对扩散率与该物质在膜两侧的浓度差成正比，相对分子质量<100、不带电荷的极性分子等水溶性药物可通过水溶扩散跨膜转运。

(3)易化扩散：易化扩散又称为载体转运，是通过细胞膜上的某些特异性蛋白质——通透酶帮助而扩散，不需要消耗 ATP。如葡萄糖进入红细胞需要葡萄糖通透酶，铁剂转运需要转铁蛋白，胆碱进入胆碱能神经末梢、甲氨蝶呤进入白细胞等分别通过特异性通透酶，或与这种分子或离子结构非常相似的物质。当药物浓度过高时，载体可被饱和，转运率达最大值。载体可被类似物占领，表现竞争性抑制作用。

 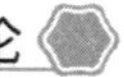

2.主动转运

主动转运又称逆流转运，是指药物从细胞膜低浓度一侧向高浓度一侧转运，其转运需要膜上特异性的载体蛋白并消耗 ATP，如 Na^--K^+-ATP 酶（钠泵）、Ca^{2+}，Mg^{2+}-ATP 酶（钙泵）、质子泵（氢泵）、儿茶酚胺再摄取的胺泵等。主动转运具有饱和性，当同一载体转运两种药物时，可出现竞争性抑制现象，如丙磺舒可竞争性地与青霉素竞争肾小管上皮细胞膜载体，从而抑制青霉素的体内排泄，延长青霉素在机体内的有效浓度时间。

3.膜动转运

大分子物质的转运伴有膜的运动称为膜动转运。

（1）胞饮：胞饮又称吞饮或入胞，是指某些液态蛋白质或大分子物质可通过生物膜的内陷形成小胞吞噬而进入细胞，如脑垂体后叶粉剂可从鼻黏膜给药吸收。

（2）胞吐：胞吐又称胞裂外排或出胞，是指某些液态大分子物质可从细胞内转运到细胞外，如腺体分泌及递质释放等。

（二）药物的体内过程

药物的体内过程包括吸收、分布、生物转化和排泄。

1.吸收

药物的吸收是指药物自体外或给药部位经过细胞组成的屏蔽膜进入血液循环的过程。血管给药可使药物迅速而准确地进入体循环，没有吸收过程。除此之外，药物吸收的快慢和多少常与给药途径、药物的理化性质、吸收环境等密切相关。一般情况下，常用药物给药途径的吸收速度：气雾吸入＞腹腔＞舌下含服＞直肠＞肌内注射＞口服＞皮肤。

（1）胃肠道吸收：口服给药是最常用的给药途径。小肠内 pH 接近中性，黏膜吸收面广、血流量大，是主要的吸收部位。药物经消化道吸收后，通过门静脉进入肝脏，最后进入体循环。有些药物在通过肠黏膜及肝脏时，部分可被代谢灭活，导致进入体循环的药量减少，称为首关消除。舌下给药或直肠给药方式分别通过口腔、直肠及结肠的黏膜吸收，虽然吸收表面积小，但血流供应丰富，可避免首关消除效应且吸收迅速；但其缺点是给药量有限，有时吸收不完全。

影响胃肠道药物吸收的因素有很多，如药物的剂型、药片的崩解速度、胃的排空速率、胃液的pH、胃内容物的多少和性质等。排空快、蠕动增加或肠内容物多，可阻碍药物接触吸收部位，使吸收减慢变少；油及高脂肪食物则可促进脂溶性药物的吸收。

（2）注射给药：肌内注射及皮下注射药物沿结缔组织吸收，后经毛细血管和淋巴内皮细胞进入血液循环。毛细血管具有微孔，常以简单扩散及滤过方式转运。药物的吸收速率常与注射部位的血流量及药物剂型有关。肌肉组织的血流量比皮下组织丰富，故肌内注射比皮下注射吸收快。水溶液吸收迅速，油剂、混悬剂或植入片可在局部滞留，吸收慢，作用持久。

（3）呼吸道给药：肺泡表面积大，与血液只隔肺泡上皮及毛细管内皮各一层，且血流量大，药物到达肺泡后吸收极其迅速，气体及挥发性药物（如全身麻醉药）可直接进入肺泡。气雾剂为分散在空气中的极细气体或固体颗粒，颗粒直径为 3～10 μm，可到达细支气管，如异丙肾上腺素气雾剂可用于治疗支气管哮喘；＜2 μm 可进入肺泡，但粒子过小又可随气体排出；粒径过大的喷雾剂大多滞留于支气管，可用于鼻咽部的局部治疗，如抗菌、消炎、祛痰、通鼻塞等。

（4）经皮给药：完整的皮肤吸收能力差，除汗腺外，皮肤不透水，但脂溶性药物可以缓慢通透。外用药物主要发挥局部作用，如对表皮浅表层，可将药物混合于赋形剂中敷在皮肤上，待药物溶出即可进入表皮。近年来有许多促皮吸收剂可与药物制成贴皮剂，如硝苯地平贴皮剂以达到持久的全身疗效，对于容易经皮吸收的硝酸甘油也可制成缓释贴皮剂预防心绞痛发作。

2.分布

药物进入体内循环后，经各种生理屏障到达机体组织器官的过程称为药物的分布。影响药物分布的因素主要有以下 5 种。

(1)药物与血浆蛋白的结合：大多数药物与血浆蛋白呈可逆性结合，酸性药物多与清蛋白结合，碱性药物多与 α_1 酸性糖蛋白结合，还有少数药物与球蛋白结合。只有游离型药物才能转运至作用部位产生药理效应，通常也只有游离型药物与药理作用密切相关。结合型药物由于分子量增大，不能跨膜转运及代谢或排泄，仅暂时储存于血液中，称为药物效应的“储藏库”。结合型药物与游离型药物处于相互转化的动态平衡中，当游离型药物被分布、代谢或排泄时，结合型药物可随时释放游离型药物而达到新的动态平衡。通常蛋白结合率高的药物在体内消除较慢，药理作用时间维持较长。

药物与血浆蛋白结合特异性低，而血浆蛋白结合点有限，因此两个药物可能与同一蛋白结合而发生竞争性抑制现象。如某药结合率达 99%，当被另一种药物置换而下降 1%时，游离型(具有药理活性)药物浓度在理论上将增加 100%，可能导致中毒。不过一般药物在被置换过程中，游离型药物会加速被消除，血浆中游离型药物浓度难以持续增高。药物也可能与内源性代谢物竞争与血浆蛋白结合，如磺胺药置换胆红素与血浆蛋白结合，在新生儿中应用可能导致核黄疸症。血浆蛋白过少(如肝硬化)或变质(如尿毒症)时，药物血浆蛋白结合率下降，也容易发生毒性反应。

(2)局部器官血流量：人体组织脏器的血流量分布以肝最多，肾、脑、心次之，这些器官血流丰富，血流量大。药物吸收后由静脉回到心脏，从动脉向体循环血流量大的器官分布，脂溶性静脉麻醉药如硫喷妥钠先在血流量大的脑中发挥麻醉效应，然后向脂肪等组织转移，此时脑中药物浓度迅速下降，麻醉效应很快消失。这种现象称为再分布。药物进入体内一段时间后，血药浓度趋向“稳定”，分布达到“平衡”，但各组织中药物并不均等，血浆药物浓度与组织内浓度也不相等。这是由于药物与组织蛋白亲和力不同所致，因此，这种“平衡”称为假平衡，此时的血浆药物浓度高低可以反映靶器官药物结合量多少。药物在靶器官的浓度决定药物效应的强弱，故测定血浆药物浓度可以估算药物效应强度。某些药物可以分布至脂肪、骨质等无生理活性组织形成储库，或结合于毛发指(趾)甲组织。

(3)体液的 pH：药物的 pK_a 及体液 pH 是决定药物分布的另一重要因素，细胞内液 pH(约为 7)略低于细胞外液(约为 7.4)，弱碱性药物在细胞内浓度略高，在细胞外浓度略低；而弱酸性药物则相反。口服碳酸氢钠碱化血液及尿液，可使脑细胞中的弱酸性巴比妥类药物向血浆转移，加速自尿排泄而缓解中毒症状，这是抢救巴比妥类药物中毒的措施之一。

(4)血-脑屏障：血-脑屏障是血-脑、血-脑脊液及脑脊液-脑 3 种屏障的总称，能阻碍药物穿透的主要是前两者。脑是血流量较大的器官，脑毛细血管内皮细胞间紧密连接，基底膜外还有一层星状细胞包围，药物较难穿透，因此药物在脑组织的浓度一般较低，脑脊液不含蛋白质，即使少量未与血浆蛋白结合的脂溶性药物可以穿透进入脑脊液，其后药物进入静脉的速度较快，故脑脊液中药物浓度总是低于血浆浓度，这是大脑的自我保护机制。脂溶性高、游离型分子多、分子量较小的药物可以透过血-脑屏障。脑膜炎症时，血-脑屏障通透性增加，与血浆蛋白结合较少的磺胺嘧啶能进入脑脊液，可用于治疗化脓性脑脊髓膜炎。此外，为了减少中枢神经不良反应，对于生物碱可将之季铵化以增加其极性，如将阿托品季铵化变为甲基阿托品后不能通过血-脑屏障，即

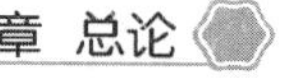

不致发生中枢兴奋反应。

(5)胎盘屏障:将母亲与胎儿血液隔开的胎盘也能起屏障作用。胎盘的生理作用是母亲与胎儿间交换营养成分与代谢废物,药物可通过胎盘进入胎儿血液,其通透性与一般的毛细管无显著差别,只是到达胎儿体内的药物量和分布时间的差异,如母亲注射磺胺嘧啶 2 小时后才能与胎儿达到平衡。应该注意的是,几乎所有药物都能穿透胎盘屏障进入胚胎循环,在妊娠期间应禁用对胎儿发育有影响的药物。

3.生物转化

药物在体内经某些酶作用使其化学结构发生改变称为药物的生物转化,又称药物代谢,是体内药物作用消除的重要途径。

活性药物经生物转化后成为无活性的代谢物,称灭活;无活性或低活性药物转变为有活性或强活性药物,称为活化。大多数脂溶性药物在体内经生物转化变成极性大或解离型的代谢物,水溶性增大而不易被肾小管重吸收,利于从肾脏排出;某些水溶性高的药物在体内可不经转化以原型从肾脏排出。

机体内进行生物转化的器官主要是肝脏,胃肠道黏膜、肾脏、肺脏、体液和血液等也可参与重要的生物转化代谢作用。药物代谢通常分为两相:Ⅰ相反应包括氧化、还原或水解;Ⅱ相反应为结合反应。Ⅰ相反应主要是体内药物在某些酶,主要是肝药酶作用下,引入或除去某些功能基团如羟基、羧基和氨基等,使原型药物成为极性强的代谢产物而灭活,但少数例外(反而活化),故生物转化不能称为解毒过程。Ⅱ相反应是在某些酶作用下,药物分子结构中的极性基团与体内化学成分如葡萄糖醛酸、硫酸、甘氨酸、谷胱甘肽等结合,生成强极性的水溶性代谢产物排出体外。Ⅱ相反应和部分Ⅰ相反应的代谢产物易通过肾脏排泄。

药物在机体内的生物转化本质上是酶促反应,其催化酶主要有两大类:特异性酶与非特异性酶。特异性酶是指具有高选择性、高活性催化作用的酶,如胆碱酯酶(AchE)特异性灭活乙酰胆碱(Ach)、单胺氧化酶(monoamin oxidase,MAO)转化单胺类药物。

非特异性酶指肝脏微粒体的细胞色素 P450 酶系统,是促进药物生物转化的主要酶系统,故又简称肝药酶,现已分离出 70 余种。它是由许多结构和功能相似的肝脏微粒体的细胞色素 P450 同工酶组成的。其基本作用是获得两个 H^-,接受一个氧分子,其中一个氧原子使药物羟化,另一个氧原子与两个 H 结合成水($RH + NADPH + O_2 + 2H^+ \rightarrow ROH + NADP^+ + H_2O$),没有相应的还原产物,故又名单加氧酶,能与数百种药物起反应。此酶系统活性有限,在药物间容易发生竞争性抑制。它又不稳定,个体差异大,且易受药物的诱导或抑制。例如,苯巴比妥能促进光面肌浆网增生,其中 P450 酶系统活性增加,加速药物生物转化,这是其自身耐受性及与其他药物交叉耐受性的原因。西咪替丁抑制 P450 酶系统活性,可使其他药物效应敏化。

肝药酶催化的氧化反应如图 1-3 所示。

4.排泄

药物在体内经吸收、分布、代谢后,最终以原型或代谢产物经不同途径排出体外称为排泄。挥发性药物及气体可从呼吸道排出,非挥发性药物主要由肾脏排泄。

(1)肾脏排泄:肾脏是主要的排泄器官。肾小球毛细管膜孔较大、滤过压也较高,故通透性较大。游离的药物能通过肾小球过滤进入肾小管。随着原尿水分的回收,肾小管中药物浓度上升。当超过血浆浓度时,那些极性低、脂溶性大的药物易经肾小管上皮细胞再吸收而向血浆扩散,排泄较少也较慢。只有那些经生物转化的极性高、水溶性代谢物不能被再吸收而顺利排出。有些药物在近曲小管由载体主动转运进入肾小管,排泄较快。肾小管有两个主动分泌通道,一是弱酸类通道,另一是弱碱类通道,分别由两类载体转运,同类药物间可能有竞争性抑制。例如,丙磺舒抑制青霉素主动分泌,使后者排泄减慢,药效延长并增强。碱化尿液使酸性药物在尿中离子化,酸化尿液使碱性药物在尿中离子化,利用离子障原理阻止药物再吸收,加速其排泄,这是药物中毒常用的解毒方法。

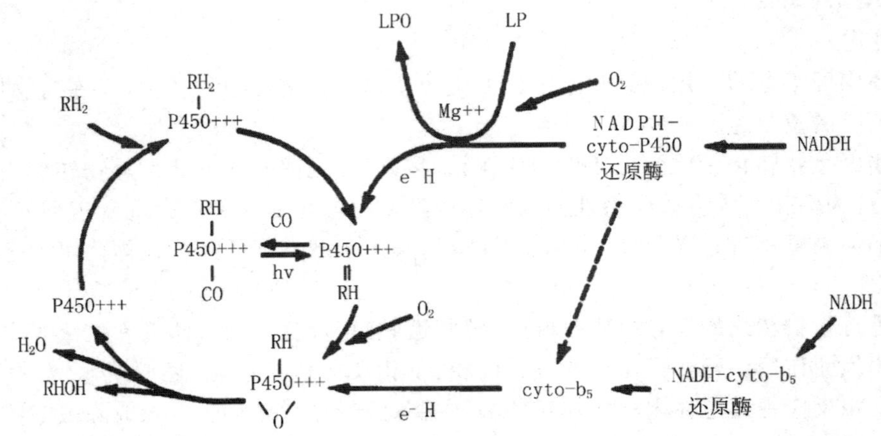

图 1-3 细胞色素 P450 酶系统对药物氧化过程示意图

(2)胆汁排泄:有些药物及其代谢产物可自胆汁排泄,原理与肾排泄相似,但不是药物排泄的主要途径。药物自胆排泄有酸性、碱性及中性 3 个主动排泄通道。一些药物在肝细胞与葡萄糖醛酸等结合后排入胆中,随胆汁到达小肠后被水解,游离药物被重吸收,称为肝肠循环。在胆道引流患者,药物的血浆半衰期将显著缩短,如氯霉素、洋地黄等。

(3)乳腺排泄:乳汁 pH 略低于血浆,一些碱性药物(如吗啡、阿托品等)可以自乳汁排泄,哺乳期妇女用药应慎重,以免对婴儿引起不良反应。

5.其他

药物还可从肠液、唾液、泪水或汗液中排泄。胃液酸度很高,某些生物碱(如吗啡等)注射给药也可向胃液扩散,洗胃是中毒治疗和诊断的措施。药物也可自唾液及汗液排泄。粪中药物多数是口服未被吸收的药物。肺脏是某些挥发性药物的主要排泄途径,检测呼出气中的乙醇量是诊断酒后驾车的快速简便方法。

二、体内药量变化的时间过程

(一)药物浓度-时间曲线

体内药量随时间而变化的过程是药动学研究的中心问题。在药动学研究中,药物在体内连续变化的动态过程可用体内药量或血药浓度随时间变化表示。在给药后不同时间采血,测定机体血药浓度,以血药浓度为纵坐标、时间为横坐标所绘制的曲线图称为药物浓度-时间蓝线图(简称药-时曲线)。通过药-时曲线可定量分析药物在体内的动态变化过程。

图 1-4 所示的是单次非血管途径给药后药物浓度与时间的关系及变化规律。药-时曲线可分为三期:潜伏期、持续期及残留期。潜伏期是指给药后到开始出现疗效的一段时间,主要反映药物的吸收和分布过程。静脉注射给药一般无潜伏期。当药物的吸收消除相等时达到峰浓度

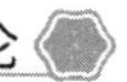

(C_{max}),通常与药物剂量成正比。从给药时至峰浓度的时间称为药峰时间(t_{peak})。持续期是指药物维持有效浓度的时间,长短与药物的吸收及消除速率有关;在曲线中以位于最小有效浓度(MEC)以上的时段称为有效维持时间。残留期是指体内药物已降到有效浓度以下,但又未能从体内完全消除,其长短与消除速率有关。由图 1-4 可知,药物在体内的吸收、分布和排泄没有严格的界限,只是在某一个阶段以某一过程为主。由药-时曲线与横坐标形成的面积称为线下面积(area under the curve,AUC),反映进入体循环药物的相对量,其大小与进入体内的药量成正比。

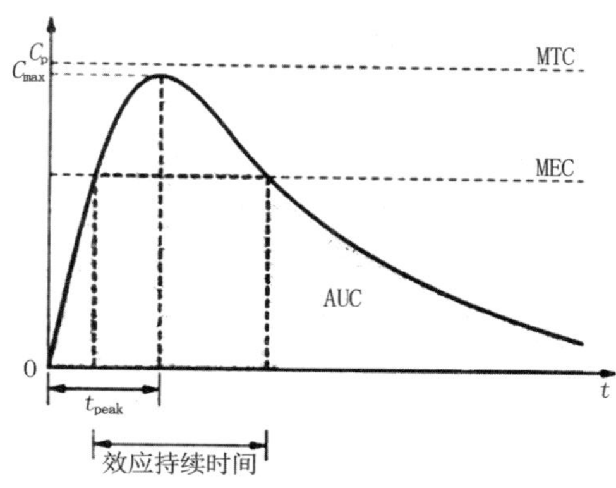

图 1-4 药物浓度-时间曲线

(二)药代动力学模型

房室模型是研究和应用较多的模型,它是依据药物在体内转运的速率和差异性,以试验与理论相结合而设置的数学模型。房室模型假设人体作为一个系统,按动力学特点内分很多房室。这个房室的概念与解剖部位或生理功能无关,而是将对药物转运速率相同的部位均视为同一房室。目前常用的动力学分析有一室模型、二室模型和非房室模型。

1.开放性一室模型

用药后,药物进入血液循环并立即分布到全身体液和各组织器官中而迅速达到动态平衡,见图 1-5。

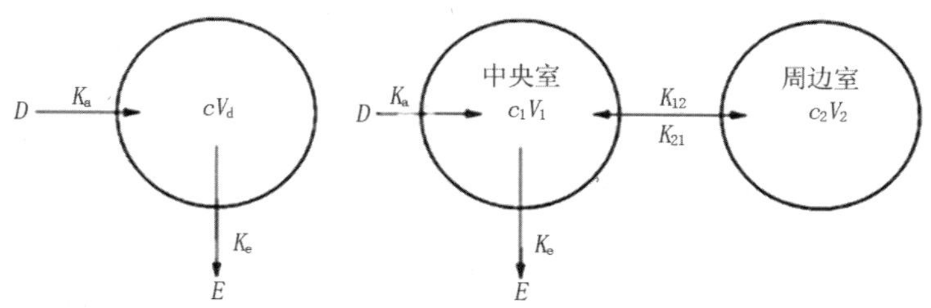

D:用药剂量;K_a:吸收速率常数;c:血药浓度;V_d:表观分布容积;cV_d:体内药量;K_e:消除速率常数;E:消除药量;K_{12}:药物由中央室转至周边室的一级速率常数

图 1-5 药代动力学模型

2.开放性二室模型

药物在体内组织器官中的分布速率不同,即中央室(血流丰富的器官如心、肝、肾)和周边室(血流量少的器官如骨、脂肪)。给药后药物迅速分布到中央室,然后再缓慢分布至周边室

（图 1-5）。中央室及周边室间的转运是可逆的，即 $K_{12}=K_{21}$，但药物只能从中央室消除。大多数药物在体内的转运和分布符合二室模型。

（三）药物消除动力学模型

从生理学上看，体液被分为血浆、细胞间液及细胞内液几个部分。为了说明药动学基本概念及规律，现假定机体为一个整体，体液存在于单一空间，药物分布瞬时达到平衡（一室模型）。问题虽然被简单化，但所得理论公式不失为临床应用提供了基本规律。按此假设条件，药物在体内随时间的变化可用下列基本通式表达：

$$\frac{dc}{dt}=kc^n$$

式中，c 为血药浓度，常用血浆药物浓度；k 为常数；t 为时间。

由于 c 为单位血浆容积中的药量（A），故 c 也可用 A 代替：$dA/dt=kc^n$（$n=0$，为零级动力学；$n=1$，为一级动力学）。药物吸收时 c（或 A）为正值，消除时 c（或 A）为负值。

1.零级消除动力学

单位时间内体内药物按照恒定量消除，称为零级动力学消除，又称恒量消除。公式如下：

$$\frac{dc}{dt}=-kc^n$$

当 $n=0$ 时，$-dc/dt=Kc_o=K$（为了和一级动力学中消除速率常数区别，用 K 代替 k）。其药-时曲线的下降部分在半对数坐标上呈曲线（图 1-6），称为非线性动力学。体内药物浓度远超过机体最大消除能力时，机体只能以最大消除速率将体内药物消除。消除速率与 c_o 大小无关，因此是恒速消除。例如，饮酒过量时，一般常人只能以每小时 10 mL 乙醇恒速消除。当血药浓度下降至最大消除能力以下时，则按一级动力学消除。按零级动力学消除的药物，其 $t_{1/2}$ 不是一个恒定的值，可随血药浓度变化而变化。

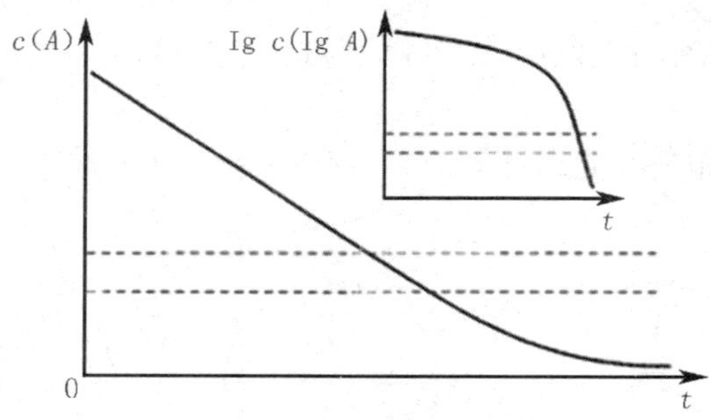

图 1-6　药物在体内消除过程的药-时曲线

2.一级消除动力学

单位时间内体内药物按恒定的比例消除，称为一级动力学消除，又称恒比消除。公式如下：

$$\frac{dc}{dt}=-kc^n$$

当 $n=1$ 时，$dc/dt=k_ec^1=ke^c$（k 用 k_e 表示消除速率常数）。当机体消除能力远高于血药浓度时，药物从体内的消除按一级动力学消除。进入体内的药物大多是按一级动力学消除的，药物的 $t_{1/2}$ 是恒定的。

$c_t=c_oe^{-k_et}$

取自然对数，

$\ln c_t = \ln c_o - k_e t$

换算成常用对数，$\ln c_t = \ln c_o - \frac{k_e}{2.303}t$。

$t = \lg \frac{c_o}{c_t} \times \frac{2.303}{k_e}$

当 $c_t = 1/2c_o$ 时，t 为药物半衰期($t_{1/2}$)：$t_{1/2} = \lg 2 \times \frac{2.303}{k_e} = \frac{0.693}{k_e}$。

可见，按一级动力学消除的药物半衰期与 c 大小无关，是恒定值。体内药物按瞬时血药浓度(或体内药量)以恒定的百分比消除，单位时间内实际消除的药量随时间递减。消除速率常数(k_e)的单位是 h^{-1}，它不表示单位时间内消除的实际药量，而是体内药物瞬时消除的百分率。例如，$k_e = 0.5\text{h}^{-1}$不是说每小时消除 50%(如果 $t_{1/2} = 1$ 小时则表示每小时消除 50%)。按$t_{1/2} = 0.693/k_e$计算，$t_{1/2} = 1.39$ 小时，即需 1.39 小时后才消除 50%。再按计算，1 小时后体内尚存 60.7%。绝大多数药物都按一级动力学消除。这些药物在体内经过 t 时后尚存。

$$A_t = A_o c^{-k_e t}, k_e = 0.693/t_{1/2}$$

t 以 $t_{1/2}$为单位计算(即 $t = n \times t_{1/2}$)，则 $A_t = A_o{}^{0.693} \times n = A_o(\frac{1}{2})^n$。

当 $n = 5$ 时，$A_t \approx 3\% A_o$，即经过 5 个 $t_{1/2}$后体内药物已基本消除。与此相似，如果每隔一个 $t_{1/2}$给药一次(A_o)，则体内药量(或血药浓度)逐渐累积，经过 5 个 $t_{1/2}$后，消除速率与给药速率相等，达到稳态。

(四)药代动力学的重要参数

1.生物利用度

生物利用度是指药物经肝脏首关消除后，进入机体循环的相对量和速度，其公式如下。

绝对生物利用度：F=(AUC 血管外/AUC 血管内)×100%。

相对生物利用度：F=(AUC 受试制剂/AUC 标准制剂)×100%。

从图 1-7 可以看出，某药剂量相等的三种制剂，它们的 F(AUC)值相等，但 t_{peak} 及 C_{max}不等。

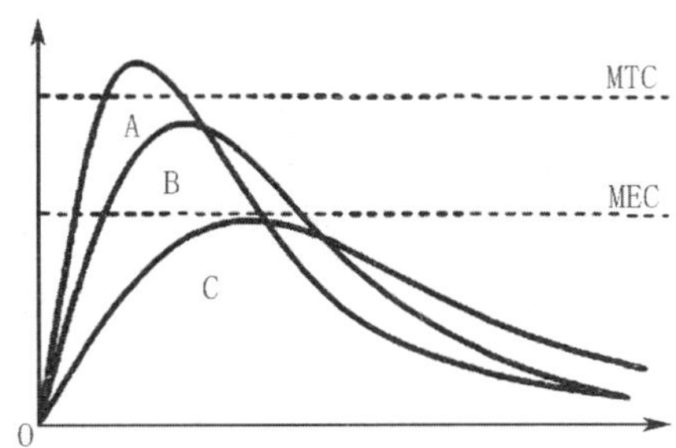

图 1-7 某药剂量相等的三种制剂的生物利用度比较

绝对生物利用度是血管外给药的 AUC 与静脉给药的 AUC 比值的百分率；而相对生物利用度是以相同给药途径来比较测试药物的 AUC 与对照标准药物 AUC 比值的百分率，常用于比较和评价不同厂家生产的同一剂型或同一厂家某一剂型不同批号的吸收率，是衡量药物制剂质量的重要指标。

2.血浆清除率(plasma clearance,CL)

它是药物在肝、肾等消除率的总和,即单位时间内多少容积血浆中的药物被消除干净,单位用$L \cdot h^{-1}$或 mL/min,计算公式:$CL=k_e V_d=c_o V_d/\mathrm{AUC}=A/\mathrm{AUC}$。

按照一级动力学消除的药物,V_d(表观分布容积)和 CL 都是很重要的药动学参数。V_d 由药物的理化性质所决定。而 CL 由机体清除药物的主要组织器官的清除能力决定,因而:$CL=CL_{肾脏}+CL_{肝脏}+CL_{其他组织}$。

可见药物的血浆清除率受多个器官功能的影响。当某个重要脏器如肝或肾的功能下降时,CL 值将下降,从而影响机体的血浆清除率。肝功能下降常影响脂溶性药物的清除率,肾功能下降则主要影响水溶性药物的清除率。

3.表观分布容积

按测得的血浆浓度计算该药应占有的血浆容积。它是指静脉注射一定量(A)药物待分布平衡后,计算公式:$V_d=A/c_o=FD/c_o$

式中,A 为体内已知药物总量;c_o 为药物在体内达到平衡时测得的药物浓度;F 为生物利用度;D 为给药量。V_d 是表观数值,不是实际的体液间隔大小。除少数不能透出血管的大分子药物外,多数药物的 V_d 值均大于血浆容积。与组织亲和力大的脂溶性药物,其 V_d 可能比实际体重的容积还大。

4.血浆半衰期($t_{1/2}$)

它是指血浆药物浓度消除一半所需的时间。

药物半衰期公式为 $t_{1/2}=\dfrac{0.693}{k_e}$。

由此可知,按一级动力学消除的药物,其 $t_{1/2}$ 与浓度无关,为恒定值,体内药物总量每隔 $t_{1/2}$ 消除一半。

零级消除动力学的半衰期 $t_{1/2}=0.5c_o/k$。

血浆半衰期 $t_{1/2}$ 在临床治疗中有非常重要的意义:①血浆半衰期 $t_{1/2}$ 反映机体消除药物的能力和消除药物的快慢程度。②按一级动力学消除的药物,一次用药后,经过 5 个 $t_{1/2}$ 后可认为体内的药物基本消除(<15%);而间隔一个 $t_{1/2}$ 给药一次,则连续 5 个 $t_{1/2}$ 后体内药物浓度可达到稳态水平。③肝肾功能不良的患者,其药物的消除能力下降,药物的 $t_{1/2}$ 延长。

(五)连续多次用药的血药浓度变化

临床治疗常需连续给药以维持有效地血药浓度。在一级动力学药物中,开始恒速给药时,药物吸收快于药物消除,体内药物蓄积。按计算约需 5 个 $t_{1/2}$ 达到血药稳态浓度(c_{xs})(图 1-8),此时给药速度(R_A)与消除速度(R_E)相等。

$$C_{xs}=\frac{R_E}{CL}=\frac{R_A}{CL}=\frac{D_{m/\tau}}{CL}=\frac{D_{m/\tau}}{k_e V_d}(\tau\ 为给药间隔时间)$$

可见,C_{xs} 随给药速度($R_A=D_{m/\tau}$)快慢而升降,到达 C_{xs} 的时间不因给药速度加快而提前,它取决于药物的是 k_e 或 $t_{1/2}$。据此,可以用药物的 $k_e V_d$ 或 CL 计算给药速度,以达到所需的有效药物浓度。

静脉恒速滴注时,血药浓度可以平稳地到达 C_{xs},分次给药虽然平均血药浓度上升与静脉滴注相同,但实际上血药浓度上下波动(图 1-8)。间隔时间越长波动越大。

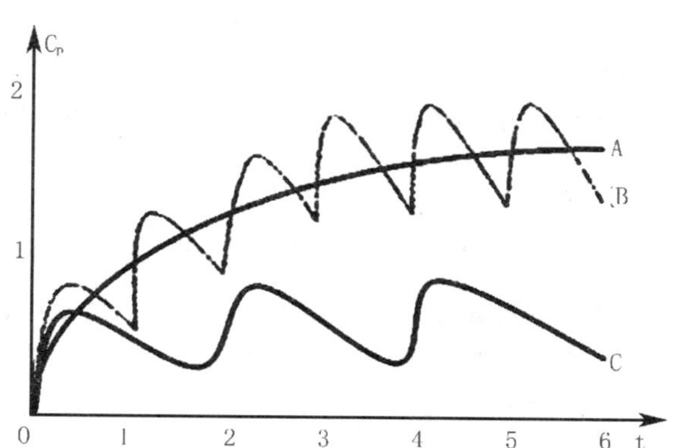

A.静脉滴注，$D_{m/t1/2}$；B.肌内注射，$D_{m/t1/2}$；C.肌内注射，1/2 $D_{m/2t1/2}$（D_m 是维持剂量）

图 1-8 连续恒速给药时的时量曲线

约经 5 个半衰期血药浓度达到稳态，给药间隔越短，

血药浓度波动越小；给药剂虽越大，血药浓度越高

药物吸收达到 C_{xs}后，如果调整剂量需再经过 5 个 $t_{1/2}$。方能达到需要的 C_{xs}。

在病情危重需要立即达到有效血药浓度时，可于开始给药时采用负荷剂量（loading dose，D_1），即每隔一个 $t_{1/2}$ 给药一次时，采用首剂加倍剂量的 D_1 可使血药浓度迅速达到 C_{xs}。

理想的给药方案应该是使 $C_{xs\text{-}max}$略小于最小中毒血浆浓度（MTC）而 $C_{xs\text{-}max}$略大于最小有效血浆浓度（MEC），即血药浓度波动于 MTC 与 MEC 之间的治疗窗，这时 D_m 可按下列公式计算。

D_m＝（MTC-MEC）V_d

D_1＝ASS＝$1.44t_{1/2}R_A$＝1.44 $t_{1/2}D_{m/\tau}$，τ 可按一级消除动力学公式推算得 $\tau=(\lg co/c\tau)\times 2.303/K\tau$，令 c_o＝MTC，c_τ＝MEC。

$$\tau=(\lg\frac{\text{MTC}}{\text{MEC}})\times\frac{2.303}{0.693/t_{1/2}}=3.323t_{1/2}\lg\frac{\text{MTC}}{\text{MEC}}$$

因此可以根据药物的 MTC 及 MEC 计算 D_1、Dm 及 τ。注意此时 $\tau\neq t_{1/2}$，$D_1\neq 2D_m$（图 1-9）。

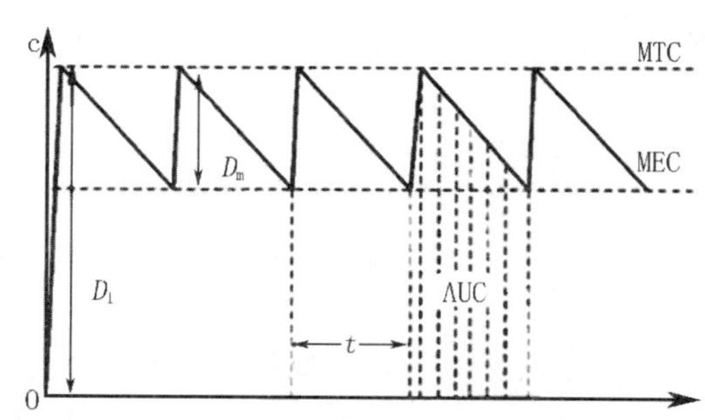

图 1-9 负荷剂量、维持剂量、给药间隔与血药浓度的关系

此外，在零级动力学药物中，体内药量超过机体最大消除能力。如果连续恒速给药，$R_A>R_E$，体内药量蓄积，血药浓度将无限增高。停药后消除时间也较长，超过 5 个 $t_{1/2}$。

临床用药可根据药动学参数如 V_d、CL、k_e、$t_{1/2}$及 AUC 等按以上各公式计算剂量及设计给药方案，以达到并维持有效血药浓度。除了少数 $t_{1/2}$ 特长或特短的药物以及零级动力学药物外，采用每一个半衰期给予半个有效量并将首次剂量加倍是有效、安全、快速的给药方法。

有些药在体内转化为活性产物，则需注意此活性产物的药动学，如果活性产物的消除是药物消除的限速步骤，则应按该产物的药动学参数计算剂量及设计给药方案。

三、影响药物作用的因素

药物防治疾病的疗效受多方面因素的影响：患者的年龄、性别、病理状态、个体差异、遗传因素、精神因素等。药物的剂量和剂型、给药途径、反复给药的间隔时间长短和持续次数也可影响药物的作用强度，甚至改变机体对药物的敏感性。临床上，常同时应用多种药物，故了解药物间的相互作用十分重要，以便更好地用药，既保证疗效，又能减少不良反应。现归纳为机体和药物两方面的影响因素加以叙述。

（一）药物因素

1.药物剂量与剂型

（1）剂量：同一药物在不同浓度或剂量时，作用强度不同，有时可适用于不同用途。如防腐消毒药乙醇，用于皮肤及体温计消毒时，使用浓度为75%（体积分数）；较低浓度乙醇（40%～50%）涂擦皮肤可防治压疮；而0～30%乙醇涂擦皮肤，能使局部血管扩张，改善血液循环，为高热患者降低体温。又如小剂量催眠药产生镇静作用，增加剂量有催眠作用，再增加剂量可出现抗惊厥作用。

（2）剂型：药物可制成气雾剂、注射剂、溶液剂、糖浆剂、片剂、胶囊、颗粒剂、栓剂和贴皮剂等，各适用于相应的给药途径。药物剂型影响药物的体内过程，主要表现为吸收和消除。如水溶剂注射液吸收较油剂和混悬剂快，但作用维持时间较短。口服给药的吸收速率为水溶液＞散剂＞片剂。但散剂或胶囊、片剂、糖衣片、肠溶片或肠溶胶囊，可减少药物对胃的刺激。缓释制剂可使药物缓慢释放，吸收和药效维持时间也较长。此外，如将药物与某些载体结合，能使药物导向分布到靶器官，减少不良反应，提高疗效。

（3）给药途径：不同给药途径可影响药物作用，不同给药途径药物的吸收速率不同，一般规律是静脉注射＞吸入＞肌内注射＞皮下注射＞口服＞直肠给药＞贴皮。不同给药途径其治疗剂量可相差很大，如硝酸甘油静脉注射5～10 μg，舌下含服0.2～0.4 mg，口服2.5～5.0 mg，贴皮10 mg，分别用于急救、常规或长期防治心绞痛。

2.联合用药与药物相互作用

临床常联合应用两种或两种以上药物，以达到多种治疗目的，并利用药物间的协同作用以增加疗效或利用拮抗作用以减少不良反应及解救药物中毒。但不合理的联合用药往往由于药物间相互作用而使疗效降低甚至出现意外的毒性反应。因此联合用药时，应注意以下可能发生的药物作用。

（1）配伍禁忌：药物在体外配伍直接发生物理性或化学性的相互作用而影响药物疗效或毒性反应称为配伍禁忌。注射剂在混合使用或大量稀释时易发生化学或物理改变，因此在静脉滴注时尤应注意配伍禁忌。

（2）影响药动学的相互作用：影响药动学的相互作用因素有如下几点。①阻碍药物吸收。药物吸收的主要部位在小肠，亦受胃排空速度的影响。空腹服药吸收较快，饭后服药吸收较平稳且对胃刺激较少。促进或抑制胃排空的因素都可能影响药物吸收速度。此外，胃肠道pH改变能影响药物的解离度，有些药物及食物间可相互作用形成络合物，如钙、镁等离子能与四环素药物形成不溶性络合物，浓茶中的鞣酸可与铁制剂或生物碱产生沉淀。②血浆蛋白结合。血浆蛋白结合率高、分布容积小、安全范围窄及消除半衰期较长的药物合用时，与其他药物竞争和血浆蛋白结合而使药理作用加强甚至产生中毒作用。③肝脏生物转化。肝药酶诱导剂及抑制药均可改变肝药酶系的活性，使药物的血药浓度升高或降低，从而影响其药理效应。如肝药酶诱导剂苯巴比妥、利福平、苯妥英及香烟、酒等能增加在肝转化药物的消除而使药效减弱。肝药酶抑制药如异烟肼、氯霉素、西咪替丁等能减慢在肝转化药物的消除而使药效加强。④肾排泄。体液和尿液pH 的改变可影响药物的解离度，通过离子障作用影响药物的被动跨膜转运，如碱化尿液可加速酸性药物自肾排泄，减慢碱性药物自肾排泄。反之，酸化尿液可加速碱性药物排泄。弱碱性及弱酸性药物可通过竞争性抑制弱碱性和弱酸性药物的主动转运载体而减慢同类型药物的排泄。

(3)影响药效学的相互作用：联合用药时，不同的药效学作用机制可产生相反或相同的生理功能调节作用，综合表现为药物效应减弱（拮抗作用）或药物效应增强（协同作用），主要表现有如下 3 种。①生理性拮抗或协同。药物可作用不同靶点而呈现拮抗作用或协同作用，如服用催眠镇静药后饮酒（或喝浓茶、咖啡）会加重（或减轻）中枢抑制作用，影响疗效。抗凝血药华法林和抗血小板药阿司匹林合用可能导致出血反应。②受体水平的协同与拮抗。药物可作用于不同或相同的受体而产生拮抗作用或协同作用。如许多抗组胺药、吩噻嗪类、三环类抗抑郁药都有抗M 胆碱作用，如与阿托品合用可能引起精神错乱、记忆紊乱等不良反应；β 受体阻滞剂与肾上腺素合用可能导致高血压危象等，都是非常危险的反应。③干扰神经递质的转运。三环类抗抑郁药抑制神经递质儿茶酚胺再摄取，可增加肾上腺素及其拟似药如酪胺等的升压反应，减弱可乐定及甲基多巴的中枢降压作用。

（二）机体因素

1.年龄

(1)儿童：儿童特别是新生儿与早产儿机体各种生理功能，包括自身调节功能尚未充分发育，与成年人有很大差别，对药物的反应一般比较敏感。新药批准上市不需要小儿临床治疗资料，缺少小儿的药动学数据，临床用药量时常由成年人剂量估算。新生儿体液占体重比例较大，水盐转换率较成人快；血浆蛋白总量较少，药物与血浆蛋白结合率较低；肝肾功能尚未充分发育，药物清除率低；这些因素能使血中游离药物及进入组织的药量增多。儿童的体力与智力都处于迅速发育阶段，易受中枢抑制药影响，如新生儿肝脏葡萄糖醛酸结合能力尚未发育，应用氯霉素或吗啡将分别导致灰婴综合征及呼吸抑制。因此对婴幼儿用药必须考虑他们的生理特点。

(2)老年人：老年人对药物的反应也与成人不同。老年人对药物的吸收变化不大，但老年人血浆蛋白量较低、体水较少、脂肪较多，故药物血浆蛋白结合率偏低，水溶性药物分布容积较小而脂溶性药物分布容积较大。肝肾功能随年龄增长而自然衰退，故药物清除率逐年下降，各种药物血浆半衰期都有程度不同的延长。在药效学方面，老年人对许多药物反应特别敏感。例如，中枢神经药物易致精神错乱，心血管药易致血压下降及心律失常，非甾体抗炎药易致胃肠出血，抗M 胆碱药易致尿潴留、大便秘结及青光眼发作等。因此对老年人用药应慎重，用药剂量适当减少，避免不良反应的发生。

2.性别

性别差异可导致某些药物的代谢异常和妇产科问题。在动物中除大白鼠外，一般动物对药物反应的性别差异不大。女性体重较男性轻，脂肪占体重比率高于男性，而体液总量占体重比例低于男性，这些因素均可影响药物分布。在生理功能方面，妇女有月经、妊娠、分娩、哺乳期等特点，在月经期和妊娠期禁用剧泻药和抗凝血药，以免引起月经过多、流产、早产或出血不止；妊娠的最初三个月内用药应特别谨慎，禁用抗代谢药、激素等能使胎儿致畸的药物。20世纪50年代末期在西欧因孕妇服用反应停（沙利度胺，催眠镇静药）而生产了一万余例畸形婴儿的悲惨结果引起了对孕妇用药的警惕。对于已知的致畸药物（如锂盐、乙醇、华法林、苯妥英钠及性激素等）在妊娠第一期胎儿器官发育期内应严格禁用。此后，在妊娠晚期及授乳期间还应考虑药物通过胎盘及乳汁对胎儿及婴儿发育的影响，因为胎盘及乳腺对药物都没有屏障作用。孕妇本身对药物的反应也有其特殊情况，需要注意。例如，抗癫痫药物产前宜适当增量，产前还应禁用阿司匹林及影响子宫肌肉收缩或可抑制胎儿呼吸的药物。

3.遗传因素

个别患者用治疗量药物后出现极敏感或极不敏感反应，或出现与往常性质不同的反应，称为特异质。某些药物的特异性反应与先天性遗传异常有关。目前已发现至少百余种与药物效应有关的遗传异常基因。特异质药物反应多数已从遗传异常表型获得解释，从而形成一个独立的药理学分支——遗传药理学。药物转化异常是遗传因素对药动学的主要影响，可分为快代谢型（extensive metabolizer，EM）及慢代谢型（poor metabolizer，PM）。前者使药物快速灭活，后者使药物灭活较缓慢。而遗传因素对药效学的影响是在不影响血药浓度的条件下，机体对药物的异常反应，如6-磷酸葡萄糖脱氢酶（G6PD）缺乏者对伯氨喹、磺胺药、砜类等药物易发生溶血反应。这些遗传异常只有在受到药物激发时才出现异常，故不是遗传性疾病。

4.心理因素

患者的精神状态与药物疗效关系密切，安慰剂是不具药理活性的剂型（如含乳糖或淀粉的片剂或含盐水的注射剂），对于头痛、心绞痛、手术后痛、感冒咳嗽、神经官能症等，30%～50%的疗效就是通过心理因素取得的。安慰剂对心理因素控制的自主神经系统功能影响较大，如血压、心率、胃分泌、呕吐、性功能等。它在患者信心不足时还会引起不良反应。安慰剂在新药临床研究的双盲对照中极其重要，可用于排除假阳性疗效或假阳性不良反应。安慰剂对任何患者都可能取得阳性效果，因此医师不可能单用安慰剂作出真病或假病（心理病）的鉴别诊断。医师的任何医疗活动，包括一言一行等服务态度都可能发挥安慰剂的作用，要充分利用这一效应；但不应利用安慰剂去敷衍或欺骗患者，而延误疾病的诊治并可能破坏患者对医师的信心。对于情绪不佳的患者尤应多加注意，氯丙嗪、利舍平、肾上腺皮质激素及一些中枢抑制性药物在抑郁患者中可能引发悲观厌世倾向，用药时应慎重。

5.病理因素

疾病的严重度与药物疗效有关，同时存在的其他疾病也会影响药物的疗效。肝肾功能不足时，分别影响在肝转化及自肾排泄药物的清除率，可以适当延长给药间隔和/或减少剂量加以解决。神经功能抑制（如巴比妥类中毒）时，能耐受较大剂量中枢兴奋药而不致惊厥，惊厥时却能耐受较大剂量的苯巴比妥。此外，要注意患者有无潜在性疾病避免影响药物疗效。例如，氯丙嗪诱发癫痫、非甾体抗炎药激活溃疡病、氢氯噻嗪加重糖尿病、抗M胆碱药诱发青光眼等。在抗菌治疗时，白细胞缺乏、未引流的脓疡、糖尿病等都会影响疗效。

6.机体对药物的反应变化

在连续用药一段时间后，机体对药物的反应可能发生改变，从而影响药物效应。

（1）致敏反应：产生变态反应已如前述。

（2）快速耐受性：药物在短时内反复应用数次后药效递减直至消失。例如，麻黄碱在静脉注射三四次后升压反应逐渐消失；临床用药两三天后对支气管哮喘就不再有效，这是由于药物会促进神经末梢释放儿茶酚胺，当释放耗竭时即不再有作用。

(3)耐受性：连续用药后机体对药物的反应强度递减，程度较快速耐受性轻也较慢，不致反应消失，增加剂量可保持药效不减，这种现象叫作耐受性。有些药物在产生耐受性后，如果停药患者会发生主观不适感觉，需要再次连续用药。如果只是精神上想再用，这称为习惯性，万一停药也不致对机体形成危害。另一些药物称为麻醉药品(narcotics，注意与 anaesthetics 区分)，用药时产生欣快感(euphoria)，停药后会出现严重的生理功能紊乱，称为成瘾性。由于习惯及成瘾性都有主观需要连续用药，故统称依赖性。药物滥用是指无病情根据的大量长期的自我用药，是造成依赖性的原因。麻醉药品的滥用不仅对用药者危害极大，对社会危害也大，吗啡、可卡因、印度大麻及其同类药都属于麻醉药品。苯丙胺类、巴比妥类、苯二氮䓬类等亦被列入国际管制的成瘾性精神药物。

(4)耐药性：病原体及肿瘤细胞等对化疗药物敏感性降低称为耐药性，也称抗药性。有些细菌还可对某些抗生素产生依赖性。在抗癌化疗中也有类似的耐药性问题。

(三)合理用药原则

怎样才算合理用药现尚缺一具体标准，对某一疾病也没有统一的治疗方案。由于药物的有限性(即品种有限及疗效有限)和疾病的无限性(即疾病种类无限及严重度无限)，因此不能简单以疾病是否治愈作为判断用药是否合理的标准。从理论上说，合理用药是要求充分发挥药物的疗效而避免或减少可能发生的不良反应。当然这也不够具体，因此只能提几条原则供临床用药参考。

1.明确诊断

选药不仅要针对适应证还要排除禁忌证。

2.根据药理学特点选药

尽量少用所谓的“撒网疗法”，即多种药物合用以防漏诊或误诊，这样不仅浪费而且容易发生相互作用。

3.了解并掌握各种影响药效的因素

用药必须个体化，不能单纯公式化。

4.祛邪扶正并举

在采用对因治疗的同时要采用对症治疗法，这在细菌感染及癌肿化疗中尤其不应忽视。

5.对患者始终负责开出处方

仅是治疗的开始，必须严密观察病情反应，及时调整剂量或更换治疗药物。要认真分析每一病例的成功及失败的关键因素，总结经验教训，不断提高医疗质量，使用药技术更趋合理化。

(韩 英)

第三节 药物效应动力学

一、药物对机体的作用效应

药物是指用于治疗、预防和诊断疾病的化学物质。古代用药以动、植物来源为主，其本质是化学物质。无论是来源于自然界的天然产物，还是采用人工合成修饰制备的药物，对机体均能产生一定的作用。

(一)药物作用方式及特点

1.药物作用基本概念及特点

药物作用是指药物对机体各部位组织、器官的直接作用。药物效应或称药理效应，是指药物初始作用后，引起机体组织器官生理形态、生化功能发生改变，是机体对药物作用的具体表现，是药物作用的反应结果。如临床眼科治疗青光眼常用的M胆碱受体激动剂毛果芸香碱，可兴奋眼睛虹膜中瞳孔括约肌(环状肌)的M胆碱受体，使括约肌收缩，进而引起瞳孔变小，虹膜周围前房角间隙变大，房水回流通畅，眼压下降。前者是药物作用，后者是药物效应，两者从不同角度描述药物-机体作用，一般可相互通用。

药理效应主要表现为机体器官原有形态、功能水平的改变。以机体器官功能改变为分类标准，其基本作用方式分为两种：功能水平升高称为兴奋、激动；功能水平降低称为抑制、麻痹。例如，强心苷可增强心肌收缩性，使心排血量增加，改善动脉系统缺血情况；又如，巴比妥类药物可抑制中枢神经系统，用于镇静和催眠。药物对机体作用后，由过度兴奋转为衰竭，则是一种特殊形式的抑制。

2.药物作用途径及方式

药物通过与机体发生生理化学反应，体现其药物效应。药物进入机体的方式不同，发挥药物效应也不尽一致。常见给药途径分为口服给药、静脉注射、肌内注射、透皮吸收、直肠吸收及其他直接吸入肺部的气雾剂和滴剂等。同一种药物采用不同的给药途径，其药理效果不同。如口服硫酸镁不易消化，可导致腹泻脱水；采用静脉注射可舒张血管收缩肌，使血管扩张，降低血压。不同药物采取合适的给药途径，可获得满意的治疗效果。如用于治疗糖尿病的胰岛素口服后无法经胃肠吸收，只能采用皮下注射方式产生药物作用。

根据药物作用部位不同，通过药物吸收进入血液循环系统，从而分布到相关部位、器官发生作用称为全身作用或系统作用。如静脉注射青霉素水溶液，可起到退热镇痛的效果。无须药物吸收，直接在用药部位发挥的作用称为局部作用，如大多数的中药贴膏剂型可直接缓解肌肉酸痛、关节疼痛，显示其药物效果。根据疾病生成原因进行药物治疗称为对因治疗，又称“治本”。如因缺少维生素A而导致的“夜盲症”，通过补充一定剂量的维生素A或维生素A制剂，即可治愈。对症治疗则是用药物改善疾病症状，使其病情缓解，症状减轻，但不能消除病因。一般来说，对因治疗与对症治疗相辅相成。但存紧急情况下，如在对危重患者的救治中，对症治疗优先于对因治疗，可稳定患者病情，阻止进一步恶化，为根除疾病争取宝贵时间。在中医药治疗原则中，“辨证论治”是对因治疗与对症治疗的结合。通过症状及其原因归结到某一类“证”，进一步仔细辨认其主要矛盾与影响因素，选择适合个体的药物进行治疗。

现代分子药理学从微观的角度解释药物效应，将药物作用看作是药物与其特定位点的结合，有的放矢，从分子机制上阐明药物的作用方式。近年来，这方面的研究发展十分迅速，一般认为药物作用靶点有酶、载体分子、离子通道、受体、免疫系统、相关基因及基因组等。有针对性地开发药物，可克服传统药物不良反应大，不良反应多的缺点，更具有选择性和特异性，极大地促进了新药研究，也提高了临床用药的目的性和有效性。

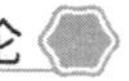

(二)药物的构效关系、量效关系

药物本质是化合物,其理化性质与药物的药理作用密切相关。不同药物的化学结构决定了其药理效应,如官能团相同、结构相似的药物一般具有类似的药理效应,而同一化合物由于空间立体构象不同,则很可能其药物效应完全不同。同时,药物效应也取决于药物的血药浓度,药物剂量与效果之间存在重要的关系。

1.构效关系

药物小分子进入机体后,通过与相应的作用靶点结合发挥作用。构效关系是药物化学结构与其药物效应之间的关系。早期的构效关系研究以定性、直观的方式推测药物化学结构与药物作用结果的关系,从而推测靶活性位点的结构,设计新的活性物质结构。随着信息技术的发展,以计算机为辅助工具的三维模拟技术成为构效关系研究的主要手段,定量构效关系(QSAR)也成为合理药物设计的主要方法之一。

药效功能基团理论认为,药物与靶点作用是靶点对药物的识别,继而结合并发挥药物作用,其功能基团是符合靶点对药物分子识别结合的主要立体空间化学分子结构要素——特定的基团或结构骨架。一般来说,具备功能基团的药物,就具备发挥特定药物效应特性的潜力,其具体效果可待进一步验证。早期的药物化学理论认为功能基团对于发挥药物效应是必要的,如苯二氮䓬类药物多为1,4 苯并二氮䓬衍生物,具有相同的母核化合物结构,种类很多,临床常用作镇静催眠药。随着计算机模拟技术的兴起,功能基团概念进一步扩充,从一系列特定的化学基团、相似的骨架结构,外延为具有相似化学基团在空间特定位置的组合,如吗啡与哌替啶并不具有相同的结构骨架,但却具有相同的药效团,因而可以产生相近的生理活性。

药物进入机体后,以一定空间结构作用于机体,其空间立体构象对药物效应产生重要的影响。这种影响主要体现在光学异构、几何异构及空间构象异构这三个不同的方面。光学异构分子存在手性中心,两个对映体互为镜像和实物,除光学特性不一致,其理化性质相同,但药理活性则有许多不同的情况。如D-(－)-异丙肾上腺素作为支气管舒张剂,比 L-(＋)-异丙肾上腺素作用强 800 倍(图 1-10);D-(－)-肾上腺素的血管收缩作用比 L-(＋)-肾上腺素强 10 倍以上。L-(＋)-乙酰基-β-甲基胆碱治疗痛风的效果比D-(－)-乙酰基-β-甲基胆碱强约 200 倍。几何异构是由双键或环等刚性或半刚性系统导致基团旋转角度不同而产生的现象。如在雌激素构效研究中发现,顺式己烯雌酚中两个羟基距离为0.72 nm,而反式己烯雌酚中两个羟基距离为 1.45 nm(图 1-11),药用效果显著增强。有些药物会以不同的空间立体构象与不同的靶点结合,所起药物作用亦不相同。例如,组胺可以偏转式构象与 H_2 受体结合,诱导炎症反应;又可以反式构象与 H_2 受体结合,抑制胃酸分泌。

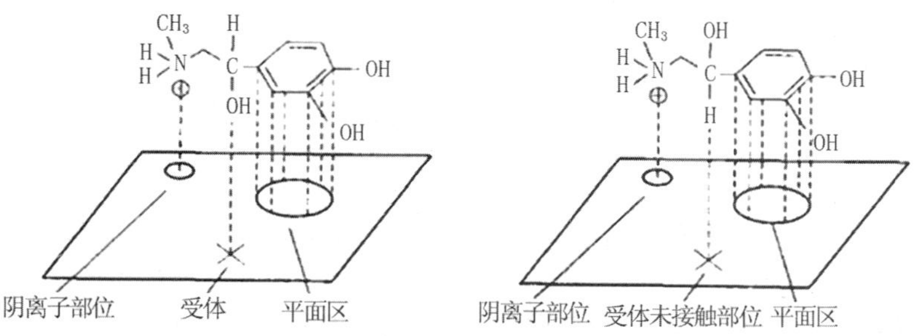

图 1-10 D-(－)-异丙肾上腺素、L-(＋)-异丙肾上腺素与受体结合示意图

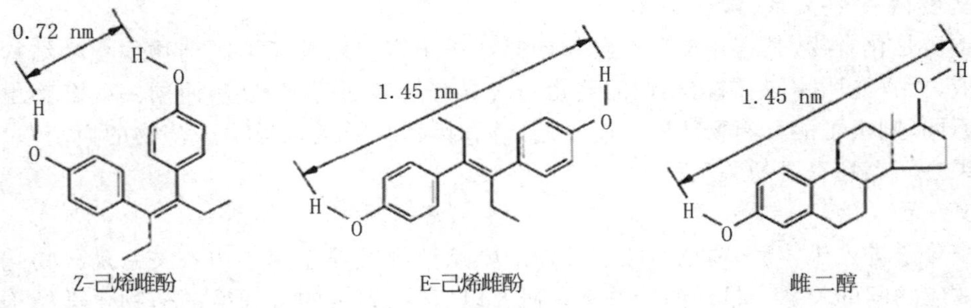

图 1-11　己烯雌酚几何异构示意图

2.剂量-效应关系

剂量-效应关系是指在一定剂量范围内，药物效应随药物剂量减小或浓度降低而减弱，随药物剂量增大或浓度升高而增强，药物剂量大小与血药浓度成正比的关系，简称量效关系。以药理效应为纵坐标、药物剂量或药物浓度为横坐标作图可以得到药物的量效曲线。

由于药物效应与血药浓度关系更为密切，在药理学研究中，常用血药浓度效应关系来直观表现这种关系。将药物剂量或药物浓度改用对数值作图，则呈典型的对称S形曲线，这就是通常所说的量效曲线。通过量效曲线，可直观分析药物剂量与效应之间的关系，有利于深入了解药物性质及用药规律，更好地指导临床用药。

根据不同的观测指标，可将量效曲线分为量反应和质反应两种。药物效应强度呈连续性量变，其变化量高低、多少可用具体数值或量的分级表示，称为量反应，如药物作用后血压的升降、平滑肌收缩或舒张的程度、脑部电流变化量等，可用具体数值或最大反应的百分率表示。有些药理效应只能用全或无、阳性或阴性表示则称为质反应，如死亡与生存、抽搐与不抽搐等，需用多个动物或多个试验标本以阳性反应率表示。

(1)量反应的量效曲线：以剂量或浓度为横坐标，药物效应为纵坐标，便得到量反应的量效曲线，它是一先上升、后平行的曲线(图 1-12)。能引起药理效应的最小剂量或最小浓度称最小有效剂量或最低有效浓度，亦称阈剂量或阈浓度。剂量或浓度增加，效应强度亦随之增加；当效应增加到一定程度后，若继续增加药物剂量或浓度而效应不再增加，此时的药理效应极限称为最大效应。在量反应中称为最大效能，它反映了药物的内在活性。如果反应指标是死亡，则此时的剂量称为最小致死量。如将剂量转化成对数剂量，将效应转换为最大效应百分率，则量效曲线为一左右对称的S形曲线。

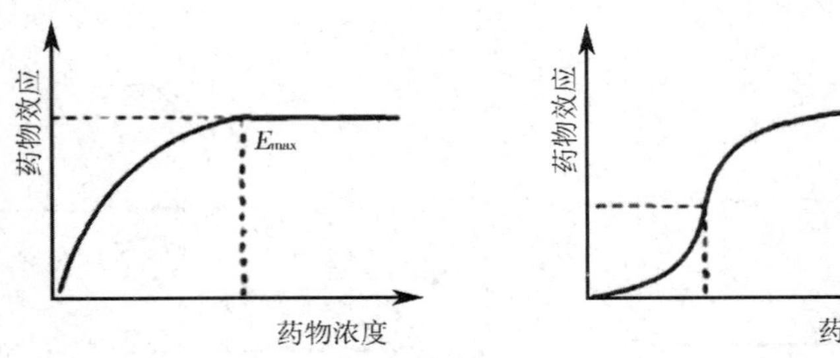

图 1-12　量反应的量效曲线与质反应的量效曲线

(2)质反应的量效曲线:参照阳性观测指标,以药物剂量或药物浓度的区段出现的阳性频率作图,得到呈正态分布的曲线称为质反应的量效曲线。如以对数剂量为横坐标,随剂量增加的累计阳性反应率为纵坐标做图,同样也可得到一条典型的对称S形量效曲线(图1-13)。

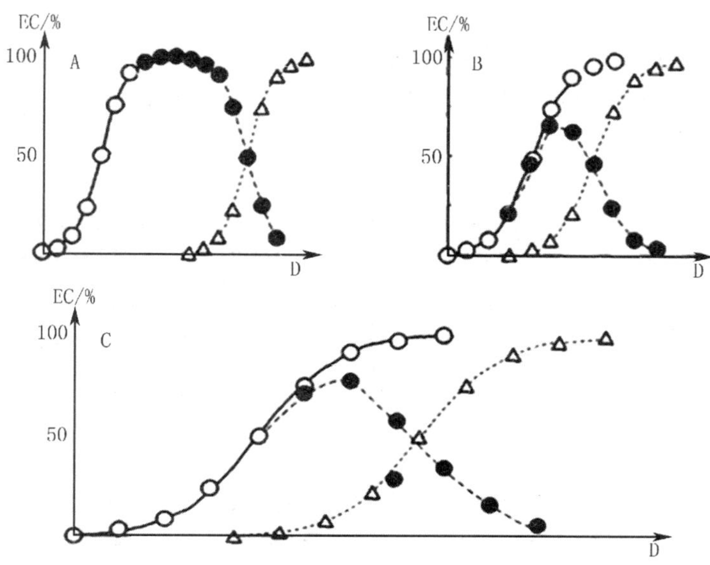

○有效量的量效关系;△中毒量的量效关系;●有效百分数减中毒百分数

图1-13 药物的安全性指标:治疗指数及安全范围

从图1-13可以看出,A药的治疗指数比B药大,A药与C药的治疗指数相等,但A药的安全范围较大;C药的治疗指数比B药大,而安全范围无区别。

(3)半数有效量、半数致死量及治疗指数:半数有效量是能引起50%阳性反应(质反应)或50%最大效应(量反应)的浓度或剂量,分别用半数有效浓度(EC_{50})及半数有效剂量(ED_{50})表示。如果效应指标为中毒或死亡,则可改用半数中毒浓度(TC_{50})、半数中毒剂量(TD_{50})或半数致死浓度(LC_{50})、半数致死剂量(LD_{50})表示。LD_{50}及ED_{50}常可通过动物试验从质反应的量效曲线上求出。在药物安全性评价中,TD_{50}/ED_{50}或TC_{50}/EC_{50}的比值称为治疗指数,它是药物的安全性指标。治疗指数为4的药物相对较治疗指数为2的药物安全。

一般治疗指数越大,药物越安全。但只用治疗指数来衡量一个药物的安全性有时并不可靠。有的药物在未充分发挥疗效时,可能已经导致少数患者中毒,造成TD与ED两条量效曲线重叠,即ED_{95}有可能大于TD_5。较好的药物安全性指标是ED_{95}~TD_5间的距离,称为安全范围,其值越大越安全。药物安全性与药物剂量或浓度有关,因此一般应用时需将ED与TD两条曲线同时画出加以比较,见图1-13。

对于药物剂量,各国药典都规定了常用的剂量范围;对于非药典药,一般在说明书上也有介绍。药典对于剧毒类药品还规定了极量(包括单剂量、一天量及疗程量),超限用药造成的不良后果及医师应负的法律责任等。

(三)药物作用与不良反应

凡不符合治疗目的,并为患者带来不适或痛楚的反应统称为不良反应。多数药物不良反应是药物作用固有效应的延伸,通过药物安全性评价一般可以预知,但不一定都能避免。少数较严重的反应难以恢复，称为药源性疾病。例如，庆大霉素引起耳聋，肼苯哒嗪引起系统性红斑狼疮等。

1.不良反应

不良反应是指药物在治疗剂量时产生与治疗目的无关，引起患者不适的药理效应。这主要是药理效应选择性不强造成的，除影响靶器官外，还影响其他多个组织器官。当某一效应用于治疗目的时，其他效应就成为不良反应。如阿托品用于解除胃肠痉挛时，可引起口干、心悸、便秘等不良反应。不良反应通常是较轻微的可逆功能性变化，常难以避免，一般不太严重，停药后能较快恢复，对身体危害不大。

2.毒性反应

毒性反应是指在剂量过大、蓄积过多或作用时间过久时发生的危害性反应，一般比较严重，是应该避免发生的不良反应。药物毒性反应按照发生过程分为急性毒性和慢性毒性。急性毒性发生较快，多损害循环、呼吸及神经系统功能，如一次性误服（或其他原因）巴比妥类药物，可导致严重急性中毒；慢性毒性一般较缓发生，多损害肝、肾、骨髓、内分泌等功能。致癌、致畸胎、致突变，即通常所说的“三致”反应也属于慢性毒性范畴，如长期超量服用含中药朱砂的药品，容易导致人体汞中毒，危害人体健康。

3.后遗效应与停药反应

后遗效应是指停药后血药浓度已降至最低有效浓度（阈浓度）以下时，残存的药理效应。如治疗系统性免疫疾病，长期应用肾上腺皮质激素，停药后，肾上腺皮质功能低下，数月内难以恢复。

突然停药后引起原有疾病或症状的加剧叫停药反应，又称回跃反应。如高血压患者长期服用降压药物，突然停药，次日血压将显著回升。

4.变态反应

变态反应是一类免疫反应，常见为非肽类药物作为半抗原与机体蛋白结合为抗原后，经过接触 10 天左右敏感化过程而发生的反应。常见于过敏体质患者，临床表现反应从轻微的皮疹、发热至造血系统抑制、肝肾功能损害、休克等。依据各药及个体不同，反应严重度差异较大，反应性质也与药物剂量及原有效应有关。停药后，反应逐渐消失，再用时可能复发。变态反应致敏物质可能是药物本身、代谢物或者药剂中的杂质。临床用药前，常做皮肤过敏试验以预防变态反应，但仍有少数假阳性或假阴性反应。

5.特异质反应

少数特异体质患者对某些药物反应特别敏感，反应性质也与常人不同，但与药物固有药理作用基本一致，反应严重度与剂量成比例，药理阻滞剂救治可能有效，这类反应称特异质反应。它不是免疫反应，而与患者遗传异常有关。如对骨骼肌松弛药琥珀胆碱异质反应是由于先天性血浆胆碱酯酶缺乏所致。这些药理遗传异常不是遗传疾病，只在有关药物触发时才出现异常症状。

在药物早期研发过程中，应密切注意药物的不良反应，开发治疗作用好、不良反应少的药物能更有效地在后期临床应用中发挥作用，减少开发成本；在药物后期临床试验过程中，更应时刻监测不良反应，加大实验样本，扩大标本选择范围，多方面、多层次、多角度考虑实际用药情况，切实保证药品质量，保障人民群众的生命安全。特别值得一提的是，在药物生产制造过程中，应按 GMP 流程规范生产，严格把关药品原料、辅料的采购，严格控制药品质量。若质量控制不严、上级监管不到位，无意或刻意带入非药物成分，患者长期服用后会引起严重的毒性反应与变态反应，甚至危及生命。

目前，世界上许多国家建立了不良反应报告体系(ADR)。近年来，我国也建立了层层监管、反应迅速的不良反应报告制度，并定期通报药物不良反应，收紧药品申报，切实保障人民群众切身利益，自下而上地建立起药物安全性评价网络，为保障人民群众健康安全筑起一道坚实的保护墙。

(四)影响药效的因素

药物-机体作用产生药理效应，其影响因素来自多方面：如患者之间的个体差异、遗传因素、机体生理状态、性别、年龄、药物剂型剂量、给药方案，与其他药物联合使用等均能影响药物效应。无论是在临床应用上，还是在新药研发过程中，充分重视各种因素对药物效应的影响，能更好地指导合理用药，获得更加科学的实验结果。

1.个体差异及遗传因素对药效动力学的影响

在给予剂量、给药途径及次数一致的情况下，绝大部分人服用正常治疗量的同一药物，可达到预期的相似治疗效果。然而在实验研究及临床工作中，人们会观察到个体差异十分明显的药理效应，包括各种不良反应。产生个体差异的原因是，由于药物在不同人体内效应及动力特性不一样，个别高敏性、特异性、耐受性体质的人，用药后会出现难以预料的结果。如极少数过敏体质的人，即便使用极少的青霉素，也可引起变态反应，甚至引发过敏性休克。

某些人对药物的异常反应与遗传因素有关，遗传因素可影响药物的吸收、分布、代谢、排泄等，是决定药物效应的重要因素之一。细胞色素 P450 酶是一系列酶，参与药物在体内的氧化代谢，对药物在体内的氧化代谢，发挥药理效应起重要作用。由于机体先天 P450 酶缺陷或活性降低，导致对药物效应区别较大的情况十分普遍。例如，属 P450 家族的异喹胍-4-羟化酶属常染色体隐性遗传病，可导致异喹胍类药物代谢变慢变弱，同时使 β 受体阻滞剂(如美托洛尔、噻吗洛尔等)、抗心律失常药物(如普罗帕酮)、降压药(胍乙啶)等药物的代谢变慢变弱，从而使此类患者在服用上述药物的药理效应较普通人不一致。另外，缺少高铁血红蛋白还原酶的患者，不能使高铁血红蛋白还原成血红蛋白，从而出现发绀的症状。此类患者应该尽量避免使用硝酸盐、亚硝酸盐、磺胺类药物，以免病情加重。

2.机体生理状态对药效动力学的影响

不同年龄、不同性别的人群对药物的反应不尽相同，其药物效应、药物剂量范围、不良反应的性质及严重程度均有一定差异。在使用药物时，应全面分析其共性与特性，采取针对性的给药方案。

不同年龄阶段的人对药物的反应区别较大，尤其是婴幼儿及老年人这两类特殊人群，更应该特别注意。婴幼儿发育系统尚未完善，老年人处于器官不断退化的状态，这两类人群的生理生化功能较正常人虚弱，不能简单按一般规律折算，而要具体分析、具体对待。新生儿对药物的吸收、分布不规则，其血浆蛋白与药物结合率不高，服药后游离物浓度较大，易损伤肝、肾功能，甚至是中枢神经系统，导致药物毒性反应。在应用氨基糖苷类、苯二氮䓬类、巴比妥类药物时要特别小心。婴儿血-脑屏障功能尚不完全，婴幼儿对吗啡特别敏感，小剂量吗啡即可引起中枢抑制，影响呼吸及生长发育。老年人对药物的吸收功能较正常人有所降低，但影响其药物效应动力学更重要的因素则是药物的代谢及排泄。老年人使用氯霉素、利多卡因、洋地黄毒苷等药物时，由于代谢消除延缓和血药浓度增加，易出现药物不良反应，故应适当减少给药剂量。

不同性别人群对药物效应的差异并不大，考虑到女性患者特殊的生理情况，在给药时应注意女性患者的月经、妊娠、分娩、哺乳期的生理变化，尤其是在妊娠第 1～3 个月，以不接触药物为宜，避免导致畸胎或流产的情况发生。

患者的心理和生理状态对药物效应也有一定影响，如情绪激动可导致血压升高，血液流动加快，从而加快药物吸收分布。特别是患者自身的生理生化功能正常与否，直接关系到药物效应与用药安全，如肝脏功能不良者在使用甲苯磺丁脲、氯霉素等药物时，肝脏生物转化变慢变弱，药物在肝脏中蓄积，作用加强，持续时间久；而对于某些需在肝脏经生物转化后才有效的药物如氢化可的松等，则作用减弱。又如肾功能不全者，可使庆大霉素、磺胺类等主要经肾脏排泄的药物消除减慢，引起蓄积中毒。另外，营养不良者脂肪组织较少，药物储存减少，血药浓度高，对药物的敏感性增强，易引起毒副作用；而心血管疾病、内分泌失调等也会影响药物效应。

3.药物剂型、剂量对药效动力学的影响

药物剂型是药物经过加工制成便于患者应用的形态。不同剂型吸收难易及起效快慢不同，同一剂型由于辅料选择及制剂工艺不同，药理效应也有所区别。按剂型形态可分为液体制剂（如口服液、中药汤剂、注射液）、固体制剂（如片剂、胶囊剂、丸剂）、半固体制剂（如糖浆剂、贴膏剂、滴丸）、气体制剂等。按药物吸收和释放可分为速效制剂（如注射剂、气雾剂、散剂）、长效制剂（如片剂、丸剂、透皮制剂）、缓释制剂、控释制剂（如肠溶剂）等。一般来说，液体制剂吸收及起效均较固体制剂快，注射液比口服液易吸收和起效快，水溶液注射液较油剂和混悬剂快。如麻醉和手术意外、溺水、药物中毒等引起的心脏停搏，可心室内注射肾上腺素给药，及时进行抢救。又如当今较为流行的激素皮下埋植剂，是一种长效缓释剂型，可达到长期避孕的效果。近年来，药物剂型研究进展迅速，各种新剂型药物已进入人们的视野，如脂质体制剂、微囊制剂、纳米球制剂等新剂型的药物，在具有传统皮下埋植剂，是一种长效缓释剂型，可达到长期避孕的效果。近年来，药物剂型研究进展迅速，各种新剂型药物已进入人们的视野，如脂质体制剂、微囊制剂、纳米球制剂等新剂型的药物，在具有传统剂型优点的同时还具有靶向作用特点，可使药物在靶器官的分布及浓度更高，选择性强，针对性好，也减小了毒副作用，使用更为安全、有效。

同一药物在不同剂量、不同浓度时，作用强度不一样。如 75%（体积分数）的乙醇杀菌能力最强，用于皮肤、医疗器械的消毒；浓度高于 75%，杀菌能力反而降低。低浓度的乙醇则用作其他方面：浓度为40%～50%的用于防止压疮的皮肤涂搽，浓度为 20%～30%的乙醇涂搽可用于降低体温。

4.给药方案对药效动力学的影响

医师根据患者病情病况，正常诊断给予药物治疗，给药方案对是否能迅速治愈疾病，是否会引起不良反应影响重大。给药方案一般包括给药途径、给药强度等。不同的给药途径引起不同的药物效应。如采用氨茶碱类药物治疗哮喘时，其注射剂和片剂均能兴奋心脏，引起心率增加；改成栓剂给药，则可明显减轻对心脏的不良影响。药物的服用应选择合适的时间，一般来讲，饭前服用吸收较好，显效较快；饭后服用吸收较弱，显效较慢。有刺激性的药物宜在饭后服用，以减少对胃肠道的刺激。用药次数应根据病情需要及药物代谢速率而制订。代谢快的药物要相应增加给药次数，长期给药应注意蓄积毒副作用及产生耐受性。

在连续用药过程中，某些药物的药理效应会逐渐减弱，需加大剂量才能显示出药物效应，称为耐受性。某些病原体或肿瘤细胞对药物的敏感度降低，需加大剂量甚至更换药物，才能有效，称为耐药性或抗药性，大多是由于病原体基因变异而产生的。直接作用于中枢神经系统的药物，能兴奋或抑制中枢神经，连续使用后能产生生理或心理的依赖性。生理依赖性过去称成瘾性，是由于身体适应反复用药后产生愉悦感，突然中止用药，会出现严重的戒断综合征，患者烦躁不安，流泪出汗,腹痛腹泻。心理依赖性又称习惯性,是指用药者服药获得愉悦感后,渴望继续用药,甚至采用各种非法手段,以延续愉悦感。如应用镇痛药吗啡、哌替啶,催眠药甲喹酮,毒品海洛因等,使用者均可产生生理和心理依赖性,故在使用此类药物时一定要严格控制,合理使用,防止滥用。

5.药物相互作用对药效动力学的影响

经相同或不同途径,合用或先后给予两种或多种药物,在体内所起药物作用效应的相互影响,称为药物相互作用。药物之间的相互作用,使药物效应发生变化,其综合效应增强或减弱。某些药物联合应用时,会出现毒副作用,对机体产生伤害,应特别留意。目前研究得较多的是两种药物联用相互作用的效果,对两种以上的药物研究尚不多。

6.药物体外相互作用对药物效应的影响

在临床给药时,常将几种药物同时使用,某些药物在进入机体前就混合以便于使用。由于制剂工艺、药用辅料、药物赋形剂、使用条件等不同,就可能导致药物与药物发生理化性质的相互影响,从而对药物效应产生一定作用。如在同时应用多种注射剂时,需提前混合药物,酸碱度比较大的药物可能对注射剂中使用的稳定剂等有影响,使其沉淀出来,造成医疗事故。

7.药物体内相互作用对药物效应的影响

机体吸收药物进入体内,药物在体内进一步分布、代谢、排泄,完成整个起效过程。在这个过程中,不同药物在分布器官、作用位点、效应靶向、受体机制等水平上互相影响,发挥不同的药理效应。如抗酸剂碳酸氢钠可通过提高胃肠液的 pH 来降低四环素类药物的吸收;而含铝、镁等药物的抗酸剂,则能与四环素类药物形成螯合物,影响胃肠吸收,从而影响药物效应。药物吸收后,需与血浆蛋白结合,才能被运输分布到体内各组织器官,不同药物与血浆蛋白结合能力不同,其相互作用表现为药物结合之间的竞争。如阿司匹林、苯妥英钠等药物结合能力强,可将双香豆素类药物从蛋白结合部位置换出来,药理活性增强,甚至引起毒副作用。某些药物具有诱导或抑制药物代谢酶的作用,可影响其他药物的代谢。如苯巴比妥可加速代谢口服抗凝药,使其失效;而氯霉素可使双香豆素类药物代谢受阻,引起出血。许多药物都通过肾小管主动转运系统分泌排泄,可发生竞争性抑制作用,干扰其他药物排出,从而发生蓄积中毒,如磺胺类药物、乙酰唑胺等均可抑制青霉素的消除;另一方面,这种竞争抑制有一定的治疗意义,可使药物持续保持一定的浓度发挥药物效应,如丙磺舒可减慢青霉素和头孢菌素的肾脏排泄速度,提高血药浓度,增强药物效应。

一般来说,作用性质相近的药物联合应用,可使用药作用增强,称为协同作用。相加作用是两种药物联合应用效应等于或接近于单独使用药物效应之和,如对乙酰氨基酚与阿司匹林合用,可增强镇痛解热之功效。药物合用后效应大于单独使用药物的效果,称为增强,如甲氧苄啶(TMP)可抑制细菌二氢叶酸还原酶,与抑制二氢叶酸合成酶的磺胺药物合用,可双重阻断细菌叶酸合成,使抑菌活性增强 20～100 倍。在某些情况下,药物合并使用药效减弱,称为拮抗作用。常见的药物拮抗作用多发生在受体水平上,一种药物与特异性受体结合,阻止其激动剂与其受体结合,称为药理性拮抗;而不同激动剂与作用相反的两个特异性受体结合,其药物效应相反,称为生理性拮抗。如阿托品可与胆碱受体结合,阻滞乙酰胆碱发挥作用,是为药理性拮抗;组胺作用于 H_1 组胺受体,可引起支气管平滑肌收缩,使小动脉、小静脉和毛细血管扩张,血管通透性增加,是为生理性拮抗。

二、受体与药物效应

受体的概念是由药理学家 Langley 和 Ehrlich 于 19 世纪末和 20 世纪初分别提出的。1905 年，Langley发现南美箭毒抑制烟碱引起的骨骼肌收缩，但无法抑制电刺激引起的骨骼肌收缩反应，因此设想机体内存在与化合物结合的特殊物质。他随即提出在神经与其效应器之间有一种接受物质，并认为肌肉松弛的结果是由于烟碱能与此物质结合产生兴奋，而箭毒与烟碱竞争性与其结合导致的。1908 年，Ehrlich发现一系列合成化合物的抗寄生虫作用和其引起的毒性反应有高度特异性，提出了“受体(receptor)”一词，并用“锁-钥匙”假说来解释药物-受体作用。此后，药物通过受体发挥作用的设想很快得到了广泛重视，20 世纪 70 年代初不但证实了 N 型乙酰胆碱的存在，而且分离、纯化出 N 型乙酰胆碱蛋白，验证了受体理论的科学性。受体研究从当初只是为了解释某些现象而虚设的一个概念，到目前已成功克隆出数以千计的受体基因，并对它们的结构和功能进行了充分的研究，阐释了种类繁多的各类抗体蛋白分子结构和作用机制，发展成专门的学科。

(一)受体理论基本概念

受体是细胞内一类蛋白质大分子，由一个或多个亚基或亚单位组成，多数存在于细胞膜上，镶嵌在双层脂质膜中，少数位于细胞质或细胞核中。能与受体特异性结合的生物活性物质称为配体，两者的特异性结合部位称为结合位点或受点。一般而言，每种受体在体内都有其内源性配体，如神经递质、激素、自身活性物等；而外源性药物则常是化学结构与内源性相似的物质。受体能识别和传递信息，与配体结合后，通过一系列信息转导机制，如细胞内第二信使激活细胞，产生后续的生理反应或药理效应。

受体具有以下特点。①灵敏性：受体只需与很低浓度的配体结合即可产生显著的药理效应。②特异性：引起某一类型受体反应的配体化学结构非常相似，而光学异构体所引起的反应可能完全不同，此外，同一类型的激动剂与同一类型的受体结合后产生的效应也类似。③饱和性：细胞膜、细胞质或细胞核中的受体数目是一定的，因此配体与受体结合在高浓度具有饱和性。④可逆性：受体与配体结合是可逆的，形成的复合物可以解离而不发生化学结构的改变。⑤多样性：位于不同细胞的同一受体受生理、病理及药理因素调节，经常处于动态变化中，可以有多个亚型，因此使用对受体及亚型选择不同的药物作用可以产生不同的药理作用。⑥可调节性：受体的反应型和数量可受机体生理变化和配体的影响，因此受体的数目可以上调和下调。

(二)受体类型及调节

常见受体的命名兼用药理学和分子生物学的命名方法。对已知内源性配体的受体，按特异性的内源性配体命名；对受体及其亚型的分子结构已了解的受体，按受体结构类型命名；在药物研究过程中发现，尚不知内源性配体受体的，则以药物名命名及根据受体存在的标准命名。由于实验技术发展，特别是分子生物学技术在受体研究中的广泛应用，科学家已成功克隆出数以千计的特定受体，同时发现了许多受体亚型(受体亚型以字母及阿拉伯数字表示)。为进一步统一规范，国际药理学联合会(International Union of Pharmacology，IUPHAR)成立了专门的受体命名和药物分类委员会(简称 NC-IUPHAR)，于 1998 年印发了《受体特征和分类纲要》，使受体命名更为科学可信、简易可行。

受体是一个“感觉器”，是细胞膜上或细胞内能特异识别生物活性分子并与之结合，进而引起生物学效应的特殊蛋白质。大多数药物与特异性受体相互作用，通过作用改变细胞的生理生化功能而产生药理效应。目前，已确定的受体有三十余种，位于细胞质和细胞核中的受体称为胞内受体，可分为胞质受体及胞核受体，如肾上腺皮质激素受体、性激素受体是胞质受体，甲状腺素受体存在于胞质内或细胞核内；位于靶细胞膜上的受体，如胆碱受体、肾上腺素受体、多巴胺受体等称为膜受体。根据结构组成，膜受体又可分为G蛋白耦联受体、离子通道受体和受体酪氨酸激酶3个亚型。

1.G蛋白耦联受体（G-protein coupled receptor，GPCR）

此类受体是人体内最大的膜受体蛋白家族，因能结合和调节G蛋白活性而得名，介导许多细胞外信号的传导，包括激素、局部介质和神经递质等，如M乙酰胆碱受体、肾上腺素受体、多巴胺受体、5-羟色胺受体、前列腺素受体及一些多肽类受体等。这类受体在结构上都很相似，为七螺旋跨膜蛋白受体，其肽链由7个α-螺旋的跨膜区段、3个胞外环及3～4个胞内环组成（图1-14）。序列分析发现，不同GPCR跨膜螺旋区域的氨基酸比较保守，而C、N末端和回环区域氨基酸的区别较大，可能与其相应配体的广泛性及功能多样性有关。

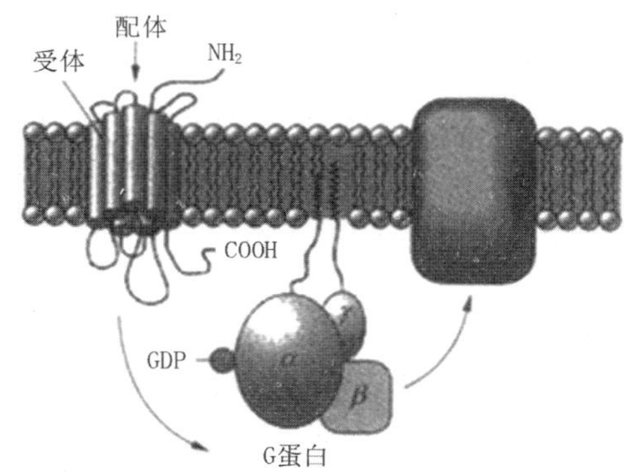

图1-14 G蛋白耦联受体示意图

2.离子通道受体

离子通道受体又称离子带受体，受体激动时，离子通道开放使细胞膜去极化或超极化，产生兴奋或抑制效应。离子通道有Na^+、K^+、Ca^{2+}等通道。如N乙酰胆碱受体含有Na^+通道，脑中的γ-氨基丁酸（GABA）受体、谷氨酸受体含有多种离子通道。此类受体由单一肽环往返4次穿透细胞膜形成1个亚基，并由4～5个亚基组成跨膜离子通道。

3.酪氨酸激酶活性受体

酪氨酸激酶活性受体为一类具有内源性酪氨酸蛋白激酶活性的单次跨膜受体，目前已发现约60种，按照受体与配体特征将其分为20个亚家族。如胰岛素受体、胰岛素样生长因子、表皮生长因子受体、血小板生长因子受体、集落刺激因子-1受体、成纤维细胞生长因子受体等都属于这类受体。

4.核受体

核受体是配体依赖性转录因子超家族，与机体生长发育、细胞分化等过程中的基因表达调控密切相关。配体与相应核受体结合，诱导受体的二聚化并增强其与特定的DNA序列（激素反应元件）的结合，进而导致特定靶基因表达上调（图1-15）。目前核受体超家族已有150多个成员，包括糖皮质激素受体、雌激素受体、孕激素受体、雄激素受体、维A酸受体、甲状腺激素受体及维生素D受体等。过氧化物酶体增生物激活受体（PPAR）是该家族的新成员，PPAR激活后对体内脂肪与糖类代谢，以及细胞生长、分化和凋亡有重要的影响。

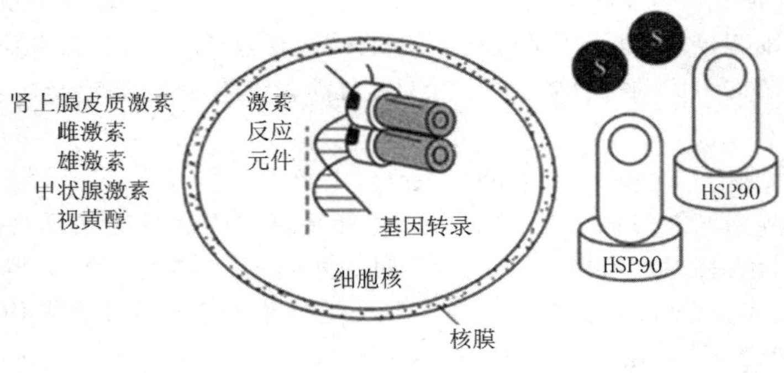

图 1-15　核受体

5.其他受体

孤儿受体是一类序列已知而配体未知的蛋白受体,配体未知的 GPCR 称为孤儿 GPCR。此外,还有孤核受体等。已发现配体的孤核受体有视磺酸 X 受体、视磺酸 Z 受体、法尼酸 X 受体等。通常采用反向药理学方法发现并确定其配体,即以获取受体 cDNA 为起点,结合功能测试,寻找相关的新配体,然后用配体和受体筛选新化合物进行新药研究,一旦找到孤儿受体的相关配体,则可能从中筛选出新的药物靶点,从而发现疗效优异的新药。

有些细胞具有多种受体,如心肌细胞具有 M 胆碱受体,β_1、β_2 肾上腺素受体,H_2 受体等。有时一种阻滞剂还可阻滞多种受体,如氯丙嗪可阻滞多巴胺受体、α 肾上腺素受体,对胆碱受体、组胺受体和 5-羟色胺受体也有较弱的阻滞作用。受体除分布于突出后膜外,有些也分布于突触前膜。激动突触前膜受体可引起反馈作用,促进神经末梢释放递质,在局部调节功能平衡。

(三)受体-配体调节

配体是指能与受体特异性结合的物质,受体只有与配体结合才能被激活并产生效应,配体与受体之间相互作用进行机体协调,发挥受体调节作用,保证机体处于正常的状态。内源性配体一般指体内存在的,能与受体特异性结合的调节物质,大致可分为:①神经递质类,如乙酰胆碱、5-羟色胺等。②内分泌激素,如甲状腺素、雌激素等。③免疫或炎症活性物质,如免疫球蛋白、白介素类、肿瘤坏死因子等。④生长因子类等。药物进入机体,以配体-受体方式与特异性受体结合,发挥药理作用。

(四)第二信使的概念及作用

细胞外的信号称为第一信使,细胞表面受体接受细胞外信号后转换而来的细胞内信号称为第二信使。第二信使学说是 E.W.萨瑟兰于 1965 年首先提出的。他认为人体内各种含氮激素(蛋白质、多肽和氨基酸衍生物)都是通过细胞内的环磷酸腺苷(cAMP)而发挥作用,首次把 cAMP 叫作第二信使,激素等为第一信使。已知的第二信使种类很少,但能传递多种细胞外的不同信息,调节大量不同的生理生化过程,这说明细胞内的信号通路具有明显的通用性。

第二信使至少有两个基本特性:①第一信使同其膜受体结合后,最早在细胞膜内侧或胞质中出现,是仅在细胞内部起作用的信号分子。②能启动或调节细胞内稍晚出现的反应信号应答。第二信使都是小的分子或离子。细胞内有五种最重要的第二信使:cAMP、cGMP、1,2-二酰甘油(diacylglycerol,DAG)、1,4,5-三磷酸肌醇(inosositol 1,4,5-trisphosphate,IP_3)和细胞内外的钙离子。第二信使在细胞信号转导中起重要作用,它能够激活级联系统中酶的活性及非酶蛋白的活性。第二信使在细胞内的浓度受第一信使的调节,它可以瞬间升高,且能快速降低,并由此调节细胞内代谢系统的酶活性，控制细胞的生命活动，包括葡萄糖的摄取和利用、脂肪的储存和移动及细胞产物的分泌。第二信使也控制细胞的增生、分化和生存，并参与基因转录的调节。

部分内源性配体、受体及其第二信使见表1-1。

表1-1 部分内源性配体、受体及其第二信使

环腺苷酸		Ca^{2+}/肌醇磷脂	
β肾上腺素受体	促肾上腺皮质激素	M胆碱受体	P物质
H_2组胺受体	促卵泡激素	α_2肾上腺素受体	缓激肽
5-HT_3受体	促黄体生成素	H_1组胺受体	促胃液素
前列腺素E_2	促甲状腺素	5-HT_3受体	降钙素
前列环酸	黑色细胞刺激素	抗利尿激素	促甲状腺释放激素
加压素	绒促性素	血管紧张素	上皮生长因子
高血糖素		阿片多肽	血小板来源的生长因子
		K^+去极化	生长抑素
		电刺激	

受体在识别相应配体并与之结合后需通过细胞内第二信使，如cAMP、Ca^{2+}、肌醇磷脂、cGMP等将获得的生物信息增强、分化、整合及传递，才能发挥其特定的生理功能或药理效应。受体蛋白经常代谢转换处于动态平衡状态，其数量、亲和力及效应力经常受到各种生理及药理因素的影响。连续用药后药效递减是常见的现象，一般分为耐受性、不应性、快速耐受性等。由于受体原因而产生的耐受性称为受体脱敏。β肾上腺素(β-Adr)受体脱敏时不能激活腺苷酸环化酶(AC)，是因为受体与G蛋白亲和力降低，或由于cAMP上升后引起磷酸二酯酶负反馈增加所致。具有酪氨酸激酶活性的受体可被细胞内吞而数目减少。这一现象称为受体数目的向下调节。受体与不可逆阻滞剂结合后，其后果等于失去一部分受体，如被银环蛇咬伤中毒时，N_2-ACh受体对激动剂脱敏。与此相反，在连续应用阻滞剂后，受体会向上调节，反应敏化。如长期应用β-Adr受体阻滞剂后，由于受体向上调节，突然停药时会出现反跳现象。

(五)受体介导的信号转导途径

细胞内存在着多种信号转导方式和途径，各种方式和途径间又有多个层次的交叉调控，是一个十分复杂的网络系统，其最终目的是使机体在整体上对外界环境的变化发生最为适宜的反应。在物质代谢调节中，往往涉及神经-内分泌系统对代谢途径在整体水平上的调节，其实质就是机体内一部分细胞发出信号，另一部分细胞接收信号并将其转变为细胞功能上的变化的过程。所以，阐明细胞信号转导的机理就意味着认清细胞在整个生命过程中的增生、分化、代谢及死亡等诸方面的表现和调控方式，进而理解机体生长、发育和代谢的调控机制。药物作用机体的本质是通过作用于细胞信号网络，影响细胞信号的传递，从而发挥其药物效应。了解信号转导的过程，有助于深入了解药物作用机制，从而指导临床用药及新药开发。细胞信号转导的途径大致可分为以下几种。

1.跨膜信号转导

(1)G蛋白介导的信号转导途径：G蛋白可与鸟嘌呤核苷酸可逆性结合。由χ和γ亚基组成的异三聚体在膜受体与效应器之间起中介作用。小G蛋白只具有G蛋白亚基的功能，参与细胞内信号转导。信息分子与受体结合后，激活不同G蛋白，有以下几种途径：①腺苷酸环化酶途径通过激活G蛋白不同亚型，增加或抑制腺苷酸环化酶（AC）活性，调节细胞内cAMP浓度，cAMP可激活蛋白激酶A（PKA），引起多种靶蛋白磷酸化，调节细胞功能。②磷脂酶途径激活细胞膜上磷脂酶C（PLC），催化质膜磷脂酰肌醇二磷酸（PIP_2）水解，生成三磷酸肌醇（IP_3）和甘油二酯（DG），IP_3促进肌浆网或内质网储存的Ca^{2+}释放。Ca^{2+}可作为第二信使启动多种细胞反应。Ca^{2+}与钙调蛋白结合，激活Ca^{2+}/钙调蛋白依赖性蛋白激酶或磷酸酚酶，产生多种生物学效应。DG与Ca^{2+}能协调活化蛋白激酶C（PKC）。

（2）受体酪氨酸蛋白激酶（RTPK）与信号非受体酪氨酸蛋白激酶转导途径：受体酪氨酸蛋白激酶超家族的共同特征是受体本身具有酪氨酸蛋白激酶（TPK）的活性，配体主要为生长因子。RTPK途径与细胞增生肥大和肿瘤的发生关系密切。配体与受体胞外区结合后，受体发生二聚化，自身具备（TPK）活性并催化胞内区酪氨酸残基自身磷酸化。RTPK的下游信号转导通过多种丝氨酸/苏氨酸蛋白激酶的级联激活：①激活丝裂原活化蛋白激酶（MAPK）。②激活蛋白激酶C。③激活磷脂酰肌醇3激酶（PI3K），从而引发相应的生物学效应。非受体酪氨酸蛋白激酶途径的共同特征是受体本身不具有TPK活性，配体主要是激素和细胞因子，其调节机制差别很大。如配体与受体结合使受体二聚化后，可通过G蛋白介导激活PLC-β或与胞质内磷酸化的TPK结合激活PLC-γ，进而引发细胞信号转导级联反应。

2.核受体信号转导途径

细胞内受体分布于胞质或核内，本质上都是配体调控的转录因子，均在核内启动信号转导并影响基因转录，统称核受体。核受体按其结构和功能，分为类固醇激素受体家族和甲状腺素受体家族。类固醇激素受体（雌激素受体除外）位于胞质，与热休克蛋白（HSP）结合存在，处于非活化状态。配体与受体的结合使HSP与受体解离，暴露DNA结合区。激活的受体二聚化并移入核内，与DNA上的激素反应元件（HRE）结合或其他转录因子相互作用，增强或抑制基因的转录。甲状腺素类受体位于核内，不与HSP结合，配体与受体结合后，激活受体并以HRE调节基因转录。

3.细胞凋亡

细胞凋亡是一个主动的信号依赖过程，可由许多因素（如放射线照射、缺血缺氧、病毒感染、药物及毒素等）诱导。这些因素大多可通过激活死亡受体而触发细胞凋亡机制。死亡受体存在于细胞表面。属于肿瘤坏死因子的受体超家族，它们与相应的配体或受体结合而活化后，其胞质区即可与一些信号转导蛋白结合，其中重要的是含有死亡结构域的胞质蛋白。它们通过死亡结构域一方面与死亡受体相连，另一方面与下游的capase蛋白酶结合，使细胞膜表面的死亡信号传递到细胞内。

capase蛋白酶家族作为细胞凋亡的执行者，它们活化后进一步剪切底物。如多聚（ADP-核糖）聚合酶（PARP），该酶与DNA修复及基因完整性监护有关。PARP被剪切后，失去正常的功能，使受其抑制的核酸内切酶活性增强，裂解核小体间的DNA，最终引起细胞凋亡。这个过程可概括：死亡受体含有死亡结构域的胞质蛋白-capase蛋白酶家族-底物PARP-染色体断裂-细胞凋亡。不同种类的细胞在接受不同的细胞外刺激后，引起凋亡的形态学改变是高度保守的，但是它们并不是遵循同一种固定的或有规律的模式进行，而是通过各自的信号转导途径来传递的胞膜上的死亡。

（六）药物-受体相互作用

药物在机体内发挥作用的关键在于其在作用部位的浓度及其与生物靶点的相互作用（激动

 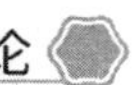

或拮抗)的能力。药物的结构决定了其理化性质,而理化性质决定了其与相应靶点的结合能力,进而直接决定了药物效应。药物通过作用于相应受体影响整个细胞信号通路,发挥对机体的作用效应,如何控制药物与相应受体的结合,是目前靶向给药研究的热点和难点。

1.受体与药物的相互作用学说

(1)占领学说:占领学说是由 Clark 于 1926 年,Gaddum 于 1937 年分别提出的。占领学说认为,受体必须与配体结合才能被激活并产生效应。效应的强度与被占领的受体数量成正比,全部受体被占领时,则产生药物的最大效应。1954 年 Ariens 修正了占领学说,提出了内在活性概念,即药物与受体结合时产生效应的能力,其大小用 α 值表示。完全激动剂 α 值为 1,完全阻滞剂 Q 值为 0,部分激动剂的 α 值则为 0~1。占领学说认为,药物与受体结合不仅需要亲和力,而且需要有内在活性才能激动受体产生效应。只有亲和力而没有内在活性的药物,虽然可以与受体结合,但不能激动受体产生效应。

(2)速率学说:Paton 于 1961 年提出速率学说,认为药物与受体间作用最重要的因素是药物分子与受体结合与解离的速率,即单位时间内药物分子与受体碰撞的频率。完全激动剂解离速率大,部分激动剂解离速率小,阻滞剂的解离速率最小。效应的产生是一个药物分子和受体碰撞时,产生一定量的刺激经传递而导致的,与其占有受体的数量无关。

(3)二态模型学说:此学说认为受体蛋白大分子存在两种类型构象状态,即有活性的活性态 R'和静息态 R,两者处于动态平衡且可相互转化。药物作用后均可与 R'和 R 两态受体结合,其选择性决定于药物与两态间的亲和力大小。激动剂与 R'状态的受体亲和力大,结合后可产生效应,并且促进静息态转入活性态;而阻滞剂与 R 状态的受体亲和力大,结合后不产生效应,并且促进活性态转入静息态。当激动剂与阻滞剂同时进入机体后,两者发生竞争性抑制,其作用效应取决于 R'-激动剂复合物与 R-阻滞剂复合物的比例。若后者浓度较高,则激动剂的作用被减弱甚至阻断。由于部分激动剂对 R'与 R 均有不同程度的亲和力,因而它既能引起较弱的激动效应,也能阻断激动剂的部分药理效应。

2.作用于受体的药物分类

根据药物与受体结合后产生的不同效应,将作用于受体的药物分为激动剂和阻滞剂两类。

(1)激动剂:药物与受体相互作用的首要条件是必须具有受体亲和力,而要产生药理活性则需有内在活性。激动剂(agonist)是指既有受体亲和力也有内在活性的药物,能与受体特异性结合产生效应。按照内在活性大小,可将激动剂分为完全激动剂(full agnosit,$\alpha=1$)和部分激动剂(partial agonist,$0<\alpha<1$)。前者具有较强的亲和力和内在活性,而后者有较强的亲和力但只有较弱的内在活性。部分激动剂和 R 结合的亲和力不小,但内在活性有限($\alpha<1$),量效曲线高度(E_{max})较低。与激动剂同时存在,当其浓度尚未达到 E_{max}时,其效应与激动剂协同;超过此限时,则因与激动剂竞争 R 而呈阻滞关系,此时激动剂必须增大浓度方可达到其最大效能。可见部分激动剂具有激动剂与阻滞剂双重特性。

激动剂分子与受体亲和力的大小可以用 pD_2 定量表示,在数值上是激动剂解离常数的负对数。pD_2 越大,表明激动剂对受体的亲和力越强。

(2)阻滞剂:阻滞剂(antagonist)是指能与受体结合,具有较强亲和力而无内在活性($\alpha=0$)的药物,本身不产生作用,因占据受体而阻滞激动剂的效应。根据阻滞剂与受体结合是否可逆,可分为竞争性阻滞剂和非竞争性阻滞剂。竞争性阻滞剂能与激动剂竞争相同受体,这种结合是可逆的。因此无论阻滞剂浓度或剂量多大,通过逐渐增加激动剂的浓度或剂量与阻滞剂竞争相同受体，最终可以夺回被阻滞剂占领的受体而达到原激动剂的最大效能(效应)。此时，量效曲线将逐渐平行右移，但激动剂的最大效能(效应)不变。竞争性阻滞剂和受体的亲和力可用 pA_2 定量表示。当加入一定量的竞争性阻滞剂，使加倍的激动剂所产生的效能(效应)刚好等于未加入阻滞剂时，激动剂所产生的效能(效应)，则取所加入阻滞剂物质的量浓度的负对数为拮抗参数 pA_2。pA_2 越大，表明拮抗作用越强，与受体的亲和力也越大。

pA_2 还能判断激动剂的性质。若两种激动剂被一种阻滞剂阻滞且两者 pA_2 相近，说明这两种激动剂作用于同一受体。

非竞争性阻滞剂与受体的结合相对是不可逆的。它能引起受体构型的改变或难逆性的化学键、共价键的结合，从而使受体反应性下降，即使逐渐增加激动剂的浓度或剂量也不能竞争性地与被占领受体结合。随着此类阻滞剂浓度或剂量的增加，激动剂量效曲线的最大效能达到原来未加入非竞争性阻滞剂时的水平，使量效曲线逐渐下移，药物的效能(效应)逐渐减小。

图 1-16 显示了激动剂和阻滞剂的量效曲线。图 1-17 是竞争性和非竞争性拮抗作用的比较。

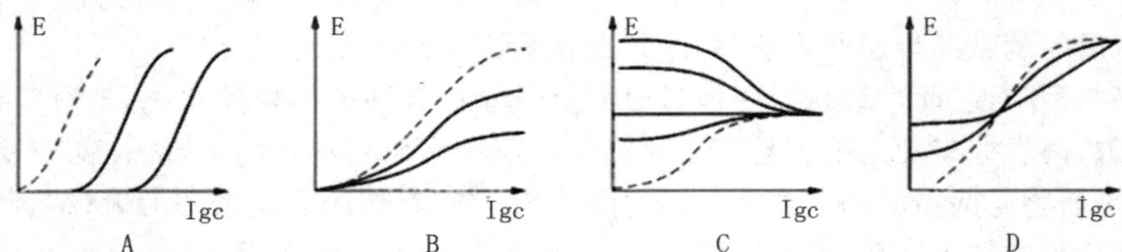

图 1-16　竞争性阻滞剂(A)、非竞争性阻滞剂(B)、部分激动剂(D)对激动剂(虚线)量效的影响及激动剂(C)对部分激动剂(虚线)量效曲线的影响

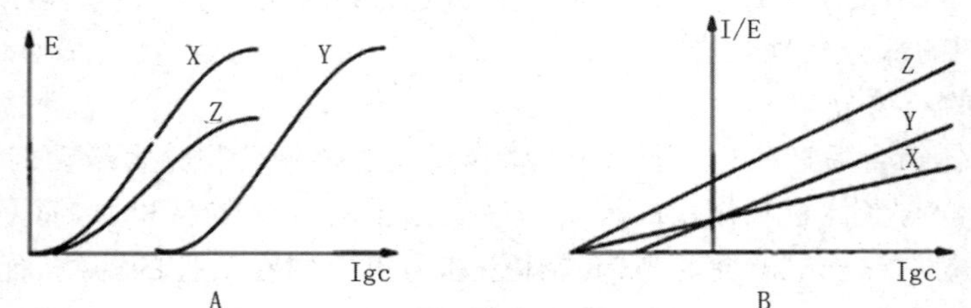

X.单用激动剂；Y.竞争性阻滞剂对激动剂的拮抗作用；Z.非竞争性阻滞剂对激动剂的拮抗作用

图 1-17　竞争性拮抗作用与非竞争性拮抗作用比较(A.量效曲线；B.双倒数曲线)

三、药效动力学研究方法及新动向

药效动力学主要研究药物效应及动力过程，其目的一是为了确认药物的治疗效果，二是为了保证用药安全，为新药研发及临床用药提供科学依据。根据试验目的不同，可将药效动力学研究大致分为体外研究和体内研究两大部分，从细胞水平、器官水平、整体动物水平及目前热门的分子基因水平等多方面多层次、全面地考察药物效应。

(一)细胞水平研究

在新药研发初期，从细胞水平出发，利用细胞培养技术对先导化合物进行初步筛选，可获得快速、高通量、稳定的结果，为后续研发工作奠定良好的基础，在抗肿瘤药物、抗生素药物及免疫药理等多方面均有应用，是十分经典、可信度高的方法。以下为细胞水平药理研究代表性的研究方法。

1.MTT 法

MTT 法又称 MTT 比色法，是一种检测细胞存活和生长的方法。其检测原理为活细胞线粒体中的琥珀酸脱氢酶能使外源性溴化 3(4,5-二甲基噻唑-2)-2,5-二苯基四氮唑(MTT)还原为水不溶性的蓝紫色结晶甲瓒(Formazan)并沉积在细胞中，而死细胞无此功能。二甲基亚砜(DMSO)能溶解细胞中的甲瓒，用酶联免疫检测仪在 490 nm 波长处测定其光吸收值，可间接反映活细胞数量。在一定细胞数范围内，MTT 结晶形成的量与细胞数成正比。该方法已广泛用于一些生物活性因子的活性检测、大规模的抗肿瘤药物筛选、细胞毒性试验及肿瘤放射敏感性测定等。它的特点是灵敏度高、经济。采用染色法区别活细胞还有 XTT 法、台盼蓝染色法、SRB 法等。

2.克隆形成法

克隆原细胞质具有持续增生能力的细胞。当单个细胞能连续分裂 6 代以上时，其后代所组成的群体(集落)便含 50 个以上的细胞，通过对集落计数可对克隆原细胞进行定量分析。由于集落反映了单个细胞的增生潜力，故能灵敏地测定抗癌药物对肿瘤细胞的抑制能力，目前被认为是一种较为理想的方法。常用的克隆形成法可分为贴壁法与半固体法。

3.Caco-2 细胞模型

Caco-2 细胞模型是最近十几年来国外广泛采用的一种研究药物小肠吸收的体外模型，帮助了解药物的吸收机制，预测体内吸收和药物相互作用，研究药物的小肠代谢情况，从而促进新药研发，具有相对简单、重复性较好、应用范围较广的特点。Caco-2 细胞来源于人的直肠癌，结构和功能类似于人小肠上皮细胞，并含有与小肠刷状缘上皮相关的酶系。在细胞培养条件下，生长在多孔的可渗透聚碳酸酯膜上的细胞可融合并分化为肠上皮细胞，形成连续的单层，这与正常的成熟小肠上皮细胞在体外培育过程中出现反分化的情况不同。细胞亚显微结构研究表明，Caco-2细胞与人小肠上皮细胞在形态学上相似，具有相同的细胞极性和紧密连接。胞饮功能的检测也表明，Caco-2 细胞与人小肠上皮细胞类似，这些性质可以恒定维持约 20 天，因此可以在这段时间进行药物的跨膜转运试验。另外，存在于正常小肠上皮中的各种转运系统、代谢酶等在 Caco-2 细胞中大都也有相同的表达，如细胞色素 P450 同工酶、谷氨酰胺转肽酶、碱性磷酸酶、蔗糖酶、葡萄糖醛酸酶及糖、氨基酸、二肽、维生素 B_{12} 等多种主动转运系统在 Caco-2 细胞中都有与小肠上皮细胞类似的表达。由于其含有各种胃肠道代谢酶，因此更接近药物在人体内吸收的实际环境，从而对药物在体内的作用给出较为准确的模拟情况，药物效应也更为可信可靠。

(二)器官组织水平研究

随着药物效应研究手段的提高，与细胞水平研究相比较而言，器官水平研究药理作用更能直接反映药物的分布及药理作用。离体器官试验常用的离体器官有心脏、血管、肠段、子宫及神经肌肉标本，用离体标本可更为直观地观测药物的作用，检测药物在机体靶向器官发挥的药理效应。不同的动物标本用于测定不同类的药物作用。

1.心血管类器官

离体蛙心和兔心是观测药物对心脏活动(包括心率、心排血量、收缩力等)的影响最常用的标本。猫、兔、豚鼠和狗乳头肌标本的制备比较简单，在适宜条件下，可较长时间保持良好的实验状态，是观测药物对心肌基本生理特性(如收缩性、兴奋性、自律性)的影响较好的试验标本。兔主动脉对α受体兴奋药十分敏感，是测定作用于α受体药作用的一个理想标本，已被广泛用来鉴定和分析拟交感药和其对耐药的作用。

2.胃肠道类器官

豚鼠回肠自发活动较少，描记时有稳定的基线，可用来测定拟胆碱药的剂量反应曲线；而兔空肠具有规则律收缩活动，可观测拟肾上腺素药和抗肾上腺素药、拟胆碱药和胆碱药对活动的影响。

3.其他类器官

未孕兔子宫对α受体兴奋药十分敏感，可用于鉴定α受体激动剂或阻滞剂。豚鼠离体气管片主要含β受体，广泛用于鉴定和分析作用于β受体的药物作用。蛙坐骨神经腓肠肌标本、小鸡颈半棘肌、大白鼠膈神经标本常用来评价作用于骨骼肌的药物。而用离体脂肪组织研究作用于β受体的药物(脂肪组织存在β受体)，如果药物对β受体有兴奋作用，则引起游离脂肪酸释放增加。预先加入β受体阻滞剂，可使游离脂肪酸释放量明显减少，甚至完全阻断。因此通过测定游离脂肪酸含量，可评价作用于β受体的药物。

在离体器官研究中，不同动物的不同器官都要求最适宜的营养环境，对渗透压、离子强度、酸碱度等要求较高，因此各种动物的人工生理溶液成分和配制都有区别，应特别引起重视。

(三)分子细胞生物水平研究

药效动力学研究目前已从细胞和器官水平深入到受体和分子水平，分子生物学研究理论及手段日新月异的发展，也为药物效应研究带来了新思路及新技术。生物大分子，特别是蛋白质和核酸结构功能的研究，是分子生物学的基础。现代化学和物理学理论、技术和方法的应用推动了生物大分子结构功能的研究，从分子水平和基因表达的角度阐释药物作用及其机制，使药效学研究更有针对性，能更科学地研究药物-机体之间的作用。

1.受体及离子通道

受体是一种能够识别和选择性结合某种配体(信号分子)的大分子物质，多为糖蛋白，一般至少包括两个功能区域，与配体结合的区域和产生效应的区域。受体与配体结合后，构象改变而产生活性，启动一系列过程，最终表现为生物学效应。根据靶细胞上受体存在的部位，可将受体分为细胞内受体和细胞表面受体。细胞内受体介导亲脂性信号分子的信息传递，如胞内的甾体类激素受体；细胞表面受体介导亲水性信号分子的信息传递，可分为离子通道型受体、G蛋白耦联型受体和酶耦联型受体。离子通道由细胞产生的特殊蛋白质构成，它们聚集起来并镶嵌在细胞膜上，中间形成水分子占据的孔隙，这些孔隙就是水溶性物质快速进出细胞的通道。离子通道的活性，就是细胞通过离子通道的开放和关闭调节相应物质进出细胞速度的能力，对实现细胞各种功能具有重要的意义。药物对机体细胞的作用需通过这样的生物大分子来实现。目前，此类研究多集中在采用生物物理及生物化学手段，如光镜、电镜、激光共聚焦、膜片钳等，观察药物对其的作用及引发的一系列生化反应等，从而说明其药理效应。

2.信号转导及药物靶点

高等生物所处的环境无时无刻不在变化，机体功能上的协调统一要求有一个完善的细胞间相互识别、相互反应和相互作用的机制，这一机制可以称作细胞通信。在这一系统中，细胞或者识别与之相接触的细胞，或者识别周围环境中存在的各种信号(来自周围或远距离的细胞)，并将其转变为细胞内各种分子功能上的变化，从而改变细胞内的某些代谢过程，影响细胞的生跃速度，甚至诱导细胞的死亡。这种针对外源性信号所发生的各种分子活性的变化，以及将这种变化依次传递至效应分子，以改变细胞功能的过程称为信号转导，其最终目的是使机体在整体上对外界环境的变化发生最适宜的反应。药物对机体作用后，其作用靶点及作用机制需要从信号转导的途径来解释，从而阐明药物如何对细胞在整个生命过程中的增生、分化、代谢及死亡等多方面进行调控，进而理解药物对机体病情病况的调控机制。如抗癌药物研究中，药物对凋亡调控基因 *caspase* 家族、*Bcl-2* 家族等级联反应、蛋白表达等作用，直接关系到药物对肿瘤的抑制效果。

3.基因组学及蛋白质组学

基因组学出现于 20 世纪 80 年代是研究生物基因组的组成，组内各基因的精确结构、相互关系及表达调控的学科，同时也是研究生物基因组和如何利用基因的一门学问。该学科提供基因组信息及相关数据系统利用，研究基因及在遗传中的功能，试图解决生物、医学和工业领域的重大问题。20 世纪 90 年代随着几个物种基因组计划的启动，基因组学取得了长足的发展。2001 年，人类基因组计划公布了人类基因组草图，为基因组学研究揭开新的一页。随着人类基因组草图的完成，现在许多学者开始探索基因与蛋白质如何通过相互作用来形成其他蛋白质，从而出现了蛋白质组学。蛋白质组学是对蛋白质特别是其结构和功能的大规模研究，一个生命体在其整个生命周期中所拥有的蛋白质的全体或者在更小的规模上，特定类型的细胞在经历特定类型刺激时所拥有的蛋白质的全体。分别被称为这个生命体或细胞类型的蛋白质组。蛋白质组学比基因组学要复杂得多——基因组是相当稳定的实体，而蛋白质组通过与基因组的相互作用而不断发生改变。一个生命体在其机体的不同部分及生命周期的不同阶段，其蛋白表达可能存在巨大的差异。鉴于药物在机体作用前后，基因及蛋白水平会发生一定变化，人们设计了一系列检测方法，尝试解释这种差异，从分子组学的角度说明药物效应。如近几年兴起的核酸探针、微阵列检测及高通量的基因芯片、蛋白芯片等，均从不同角度阐释了药物的作用及机制。

4.整体动物水平研究

整体动物试验一般应用小鼠、大鼠、兔、狗、猴、猪等，根据试验目的及要求，在试验控制条件下，在动物身上制造出类似人体的毒理、药理、清理、生理过程，构建最大限度模拟病理过程及现象的模型，与正常动物及给药动物组比照，观察药物对动物生理及行为活动的影响，亦即药理效应、机制和规律。动物选择是否得当，直接关系试验的成功和质量高低。一般应选择某一功能高度发达或敏感性较强的动物，如鸽、狗、猫的呕吐反应敏感，常用来评价引起催吐和镇吐的药物的作用，而鼠类和兔模型则反应不明显；家兔对冷损伤易发生，狗则不能发生损伤；豚鼠对铜离子及汞离子的急性毒性很敏感，而大鼠、小鼠则较耐受。因此有人说，在评价动物选择是否得当时，主要看是否用“专家”式动物。一般来说，小动物模型多用于筛选试验，大动物模型多用于试验治疗和中毒机制的研究。

(1)小动物模型：新药研发中，常采用小鼠、大鼠、豚鼠、兔、猫、鸡等小型动物，进行动物水平筛选测试。抗肿瘤药物研究中，采用动物移植肿瘤，如 Lewis 肺癌小鼠、乳腺癌骨转移小鼠等用于评价研究抗肿瘤药，是目前肿瘤药物研发使用最广泛的途径。研究抗精神病药常用阿扑吗啡造成大白鼠舔、嗅、咬等定向行为，从而观测新药的安定作用。研究镇痛药物常用热刺激法，如小白鼠热板法、电刺激小白鼠尾部法及化学刺激法，用酒石酸锑钾腹腔注射造成扭体反应，从而观测镇痛药的作用。在抗感染药物研究中，用定量的致炎剂如鸡蛋清、右旋糖酐、弗氏佐剂等注入大白鼠踝部皮下，造成关节肿胀，测定用药前后的肿胀程度，从而观测抗感染药物的作用。研究抗心律失常药物，用氯仿、肾上腺素、乌头碱等诱发小白鼠或大白鼠心律失常，或将电析直接连在心房或心室诱发心房颤动或心室颤动，是评价抗心律失常药的常用新方法。对抗溃疡药物的研究和评价，常采用大白鼠或豚鼠制备试验性溃疡模型，常用应激性刺激法（如将大白鼠浸于 20 ℃水中）、组织胺法、幽门结扎法等诱发溃疡，其中以应激法较优，成功率达 100%，更为常用。

（2）大动物模型：大型动物研究成本较高，多用于试验治疗及中毒机制的研究。如 1934 年，Goldblatt 等采用线结扎狗肾动脉，造成肾性高血压，开创了试验性高血压研究的新时代。也是研究抗高血压药物的经典模型。利用铜圈置入健康 Beagle 犬心脏中，制备急性心肌缺血动物模型，其机制可能在于铜圈作为异物被置入冠脉内，会诱发冠脉内血栓形成，堵塞冠脉而发生急性心肌缺血，是研究心肌缺血药物的模型。镇咳药研究中，猫静脉注射致咳物二甲苯基哌嗪，引起咳嗽；咳嗽次数在一定范围内与致咳物剂量呈线性关系，是研究评价镇咳药的好方法。研究抗糖尿病药，给狗、猫、猴、羊静脉注射四氧嘧啶，选择性地损伤胰腺口细胞。引起实验动物糖尿病，是经典的研究抗糖尿病的方法。目前，采用与人类最接近的恒河猴制造了多种模型，对许多疾病及药物的研发做出了重大贡献。

（3）转基因动物及基因敲除动物：近年来，随着人类对生命认识的深入，利用分子生物学技术使传统药理研究发展到分子甚至更微观的水平，可采用基因敲除、转基因技术等制作更符合疾病病理病情的动物模型。转基因动物就是用实验室方法将人们需要的目的基因导入其基因组，使外源基因与动物本身的基因整合在一起，并随细胞的分裂而增生，在动物体内得到表达，并能稳定地遗传给后代的动物。整合到动物基因组上的外来结构基因称为转基因，由转基因编码的蛋白质称为转基因产品，通过转基因产品影响动物性状。如果转基因能够遗传给子代，就会形成转基因动物系或群体。转基因哺乳动物自 20 世纪 80 年代诞生以来，一直是生命科学研究和讨论的热点。随着研究的不断深入和实验技术的不断完善，转基因技术得到了更广泛的应用，如目前用于研究老年痴呆症，又称阿尔茨海默病的 APP/PS1/PS2 多重转基因小鼠，能较好地表现神经纤维缠结及斑块沉积的重要病理特征，同时一定程度体现了发病机制，被公认为模拟老年痴呆的最佳模型。基因敲除动物模型是通过运用基因工程技术的方法，将动物体内的某些特定基因在染色体水平剔除或使之失活，使得与该基因相关的蛋白质表达减少或不表达。从而使动物体内与该蛋白相关的功能丧失。这一技术为探讨基因在体内的功能和疾病的发病机制提供了一种很好的研究工具，这与早期生理学研究中常用的“切除部分-观察整体-推测功能”的三部曲思想相似。目前国内研究中，已有研究机构制作出肝脏葡萄糖激酶基因条件敲除的 2 型糖尿病小鼠模型，可作为 2 型糖尿病的动物模型，正式进入产业化应用阶段。这将有助于推动 2 型糖尿病的发病与治疗的研究，诠释筛选抗糖尿病药物的作用机制，并推进抗糖尿病药物的研发。

（王永彩）

第四节　临床药物使用原则

对任何疾病都必须始终贯彻预防为主，防治结合的原则，即未病防病（包括传染性及非传染性疾病），有病防重（早发现，早诊断，早治疗），病重防危（防治并发症，保护重要器官功能），病愈早康复防复发。要随时运用辩证唯物主义的思维方法，密切联系实际，做到以下几点。

一、树立对患者的全面观点

根据病情轻重缓急，通过现象看本质，抓住主要矛盾，又要随时注意矛盾的转化。急则先治“标”，缓则先治“本”；如有必要和可能，则“标”“本”同治。

（一）治“本”就是针对病因或发病因素的治疗

许多疾病，只要进行病因治疗，就可解除患者痛苦，达到治愈。例如，无并发症的轻或中度的细菌、螺旋体、原虫及其他寄生虫感染，只要给予特效抗感染药物即可治愈。有些疾病表现为功能异常或病理生理改变，如心功能不全、心律失常、心绞痛、高血压、支气管哮喘或慢性失血性贫血等，当进行对症处理后，病情虽可缓解，但由于病因未除，仍易复发。因此，一定要努力寻找病因加以治疗，只要做到病因消除才能根治疾病。

（二）治“标”就是对症治疗

所谓“标”，就是临床表现，即各器官的病理生理或功能改变所引起的症状，体征或血液的生化指标异常。它们常常是导致患者求医的主要原因。常见的有发热、全身酸痛及各系统症状；如心血管系统有心悸、水肿、气促、胸痛、血压波动、心律失常、晕厥等，呼吸系统有咳嗽、气促、咳痰、咯血、胸痛等；消化系统有食欲缺乏、恶心、呕吐、嗳气、反酸、呕血、腹痛、腹胀、腹泻、便秘、便血、黄疸等；泌尿系统有尿频、尿急、排尿疼痛、血尿、尿失禁、少尿或无尿等；精神神经系统有头痛、头晕、眩晕、嗜睡、神志不清、昏迷、失眠、躁动、抽搐、瘫痪、思维紊乱或行为异常等，其他各系统及五官各有其常见症状、体征，在此不一一列举。

当临床表现使患者感到痛苦或危及生命与远期预后时，应及时作对症处理，减轻症状，改善病理生理状况，赢得时间进行全面详细的检查，得出病因诊断并进行病因治疗。2003 年春流行的 SARS，虽已查出病因为冠状病毒变异亚型引起，但无特效药，许多患者就是靠对症支持疗法度过危险期和自身产生的抵抗力而获痊愈的。

对于“症”，也要分清本质进行有针对性的治疗，不可头痛医头，足痛医足。例如，颅内压增高可引起头痛、呕吐，不可简单地给以镇痛止吐药物，而要降低颅内压，使用降颅内压药物，而不可通过腰椎穿刺抽出脑脊液减压，因后者有引起脑疝的危险。颅内压过低也可致头痛，却需要输液治疗。硝酸酯类药是预防和治疗心绞痛常用药，对有些患者可引起颅内静脉扩张导致剧烈头痛，如果不问清楚服药史，盲目给以止痛药可能无效。血管紧张素转换酶抑制剂可引起干咳，医师不问服药情况盲目给可待因镇咳是错误的。又如，同是无尿，但阶段性不同，处理原则也不同；急性失水引起的低血容量休克所致的无尿，在起病 6～7 小时内快速补液改善休克后，无尿也就好转；但如无尿已持续 7 小时以上，肾小管已坏死，此时的快速补液虽然升高血压，改善其他器官的微循环，不但无尿不会好转，大量输液反而有害；如果无尿是肾毒性物质（如鱼胆或毒蕈）中毒所致，大量补液是有害无益的。

对症治疗虽然可解除患者痛苦，甚至使患者脱离险境，但对于诊断未明确的患者要严格掌握，以免掩盖病情延误诊断，例如，对急腹症不可滥用吗啡、哌替啶类麻醉性止痛剂，对发热性疾病不可滥用肾上腺皮质激素或解热药。

二、一切从实际出发

针对原发疾病病情及并发症的严重程度，诊断的主次，根据主客观条件，权衡轻重缓急，对患者利害得失，选择治疗方案，全面考虑，找出主要矛盾，进行综合治疗，不可单纯依赖药物。用药既要有针对性，又要分清主次、先后，不可“大包围”式地用药。另一个实际是经济问题。卫生资源匮乏是一个全球性现象，在发展中国家卫生资源不足尤其严重，一方面是国民经济生产总值增长的速度，用于健康保障费用增长的速度，通货膨胀的速度，医药费用上涨尤其是价高的新药涌现和高精尖检查技术的应用所增加的付出等不成比例，另一方面是不少医务人员未很好掌握高精尖检查技术的适应证造成滥用，和片面认为新药就是最好的药，而不愿使用“老”药，以致不适当地增加了医药费用的支出。实际上，不少“老”药不仅有效，毒副作用较少而且价廉，其显效率可能低于某些新药，但是如果它在某些患者身上已经有了好的效果，又没有不良反应，就不必更换。

三、始终贯彻个体化原则

由于患者年龄，性别，体重，生理状况，环境因素，病情程度，病变范围，病程阶段，肝、肾等解毒排毒器官的功能状况，并发症的有无，既往治疗的反应，对药物的吸收、代谢、排泄率，免疫力及病原微生物对抗菌药物的敏感性等方面的差异，以及患者对药物反应性大小的不同，在治疗上用药的种类和剂量大小的选择均应有所不同，不可千篇一律。一般文献及本书中所列出的治疗药物的剂量范围可供读者参考。此外，还要根据患者的特点制订所要解决问题的特点或目标值，药物性能及患者所用实际药量的治疗反应，深入分析，适时调整。对于许多慢性疾病，尤其在老年人，开始用药量宜小，而且应当根据病情的严重程度制订复查疗效指标和观察毒副作用的时间和频度。

四、树立发展观点

确实了解患者用药情况（在门诊患者尤其重要），仔细观察治疗反应，以及时评价判断疗效，酌情增减药量，加用或更换药物并继续严密观察效果。与此同时还要观察药物毒副作用或者一些不应该有的情况；这里所谈的毒副作用有两种情况：一是患者自身对药物出现了异常反应，例如，有的患者在用青霉素治疗过程中虽然皮试阴性但在连续注射或滴注几次后可以突然发生过敏性休克，医护人员切不可以为皮试阴性又已经用了几剂未出现异常反应而放松了对严重变态反应的警惕性；另一种情况是由于药物带来的问题，除已知的毒副作用以外，还有医源性疾病，其中突出的有肾上腺皮质激素带来的各种不良反应及抗生素带来的二重感染或菌群失调等问题；因此，不但要严格掌握适应证，而且在使用中要有目的地加强观察，才能取得最佳疗效。

（李翠翠）

第五节　治疗药物监测

治疗药物监测（therapeutic drug monitoring，TDM）是通过测定患者治疗用药的血浓度或其他体液浓度，以药代动力学原理和计算方法拟定最佳的适用于不同患者的个体化给药方案，包括治疗用药的剂量和给药间期，以达到使患者个体化给药方案的实施安全而有效的目的。

临床实践证明，治疗药物的疗效与该药到达作用部位或受体的浓度密切相关，而与给药剂量的关系则次于前者，药物在作用部位或受体的浓度直接与血药浓度有关，即两者呈平行关系。因

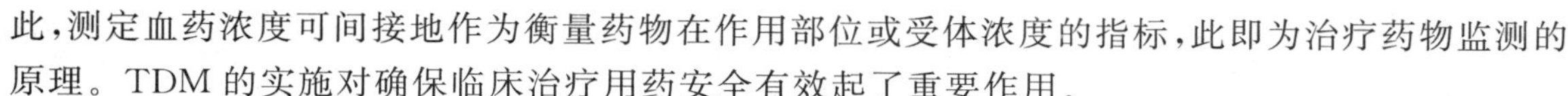

此，测定血药浓度可间接地作为衡量药物在作用部位或受体浓度的指标，此即为治疗药物监测的原理。TDM 的实施对确保临床治疗用药安全有效起了重要作用。

一、血药浓度与药理效应的关系

患者经相同途径接受相同剂量药物后，其治疗反应可各不相同，部分患者疗效显著，也有患者可无反应，甚或产生毒性反应者，此均与个体差异有关，即患者生理状态如年龄、体重、病理状态，以及遗传因素、饮食、合并用药等不同，造成药物在其体内的吸收、分布、代谢和排泄过程差异，以致相同的给药方案产生的血药浓度各异，导致治疗反应的差异。

多数药物的剂量和血药浓度之间呈平行关系，药物的剂量越大，则血药浓度越高，但也有些药物在一定范围内剂量和浓度呈线性关系，超出此范围，剂量稍有增大，血药浓度即呈大幅度升高，此即为非线性药代动力学特征或称饱和动力学。主要原因在于某些药物经体内代谢，而体内药物代谢酶的代谢能力有一定限度，当剂量超过一定限度时，血药浓度明显上升，过高的血药浓度易导致毒性反应的发生。

二、治疗药物监测的条件

进行治疗药物监测时，必须具备下列条件，其结果方可对患者临床安全有效用药具有指导意义。

（1）药物的治疗作用和毒性反应必须与血药浓度呈一定相关性者。

（2）较长治疗用药疗程，而非一次性或短暂性给药者。

（3）判断药物疗效指标不明显者。

（4）已有药物的药代动力学的参数、治疗浓度范围或中毒浓度靶值者。

（5）已建立了灵敏、准确和特异的血药浓度测定标准，可迅速获得结果，并可据此调整给药方案者。

三、治疗药物监测的适应证

（1）治疗指数低、毒性大的药物，即药物的治疗浓度范围狭窄，其治疗浓度与中毒浓度甚为接近者。例如，地高辛的治疗剂量与中毒剂量接近，由于患者间存在的个体差异，在常规治疗剂量应用时亦易发生毒性反应，据报道其毒性反应发生率可达 35%左右，TDM 的应用可明显降低其毒性反应的发生。氨基糖苷类抗生素治疗重症感染时亦可因血浓度升高而导致耳肾毒性反应的发生。属此类情况者还有抗躁狂药碳酸锂、抗癫痫药苯妥英钠等。

（2）具非线性特性药代动力学特征的药物。属此类情况者有苯妥英钠、阿司匹林、双香豆素、氨茶碱等。

（3）患有肾、肝、心和胃肠道等脏器疾病，可明显影响药物的吸收、分布、代谢和排泄的体内过程时，血药浓度变化大，需进行监测。如肾衰竭患者应用氨基糖苷类抗生素时，由于对该类药物排泄减少，药物在体内积聚、血药浓度明显升高，可使耳肾毒性发生率升高；肝功能不全者可影响自肝内代谢药物的生物转化，减少与血浆蛋白的结合；心力衰竭患者由于心排血量的降低致使肾、肝血流量均减少，影响了药物的消除；胃肠道疾病患者则可影响口服药物的吸收。

（4）有药物毒性反应发生可能，或可疑发生毒性反应者，尤其在某些药物所致的毒性反应与所治疗疾病症状相似，需判断药物过量抑或不足时，血药浓度监测更为重要。如地高辛过量或心力衰竭本身均可发生心律失常，又如苯妥英钠用于癫痫治疗时，如过量亦可发生类似癫痫样抽搐。

(5)在常用剂量下患者无治疗反应者，测定血药浓度查找原因。

(6)需长期服药，而药物又易发生毒性反应者，可在治疗开始后测定血药浓度，调整剂量，在较短时间内建立安全有效的给药方法，如卡马西平、苯妥英钠用于癫痫的发作预防时进行 TDM。

(7)联合用药发生交互作用改变了药物体内过程时，如红霉素与氨茶碱同用，前者对肝酶的抑制可使后者血浓度升高而致毒性反应产生，因此需对氨茶碱血药浓度进行监测。

(8)在个别情况下确定患者是否按医嘱服药。

(9)提供治疗上的医学法律依据。

根据上述各种情况宜进行 TDM 者，有下列各类药物。①抗菌药物：氨基糖苷类，包括庆大霉素、妥布霉素、阿米卡星和奈替米星等；万古霉素、氯霉素、两性霉素 B、氟胞嘧啶等。②抗癫痫药物：苯巴比妥、苯妥英钠、卡马西平、扑米酮、丙戊酸和乙琥胺等。③心血管系统药物：地高辛、利多卡因、洋地黄毒苷、普鲁卡因胺、普萘洛尔、奎尼丁和胺碘酮等。④呼吸系统药物：茶碱、氨茶碱等。⑤抗肿瘤药：甲氨蝶呤、环磷酰胺、氟尿嘧啶、巯嘌呤等。⑥免疫抑制剂：环孢素、他克莫司、西罗莫司、霉酚酸、麦考酚酸等。⑦抗精神病药物：碳酸锂、氯丙嗪、氯氮平、丙米嗪、阿米替林等。⑧蛋白酶抑制剂类抗病毒药：茚地那韦、沙奎那韦、利托那韦等。

四、血药浓度监测与个体化给药方案的制订

一般情况下，以血药浓度测定结果为依据，调整给药方案；也偶有以测定唾液中药物浓度为调整用药依据者，因唾液中药物浓度与血药浓度在一定范围内呈平行关系。

血药浓度测定结果可参考各类药物的治疗浓度范围。如未在治疗浓度范围内时，则可按照下述方法调整给药剂量或间期。

(一)峰-谷浓度法

以氨基糖苷类抗生素庆大霉素为例，如测定峰浓度过高，即可减少每天给药总量，如谷浓度过高，则可延长给药间期。调整给药方案后在治程中重复测定谷、峰浓度 1～2 次，如尚未达到预期结果，则可再予调整，直至建立最适宜的个体化给药方案。

(二)药代动力学分析方法

最常用的方法有稳态一点法或重复一点法。

稳态一点法为患者连续用药达稳态后，在下一剂量给药前采血测定药物浓度(谷浓度)，根据所要达到稳态药物浓度求出所需调整的给药剂量。

重复一点法采血 2 次，比稳态一点法准确性好，此方法先拟定患者初始剂量及给药间期(τ)，第 1 次给药后经过 τ 后采血并测浓度 1 次(C_1)，经过第 2 个剂量 τ 后采血测浓度(C_2)。

(三)Bayesian 法

当给予初始剂量后，未获得预定的治疗效果时，采集患者的稳态谷浓度，利用 Bayesian 反馈程序，估算得到患者的个体药动学参数，之后结合下一剂给药剂量和时间间隔计算血药浓度预测值，根据该预测值对给药方案进行调整。治疗药物监测中注意事项如下。

(1)必须结合临床情况拟定个体化给药方案，不能仅根据血药浓度的高低调整剂量，如结合患者的疾病诊断、年龄、肝功能、肾功能等资料，是否联合用药，取血时间及过去史等综合分析，制

订合理的给药方案。

（2）必须掌握好取血标本时间，随意采血不仅毫无临床意义且可导致错误结论。对连续给药者一般应在达稳态浓度时取血，否则所得结果较实际为低。但在给予患者首剂负荷量时，可较早达稳态浓度。如药物半衰期长（如＞24 小时），为避免毒性反应的发生，亦可在达稳态浓度之前先测定血药浓度，此后继续进行监测。口服或肌内注射给药时的峰浓度，取血时间可在给药后 0.5～1.0 小时；静脉给药后瞬时的血药浓度并不能反映药理作用的浓度，仅在 0.5～1.0 小时后，体内达到平衡时取血，测定结果方具有临床意义。谷浓度的取血时间均在下一次给药前。

（3）某些药物血清蛋白结合率高，在一些疾病状态下，如尿毒症、肝硬化、严重烧伤、妊娠期时，由于血浆蛋白降低，药物呈结合状态者减少，游离部分增多，后者具药理作用，如显著增高亦可致毒性反应发生。在血药浓度测定时为总含量（结合与游离之和），遇有上述病情时，需考虑游离血药浓度的影响，在调整给药方案时综合考虑。

五、治疗药物监测方法简介

用于治疗药物监测的方法必须具有灵敏度高、特异性强和快速的特点，以适应及时更改给药方案的要求，目前常用分析方法如下。①免疫分析法：包括放射免疫法、酶免疫法、荧光免疫法和化学发光微粒子免疫分析法；②色谱分析法：包括高效液相色谱法、气相色谱法和液质联用仪。这些方法各有优缺点。应根据所测药物的特殊性选择相应的分析方法。如对某些药物进行 TDM 时，除检测其血样中原形药物外，尚需同时检测具药理活性的代谢产物。因此，宜选择可对血样中进行多组分检测并且灵敏度和特异性高的液质联用仪分析方法。

（王军慧）

第六节　药物相互作用

药物相互作用是指同时或相隔一定时间内使用两种或两种以上药物，一种药物的作用受另一种药物所影响。由于它们之间或它们与机体之间的作用，改变了一种药物原有的理化性质、体内过程（ADME）和组织对药物的敏感性，从而改变了药物药理效应和毒性效应。

近年来药物种类日益增多，新药品种不断涌现，用途交错。许多患者接受治疗时，往往联合应用两种或两种以上的药物。由药物相互作用引起的不良反应越来越受到医药工作者及社会各界的关注。

药物相互作用的结果对患者的治疗可以是有益的，疗效提高或毒性降低，如抗高血压药和利尿药伍用治疗高血压；磺胺甲噁唑和甲氧苄啶合用治疗细菌感染，效果都比单用好。但也可能是有害的，使疗效降低或毒性增大，有时会带来严重的，甚至危及生命的后果，如服用华法林的患者，加用阿扎丙宗或保泰松，若华法林未适当减量，很可能发生出血；服用单胺氧化酶类抗抑郁药，再吃富含酪胺的食物，可能发生急剧的、甚至致命的高血压危象；抗酸药和奶类食品可明显减弱四环素的抗菌作用，故应避免同服。

统计资料表明服药种类越多，发生不良反应的可能性越大，见表 1-2。

表 1-2 伍用药物种类与不良反应发生率

伍用药物种类	用药人数	不良反应人数	不良反应发生率(%)
0～5	4 009	142	3.5
6～10	3 861	397	10
10～15	1 713	487	28
16～20	641	347	54

药物相互作用有发生在体内的药动学、药效学方面的相互作用,亦有发生在体外的相互作用。后者指注射剂之间或向静脉输液瓶加入药物,相互配伍引起的理化反应而使药效降低,甚至使药物毒性增加,亦即药物配伍禁忌。在此重点阐述体内药物的相互作用。

一、药动学相互作用

(一)药物吸收相互作用

药物口服后经胃肠道吸收,在胃肠道内发生的相互作用多是减少吸收、影响吸收速度和生物利用度。须将吸收速度减慢和吸收总量改变加以明确区分。对长期、多剂量给药的药物(如口服抗凝药)如吸收总量无明显改变,吸收速度的改变一般并不重要。而单剂量给药的药物希望能很快吸收,迅速达到高浓度,发挥其药效(如催眠或镇痛药),若吸收速度减慢,可能达不到所需浓度,影响疗效见表 1-3。

表 1-3 一些影响吸收的药物相互作用

受影响的药物	影响吸收的药物	相互作用结果
四环素类	含 Al^{3+}、Ca^{2+}、Mg^{2+}、Bi^{2+} 的抗酸药;牛奶;Zn^{2+}、Fe^{3+}	形成难溶的螯合物,减少抗生素的吸收
地高辛、左甲状腺素、华法林	考来烯胺	形成络合物,减少地高辛、左甲状腺素和华法林的吸收
青霉胺	含 Al^{3+} 和 Mg^{2+} 的抗酸药、食物、铁剂	形成溶解性差的青霉胺螯合物,吸收减少
地高辛	甲氧氯普胺、溴丙胺太林	由于胃肠蠕动改变,减少或增加地高辛的吸收
青霉素	新霉素	引起吸收不良状态

胃肠道各部位 pH 的改变,可影响药物的解离度和吸收率。如应用抗酸药后,提高了胃肠道的 pH,此时同服弱酸性药物,由于弱酸性药物在碱性环境中解离部分增多,而药物透过胃肠道上皮的被动扩散能力取决于它们的非离子化脂溶形式的程度,故吸收减少;但如果考虑到其他作用,如螯合、吸附、胃肠蠕动改变等,最终结果将变得更为复杂。

有些药物同服时可互相结合而妨碍吸收,如抗酸药中的 Ca^{2+}、Mg^{2+}、和 Al^{3+} 可与四环素类形成难吸收的螯合物,铁制剂与四环素类同服亦能产生同样的反应;改变胃排空或肠蠕动速度的药物能影响其他口服药物的吸收,这类由于药物作用相互影响而产生的药物相互作用非常普遍,如阿托品、溴丙胺太林可延缓胃的排空,从而使口服的其他药物吸收也减慢。在临床实践中是需要特别重视的问题。

食物对药物的吸收亦有影响,饭后服药可使许多药物吸收减少,如铁剂等;有些药物与食物同服可改善吸收:如食用绿豆食品可明显降低肾移植患者血环孢素 A 谷浓度,另外高脂肪食品、苹果汁、橘汁、牛奶和巧克力等均可通过增加环孢素 A 在肠道的吸收而增加血环孢素 A 的浓度。葡萄柚汁可使小肠上皮细胞中 CYP3A4 含量特异性降低 62%,使环孢素 A 在小肠吸收进入血液前被代谢减少,因此葡萄柚汁与环孢素 A 同时服用可使血环孢素 A 的浓度增加;此外,一些胃肠疾病也可影响药物吸收,且无法预测,新霉素引起营养吸收障碍综合征,影响地高辛、青霉素等吸收。食物和营养物质与药物的相互作用,可参考有关专著。

(二)药物置换相互作用

药物吸收后进入血液循环,大部分药物以不同程度与血浆蛋白特别是清蛋白进行暂时性的可逆结合,只有非结合的、游离的药物分子才具有药理活性。每一蛋白分子与药物的结合量有限,因此,当药物合用时,可在蛋白结合部位发生竞争性相互置换现象,结果与蛋白结合部位亲和力较高的药物可将另一种亲和力较低的药物从蛋白结合部位上置换出来,使后一种药物游离型增多,药理活性增强。如保泰松、阿司匹林、氯贝丁酯、苯妥英钠等都是强力置换剂,与双香豆素合用时可将其从蛋白结合部位上置换出来,使其在血浆中游离型药浓度增加,有可能引起出血。

酸性药物与血浆蛋白的结合较碱性药物的结合要强得多,一般认为碱性药物与血浆蛋白的置换现象没有重要的临床意义。

(三)药物代谢相互作用

肝微粒体酶是催化许多药物代谢的重要酶系,该酶系的活性直接影响许多药物的代谢。有些药物反复服用,可诱导肝微粒体酶活性增加(酶促作用),从而使许多其他药物或诱导剂本身的代谢加速,导致药效减弱。如苯巴比妥反复应用可导致双香豆素、皮质激素、口服避孕药等作用减弱或消失。有些药物反复服用可抑制肝微粒体酶的活性(酶抑作用),从而使许多药物代谢减慢,导致药效增强,可能引起中毒,如异烟肼、氯霉素、香豆素类等均能抑制苯妥英钠的代谢,合并应用时,如不适当减小苯妥英钠的剂量,即可引起中毒。

1.酶的抑制

某些化学物质能抑制肝微粒体药物代谢酶的活性,减慢其他药物的代谢速率,这种现象称为酶的抑制。具有酶抑制作用的化学物质称为酶抑制剂。在体内灭活的药物经酶抑制剂作用后,代谢减慢,作用增强,甚至导致毒性反应。如西咪替丁能与 CYP 的血红素铁形成紧密结合的复合物,使 CYP 酶活性明显降低,进而抑制许多药物的氧化代谢,如普萘洛尔、茶碱、华法林及苯妥英钠等。

2.酶的诱导

某些化学物质能提高肝微粒体药物代谢酶的活性,增加自身或其他化学物质或其他药物的代谢速率,这种现象称为酶的诱导。具有酶诱导作用的化学物质称酶诱导剂。对于在体内灭活的药物来说,由于药酶诱导后代谢加快,血浆药物浓度降低,从而使得治疗效果降低。例如,苯巴比妥是典型的酶诱导剂,它能提高 CYP2C9 和 CYP2C19 几个同工酶的催化能力。华法林在体内经这些同工酶羟化失活,苯巴比妥可加速其代谢,使其抗凝效果降低。长期服用苯巴比妥者,需较大剂量华法林才能产生抗凝效果。当停用苯巴比妥后,血浆中华法林浓度迅速回升。因此,在两药合用的患者,在停用苯巴比妥时需相应减少抗凝剂用量,否则有出血危险。

(四)排泄过程的药物相互作用

大多数药物随尿及胆汁排出,干扰肾小管液 pH、主动转运系统及肾血流量的药物可影响其他药物的排泄。

有些药物服用后，对尿液的 pH 影响比较明显，故合并用药时应考虑到药物引起的尿液 pH 改变能影响某些药物的尿液排泄量，从而可使药效降低或增强。在服药过量的情况下，有意改变尿液 pH，可增加药物（如苯巴比妥和水杨酸）的排出。

作用于肾小管同一主动转运系统的药物可相互竞争，改变肾小管主动分泌，如丙磺舒和青霉素及其他药物竞争，减少它们的排出，使留在体内的药物增加，丙磺舒后来也因肾小管被动吸收增加，排出减少。双香豆素与醋磺己脲相互作用，使后者在体内发生蓄积作用，导致低血糖。

一些药物从胆汁排泄，或以原形或以结合形式使之成为水溶性，有的结合物被胃肠道菌丛代谢为母体化合物，再被吸收，这种再循环过程延长了药物在体内的存留时间。如果肠道菌丛被抗生素类药物杀死，该药就不再循环。如口服避孕药与四环素或青霉素同时应用可导致避孕失败。

二、药效学相互作用

药效学相互作用主要是指一种药物改变了另一种药物的药理效应。药动学相互作用影响机体对药物处置过程，即影响 ADME，而药效学相互作用则影响药物对机体的作用，影响药物与受体作用的各种因素。

（一）相加作用

相加作用是指等效剂量的两种药物合用的效应等于应用各药双倍剂量的效应。合用的两药作用于同一受体或部位，并对这个部位或受体作用的内在活性相等时，发生相互作用。凡能发生相加作用的两药合用时，各药剂量应减半，否则可能引起药物中毒。如氨基糖苷类抗生素与硫酸镁合用时，由于这类抗生素可抑制神经-肌肉接头的传递作用，故可加强硫酸镁引起的呼吸麻痹。

（二）敏感化现象

一种药物可使组织或受体对另一种药物的敏感性增强，即为敏感化现象，如排钾利尿药可使血钾减少，从而使心脏对强心苷敏感化，容易发生心律失常。

应用利血平或胍乙啶后能导致肾上腺素受体发生类似去神经性超敏感现象，从而使具有直接作用的拟肾上腺素药，如去甲肾上腺素或肾上腺素的升压作用增强。

（三）协同作用

两种药物分别作用于不同的作用部位或受体，而诱发出相同的效应，使两药合用时引起的效应大于各药单用的效应的总和，称协同作用。如单胺氧化酶抑制剂与氯丙嗪类合用，不仅可增强安定作用，并能增强降压效应。

（四）拮抗作用

两种或两种以上的药物合用后引起的药效降低称拮抗作用。从作用机制上分为竞争性拮抗与非竞争性拮抗。竞争性拮抗作用指两种药物在共同的作用部位或受体上拮抗。如甲苯磺丁脲的降糖作用是促进胰岛 β 细胞释放胰岛素的结果，这一作用可被氢氯噻嗪类药物拮抗。非竞争性拮抗作用指两种药物不作用于同一受体或部位，这种拮抗现象不被作用物的剂量加大所逆转。

具有临床意义的药物相互作用详见各章分述，对有临床重要性的药物相互作用应严密监控，包括血药浓度监测以指导用药。

（李承文）

第七节 药物治疗注意事项

一、了解药物

药物是治疗疾病的重要武器。临床医师对于所使用的药物必须充分了解其药物代谢动力学，如吸收、分布、代谢、排泄及影响这些环节的因素，以及其药效学，如作用部位、疗效机制、显效时间及其毒副作用；尤其对新药，临床医师必须仔细阅读说明书。只有这样，才能掌握好药物适应证、禁忌证、剂量、给药途径、每天或每周给药次数及发挥作用的时间，才能进行疗效评价，提出继续用药、更换药物或联合用药的依据，并防止药物拮抗作用的发生。

二、如何评价疗效

首先需明确疗效的标准。对许多急性病或者是慢性疾病的急性并发症来说，疗效的标准应该是治愈；如上呼吸道感染、细菌性肺炎、慢性支气管炎急性发作、急性胃肠道炎症、急性胰腺炎、消化性溃疡伴大出血、肝硬化门静脉高压致食道下段或胃底部静脉曲张破裂大出血、高血压病合并的出血性卒中、高血压危象、冠心病患者发生的急性心肌梗死、急性泌尿道感染、急性肾衰竭、糖尿病酮症酸中毒或非酮症高渗性昏迷、甲亢或甲低症的危象、急性溶血性贫血、急性药物性再生障碍性贫血或粒细胞缺乏症、急性粒细胞白血病(配合骨髓移植)、各种急性过敏性疾病等都是应该而且可能通过药疗治愈或使急性发作得到控制的。即使某些慢性疾病，通过较长期药物治疗也是可以治愈的；如结核病、寄生虫病、消化性溃疡(配合非药物治疗)、某些恶性肿瘤(配合手术的综合疗法)等。但很多慢性疾病应用药物治疗难以根治，只能缓解或减轻痛苦，而且可能还需长期治疗。

将药物治疗后取得的疗效归功于所用药物的评价要慎重。有些自限性疾病，如急性病毒性上呼吸道或肠道感染一般在起病一周左右可以自愈，如果此时才开始得到药物治疗，即刻出现的疗效不一定是该药物的效果；许多慢性疾病的病情，不用药物或用安慰性药物就有可能自己减轻。联合用药的效果也不一定就是联用的效果，也可能只是其中一种真正起到治疗作用。

如果用药后未显疗效，也要分析原因，是否：①未到应该显效的时间，如利尿性降血压药、降血脂药、纠正贫血药、抗甲状腺功能亢进药物等显效均较慢；②口服药物吸收不良；③药物质量不可靠或存放过久已超过有效期，或药物保存不当已失效，或偶然发药有误，甚至误服家中他人之药；④医嘱处方药量不足或患者未服够规定剂量；⑤抗感染药物碰上耐药菌株；⑥机体免疫力低下；⑦药物在此患者身上本来就无效，因为很少有药物是100%有效的；⑧当发热久治不退时，可能尚有感染灶未被发现；⑨尚有未被发现的情况，如呼吸道并发症、心力衰竭患者或对盐敏感的高血压患者未控制盐摄入量，糖尿病患者或高脂血症患者未控制高淀粉类摄入量，消化性溃疡患者饮食不节等；⑩原来诊断或用药错误。因此，对治疗无效的病例要仔细分析，必要时修订治疗方案，更换药物及给药方式，或将单一用药改为联合用药；甚至需重新采集病史，全面复查，审核病情有无发展变化及诊断有无错误。如出现毒副作用，应酌情减量或停用。

三、联合用药时可有协同或拮抗作用

一个患者使用两种以上药物时，可因配伍禁忌而降低疗效；如胃蛋白酶不应与碱性药同用，胰酶不应与稀盐酸合剂同用，在同一个输液瓶中尤其要注意配伍禁忌。有些药物可在体内发生拮抗而降低疗效；如用碳酸酐酶抑制剂乙酰唑胺（醋唑磺胺，acetazolamide）时应避免使用钙、碘及广谱抗生素等具有增强碳酸酐酶活性的药物；苯妥英钠、巴比妥类药可促使肝细胞微粒体酶系统的活性增加，因而可加速某些药物如华法林（warfarin）的代谢，降低其抗凝效果；与之相反，阿司匹林、吲哚美辛（消炎痛）、保泰松、双嘧达莫等又可增加华法林的抗凝作用，有增加出血的危险，必须慎用。氨基糖苷类和呋塞米（速尿）、依他尼酸均具耳毒性，不可同用。他汀类和贝特类降脂药单独使用都曾有引起横纹肌溶解症的报道，如果同时使用就更易发生严重横纹肌溶解，导致急性肾衰竭。呋塞米（速尿）导致排钾增多，可增加筒箭毒碱的肌松弛及麻痹作用，不可同用。普萘洛尔（心得安）应避免与维拉帕米（异搏定）同用，以免加重房室传导阻滞或致心脏骤停。另一方面，联合用药有时又可加强疗效。如甲氧苄啶具抑菌作用，又可增强其他抗菌药物的抑菌作用，现已与其他抗菌药物制成复方，如复方磺胺甲噁唑。此外，应用部分相互拮抗的药物，有时也可发挥增强疗效的作用，如 α_1 受体阻滞剂酚妥拉明与间羟胺同用，可阻滞后者的缩血管效应而不阻滞其增强心肌收缩力的有益作用，可用于治疗心源性休克。因此，凡同时应用两种以上药物时，均要注意其间有无拮抗或协同作用，以及它们之间的相互作用对治疗所带来的后果。

四、药物二重性问题

任何药物都具有二重性，即对机体有利和不利的两个方面。如输液可治疗脱水，但输液过快过多可导致肺水肿；利尿可以消肿，减少过多血容量，减轻心脏前负荷，改善心力衰竭，但利尿过多可以导致电解质紊乱及代谢改变，甚至引起脱水，血液浓缩，心脏前负荷不足使血压下降；噻嗪类利尿药大量利尿后需补钾，但尿量不多时盲目补钾又有导致高钾血症心脏停搏的危险；吸氧有利于改善机体缺氧，但对于伴有呼吸性酸中毒、二氧化碳潴留的患者纠正缺氧过急，反可导致呼吸抑制；抗生素可以杀菌或抑菌，但可诱生耐药菌株，菌群失调，真菌感染或程度不等的变态反应，以及肝、肾、骨髓及心肌损害。门诊患者按医嘱在家用药、吸氧时，医师有责任详细向患者和家属交代注意事项。

五、谨慎使用新药

在国际上，管理新药上市最著名的机构是美国食品药品监督管理局（FDA）。在我国，对新药的报批和上市也有严格的规定，而且对于公费医疗容许报销的药品也作了规定。作为对患者高度负责的医师，在使用新药前应该详细阅读其说明书，最好是查阅在国内外权威性医学期刊上有无有关该新药的论著，并且对该报道作出评价。在评价新药临床疗效时，应看其研究设计及实施是否具有极高的科学性或很高的论证强度。由于许多疾病的自然病程，可在未治疗的情况下得到好转或痊愈。因此，在提到某种治疗措施对某一种疾病的有效率时，一定要同未得到该项治疗措施的同一种疾病而且病情程度具可比性的另一组患者的好转（有效）率相比较，进行临床差别有无统计学意义的检验，推翻该项治疗措施无效的假设，从而得出该项措施确属有效的结论。

上面述及的对比性研究方法见于近代蓬勃发展起来的新的跨学科的边缘性学科——临床流行病学，即由临床医师把传统流行病学的方法学应用于临床上，包括：①某疾病对人群危害程度的研究；②有关病因及发病的危险因素的研究；③有关发病机制及影响因素的研究；④有关诊断方法的准确度、敏感度、特异度、可靠性、预测价值的研究；⑤治疗效果的研究；⑥预防效果的研究；⑦预后的研究。有关治疗手段药物和非药物的有效性研究的方法较多，其中，目前国际上公认以随机、双盲、同期对照的临床试验设计（RCT）的论证强度为最高；在将患者随机分为试验组和对照组之前，还要把对治疗结果有重要影响的因素作分层处理，使两组之间具有高度的可比性。

六、Cochrane 文献系统评价中心的建立与临床药物治疗学的发展

由于临床流行病学在国际上和我国的逐渐普及和发展，国外和国内医学期刊上报道用 RCT 方法研究药物临床疗效的文章正在逐渐增多，它们的设计和实施与统计处理及结果，结论尽管十分可靠，但是单个研究的样本数量不可能很多，还是或多或少要受到抽样机遇的影响，存在一定的局限性；虽然目前国内外都在大力推广多中心大样本的协作研究，但是受到许多必要条件特别是经济方面的限制，还有待于大规模推广。有鉴于此，英国已故的著名流行病学专家 Archie Cochrane 于 1979 年首先提出建议：各临床学科应将同一病种中同一问题治疗方面所有的，真正的 RCT 文章收集起来，采用荟萃分析方法，进行系统评价，并且随着新的 RCT 报道及时补充、更新；而且用再出版形式反馈给临床医师，让他们使用经过严格的科学的分析方法评价后得到的确实有效、对患者有利的治疗方法或药物，不再使用那些无效的、浪费的、甚至对患者有害的治疗手段。他的这一倡议立即受到世界临床医学界的热烈响应，于 20 世纪 80 年代出现了对心血管病、癌症、消化道疾病的某些疗法相关文献的跨国合作性系统评价。1992 年在英国牛津首先成立了世界上第 1 个医学文献系统评价中心，并命名为 Cochrane 中心，1993 年成立了世界性的 Cochrane 协作网，在 3 年多时间中，有 9 个国家、地区的 13 个 Cochrane 中心加入了协作网。我国第 1 个 Cochrane 中心已经卫生部（现卫健委）同意于 1997 年建立在原华西医科大学，该校同澳大利亚 Cochrane 中心进行了联系，并已着手收集国内脑卒中（中风）方面的文献，进行系统评价，并于 2001 年出版了《中国循证医学杂志》。迄今，Cochrane 协作网已为临床实践提供了大量高质量的二次研究成果，并通过电子杂志传播到世界各国，对临床医疗、科研起到了很大的指导作用。无疑在不久的将来，受惠的医疗单位和临床医师将会应用这些治疗方面研究成果，提高医疗质量，更好地为患者服务。

七、循证医学的应用

循证医学的发展和应用对临床药物治疗学提出了更高的要求。临床治疗学和临床药物治疗学的诞生始于经验医学。从人类生存、繁衍、发展史上看，经验医学曾经而且仍在发挥很大的保健作用。经验医学中，大量是回顾性的，而且没有严格的，盲法评定的同期对照研究，加以某些疾病是自限性的，或者使用安慰剂后一小部分慢性疾病患者也可能得到好转。对这些患者的特殊治疗无疑造成了卫生资源的浪费，有的甚至给患者带来严重不良反应或无可挽回的损失。临床流行病学的出现，普及和发展对提高临床医疗，科研和临床教学和卫生工作的决策已经和正在继续发挥着很大的作用；它的立足点就是要把研究工作的结论建立在科学的设计，严格的实施，正确的分析，可靠的证据的基础之上。循证医学则是要求把医学上一切有关的看法，论点都要言之

有据，把临床流行病学的原理、方法全面贯彻到医学中去。不仅是临床医学，基础医学也要言之有据，因为科学的事物都是要有证据的。循证医学的提出使医学界同仁更加重视采取医疗干预的科学性。临床流行病学、Cochrane 中心、循证医学三者的目的是同一的。临床药物治疗学也要从许多间接和直接的科学实践，科学研究和通过 Cochrane 中心提供的信息采用那些真正有效的、价廉物美的、对患者有利无害的药物贡献给临床工作者；这个任务是光荣而艰巨的。临床药物治疗学真正发展到了所有介绍的资料都是经过采用临床流行病学的方法学得到的，经受了 Cochrane 文献评价中心严格的评定的，够条件纳入循证医学的那一天，就是为发展循证医学作出了自己应有的贡献，而这一切都需要我国中西医药界共同努力，联合世界上 Cochrane 中心和一切有志于发展循证医学的同道共同奋斗才能实现。

（杨福芹）

第二章

医院药事管理

第一节　药物和处方管理

一、中华人民共和国药品管理法

《中华人民共和国药品管理法》(下简称《药品管理法》)于1984年9月20日由全国人大常委会审议通过,2001年2月28日全国人大常委会修订通过。

《药品管理法》的基本精神是国家对药品实行严格的监督制度,授权国家食品药品监督管理部门主管全国药品监督管理工作。对于药品的生产、经营、进口、包装、价格、广告等的管理监督都作了具体规定。对违反者的法律责任也作了规定,以便用法律手段保证本法的贯彻施行。

《药品管理法》总则中明确规定:“国家发展现代药和传统药,充分发挥其在预防、医疗和保健中的作用”,“国家保护野生药材资源,鼓励培育中药材”。

针对某些地方和部门任意生产销售药品、质量没有保证的情况,《药品管理法》规定,必须由药品监督管理部门核发《药品生产企业许可证》《药品经营许可证》和《医疗机构制剂许可证》,并由国家食品药品监督管理部门统一审批全国的新药品种。对于麻醉药品、精神药品、毒性药品、放射性药品实行严格的特殊管理,既要保证医疗需要,又要防止产生流弊。同时对药品的包装、标签和说明书等都有明确的要求,以保护消费者的合法权益。

《药品管理法》是总结了新中国成立以来药品管理上正反两方面的经验并参考了国际上行之有效的一些做法而制定的。它是我国具有法律性质的药品法规。

二、药典及药品标准

药典是国家对药品规格所制定标准的法规文件。它规定了比较常用而有一定防治效果的药品和制剂的标准规格和检验方法,是药品生产、经营、使用和管理的依据。药典的内容一般包括两大部分。一部分是各种法定药物的名称、化学名、化学结构、分子式、含量、性质、鉴定、杂质检查、含量测定、规格、制剂、贮藏等项目;另一部分是制剂通则、一般的检查和测定方法、试剂等重要附录和附表。此外,并附有药品索引。

我国于1930年出版了《中华药典》。中华人民共和国成立以后,于1953年出版了《中华人民共和国药典》(简称《中国药典》);以后又出版了 1953 年版第一增订本(1957 年)、1963 年版、1977 年版及 1985 年版,其后每 5 年出版一次,现已出版了 2010 年版。为了国际交流,于1988 年首次出版了英文版的《中国药典》[Pharm acopoeia of the People's Republic of China(English Edition)1988];随后于 1992 年、1997 年、2000 年、2005 年出版了英文版,今后也将继续与中文版同步出版新的英文版。1953 年版《中国药典》仅有一部,从 1963 年版起分为一、二两部。2005 年版又增加了三部。其内容大致如下:"一部"正文收载中药药材和制剂。药材内容包括药名、性状、鉴别、含量测定、炮制、性味与归经、功能与主治、用法、用量、贮藏等。成方制剂内容有方名、处方、制法、性状、鉴别、检查、功能与主治、用法与用量、注意、规格、贮藏等项。附录收载制剂通则(制剂有丸剂、散剂、煎膏剂、酒剂、胶剂、冲剂、膏药、片剂、注射剂、酊剂、流浸膏与浸膏剂、胶囊剂、软膏剂等),药材检定通则,药材炮制通则,药材及成方制剂显微鉴别法,一般的检查法及测定法,试液、试纸、缓冲液等。"二部"收载化学药品、抗生素、生物制品和各类制剂等。正文在每一化学药品下记载药名、化学结构、分子式、含量、性状、鉴别、检查、含量测定、类别、剂量、贮藏、制剂等;每一制剂下记载内容略同,仅多规格一项。附录中记载制剂通则、生物制品通则、各种测定法与检查法、标准比色液、试药、试液、试纸、缓冲液、指示剂与指示液、滴定液、老幼剂量折算表及原子量表等。"三部"收载生物制品,将原《中国生物制品规程》并入药典。2010 年版《中国药典》于 2010 年 1 月出版发行,2010 年 10 月 1 日起正式执行。本版药典收载的品种有较大幅度的增加。共收载 4 567 种,其中新增 1 386 种。药典一部收载品种 2 165 种,其中新增 1 019 种(包括 439 个饮片标准)、修订 634 种;药典二部收载 2 271 种,其中新增 330 种、修订 1 500 种;药典三部收载 131 种,其中新增 37 种、修订 94 种。《中国药典》在药物名称方面,中文药名采用通用名,并规定药典收载的中文药名为法定通用名称;对其外文名称,中药仍采用拉丁名;西药则从实用性、国际通用性出发,取消拉丁名而改用英文药名,并与国际非专利名称(INN)相一致。

除药典外,我国还出版了《中华人民共和国卫生部药品标准》(简称《部标准》)和《国家食品药品监督管理局药品标准》(简称《局标准》)。自 1985 年版《中国药典》起对二部品种项下取消了以往药典中的"作用与用途"和"用法与用量"等,另编著《中华人民共和国药典临床用药须知》一书,版次与药典同步,以指导临床用药。书中对每一种药典收载的品种,从适应证、药理(药效学及药动学)、不良反应、注意事项、药物相互作用、给药说明、用法与用量、制剂与规格等方面进行论述。

三、国家基本药物

"基本药物"(essential drugs,essential medicines)是指疗效确切、毒副反应清楚、价格较廉、适合国情、临床上必不可少的药品。为规范药品生产供应及临床使用,我国卫生部和国家医药管理局首次于 1981 年 8 月颁布了《国家基本药物目录》(西药部分),遴选出国家基本药物 278 种。以后由《国家基本药物》编委会编写了《国家基本药物》(1984 年出版)一书,以便医疗单位和医药人员对"目录"中的每种药品有一基本了解,使其能按照实际情况合理用药,避免不合理使用。

国家基本药物领导小组办公室于 1996 年颁布了国家基本药物化学药品目录,并组织编写了相应的国家基本药物的手册。基本上每 2 年对目录进行调整一次直至 2004 年版。

在我国医疗体制改革过程中,卫生部国家药物政策与基本药物制度司根据"适应基本医疗需求,制剂适宜,价格合理,能够保障供应,公众可公平获得的药品"的原则,遴选并于 2009 年 8 月公布了《国家基本药物目录 2009 年版基层医疗卫生机构配备使用部分》(简称《国家基本药物目录 2009 年版基层部分》),共含 307 个品种:其中中成药 102 种,化学药品和生物制品 205 种。并同时颁布了相应的《国家基本药物临床应用指南》(化学药品和生物制品)(2009 年版基层部分)和《国家基本药物处方集》(化学药品和生物制品)(2009 年版基层部分)及《国家基本药物临床应用指南》(中成药)(2009 年版基层部分)。

四、国家非处方药

非处方药物系指应用安全、质量稳定、疗效确切,不需医师处方在药房中即可买到的药物。它来源于一些欧美国家的民间柜台药(over the counter,OTC),故非处方药亦称“OTC”药物。购药者参考其说明书即可使用药品。

所谓“应用安全”,一般指:潜在毒性低,不易引起蓄积中毒;在正常用法与正常剂量下,不产生不良反应,或虽有一般的不良反应,但患者可自行觉察,可以忍受,且属一过性,停药后可迅速自行消退;用药前后不需特殊试验;不易引起依赖性、耐药性,不应掩盖病情的发展与诊断。这类药物不应有成瘾成分,抗肿瘤药、毒麻药、精神药物等及可引起严重不良反应的药物不能列入。非处方药制度最早在 20 世纪 40 年代出现,今已在许多国家如英、美、法、德、日、西班牙、意大利、加拿大、瑞典、瑞士、澳大利亚、墨西哥、摩洛哥、韩、马来西亚、泰、印尼等国实行。非处方药的世界值增长很快。据 1993 年统计,世界非处方药的销售额已在总药品市场中占 15%,且有继续增长的趋势。

非处方药系由处方药转变而来。一种经过长期应用、公认确有疗效的处方药,若证明非医疗专业人员也能安全使用,经药政部门审批后,即可转变为非处方药。非处方药一般限制在一定的范围(如伤风感冒、咳嗽、头痛、牙痛、肌肉和关节疼痛、消化道不适等)内应用。为进一步加强我国药品管理,方便患者治疗,节约药品资源,降低医疗费用,减轻国家财政负担,并与国际药品惯例接轨,我国决定实行处方药与非处方药分类管理、建立适合我国国情的处方药和非处方药制度。先后颁布了国家非处方药目录。

五、中国国家处方集

为了深入贯彻我国医疗体制改革,加强临床用药管理,指导合理用药,保障患者用药安全、有效、经济、适宜,卫生部组织编写并于 2009 年 2 月颁布了《中国国家处方集》。其中收录药物 1 336 种,就临床上20 个治疗系统中常见、多发和以药物治疗为主的 199 种疾病提出了用药原则和具体治疗方案,规范合理使用药物。

六、处方管理办法

我国卫生部以卫生部令的方式于 2007 年公布实施《处方管理办法》以规范处方管理,提高处方质量,促进合理用药,保障用药安全。其内容共 8 章 65 条。并同时出版了《处方管理办法》,对有关条款进行了解释。

七、药房的药品管理

为了保证医疗工作的顺利进行,确保患者的用药安全,按《药品管理法》规定,药房应对麻醉药品、精神药品、毒性药品、放射性药品实行严格的特殊管理。管理的具体内容、办法,须遵照卫生管理部门的有关规定。

在一般药品管理工作中,对药品的上架、入柜、分装、补充等,都应仔细进行检查核对,发现有疑问时，要详细进行鉴别，有条件的要进行化学分析，决不能马虎从事，以免发生“错药”事故。

对有失效期限的药品，要单独建立账卡保管，或在统一账卡上作出明显标记，在药品上也要有明显记号，标明失效日期，或专柜保存，以便加强管理。

全部药品的统计、登账、保管、交班均应严格认真地进行，并应定期清查实物存量，以求物账相符。如有破损、变质、过期失效等，应及时解决，以保证用药的安全与有效。

（王永彩）

第二节　药物制剂管理

一、物料管理

（1）制定制剂配制所用物料和中药材的购入、储存、发放与使用等管理制度。原辅料不得对制剂质量产生不良影响，并应合理储存与保管。

（2）各种物料要严格管理：①合格物料、待验物料及不合格物料应分别存放，并有易于识别的明显标志。②各种物料应按其性能与用途合理存放。对温度、湿度等有特殊要求的物料，应按规定条件储存。挥发性物料的存放，应注意避免污染其他物料。各种物料不得露天存放。③物料应按规定的使用期限储存，储存期内如有特殊情况应及时检验。不合格的物料，应及时处理。

（3）制剂的标签、使用说明书必须与药品监督管理部门批准的内容、式样、文字相一致，不得随意更改，并应专柜存放，专人保管。

二、卫生管理

（1）制剂室应有防止污染的卫生措施和卫生管理制度，并由专人负责。配制间不得存放与配制无关的物品，配制中的废弃物应及时处理。更衣室、浴室及盥洗室的设置不得对洁净室产生污染。配制间和制剂设备、容器等应有清洁规程，洁净室应定期消毒，使用的消毒剂不得对设备、物料和成品产生污染。消毒剂品种应定期更换，防止产生耐药菌株。

（2）工作服的选材、式样及穿戴方式应与配制操作和洁净度级别要求相适应。洁净室工作服的质地应光滑、不产生静电、不脱落纤维和颗粒性物质。无菌工作服必须包盖全部头发、胡须及脚部，能阻留人体脱落物，并不得混穿。不同洁净度级别房间使用的工作服应分别定期清洗、整理，必要时应消毒或灭菌，洗涤时不应带入附加的颗粒物质。

（3）洁净室仅限于在该室的配制人员和经批准的人员进入。进入洁净室的人员不得化妆和佩戴饰物，不得裸手直接接触药品。

（4）配制人员应建立健康档案，每年至少体检一次。传染病、皮肤病患者和体表有伤口者不得从事制剂配制工作。

三、文件管理

（1）制剂室应根据有关法规要求建立和制订制剂文件系统。建立文件的管理制度，文件的制订、审查和批准的责任应明确，并有责任人签名。

（2）制剂室应有《医疗机构制剂许可证》及申报文件、验收、整改记录；制剂品种申报及批准文件，制剂室年检、抽验及监督检查文件及记录应装订成册，备查。

（3）医疗机构制剂室应有配制管理、质量管理的各项制度和记录：①制剂室操作间、设施和设备的使用、维护、保养等制度和记录。②物料的验收、配制操作、检验、发放、成品分发和使用部门及患者的反馈、投诉等制度和记录。③配制返工、不合格品管理、物料退库、报损、特殊情况处理等制度和记录。④留样观察制度和记录。⑤制剂室内外环境、设备、人员等卫生管理制度和记录。

（4）制剂配制管理文件：①制定配制规程和标准操作规程。配制规程包括制剂名称、剂型、处方、配制工艺的操作要求，原料、中间产品、成品的质量标准和技术参数及储存注意事项，成品容器、包装材料的要求等。标准操作规程：配制过程中涉及的单元操作（如加热、搅拌、振摇、混合等）具体规定和应达到的要求。②配制记录，包括编号、制剂名称、配制日期、制剂批号、有关设备名称与操作记录、原料用量、成品和半成品数量、配制过程的控制记录及特殊情况处理记录和各工序的操作者、复核者、清场者的签名等。配制记录应完整归档，至少保存 2 年备查。

（5）配制制剂主要的质量管理文件：物料、半成品、成品的质量标准和检验操作规程，制剂质量稳定性考察记录，检验记录，质量检验记录应完整归档，至少保存 2 年备查。

四、配制管理

（1）制剂配制规程和标准操作规程不得任意修改，如需修改时必须按规定程序办理修订、审批手续。

（2）每批制剂均应编制制剂批号。应按投入和产出的物料平衡对每批制剂进行检查。同批制剂在规定限度内应具有同一性质和质量。

（3）每次配制后应清场，并填写清场记录，每次配制前应确认无上次遗留物。不同制剂的配制操作不得在同一操作间同时进行；如确实无法避免时，必须在不同的操作台配制，并应采取防止污染和混淆的措施。

（4）每批制剂均应有反映配制各个环节的完整记录，操作人员应及时填写记录，填写字迹清晰、内容真实、数据完整，并由操作人、复核人及清场人签字。记录应保持整洁，不得撕毁和任意涂改。需要更改时，更改人应在更改处签字，并需使被更改部分可以辨认。

（5）新制剂的配制工艺及主要设备应按验证方案进行验证。当影响制剂质量的主要因素（如配制工艺或质量控制方法、主要原辅料、主要配制设备等）发生改变，以及配制一定周期后，应进行再验证。所有验证记录应归档保存。

五、质量管理

（1）质量管理组织应负责制剂配制全过程的质量管理。

（2）药检室负责制剂配制全过程的检验。主要包括：①制定和修订物料、中间品和成品的内控标准和检验操作规程，制定取样和留样制度。②制定检验用设备、仪器、试剂、试液、标准品（或参考品）、滴定液与培养基及试验动物等管理办法。③对物料、中间品和成品进行取样、检验、留样，并出具检验报告。④监测洁净室（区）的微生物数和尘粒数。⑤评价原料、中间品及成品的质量稳定性，为确定物料储存期和制剂有效期提供数据。

（3）质量管理组织应按预定的程序和规定的内容定期组织自检，自检应有记录并写出自检报告，包括评价及改进措施等。

六、使用管理

(1)按照食品药品监督管理部门制定的原则并结合剂型特点、原料药的稳定性和制剂稳定性试验结果规定制剂使用期限，并得到批准。

(2)制剂配发必须有完整的记录或凭据。内容包括领用部门、制剂名称、批号、规格、数量等。制剂在使用过程中出现质量问题时，制剂质量管理组织应及时进行处理，出现质量问题的制剂应立即召回，并填写召回记录。召回记录应包括制剂名称、批号、规格、数量、召回部门、召回原因、处理意见及日期等。

(3)制剂使用过程中发现的不良反应，应按《药品不良反应报告和监测管理办法》的规定予以记录，填表上报。保留病历和有关检验、检查报告单等原始记录至少1年备查。

(4)医疗机构制剂一般不得在医疗机构间调剂使用。发生灾情、疫情、突发事件或者临床急需而市场没有供应时，需要调剂使用的，必须提出申请，说明使用理由、期限、数量和范围，并报送有关资料。属省级辖区内医疗机构制剂调剂的，必须经所在地省、自治区、直辖市食品药品监督管理部门批准；属国家食品药品监督管理总局规定的特殊制剂及省、自治区、直辖市之间医疗机构制剂调剂的，必须经国家食品药品监督管理总局批准。

取得制剂批准文号的医疗机构应当对调剂使用的医疗机构制剂的质量负责。接受调剂的医疗机构应当严格按照制剂的说明书使用制剂，并对超范围使用或者使用不当造成的不良后果承担责任。

七、《医疗机构制剂许可证》的管理

(1)《医疗机构制剂许可证》是医疗机构配制制剂的法定凭证，应当载明证号、医疗机构名称、医疗机构类别、法定代表人、制剂室负责人、配制范围、注册地址、配制地址、发证机关、发证日期和有效期限等项目。其中由食品药品监督管理部门核准的许可事项：制剂室负责人、配制地址、配制范围、有效期限。任何单位和个人不得伪造、编造、买卖、出租和出借《医疗机构制剂许可证》。

(2)《医疗机构制剂许可证》变更分为许可事项变更和登记事项变更：①许可事项变更是指制剂室负责人、配制地址、配制范围的变更。登记事项变更是指医疗机构名称、医疗机构类别、法定代表人、注册地址等事项的变更。②医疗机构变更《医疗机构制剂许可证》许可事项的，在许可事项发生变更前30天，向原审核、批准机关申请变更登记。原发证机关应当自收到变更申请之日起15个工作日内作出准予变更或者不予变更的决定。③医疗机构增加配制范围或者改变配制地址的，应当按规定提交材料，经省、自治区、直辖市食品药品监督管理部门验收合格后，办理《医疗机构制剂许可证》变更登记。④医疗机构变更登记事项的，应当在有关部门核准变更后30天内，向原发证机关申请《医疗机构制剂许可证》变更登记，原发证机关应当在收到变更申请之日起15个工作日内办理变更手续。⑤《医疗机构制剂许可证》变更后，原发证机关应当在《医疗机构制剂许可证》副本上记录变更的内容和时间，并按变更后的内容重新核发《医疗机构制剂许可证》正本，收回原《医疗机构制剂许可证》正本。

(3)《医疗机构制剂许可证》有效期届满需要继续配制制剂的，医疗机构应当在有效期届满前6个月，向原发证机关申请换发《医疗机构制剂许可证》。

(4)医疗机构终止配制制剂或者关闭的,由原发证机关缴销《医疗机构制剂许可证》,同时报国家食品药品监督管理总局备案。

(5)遗失《医疗机构制剂许可证》的,持证单位应当在原发证机关指定的媒体上登载遗失声明并同时向原发证机关申请补发。遗失声明登载满1个月后原发证机关在10个工作日内补发《医疗机构制剂许可证》。

(6)医疗机构制剂室的关键配制设施等条件或药检室负责人及质量管理组织负责人发生变更的,应当在变更之日起30天内报所在地省、自治区、直辖市食品药品监督管理部门备案。

(王永彩)

第三章

药品检验

第一节　收样登记与分检

一、检品收样的原则和要求

检品收检应由统一的收检部门，药品检验所一般由业务技术科（室）统一办理，其他科室或个人不得擅自接收检品。接收的检品要求检验目的明确、包装完整、标签批号清楚、来源确切。

（一）送检的要求

1.送检者须持单位介绍信或法人授权书代表单位送检

送检者应熟悉所送样品特性及所附资料内容，详知送检目的，能协助工作人员依据检验标准计算送样数量，并能对“检验申请表”填写内容负责。

2.常规检品收检数量为一次全项检验用量的三倍

特殊情况委托单位可写出书面申请，如对某些特殊样品（放射药品、毒性药品、精神药品及贵重样品等）书面说明原因，并申明放弃复验申请权利，可酌情减量，此类检品应由委托单位加封或当面核对名称、批号、数量等后方可收检。

3.送检样品应有完整包装

标签内容应符合相关文件规定，无正规标签的样品，必须贴有临时标签，标签上应注明检品名称、规格或型号、批号或编号、有效期、生产单位，以及特殊储存条件等，标签上所载明的内容，必须与检验申请函及相关资料中相应内容一致。

4.送检者应按有关规定和要求填写“检验申请表”，并附相关资料

报批新药、仿制药品、医院制剂应按规定报送有关技术资料，经省级以上药品监督管理部门签署意见后方可收检。监督抽验的样品要求封签完整，封签要求加盖抽样单位公章。抽取样品数量为检验用量的三倍量，分成三等份分别签封。不足三倍量，应予书面说明原因。

（二）检验申请表

1.注册检验

按照《药品管理法》《药品注册管理办法》等相关文件要求，填写“注册检验申请表”，内容包括：①与样品有关的信息：检品名称（通用名称、英文名称、商品名称）、剂型、规格、包装规格、批号

（编号）、检品数量、有效期等。②与药品生产及注册相关的信息：生产单位和产地、注册申请人、供样单位（送样/抽样单位）、原始编号、受理号或申请编号。③检验要求相关信息：检验目的、检验依据、检验项目。④有关单位的联系信息：包括注册申请人、供样单位、付款单位的名称、地址、邮编、联系电话、传真、电子信箱等。

2.监督检验

按照《药品管理法》《药品质量抽查检验管理规定》等相关文件要求，填写“监督检验申请表”，内容包括：①与样品有关的信息：检品名称（通用名称、英文名称、商品名称）、剂型、规格、包装规格、批号（编号）、检品数量、有效期等。②与药品生产及监督相关的信息：生产单位和产地、被抽样单位、被抽样单位的属性、供样单位（委托/抽样单位）、签封数量（批批检验）、所附资料。③检验要求相关信息：检验目的、检验依据、检验项目。④有关单位的联系信息：包括被抽样单位、供样单位、付款单位的名称、地址、邮编、联系电话、传真、电子信箱等。

3.口岸检验（通关检验）

按照《药品管理法》《药品进口管理办法》及相关文件要求，填写“药品进口检验申请表”，内容包括：①与样品有关的信息：检品名称（通用名称、英文名称、商品名称）、剂型、规格、包装规格、批号（编号）、检品数量、有效期等。②与药品生产及进口相关的信息：生产单位和产地（国家/地区）、报验单位、注册证号、批件号、合同号、进口口岸、通关局、收货单位、金额及币种、报验数量、所附资料等。③检验要求相关信息：检验目的、检验依据、检验项目。④有关单位的联系信息：报验单位、通关局、付款单位的名称、地址、邮编、联系电话、传真、电子信箱等。

4.复验

按照《药品管理法》《药品质量抽查检验管理规定》等相关文件，填写“复验申请表”，内容包括：①与样品有关的信息：检品名称（通用名称、英文名称、商品名称）、剂型、规格、包装规格、批号（编号）、检品数量、有效期等。②与检品复验相关的信息：申请复验单位、申请复验日期、受理复验日期、复验样品标示生产或配制单位、原检验机构名称（供样单位）、原检验报告编号、所附资料、受理复验的药品检验机构名称等。③检验要求相关信息：检验依据、申请复验项目及理由。④有关单位的联系信息：申请复验单位、付款单位的名称、地址、邮编、联系电话、传真、电子信箱等。

5.委托检验

按照《药品管理法》《药品管理法实施条例》及有关行政法规文件要求，行政、司法等部门委托药品检验所进行药品检验，填写“委托检验申请表”，内容包括：①与样品有关的信息：检品名称（通用名称、英文名称、商品名称）、剂型、规格、包装规格、批号（编号）、检品数量、有效期等。②与药品来源及委托的相关信息：生产单位和产地、供样单位（委托单位）、所附资料。③检验要求相关信息：检验目的、检验依据、检验项目。④有关单位的联系信息：包括生产单位、供样单位（委托单位）、付款单位的名称、地址、邮编、联系电话、传真、电子信箱等。

6.生物制品批签发

按照《药品管理法》《生物制品批签发管理办法》等有关规定，填写“生物制品批签发申请表”，内容包括：①与样品有关的信息：检品名称（通用名称、英文名称、商品名称）、剂型、规格、包装规格、批号（编号）、检品数量、有效期等。②与药品生产及批签发相关的信息：生产单位和产地、报验单位、药品批准文号/进口药品注册证号/医药产品注册证号、批量/进口量、生产日期、企业自检结果、稀释液情况、报验方式、申请日期、单位负责人（或授权签字人）签字及单位公章。③审核及检验要求相关信息：送审项目、检验依据、检验项目。④有关单位的联系信息：包括生产单位、申报单位及付款单位的名称、地址、邮编、联系电话、传真、电子信箱等。

(三)申请检验应附资料的要求

1.注册检验

按《药品注册管理办法》有关规定的要求提供资料。药品注册管理办法规定，申请人应当向药品检验所提供药品注册检验所需要的有关资料、报送样品或配合抽取检验用样品、提供检验用标准物质。其样品量应当为检验用量的3倍，生物制品的注册检验还应当包括相应批次的制造检定记录。注册检验应提供的资料包括：注册检验通知书或委托书、有关申报资料，如质量标准及起草说明、制检记录及自检报告，以及其他与质量有关的申报资料。送检时提交的申报资料必须保证与报送国家食品药品监督管理局或省食品药品监督管理局的资料内容一致。

2.监督抽验

按照《药品质量抽查检验管理规定》的有关要求提供资料。需提供由抽样人员和被抽样单位有关人员签字、并加盖抽样单位和被抽样单位公章的“药品抽样记录及凭证”。“药品抽样记录及凭证”必须逐项填写，在备注栏写明抽样单位的地址、邮编、电话、传真等联系方式。在抽样情况的“抽样说明”项中填写送检目的(指任务来源及性质)，如注明以下内容等：国家计划抽验-评价性抽验，国家计划抽验-监督抽验，国家计划抽验-跟踪抽验(或其他)，国家计划抽验-专项检查(或其他)，日常监督抽验(如专项、打假等)。根据被抽样单位的情况应提供以下文件证明：①被抽样单位如属药品生产企业，应提供生产许可证及被抽产品的批准证明文件复印件、制检记录或自检报告，以及质量标准等(国家公开发行成册标准除外)。②被抽样单位如属药品经营企业的，应提供经营许可证、被抽取产品的进货凭证、产品合格证明复印件等。③被抽样单位如属医疗机构的，应提供医疗机构执业许可证、被抽取产品的进货凭证、产品合格证明复印件等。

3.口岸检验(通关检验)

按照《药品进口管理办法》有关规定提供资料。如《进口药品口岸检验通知书》;《进口注册证书》或《医药产品注册证》或《进口准许证》或批件，报验单位的《药品经营许可证》和《企业法人营业执照》，原产地证明；购货合同，装箱单、提运单及货运发票，出厂检验报告，属批签发管理的生物制品还需提供生产检定记录和原产国批签发证明文件，必要时还应提供药品质量标准、对照品等。

4.复验

应在《药品管理法》规定的时限内申请复验，样品必须是原检验样品的留样。申请复验单位在申请复验时应当提交以下资料：①加盖申请复验单位公章的“复验申请表”。②原药品检验机构的药品检验报告书原件。③经办人办理复验申请相关事宜的法人授权书原件。

5.委托检验

应提供加盖单位公章的委托书，以及相关部门的单位介绍信，或上级主管部门的送样通知等证明文件，检验依据及其他与样品有关资料。公安司法部门涉案样品的送检，应有公安部物证鉴定中心的介绍信或其他有效证明文件。

二、检品的登记编号与贴签

收检部门对样品、所附资料及检验申请单进行审查核对，符合收检要求的检品，按规定登记有关信息、填写检品卡、统一编号、贴签后分发有关检验实验室进行检验。

(一)检品登记信息与检品卡

收检部门对检品的相关信息及检验要求等登记并统一编号后形成检品卡,检品卡一般设计成固定形式的表格,其内容包括检品编号、检品名称、剂型、规格、包装规格、批号、检品数量、有效期、生产单位或产地、供样单位、检验目的、检验依据、收验日期等,检品登记的内容除了检品卡所需要的信息外,还根据各类检验的目的不同而有不同的内容及为方便与有关单位的联系所需要的信息等。

1.检品编号

由收检部门对检品进行编号,对不同药品、不同剂型及相同药品的不同批号,分别独立登记编号,对留样样品也应登记编号。药品检验机构应制定检品的编号原则,一般由英文字母加数字组成一个编号,其中的字母或数字可以反映检验机构、检验类别、检验实验室、收检时间(年份)、检品流水号等。对检品进行统一编号,有利于药检机构对检品进行规范的管理,检品编号是样品受理登记后给予的唯一性标识。

2.检品名称

检品名称包括检品通用名称、检品英文名称和检品商品名称,分别指收检样品注册的(已批准上市的药品的检验,如监督抽验、委托检验等)或申报注册的(注册检验)通用名称、英文名称和商品名称,三者均必须与收检样品标签名称一致。

3.剂型

剂型指收检样品的药品的剂型,按检品的实际剂型填写,应与《中国药典》或其他标准规范的剂型名称一致,如片剂、注射剂、胶囊剂、丸剂、锭剂等。

4.规格

规格指收检样品的药品规格,按质量标准规定填写,应与样品标签一致。如原料药填"原料药(供口服用)"或"原料药(供注射用)"等;片剂或胶囊剂填"××mg"或"0.×g"等;注射液或滴眼剂填"×mL:××mg"等;软膏剂填"×g:××mg"等;没有规格的填"/"。

5.包装规格

包装规格指收检样品的最小包装单元中样品数量,包装规格的单位应与规格相对应。需要特别注明直接接触药品的包装材料的,应在其后的括号内注明。如1支/盒(预充式注射器)、10支/盒(西林瓶)、100片/瓶(塑料瓶)等。进口原料药的包装系指与药品接触的包装容器,如"纤维桶"或"铝听"等;国产原料药则指收检样品的包装,如"玻瓶分装"或"塑料袋"等。制剂包装应填药品的最小原包装的包装容器,如"塑料瓶"或"铝塑板及纸盒"等。

6.批号

按药品包装、标签实样上的批号填写,并应与检验申请表、药品抽样记录及凭证等相关资料中所记录的批号核对一致。

7.检品数量

检品数量指实际抽样签封或收检的样品数量,数量单位应与包装规格相对应。均按收到检品的包装数乘以原包装规格填写,如"3瓶×50片/瓶","1听×500 g/听"等;如系从原包装中抽取一定量的原料药,可填写具体的样品量,并加注"玻瓶分装"。特殊情况样品量不足检验三倍量的,应在备注中说明。

8.有效期

至填写收检样品的有效截止日期,应与样品包装及标签所示一致。

9.生产单位/产地

生产单位指收检样品的生产或试制、配制单位，产地是指中药材样品的产地，或进口药品生产单位所在的国家或地区。在经营单位或使用单位抽取的样品或复验样品应填写“标示的生产单位”。

10.供样单位(送样/抽样单位)

属抽样的检品填写抽样单位名称，非抽样的检品填写实际送样单位的名称。如药监局抽样封样的注册检验填写药监局名称，按照规定不需抽样的可由申请人自行送样的填写注册单位名称，进口药品注册检验填写国内代理机构名称。委托检验填提出检验申请并提供样品的单位名称。

11.检验目的

按检验类别和申请事项填写。①注册检验一般由申请分类和申报阶段或申请事项组成。根据情况分别填写为“注册检验(新药/申请临床研究/质量标准复核)”“注册检验(进口注册/质量标准复核)”等。②监督检验按照抽样送检任务性质填写，一般分为“国家计划抽验/评价性抽验”“国家计划抽验/监督抽验”“国家计划抽验/跟踪抽验”“日常监督抽验”“专项监督抽验”“批批检定”等。③口岸检验(通关检验)均填为“进口检验”。④复验均填为“复验”。⑤委托检验均填为“委托检验”，可在其后加括号注明特殊目的。如行政执法委托检验，司法委托检验，或仲裁委托检验等。

12.检验依据

根据所提供的检验用标准的特性填写。“申报标准”或“申报规程”指申请人自行拟订的标准;“审定标准”或“审定规程”指经国家食品药品监督管理局审定后用于临床研究用药品检验的标准;“拟订进口注册标准”指由口岸药品检验所拟订待国家食品药品监督管理局批准的进口注册标准;“拟订转正标准”指由药品检验所拟订待国家食品药品监督管理局批准的转正标准;“试行标准”指经国家食品药品监督管理局批准的尚未转正的企业标准，需填写批准的标准号;其他如药典标准、注册标准、国家标准等需填写标准号、版本等。

13.检验项目

按照标准进行全项检验的填写“全检”;按照标准检验部分项目的填写“部分检验”，并在备注栏中填写具体项目;按照标准进行单项检验的填写具体检验项目名称。

14.收检日期

收检日期指检品办理登记编号的日期，对于有检验时限要求的检品，检验时间从此时间计算。

以上信息是所有类别的检验均需填写的内容，也是检品卡所需的主要内容，此外，各检验类型还有其特殊的登记信息。

15.注册检验

还应登记以下内容:①注册申请人指提出药品注册申请的机构名称。②原始编号按照注册检验通知书、或药品注册检验申请表上的原始编号填写。③受理号或申请编号按照注册检验通知书、或药品注册检验申请表上的申请编号填写。

16.监督检验

还应登记以下内容:①被抽样单位:指被抽取药品的机构名称。②被抽样单位属性:监督检验应填项目，按被抽样单位的实际情况，填写生产单位、或经营单位、或使用单位。评价性抽验必须注明被抽样单位属性，以利于抽验数据的统计分析。③签封数量:生物制品批批检填写此项。

17.口岸检验(通关检验)

还应登记以下内容:①报验单位:指申请进口该药品的法人机构。②注册证号:指进口药品注册证编号或医药产品注册证编号。③批件号、合同号、进口口岸、通关局(办理该药品通关手续的口岸药品监督管理局)、收货单位、金额及币种、报验总量(指检品所代表该批报验药品的总量)等。

18.生物制品批签发

还应登记以下内容:申报单位(申请批签发的单位)、药品批准文号/进口药品注册证号/医药产品注册证号、送审项目、批量/进口量(生产批签发制品的批量或进口的数量)、企业自检结果、稀释液情况、报验方式、申请日期。

19.复验

还应登记以下内容:受理号(申请复验受理后给予的编号)、申请复验日期(提出复验申请的日期)、原检验报告编号、原检验机构、申请复验的项目及理由。

(二)贴签

检品接收登记完毕后,打印检品卡。检品及相关资料应分类存放,账物相符,为了防止混淆误用,检品应有状态标记。接收人员负责检品的贴签标示,检品标签内容包括品名、规格、包装、批号、检品数量、有效期、生产单位或产地、供样单位、检验目的、检验依据、收验日期等。在样品的每个容器上均应粘贴写有检品号的标签,小心操作,避免涂抹掉其他标识或说明文字。

(三)检品登记簿

收检部门应保存检品的统一登记簿,可以是记录本、卡片或数据处理仪,现在多设定为数据库管理。记录的资料应包括样品名称、检品编号、收样日期、指定检验科室等。

三、分检与对样品的核查

收检部门应做到检品、检验申请单及检品卡三者相一致,连同相关资料一并送到有关科室签收。如检验项目涉及两个或两个以上检验科室时,可由收检部门根据检验项目的承担情况确定主检科室和协检科室,同时分送样品及资料到主协检科室和协检科室,也可由主检科室分送有关资料和检品到协检科室,不管采取何种方式,药品检验机构应做出明确规定。

检验科室接受检品后,首先核对检品标签与检验申请单、检品卡是否相符,如有问题应及时提出,核对后应进行检品登记。逐一查对检品的编号、品名、规格、批号和效期,生产单位或产地,检验目的和收检日期,以及样品的数量和封装情况等。记录检查情况,注明日期并签字。如有问题或样品有明显的损坏,应记录实际情况,所有疑问须立即反馈供样者。

(周文斌)

第二节 检品的留样和处理

接收检品检验必须按规定留样,留样数量不得少于一次全项检验用量。留样步骤及要求如下。

(1)留样可在检品登记后分检的同时由收检部门留样交留样库,也可在检验完成后将剩余检品由检验人员填写留样单,注明数量和留样日期,签封后交留样部门,清点登记、入库保存。

(2)留样保管员,应具有一定的专业知识,了解样品的性质和贮存方法。

(3)剩余检品在留足留样后,可以退回供样单位。退还剩余检品时,供样单位应持单位介绍信,收检部门核实数量,领取人签收后方可退回。

(4)业务技术科(室)审核报告需要启封看样时,应与有关人员或科室主任共同启封。检查后由启封人立即重新签名加封,并应记录。

(5)留样室的设备设施应符合样品规定的贮存条件。

(6)放射药品、毒、麻、精神药品的剩余检品,其保管、调用、销毁均应按国家特殊药品管理规定办理。易腐败、霉变、挥发及开封后无保留价值的检品,在检验卡上注明情况后可不留样。

(7)留样检品保存期限应有明确规定,《药品检验所实验室质量管理规范》规定,检品留样保存1年,进口检品保存3年,中药材保存半年,医院制剂保存3个月。WHO发布的《国家药品检验实验室质量管理规范》规定:如果检品经检验符合质量标准的规定要求,则留样至少6个月;如果经检验不符合质量标准规定的要求,至少留样12个月或直到有效期(取二者中更长时间者)。我国《药品进口管理办法》规定:进口药品的检验样品应当保存至有效期满;不易贮存的留样,可根据实际情况掌握保存时间。索赔或者退货检品的留样应当保存至该案完结时。超过保存期的留样,由口岸药品检验所予以处理并记录备案。

(8)留样是极为重要的实物档案,不得销售或随意取走。科室如因工作需要调用留样期内的样品,由使用人提出申请,说明用途,室主任同意,业务技术科(室)主任批准后方可调用。调用后的剩余检品应退回,并按要求重新签封交回留样室,如样品用完,应及时注销。

(9)留样期满的样品,由留样保管人列出清单,并填写“销毁单”,注明品名、销毁原因等,经业务技术科(室)主任审查,主管业务所长批准后,两人以上现场监督处理,并登记处理方法、日期、处理人签字存档。

(周文斌)

第三节　药品的含量测定

含量测定是指用规定的方法测定药物中有效成分的含量。常用的含量测定方法有化学分析法、仪器分析法、生物学方法和酶化学方法等。化学分析法属经典的分析方法,具有精密度高、准确性好的特点。用于含量测定的仪器分析法主要有紫外-可见分光光度法、原子吸收分光光度法、荧光分析法、高效液相色谱法和气相色谱法等。仪器分析方法具有灵敏度高、专属性强的特点。生物学方法包括生物检定法和微生物检定法,是根据药物对生物(如鼠、兔、犬等实验动物)或微生物(如细菌)作用的强度来测定含量的方法。生物学方法的测定结果与药物作用的强度有很好的相关性。

使用化学分析法和仪器分析法测定药物的含量,在药品质量标准中称为“含量测定”,测定结果用含量百分率(%)来表示。用生物学方法或酶化学方法测定药物的含量,称为“效价测定”,测定结果一般用效价单位来表示。

一、中药的含量测定方法及一般步骤

(一)含量测定方法

1.化学分析法

化学定量分析法是以物质的化学反应为基础的分析方法,主要有滴定分析法和重量分析法。所用仪器简单,结果准确,主要用于测定制剂含量较高的一些成分及含矿物药制剂中的无机成分,如总生物碱类、总酸类、总皂苷及矿物制剂等。但化学分析法有一定的局限性,其灵敏度低、操作烦琐、耗时长、专属性不高,对微量成分测定的准确性较低。

用化学分析法测定中药制剂中的成分含量,一般需经提取、分离、净化、浓集(衍生化)后再进行测定,当被测组分为无机元素时,要经消化破坏制剂中其他有机成分后再选择合适的测定方法;若制剂组成简单,干扰成分较少,或组方纯粹为无机物时,也可直接测定。

2.仪器分析法

仪器分析法是以物质的某种物理性质和物理化学性质为基础的分析方法。

根据被测物质的某种物理性质(如比重、相变温度、折光率、旋光度及光谱特征)与组分的关系,不经化学反应直接进行定性或定量的分析方法,叫作物理分析。根据被测物质在化学变化中的某种物理性质与组分的关系进行定性或定量的分析方法,叫作物理化学分析,如电位分析等。由于进行物理和物理化学分析时,大都需要精密仪器,故又称为仪器分析。仪器分析主要包括光学分析、电化学分析、质谱分析、色谱分析等。

(1)光学分析法:是根据被测物质的光学性质建立起来的一种分析方法,可分为一般光谱分析(折光与旋光分析)及光谱分析两大类方法。按能级跃迁方向,光谱分析法又可分为吸收光谱法(紫外-可见分光光度法、红外光谱法、荧光分析法等)及发射光谱法(原子发射光谱法及荧光分光光度法等)。

(2)电化学分析法:电化学分析是仪器分析的重要组成部分,它是根据被分析物质溶液的电化学性质建立起来的一种分析方法。按电化学原理可分为电位分析、电导分析、电解分析和安伏法等。①电位分析法是以电动势(或电位)为电学参数的分析方法。此法是基于溶液中某种离子活度(或浓度)与适当的指示电极的电极电位有一定的函数关系,通过测量电极电位而进行定量的分析方法,如直接滴定法、电位滴定法。②电导分析法是以溶液电导为电学参数的定量分析方法。测量的是溶液中的电导率(或电阻),如直接电导法、电导滴定法。③电解分析法,其中一种是以电子作沉淀剂,基于对试样溶液进行电解使被测成分析出并称定它的重量的分析方法,也称“电重量法”,以电量为电学参数的库伦分析法也可归位电解法一类。它是以测量电解过程中被测物质在电极上发生的电化学反应所消耗的电量为基础,用于测定留在溶液中或排到周围大气中而不是在电极上的沉淀的物质,计算被测成分含量的分析方法。④安伏法是以电流-电位曲线为电学参数的分析方法,是将一微电极插入待测溶液中,以电解得到的电流-电压曲线为基础,演变出来的各种分析方法的总称,包括极谱法、溶出法、电流滴定法(含永停滴定法)。

(3)色谱分:按流动相的分子聚集状态可分为液相色谱(包括柱色谱、纸色谱、薄层色谱及高效液相色谱)、气相色谱两大类。按分离原理又可分为吸附、分配、空间排组及离子交换色谱等。

3.常量、半微量、微量和超微量分析

根据试样用量(取样量)的多少,分析方法可分为常量(>100 mg 或 10 mL)分析、半微量(10～100 mg 或 1～10 mL)分析、微量(0.1～10 mg 或 0.01～1 mL)分析和超微量(<0.1 mg 或

≤0.01 mL)分析。

还需指出，根据被测组分的百分含量可粗略地分为常量组分(>1%)分析、微量组分(0.01%～1%)分析、痕量组分(<0.01%)分析。中药及其制剂中的分析测定一般为常量或微量分析，而中药中残留物(包括重金属、农药残留量、溶剂残留)的分析属于痕量分析的范围。

(二)含量测定的一般步骤

中药成分的含量测定一般包括以下几个步骤。

1.取样

(1)药材和饮片取样法：被分析样品在组成和含量上应具有一定的代表性，能代表被分析物的总体。用特定的方法或程序采取有代表性的样品。2015 年版《中国药典》四部(通则 0211)对药材和饮片取样方法做了明确的规定。药材和饮片取样法系指供检验用药材或饮片样品的取样方法。

从同批药材和饮片包件中抽取供检验用样品的原则：总包件不足 5 件的，逐件取样；5～99 件，随机抽 5 件取样；100～1 000 件，按 5%比例取样；超过 1 000 件的，按 1%比例取样；贵重药材和饮片，不论包件多少均逐件取样。

每一包件至少在 2～3 个不同部位各取样品 1 份；包件大的应从 10 cm 以下的深处在不同部位分别抽取；对破碎的、粉末状的或大小在 1 cm 以下的药材和饮片，可用采样器(探子)抽取样品；对包件较大或个体较大的药材，可根据实际情况抽取有代表性的样品。每一包件的取样量：一般药材和饮片抽取 100～500 g；粉末状药材和饮片抽取 25～50 g；贵重药材和饮片抽取 5～10 g。

将抽取的样品混匀，即为抽取样品总量。若抽取样品总量超过检验用量数倍时，可按四分法再取样，即将所有样品摊成四方形，依对角线“×”，使分成四等份，取用对角两份；再如上操作，反复数次，直至最后剩余量能满足供检验用样品量。

最终抽取的供检验用样品量，一般不得少于检验所需用量的 3 倍，即 1/3 供实验室分析用，另 1/3 供复核用，其余 1/3 留样保存，保存期至少一年。

(2)中药制剂取样法：除另有规定外，一般中成药的测定是取装量或重量差异检查项下的样品，以保证具有一定的均匀性。各类中药制剂取样量至少够 3 次检测的用量。贵重药品可酌情取样。

粉状中药制剂(散剂、颗粒剂一般取样 100 g，可在包装的上、中、下 3 层或间隔相等部位取样，将其混合均匀，按“四分法”从中取出所需供试量；液体中药制剂(口服液、配液、酒剂、糖浆)，一般取样数量200 mL，混匀取样；固体中药制剂(丸剂、片剂)，一般片剂取量 200 片，未成片剂前已制成颗粒可取 100 g；丸剂一般 10 丸；胶囊按药典规定取样不得少于 20 个胶囊，倾出其中药物并仔细将附着在胶囊上的药物刮下，合并，混匀称定空胶囊的重量，由原来的总重量减去，即为胶囊内容物的重量，一般取样量 100 g；注射液取样要经过 2 次，配制后在灌注、熔封、灭菌前进行一次取样，经灭菌后的注射液须按原方法进行，分析检验合格后方可供药用；已封好的安瓿取样量一般为 200 支；其他剂型的中药制剂，可根据具体情况随意抽取一定数量作为随机抽样。

2.供试品溶液的制备

中药材和中药制剂所含的化学成分较多，在进行定性和定量分析前，多需提取、分离、精制后再检测。提取的原则是尽可能地排除无效成分和非检测成分的干扰，以提高分析的准确度和灵敏度。

(1)溶剂提取法:是选用适当的溶剂将待测定成分溶解出来的方法。所谓适当的溶剂就是对待测成分溶解度大,对不需要的成分的溶解度小或不溶的溶剂。中药中的化学成分在溶剂中的溶解度与溶剂性质有关,一般遵循“相似相溶”原理。在选择溶剂时,除对待测成分溶解度大,对杂质溶解度小外,所选溶剂不能与中药中待测成分起化学变化,溶剂易得,使用安全。①常用的提取溶剂如下。常用的提取溶剂按极性大小可分为3类,即极性溶剂、非极性溶剂和中等极性溶剂。极性溶剂,水是典型的极性溶剂,可以溶解离子型成分,如生物碱盐、有机酸盐及其他成分(如糖、糖苷、淀粉、蛋白质、氨基酸、多羟基化合物、鞣质和无机盐等)。但水提取液中杂质较多,给进一步分离、浓缩带来很多麻烦。此外,还易酶解苷类、霉坏变质。非极性溶剂,常用的非极性溶剂有石油醚、乙醚、三氯甲烷、乙酸乙酯等。用于提取低极性成分的溶剂,如挥发油、叶绿素、树脂、甾醇、内酯、游离生物碱和某些苷元等。中等极性溶剂:乙醇、甲醇、丙酮等是常用的中等极性溶剂。它们对各种成分均具有较广泛的溶解性能,特别是乙醇,除蛋白质、黏液质、果胶、淀粉等亲水性成分外,大多能在乙醇中溶解。难溶于水的亲脂性成分,在乙醇中的溶解度也较大,也可根据被提取物的性质,采用不同浓度的乙醇提取。用乙醇提取比用水提取时间短,水溶性杂质少,毒性低、价廉、不易发霉变质、又可回收使用。因此,乙醇是最常用的有机溶剂。甲醇与乙醇的性质相似,因有毒,使用时应注意。②常用的提取方法有以下几种。冷浸法适于热不稳定的有效成分的提取。样品置具塞试管中,精密加入一定量适宜的溶剂,摇匀后静置,浸泡提取。溶剂用量为样品重量的6～20倍,并称重。浸泡时间12～48小时,在浸泡期间应注意经常振摇,浸泡后再称重。连续回流提取法,样品置索氏提取器中,用于遇热易挥发的有机溶剂,进行反复回流提取。本法提取效率高,所需溶剂少,不适于热不稳定成分的提取。超声波提取法:样品置适宜容器内,加入提取溶剂后,置超声波振荡器中进行提取。本法提取效率高,经验证明一般样品30分钟内即可完成。

(2)水蒸气蒸馏法:中药中挥发油或挥发性成分(如丹皮酚等)可用水蒸气蒸馏法提取。蒸馏液或蒸馏液盐析后,用乙醚抽提,提取液回收乙醚后,即得挥发油或挥发性成分。另外某些小分子生物碱,如麻黄碱、烟碱、槟榔碱等,也可用此法提取。

(3)升华法:对一些具有升华性的化合物,可用升华法直接提取。如游离羟基蒽醌类化合物、咖啡因、斑蝥素等。

3.供试品溶液的精制

中药材粉末或中药制剂经提取后,得到的常是含较多杂质和色素的混合物,需要经过净化、分离后才能分析测定。净化的方法要能除去对测定有干扰的杂质,而又不损失待测成分。常用的净化分离方法有溶剂法、沉淀法、萃取法、色谱法和离子交换法等。

(1)溶剂分离法:总提取物多为稠膏状,可拌入适量惰性填充剂,如硅藻土、硅胶或纤维素粉等,经低温干燥和粉碎后,再选用几种极性不同的溶剂,由低极性到高极性进行分步提取分离。

中药中某些成分可在酸或碱中溶解,通过加入酸或碱调节溶液的pH,使成不溶物而被析出。如生物碱一般不溶于水,但与酸结合形成盐后可溶于水,滤去不溶物,再加碱碱化,重新成为游离生物碱,可用与水不相混溶的有机溶剂进行萃取而分离。

采用溶剂分配法可分离混合物中在两相溶剂中分配系数不同的一些组分。用正丁醇-水可分离极性较大的成分;极性中等的成分用乙酸乙酯-水;极性较小的成分用三氯甲烷(或乙醚)-水等分离。

(2)沉淀法:是利用沉淀反应,将被测组分转换成沉淀物,以沉淀形式从溶液中分离出来,经过滤、洗涤、烘干或炽灼成“称量形式”后称重，根据称量的质量计算其含量的方法。沉淀中，沉淀的化学组成称沉淀形式。沉淀经处理后，供最后称量的化学组成，称为称量形式。沉淀形式与称量形式可以相同，也可以不同。

为了得到准确的分析结果，对沉淀形式和称量形式要求具备以下条件。

对沉淀形式的要求：沉淀溶解度必须小。由沉淀溶解度所造成的损失量，应不超出分析天平的称量误差范围(±2 mg)。沉淀必须纯净，尽量避免其他杂质的污染。沉淀性状应尽可能便于过滤和洗涤。沉淀在干燥或炽灼时，应具有固定的组成。

对称量形式的要求：称量形式应有确定的化学组成，这样才能根据化学式计算分析结果。称量形式要有足够的稳定性，不吸收空气中的水分和二氧化碳。称量的分子量要大，在称量形式中，被测组分的百分含量要小，这样可以提高分析结果的准确性。

称量形式和结果计算：在沉淀法中，分析结果常按百分含量计算。称量形式的称量值 W(有时就是被测组分的量)与其样品重 S 的比值即为所求的百分含量。

计算：

$$X(\%)=\frac{W}{S}\times 100\%$$

有许多情况，测定组分的量化学组成与预测组分的表示不一致，则需将称量形式的量换算成预测组分的量。

计算：

$$W_b=W_cF$$

式中，F 为换算因数或称化学因数；W_b为被测组分的量；W_c为称量形式的量。

沉淀方法有以下几种。

铅盐沉淀法：常用醋酸铅或碱式醋酸铅与待测成分或杂质反应生成不溶于水或稀乙醇的铅盐沉淀来进行净化分离。醋酸铅可使具有羟基或邻二羟基的成分形成沉淀。因此，常用来沉淀有机酸、氨基酸、蛋白质、黏液质、果胶、鞣质、酸性树脂、酸性皂苷和部分黄酮等。碱式醋酸铅除能沉淀上述成分外，还能沉淀出具有酚羟基成分及一些生物碱等碱性物质。

试剂沉淀法：在生物碱的水中，加入某些生物碱沉淀试剂，即生成不溶性的复盐，可沉淀析出。如甜菜碱加雷氏铵盐；橙皮苷、芦丁、黄芩苷等黄酮类化合物，以及甘草皂苷均易溶于碱性溶液，加酸后又可使之沉淀析出；鞣质类成分遇明胶、蛋白质溶液亦可形成沉淀析出。利用这类成分的特殊沉淀反应性质，可与杂质分离。

盐析法：是在中药的水提取液中加入无机盐至一定浓度，或达到饱和状态，使某些成分在水中的溶解度降低而有利于分离。如挥发性成分用水蒸气蒸馏法提取，蒸馏液经盐析后用乙醚萃取出挥发性成分。常用作盐析的无机盐有 NaCl、Na_2SO_4、$MgSO_4$、$(NH_4)_2SO_4$等。如用水蒸气蒸馏法测定丹皮或中成药中丹皮酚的含量，在样品浸泡的水中加入一定量的 NaCl，使提取出的丹皮酚较完全地被蒸馏出来，不至于再溶于水中，蒸馏液中也可加入一定量的 NaCl，再用乙醚将丹皮酚萃取出来。

(3)色谱法：是一种物理或物理化学的分析方法，包括柱色谱、薄层色谱、气相色谱、高效液相色谱、离子色谱、亲和色谱、超临界流体色谱、毛细管电泳、电色谱等。由于色谱分析具有分离与在线分析两种功能，能很好地排除组分间的相互干扰，对组分进行定性定量分析，还可以制备纯化成分，是中药分析中最常用的分离检测方法。

4.测定

各种测定方法在灵敏度、选择性和适用范围等方面有较大的差别。因此,应根据被测组分的性质、含量和对分析结果准确度的要求,选择合适的分析方法进行测定。

定量分析的方法很多,不少都可以用于中药的分析。常用的定量方法有比色法、薄层色谱法、气相色谱法和高效液相色谱法等。

5.分析结果计算及评价

根据分析过程中有关反应的计量关系及分析测量所得的数据,计算试样中有关组分的含量。应用统计学方法对测定结果及其误差分布情况进行评价。

二、《中国药典》通则收载的含量测定方法

2015 年版《中国药典》四部通则收载的含量测定通用方法主要有紫外-分光光度法、高效液相色谱法、气相色谱法、薄层色谱法、氮测定法、挥发油测定法、鞣质测定法等。2015 年版《中国药典》一部收载品种中的主要含量测定项目,修订、新增和删除的项目数与 2010 版药典比较,其中,色谱分析法以其分离分析的优势成为应用最多的方法。

以下主要介绍《中国药典》通则收载的含量测定方法。

(一)挥发油测定法

1.简述

(1)供试样品:经适宜方法粉碎,并通过二号至三号筛,称取一定量,置于挥发油测定器连接的圆底烧瓶中,加水适量,加热至沸,并保持微沸约 5 小时,停止加热,放置,读取测定器中挥发油的量,计算其含量。

(2)2015 年版《中国药典》四部规定的用于挥发油的测定方法(通则 2204)分为甲、乙两法。甲法用于测定相对密度在 1.0 以下的挥发油;乙法用于测定相对密度在 1.0 以上的挥发油。

2.仪器与用具

(1)挥发油测定装置:1 000 mL(或 500 mL、2 000 mL)的硬质圆底烧瓶,上接挥发油测定器,挥发油测定器的上端连接回流冷凝管。以上各部均用玻璃磨口连接。测定器应具有 0.1 mL 的刻度。全部仪器应充分洗净,并检查接合部分是否严密,以防挥发油逸出。装置中挥发油测定器的支管分岔处应与刻度基准线平行(图 3-1)。

(2)电热套(可调节温度)。

(3)防暴沸玻璃珠或瓷片碎块。

3.试药与试剂

(1)蒸馏水或去离子水。

(2)二甲苯。

4.操作法

(1)甲法:取供试品适量(约相当于挥发油 0.5～1.0 mL),精密称定(准确至 0.01 g),置烧瓶中,加水 300～500 mL 与玻璃珠数粒,振摇混合后,连接挥发油测定器与回流冷凝管。自冷凝管上端加水使充满挥发油测定器的刻度部分,并溢流入烧瓶时为止。烧瓶置电热套中或用其他适宜方法缓缓加热至沸,并保持微沸约 5 小时,至测定器中油量不再增加,停止加热,放置片刻,开启测定器下端的活塞,将水缓缓放出至油层上端到达刻度 0 线上面 5 mm 处为止。放置 1 小时

以上，再开启活塞使油层下降至其上端恰与刻度线0平齐，读取挥发油量，并计算供试品中挥发油的含量(%)。

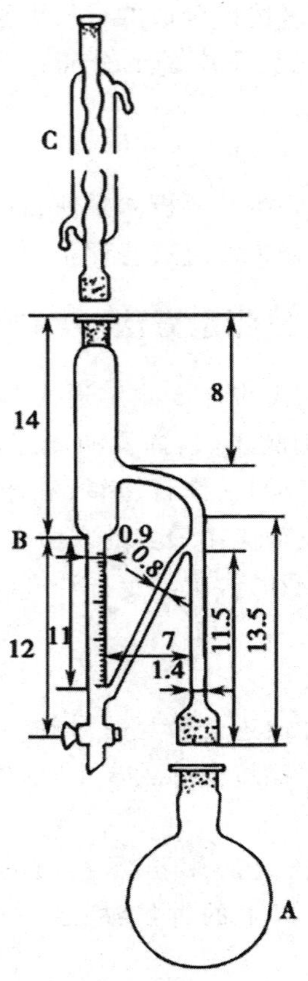

图3-1 挥发油测定仪器装置

(2)乙法：取水约300 mL及玻璃珠(或瓷片碎块)数粒，置烧瓶中，连接挥发油测定器，自测定器上端加水使充满刻度部分，并溢流入烧瓶为止，用移液管量取二甲苯1 mL，加入测定器中，连接回流冷凝管。加热至烧瓶内水沸腾，并继续蒸馏，保持冷凝管中部为冷却状态。30分钟后，停止加热，放置15分钟以上，读取二甲苯的容积。照甲法自“取供试品适量”起依法测定，读取油层容积。自油层量中减去二甲苯量，得挥发油量，再计算供试品中挥发油的含量(%)。

5.计算

$$挥发油含量(\%)=\frac{V}{W}\times 100\%$$

式中，V为挥发油量；W为供试品的重量。

(二)鞣质含量测定法

1.简述

1985年至2000年版中国药典一部鞣质含量测定法一直沿用皮粉法，虽适用范围广，但存在是耗样量多，测定时间长，且没有选择性，测定结果偏高，皮粉用量很大等缺点。近年来，皮粉试剂的供应和质量都很难保证，使皮粉法的应用受到很大限制。2005年版《中国药典》一部修改为磷钼钨酸-干酪素紫外-可见分光光度法。2015年版《中国药典》四部鞣质含量测定法(通则

2202)仍采用该测定法。

2.仪器与用具

(1)紫外-可见分光光度计。

(2)量瓶、移液管。

3.试药与试液

(1)没食子酸对照品。

(2)磷酸、盐酸(分析纯)。

(3)干酪素(生化试剂)。

(4)磷钼钨酸试液:取钨酸钠 100 g、钼酸钠 50 g,加水 700 mL 使溶解,加盐酸 100 mL、磷酸 50 mL,加热回流 10 小时,放冷,再加硫酸锂 150 g、水 50 mL 和溴 0.2 mL,煮沸除去残留的溴(约 15 分钟),放冷,加水稀释至 100 mL,滤过,即得。本品不得显绿色(如放置后变为绿色,可加溴 0.2 mL,煮沸除去多余的溴,即可)。

(5)碳酸钠试液:取碳酸钠 12.5 g 或无水碳酸钠 10.5 g,加水使溶解成 100 mL,即得。

4.操作方法

本项测定应避光操作。

(1)对照品溶液的制备:精密称取没食子酸对照品 50 mg,置 100 mL 棕色量瓶中,加水溶解并稀释至刻度,精密量取 5 mL,置 50 mL 棕色量瓶中,用水稀释至刻度,摇匀,即得。

(2)标准曲线的制备:精密量取对照品溶液 0.5 mL、1 mL、2 mL、3 mL、4 mL、5 mL,分别置 25 mL 棕色量瓶中,各加入磷钼钨酸试液 1 mL,再分别加水 11.5 mL、11 mL、10 mL、9 mL、8 mL、7 mL,用碳酸钠试液稀释至刻度,摇匀,30 分钟后,以相应的试剂为空白,照 2015 年版《中国药典》四部紫外-分光光度法(通则 0401),在 760 nm 波长处测定吸光度,以吸光度为纵坐标,浓度为横坐标,绘制标准曲线。

(3)供试品溶液的制备:按各品种项下规定的量取样,精密称定,置 250 mL 棕色量瓶中,加水150 mL,放置过夜,超声处理 10 分钟,放冷,用水稀释至刻度,摇匀,静置(使固体物沉淀),滤过,弃去初滤液 50 mL,精密量取续滤液 20 mL,置 100 mL 棕色量瓶中,用水稀释至刻度,摇匀,即得。

(4)测定法:①总酚。精密量取供试品溶液 2 mL,置 25 mL 棕色量瓶中,照标准曲线制备项下的方法,自“加入磷钼钨酸试液 1 mL”起,加水 10 mL,依法测定吸光值,从标准曲线中读出供试品溶液中相当于没食子酸的量(mg),计算,即得。②不被吸附的多酚。精密量取供试品溶液 25 mL,加至已盛有干酪素 0.6 g 的100 mL具塞锥形瓶中,密塞,置 30 ℃水浴中保温 1 小时,时时振摇,取出,放冷,摇匀,滤过,弃去初滤液,精密量取续滤液 2 mL,置 25 mL 棕色量瓶中,照标准曲线制备项下的方法,自“加入磷钼钨酸试液 1 mL”起,加水 10 mL,依法测定吸收值,从标准曲线中读出供试品溶液中没食子酸的量(mg),计算,即得。

5.记录与计算

(1)记录:对照品、供试品的称样量,测定过程供试品溶液稀释、量取的体积等;标准曲线制备中对照品溶液的量取体积以及相应的吸光度值,计算回归方程。

(2)分别按标准曲线法计算:总酚量和不被吸附的多酚量,两者之差为鞣质含量。即鞣质含量=总酚量-不被吸附的多酚量。

6.注意事项

(1)药材样品:一般应粉碎过三号筛。

(2)显色溶液:在30分钟后反应完全,在3小时内稳定。因此,规定显色后放置30分钟后比色测定。

(三)氮测定法

1.简述

氮测定法为测定含氮有机物中含氮元素量的分析方法。本法的原理是供试品在硫酸及硫酸钾、无水硫酸铜等催化剂的作用下,经加热分解使转化为硫酸铵,再经碱化使氨馏出,用硼酸溶液收集,再用硫酸滴定液滴定,计算氮含量。测定步骤包括消化、蒸馏和滴定三步。根据测定范围的高低分为常量法(相当于含氮量25～30 mg)、半微量法(相当于含氮量1.0～2.0 mg),以及定氮仪法(常量及半微量),应按品种标准中规定的方法选用。

2.仪器

(1)常量法仪器:由500 mL凯氏烧瓶、氮气球和冷凝管组成。

(2)半微量法仪器:由1 000 mL圆底烧瓶、连接氮气球的蒸馏器和直形冷凝管等组成。

(3)定氮仪法仪器:半自动定氮仪由消化仪和自动蒸馏仪组成;全自动定氮仪由消化仪、自动蒸馏仪和滴定仪组成。

3.试药

(1)硫酸钾(或无水硫酸钠)、硫酸铜、硫酸、氢氧化钠、硼酸等均为分析纯。

(2)硫酸滴定液(0.05 mol/L)。

(3)甲基红-溴甲酚绿指示液。

4.操作法

(1)第一法(常量法)。

1)称样:取供试品适量(相当于含氮量25～30 mg),精密称定,置干燥的500 mL凯氏烧瓶中。供试品如为固体或半固体,可用定量滤纸包裹称取,也可直接称入。

2)消化:在凯氏烧瓶中依次加入硫酸钾(或无水硫酸钠)10 g和硫酸铜0.5 g,再沿瓶壁缓缓加硫酸20 mL;加玻璃珠或沸石2～3粒,在凯氏烧瓶口放一小漏斗并使烧瓶成45°斜置,用直火缓缓加热(加热部位保持在液面以下),使溶液的温度保持在沸点以下,等泡沸停止,强热至沸腾,至溶液成澄明的绿色后,除另有规定外,继续加热30分钟,放冷。沿瓶壁缓缓加水250 mL,摇匀,放冷。

3)蒸馏:沿瓶壁加40%氢氧化钠溶液75 mL,使流至瓶底自成一液层,加锌粒数粒,用氮气球将凯氏烧瓶与冷凝管连接;另取2%硼酸溶液50 mL,置500 mL锥形瓶中,加甲基红-溴甲酚绿指示液10滴;将冷凝管的下端浸入硼酸溶液的液面下,轻轻摆动凯氏烧瓶,使溶液混合均匀,加热蒸馏,蒸至接收液的总体积约为250 mL时,将冷凝管尖端提出液面,使蒸气冲洗约1分钟,用水淋洗尖端后停止蒸馏。

4)滴定:馏出液用硫酸滴定液(0.05 mol/L)滴定至溶液由蓝绿色变为灰紫色,并将滴定的结果用空白试验校正。每1 mL的硫酸滴定液(0.05 mol/L)相当于1.401 mg的N。

(2)第二法(半微量法)蒸馏装置(图3-2)。图中A为1 000 mL圆底烧瓶,B为安全瓶,C为连有氮气球的蒸馏器,D为漏斗,E为直形冷凝管,F为100 mL锥形瓶,G、H为橡皮管夹。

 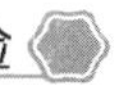

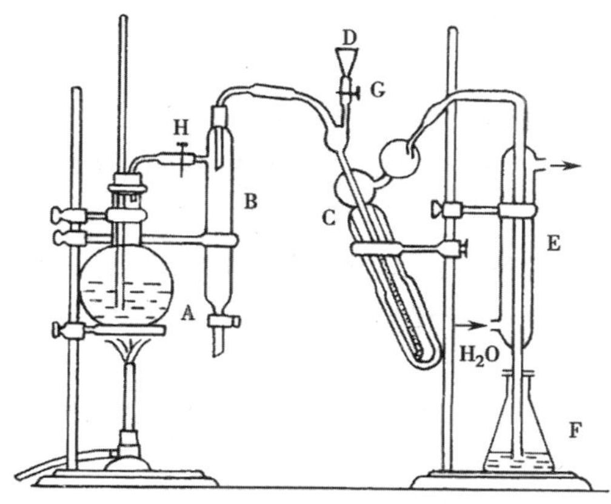

图 3-2 蒸馏装置

连接蒸馏装置，A 瓶中加水适量与甲基红指示液数滴，加稀硫酸使成酸性，加玻璃珠或沸石数粒，从 D 漏斗加水约 50 mL，关闭 G 夹，开放冷凝水，煮沸 A 瓶中的水，当蒸气从冷凝管尖端冷凝而出时，移去火源，关 H 夹，使 C 瓶中的水反抽到 B 瓶，开 G 夹，放出 B 瓶中的水，关 B 瓶及 G 夹，将冷凝管尖端插入约 50 mL 水中，使水自冷凝管尖端反抽至 C 瓶，再抽至 B 瓶，如上法放去。如此将仪器洗涤 2～3 次。

1）称样：取供试品适量（相当于含氮量 1.0～2.0 mg），精密称定，置干燥的 30～50 mL 凯氏烧瓶中。

2）消化：在烧瓶中加硫酸钾（或无水硫酸钠）0.3 g 与 30％硫酸铜溶液 5 滴，再沿瓶壁滴加硫酸 2.0 mL；在凯氏烧瓶口放一小漏斗，并使烧瓶成 45°斜置，用小火缓缓加热使溶液保持在沸点以下，等泡沸停止，逐步加大火力，沸腾至溶液成澄明的绿色后，除另有规定外，继续加热 10 分钟，放冷，加水 2 mL。

3）蒸馏：取 2％硼酸溶液 10 mL，置 100 mL 锥形瓶中，加甲基红-溴甲酚绿混合指示液 5 滴，将冷凝管尖端插入液面下。然后，将凯氏烧瓶中内容物经由 D 漏斗转入 C 蒸馏瓶中，用水少量淋洗凯氏烧瓶及漏斗数次，再加入 40％氢氧化钠溶液 10 mL，用少量水再洗漏斗数次，关 G 夹，加热 A 瓶进行蒸馏，至硼酸液由酒红色变为蓝绿色时起，继续蒸馏约 10 分钟后，将冷凝管尖端提出液面，使蒸气继续冲洗约 1 分钟，用水淋洗尖端后停止蒸馏。

4）滴定：馏出液用硫酸滴定液（0.005 mol/L）滴定至溶液由蓝绿色变为灰紫色，并将滴定的结果用空白试验（空白和供试品所得馏出液的容积应基本相同，70～75 mL）校正。每 1 mL 的硫酸滴定液（0.005 mol/L）相当于 0.1401 mg 的 N。

（3）第三法（定氮仪法）。

1）称样：根据供试品的含氮量，参考常量法或半微量法称取样品置消化管中。

2）消化：依次加入适量硫酸钾、硫酸铜和硫酸，把消化管放入消化仪中，按照仪器说明书的方法开始消解[一般 150 ℃，5 分钟（去除水分）；350 ℃，5 分钟（接近硫酸沸点）；400 ℃，60～80 分钟]至溶液成澄明的绿色，再继续消化 10 分钟，取出，冷却。

3）蒸馏和滴定：将配制好的碱液、吸收液和适宜的滴定液分别置于自动蒸馏仪相应的瓶中，按照仪器说明书的要求将已冷却的消化管装入正确位置，关上安全门，连接水源，设定好加入试剂的量、时间、清洗条件及仪器参数等，开启全自动蒸馏仪开始自动蒸馏和滴定。半自动的取馏出液照第一法或第二法滴定测定氮的含量。

5.注意事项

(1)蒸馏前应蒸洗蒸馏器15分钟以上。

(2)取用的供试品如在0.1 g以上时,应适当增加硫酸的用量,使消解作用完全,并相应地增加40%氢氧化钠溶液的用量。

(3)消化液应放冷后再沿瓶壁缓缓加水,防止局部过热暴沸,冲出瓶外。

(4)约80%以上的氨在最初1~2分钟蒸馏出,初蒸速度不宜太快,以免氨蒸出后不能及时被吸收而逸失。

(5)蒸馏出的氨接收液应尽快滴定,避免放置时间过长,影响测定结果。

6.记录

记录供试品的称样量、滴定液的消耗体积。

7.计算公式

$$含氮量=\frac{TF(V_S-V_O)}{W}\times 100\%$$

式中,T 为滴定度(mg/mL);V_s为供试品消耗的滴定液体积(mL);V_o为空白消耗的滴定液体积(mL);F 为滴定液的校正因子;W 为供试品的重量;供试品平行测定2份,常量法的相对偏差一般不得过0.5%;半微量法的相对偏差不得过1.0%;空白2份,极差不得大于0.05 mL。

(四)容量分析(滴定分析法)

容量分析法是将一种已知浓度准确的试剂溶液-标准溶液滴加到待测物质的溶液中,直到所加的试剂与待测定物质按化学计量关系定量反应为止,然后根据所用标准溶液的体积和浓度,计算出待测物质的含量。这种分析方法是通过“滴定”来实现的,因此,常称为滴定分析法。

容量分析法按化学反应类型分类:包括酸碱滴定法、配位滴定法(络合滴定法)、沉淀滴定法、氧化还原滴定法等;按滴定方式分类,有直接滴定、间接滴定、剩余滴定法和置换滴定法等。

多数滴定分析在水溶液中进行,当被测物质因在水中溶解度小或其他原因不能以水为溶剂时,而在非水溶剂中进行滴定的分析方法,称为非水滴定法。容量分析所用的仪器简单,还具有方便、迅速、准确(可准确至0.1%)的优点,特别适用于常量组分测定。在中药成分分析中非水酸碱滴定法也较为常用。

1.酸碱滴定法

酸碱滴定法是以质子传递反应为基础的分析方法。适用于测定中药制剂中所含的生物碱、有机酸类组分的含量。对于$K\cdot C\geqslant 10^{-8}$的酸、碱组分,可在水溶液中直接滴定。如2015年版《中国药典》一部收载的止喘灵注射液中总生物碱的含量测定、颠茄酊中生物碱的含量测定、北豆根片中总生物碱的含量测定。而对于$K\cdot C<10^{-8}$的弱有机酸、生物碱或在水中溶解度很小的酸、碱,只能采用间接滴定或非水滴定法测定。

2.沉淀滴定法

沉淀滴定法是利用沉淀反应进行滴定的方法,分为银量法、四苯硼钠法和亚铁氰化钾法等,在中药制剂分析中主要用于测定生物碱、生物碱的氢卤酸盐及含卤素有机成分的含量。银量法应用范围为中药中无机卤化物、有机氢卤酸盐及有机卤化物。如盐酸麻黄碱片的含量测定、罗通定片的含量测定、小儿复方盐酸麻黄碱合剂中氯化铵的含量测定。四苯硼钠法主要用于生物碱的含量测定，如汉肌松注射液的含量测定。

3.配位滴定法

配位滴定法是以配位反应为基础的滴定分析方法。常用的包括 EDTA 法和硫氰酸铵法等，在中药制剂分析中，用以测定鞣质、生物碱及含 Ca^{2+}、Mg^{2+}、Fe^{3+}、Hg^{2+} 等矿物类制剂的含量测定。如 2015 年版《中国药典》收载的万氏牛黄清心丸、小儿金丹片、保赤散、益元散、琥珀抱龙丸、暑症片中朱砂的含量测定就采用硫氰酸铵法；而安胃片中海螵蛸和枯矾的含量测定均采用 EDTA 直接滴定或返滴定法。

4.氧化还原滴定法

氧化还原滴定法是以溶液中氧化剂与还原剂之间的电子转移为基础的滴定分析方法，分为铈量法、碘量法和高锰酸钾法。适用于测定具有氧化还原性的物质，如含酚类、糖类及含 Fe、As 等成分的中药制剂。

(五)重量分析法

根据称量重量来确定被测组分含量的分析方法。重量分析法可分为挥发法、萃取法和沉淀法。

1.挥发法

挥发法是利用被测组分具有挥发性或能定量转化为挥发性物质来进行挥发组分含量测定的方法。如 2015 年版《中国药典》药物纯度检查项目中供试品的干燥失重测定及水分测定均属挥发法。中药制剂分析中灰分及炽灼残渣的测定，应用的也是挥发法，不过被测定的不是挥发性物质，而是有机物经高温炽灼、氧化挥散后所剩余的无挥发性的无机物。

2.萃取法

萃取法是根据被测组分在互不相溶的两相中溶解度的不同，达到分离的目的。如 2015 年版《中国药典》收载的昆明山海棠片中总生物碱的含量测定就是采用萃取法进行提取分离。

3.沉淀法

沉淀法是利用沉淀反应，将被测组分定量转化为难溶化合物，以沉淀形式从溶液中分离出来，然后经过滤过、洗涤、烘干或炽灼，最后称重，计算其含量的方法。适用于制剂中纯度较高的成分测定。

(六)紫外-可见分光光度法简述

紫外-可见分光光度法是在 190～800 nm 波长范围内测定物质的吸光度，用于鉴别、杂质检查和定量测定的方法。

1.波长范围

从 200～760 nm 为紫外-可见光区。其中波长范围从 200～400 nm 的电磁辐射为紫外线；400～760 nm 为可见光。可见光通过色散可得到不同颜色的光(表 3-1)。

表 3-1 可见光通过色散得到的不同颜色的光

颜色	紫	蓝	青(绿蓝)	绿	黄	橙	红
波长(nm)	400～435	435～480	480～500	500～560	560～595	595～610	610～780

(1)本法在药品检验中主要用于药品的鉴别、检查和含量测定。具有灵敏度高、精度好、操作简便等优点，也是中药成分含量测定常用的一种方法。

(2)通常选择物质的最大吸收波长处测出吸光度，然后用对照品或吸收系数求算出被测物质的含量。

(3)对已知物质定性可用吸收峰波长或吸光度比值作为鉴别方法;若被测物质本身在紫外光区无吸收,而其杂质在紫外光区有相当强度的吸收,或杂质的吸收峰处该物质无吸收,则可用本法作为杂质检查。

(4)物质对紫外辐射的吸收是由于分子中原子的外层电子跃迁所产生,因此,对紫外吸收主要决定于分子的外层结构,故紫外光谱又称电子光谱。

(5)有机化合物分子结构中如含有共轭体系、芳香环等发色团,均可在紫外区(200～400 nm)或可见区(400～850 nm)产生吸收。通常使用的紫外-可见分光光度计的工作波长范围为190～900 nm。

(6)紫外吸收光谱为物质对紫外区辐射的能量吸收图。紫外分光光度法适用于微量和痕量组分析,其测定灵敏度可达 10^{-7}～10^{-4} g/mL 或更低范围。

(7)中药材中某些化学成分在紫外—可见光区有选择性吸收,显示特征吸收光谱。利用不同药材所含的不同成分,在一定条件下吸收光谱的特征,以鉴别制剂中的化学成分。

(8)由于中药制剂成分复杂,不同组分的紫外吸收光谱彼此重叠,因此,在测定前,应选择适当的方法将样品提取、净化后再进行测定,以提高方法的专属性。

2.原理

根据朗伯-比尔定律,它是紫外-分光光度法定量分析的依据。

$$A = \log \frac{1}{T} = ECL$$

式中,A 为吸光度;T 为透光度;E 为吸光系数;C 为溶液浓度;L 为光路长度。如溶液的浓度(C)为1%(g/mL),光路长度(L)为1 cm相应的吸光度即为吸光系数以 $E\frac{1\%}{1\ cm}$ 表示。如溶液的浓度(C)为摩尔浓度(mol/L),光路长度为1 cm时,则相应的吸收系数为摩尔吸收系数,以 ε 表示。

3.测定法

测定时,除另有规定外,应以配制供试品溶液的同批溶剂为空白对照,采用1 cm的石英吸收池,在规定的吸收峰波长±2 nm以内测试几个点的吸光度,或由仪器在规定波长附近自动扫描测定,以核对供试品的吸收峰波长位置是否正确。除另有规定外,吸收峰波长应在该品种项下规定的波长±2 nm以内,并以吸光度最大的波长作为测定波长。一般供试品溶液的吸光度读数,以在0.3～0.7之间为宜。仪器的狭缝波带宽度宜小于供试品吸收带的半高宽度的1/10,否则测得的吸光度会偏低;狭缝宽度的选择,应以减小狭缝宽度时供试品的吸光度不再增大为准。由于吸收池和溶剂本身可能有空白吸收,因此测定供试品的吸光度后应减去空白读数,或由仪器自动扣除空白读数后再计算含量。当溶液的pH对测定结果有影响时,应将供试品溶液的pH和对照品溶液的pH调成一致。

(七)紫外-可见分光光度法含量测定

1.对照品比较法

按各品种项下的方法,分别配制供试品溶液(经处理后)和对照品溶液,对照品溶液中所含被测成分的量应为供试品溶液中被测成分规定量的100%±10%,所用溶剂也应完全一致,在规定的波长处测定供试品溶液和对照品溶液吸光度后,按下式计算供试品溶液中被测溶液的浓度,比较二者吸光度的一致性。

$$c_x=(A_X/A_R)c_R$$

式中，c_x为供试品溶液的浓度；A_X为供试品溶液的吸光度；c_R为对照品溶液的浓度；A_R为对照品溶液的吸光度。

2.吸收系数法

该法是在被测组分吸收系数（$E\frac{1\%}{1\ cm}$ 或ε）已知的条件下，按各品种项下的方法配制供试品溶液，在规定的波长处测定吸光度，再以该品种在规定条件下的吸收系数计算含量。吸收系数通常应大于100，并注意仪器的校正和检定。

吸光系数E的物理意义：一定波长时，吸光物质在单位浓度及单位厚度时的吸光度。在固定单色光、溶剂和温度等条件下，吸光系数是物理的特征常数。吸光系数愈大，表示该物质的吸光能力愈强。吸光系数可作为定性分析的依据和定量分析灵敏度的估量。因采用不同的浓度单位，E有两种表达方式。

（1）摩尔吸光系数ε：表示吸光物质的浓度为1 mol/L，厚度为1 cm时该物质对某波长的吸收能力。ε值是衡量分光光度法分析灵敏度的重要指标。ε一般不超过10^5。

（2）比吸光系数$E\frac{1\%}{1\ cm}$：又称百分吸光系数，指在一定波长时，吸光物质溶液的浓度为1%（g/100 mL），厚度为1 cm时的吸光度。比吸光系数在药物定量分析中应用很广，《中国药典》均采用比吸光系数。吸收光数通常应大于100。

ε和$E\frac{1\%}{1\ cm}$之间的换算关系：

$$\varepsilon=\frac{M}{10}\times E\frac{1\%}{1\ cm}$$

式中，M为吸光物质的摩尔质量。

注意用本法测定时，并注意对仪器波长、空白吸收、杂散光等及时的校正和验证。

3.计算分光光度法

计算分光光度法有多种，使用时应按各品种项下规定的方法进行。当吸光度处在吸收曲线的陡然上升或下降的部位测定时，波长的微小变化可能对测定结果造成显著影响，故对照品和供试品的测试条件应尽可能一致。计算分光光度法一般不宜用作含量测定。

4.比色法

在可见光区，除某些物质对光有吸收外，供试品本身在紫外-可见光区没有强吸收，或在紫外光区虽有吸收但为了避免干扰，或为了提高灵敏度，可加入适当的显色剂，使反应产物的最大吸收移至可见光区，这种测定方法称为比色法。

比色法除用于单一成分的含量测定，主要用于某一类别成分含量的测定，如鞣质测定法，总黄酮、总皂苷、总生物碱测定等。

用比色法测定时，由于影响显色深浅的因素较多，应取供试品与对照品或标准品同时操作。除另有规定外，比色法所用的空白系指用同体积的试剂代替对照品或供试品溶液，然后加入等量的相应试剂，并用同样的方法处理。在规定的波长处测定对照品溶液和供试品溶液的吸光度后，按上述公式计算供试品浓度。

当吸光度和浓度不呈良好线性时，应取数份梯度量的对照品溶液，用溶剂补充至同一体积，显色后测定各份溶液的吸光度，然后以吸光度与相应的浓度绘制标准曲线，再根据供试品的吸光度在标准曲线上查得其相应的浓度，并求出其含量。

(八)紫外-可见分光光度法注意事项

1.在建立类别成分的含量测定方法时

应注意对照品使用的合理性。一般应选择供试品类别成分中的主成分作为对照。

2.测定溶液的制备

稀释转移次数应尽可能少，转移稀释时所取容积一般应不少于 5 mL。一般平行制备 2 份供试品溶液，如为对照品比较法，对照品也应称取 2 份。每份结果对平均值的偏差应在±0.5%以内。

3.除另有规定外

应在规定的吸收峰波长±2 nm 以内再测试几个点的吸收度，以核对供试品的吸收峰波长位置是否正确，并以吸光度最大的波长作为测定波长。除另有规定外，吸收峰最大波长应在该品种项下规定的波长±2 nm 以内，否则应考虑该试样的真伪、纯度以及仪器波长的准确度。

4.一般供试品溶液的吸收度读数

应在 0.3～0.7 之间为宜，吸收度在此范围误差较小。

5.测定操作

应手持吸收池毛玻璃面的两侧。样品溶液的量以池体积的 4/5 为宜，使用挥发性溶液时应加盖，透光面要用擦镜纸由上而下擦拭干净，检视应无残留溶剂。为防止溶剂挥发后溶质残留在池子的透光面，可先用蘸有空白溶剂的擦镜纸擦拭，然后再用干擦镜纸拭净。吸收池放入样品室时应注意每次放入的方向相同。使用后用洗涤剂及水冲洗干净，晾干防尘保存。吸收池如污染不易洗净时，可用发烟硫酸-硝酸(3：1)混合液稍加浸泡后，洗净备用。

三、有效成分的含量测定

中药的含量测定是质量控制中的一项重要指标，是研究中药有效成分或指标性成分的含量是否符合质量标准规定，以判别药物的优劣。中药材和中药制剂多是由一种乃至多种成分或多种中药组成的复方制剂，进行定量分析的成分最好是有效成分或指标性成分；如成分类别清楚，可对其有效部位的总成分如总生物碱、总黄酮、总蒽醌等类别进行测定。如果以上测定干扰大、含量偏低，可选择适宜溶剂进行浸出物测定，以间接控制质量。

中药制剂多由复方组成，在确定含量测定对象时，应以中医理论和君、臣、佐、使的用药原则为指导，首选其君药进行定量分析。如君药成分在测定中干扰成分多，也可测定臣药等其他药味的含量。其次，对贵重药材如麝香、牛黄、熊胆粉等要进行定量测定，以防掺伪；对于剧毒药材如马钱子、生川乌、草乌、蟾酥、斑蝥等，即使含量极低也应进行限度检查，以保证临床用药的安全有效。

用于中药制剂定量分析的方法很多，有电化学方法、化学分析法、生物化学方法等，应用最多的定量方法有比色法、薄层色谱法、气相色谱法和高效液相色谱法等。

(一)生物碱的含量测定

如果中草药中所含的生物碱不止一种，则测得的为总生物碱含量，以其中主要生物碱为代表计算的近似值。如需准确地测定某一生物碱的含量，则应分离得到个别生物碱后再进行测定。

生物碱类成分的含量测定方法较多，以容量法应用最多。常用的有分光光度法、高效液相色谱法、薄层扫描法及气相色谱法等。容量法中又以酸碱滴定法较简便常用。即将用上述方法提取精制所得的生物碱溶于过量标准酸溶液中，用标准碱液回滴，从消耗的酸量计算出生物碱的含量。

在测定药材或制剂中的生物碱含量时，首先要对样品进行生物碱的提取、净化和分离，以便排除杂质的干扰，而定量的测定生物碱的含量。

生物碱的提取和净化是根据生物碱盐类和游离生物碱在水和在与水不相混溶的有机溶剂中溶解度的不同而进行的。可将样品溶于水或加稀矿酸溶解，加入适量的碱性试剂使生物碱游离，再用适当的有机溶剂提取游离的生物碱，再以酸水处理，然后测定。此外，还可用乙醇为提取溶剂，采用薄层色谱或柱色谱方法净化。

1.容量法

容量分析是根据一种已知浓度的试剂溶液（标准溶液）和被测成分完全作用时所消耗的体积来计算被测成分含量的方法，这种方法是通过滴定来实现的，因此也叫滴定分析法。滴定分析法主要包括酸碱滴定法、配位滴定法、氧化还原滴定法和沉淀滴定法。在中药分析中又以酸碱滴定法较为常用。

（1）酸碱滴定法：酸碱滴定法是以质子传递反应为基础的一种分析方法。常用于生物碱的含量测定。

反应原理：生物碱是一类含氮的有机化合物，具有碱性，除碱性极弱的生物碱和季胺类生物碱外，一般能和酸结合成盐，故可采用酸碱中和法进行滴定，且大多数采用剩余滴定法。即将用上述方法提取精制所得的生物碱溶于过量标准酸溶液中和生成盐，用标准碱液回滴剩余的酸，根据消耗的酸量算出总生物碱的含量。

滴定过程中反应的实质可用以下简式表示：

$$H_3O^+ + OH^- \rightleftharpoons 2H_2O$$

$$H_3O^+ + A^- \rightleftharpoons HA + H_2O$$

可以用标准溶液滴定碱性物质，也可以用标准溶液滴定酸性物质。

滴定分析的计算公式：若待测物质的溶液其体积为V_A，浓度为C_A，到达化学计量点时用去浓度为Cr的滴定剂体积为Vr。其化学计量点的计算公式：

$$C_A \cdot V_A = \frac{a}{} Cr \cdot Vr$$

（体积单位也应化为L）；若M_A化为$\frac{M_A}{}$，其单位为g/mmol，则计算公式为：

$$m = \frac{a}{} Cr \cdot Vr \cdot \frac{M_A}{}$$

在滴定分析中，体积常以mL为单位计算。当M_A的单位采用g/mol，M_A的单位为g

这是滴定分析计算的最基本公式，其应用应结合具体实例讨论。

用于滴定分析的化学反应必须具备的条件：①反应必须能定量的完成。即待测溶液和标准溶液之间的反应要严格按一定的化学方程式进行，无副反应发生。反应的完全程度通常要求达到99.9%以上，这是定量计算的基础。②反应要迅速。滴定反应要求在瞬间完成，对于较慢的反应，应采取适当措施提高反应速度。③要有简便可靠确定终点的方法。如指示剂法或其他物理化学方法。

注意事项：①如用氨碱化后，再用有机溶剂提取生物碱，应除尽氨，以防碱性物质干扰测定结果。一般在有机溶剂蒸干后再加少量三氯甲烷或乙醇，再蒸干，以除去多余的氨。②如选用三氯甲烷作为溶剂提取生物碱，在蒸干时要注意三氯甲烷长时间受热会分解生成盐酸，可与生物碱结合成盐，而导致滴定结果偏低。为避免其分解，在加热时，可在三氯甲烷蒸至近干时，加入少量乙醇再蒸，以先赶尽三氯甲烷后再蒸干。③要选择好适宜的指示剂。所选用的指示剂应在被滴定的生物碱的等当点时颜色发生变化，以指示终点。

(2)萃取法。

反应原理：液液萃取法又叫溶剂萃取法，是利用混合物中各成分在两种互不相溶的溶剂中分配系数的不同，把待测物质从一个液相转移到另一个液相而达到分离目的的方法。可采用适宜的溶剂直接提取杂质，使与预测成分分开，如用石油醚除去脂肪油和亲脂性色素，也可利用预测成分溶解度的性质，经反复处理，使其转溶于亲脂性溶剂和亲水性溶剂之间，以除去水溶性杂质或脂溶性杂质。

注意事项：①萃取中易于乳化时，应避免猛烈振摇，可延长萃取时间。如发生乳化，可较长时间放置并不时转动，使其自然分层；或将乳化层分出，再用新溶剂萃取。②溶剂与水溶液应保持一定量的比例，一般第一次溶剂的用量应为水溶液的 1/3，以后的用量一般为 1/6～1/4。

(3)荧光分析法。

反应原理：荧光物质分子都具有两个特征光谱，荧光激发光谱和荧光发射光谱。物质受激发后所发射的光，称为发射光或荧光。

荧光分光光度法分为两种，一种是直接荧光法，即某些物质本身能发射荧光，只需将这类物质的样品经适当的前处理分离除去干扰物质，即可通过测量它的荧光强度来测定其浓度；另一种是间接荧光法，大多数有机化合物和绝大多数无机化合物自身不发射荧光，但经过酸或碱处理，或经其他化学方法处理后，这类化合物中有些能发射荧光，可进行间接荧光测定。

特点：具有灵敏度高，一般要比分光光度法大 2～3 倍；与分光光度法比较，荧光分光光度法在测定时，选择性更强，如酪氨酸和色氨酸的吸收峰相近，但在紫外光照射下，酪氨酸的发射峰在 305 nm，而色氨酸的发射峰则在 348 nm；试样用量少，有的在微量池中只需要 10 μg 的样品；能提供较多的物理参数等特点。但也有它的弱点，由于它对环境因素敏感，因此在荧光测定时，干扰因素也比较多，如光分解、氧淬灭、容易污染等。

注意事项：①溶剂及所用玻璃器皿，应高度纯净，注意防止荧光污染。②荧光仪器上所用石英样品池质量要好，应不含荧光性物质，不可与其他仪器混用，使用前后，注意清洗，保持洁净。③荧光仪器在测定时打开光照闸门，读数后应立即关闭光路，以防样品溶液因较长时间光照而导致荧光效率降低及受光检测器光电管的疲劳和老化。④因荧光仪器不同厂牌型号灵敏度存在差异，标准所规定的浓度不一定完全合适，必要时可做试验，找出合适的供试品溶液浓度和仪器测试条件。⑤如新药供试品溶液激发及发射波长未知时，可按仪器规定方法先预设某一激发波长(如 250 nm)，扫描记录发射光谱并找出最大波长后，再扫描记录激发光谱，从而确定供试品溶液激发光与发射光波长。⑥采用由稀到浓几个不同浓度的供试品溶液，进行荧光强度测定，找出其线性浓度范围。⑦测定时需注意温度、pH 和试剂纯度对荧光强度的影响。

计算公式：

$$C_X = \frac{Rx - Rxb}{} \times C_r$$

式中，Cx 为供试品溶液的浓度；Cr 为对照品溶液的浓度；Rx 为供试品溶液的荧光强度；Rxb 为供试品溶液试剂空白的荧光强度；Rr 为对照品溶液的荧光强度；Rrb 为对照品溶液试剂空白的荧光强度。

因荧光分析法的浓度与荧光强度的线性范围较窄，故比值$(Rx-Rxb)/(Rr-Rrb)$应为0.5～2.0，如有超过，应调解浓度后再测，如线性关系不好应该用工作曲线法。

结果的判定：荧光分析法一般用于样品的含量、溶出度、含量均匀度等的测定，根据上述计算公式，得到供试品溶液的浓度，判断样品的合格范围。

两份供试品测定结果，每份结果对平均值的偏差应在±1.5%以内，否则应重做。

2.紫外-可见分光光度法（UV）

常用的含量测定方法有对照品比较法、计算分光光度法、吸收系数法、比色法。

3.高效液相色谱法

高效液相色谱法系采用高压输液泵将规定的流动相泵入装有填充剂的色谱柱，对供试品进行分离测定的色谱方法。注入的供试品，由流动相带入柱内，各组分在柱内被分离，并依次进入检测器，由积分仪或数据处理系统记录和处理色谱信号。高效液相色谱法按基本分离机制可分为吸附色谱法、分配色谱法、离子色谱法、分子排阻色谱法四大类。

（1）分析原理：高效液相色谱法是在高压条件下溶质在固定相和流动相之间进行的一种连续多次交换的过程，它借溶质在两相间分配系数、亲和力、吸附力或分子大小不同引起排阻作用的差别，使不同溶质得以分离。

（2）计算公式：

$$含量(mg/g)=\frac{A_{供}\times C_{对}\times M_{对}}{}$$

式中，$A_{供}$为供试品溶液的峰面积值；$A_{对}$为对照品溶液的峰面积值；$C_{供}$为供试品溶液的浓度；$C_{对}$为对照品溶液的浓度；$M_{供}$为供试品溶液的进样量（μL）；$M_{对}$为对照品溶液的进样量（μL）。

4.薄层扫描法

薄层扫描法指用一定波长的光照射在薄层板上，对薄层色谱中可吸收紫外光或可见光的斑点，或经激发后能发射出荧光的斑点进行扫描，将扫描得到的图谱及积分数据用于鉴别、检查和含量测定。测定时可根据不同薄层扫描仪的结构特点，按照规定方式扫描测定，一般选择反射方式，采用吸收法或荧光法。除另有规定外，含量测定应使用市售薄层板。

（1）测定：薄层色谱扫描用于含量测定时，通常采用线性回归二点法计算，如线性范围很窄时，可用多点法校正多项式回归计算。供试品溶液和对照品溶液应交差点与同一薄层板上，供试品点样不得少于2个，对照品每一浓度不得少于2个。扫描时，应沿展开方向扫描，不可横向扫描。

（2）计算公式：薄层扫描定量分析可采用外标法和内标法，而外标法更为常用。当工作曲线通过坐标原点时，可选用外标一点法定量。即用一个浓度的对照品，同时在薄层板上分别点供试品3～4个和对照品3～4个，测得各自的峰面积，并求出平均值，计算，即得。

$$m_{样}/m_{标}=A_{样}/A_{标}$$

式中，$m_{供}$、$m_{标}$为供试品和对照品的量；$A_{样}$、$A_{标}$为供试品和对照品的峰面积。

当工作曲线不通过原点时，用外标两点法定量。即用高低两个浓度的对照品溶液或一种浓度两种点样量与供试品溶液对比定量。供试品中组分的量为：

$$m_{供}=a+bA_{供}$$

式中，m_1-m_2；$a=m_1-bA_1$；m_1、m_2为对照品的两 个点样量(或浓度)；A_1、A_2为对照品的峰面积。

$$含量(mg/g)=\frac{A_{供\times C对\times M对}}{m_{1-}\ m_2}$$

式中，$A_{供}$为供试品溶液的峰面积值；$A_{对}$为对照品溶液的峰面积值；$C_{供}$为供试品溶液的浓度；$C_{对}$为对照品溶液的浓度；$M_{供}$为供试品溶液的点样量(μL)；$M_{对}$为对照品溶液的点样量(μL)。

(二)黄酮类化合物的含量测定

黄酮类化合物由于含有特定的化学结构，因此，大多数化合物在可见光呈现颜色(或加适当的显色剂后呈色)，在紫外光区有较强的吸收，可采用多种方法进行定量分析。常用的方法有重量法、比色法、荧光法、分光光度法、高效液相色谱法、薄层色谱法及气相色谱法等。

中药制剂中黄酮类化合物的含量测定，可根据要求测定总黄酮含量、总黄酮类单体成分的含量或二者同时测定。

总黄酮含量测定：含黄酮类化合物的原料和制剂经过一定的提取分离后，可直接于最大吸收波长处测定其吸收度。在复方制剂中，由于其他组分吸收的干扰，多需进行比色测定。最常用的是以三氯化铝试液作显色剂，进行比色测定。测定时，一般用芦丁作为标准品，0.1 mol/L 三氯化铝(或 10%硝酸铝)作显色剂，加入适量 1 mol/L 硝酸钾，放置 40 分钟，照 2015 年版《中国药典》四部紫外-可见分光光度法(通则 0401)试验。在(420±1)nm 波长处测定吸光度，以吸光度为纵坐标，浓度为横坐标绘制标准曲线。测定单一的黄酮类成分或总黄酮，则可以配成适当浓度的溶液，直接进行比色。如欲测定中药中总黄酮的含量，需将中药以烯醇提取，提取液稀释到适当浓度(若在稀释时发生沉淀或混浊时，则另取一定量提取液，小心蒸干，以热水溶解残渣，滤过，滤液稀释至一定体积)。取此液定量，同上法比色，以同一滤液为空白对照，从标准曲线计算含量。

薄层色谱法是测定制剂中单体黄酮类成分的有效方法之一。中药制剂组分多，样品多经有机溶剂或水提取后，往往需要经过硅胶或聚酰胺进行层析，分离得该化合物的洗脱液后，再按上法进行测定，也可用薄层扫描法(单波长或双波长法)直接在薄层板上扫描测定。

黄酮类化合物在紫外光区有较强的吸收，使用高效液相色谱法检测灵敏度极高。制剂中含有的黄酮类化合物，只要经过适当的预处理，选择好色谱条件，均能得到满意的结果。

紫外-可见分光光度法、高效液相色谱法常用于黄酮类化合物的含量测定。

(三)皂苷的含量测定

皂苷的化学结构比较复杂，其含量测定方法常用的有重量法、中和法、薄层色谱法、比色法、紫外分光光度法、高效液相色谱法等。

在中成药制剂中，皂苷类成分的定量分析可分为总皂苷测定、皂苷元测定和单体皂苷测定。皂苷的含量测定往往由于一些物质(主要是糖)的存在而受到干扰，因此在测定前首先要进行分离，以除去杂质。一般采用溶剂法，最常用的有机溶剂是正丁醇。总皂苷的含量测定一般需要用适当的溶剂提取。由于皂苷在极性溶剂中溶解度较大，因此提取溶剂可为各种浓度的甲醇(70%～95%)、乙醇、异丙醇、丁醇、戊醇。提取后经分离得到总皂苷成分，分离可用有机溶剂溶解，用水饱和的正丁醇萃取，也可用大孔吸附树脂处理后用溶剂洗脱。

测定总皂苷类成分最常用的方法是比色法，也有用重量法。常用的显色剂有香草醛-高氯酸，香草醛-硫酸等。显色后在一定波长范围内测定吸收度值，计算，即得。

测定皂苷元含量的方法主要有薄层色谱法、高效液相色谱法和比色法。但在中药制剂中如无特殊原因，应尽量避免将药品水解后测定水解产物，因为如此测定已不能客观反映药品自身的质量，更无法进行稳定性考察。单体皂苷的含量测定常用薄层色谱法、高效液相色谱法。

1.比色法

用比色法测定中药制剂中总皂苷或总皂苷元的含量时，可选用单体皂苷或皂苷元作为对照品，但要注意单体皂苷或皂苷元与总皂苷的换算系数。

2.高效液相色谱法

随着高效液相色谱仪器的普及，高效液相色谱法已广泛应用于皂苷类的定量分析中。由于皂苷类成分中一般无共轭体系，紫外光区往往没有明显的特征吸收，因此，常采用末端吸收作为测定波长进行测定。

(四)蒽醌类成分的含量测定

1.游离蒽醌的测定

中药中游离蒽醌的含量一般不高，且为脂溶性的，此部分多用弱极性溶剂如乙醚、三氯甲烷等提取后加碱进行比色测定。方法是称取中药或中药制剂适量，在索氏提取器中用三氯甲烷回流提取至无色，三氯甲烷提取液转移至分液漏斗中，以 2%氢氧化钠-2%氢氧化氨混合碱液分次提取至无色，合并碱液，用少量三氯甲烷洗涤，弃去三氯甲烷液，碱液调至一定体积，若不澄清，可用垂溶漏斗过滤，滤液在沸水浴中加热 4 分钟，用冷水冷却至室温，30 分钟后比色测定。

2.结合蒽醌的测定

蒽醌苷类成分极性较强，可用极性溶剂提取，通常是取游离蒽醌测定项下的药渣将苷提出，水解成苷元后再测定；也可将药渣先行酸水解，然后用非极性溶剂提取苷元后测定；或取待测样品先行酸水解，然后用非极性溶剂提取苷元后测定，其结果为总蒽醌含量，从中减去游离蒽醌含量，即得结合蒽醌的含量。

3.蒽醌类单体成分的测定

中药制剂中蒽醌类单体成分的测定一般要将样品水解后再进行测定，测定方法主要有薄层扫描法和高效液相色谱法。

薄层扫描法为蒽醌类成分常用定量分析方法，经层析分离后，可在可见光、紫外光及荧光下扫描测定。蒽醌类成分在紫外及可见光下均有强吸收，利用高效液相色谱(紫外-可见光检测器)测定蒽醌类单体成分，具有灵敏、准确、简便等特点。此外，高效液相色谱法在含蒽醌类化合物的中药制剂分析中应用较多。

(五)挥发油的含量测定

挥发油的含量测定可分为总挥发油和单一挥发油的含量测定。总挥发油的含量测定，采用挥发油提取器，用蒸馏法测定，可分别测定相对密度在 1.0 以下和 1.0 以上挥发油的含量。

中药中所含挥发油均为混合物，常由十几种乃至上百种化合物组成，因此，在进行单一成分含量测定时，分离是关键。色谱法是挥发油成分的主要分析方法，尤其是气相色谱和薄层色谱。

气相色谱法除另有规定外，色谱系统的适用性试验同 2015 年版《中国药典》四部高效液相色谱法(通则 0512)项下的规定，即用规定的对照品溶液或系统适用性试验溶液在规定的色谱系统进行试验，必要时，可对色谱系统进行适当调整，以符合要求(详见第九章高效液相色谱法)。

1.测定方法

(1)内标法：内标法是一种间接或相对的校准方法。在分析测定样品中某组分含量时，加入一种内标物质以校谁和消除出于操作条件的波动而对分析结果产生的影响，以提高分析结果的准确度。

内标法在气相色谱定量分析中是一种重要的技术。使用内标法时，在样品中加入一定量的标准物质，它可被色谱柱所分离，又不受试样中其他组分峰的干扰，只要测定内标物和待测组分的峰面积与相对响应值，即可求出待测组分在样品中的百分含量。采用内标法定量时，内标物的选择是一项十分重要的工作。

(2)外标法：中药制剂组成复杂，若使用内标法，会增加分离的难度，其组分很容易干扰内标峰，所以中药制剂含量测定中，当组成相对简单，杂质不干扰内标峰时，才使用内标法。

外标法是仪器分析常用的方法之一，是比较法的一种。与内标法相比，外标法不是把标准物质加入被测样品中，而是在与被测样品相同的色谱条件下单独测定，把得到的色谱峰面积与被测组分的色谱峰面积进行比较求得被测组分的含量。外标物与被测组分同为一种物质但要求它有一定的纯度，分析时外标物的浓度应与被测物浓度相接近，以利于定量分析的准确性。

若标准曲线过原点，测定组分含量变化不大，可使用外标一点法。由于中药制剂中测定组分含量波动范围较大，所以最好采用标准曲线定量。

(3)面积归一化法：面积归一化法是一种常用的色谱定量方法。面积归一化法是把样品中各个组分的峰面积乘以各自的相对校正因子并求和，此和值相当于所有组分的总质量，即所谓"归一"样品中某组分的百分含量可用下式计算：

$$pt\% = A_1 f_2/(A_1 f_1 + A_2 f_2 + \cdots A_n f_n) \times 100\%$$

式中，f_1、f_2、f_n为各组分的相对校正因子；A_1、A_2、A_n为各组分的峰面积。如果操作条件稳定，也可以用峰高归一化法定量，此时组分的百分含量可按下式计算：

$$pt\% = h_1 f_1/(h_1 f_1 + h_2 f_2 + \cdots h_n f_n) \times 100\%$$

式中，f_1、f_2、f_n为各组分在该操作条件下特定的峰高相对校正因子；h_1、h_2、h_n为各组分的峰高。

用归一化法定量时，必须保证样品中所有组分都能流出色谱柱，并在色谱图上显示色谱峰。

上述方法的规定均同2015年版《中国药典》四部高效液相色谱法(通则0512)项下的相应规定。

(4)标准溶液加入法：标准加入法又名标准增量法或直线外推法，是一种被广泛使用的检验仪器准确度的测试方法。这种方法尤其适用于检验样品中是否存在干扰物质。当很难配制与样品溶液相似的标准溶液，或样品基体成分很高，而且变化不定或样品中含有固体物质而对吸收的影响难以保持一定时，采用标准加入法是非常有效的。

精密称(量)取某个杂质或待测成分对照品适量，配制成适当浓度的对照品溶液，取一定量，精密加入供试品溶液中，根据外标法或内标法测定杂质或主成分含量，再扣除加入对照品溶液的含量，即得供试品溶液中某个杂质和主成分含量。

标准曲线法适用于标准曲线的基体和样品的基体大致相同的情况，优点是速度快，缺点是当样品基体复杂时不正确。标准加入法可以有效克服上面所说的缺点，因为此方法是把样品和标准混在一起同时测定的("标准加入法"的叫法就是从这里来的)，但缺点是速度很慢。

2.计算公式

加入对照品溶液前后校正因子影响相同，即：

$$A_{ix} - C_X \Delta ?\ C_x$$

则待测组分的浓度 C_x可通过下式计算：

$$C - \Delta_X$$

式中，C_X为供试品中组分 X 的浓度；A_X为供试品中组分 X 的色谱峰面积；ΔC_X为所加入的待测组分对照品的浓度；A_{is}为加入对照品后组分 X 的色谱峰面积。

3.注意事项

(1)由于气相色谱法的进样量一般仅数微升，为减少进样误差，尤其当采用手工进样时，由于留针时间和室温等对进样量也有影响，故采用内标法定量为宜。

(2)当采用自动进样时，由于进样量重复性的提高，在保留分析误差的前提下，也可采用外标法定量。

(3)当采用顶空进样时，由于供试品和对照品处于不完全的基质中，故可采用标准溶液加入法以消除基质效应的影响。

(4)当标准溶液加入法与其他定量方法结果不一致时，应以标准加入法结果为准。

(5)由于中药制剂组成复杂，分析时应在分析柱前加预柱。分析完毕后一般用水或低浓度的醇水先洗去糖等水溶性杂质，再用甲醇等有机溶剂将色谱柱冲洗干净。

(六)多糖的含量测定

在自然界糖和它的衍生物分布很广，无论在动物界或植物界都有它们的存在。糖以不同的形式出现，具有不同的功能。过去对糖的认识，只认为糖是一种贮藏养料，如动物体内的糖原、肝糖原，植物体内的淀粉、菊糖、树胶、果胶、黏液质等，或是植物和某些动物的支持组织。这类成分大多无生物活性，有的在提取有效成分和制剂中往往把它们作为杂质而除去。近 20 年来，对糖有了新的认识，许多糖类具生物学功能，糖类的免疫和调节作用，用来治疗一些疾病。例如，茯苓有利水渗湿、健脾补中等作用，它的主要成分为 β-茯苓多聚糖(β-pachyman)，此多糖属于 β(1→3)葡聚糖；白及含有的黏液质可作为羧甲淀粉的原料；海藻中含有一种多糖类物质，是由 β-D-甘露糖醛酸所组成的长链大分子化合物，其钠盐可溶于水形成高黏度的溶液，其黏度随该大分子的降解而降低，适当降解后的低聚海藻酸钠的水溶液可作为羧甲淀粉使用；据最近国内外陆续报道。在高等植物及菌类中发现有显著抗癌作用的多糖，如酵母、蛇舌草、甘蔗渣、麦秆、藻类、地衣等。对多糖的络合物的分离有了新的进展，多糖类的药物制剂相继问世，如树舌多糖、云芝多糖、猴头多糖、香菇多糖等。

多糖类是指 10 个分子以上的单糖脱水形成的高聚物。对于多糖的含量测定方法有比色法、柱色谱法、超滤法、透析法、凝胶过滤法、立体排斥色谱法、液相色谱法、伯川法等。紫外-可见分光光度法也有较多应用。

(七)木脂素类成分的含量测定

总木脂素成分含量测定方法可采用变色酸比色法、二阶导数光谱法及柱色谱-比色法等。变色酸比色法是根据某些木脂素成分，其结构中亚甲二氧基与变色酸/浓硫酸试剂反应产生颜色进行比色测定含量，本方法要求供试液纯度较高。

单体木脂素成分的含量测定方法主要有分光光度法、薄层色谱法、高效液相色谱法等。其中分光光度法需要对样品进行净化处理，如用化学方法、柱色谱法及薄层色谱法等分离技术，以排除共存杂质的干扰。薄层色谱法，一般可用吸附柱色谱法，以硅胶为吸附剂，用低极性溶剂展开。由于木脂素类成分均具有紫外吸收，可直接用紫外光谱法测定。单体木脂素成分含量测定方法可采用高效液相色谱法，一般是以十八烷基硅烷键合硅胶为填充剂，乙腈-水或甲醇-水为流动相的反相色谱法，多采用紫外检测器。高效液相色谱法得到广泛应用。

(八)香豆素类成分的含量测定

含香豆素类成分的中药很多，该类成分定量方法有比色法、荧光光度法、紫外分光光度法、薄层色谱法、高效液相色谱法、气相色谱法等。

可利用香豆素类成分的颜色反应，生成有色物质，于可见光区进行测定。可在样品中加入重氮化试剂，生成紫色偶氮颜料，于 530 nm 处进行测定。香豆素类成分都具有紫外吸收，样品较纯净时，可于紫外光区直接测定。在复方制剂中，由于成分复杂，可先用薄层层析进行分离，在荧光下定位，找出香豆素类成分，将薄层板刮下，用溶剂洗脱，再加入重氮化试剂，进行比色测定。

薄层色谱法是香豆素类成分常用的测定方法之一。样品经薄层分离后，于荧光下定位，利用香豆素类成分具有紫外吸收或能产生荧光的特性，不经过显色，直接进行扫描测定。羟基香豆素类成分大多能产生较强烈荧光，用荧光光度法测定，灵敏度较高。香豆素类成分含有芳香环，及其他共轭结构，可采用高效液相色谱法进行测定，具有较高的灵敏度。某些分子量较小、具有挥发性的香豆素类成分，可用气相色谱法测定。高效液相色谱法应用也较多。

(九)其他成分的含量测定

有机酸类成分的含量测定在水溶液中滴定突跃不明显，可用非水溶液滴定法。滴定液颜色较深时，影响观察滴定终点，采用电位法指示终点。

芳香族酸类和其他具有紫外吸收的酸类，可用高效液相色谱法进行含量测定，如绿原酸、没食子酸、桂皮酸、丹参素、阿魏酸等。

脂肪酸类、萜类等一些不具有紫外吸收的酸类物质可用薄层色谱分离，再选用合适的显色剂，显色后测定。脂肪酸类如苹果酸、丁二酸、丙二酸、枸橼酸、酒石酸可用溴酚蓝、溴甲酚绿等 pH 指示剂为显色剂；萜类物质如熊果酸、齐墩果酸可以硫酸乙醇、磷钼酸试剂等为显色剂。可产生荧光的化合物可薄层分离后用荧光法测定，如阿魏酸、绿原酸等化合物。

分光光度法可用单波长法、双波长法、导数分光光度法测定有机酸的含量；也可加显色剂显色后再进行测定(如齐墩果酸可用香草醛-冰醋酸显色)，或用薄层、柱层析分离后再进行测定；如蜂王酸的含量测定，用聚酰胺进行分离，再浸入 0.05%罗丹明 B 的水溶液中 5～10 分钟，蜂王酸显深红色，将深红色的斑点剪下，浸泡在 95%乙醇-冰醋酸-水(45∶5∶50)的混合洗脱液中，洗脱 30 分钟，于 560 nm 波长处测定。

其他没有紫外吸收的化合物可用超临界流体色谱法定量，如用超临界流体色谱法测定齐墩果酸的含量；也可用高效毛细管电泳法，如用高效毛细管电泳法(电导检测器)测定柠檬酸、苹果酸的含量；有些化合物可用衍生化法使生成具有挥发性的化学衍生物，用气相色谱法测定，如 7-亚麻酸，在碱性条件下，同三氟化硼-甲醇试剂反应生成卜亚麻酸甲酯，用气相色谱法测定；蜂王酸(10-羟基-2-癸烯酸)在三氟化硼的催化下，甲醇与 10-羟基-2-癸烯酸在一定条件下进行甲基化反应，生成甲基化衍生物，用气相色谱法测定。薄层扫描法在这方面的应用也比较广泛，此处不再赘述。

(周文斌)

第四章

呼吸系统疾病用药

第一节 镇 咳 药

咳嗽是呼吸道受到刺激时所产生的一种保护性反射活动，即呼吸道感受器（化学感受器、机械感受器和牵张感受器）受到刺激时，神经冲动沿迷走神经传到咳嗽中枢，咳嗽中枢被兴奋后，其神经冲动又沿迷走神经和运动神经传到效应器（呼吸道平滑肌、呼吸肌和喉头肌），并引发咳嗽。

轻度咳嗽有利于排痰，一般不需用镇咳药。但严重的咳嗽，特别是剧烈无痰的干咳可影响休息与睡眠，甚至使病情加重或引起其他并发症。此时须在对因治疗的同时，加用镇咳药。由于可能引起痰液增稠和潴留，止咳药应避免用于慢性肺部感染，由于可能增加呼吸抑制的风险也应避免用于哮喘。

一般说来，药物抑制咳嗽反射的任一环节均可产生镇咳作用。目前常用的镇咳药按其作用部位可分为两大类。①中枢性镇咳药：此类药直接抑制延脑咳嗽中枢而产生镇咳作用，其中吗啡类生物碱及其衍生物如可卡因、福尔可定、羟蒂巴酚等因具有成瘾性而又称为依赖性或成瘾性止咳药，此类药物往往还具有较强的呼吸抑制作用；而右美沙芬、喷托维林、氯哌司汀、普罗吗酯等，则属于非成瘾性或非依赖性中枢镇咳药，且在治疗剂量条件下对呼吸中枢的抑制作用不明显。中枢性镇咳药多用于无痰的干咳。②外周性（末梢性）镇咳药：凡抑制咳嗽反射弧中感受器、传入神经、传出神经及效应器中任何一环节而止咳者，均属此类。如甘草流浸膏、糖浆可保护呼吸道黏膜；祛痰药可减少痰液对呼吸道的刺激而止咳；平喘药可缓解支气管痉挛而止咳；那可丁、苯佐那酯的局麻作用可麻醉呼吸道黏膜上的牵张感受器而发挥止咳作用等。有些药（如苯丙哌林）兼具中枢性及外周性镇咳作用。

一、可待因

其他名称：甲基吗啡，Methylmorphine，PAVERAL。

ATC 编码：R05DA04。

（一）性状

可待因常用其磷酸盐，为白色细微的针状结晶性粉末，无臭，有风化性，水溶液显酸性反应。在水中易溶，在乙醇中微溶，在三氯甲烷或乙醚中极微溶解。

(二)药理学

可待因能直接抑制延脑的咳嗽中枢,止咳作用迅速而强大,其作用强度约为吗啡的 1/4。也有镇痛作用,为吗啡的 1/12～1/7,但强于一般解热镇痛药。其镇静、呼吸抑制、便秘、耐受性及成瘾性等作用均较吗啡弱。

口服吸收快而完全,其生物利用度为 40%～70%。一次口服后,约 1 小时血药浓度达高峰 $t_{1/2}$ 为3～4 小时。易于透过血-脑屏障及胎盘,主要在肝脏与葡萄糖醛酸结合,约 15%经脱甲基变为吗啡。其代谢产物主要经尿排泄。

(三)适应证

(1)各种原因引起的剧烈干咳和刺激性咳嗽,尤适用于伴有胸痛的剧烈干咳。由于本品能抑制呼吸道腺体分泌和纤毛运动,故对有少量痰液的剧烈咳嗽,应与祛痰药并用。

(2)可用于中等度疼痛的镇痛。

(3)局部麻醉或全身麻醉时的辅助用药,具有镇静作用。

(四)用法和用量

(1)成人:①常用量,口服或皮下注射,一次 15～30 mg,每天 30～90 mg。缓释片剂一次1 片(45 mg),每天 2 次。②极量,一次 100 mg,每天 250 mg。

(2)儿童:镇痛,口服,每次 0.5～1.0 mg/kg,每天 3 次,或每天 3 mg/kg;镇咳,为镇痛剂量的1/3～1/2。

(五)不良反应

一次口服剂量超过 60 mg 时,一些患者可出现兴奋、烦躁不安、瞳孔缩小、呼吸抑制、低血压、心率过缓。小儿过量可致惊厥,可用纳洛酮对抗。亦可见恶心、呕吐、便秘及眩晕。

(六)禁忌证

多痰患者禁用,以防因抑制咳嗽反射,使大量痰液阻塞呼吸道,继发感染而加重病情。

(七)注意

(1)长期应用亦可产生耐受性、成瘾性。

(2)妊娠期应用本品可透过胎盘使胎儿成瘾,引起新生儿戒断症状,如腹泻、呕吐、打哈欠、过度啼哭等。分娩期应用可致新生儿呼吸抑制。

(3)缓释片必须整片吞服,不可嚼碎或掰开。

(八)药物相互作用

(1)本品与抗胆碱药合用时,可加重便秘或尿潴留的不良反应。

(2)与美沙酮或其他吗啡类中枢抑制药合用时,可加重中枢性呼吸抑制作用。

(3)与肌肉松弛药合用时,呼吸抑制更为显著。

(4)本品抑制齐多夫定代谢,避免二者合用。

(5)与甲喹酮合用,可增强本品的镇咳和镇痛作用。

(6)本品可增强解热镇痛药的镇痛作用。

(7)与巴比妥类药物合用,可加重中枢抑制作用。

(8)与西咪替丁合用,可诱发精神错乱,定向力障碍及呼吸急促。

(九)制剂

普通片剂:每片 15 mg;30 mg。缓释片剂:每片 45 mg。注射液:每支 15 mg(1 mL);30 mg(1 mL)。糖浆剂:0.5%,10 mL、100 mL。

二、福尔可定

其他名称：吗啉吗啡，福可定，吗啉乙基吗啡，Homocodeine，PHOLCOD，ETHNINE，PHOLDINE，ADAPHOL，PHOLEVAN。

ATC编码：R05DA08。

(一)性状

福尔可定为白色或类白色的结晶性粉末；无臭，味苦；水溶液显碱性反应。在乙醇、丙酮或三氯甲烷中易溶，在水中略溶，在乙醚中微溶，在稀盐酸中溶解。

(二)药理学

本品与磷酸可待因相似，具有中枢性镇咳作用，也有镇静和镇痛作用，但成瘾性较磷酸可待因弱。

(三)适应证

本药可用于剧烈干咳和中等度疼痛。

(四)不良反应

不良反应偶见恶心、嗜睡等。可致依赖性。

(五)禁忌证

禁用于痰多者。

(六)用法和用量

口服：常用量，一次5～10 mg，每天3～4次；极量，每天60 mg。

(七)注意

新生儿和儿童易于耐受此药，不致引起便秘和消化紊乱。

(八)制剂

片剂：每片5 mg、10 mg、15 mg、30 mg。

(九)贮法

本品有引湿性，遇光易变质。应密封，在干燥处避光保存。

三、喷托维林

其他名称：维静宁，咳必清，托可拉斯，Carbetapentane，TOClASE。

ATC编码：R05DB05。

(一)性状

喷托维林常用其枸橼酸盐，为白色或类白色的结晶性或颗粒性粉末；无臭，味苦。在水中易溶，在乙醇中溶解，在三氯甲烷中略溶，在乙醚中几乎不溶。熔点88～93 ℃。

(二)药理学

本品对咳嗽中枢有选择性抑制作用，尚有轻度的阿托品样作用和局麻作用，大剂量对支气管平滑肌有解痉作用，故它兼有中枢性和末梢性镇咳作用。其镇咳作用的强度约为可待因的1/3。但无成瘾性。一次给药作用可持续4～6小时。

(三)适应证

本药可用于上呼吸道感染引起的无痰干咳和百日咳等，对小儿疗效优于成人。

(四)用法和用量

口服,成人,每次 25 mg,每天 3～4 次。

(五)不良反应

偶有轻度头晕、口干、恶心、腹胀、便秘等不良反应,乃其阿托品样作用所致。

(六)注意

青光眼及心功能不全伴有肺瘀血的患者慎用。痰多者宜与祛痰药合用。

(七)制剂

片剂:每片 25 mg。滴丸:每丸 25 mg。冲剂:每袋 10 g。糖浆剂:0.145%、0.2%、0.25%。

四、氯哌斯汀

其他名称:氯哌啶,氯苯息定,咳平,咳安宁。

ATC 编码:R05DB21。

(一)性状

氯哌斯汀为白色或类白色结晶性粉末,无臭,味苦有麻木感。在水中易溶解。熔点 145～156 ℃。

(二)药理学

氯哌斯汀为非成瘾性中枢性镇咳药,主要抑制咳嗽中枢,还具有 H_1 受体拮抗作用,能轻度缓解支气管平滑肌痉挛及支气管黏膜充血、水肿,这亦有助于其镇咳作用。本品镇咳作用较可待因弱,但无耐受性及成瘾性。服药后 20～30 分钟生效,作用可维持 3～4 小时。

(三)适应证

本药可用于急性上呼吸道炎症、慢性支气管炎、肺结核及肺癌所致的频繁咳嗽。

(四)不良反应

偶有轻度口干、嗜睡等不良反应。

(五)用法和用量

口服:成人,每次 10～30 mg,每天 3 次;儿童,每次 0.5～1.0 mg/kg,每天 3 次。

(六)制剂

片剂:每片 5 mg、10 mg。

(七)贮法

遮光密封保存。

五、苯丙哌林

其他名称:咳快好,咳哌宁,二苯哌丙烷,咳福乐,PIREXYL,BLASCORID。

ATC 编码:R05DB02。

(一)性状

常用其磷酸盐,为白色或类白色粉末;微带特臭,味苦。在水中易溶,在乙醇、三氯甲烷或苯中略溶,在乙醚或丙酮中不溶。熔点 148～153 ℃。

(二)药理学

本品为非麻醉性镇咳剂,具有较强镇咳作用。药理研究结果证明,狗口服或静脉注射本品 2 mg/kg可完全抑制多种刺激引起的咳嗽,其作用较可待因强 2～4 倍。本品除抑制咳嗽中枢外,尚可阻断肺-胸膜的牵张感受器产生的肺-迷走神经反射,并具有罂粟碱样平滑肌解痉作用,故其镇咳作用兼具中枢性和末梢性双重机制。

本品口服易吸收，服后15～20分钟即生效，镇咳作用可持续4～7小时。本品不抑制呼吸，不引起胆管及十二指肠痉挛或收缩，不引起便秘，未发现耐受性及成瘾性。

(三)适应证

本药可用于治疗急性支气管炎及各种原因如感染、吸烟、刺激物、变态反应等引起的咳嗽，对刺激性干咳效佳。有报道本品的镇咳疗效优于磷酸可待因。

(四)不良反应

偶见口干、胃部烧灼感、食欲缺乏、乏力、头晕和药疹等不良反应。

(五)用法和用量

成人，口服，一次20～40 mg，每天3次；缓释片一次1片，每天2次。儿童用量酌减。

(六)禁忌证

对本品过敏者禁用。

(七)注意

服用时需整片吞服，切勿嚼碎，以免引起口腔麻木。妊娠期妇女应在医师指导下应用。

(八)制剂

片(胶囊)剂：每片(粒)20 mg。泡腾片：每片20 mg。缓释片剂：每片40 mg。口服液：10 mg/10 mL、20 mg/10 mL。冲剂：每袋20 mg。

(九)贮法

密闭、避光保存。

六、二氧丙嗪

其他名称：双氧异丙嗪，克咳敏，Oxymeprazine，PROTHANON。

(一)性状

其盐酸盐为白色至微黄色粉末或结晶性粉末；无臭，味苦。在水中溶解，在乙醇中极微溶解。

(二)药理学

本品具有较强的镇咳作用，并具有抗组胺、解除平滑肌痉挛、抗感染和局部麻醉作用，还可增加免疫功能，尤其是细胞免疫。

(三)适应证

本药可用于慢性支气管炎，镇咳疗效显著。双盲法对照试验指出，本品10 mg的镇咳作用约与可待因15 mg相当。多于服药后30～60分钟显效，作用持续4～6小时或更长。尚可用于过敏性哮喘、荨麻疹、皮肤瘙痒症等。未见耐药性与成瘾性。

(四)用法和用量

口服。常用量：每次5 mg，每天2次或3次；极量：一次10 mg，每天30 mg。

(五)不良反应

常见困倦、乏力等不良反应。

(六)禁忌证

高空作业及驾驶车辆、操纵机器者禁用。①治疗量与中毒量接近，不得超过极量。②癫痫、肝功能不全者慎用。

(七)制剂

片剂：每片 5 mg。颗粒剂：每袋 3 g(含 1.5 mg 二氧丙嗪)。

七、右美沙芬

其他名称：美沙芬，右甲吗喃，ROMILAR，TUSSADE，SEDATUSS，Mothorphan。

ATC 编码：R05DA09。

(一)性状

本品氢溴酸盐为白色或类白色结晶性粉末，无味或微苦，溶于水、乙醇，不溶于乙醚。熔点 125 ℃左右。

(二)药理学

本品为吗啡类左啡诺甲基醚的右旋异构体，通过抑制延髓咳嗽中枢而发挥中枢性镇咳作用。其镇咳强度与可待因相等或略强。无镇痛作用，长期应用未见耐受性和成瘾性。治疗剂量不抑制呼吸。

口服吸收好，15～30 分钟起效，作用可维持 3～6 小时。血浆中原形药物浓度很低。其主要活性代谢产物 3-甲氧吗啡烷在血浆中浓度高 $t_{1/2}$ 为 5 小时。

(三)适应证

本药可用于干咳，适用于感冒、急性或慢性支气管炎、支气管哮喘、咽喉炎、肺结核及其他上呼吸道感染时的咳嗽。

(四)用法和用量

口服，成人，每次 10～30 mg，每天 3 次。每天最大剂量 120 mg。

(五)不良反应

偶有头晕、轻度嗜睡、口干、便秘等不良反应。

(六)禁忌证

妊娠 3 个月内妇女及有精神病史者禁用。

(七)注意

妊娠期妇女及痰多患者慎用。

(八)药物相互作用

(1)与奎尼丁、胺碘酮合用，可增高本品的血药浓度，出现中毒反应。

(2)与氟西汀、帕罗西汀合用，可加重本品的不良反应。

(3)与单胺氧化酶抑制剂并用时，可致高热、昏迷等症状。

(4)与其他中枢抑制药合用可增强本品的中枢抑制作用。

(5)乙醇可增强本品的中枢抑制作用。

(九)制剂

普通片剂：每片 10 mg、15 mg。分散片：每片 15 mg。缓释片：每片 15 mg、30 mg。胶囊剂：每粒 15 mg。颗粒剂：每袋 7.5 mg、15 mg。糖浆剂：每瓶 15 mg(20 mL)、150 mg(100 mL)。注射剂：每支 5 mg。

1.复方美沙芬片

每片含对乙酰氨基酚 0.5 g、氢溴酸右美沙芬 15 mg、盐酸苯丙醇胺 12.5 mg、氯苯那敏2 mg。用于流行性感冒、普通感冒及上呼吸道感染，可减轻发热、咳嗽、咽痛、头痛、周身痛、流涕、打喷嚏、眼部发痒、流泪、鼻塞等症状。口服,每次 1～2 片,每天 3～4 次。12 岁以下儿童遵医嘱服。主要不良反应为嗜睡,偶有头晕、口干、胃不适及一过性转氨酶(ALT)升高。肝病患者慎用。

2.复方氢溴酸右美沙芬糖浆

每 10 mL 内含氢溴酸右美沙芬 30 mg,愈创甘油醚 0.2 g。

(十)贮法

遮光密闭保存。

八、福米诺苯

其他名称:胺酰苯吗啉,OLEPTAN,NOLEPTAN,FINATEN。

(一)性状

白色或类白色粉末,无臭,味苦,具强烈刺激味。在酸中易溶,在乙醇中略溶,在三氯甲烷中微溶,在水中极微溶解。熔点 206～208 ℃(熔融时分解)。

(二)药理学

本品镇咳特点是抑制咳嗽中枢的同时,具有呼吸中枢兴奋作用。其镇咳作用与可待因接近。呼吸道阻塞和呼吸功能不全者使用本品后,可改善换气功能,使动脉氧分压升高,二氧化碳分压降低。

(三)适应证

本药可用于各种原因引起的慢性咳嗽及呼吸困难。用于小儿顽固性百日咳,奏效较二氢可待因快,且无成瘾性。在某些病例本品还能促进支气管的分泌,降低痰液的黏滞性,有利于咳痰。

(四)用法和用量

口服,每次 80～160 mg,每天 2～3 次。静脉注射,40～80 mg,加入 25%葡萄糖溶液中缓慢注入。

(五)注意

大剂量时可致血压降低。

(六)制剂

片剂:每片 80 mg。注射剂:每支 40 mg(1 mL)。

九、苯佐那酯

其他名称:退嗽,退嗽露,TESSALONTE,VENTUSSIN。

ATC 编码:R05DB01。

(一)性状

本品为淡黄色黏稠液体,可溶于冷水,但不溶于热水。能溶于大多数有机溶剂内。

(二)药理学

本品化学结构与丁卡因相似,故具有较强的局部麻醉作用。吸收后分布于呼吸道,对肺脏的牵张感受器及感觉神经末梢有明显抑制作用,抑制肺-迷走神经反射,从而阻断咳嗽反射的传入冲动,产生镇咳作用。本品镇咳作用强度略低于可待因,但不抑制呼吸,支气管哮喘患者用药后,反能使呼吸加深加快,每分通气量增加。口服后 10～20 分钟开始产生作用,持续 2～8 小时。

(三)适应证

本药可用于急性支气管炎、支气管哮喘、肺炎、肺癌所引起的刺激性干咳、阵咳等,也可用于支气管镜、喉镜或支气管造影前预防咳嗽。

(四)用法和用量

口服,每次 50～100 mg,每天 3 次。

(五)不良反应

有时可引起嗜睡、恶心、眩晕、胸部紧迫感和麻木感、皮疹等不良反应。

(六)禁忌证

多痰患者禁用。

(七)注意

服用时勿嚼碎,以免引起口腔麻木。

(八)制剂

糖衣丸或胶囊剂:每粒 25 mg、50 mg、100 mg。

十、那可丁

其他名称:Noscapine。

ATC 编码:R05DA07。

(一)性状

本品为白色结晶性粉末或有光泽的棱柱状结晶,无臭。常用其盐酸盐。在三氯甲烷中易溶,苯中略溶,乙醇或乙醚中微溶,在水中几乎不溶。熔点 174～177 ℃。

(二)药理学

本品通过抑制肺牵张反射、解除支气管平滑肌痉挛,而产生外周性镇咳作用。尚具有呼吸中枢兴奋作用。无成瘾性。

(三)适应证

本药可用于阵发性咳嗽。

(四)用法和用量

口服,每次 15～30 mg,每天 2～3 次,剧咳可用至每次 60 mg。

(五)不良反应

偶有恶心、头痛、嗜睡等不良反应。

(六)注意

大剂量可引起支气管痉挛。不宜用于多痰患者。

(七)制剂

片剂:每片 10 mg、15 mg。糖浆剂:每瓶 100 mL。

阿斯美胶囊(强力安喘通胶囊):每粒胶囊含那可丁 7 mg,盐酸甲氧那明 12.5 mg,氨茶碱 25 mg,氯苯那敏 2 mg。口服,成人,一次 2 粒,每天 3 次;15 岁以下儿童减半。

(韩广亮)

第二节 祛 痰 药

痰是呼吸道炎症的产物,可刺激呼吸道黏膜引起咳嗽,并可加重感染。祛痰药可稀释痰液或液化黏痰,使之易于咳出。按其作用方式可将祛痰药分为三类。①恶心性祛痰药和刺激性祛痰药:前者如氯化铵、碘化钾、愈创甘油醚、桔梗流浸膏、远志流浸膏等口服后可刺激胃黏膜,引起轻微的恶心,反射性地促进呼吸道腺体分泌增加,使痰液稀释,易于咳出。后者是一些挥发性物质,如桉叶油、安息香酊等加入沸水中,其蒸气亦可刺激呼吸道黏膜,增加腺体分泌,使痰液变稀,易于咳出。②黏痰溶解剂:如氨溴索、乙酰半胱氨酸、沙雷肽酶等可分解痰液的黏性成分如黏多糖和黏蛋白,使黏痰液化,黏滞性降低而易于咳出。③黏液稀释剂:如羧甲司坦、稀化黏素等主要作用于气管、支气管的黏液产生细胞,促其分泌黏滞性低的分泌物,使呼吸道分泌的流变性恢复正常,痰液由黏变稀,易于咳出。

一、氯化铵

其他名称:氯化铔,卤砂,AmmoniumMuriate,SALMAIC。

ATC 编码:G04BA01。

(一)性状

本品为无色结晶或白色结晶性粉末,无臭,味咸、凉。有引湿性。在水中易溶,在乙醇中微溶。

(二)药理学

口服后刺激胃黏膜的迷走神经末梢,引起轻度的恶心,反射性地引起气管、支气管腺体分泌增加。部分氯化铵吸收入血后,经呼吸道排出,由于盐类的渗透压作用而带出水分,使痰液稀释,易于咳出。能增加肾小管氯离子浓度,因而增加钠和水的排出,具利尿作用。口服吸收完全,其氯离子吸收入血后可酸化体液和尿液,并可纠正代谢性碱中毒。

(三)适应证

本药可用于急性呼吸道炎症时痰黏稠不易咳出的病例。常与其他止咳祛痰药配成复方制剂应用。纠正代谢性碱中毒(碱血症)。其酸化尿液作用可使一些需在酸性尿液中显效的药物如乌洛托品产生作用;也可增强汞剂的利尿作用及四环素和青霉素的抗菌作用;还可促进碱性药物如哌替啶、苯丙胺、普鲁卡因的排泄。

(四)用法和用量

(1)祛痰:口服,成人一次 0.3～0.6 g,每天 3 次。

(2)治疗代谢性碱中毒或酸化尿液:静脉滴注,每天 2～20 g,每小时不超过 5 g。

(五)不良反应

(1)吞服片剂或剂量过大可引起恶心、呕吐、胃痛等胃刺激症状,宜溶于水中、餐后服用。

(2)本品可增加血氨浓度,于肝功能不全者可能诱发肝性脑病。

(六)禁忌证

(1)肝、肾功能不全者禁用。

(2)应用过量或长期服用易致高氯性酸中毒,代谢性酸血症患者禁用。

(七)注意

静脉滴注速度过快,可致惊厥或呼吸停止。溃疡病患者慎用。

(八)药物相互作用

(1)与阿司匹林合用,本品可减慢阿司匹林排泄,增强其疗效。

(2)与氯磺丙脲合用,可增强氯磺丙脲的降血糖作用。

(3)与氟卡尼合用,可减弱氟卡尼的抗心律失常作用。

(4)本品可促进美沙酮的体内清除,降低其疗效。

(5)本品可增加氟卡尼的排泄,降低其疗效。

(6)本品不宜与排钾利尿药、磺胺嘧啶、呋喃妥因等合用。

(九)制剂

片剂:每片 0.3 g。注射液:每支 5 g(500 mL)。

二、溴己新

其他名称:溴己铵,必消痰,必嗽平,溴苄环己铵,BISOLVON,BRONCOKIN。

ATC 编码:R05CB02。

(一)性状

本品为鸭嘴花碱经结构改造得到的半合成品,常用其盐酸盐。系白色或类白色结晶性粉末;无臭,无味。在乙醇或三氯甲烷中微溶,在水中极微溶解。熔点 239～243 ℃。

(二)药理学

本品具有较强的黏痰溶解作用。主要作用于气管、支气管黏膜的黏液产生细胞,抑制痰液中酸性黏多糖蛋白的合成,并可使痰中的黏蛋白纤维断裂,因此使气管、支气管分泌的流变学特性恢复正常,黏痰减少,痰液稀释易于咳出。本品的祛痰作用尚与其促进呼吸道黏膜的纤毛运动及具有恶心性祛痰作用有关。服药后约 1 小时起效,4～5 小时作用达高峰,疗效维持 6～8 小时。

(三)适应证

本药可用于慢性支气管炎、哮喘、支气管扩张、硅肺等有白色黏痰又不易咳出的患者。脓性痰患者需加用抗生素控制感染。

(四)用法和用量

口服:成人一次 8～16 mg。肌内注射:一次 4～8 mg,每天 2 次。静脉滴注:每天 4～8 mg,加入 5%葡萄糖氯化钠溶液 500 mL。气雾吸入:一次 2 mL,每天 2～3 次。

(五)不良反应

偶有恶心、胃部不适,减量或停药后可消失。严重的不良反应为皮疹、遗尿。

(六)禁忌证

对本药过敏者禁用。

(七)注意

本品宜餐后服用,胃溃疡患者慎用。

(八)药物相互作用

本品能增加阿莫西林、四环素类抗生素在肺内或支气管的分布浓度,合用时能增强抗菌疗效。

(九)制剂

片剂:每片 4 mg;8 mg。注射液:每支 0.2%,2 mg(1 mL);4 mg(2 mL)。气雾剂:0.2%溶液。

(1)复方氯丙那林溴己新片:含盐酸氯丙那林 5 mg、盐酸溴己新 10 mg、盐酸去氯羟嗪 25 mg。

(2)复方氯丙那林溴己新胶囊:含盐酸氯丙那林 5 mg、盐酸溴己新 10 mg、盐酸去氯羟嗪 25 mg。

三、氨溴索

其他名称：溴环己胺醇，沐舒坦，美舒咳，安布索，百沫舒，平坦，瑞艾乐，兰苏，兰勃素，BRONCHOPRONT，MUCOSOLVAN，LASOLVAN，MUCOVENT，MUSCO，BROMUSSYL，INGTAN，RUIAILE。

ATC 编码：R05CB06。

（一）性状

常用其盐酸盐。白色或类白色结晶性粉末，无臭。溶于甲醇，在水或乙醇中微溶。

（二）药理学

本品为溴己新在体内的活性代谢产物。能促进肺表面活性物质的分泌及气道液体分泌，使痰中的黏多糖蛋白纤维断裂，促进黏痰溶解，显著降低痰黏度，增强支气管黏膜纤毛运动，促进痰液排出。改善通气功能和呼吸困难状况。其祛痰作用显著超过溴己新，且毒性小，耐受性好。

雾化吸入或口服后 1 小时内生效，作用维持 3～6 小时。

（三）适应证

本药可用于急、慢性支气管炎及支气管哮喘、支气管扩张、肺气肿、肺结核、尘肺、手术后的咳痰困难等。注射给药可用于术后肺部并发症的预防及早产儿、新生儿呼吸窘迫综合征的治疗。

本品高剂量（每次 250～500 mg，每天 2 次）有降低血浆尿酸浓度和促进尿酸排泄的作用，可用于治疗痛风。

（四）用法和用量

(1)口服：成人及 12 岁以上儿童每次 30 mg，每天 3 次。长期使用（14 天后）剂量可减半。

(2)静脉注射、肌内注射及皮下注射：成人每次 15 mg，每天 2 次。亦可加入生理盐水或葡萄糖溶液中静脉滴注。

（五）不良反应

不良反应较少，仅少数患者出现轻微的胃肠道反应如胃部不适、胃痛、腹泻等。偶见皮疹等变态反应，出现过敏症状应立即停药。

（六）禁忌证

对本品过敏者禁用。

（七）注意

妊娠头 3 个月慎用；注射液不应与 pH 大于 6.3 的其他溶液混合。

（八）药物相互作用

(1)本品与阿莫西林、阿莫西林/克拉维酸、氨苄西林、头孢呋辛、红霉素、多西环素等抗生素合用，可增加这些抗生素在肺内的分布浓度，增强其抗菌疗效。

(2)本品与 β_2 受体激动剂及茶碱等支气管扩张剂合用有协同作用。

（九）制剂

片剂：每片 15 mg；30 mg。胶囊剂：每粒 30 mg。缓释胶囊：每粒 75 mg。口服溶液剂：每支 15 mg（5 mL）；180 mg（60 mL）；300 mg（100 mL）；600 mg（100 mL）。气雾剂：每瓶 15 mg（2 mL）。注射液：每支 15 mg（2 mL）。

（十）贮法

遮光、密闭保存。

氨溴特罗口服液：每 100 mL(含盐酸氨溴索 150 mg，盐酸克伦特罗 0.1 mg)。一次 20 mL，每天 2 次。

四、溴凡克新

其他名称：溴环己酰胺，BROVAN，BRONQUIMUClL，BROVAXINE。

(一)药理学

本品亦为溴己新的活性代谢物，可使痰中酸性黏多糖纤维断裂，降低痰液黏度，使其液化而易于咳出，同时改善肺通气功能。本品口服或直肠给药吸收良好，服后 3～4 小时，血浓度达到最高峰。毒性低。

(二)适应证

本药可用于急、慢性支气管炎。

(三)用法和用量

口服，成人每次 15～30 mg，每天 3 次。

(四)制剂

片剂：每片 15 mg、30 mg。

五、乙酰半胱氨酸

其他名称：痰易净，易咳净，富露施，MUCOMYST，AIRBRON，FLUIMUClL，MUCO-FILIN，MUClSOL。

ATC 编码：R05CB01。

(一)性状

本品为白色结晶性粉末，有类似蒜的臭气，味酸，有引湿性。在水或乙醇中易溶。熔点 101～107 ℃。

(二)药理学

本品具有较强的黏痰溶解作用。其分子中所含巯基(－SH)能使白色黏痰中的黏多糖蛋白多肽链中的二硫键(－S－S－)断裂，还可通过分解核糖核酸酶，使脓性痰中的 DNA 纤维断裂，故不仅能溶解白色黏痰而且也能溶解脓性痰，从而降低痰的黏滞性，并使之液化，易于咳出。此外，本品进入细胞内后，可脱去乙酰基形成 L-半胱氨酸，参与谷胱甘肽(GSH)的合成，故有助于保护细胞免受氧自由基等毒性物质的损害。

(三)适应证

(1)用于手术后、急性和慢性支气管炎、支气管扩张、肺结核、肺炎、肺气肿等引起的黏稠分泌物过多所致的咳痰困难。

(2)可用于对乙酰氨基酚中毒的解毒及环磷酰胺引起的出血性膀胱炎的治疗。

(四)用法和用量

(1)喷雾吸入：仅用于非应急情况下。临用前用氯化钠溶液使其溶解成 10%溶液，每次 1～3 mL，每天 2～3 次。

(2)气管滴入：急救时以 5%溶液经气管插管或气管套管直接滴入气管内，每次 0.5～2.0 mL，每天 2～4 次。

(3)气管注入：急救时以 5%溶液用 1 mL 注射器自气管的甲状软骨环骨膜处注入气管腔内，

每次0.5～2.0 mL(婴儿每次 0.5 mL,儿童每次 1 mL,成人每次 2 mL)。

(4)口服:成人一次 200 mg,每天 2～3 次。

(五)不良反应

本药可引起咳呛、支气管痉挛、恶心、呕吐、胃炎等不良反应,减量即可缓解,如遇恶心、呕吐,可暂停给药。支气管痉挛可用异丙肾上腺素缓解。

(六)禁忌证

支气管哮喘者禁用。

(七)注意

(1)本品直接滴入呼吸道可产生大量痰液,需用吸痰器吸引排痰。

(2)不宜与金属、橡皮、氧化剂、氧气接触,故喷雾器须用玻璃或塑料制作。

(3)本品应临用前配制,用剩的溶液应严封贮于冰箱中,48 小时内用完。

(八)药物相互作用

(1)本品可减弱青霉素、四环素、头孢菌素类的抗菌活性,故不宜同时应用;必要时间隔 4 小时交替使用。

(2)与硝酸甘油合用可增加低血压和头痛的发生。

(3)与金制剂合用,可增加金制剂的排泄。

(4)与异丙肾上腺素合用或交替使用可提高药效,减少不良反应。

(5)与碘化油、糜蛋白酶、胰蛋白酶有配伍禁忌。

(九)制剂

片剂:每片 200 mg、500 mg。喷雾剂:每瓶 0.5 g、1 g。颗粒剂:每袋 100 mg。泡腾片:每片 600 mg。

六、羧甲司坦

其他名称:羧甲基半胱氨酸,贝莱,费立,卡立宁,康普利,强利灵,强利痰灵,美咳片,Carboxyme thylCysteine, MUCODYNE, MUCOTAB, MUCOClS, LOVISCOL, TRANS-BRONCHIN。

ATC 编码:R05CB03。

(一)性状

本品为白色结晶性粉末;无臭。在热水中略溶,在水中极微溶解,在乙醇或丙酮中不溶,在酸或碱溶液中易溶。

(二)药理学

本品为黏液稀释剂,主要在细胞水平影响支气管腺体的分泌,使低黏度的唾液黏蛋白分泌增加,而高黏度的岩藻黏蛋白产生减少,因而使痰液的黏滞性降低,易于咳出。本品口服有效,起效快,服后 4 小时即可见明显疗效。

(三)适应证

本品可用于慢性支气管炎、支气管哮喘等疾病引起的痰液黏稠、咳痰困难和痰阻气管等。亦可用于防治手术后咳痰困难和肺炎并发症。用于小儿非化脓性中耳炎,有预防耳聋效果。

(四)用法和用量

口服,成人每次 0.25～0.50 g,每天 3 次。儿童每天 30 mg/kg。

(五)不良反应

偶有轻头晕、恶心、胃部不适、腹泻、胃肠道出血、皮疹等不良反应。

(六)注意

(1)本品与强效镇咳药合用,会导致稀化的痰液堵塞气道。

(2)有消化道溃疡病史者慎用。

(3)有慢性肝脏疾病的老年患者应减量。

(七)制剂

口服液:每支 0.2 g(10 mL)、0.5 g(10 mL)。糖浆剂:2%(20 mg/mL)。片剂:每片 0.25 g。泡腾剂:每包 0.25 g。

(八)贮法

密闭,于阴凉干燥处保存。

七、沙雷肽酶

其他名称:舍雷肽酶,达先,敦净,释炎达,DASEN。

(一)性状

从沙雷杆菌提取的蛋白水解酶,是稍有特殊臭味的灰白色到淡褐色粉末。

(二)药理学

本品具有很强的抗感染症、消肿胀作用和分解变性蛋白质、缓激肽、纤维蛋白凝块作用,故可加速痰、脓和血肿液化与排出,促进血管、淋巴管对分解物的吸收,改善炎症病灶的循环,从而起到消炎消肿作用,还能增加抗生素在感染灶和血中的浓度,从而增强抗生素的作用。

(三)适应证

本品用于手术后和外伤后消炎及鼻窦炎、乳腺淤积、膀胱炎、附睾炎、牙周炎、牙槽肿胀等疾病的消炎,还可用于支气管炎、肺结核、支气管哮喘、麻醉后的排痰困难等。国外报道本品可用于治疗儿童耳炎。

(四)用法和用量

口服:成人每次 5~10 mg,每天 3 次,餐后服。

(五)不良反应

偶见黄疸、转氨酶(ALT、AST、γ-GTP)升高、厌食、恶心、呕吐、腹泻等。偶见鼻出血、血痰等出血倾向。偶见皮肤发红,瘙痒、药疹等变态反应。

(六)注意

有严重肝、肾功能障碍和血液凝固异常者慎用。使用本品时应让患者及时咳出痰液,呼吸道插管患者应及时吸出痰液,以防止痰液阻塞呼吸道。

(七)药物相互作用

(1)本品增加青霉素、氨苄西林、磺苄西林等抗生素在感染灶和血中的浓度,增强抗生素的作用。

(2)与抗凝血药合用时,可增强抗凝血药的作用。

(3)与促凝血药合用时可产生部分药理性拮抗作用。

(八)制剂

肠溶片:每片 5 mg(10 000 单位)、10 mg(20 000 单位)。 **(张文芳)**

第三节 平 喘 药

喘息是呼吸系统疾病的常见症状之一，尤多见于支气管哮喘和喘息性支气管炎，是支气管平滑肌痉挛和支气管黏膜炎症引起的分泌物增加和黏膜水肿所致的小气道阻塞的结果。

哮喘的发病机制包括遗传和环境因素，多数人的哮喘发作包括两个时相，即速发相和迟发相。速发相多与Ⅰ型(速发型)变态反应有关。哮喘患者接触抗原后，体内产生抗体免疫球蛋白E，IgE)，并结合于肥大细胞表面，使肥大细胞致敏。再次吸入抗原后，抗原与致敏肥大细胞表面的抗体结合，使肥大细胞裂解脱颗粒，释放变态反应介质如组胺、白三烯 C_4 和 D_4(LTC$_4$ 和 LTD$_4$)、前列腺素 D_2(PGD$_2$)、嗜酸性粒细胞趋化因子 A(ECF-A)等。这些介质引起血管通透性增加，黏膜下多种炎性细胞如巨噬细胞、嗜酸性粒细胞和多形核粒细胞浸润，刺激支气管平滑肌痉挛，气道黏膜水肿、黏液分泌增加，从而导致气道狭窄、阻塞，甚至气道构形重建。哮喘的迟发相反应可在夜间出现，是继发于速发相的进展性炎症反应，主要是患者支气管黏膜的 Th2 细胞活化，生成 Th2 型细胞因子，进一步吸引其他炎症细胞如嗜酸性粒细胞到黏膜表面。迟发相的炎症介质有半胱氨酰白三烯，白介素 IL-3、IL-5 和 IL-8，毒性蛋白，嗜酸性粒细胞阳离子蛋白，主要碱性蛋白及嗜酸性粒细胞衍生的神经毒素。这些介质在迟发相反应中起重要作用，毒性蛋白引起上皮细胞的损伤和缺失。此外，腺苷、诱导型 NO 和神经肽也可能涉及迟发相反应。

当支气管黏膜炎症时，中性粒细胞、嗜酸性粒细胞及肥大细胞释放的溶酶体酶、炎性细胞因子产生的活性氧自由基等可损伤支气管上皮细胞，分布在黏膜的感觉传入神经纤维暴露，并使气管上皮舒张因子(EpDRF)生成减少，遇冷空气、灰尘及致敏原刺激时，感觉传入神经通过轴索反射，释放出 P 物质、神经激肽 A 和降钙素基因相关肽(CGRP)，引起气道高反应性(bronchial hyperresponsi veness，BHR)，则更易诱发和加重喘息。

对哮喘发病机制的解释尚有受体学说，即认为喘息发作时 β 受体功能低下，这可能与哮喘患者血清中存在 $β_2$ 受体的自身抗体，并因此导致肺中 $β_2$ 受体密度降低有关。由于在肺中 $β_2$ 受体密度降低的同时，还发现 α 受体密度增加，故亦有哮喘发病时的 α 受体功能亢进学说。根据哮喘患者的呼吸道对乙酰胆碱具有高反应性，还提出了哮喘发病的 M 胆碱受体功能亢进学说。

平喘药是指能作用于哮喘发病的不同环节，以缓解或预防哮喘发作的药物。常用平喘药可分为以下 6 类：①β 肾上腺素受体激动剂。②M 胆碱受体阻滞剂。③黄嘌呤类药物。④过敏介质阻释剂。⑤肾上腺糖皮质激素类。⑥抗白三烯类药物。近年来的发展趋势是将上述几类药物制成吸入型制剂，或配伍制成复方制剂，以增强呼吸道局部疗效并减少全身用药的不良反应。

一、β 肾上腺素受体激动剂

该类药物，包括非选择性的 β 肾上腺素受体激动剂，如肾上腺素、麻黄碱和异丙肾上腺素；及选择性 $β_2$ 肾上腺素受体激动剂，如沙丁胺醇、特布他林等。它们主要通过激动呼吸道的 $β_2$ 受体，激活腺苷酸环化酶，使细胞内的环磷腺苷(cAMP)含量增加，游离 Ca^{2+} 减少，从而松弛支气管平滑肌，抑制炎性细胞释放变态反应介质，增强纤毛运动与黏液清除，降低血管通透性，减轻呼吸道水肿，而发挥平喘作用。近些年来还有对 $β_2$ 受体选择性更强，作用维持时间更久的福莫特罗、沙美特罗、班布特罗等用于临床。本类药物扩张支气管作用强大而迅速，疗效确实，已成为治疗急性哮喘的一线药物。

（一）麻黄碱

麻黄碱是从中药麻黄中提取的生物碱，可人工合成。

其他名称：麻黄素，SANEDRINE，EPHETONIN。

ATC 编码：R01AA03。

1.性状

常用其盐酸盐，为白色针状结晶或结晶性粉末；无臭，味苦。在水中易溶，在乙醇中溶解，在氯仿或乙醚中不溶。熔点 217～220 ℃。

2.药理学

本品可直接激动肾上腺素受体，也可通过促使肾上腺素能神经末梢释放去甲肾上腺素而间接激动肾上腺素受体，对 α 和 β 受体均有激动作用。①心血管系统：使皮肤、黏膜和内脏血管收缩，血流量减少；冠脉和脑血管扩张，血流量增加。用药后血压升高，脉压加大。使心收缩力增强，心排血量增加。由于血压升高反射性地兴奋迷走神经，故心率不变或稍慢。②支气管：松弛支气管平滑肌；其 α-效应尚可使支气管黏膜血管收缩，减轻充血水肿，有利于改善小气道阻塞。但长期应用反致黏膜血管过度收缩，毛细血管压增加，充血水肿反加重。此外，α 效应尚可加重支气管平滑肌痉挛。③中枢神经系统：兴奋大脑皮层和皮层下中枢，产生精神兴奋、失眠、不安和震颤等。

口服后易自肠吸收，可通过血-脑屏障进入脑脊液。V_d 为 3～4 L/kg，吸收后仅少量脱胺氧化，79%以原形经尿排泄。作用较肾上腺素弱而持久 $t_{1/2}$ 为 3～4 小时。

3.适应证

预防支气管哮喘发作和缓解轻度哮喘发作，对急性重度哮喘发作效不佳。用于蛛网膜下腔麻醉或硬膜外麻醉引起的低血压及慢性低血压症。治疗各种原因引起的鼻黏膜充血、肿胀引起的鼻塞。

4.用法和用量

（1）支气管哮喘：口服：成人，常用量一次 15～30 mg，每天 45～90 mg；极量，一次 60 mg，每天 150 mg。皮下或肌内注射：成人，常用量一次 15～30 mg，每天 45～60 mg；极量，一次 60 mg，每天 150 mg。

（2）蛛网膜下腔麻醉或硬膜外麻醉时维持血压：麻醉前皮下注射或肌内注射 20～50 mg。慢性低血压症，每次口服 20～50 mg，每天 2 次或 3 次。

（3）解除鼻黏膜充血、水肿：以 0.5%～1%溶液滴鼻。

5.不良反应

大量长期使用可引起震颤、焦虑、失眠、头痛、心悸、发热感、出汗等不良反应。晚间服用时，常加服镇静催眠药如苯巴比妥以防失眠。

6.禁忌证

甲状腺功能亢进症、高血压、动脉硬化、心绞痛等患者禁用。

7.注意

短期反复使用可致快速耐受现象，作用减弱，停药数小时可恢复。

8.药物相互作用

麻黄碱与巴比妥类、苯海拉明、氨茶碱合用，通过后者的中枢抑制、抗过敏、抗胆碱、解除支气管痉挛及减少腺体分泌作用。忌与帕吉林等单胺氧化酶抑制剂合用，以免引起血压过高。

9.制剂

片剂：每片 15 mg、25 mg；30 mg。注射液：每支 30 mg(1 mL)、50 mg(1 mL)。滴鼻剂：0.5%(小儿)；1%(成人)；2%(检查、手术或止血时用)。

(二)异丙肾上腺素

其他名称：喘息定，治喘灵，Isoproterenol，ISUPREL，ALUDRINE。

ATC 编码：R03AB02。

1.性状

常用其盐酸盐，为白色或类白色结晶性粉末；无臭，味微苦，遇光和空气渐变色，在碱性溶液中更易变色。在水中易溶，在乙醇中略溶，在三氯甲烷或乙醚中不溶。熔点 165～170 ℃。

2.药理学

本品为非选择性肾上腺素 β 受体激动剂，对 β_1 和 β_2 受体均有强大的激动作用，对 α 受体几乎无作用。主要作用如下：①作用于心脏 β_1 受体，使心收缩力增强，心率加快，传导加速，心排血量和心肌耗氧量增加。②作用于血管平滑肌 β_2 受体，使骨骼肌血管明显舒张，肾、肠系膜血管及冠状动脉亦不同程度舒张，血管总外周阻力降低。其心血管作用导致收缩压升高，舒张压降低，脉压变大。③作用于支气管平滑肌 β_2 受体，使支气管平滑肌松弛。④促进糖原和脂肪分解，增加组织耗氧量。

本品口服无效。临床多采用气雾吸入给药，亦可舌下含服，在 2～5 分钟内经舌下静脉丛吸收而迅速奏效。其生物利用度为 80%～100%。有效血浓度为 0.5～2.5 mg/mL，V_d 为 0.7 L/kg。在肝脏与硫酸结合，在其他组织被儿茶酚氧位甲基转移酶甲基化代谢灭活。静脉给药后，尿中排泄原形药物和甲基化代谢产物各占 50%。气雾吸入后，尿中排泄物全部为甲基化代谢产物。

3.适应证

(1)支气管哮喘：适用于控制哮喘急性发作，常气雾吸入给药，作用快而强，但持续时间短。

(2)心脏骤停：治疗各种原因如溺水、电击、手术意外和药物中毒等引起的心脏骤停。必要时可与肾上腺素和去甲肾上腺素配伍使用。

(3)房室传导阻滞。

(4)抗休克：心源性休克和感染性休克。对中心静脉压高、心排血量低者，应在补足血容量的基础上再用本品。

4.用法和用量

(1)支气管哮喘：舌下含服，成人常用量，一次 10～15 mg，每天 3 次；极量，一次 20 mg，每天 60 mg。气雾剂吸入，常用量，一次 0.1～0.4 mg；极量，一次 0.4 mg，每天 2.4 mg。重复使用的间隔时间不应少于2 小时。

(2)心搏骤停：心腔内注射 0.5～1.0 mg。

(3)房室传导阻滞：二度者采用舌下含片，每次 10 mg，每 4 小时 1 次；三度者如心率低于 40 次/分时，可用 0.5～1.0 mg 溶于 5%葡萄糖溶液 200～300 mL 缓慢静脉滴注。

(4)抗休克：以 0.5～1.0 mg 加于 5%葡萄糖溶液 200 mL 中，静脉滴注，滴速 0.5～2.0 μg/min，

根据心率调整滴速，使收缩压维持在 12.0 kPa(90 mmHg)，脉压在 2.7 kPa(20 mmHg)以上，心率 120 次/分以下。

5.不良反应

常见心悸、头痛、头晕、喉干、恶心、软弱无力及出汗等不良反应。在已有明显缺氧的哮喘患者，用量过大，易致心肌耗氧量增加，易致心律失常，甚至可致室性心动过速及心室颤动。成人心率超过 120 次/分，小儿心率超过 140 次/分时，应慎用。

6.禁忌证

冠心病、心绞痛、心肌梗死、嗜铬细胞瘤及甲状腺功能亢进患者禁用。

7.注意

舌下含服时，宜将药片嚼碎；含于舌下，否则达不到速效。过多、反复应用气雾剂可产生耐受性，此时，不仅 β 受体激动剂之间有交叉耐受性，而且对内源性肾上腺素能递质也产生耐受性，使支气管痉挛加重，疗效降低，甚至增加死亡率。故应限制吸入次数和吸入量。

8.药物相互作用

(1)与其他拟肾上腺素药有相加作用，但不良反应也增多。

(2)与普萘洛尔合用时，可拮抗本品的作用。

(3)三环类抗抑郁药可能增强其作用。

(4)三环类抗抑郁药丙咪嗪、丙卡巴肼合用可增加本品的不良反应。

(5)与洋地黄类药物合用，可加剧心动过速。

(6)钾盐引起血钾增高，增强本品对心肌的兴奋作用，易致心律失常，禁止合用。

(7)与茶碱合用可降低茶碱的血药浓度。

9.制剂

片剂：每片 10 mg。纸片：每片 5 mg。

气雾剂：浓度为 0.25%，每瓶可喷吸 200 次左右，每揿约 0.175 mg。注射液：每支 1 mg(2 mL)。

复方盐酸异丙肾上腺素气雾剂(愈喘气雾剂)：每瓶含盐酸异丙肾上腺素 56 mg 和愈创甘油醚 70 mg，按盐酸异丙肾上腺素计算，每次喷雾吸入 0.1～0.4 mg，每次极量 0.4 mg，每天2.4 mg。

10.贮法

遮光、密闭保存。

(三)沙丁胺醇

其他名称：舒喘灵，索布氨，阿布叔醇，羟甲叔丁肾上腺素，柳丁氨醇，嗽必妥，万托林，爱纳灵，Albuterol，VENTOLIN，PROVENTIL，Sulphate，Saltanol，ETINOLINE。

ATC 编码：R03AC02。

1.性状

常用其硫酸盐。为白色或类白色的粉末；无臭，味微苦。在水中易溶，在乙醇中极微溶解，在乙醚或三氯甲烷中几乎不溶。

2.药理学

本品为选择性 β_2 受体激动剂，能选择性激动支气管平滑肌的 β_2 受体，有较强的支气管扩张作用。于哮喘患者，其支气管扩张作用比异丙肾上腺素强约 10 倍。抑制肥大细胞等致敏细胞释放变态反应介质亦与其支气管平滑肌解痉作用有关。对心脏的 β_1 受体的激动作用较弱，故其增加心率作用仅及异丙肾上腺素的 1/10。

因不易被消化道的硫酸酯酶和组织中的儿茶酚氧位甲基转移酶破坏，故本品口服有效，作用持续时间较长。口服生物利用度为30%，服后15～30分钟生效，2～4小时作用达高峰，持续6小时以上。气雾吸入的生物利用度为10%，吸入后1～5分钟生效，1小时作用达高峰，可持续4～6小时，维持时间亦为同等剂量异丙肾上腺素的3倍。V_d为1 L/kg。大部在肠壁和肝脏代谢，进入循环的原形药物少于20%。主要经肾排泄。

3.适应证

本品可用于防治支气管哮喘，哮喘型支气管炎和肺气肿患者的支气管痉挛。制止发作多用气雾吸入，预防发作则可口服。

4.用法和用量

口服：成人，每次2～4 mg，每天3次。气雾吸入：每次0.1～0.2 mg（即喷吸1～2次），必要时每4小时重复1次，但24小时内不宜超过8次，粉雾吸入，成人每次吸入0.4 mg，每天3～4次。静脉注射：一次0.4 mg，用5%葡萄糖注射液20 mL或氯化钠注射液2 mL稀释后缓慢注射。静脉滴注：1次0.4 mg，用5%葡萄糖注射液100 mL稀释后滴注。肌内注射：一次0.4 mg，必要时4小时可重复注射。

5.不良反应

偶见恶心、头痛、头晕、心悸、手指震颤等不良反应。剂量过大时，可见心动过速和血压波动。一般减量即恢复，严重时应停药。罕见肌肉痉挛，变态反应。

6.禁忌证

对本品及其他肾上腺素受体激动剂过敏者禁用。

7.注意

（1）心血管功能不全、高血压、糖尿病、甲状腺功能亢进患者及妊娠期妇女慎用。

（2）对氟利昂过敏者禁用本品气雾剂。

（3）长期用药亦可形成耐受性，不仅疗效降低，且可能使哮喘加重。

（4）本品缓释片不能咀嚼，应整片吞服。

8.药物相互作用

（1）与其他肾上腺素受体激动剂或茶碱类药物合用，其支气管扩张作用增强，但不良反应也可能加重。

（2）β受体阻滞剂如普萘洛尔能拮抗本品的支气管扩张作用，故不宜合用。

（3）单胺氧化酶抑制剂、三环抗抑郁药、抗组胺药、左甲状腺素等可增加本品的不良反应。

（4）与甲基多巴合用时可致严重急性低血压反应。

（5）与洋地黄类药物合用，可增加洋地黄诱发心动过速的危险性。

（6）在产科手术中与氟烷合用，可加重宫缩无力，引起大出血。

9.制剂

片（胶囊）剂：每片（粒）0.5 mg、2 mg。缓释片（胶囊）剂：每粒4 mg、8 mg。气雾剂：溶液型，药液浓度0.2%，每瓶28 mg，每揿0.14 mg；混悬型，药液浓度0.2%（g/g），每瓶20 mg（200揿），每揿0.1 mg。粉雾剂胶囊：每粒0.2 mg、0.4 mg，用粉雾吸入器吸入。注射液：每支0.4 mg（2 mL）。糖浆剂：4 mg（1 mL）。

（四）特布他林

其他名称：间羟叔丁肾上腺素，间羟舒喘灵，间羟舒喘宁，间羟嗽必妥，叔丁喘宁，比艾，博利康尼，喘康速，BRINCANYL，BRETHINE，BRISTURIN。

ATC 编码：R03AC03

1.性状

常用其硫酸盐，为白色或类白色结晶性粉末；无臭，或微有醋酸味；遇光后渐变色。熔点 255 ℃。易溶于水，在甲醇或己醇中微溶，在乙醚、丙酮或三氯甲烷中几乎不溶。

2.药理学

本品为选择性 β_2 受体激动剂，其支气管扩张作用与沙丁胺醇相近。于哮喘患者，本品 2.5 mg的平喘作用与 25 mg 麻黄碱相当。动物或人的离体实验证明，其对心脏 β_1 受体的作用极小，其对心脏的兴奋作用比沙丁胺醇小 7～10 倍，仅及异丙肾上腺素的 1/100。但临床应用时，特别是大量或注射给药仍有明显心血管系统不良反应，这除与它直接激动心脏 β_1 受体有关外，尚与其激动血管平滑肌 β_2 受体，舒张血管，血流量增加，通过压力感受器反射地兴奋心脏有关。

口服生物利用度为 15%±6%，约 30 分钟出现平喘作用，有效血浆浓度为 3 μg/mL，血浆蛋白结合率为 25%。因不易被儿茶酚氧位甲基转移酶、单胺氧化酶或硫酸酯酶代谢，故作用持久。2～4 小时作用达高峰，可持续 4～7 小时。V_d 为(1.4±0.4)L/kg。皮下注射或气雾吸入后 5～15 分钟生效，0.5～1.0 小时作用达高峰，作用维持 1.5～4.0 小时。

3.适应证

(1)用于支气管哮喘、哮喘型支气管炎和慢性阻塞性肺部疾病时的支气管痉挛。

(2)连续静脉滴注本品可激动子宫平滑肌 β_2 受体，抑制自发性子宫收缩和催产素引起的子宫收缩，预防早产。同样原理亦可用于胎儿窒息。

4.用法和用量

口服：成人，每次 2.5～5.0 mg，每天 3 次，一天中总量不超过 15 mg。静脉注射：一次 0.25 mg，如 15～30 分钟无明显临床改善，可重复注射一次，但 4 小时中总量不能超过 0.5 mg。气雾吸入：成人，每次0.25～0.50 mg，每天 3～4 次。

5.不良反应

少数病例可见手指震颤、头痛、头晕、失眠、心悸及胃肠障碍，偶见血糖及血乳酸升高。口服 5 mg时，手指震颤发生率可达 20%～33%。故应以吸入给药为主，只在重症哮喘发作时才考虑静脉应用。

6.禁忌证

禁用于对本品及其他肾上腺素受体激动剂过敏者；严重心功能损害者。

7.注意

高血压病、冠心病、糖尿病、甲状腺功能亢进、癫痫患者及妊娠期妇女慎用。

8.药物相互作用

(1)与其他肾上腺素受体激动剂合用可使疗效增加，但不良反应也增多。

(2)β 受体阻滞剂(如普萘洛尔、醋丁洛尔、阿替洛尔、美托洛尔等)可拮抗本品的作用，使疗效降低，并可致严重的支气管痉挛。

(3)与茶碱类药合用，可增加松弛支气管平滑肌作用，但心悸等不良反应也增加。

(4)单胺氧化酶抑制药、三环抗抑郁药、抗组胺药、左甲状腺素等可增加本品的不良反应。

9.制剂

片剂：每片 1.25 mg、2.5 mg、5 mg。胶囊：每粒 1.25 mg、2.5 mg。注射剂：每支 0.25 mg

(1 mL)。气雾剂每瓶 50 mg(200 喷)、100 mg(400 喷)(每喷 0.25 mg)。粉雾剂:0.5 mg(每吸)。

(五)氯丙那林

其他名称:氯喘通,氯喘,喘通,邻氯喘息定,邻氯异丙肾上腺素,soprophenamine,ASTHONE。

1.性状

常用其盐酸盐,为白色或类白色结晶性粉末;无臭,味苦。在水或乙醇中易溶,在三氯甲烷中溶解,在丙酮中微溶,在乙醚中不溶。熔点 165～169 ℃。

2.药理学

本品为选择性 β_2 受体激动剂,但其对 β_2 受体的选择性低于沙丁胺醇。有明显的支气管扩张作用,对心脏的兴奋作用较弱,仅为异丙肾上腺素的 1/3。口服后 15～30 分钟生效,约 1 小时达最大效应,作用持续4～6 小时。气雾吸入 5 分钟左右即可见哮喘症状缓解。

3.适应证

本品用于支气管哮喘、哮喘型支气管炎、慢性支气管炎合并肺气肿,可止喘并改善肺功能。

4.用法和用量

口服,每次 5～10 mg,每天 3 次。预防夜间发作可于睡前服 5～10 mg。气雾吸入,每次 6～10 mg。

5.不良反应

用药初 1～3 天,个别患者可见心悸、手指震颤、头痛及胃肠道反应。继续服药,多能自行消失。

6.禁忌证

对本品过敏者禁用。

7.注意

心律失常、高血压、肾功能不全、甲状腺功能亢进及老年患者慎用。

8.药物相互作用

(1)与茶碱类及抗胆碱能支气管扩张药合用,其支气管扩张作用增强,不良反应也增强。

(2)与其他肾上腺素 β_2 受体激动剂有相加作用,但不良反应(如手指震颤等)也增多。

(3)β 受体阻滞剂如普萘洛尔可拮抗本品的作用。

(4)三环类抗抑郁药可能增强其作用。

9.制剂

片剂:每片 5 mg、10 mg。气雾剂:2%溶液。

复方氯丙那林片:每片含盐酸氯丙那林 5 mg、盐酸溴己新 10 mg、盐酸去氯羟嗪 25 mg。用于祛痰、平喘、抗过敏,每次 1 片,每天 3 次。

(六)妥洛特罗

其他名称:喘舒,妥布特罗,丁氯喘,叔丁氯喘通,氯丁喘安,CHLOBAMOL,LOBUTEROL。

ATC 编码:R03CC11。

1.性状

常用其盐酸盐,为白色或类白色的结晶性粉末,无臭,味苦。熔点 161～163 ℃。溶于水、乙醇,微溶于丙酮,不溶于乙醚。

2.药理学

本品为选择性 β_2 受体激动剂,对支气管平滑肌具有较强而持久的扩张作用,对心脏的兴奋作用较弱。离体动物实验证明，本品松弛气管平滑肌作用是氯丙那林的 2～10 倍，而对心脏的兴奋作用是异丙肾上腺素的 1/1 000，作用维持时间较异丙肾上腺素长 10 倍。临床试用表明，本品除有明显的平喘作用外，还有一定的止咳、祛痰作用，而对心脏的兴奋作用极微。一般口服后5～10 分钟起效，作用可维持 4～6 小时。

3.适应证

本品可用于防治支气管哮喘、哮喘型支气管炎等。

4.用法和用量

口服，每次 0.5～2.0 mg，每天 3 次。

5.不良反应

偶有心悸、手指震颤、心动过速、头晕、恶心、胃部不适等反应，一般停药后即消失。偶见变态反应。

6.注意

冠心病、心功能不全、肝功能不全、肾功能不全、高血压病、甲状腺功能亢进症、糖尿病患者慎用。

7.药物相互作用

本品与肾上腺素、异丙肾上腺素合用易致心律失常，与单胺氧化酶抑制药合用可出现心动过速、躁狂等不良反应。

8.制剂

片剂：每片 0.5 mg、1 mg。

复方妥洛特罗片（复方叔丁氯喘通片）：每片含盐酸妥洛特罗 1.5 mg、盐酸溴己新 15 mg、盐酸异丙嗪 6 mg。每次 1 片，每天 2 或 3 次。

小儿复方盐酸妥洛特罗片：盐酸妥洛特罗 0.5 mg，盐酸溴己新 5 mg，盐酸异丙嗪 3 mg。

二、M 胆碱受体阻滞剂

迷走神经在维持呼吸道平滑肌张力上具有重要作用。呼吸道的感受器如牵张感受器、刺激感受器的传入和传出神经纤维均通过迷走神经。呼吸道内迷走神经支配的 M 胆碱受体分为三个亚型：①主要位于副交感神经节及肺泡壁内的 M_1 受体，对平滑肌收缩张力的影响较小。②位于神经节后纤维末梢的 M_2 受体，主要通过抑制末梢释放递质乙酰胆碱而起负反馈调节作用。③位于呼吸道平滑肌、气管黏膜下腺体及血管内皮细胞的 M_3 受体，兴奋时可直接收缩平滑肌，使呼吸道口径缩小。哮喘患者 M_3 受体功能亢进，使气管平滑肌收缩、黏液分泌，血管扩张及炎性细胞聚集，从而导致喘息发作；而 M_2 受体功能低下，负反馈失调，胆碱能节后纤维末梢释放乙酰胆碱增加，更加剧呼吸道内平滑肌收缩痉挛。但迄今尚未寻找到理想的选择性 M_3 受体阻滞剂。最早应用的非选择性 M 胆碱受体阻滞剂阿托品虽能解痉止喘，但对呼吸道内 M_1、M_2 及 M_3 受体的拮抗无选择性，对全身其他各组织的 M 胆碱受体亦具有非选择性拮抗作用，可产生广泛而严重的不良反应，使其应用受限。目前所用抗胆碱平喘药均为阿托品的衍生物（如异丙托溴铵等），对呼吸道 M 胆碱受体具有一定的选择性拮抗作用，但对 M 受体各亚型无明显选择性。

（一）异丙托溴铵

其他名称：异丙阿托品，溴化异丙托品，爱全乐，爱喘乐，ATROVENT。

ATC 编码：R03BB01。

1.性状

常用其溴化物,为白色结晶性粉末,味苦。溶于水,略溶于乙醇,不溶于其他有机溶剂。熔点232～233 ℃。

2.药理学

异丙托溴铵是对支气管平滑肌 M 受体有较高选择性的强效抗胆碱药,松弛支气管平滑肌作用较强,对呼吸道腺体和心血管系统的作用较弱。其扩张支气管的剂量仅及抑制腺体分泌和加快心率剂量的1/20～1/10。气雾吸入本品 40 μg 或 80 μg 对哮喘患者的疗效相当于气雾吸入 2 mg阿托品、70～200 μg 异丙肾上腺素或 200 μg 沙丁胺醇的疗效。用药后痰量和痰液的黏滞性均无明显改变,但国外报道,本品可促进支气管黏膜的纤毛运动,利于痰液排出。本品为季铵盐,口服不易吸收。气雾吸入后 5 分钟左右起效,30～60 分钟作用达峰值,维持 4～6 小时。

3.适应证

本品用于缓解慢性阻塞性肺疾病(COPD)引起的支气管痉挛、喘息症状。防治哮喘,尤适用于因用 β 受体激动剂产生肌肉震颤、心动过速而不能耐受此类药物的患者。

4.用法和用量

气雾吸入:成人,一次 40～80 μg,每天 3～4 次。雾化吸入:成人,一次 100～500 μg(14 岁以下儿童 50～250 μg),用生理盐水稀释到 3～4 mL,置雾化器中吸入。

5.不良反应

常见口干、头痛、鼻黏膜干燥、咳嗽、震颤。偶见心悸、支气管痉挛、眼干、眼调节障碍、尿潴留。极少见变态反应。

6.禁忌证

禁用于对本品及阿托品类药物过敏者和幽门梗阻者。

7.注意

(1)青光眼、前列腺增生患者慎用。

(2)雾化吸入时避免药物进入眼内。

(3)在窄角青光眼患者,本品与 β 受体激动剂合用可增加青光眼急性发作的危险性。

(4)使用与 β 受体激动剂组成的复方制剂时,须同时注意二者的禁忌证。

8.药物相互作用

其与 β 受体激动剂(沙丁胺醇、非诺特罗)、茶碱、色甘酸钠合用可相互增强疗效。金刚烷胺、吩噻嗪类抗精神病药、三环抗抑郁药、单胺氧化酶抑制药及抗组胺药可增强本品的作用。

9.制剂

气雾剂:每喷 20 μg、40 μg;每瓶 200 喷(10 mL)。吸入溶液剂:2 mL:异丙托溴铵 500 μg。

雾化溶液剂:50 μg(2 mL)、250 μg(2 mL)、500 μg(2 mL)、500 μg(20 mL)。

复方异丙托溴铵气雾剂(可必特,Combivent):每瓶 14 g(10 mL),含异丙托溴铵(以无水物计)4 mg、硫酸沙丁胺醇 24 mg,每揿含异丙托溴铵(以无水物计)20 μg、硫酸沙丁胺醇 120 μg。每瓶总揿次为 200 喷。

(二)氧托溴铵

其他名称:溴乙东莨菪碱,氧托品,VENTILAT。

本品为东莨菪碱衍生物。对支气管平滑肌具有较高选择性。作用维持时间较长,可达 8 小时以上。无阿托品的中枢性不良反应,治疗剂量对心血管系统无明显影响。本品为季铵盐,口服不易由胃肠道吸收，须采用气雾吸入给药。用于支气管哮喘、慢性喘息性支气管炎和慢性阻塞性肺病。气雾吸入：成人和学龄儿童每天吸入2次，每次2撳，每撳约为100 μg。

三、黄嘌呤类药物

茶碱及其衍生物均能松弛支气管平滑肌，但其作用机制仍未完全阐明。体外试验证明，茶碱能抑制磷酸二酯酶(PDE)活性，使cAMP破坏减少，细胞中的cAMP水平增高。曾认为这一作用可能与其松弛支气管平滑肌作用有关。然而茶碱抑制磷酸二酯酶的浓度20倍高于使支气管平滑肌松弛的浓度，再加上其他很强的磷酸二酯酶抑制剂均无支气管扩张作用，故目前对上述解释有异议，并提出了其他的几种可能性。其一是茶碱的支气管平滑肌松弛作用与其和内源性腺苷A_1和A_2受体结合，拮抗腺苷的支气管平滑肌收缩作用有关，但不能解释的是PDE抑制剂恩丙茶碱有支气管扩张作用，但无腺苷受体拮抗作用。其二是茶碱刺激肾上腺髓质释放内源性儿茶酚胺，间接发挥似肾上腺素作用。其三是茶碱可增强膈肌和肋间肌的收缩力，消除呼吸肌的疲劳。

(一)氨茶碱

其他名称：茶碱乙烯双胺，茶碱乙二胺盐，AMINODUR，Diaphylline，Theophylline，Euphyllin，Ethylenediamine。

ATC编码：R03DA05。

1.性状

本品为白色至微黄色的颗粒或粉末；易结块；微有氨臭，味苦。在空气中吸收二氧化碳，并分解成茶碱。水溶液呈碱性反应。在水中溶解，在乙醇中微溶，在乙醚中几乎不溶。熔点269～274 ℃。

2.药理学

本品为茶碱和乙二胺的复合物，含茶碱77%～83%。乙二胺可增加茶碱的水溶性，并增强其作用。主要作用如下：①松弛支气管平滑肌，抑制过敏介质释放。在解痉的同时还可减轻支气管黏膜的充血和水肿。②增强呼吸肌(如膈肌、肋间肌)的收缩力，减少呼吸肌疲劳。③增强心肌收缩力，增加心排血量，低剂量一般不加快心率。④舒张冠状动脉、外周血管和胆管平滑肌。⑤增加肾血流量，提高肾小球滤过率，减少肾小管对钠和水的重吸收，具有利尿作用。⑥中枢神经兴奋作用。

茶碱口服吸收完全，其生物利用度为96%。用药后1～3小时血浆浓度达峰值，有效血浓度为10～20 μg/mL。血浆蛋白结合率约60%。V_d为(0.5±0.16) L/kg。80%～90%的药物在体内被肝脏的混合功能氧化酶代谢。本品的大部分代谢物及约10%原形药均经肾脏排出。正常人$t_{1/2}$为(9.0±2.1)小时，早产儿、新生儿、肝硬化、充血性心功能不全、肺炎、肺心病等$t_{1/2}$延长，如肝硬化患者$t_{1/2}$为7～60小时，急性心功能不全患者$t_{1/2}$为3～80小时。

3.适应证

本品可用于：①支气管哮喘和喘息性支气管炎，与β受体激动剂合用可提高疗效。在哮喘持续状态，常选用本品与肾上腺皮质激素配伍进行治疗。②治疗急性心功能不全和心源性哮喘。③胆绞痛。

4.用法和用量

口服：成人，常用量，每次0.1～0.2 g，每天0.3～0.6 g；极量，一次0.5 g，每天1 g。肌内注射或静脉注射：成人，常用量，每次0.25～0.50 g，每天0.5～1.0 g；极量，一次0.5 g。以50%葡萄糖注射液 20～40 mL 稀释后缓慢静脉注射(不得少于 10 分钟)。静脉滴注：以 5%葡萄糖注射液 500 mL稀释后滴注。直肠给药：栓剂或保留灌肠，每次 0.3～0.5 g，每天 1～2 次。

5.不良反应

常见恶心、呕吐、胃部不适、食欲减退、头痛、烦躁、易激动、失眠等。少数患者可出现皮肤变态反应。

6.禁忌证

禁用于：①对本品、乙二胺或茶碱过敏者。②急性心肌梗死伴有血压显著降低者。③严重心律失常者。④活动性消化性溃疡者。

7.注意

(1)本品呈较强碱性，局部刺激作用强。口服可致恶心、呕吐。一次口服最大耐受量 0.5 g。餐后服药、与氢氧化铝同服，或服用肠衣片均可减轻其局部刺激作用。肌内注射可引起局部红肿、疼痛，现已极少用。

(2)静脉滴注过快或浓度过高(血浓度>25 μg/mL)可强烈兴奋心脏，引起头晕、心悸、心律失常、血压剧降，严重者可致惊厥。故必须稀释后缓慢注射。

(3)其中枢兴奋作用可使少数患者发生激动不安、失眠等。剂量过大时可发生谵妄、惊厥。可用镇静药对抗。

(4)肝功能、肾功能不全和甲状腺功能亢进症患者慎用。

(5)可进入胎盘及乳汁，故妊娠期妇女及乳母慎用。

(6)不可露置空气中，以免变黄失效。

8.药物相互作用

(1)红霉素、罗红霉素、四环素类、依诺沙星、环丙沙星、氧氟沙星；克拉霉素、林可霉素等可降低氨茶碱清除率，增高其血药浓度。

(2)苯巴比妥、苯妥英、利福平、西咪替丁、雷尼替丁等可刺激氨茶碱在肝中代谢，使其清除率增加；氨茶碱也可干扰苯妥英的吸收，两者血浆浓度均下降，合用时应调整剂量。

(3)维拉帕米可干扰氨茶碱在肝内的代谢，增加血药浓度和毒性。

(4)氨茶碱可加速肾脏对锂的排泄，降低锂盐疗效。

(5)咖啡因或其他黄嘌呤类药物可增加氨茶碱作用和毒性。

(6)本品可提高心肌对洋地黄类药物的敏感性，合用时后者的心脏毒性增强。

(7)普萘洛尔可抑制氨茶碱的支气管扩张作用。

(8)稀盐酸可减少氨茶碱在小肠吸收。酸性药物可增加其排泄，碱性药物减少其排泄。

(9)静脉输液时，应避免与维生素 C、促皮质激素、去甲肾上腺素、四环素族盐酸盐配伍。

9.制剂

片剂：每片 0.05 g、0.1 g、0.2 g。肠溶片：每片 0.05 g、0.1 g。注射液：①肌内注射用每支0.125 g(2 mL)、0.25 g(2 mL)、0.5 g(2 mL)。②静脉注射用每支 0.25 g(10 mL)。栓剂：每粒 0.25 g。

氨茶碱缓释片：每片 0.1 g、0.2 g。每 12 小时口服一次，每次 0.2～0.3 g。

复方长效氨茶碱片：白色外层含氨茶碱 100 mg、氯苯那敏 2 mg、苯巴比妥 15 mg、氢氧化铝 30 mg；棕色内层含氨茶碱和茶碱各 100 mg。外层在胃液内迅速崩解，而呈速效；内层为缓释层，在肠液内缓慢崩解以维持药效。口服，每次 1 片，每天 1 或 2 次。

阿斯美胶囊剂(ASMETON)：每粒含氨茶碱 25 mg，那可丁 7 mg，盐酸甲氧那明 12.5 mg，氯苯那敏 2 mg。口服，成人一次 2 粒，每天 3 次。15 岁以下儿童剂量减半。

止喘栓：成人用，每个含氨茶碱 0.4 g，盐酸异丙嗪 0.025 g，苯佐卡因 0.045 g；小儿用，每个含量减半，每次 1 个，睡前塞入肛门。喘静片：含氨茶碱、咖啡因、苯巴比妥、盐酸麻黄碱、远志流浸膏。每次 1～2 片，每天 3 次。极量，每天 8 片。

10.贮法

密封、避光、存干燥处。

(二)多索茶碱

其他名称：枢维新，ANSIMAR。

ATC 编码：R03DA11。

1.性状

多索茶碱是茶碱的 N-7 位上接 1，3-二氧环戊基-2-甲基的衍生物。本品为白色针状结晶粉末，在水、丙酮、乙酸乙酯、三氯甲烷、苯溶剂中可溶解 1%，加热可溶于甲醇和乙醇，不溶于乙醚和石油醚。

2.药理学

本品对磷酸二酯酶有显著抑制作用。其支气管平滑肌松弛作用较氨茶碱强 10～15 倍，并有镇咳作用，且作用时间长，无依赖性。本品为非腺苷受体阻滞剂，因此无类似茶碱所致的中枢和胃肠道等肺外系统的不良反应，也不影响心功能。但大剂量给药后可引起血压下降。

3.适应证

本品可用于支气管哮喘、喘息性支气管炎及其他伴支气管痉挛的肺部疾病。

4.用法和用量

口服：每天 2 片或每 12 小时 1～2 粒胶囊，或每天 1～3 包散剂冲服。急症可先注射100 mg，然后每6 小时静脉注射 1 次，也可每天静脉滴注 300 mg。

5.不良反应

少数人用药后可见头痛、失眠、易怒、心悸、心动过速、期前收缩、食欲缺乏、恶心、呕吐上腹不适或疼痛、高血糖及尿蛋白。

6.制剂

片剂：每片 200 mg、300 mg、400 mg。胶囊剂：每粒 200 mg、300 mg。散剂：每包 200 mg。注射液：每支 100 mg 10 mL)。葡萄糖注射液：每瓶 0.3 g 与葡萄糖 5 g(100 mL)。

(三)二羟丙茶碱

其他名称：喘定，甘油茶碱 Dyphylline，Glyphylline，Neothylline，Lufyllin。

ATC 编码：R03DA01。

1.性状

本品为白色粉末或颗粒，无臭，味苦。在水中易溶，在乙醇中微溶，在三氯甲烷或乙醚中极微溶解。熔点 160～164 ℃。

2.药理学

平喘作用与氨茶碱相似。本品 pH 近中性，对胃肠刺激性较小，口服易耐受。肌内注射疼痛反应轻。心脏兴奋作用仅为氨茶碱的 1/20～1/10。

3.适应证

本品可用于支气管哮喘、喘息性支气管炎，尤适用于伴有心动过速的哮喘患者；亦可用于心源性肺水肿引起的喘息。

4.用法和用量

口服：每次 0.1～0.2 g，每天 3 次。极量，一次 0.5 g，每天 1.5 g。肌内注射：每次 0.25～0.50 g，静脉滴注：用于严重哮喘发作，每天 0.5～1.0 g 加于 5%葡萄糖液 1 500～2 000 mL 中滴入。直肠给药：每次0.25～0.50 g。

5.不良反应

偶有口干、恶心、头痛、烦躁、失眠、易激动、心悸、心动过速、期前收缩、食欲减退、呕吐、上腹不适或疼痛、高血糖及尿蛋白。

6.注意

(1)哮喘急性发作的患者不宜首选本品。

(2)静脉滴注速度过快可致一过性低血压和外周循环衰竭。

(3)大剂量可致中枢兴奋，甚至诱发惊厥，预服镇静药可防止。

7.药物相互作用

(1)与拟交感胺类支气管扩张药合用具有协同作用。

(2)苯妥英钠、卡马西平、西咪替丁、咖啡因及其他黄嘌呤类合用可增强本品的作用和毒性。

(3)克林霉素、林可霉素、大环内酯类及喹诺酮类抗菌药可降低本品的肝脏清除率，使血药浓度升高，甚至出现毒性反应。

(4)碳酸锂加速本品清除，降低本品疗效。本药也可使锂从肾脏排泄增加，影响其疗效。

(5)与普萘洛尔合用可降低本品的疗效。

8.制剂

片剂：每片 0.1 g；0.2 g。注射液：每支 0.25 g(2 mL)。葡萄糖注射液：每瓶 0.25 g 与葡萄糖 5.0 g (100 mL)。栓剂：每粒 0.25 g。

(四)茶碱

其他名称：迪帕米，ETIPRAMID。

ATC 编码：R03DA04，R03DA54，R03DA74，R03DB04。

药理学及适应证同氨茶碱。

茶碱控释片(舒弗美)：含无水茶碱 100 mg。早晚各服 1 次，成人每天 200～400 mg，儿童 8～10 mg/kg。茶碱缓释胶囊(茶喘平 THEOVENT-LA)：为无水茶碱的微粒制剂，长效、缓释。口服后在胃肠内吸收慢，约 5 小时达血药浓度峰值。作用持续 12 小时，血药浓度平稳持久。胶囊剂：每粒125 mg；250 mg。口服：成人及 17 岁以上青年，每次 250～500 mg；13～16 岁，每次 250 mg；9～12 岁，每次125～250 mg；6～8 岁，每次 125 mg。每 12 小时服 1 次，餐后服，勿嚼碎。

四、过敏介质阻释剂

以色甘酸钠为代表的抗过敏平喘药，其主要作用是稳定肺组织肥大细胞膜，抑制过敏介质释放；对多种炎性细胞如巨噬细胞、嗜酸性粒细胞及单核细胞活性亦有抑制作用。此外，尚可阻断引起支气管痉挛的神经反射，降低哮喘患者的气道高反应性。

(一)色甘酸钠

其他名称：色甘酸二钠，咽泰，咳乐钠，CromolynSodium，INTAL，NALCROM。

1.性状

本品为白色结晶性粉末;无臭,有引湿性,遇光易变色。在水中溶解,在乙醇或氯仿中不溶。

2.药理学

本品无松弛支气管平滑肌作用和β受体激动作用,亦无直接拮抗组胺、白三烯等过敏介质作用和抗感染症作用。但在抗原攻击前给药,可预防速发型和迟发型过敏性哮喘,亦可预防运动和其他刺激诱发的哮喘。目前认为其平喘作用机制可能是以下几种。①稳定肥大细胞膜,阻止肥大细胞释放过敏介质:可抑制肺组织肥大细胞中磷酸二酯酶活性,致使肥大细胞中 cAM P 水平增高,减少 Ca^{2+} 向细胞内转运,从而稳定肥大细胞膜,抑制肥大细胞裂解、脱颗粒,阻止组胺、白三烯、5-羟色胺、缓激肽及慢反应物质等过敏介质释放,从而预防变态反应的发生。②直接抑制由于兴奋刺激感受器而引起的神经反射,抑制反射性支气管痉挛。③抑制非特异性支气管高反应性(BHR)。④抑制血小板活化因子(PAF)引起的支气管痉挛。

本品口服极少吸收。干粉喷雾吸入时,其生物利用度约10%。吸入剂量的80%以上沉着于口腔和咽部,并被吞咽入胃肠道。吸入后10～20分钟即达峰血浆浓度(正常人为14～91 ng/mL,哮喘患者为1～36 ng/mL)。血浆蛋白结合率为60%～75%。迅速分布到组织中,特别是肝和肾。V_d 为0.13 L/kg。血浆 $t_{1/2}$ 为1.0～1.5小时。经胆汁和尿排泄。

3.适应证

支气管哮喘:可用于预防各型哮喘发作。对外源性哮喘疗效显著,特别是对已知抗原的年轻患者疗效更佳。对内源性哮喘和慢性哮喘亦有一定疗效,约半数患者的症状改善或完全控制。对依赖肾上腺皮质激素的哮喘患者,经用本品后可减少或完全停用肾上腺皮质激素。运动性哮喘患者预先给药几乎可防止全部病例发作。一般应于接触抗原前一周给药,但运动性哮喘可在运动前15分钟给药。与β肾上腺素受体激动剂合用可提高疗效。过敏性鼻炎,季节性花粉症,春季角膜、结膜炎,过敏性湿疹及某些皮肤瘙痒症。溃疡性结肠炎和直肠炎:本品灌肠后可改善症状,内镜检和活检均可见炎症及损伤减轻。

4.用法和用量

(1)支气管哮喘:粉雾吸入,每次20 mg,每天4次;症状减轻后,每天40～60 mg;维持量,每天20 mg。气雾吸入,每次3.5～7.0 mg,每天3～4次,每天最大剂量32 mg。

(2)过敏性鼻炎:干粉吸入或吹入鼻腔,每次10 mg,每天4次。

(3)季节性花粉症和春季角膜、结膜炎:滴眼,2%溶液,每次2滴,每天数次。

(4)过敏性湿疹、皮肤瘙痒症:外用5%～10%软膏。

(5)溃疡性结肠炎、直肠炎:灌肠,每次200 mg。

5.不良反应

少数患者因吸入的干粉刺激,出现口干、咽喉干痒、呛咳、胸部紧迫感,甚至诱发哮喘,预先吸入β肾上腺素受体激动剂可避免其发生。

6.禁忌证

对本品过敏者禁用。

7.注意

(1)原来用肾上腺皮质激素或其他平喘药治疗者,用本品后应继续用原药至少1周或至症状明显改善后,才能逐渐减量或停用原用药物。

(2)获明显疗效后,可减少给药次数。如需停药,亦应逐步减量后再停。不能突然停药,以防哮喘复发。

(3)用药过程中如遇哮喘急性发作,应立即改用其他常规治疗如吸入β肾上腺素受体激动剂等,并停用本品。

(4)肝、肾功能不全者和妊娠期妇女慎用。

8.制剂

粉雾剂胶囊:每粒 20 mg,装于专用喷雾器内吸入。气雾剂:每瓶 700 mg(200 揿),每揿 3.5 mg。软膏:5%~10%。滴眼剂:0.16 g/8 mL(2%)。

9.贮法

本品有吸湿性,应置避光干燥处保存。

(二)酮替芬

其他名称:噻喘酮,甲哌噻庚酮,Benzocycioheptathiophene,ZADITEN,ZASTEN。

ATC 编码:R06AX17。

1.性状

常用其富马酸盐,为类白色结晶性粉末;无臭,味苦。在甲醇中溶解,在水或乙醇中微溶,在丙酮或三氯甲烷中极微溶解。熔点 191~195 ℃。

2.药理学

本品为强效抗组胺和过敏介质阻释剂。本品不仅能抑制抗原诱发的人肺和支气管组织肥大细胞释放组胺和白三烯等炎症介质,还可抑制抗原、血清或钙离子介导的人嗜碱性粒细胞及中性粒细胞释放组胺及白三烯。还有强大的 H_1 受体拮抗作用。此外,本品还抑制哮喘患者的气道高反应性,但其不改变痰的性质,亦不影响黏液纤毛运动。

口服迅速从胃肠道吸收,3~4 小时达血药浓度峰值,作用持续时间较长,每天仅需给药 2 次。

3.适应证

支气管哮喘,对过敏性、感染性和混合性哮喘均有预防发作效果。喘息性支气管炎、过敏性咳嗽。过敏性鼻炎、过敏性结膜炎及过敏性皮炎。

4.用法和用量

(1)口服:①片剂,成人及儿童均为每次 1 mg,每天 2 次,早、晚服用。②小儿可服其口服溶液,每天1~2 次(一次量:4~6 岁,2 mL;6~9 岁,2.5 mL;9~14 岁,3 mL)。

(2)滴鼻:一次 1~2 滴,每天 1~3 次。

(3)滴眼:滴入结膜囊,每天 2 次,一次 1 滴,或每 8~12 小时滴 1 次。

5.不良反应

口服或滴鼻后可见镇静、嗜睡、疲倦、乏力、头晕、口(鼻)干等不良反应,少数患者出现变态反应,表现为皮肤瘙痒、皮疹、局部水肿等。

6.禁忌证

禁用于对本品过敏者。

7.注意

(1)妊娠期妇女慎用。3 岁以下儿童不推荐使用。

(2)用药期间不宜驾驶车辆、操作精密机器、高空作业等。

(3)出现严重不良反应时,可暂将本品剂量减半,待不良反应消失后再恢复原剂量。

(4)应用本品滴眼期间不宜佩戴隐形眼镜。

8.药物相互作用

(1)本品与抗组胺药有协同作用。

(2)与乙醇及镇静催眠药合用可增强困倦、乏力等症状,应避免合用。

(3)与抗胆碱药合用可增加后者的不良反应。

(4)与口服降血糖药合用时,少数糖尿病患者可见血小板数减少,故二者不宜合用。

(5)本品抑制齐多夫定肝内代谢,避免合用。

9.制剂

片剂:每片 0.5 mg、1 mg。胶囊剂:每粒 0.5 mg、1 mg。口服溶液:1 mg(5 mL)。滴鼻液:15 mg(10 mL)。滴眼液:2.5 mg(5 mL)。

五、肾上腺皮质激素

肾上腺糖皮质激素是目前最为有效的抗变态反应炎症药物,已作为一线平喘药物用于临床。其平喘作用机制如下:①抑制参与炎症反应的免疫细胞如 T 淋巴细胞或 B 淋巴细胞、巨噬细胞、嗜酸性粒细胞的活性和数量。②干扰花生四烯酸代谢,减少白三烯和前列腺素的合成。③抑制炎性细胞因子如白细胞介素(IL-1β)、肿瘤坏死因子(TNF-α)及干扰素(IFN-γ)等的生成。④稳定肥大细胞溶酶体膜,减少细胞黏附分子、趋化因子等炎性介质的合成与释放。⑤增强机体对儿茶酚胺的反应性,减少血管渗出及通透性。此外还可能与抑制磷酸二酯酶,增加细胞内 cAMP 含量,增加肺组织中 β 受体的密度,具有黏液溶解作用等有关。

根据哮喘患者病情,糖皮质激素类给药方式可有以下两种。①全身用药:当严重哮喘或哮喘持续状态经其他药物治疗无效时,可通过口服或注射给予糖皮质激素控制症状,待症状缓解后改为维持量,直至停用。常用泼尼松、泼尼松龙及地塞米松。②局部吸入:为避免长期全身用药所致的严重不良反应,目前多采用局部作用强的肾上腺糖皮质激素如倍氯米松、布地奈德、氟替卡松等气雾吸入。因上述两种方式给药后均需潜伏期,即在哮喘急性发作时不能立即奏效,故应作为预防性平喘用药或与其他速效平喘药联合应用。

(一)倍氯米松

其他名称:倍氯松,必可酮,双丙酸酯,二丙酸倍氯松,AKDEClN,Proctisone,BECONASE,BE COTIDE。

ATC 编码:R03BA01。

1.性状

本品为倍氯米松的二丙酸酯。白色或类白色粉末,无臭。在丙酮或三氯甲烷中易溶,在甲醇中溶解,在乙醇中略溶,在水中几乎不溶。

2.药理学

本品是局部应用的强效肾上腺糖皮质激素。因其亲脂性强,气雾吸入后,可迅速透过呼吸道和肺组织而发挥平喘作用。其局部抗感染、抗过敏疗效是泼尼松的 75 倍,是氢化可的松的 300 倍。每天 200～400 μg即能有效地控制哮喘发作,平喘作用可持续 4～6 小时。

本品气雾吸入方式给药后,进入呼吸道并经肺吸收入血,其生物利用度为 10%～20%。另有部分沉积于咽部,咽下后在胃肠道吸收,40%～50%经肝脏首过效应灭活。本品在循环中由肝脏连续代谢而逐渐减少。因其含有亲脂性基团利于透过肝细胞膜,更易与细胞色素 P450 药物代谢酶结合，故具有较高清除率，较之口服用药的糖皮质激素类高 3～5 倍，因而全身不良反应较小。V_d 为 0.3 L/kg。$t_{1/2}$ 为 3 小时，肝脏疾病时可延长。其代谢产物 70%经胆汁、10%～15%经尿排泄。

3.适应证

本品吸入给药可用于慢性哮喘患者；鼻喷用于过敏性鼻炎；外用治疗过敏所致炎症性皮肤病如湿疹、神经性或接触性皮炎、瘙痒症等。

4.用法和用量

气雾吸入，成人开始剂量每次 50～200 μg，每天 2 次或 3 次，每天最大剂量 1 mg。儿童用量依年龄酌减，每天最大剂量 0.8 mg。长期吸入的维持量应个体化，以减至最低剂量又能控制症状为准。

粉雾吸入，成人每次 200 μg，每天 3～4 次。儿童每次 100 μg，每天 2 次或遵医嘱。

5.不良反应

少数患者发生声音嘶哑和口腔咽喉部念珠菌感染。每次用药后漱口，不使药液残留于咽喉部可减少发病率。

6.注意

(1)在依赖口服肾上腺皮质激素的哮喘患者，由于本品奏效较慢，在吸入本品后，仍需继续口服肾上腺皮质激素，数天后再逐渐减少肾上腺皮质激素的口服量。

(2)哮喘持续状态患者，因不能吸入足够的药物，疗效常不佳，不宜用。

(3)长期大量吸入时(每天超过 1 000 μg)，仍可抑制下丘脑-垂体-肾上腺皮质轴，导致继发性肾上腺皮质功能不全等不良反应。

(4)活动性肺结核患者慎用。

7.制剂

气雾剂：每瓶 200 喷(每喷 50 μg、80 μg、100 μg、200 μg、250 μg)；每瓶 80 喷(每喷 250 μg)。粉雾剂胶囊：每粒 50 μg、100 μg、200 μg。喷鼻剂：每瓶 10 mg(每喷 50 μg)。软膏剂：2.5 mg/10 g。霜剂：2.5 mg/10 g。

(二)布地奈德

其他名称：普米克，普米克令舒，英福美，PULMICORT，PULMICORTRESPULES，INFLAMMIDE。

ATC 编码：R03BA02。

1.性状

本品为白色或类白色粉末，无臭，几乎不溶于水，略溶于乙醇，易溶于二氯甲烷。

2.药理学

本品是局部应用的不含卤素的肾上腺糖皮质激素类药物。因与糖皮质激素受体的亲和力较强，故局部抗感染作用更强，约为丙酸倍氯米松的 2 倍，氢化可的松的 600 倍。其肝脏代谢清除率亦高，成人消除 $t_{1/2}$ 约为 2 小时，儿童约 1.5 小时，因而几无全身肾上腺皮质激素作用。

3.适应证

本品可用于肾上腺皮质激素依赖性或非依赖性支气管哮喘及喘息性支气管炎患者，能有效地减少口服肾上腺皮质激素的用量，有助于减轻肾上腺皮质激素的不良反应；亦可用于慢性阻塞性肺疾病。

4.用法和用量

气雾吸入：成人，开始剂量每次 200～800 μg，每天 2 次，维持量因人而异，通常为每次 200～400 μg，每天 2 次；儿童，开始剂量每次 100～200 μg，每天 2 次，维持量亦应个体化，以减至最低剂量又能控制症状为准。

5.不良反应

吸入后偶见咳嗽、声音嘶哑和口腔咽喉部念珠菌感染。每次用药后漱口，不使药液残留于咽喉部可减少发病率。偶有变态反应，表现为皮疹、荨麻疹、血管神经性水肿等。极少数患者喷鼻后，出现鼻黏膜溃疡和鼻中隔穿孔。

6.禁忌证

对本品过敏者。中度及重度支气管扩张症患者。

7.注意

活动性肺结核及呼吸道真菌、病毒感染者慎用。

8.制剂

气雾剂：每瓶 10 mg(100 喷、200 喷)，每喷 50 μg、100 μg；每瓶 20 mg(100 喷)，每喷 200 μg；每瓶60 mg(300 喷)，每喷 200 μg。粉雾剂：每瓶 20 mg；40 mg，每喷 200 μg。

(三)氟替卡松

其他名称：辅舒酮，辅舒良，FLOVENT，FLIXOTIDE，FLIXONASE。

ATC 编码：R03BA05。

1.药理学

本品为局部用强效肾上腺糖皮质激素药物。其脂溶性在目前已知吸入型糖皮质激素类药物中为最高，易于穿透细胞膜与细胞内糖皮质激素受体结合，与受体具有高度亲和力。本品在呼吸道内浓度和存留时间较长，故其局部抗感染活性更强。吸入后 30 分钟作用达高峰，起效较布地奈德快 60 分钟。口服生物利用度仅为 21%，分别是布地奈德的 1/10 和倍氯米松的 1/20。肝清除率亦高，吸收后大部分经肝脏首过效应转化成为无活性代谢物，消除半衰期为 3.1 小时。全身不良反应在常规剂量下很少。

2.适应证

雾化吸入用于慢性持续性哮喘的长期治疗，亦可治疗过敏性鼻炎。

3.用法和用量

(1)支气管哮喘：雾化吸入。成人和 16 岁以上青少年起始剂量：①轻度持续，每天 200～500 μg，分2 次给予。②中度持续，每天 500～1 000 μg，分 2 次给予。③重度持续，每天 1 000～2 000 μg，分 2 次给予。16 岁以下儿童起始剂量，根据病情及身体发育情况酌情给予，每天 100～400 μg；5 岁以下每天 100～200 μg。维持量亦应个体化，以减至最低剂量又能控制症状为准。

(2)过敏性鼻炎：鼻喷，一次 50～200 μg，每天 2 次。

4.制剂

(1)气雾剂：每瓶 60 喷；120 喷(每喷 25 μg、50 μg、125 μg、250 μg)。喷鼻剂：每瓶 120 喷(每喷 50 μg)。

(2)舒利迭复方干粉吸入剂(SERETIDE)：每瓶 60 喷；120 喷(每喷含昔萘酸沙美特罗/丙酸氟替卡松分别为 50 μg/100 μg、50 μg/250 μg、50 μg/500 μg)。

(杨福芹)

第四节　呼吸兴奋药

呼吸兴奋药与抢救呼吸系统危重症密切相关。目前的观点认为保持气道通畅是抢救呼吸衰竭的首要和最有效的措施。因重症患者使用中枢兴奋药只会消耗体内有效的能源，组织缺氧可更严重，弊多利少，因此呼吸兴奋药的应用已逐步减少。

目前常用的有尼可刹米、洛贝林、二甲弗林等，这些药物作用时间一般较短，口服可吸收，主经肝代谢。主要用于以中枢抑制为主、通气不足引起的呼吸衰竭，对于肺炎、肺气肿、弥漫性肺纤维化等病变引起的以肺换气功能障碍为主所导致的呼吸衰竭不宜使用呼吸兴奋剂。

一、应用原则与注意事项

(一)应用原则

呼吸兴奋剂的使用需根据呼吸衰竭的轻重、意识障碍的深浅而定。若病情较轻、意识障碍不重，应用后多能收到加深呼吸幅度、改善通气的效果；对病情较重、支气管痉挛、痰液引流不畅的患者，在使用呼吸兴奋剂的同时必须强调配合其他有效的改善呼吸功能的措施，如建立人工气道、清除痰液并进行机械通气等，一旦有效改善通气功能的措施已经建立，呼吸兴奋剂则可停用。

(二)注意事项

(1)应用呼吸兴奋剂的目的是兴奋呼吸、增加通气、改善低氧血症及二氧化碳潴留等，否则不必应用，应用中达不到上述目的则应停用，改为其他措施。

(2)应在保持呼吸道通畅、减轻呼吸肌阻力的前提下使用，否则不仅不能纠正低氧血症和二氧化碳潴留，且会因增加呼吸运动而增加耗氧量。

(3)应用在抢救呼吸衰竭时，除针对病因外应采取综合措施，包括控制呼吸道感染、消除呼吸道阻塞、适当给氧、纠正酸碱失衡及电解质紊乱、人工呼吸机的应用。

(4)大部分呼吸兴奋剂的兴奋呼吸作用的剂量与引起惊厥的剂量相近，在惊厥之前可有不安、自口周开始的颤抖、瘙痒、呕吐、潮红等，所以应用此药时应密切观察。

(5)部分呼吸兴奋剂持续应用时会产生耐药现象，所以一般应用 3～5 天，或给药 12 小时、间歇 12 小时。

(6)为了克服呼吸兴奋剂的不良反应，发挥其兴奋剂的作用，可采用联合两种药物的交替给药的方法。

二、药物各论

(一)尼可刹米(Nikethamide)

1.其他名称

二乙烟酰胺，可拉明，烟酸二乙胺，烟酸乙胺。

2.药理作用

本药能直接兴奋延髓呼吸中枢，使呼吸加深加快。也可通过刺激颈动脉窦和主动脉体的化学感受器，反射性地兴奋呼吸中枢，并提高呼吸中枢对二氧化碳的敏感性。对大脑皮质、血管运动中枢及脊髓也有较弱的兴奋作用。本药对阿片类药物中毒的解救效力较戊四氮强，而对巴比妥类药中毒的解救效力较印防己毒素、戊四氮弱。

3.药动学

本药易吸收，起效快，作用时间短暂。单次静脉注射作用只能维持5～10分钟，经肾排泄。

4.适应证

(1)用于中枢性呼吸功能不全、各种继发性呼吸抑制、慢性阻塞性肺疾病伴高碳酸血症。

(2)也用于肺源性心脏病引起的呼吸衰竭，以及麻醉药或其他中枢抑制药的中毒解救。

5.用法用量

(1)成人。①皮下、肌内及静脉注射：一次0.25～0.50 g，必要时每1～2小时重复用药；极量为一次1.25 g。②静脉滴注：3～3.75 g本品加入500 mL液体中，滴速为25～30滴/分。如出现皮肤瘙痒、烦躁等不良反应，须减慢滴速；若经4～12小时未见效，或出现肌肉抽搐等严重不良反应，应停药。

(2)儿童：6个月以下的婴儿一次0.075 g，1岁一次0.125 g，4～7岁一次0.175 g。

6.不良反应

(1)常见烦躁不安、抽搐、恶心等。

(2)较大剂量时可出现喷嚏、呛咳、心率加快、全身瘙痒、皮疹。

(3)大剂量时可出现多汗、面部潮红、呕吐、血压升高、心悸、心律失常、震颤、惊厥，甚至昏迷。

7.禁忌证

抽搐、惊厥患者，小儿高热而无中枢性呼吸衰竭时禁用。

8.药物相互作用

(1)与其他中枢神经兴奋药合用有协同作用，可引起惊厥。

(2)本药与鞣酸、有机碱的盐类及各种金属盐类配伍均可能产生沉淀；遇碱类物质加热可水解，并脱去乙二胺基生成烟酸盐。

9.注意事项

(1)本药对呼吸肌麻痹者无效。

(2)本药的作用时间短暂，应视病情间隔给药，且用药时须配合人工呼吸和给氧措施。

(3)出现血压升高、心悸、多汗、呕吐、震颤及肌僵直时，应立即停药以防出现惊厥。

(4)过量的处理：出现惊厥时，可静脉注射苯二氮䓬类药或小剂量的硫喷妥钠、苯巴比妥钠等；静脉滴注10%葡萄糖注射液，促进药物排泄；给予对症和支持治疗。

10.特殊人群用药

(1)孕妇及哺乳期妇女用药的安全性尚不明确。

(2)6个月以下的婴儿一次0.075 g，1岁一次0.125 g，4～7岁一次0.175 g。

(二)洛贝林(Lobeline)

1.其他名称

半边莲碱，芦别林，祛痰菜碱，山梗菜碱。

2.药理作用

本药为呼吸兴奋药，可刺激颈动脉窦和主动脉体的化学感受器(均为N_1受体)，反射性地兴奋延髓呼吸中枢而使呼吸加快，但对呼吸中枢无直接兴奋作用。本药对迷走神经中枢和血管运动中枢也有反射性兴奋作用，对自主神经节先兴奋后阻断。

3.药动学

静脉注射后作用持续时间短，通常为 20 分钟。

4.适应证

主要用于各种原因引起的中枢性呼吸抑制。常用于新生儿窒息、一氧化碳中毒、吸入麻醉药或其他中枢抑制药（如阿片、巴比妥类）中毒、传染病（如肺炎、白喉等）引起的呼吸衰竭。

5.用法用量

（1）成人：皮下、肌内注射，一次 10 mg，极量为一次 20 mg，一天 50 mg；静脉注射，一次 3 mg，极量为一次 6 mg，一天 20 mg。

（2）儿童：皮下或肌内注射，一次 1～3 mg；静脉注射，一次 0.3～3 mg，必要时 30 分钟后可重复 1 次；新生儿窒息可注入脐静脉内，用量为 3 mg。

6.不良反应

（1）可见恶心、呕吐、呛咳、头痛、心悸等。

（2）大剂量用药可出现心动过缓（兴奋迷走神经中枢）；剂量继续增大可出现心动过速（兴奋肾上腺髓质和交感神经）、传导阻滞、呼吸抑制、惊厥等。

7.禁忌证

尚不明确。

8.药物相互作用

（1）用药后吸烟可导致恶心、出汗及心悸。

（2）本药禁止与碘、鞣酸以及铅、银等盐类药配伍；与碱性药物配伍可产生山梗素沉淀。

9.注意事项

（1）静脉给药应缓慢。

（2）用药过量可引起大汗、心动过速、低血压、低体温、呼吸抑制、强直性阵挛性惊厥、昏迷、死亡。

10.特殊人群用药

可用于婴幼儿、新生儿；妊娠与哺乳期、老年人，尚无实验数据。

（三）多沙普仑（Doxapram）

1.其他名称

佳苏仑，吗啉吡咯酮，吗乙苯吡酮，吗乙苯咯，盐酸多普兰。

2.药理作用

本药为呼吸兴奋药，作用比尼可刹米强。小剂量时可刺激颈动脉窦化学感受器，反射性地兴奋呼吸中枢；大剂量时可直接兴奋延髓呼吸中枢、脊髓及脑干，使潮气量增加，也可使呼吸频率有限增快，但对大脑皮质可能无影响。本药还有增加心排血量的作用。

3.药动学

静脉给药后 20～40 秒起效，1～2 分钟达到最大效应，药效持续 5～12 分钟。主要在肝脏代谢，可能会产生多种代谢产物（其中酮多沙普仑有药理活性）。0.4%～4%经肾脏排泄，母体化合物的清除半衰期在成人、早产儿体内分别为 3.4 小时、6.6～9.9 小时。

4.适应证

(1)用于全麻药引起的呼吸抑制或呼吸暂停(排除肌松药的因素),也用于自发呼吸存在但通气量不足的患者。

(2)用于药物过量引起的轻、中度中枢神经抑制。

(3)可用于急救给氧后动脉血氧分压低的患者。

(4)也可用于慢性阻塞性肺疾病引起的急性呼吸功能不全、呼吸窘迫、潮气量低等。

(5)还可用于麻醉术后,加快患者苏醒。

5.用法用量

(1)中枢抑制催醒:一次 1～2 mg/kg,必要时 5 分钟后可重复 1 次。维持剂量为每 1～2 小时注射 1～2 mg/kg,直至获得疗效。总量不超过一天 3 000 mg。

(2)呼吸衰竭:一次 0.5～1.0 mg/kg,必要时 5 分钟后可重复 1 次,1 小时内的用量不宜超过 300 mg。或用葡萄糖氯化钠注射液稀释静脉滴注,一次 0.5～1.0 mg/kg,滴注直至获得疗效。总量不超过一天 3 000 mg。

6.不良反应

(1)可见头痛、乏力、呼吸困难、心律失常、恶心、呕吐、腹泻、尿潴留、胸痛、胸闷、血压升高,以及用药局部发生血栓性静脉炎(红、肿、痛)等。

(2)少见呼吸频率加快、喘鸣、精神紊乱、呛咳、眩晕、畏光、感觉奇热、多汗等。

(3)有引起肝毒性的个案报道。

(4)大剂量时可引起喉痉挛。

7.禁忌证

甲状腺功能亢进、嗜铬细胞瘤、重度的高血压或冠心病、颅内高压、脑血管病、脑外伤、脑水肿、癫痫或惊厥发作、严重的肺部疾病患者及对本药过敏者(国外资料)禁用。

8.药物相互作用

(1)与碳酸氢钠合用时本药的血药浓度升高,毒性明显增强,有因此导致惊厥的报道。

(2)与咖啡因、哌甲酯、匹莫林、肾上腺素受体激动剂等有协同作用,合用时应注意观察紧张、激动、失眠、惊厥或心律失常等不良反应。

(3)与单胺氧化酶抑制药及升压药合用可使升压效应更显著,与单胺氧化酶抑制药合用须谨慎。

(4)肌松药可使本药的中枢兴奋作用暂不体现。

9.注意事项

(1)用于急救给氧后动脉血氧分压低的患者时,应同时在 2 小时内解除其症状的诱因。

(2)对于麻醉后或药物引起的呼吸抑制,用药前应确保气道通畅和氧气充足。

(3)用药前后及用药时应当检查或监测:①常规测血压、脉搏,检查肌腱反射,以防用药过量;②给药前和给药后半小时测动脉血气,以便及早发现气道堵塞者或高碳酸血症患者是否有二氧化碳蓄积或呼吸性酸中毒。

(4)过量时的处理:无特殊解毒药,主要是进行支持、对症治疗。可短期静脉给予巴比妥类药,必要时可给氧和使用复苏器。透析无明显效果。

10.特殊人群用药

(1)孕妇及哺乳期妇女:国内的资料建议孕妇慎用本药。美国 FDA 对本药的妊娠安全性分级为 B 级。本药是否经乳汁分泌尚不清楚，哺乳期妇女应慎用。

(2)儿童:12 岁以下儿童使用本药的有效性和安全性尚未确定，用药应谨慎。

(四)二甲弗林(Dimefline)

1.其他名称

回苏灵。

2.药理作用

本药为中枢兴奋药，对呼吸中枢有较强的兴奋作用，其作用强度比尼可刹米强约 100 倍，促苏醒率高。用药后可见肺换气量明显增加，二氧化碳分压下降。

3.药动学

口服吸收迅速、完全，起效快，作用维持时间为 2～3 小时。

4.适应证

(1)用于各种原因引起的中枢性呼吸衰竭，以及麻醉药、催眠药引起的呼吸抑制。

(2)也可用于创伤、手术等引起的虚脱和休克。

5.用法用量

(1)口服:一次 8～16 mg，一天 2～3 次。

(2)肌内注射:一次 8 mg，一天 1～2 次。

(3)静脉注射:一次 8～16 mg，临用前用 5%葡萄糖注射液稀释。

(4)静脉滴注:常规用法为一次 8～16 mg，用于重症患者时一次 16～32 mg。临用前用氯化钠注射液或 5%葡萄糖注射液稀释。

6.不良反应

可出现恶心、呕吐、皮肤烧灼感等。

7.禁忌证

有惊厥病史或痉挛病史者、吗啡中毒者、肝肾功能不全者、孕妇、哺乳期妇女禁用。

8.药物相互作用

尚不明确。

9.注意事项

(1)给药前应准备短效巴比妥类药物，作为惊厥时的急救用药。

(2)用药过量可引起肌肉震颤、惊厥。过量的处理:①洗胃、催吐;②静脉滴注 10%葡萄糖注射液，促进排泄;③出现惊厥时可用短效巴比妥类药(如异戊巴比妥)治疗;④给予相应的对症治疗。

10.特殊人群用药

(1)孕妇及哺乳期妇女禁用。

(2)儿童大剂量用药易发生抽搐、惊厥，应谨慎。

三、药物特征比较

(一)药理作用比较

上述呼吸兴奋药物的药理作用特征各异，具体药物的药理作用特点详见表 4-1。

表 4-1　呼吸兴奋药物的药理作用特点

药理作用	尼可刹米	洛贝林	多沙普仑	二甲弗林
兴奋延髓呼吸中枢	++	－	+++	++++
颈动脉窦化学感受器	++	++	+++	－
主动脉体化学感受器	++	++	－	－
兴奋大脑皮质	+	－	－	－
兴奋血管运动中枢及脊髓	+	++	++	－

注：+代表作用强度；－代表未有相应的药理作用。

(二)主要不良反应比较

呼吸兴奋类药物多作用于中枢神经系统，故精神神经类不良反应多见。

(1)尼可刹米：烦躁不安、抽搐，大剂量时可出现震颤、惊厥，甚至昏迷；恶心、呕吐；心率加快，大剂量时可出现血压升高、心悸、心律失常；全身瘙痒、皮疹。

(2)洛贝林：头痛；恶心、呕吐、呛咳；心悸，大剂量用药可出现心动过缓，剂量继续增大可出现心动过速、传导阻滞；呼吸抑制。

(3)多沙普仑：头痛、乏力，眩晕、畏光、感觉奇热；恶心、呕吐、腹泻；心律失常、血压升高；呼吸困难、胸痛、胸闷，少见呼吸频率加快、喘鸣；尿潴留。

(4)二甲弗林：恶心、呕吐；皮肤烧灼感。

(张文芳)

第五章

心血管系统疾病用药

第一节 强 心 药

一、概述

强心苷主要包括洋地黄类制剂，以及从其他植物提取的强心苷，如毒毛花苷 K、羊角拗苷、羚羊毒苷、黄夹苷和福寿草总苷等，是一类具有选择性作用于心脏的强心苷，在临床上已经使用了二百多年，积累了丰富的经验。虽然仍有许多问题有待进一步研究，但临床实践和研究表明，洋地黄类制剂仍是目前治疗心力衰竭的最常用、最有效的药物之一。尽管新的增强心肌收缩力的药物不断问世，但没有任何一种强心药物能取代洋地黄的位置。洋地黄类强心苷不仅能减轻心力衰竭患者的症状，改善患者的生活质量，而且能降低心力衰竭患者的再住院率，对死亡率的影响是中性的，这是儿茶酚胺类和磷酸二酯酶类强心剂所不能比拟的。

洋地黄类制剂现已有三百余种，但临床上经常使用的只有 5～6 种。在临床实践中，如果能掌握好一种口服制剂和一种静脉制剂，就能较好地处理充血性心力衰竭。为此，应掌握好洋地黄的负荷量、维持量、给药方法、适应证、特殊情况下的临床应用、中毒的临床表现及处理方法。

洋地黄类制剂是通过增强心肌收缩力的药理作用而发挥其治疗心力衰竭作用的，因此，它不能治疗那些只有心力衰竭症状和体征，但并非因心肌收缩力减低所致病状的患者，它也不能用于治疗因舒张功能障碍所致心力衰竭的患者，特别是那些心腔大小和射血分数正常的患者；也就是说，使用洋地黄类制剂治疗心力衰竭只适用于那些心腔增大和射血分数降低的心力衰竭患者。使用洋地黄类制剂治疗室上性心动过速、心房扑动和心房颤动时，必须除外预激综合征和室性心动过速，否则可能招致致命性后果。

本节重点介绍临床上常用、疗效肯定的一些制剂。

二、药理作用

(一)正性肌力作用

洋地黄的正性肌力作用是由其抑制心肌细胞膜上的 Na^+，K^+-ATP 酶，阻抑 Na^+ 和 K^+ 的主动转运，结果使心肌细胞内 K^+ 减少，Na^+ 增加。细胞内 Na^+ 增加能刺激 Na^+，Ca^{2+} 交换增加。

结果,进入细胞的 Ca^{2+} 增加,Ca^{2+} 具有促进心肌细胞兴奋-收缩偶联的作用,故心肌收缩力增强。已知心肌耗氧量主要取决心肌收缩力、心率和室壁张力这 3 个因素。虽然洋地黄使心肌收缩力增强可导致心肌耗氧量增加,但同时又使衰竭的心脏排空充分,室腔内残余的血量减少,心脏容积随之缩小,室壁张力下降,这又降低了心肌耗氧量。而且,心肌收缩力增强,心排血量增加,又能反射性地使心率下降和降低外周血管阻力,使心排血量进一步增加,这都有利于进一步降低心肌耗氧量。因此,对心力衰竭来说,使用洋地黄后心肌总的耗氧量不是增加而是减少,心脏工作效率提高。

(二)电生理影响

治疗剂量的洋地黄略降低窦房结的自律性、减慢房室传导、降低心房肌的应激性及缩短心房肌的不应期而延长房室结的不应期。中毒剂量的洋地黄使窦房结的自律性明显降低、下级起搏点的自律性增强、浦肯野纤维的舒张期除极坡度变陡,形成后电位震荡幅度增大,窦房、房室间及心房内传导减慢,心房肌、房室结和心肌不应期延长。中毒剂量的洋地黄所引起的电生理改变,为冲动形成或传导异常所致的心律失常创造了条件。

(三)自主神经系统效应

洋地黄可通过自主神经系统作用于心肌,具有拟迷走和拟交感作用。其拟迷走神经系统作用使窦性心律减慢、房室传导减慢、心房异位起搏点自律性降低,心房不应期缩短。洋地黄的拟交感作用使心肌收缩力增强。大剂量的洋地黄还能兴奋中枢神经系统,并可因交感神经冲动增强而诱发异位性心律失常。

鉴于不同的洋地黄制剂的拟迷走和拟交感神经作用不同,故提出了极性和非极性洋地黄的概念。极性洋地黄的拟迷走作用较强,如毒毛花苷 K、毛花苷 C、地高辛等。非极性强心苷的拟交感作用较强,具有较强的正性肌力作用,但易诱发或加重异位激动形成,如洋地黄叶、洋地黄毒苷等。

(四)外周血管作用

洋地黄本身具有增加外周阻力的作用。但心力衰竭患者使用洋地黄后心肌收缩力增强,心排血量增加,故反射性地使交感神经活性降低,小动脉和小静脉扩张,外周阻力反较使用洋地黄前下降,因而有助于使心排血量进一步增加。

(五)对肾脏的作用

心力衰竭患者使用洋地黄后尿量增加。洋地黄对肾脏的作用可能是通过:①心排血量增加而使肾血流量增加,肾小球滤过率增加。②肾血流量增加后,肾素-血管紧张素-醛固酮系统活性下降,这既可以使外周阻力进一步下降,又可使尿量增加;尿量增加可能不是洋地黄对肾脏直接作用的结果。

(六)对心率的影响

治疗剂量的洋地黄可使心力衰竭患者的心率下降,其主要机制:洋地黄的拟迷走神经作用使窦房结的自律性降低;在心肌收缩力增加的同时,心排血量增加,通过颈动脉窦、主动脉弓的压力感受器的反射机制,使交感神经紧张性下降;心排血量增加使肾血流量增加,因而肾素-血管紧张素-醛固酮系统的活性降低。

三、临床应用

(一)常用强心苷简介

临床上经常使用的强心苷有 5 种,分别是洋地黄叶、洋地黄毒苷、地高辛、毛花苷 C 和毒毛

花苷 K。

使用上述任何一种洋地黄制剂，都需熟练掌握其剂量、负荷量、给药方法及维持量的补充方法，及时判断洋地黄的体存量是否不足或过量；这就要求用药医师随时观察心脏病患者用药后的治疗反应，必要时测定血液中洋地黄的浓度，以供用药时参考。

（二）有关强心苷的基本概念

近年来药代动力学研究表明，任何一种药物，只要用药剂量和时间间隔不变，那么经过该药的 5～6 个半衰期以后，该药在体内的血药浓度就会达到一个稳态水平，称之为“坪值”水平，即坪值浓度。此后，即使继续用药，体内的总药量也不会再改变。“坪值”是一个随着用药剂量和时间间隔变化的量。例如，每天用药剂量较大或用药间隔较短，坪值就高；反之则低。以地高辛为例，其半衰期为 36 小时，每天服用0.25 mg，经过 7 天就会达到坪值水平，此时地高辛的血清浓度为 1.0～1.5 ng/mL，是发挥强心作用的最佳水平。但是，药物的吸收、代谢、排泄受体内多种因素的影响；因此，药物的血浓度或坪值也不是绝对不变的。因此，在定时定量服用地高辛一段时间后，有可能发生地高辛用量不足或过量中毒的情况。这就要求用药过程中密切观察患者的治疗反应，监测地高辛的血药浓度。

以往过分强调在短时间内给患者较大剂量的洋地黄，以达到最大疗效而不出现中毒反应，此时体内蓄积的洋地黄的量称之为“化量”“饱和量”或“全效量”。近年来研究表明，洋地黄的作用与其血浓度的关系并非“全和无”的关系，而是小剂量（低浓度）小作用，大剂量（较高浓度）大作用，即两者呈线性关系。为此，又提出“负荷量”的概念和“每天维持量”疗法，以达到有效血浓度的给药方法。

（1）体存量：指患者体内洋地黄的蓄积量。

（2）化量、饱和量、全效量：三者含义基本相似，指达到最大或最好疗效时洋地黄的体存量。

（3）有效治疗量、负荷量：两者含义相近，指发挥较好疗效时最小的洋地黄体存量，相当于洋地黄总量的 1/2～2/3。临床上采用负荷量的概念后，大大减少了洋地黄中毒的发生率，而治疗心力衰竭的疗效并未降低。负荷量概念及用药方法尤其适用于慢性充血性心力衰竭的患者。

（4）维持量及维持量疗法：维持量是指每天必须给适当剂量的洋地黄，以补充药物每天在体内代谢及排泄的量，从而保持洋地黄的有效血浓度相对稳定。

洋地黄的维持量疗法是指每天给予维持量的洋地黄剂量，经过该药的 5 个半衰期后，其体内的洋地黄浓度便达到有效治疗水平。然后继续给予维持量，以补充每天的代谢和排泄量。显而易见，每天维持量疗法只适用于半衰期较短（如地高辛）的洋地黄制剂，而不适用于半衰期较长（如洋地黄叶）的洋地黄制剂；因为若采用地高辛每天维持量疗法，达到有效治疗浓度 7 天，而洋地黄毒苷则需要 28 天。每天维持量疗法只适用于那些轻、中度慢性充血性心力衰竭的患者。

（三）给药方法

1.速给法

在 24 小时内达到负荷量，以静脉注射为好，亦可采用口服途径。适用于急危重患者，如急性左心衰竭，阵发性室上速和快速性心房颤动等。

2.缓给法

在 2～3 天达到负荷量，以口服为好，适用于轻症和慢性患者。

3.每天维持量疗法

每天服用维持量的洋地黄，经过该药的 5 个半衰期以后，即可达到该药的有效治疗浓度。地高辛的半衰期短，所以每天口服 0.25 mg，5～7 天即可达到负荷量的要求；而洋地黄毒苷的半衰期长，需经一个月才能达到负荷量的要求；故每天维持量疗法只适用于地高辛，而不适用于洋地黄毒苷。慢性或轻度心功能不全患者用这种方法较好。

4.补充维持量

每一例患者每天补充多少及维持给药多长时间，应根据患者的治疗反应来决定。例如，地高辛的维持量，有的患者只需要 0.125 mg，而个别患者可达 0.5 mg。

(四)制剂的选择

1.根据病情轻重缓急选

病情紧急或危重者，易选用起效快，经静脉给药的制剂，如毛花苷 C、毒毛花苷 K；反之，可选用地高辛或洋地黄毒苷口服。

2.根据洋地黄的极性非极性特点选

极性强心苷包括毒毛花苷 K、毛花苷 C 和地高辛，其拟迷走神经作用较强，容易引窦性心动过缓，房室传导阻滞及恶心呕吐等反应，因而适用于阵发性室上性心动过速、快速性心房颤动或心房扑动等。非极性强心苷包括洋地黄毒苷、洋地黄叶，其拟交感作用较强，很少引起恶心、呕吐；发生窦性心动过缓或房室传导阻滞也较少，能更充分地发挥正性肌力作用，使心力衰竭症状得到更好的改善。

(五)适应证和禁忌证

1.适应证

(1)各种原因引起的急、慢性心功能不全。

(2)室上性心动过速。

(3)快速心室率的心房颤动或心房扑动。

洋地黄是治疗收缩功能障碍所致心功能不全最好的强心药，大系列临床试验研究表明，洋地黄不仅能显著改善心力衰竭的症状和体征，改善患者生活质量，而且能减少住院率，对死亡率的影响为中性的。这是任何其他类别的强心剂所不能比拟的。目前认为，只要患者有心力衰竭的症状和体征，就应长期使用洋地黄治疗。

2.禁忌证

(1)预激综合征合并室上性心动过速、快速性心房颤动或心房扑动(QRS 波群宽大畸形者)。

(2)室性心动过速。

(3)肥厚性梗阻型心肌病。

(4)房室传导阻滞。

(5)单纯二尖瓣狭窄、窦性心律时发生的肺淤血症状。

(6)电复律或奎尼丁复律时。

(六)特殊情况下强心苷的临床应用

(1)高输出量心力衰竭患者，洋地黄的疗效较差，纠正原有的基础病变更为重要。高输出量心脏病常见于甲状腺功能亢进、脚气性心脏病、贫血性心脏病、动静脉瘘、慢性肺心病、急性肾小球肾炎、妊娠、类癌综合征和高动力性心血管综合征。

(2)肺心患者由于慢性缺氧及感染，对洋地黄的耐受性很低，疗效较差，且易发生心律失常，故与处理一般心力衰竭有所不同。强心剂的剂量宜小，一般为常规剂量的 1/2～2/3，同时宜选用作用快、排泄快的强心剂，如毒毛花苷 K 或毛花苷 C。低氧血症和感染均可使心律增快，故不宜以心率作为衡量强心药疗效的指标。用药期间应注意纠正缺氧，防治低钾血症。应用洋地黄的指征：①感染已控制，呼吸功能已改善，利尿药不能取得良好疗效而反复水肿的心力衰竭患者；②以右心衰竭为主要表现而无明显急性感染的诱因者；③出现急性左心衰竭者。

(3)预激综合征合并心房颤动或扑动时，由于大部分激动经旁路下传心室，故可引起极快的心室率。若此时使用洋地黄，则可使旁路不应期进一步缩短，使房室传导进一步减慢，心房激动大部分经旁路传到心室，可引起极快的心室率，使 R-R 间期有可能缩小到 0.20～0.25 秒，此时室上性激动很容易落在心室易损期上，从而引起心室颤动。故凡有条件的医院在使用洋地黄以前应常规描记心电图，以排除心房颤动合并预激的可能。

(4)预激综合征合并室上性心动过速、QRS 波群宽大畸形者，不宜使用洋地黄治疗；因为患者有可能转变为预激合并心房颤动，进而引起心室颤动。

(5)治疗室性期前收缩一般不选用洋地黄治疗，但若室性期前收缩是由于心力衰竭引起、且的确与洋地黄无关时，则使用洋地黄治疗不但无害，反而有利于消除室性期前收缩。由洋地黄中毒引起的室性期前收缩应立即停用洋地黄。

(6)急性心肌梗死合并心房颤动或室上性心动过速者，一般不首选洋地黄治疗，因洋地黄增加心肌耗氧量和心肌应激性，不仅可能引起梗死面积扩大，而且还可能引起室性心律失常或猝死。但急性心肌梗死合并心房颤动及充血性心力衰竭时，仍可慎用洋地黄制剂。

(7)急性心肌梗死合并充血性心力衰竭时，若无快速性心房颤动或阵发性室上性心动过速，头 24 小时内不主张使用洋地黄。还有的学者认为急性心肌梗死前 6 小时内为使用洋地黄的绝对禁忌证，12 小时内为相对禁忌证，24 小时后在其他治疗无效的情况下才考虑使用洋地黄。还有的学者认为，心肌梗死 1 周内使用洋地黄也不能发挥有益作用。急性心肌梗死后早期使用洋地黄治疗其合并的心力衰竭，疗效不佳的主要原因：心室尚未充分重塑，心室腔尚未扩大，此时心力衰竭的主要原因是由心室舒张功能障碍所致，因此，使用洋地黄治疗无效，反而有害。

(8)室性心动过速是使用洋地黄的禁忌证，但若室性心动过速确是由心力衰竭引起的，并且与洋地黄中毒无关，使用多种抗心律失常药物无效者，仍可使用洋地黄治疗。

(9)二尖瓣狭窄患者在窦性心律情况下发生心力衰竭，由二尖瓣口过小，导致肺淤血所致。此时使用洋地黄对二尖瓣口的大小无影响，却使右心室心肌收缩力增强，右心室排血量增多，故肺淤血更为严重。二尖瓣狭窄合并快速性心房颤动时使用洋地黄，是为了控制心室率、延长心室充盈期，故心排血量增加。

(10)病窦综合征合并心功能不全的患者是否使用洋地黄治疗仍有争议。近年来的研究表明，洋地黄并不抑制窦房传导，反而促进其传导，缩短窦房结恢复时间，并可防治心力衰竭；特别是对慢快综合征的防治有重大作用。一般来说，病窦综合征患者发作快速性心律失常时，可使用洋地黄，但剂量宜偏小；如果是病窦综合征合并心力衰竭，应慎用洋地黄，对这种患者可选用非强心苷类正性肌力药物，如多巴胺或多巴酚丁胺，必要时应安置人工心脏起搏器。

(11)房室传导阻滞合并充血性心力衰竭是否可使用洋地黄仍有争议。一般认为一度房室传导阻滞的心力衰竭患者可以慎用洋地黄，二度房室传导阻滞的心力衰竭患者最好不用洋地黄，以防发展为三度房室传导阻滞；三度房室传导阻滞的心力衰竭患者不应使用洋地黄。二度、三度房室传导阻滞的心力衰竭患者，可使用多巴胺或多巴酚丁胺治疗；如必需使用洋地黄治疗应先安置人工心脏起搏器。

(12)室内传导阻滞常指左或右束支阻滞，或双束支阻滞。治疗剂量的洋地黄不抑制室内传导;因此,室内传导阻滞不是使用洋地黄的反指征。洋地黄不增加室内传导阻滞发展为三度房室传导阻滞的发生率。

(13)肥厚性梗阻型心肌病患者一般禁忌使用洋地黄,因为洋地黄增强心肌收缩力,加重梗阻症状。但肥厚型心肌病合并快速性心房颤动或心力衰竭时,可使用洋地黄,因此时心排血量下降,梗阻症状已不突出,故可使用洋地黄治疗,但剂量应减少。

(14)心内膜弹力纤维增生症合并心力衰竭时,强调长期使用洋地黄维持治疗,一直到症状、X 线、心电图恢复正常二年后才逐渐停药。不应突然停药,以防死亡。但患者对洋地黄的耐受性较低,易发生洋地黄中毒,故洋地黄的用量应偏小,并应密切观察治疗反应。

(15)法洛四联症患者应慎重使用洋地黄,因洋地黄可以加重右心室漏斗部的肌肉痉挛,使右心室进入肺动脉的血流进一步减少,加重缺血症状。

(16)心绞痛患者一般不使用洋地黄缓解症状。但夜间心绞痛患者发作前常有血流动力学改变,如肺毛细血管楔压和肺动脉压升高,外周血管阻力增加,心脏指数下降,提示夜间心绞痛可能与夜间心功能不全有关;故夜间心绞痛可试用洋地黄治疗。卧位心绞痛可能与卧位时迷走神经张力增高致冠状动脉痉挛有关;也可能与卧位时回心血量增多致心功能不全有关,故卧位心绞痛仍可试用洋地黄治疗。此外,伴有心脏肥大及左心室功能不全的患者,在发生心肌梗死前使用洋地黄能减少心肌缺血程度和减少心肌梗死面积。

(17)高血压病患者发作急性左心衰竭或伴有充血性心力衰竭时,不应首选洋地黄治疗。对这种患者应首先使用血管扩张剂和利尿药,迅速降低心脏前后负荷。若患者血压降为正常水平以后仍有心力衰竭症状存在时,才考虑使用洋地黄制剂。

(18)电复律及奎尼丁复律前必需停用地高辛 1 天以上,停用洋地黄毒苷 3 天以上,以防转复心律过程中发生严重室性心律失常或心室颤动。

(19)缩窄性心包炎患者使用洋地黄不能缓解症状,但在心包剥离术前使用洋地黄可防止术后发生严重心力衰竭和心源性休克。

(20)无心力衰竭的心脏病患者是否需要使用洋地黄应具体情况具体分析。一般认为心脏病患者处于分娩、输血输液、并发肺炎时,可预防性给予洋地黄。感染性休克患者经补液、纠正酸中毒、合用抗生素和激素后,休克仍未满意纠正时,可给予洋地黄。有的学者认为,心脏增大的幼儿,特别是心胸比例>65%者,应预防性给予洋地黄。

(21)快速性心房颤动合并或不合并心力衰竭的患者,使用洋地黄控制心室率时,应将心室率控制在休息时 70～80 次/分,活动后不超过 100 次/分。单独使用洋地黄控制心室率疗效不好时,可用维拉帕米或普萘洛尔。近年来有的学者提出,维拉帕米与洋地黄合用可引起致命性房室传导阻滞,且维拉帕米有诱发洋地黄中毒的危险,故不主张两药合用;而普萘洛尔与洋地黄合用,有诱发或加重心力衰竭的危险,故提出硫氮䓬酮与洋地黄合用疗效较好。使用洋地黄控制快速性心房颤动患者的心室率时,洋地黄的用量可以稍大一些,如未使用过洋地黄的患者在头 24 小时内可分次静脉注射毛花苷 C 总量达 1.2 mg。此外,个别患者在静脉注射毛花苷 C 0.2～0.4 mg 后,心室率反而较用药前增快,此时应做心电图检查,若除外预激综合征后,再静脉注射毛花苷 C 0.2～0.4 mg,可使心率有明显下降。

(22)窦性心律的心力衰竭患者使用洋地黄时,不应单纯以心率的快慢来指导用药,若在使用比较足量的洋地黄以后心率仍减慢不明显时,应注意寻找有无使心率加快的其他诱因,如贫血、感染、缺氧、甲状腺功能亢进、血容量不足、风湿活动、心肌炎、发热等。心力衰竭患者达到洋地黄化的指标应是综合性的，下列指标可供用药时参考：窦性心律者，心率减少到70～80次/分，活动后为80～90次/分。心房颤动者，心率应减少到70～90次/分。尿量增多，水肿消退，体重减轻；呼吸困难减轻，发绀减轻；肺水肿减轻，肺部啰音减退；肿大的肝脏缩小；患者的一般状况改善，如精神好转、体力增加、食欲增进等。

(23)妊娠心脏病患者，在妊娠期间应避免过劳、保证休息、限盐、避免并治疗心力衰竭的其他诱因。一般认为，风湿性心脏病心功能Ⅱ～Ⅳ级，过去有心力衰竭史、心脏中度扩大或严重二尖瓣狭窄、心房颤动或心率经常在110次/分以上者，应给予适当剂量的洋地黄。在分娩期，若心率>110次/分，呼吸>20次/分，有心力衰竭先兆者，为防止发生心力衰竭，应快速洋地黄化。孕妇已出现心力衰竭时，如心力衰竭严重，应选择作用快速制剂。使用快速制剂使症状改善后，可改用口服制剂。

(24)甲状腺功能亢进引起的心脏病，绝大多数合并快速性心房颤动，在使用洋地黄类制剂控制心室率的同时，应特别注意甲亢的治疗。这种患者对洋地黄的耐受性大，如果使用了足量的洋地黄以后，心室率控制仍不满意者，加用β受体阻滞剂可收到良好疗效。如果甲亢合并心房颤动的患者无心力衰竭，单独使用β受体阻滞剂控制心室率就可获得良效。

四、强心苷中毒

洋地黄的治疗量大是洋地黄中毒量的60%，洋地黄的中毒量大是洋地黄致死量的60%。心力衰竭患者洋地黄中毒的发生率可达20%，并且是患者的死亡原因之一。洋地黄中毒的诱发因素很多，但最重要的是心功能状态和心肌损害的严重程度。有学者报告，正常人一次口服地高辛100片，经治疗后好转，治疗过程中未出现或仅出现一度房室传导阻滞等心脏表现；换言之，在常规使用洋地黄的过程中，若患者出现洋地黄中毒的心脏表现，常提示其心肌损害严重。下面讨论洋地黄中毒的诱因、临床表现及防治方法。

(一)强心苷中毒的诱发因素

1.洋地黄过量

常见于较长期使用洋地黄而剂量未做适当调整的患者。只要剂量及用药间隔不变，其"坪值"应稳定在某一水平上。但洋地黄的吸收、代谢及排泄受许多因素的影响，特别是受肝、肾功能状态的影响，故长期服用固定剂量的洋地黄者，可发生洋地黄不足或中毒。也有个别患者在短期内使用过多的洋地黄而引起中毒。

2.严重心肌损害

严重心肌炎、心肌病、大面积心肌梗死及顽固性心力衰竭等严重心肌损害的患者，对洋地黄的耐受性降低，其中毒量与治疗量十分接近，有的患者甚至中毒量小于治疗量，故很容易发生洋地黄中毒，并且其中毒表现几乎都是心脏方面的。健康人对洋地黄的耐受性很强，即使一次误服十几倍常用量的洋地黄(如地高辛)，也很少发生心脏方面的毒性表现。

3.肝、肾功能损害

洋地黄毒苷、毛花苷C等主要经肝脏代谢；如地高辛、毒毛花苷K等主要经肾脏代谢。故肝肾功能不全的患者仍按常规剂量使用洋地黄时，易发生中毒。肝脏病变时使用地高辛，肾脏病变时使用洋地黄毒苷，可减少中毒的发生率。

4.老年人和瘦弱者

老年人和瘦弱者，身体肌肉总量减少，而肌肉可以结合大量洋地黄，故肌肉瘦弱者易发生洋地黄中毒。肥胖者和瘦弱者，只要他们的肌肉净重相似，则他们的洋地黄治疗量和中毒水平也相似。老年人不仅肌肉瘦弱，而且常有不同程度的肝、肾功能减退，故易发生洋地黄中毒。此外，老年人易患病窦综合征，也是容易发生中毒的原因之一。许多学者建议，老年心力衰竭患者服用洋地黄的剂量应减半，如地高辛每天口服 0.125 mg。

5.甲状腺功能减退

甲状腺功能减退的患者，对洋地黄的敏感性增高，故易发生中毒。使用洋地黄治疗甲状腺功能减退合并心力衰竭的患者时，应使用 1/2～2/3 的常规剂量；并且同时加用甲状腺素。甲状腺素应从小剂量开始服用，若剂量过大，反而会诱发或加重心力衰竭。

6.电解质紊乱

低钾、低镁、高钙时易发生洋地黄中毒。故使用洋地黄过程中应避免低钾、低镁和高钙血症。使用排钾性利尿药时，应注意补钾。只要不是高镁血症，常规静脉补镁还有助纠正心力衰竭。长期使用糖皮质激素的心力衰竭患者，容易发生低钾血症；故这种患者使用洋地黄过程中，一般不易补钙，以防诱发洋地黄中毒，甚至发生心室颤动。但若患者发生明显的低钙症状，如低钙抽搐，则可以补钙。低钙患者经补钙后还可以提高洋地黄的疗效。补钙途径可经口服、静脉滴注或静脉注射，但应避免同时静脉注射洋地黄和钙剂，如果需要静脉注射这两种药物，则两药间隔应为 6 小时以上，最好在 8 小时以上。

7.缺氧

缺氧可使心肌对洋地黄的敏感性增高，从而诱发洋地黄中毒。肺心病患者洋地黄的治疗量应较一般患者减少 1/2。

8.严重心力衰竭

严重心力衰竭提示心肌损害严重，故易发生洋地黄中毒。心力衰竭的程度越重，使用洋地黄越要小心谨慎。

9.风湿活动

有风湿活动的患者常合并风湿性心肌炎，使心肌损害进一步加重，故易发生洋地黄中毒。风湿性心脏瓣膜病合并风湿活动常不易诊断，下列各项指标提示合并风湿活动：常患感冒、咽炎并伴有心悸、气短；出现不明原因的肺水肿；血沉增快或右心衰竭时血沉正常，心力衰竭好转时血沉反而增快；有关节不适感；常出现心律失常，如期前收缩、阵发性心动过速、心房颤动等；低热或体温正常但伴有明显出汗；无任何其他原因的心功能恶化；出现新的杂音或心音改变（需除外感染性心内膜炎）；洋地黄的耐受性低，疗效差，容易中毒。

（二）强心苷中毒的表现

1.胃肠道反应

厌食、恶心、呕吐，有的患者表现为腹泻，极少表现为呃逆，上述症状若发生在心力衰竭一度好转后或发生在增加洋地黄剂量后，排除其他药物的影响，应考虑为洋地黄中毒。

2.心律失常

在服用洋地黄过程中，心律突然转变，如由规则转变为不规则、由不规则转变为规则、突然加速或显著减慢，都是诊断洋地黄中毒的重要线索。强心苷中毒可表现为各种心律失常，其中房室传导阻滞的发生率为 42%。但具有代表性的心律失常是房性心动过速伴房室传导阻滞及非阵发性交界性心动过速伴房室分离。房室传导阻滞伴异位心律提示与洋地黄中毒有关。心房颤动患者若出现成对室性期前收缩，应视为洋地黄中毒的特征性表现。多源性室性期前收缩呈二联律及双向性或双重性心动过速也具有诊断意义。

3.心功能再度恶化

经洋地黄治疗后心力衰竭一度好转，但在继续使用洋地黄的过程中，无明显原因的心功能再度恶化，应疑及强心苷中毒。

4.神经系统表现

头痛、失眠、忧郁、眩晕、乏力甚至精神错乱。

5.视觉改变

黄视、绿视及视觉改变。

在服用洋地黄的过程中，心电图可出现鱼钩形的ST-T变化，这并不表示为洋地黄中毒的毒性作用，只表示患者已使用过洋地黄。而且，在洋地黄中毒引起心律失常时，心电图上一般不出现这种特征性的ST-T改变。

应用洋地黄制剂治疗心力衰竭时，测定其血清浓度，对诊断洋地黄中毒有一定参考价值。一般地高辛治疗浓度在0.5～2.0 ng/mL。如地高辛浓度1.5 ng/mL，多表示无中毒。但患者的病情各异，心肌对洋地黄的敏感性和耐受性差异很大。因此，不能单凭测定其血清浓度作出有无中毒的结论，必须结合临床表现进行全面分析。

(三)强心苷中毒的处理

1.停用强心苷

如有低钾、低镁等电解质紊乱，应停用利尿药。胃肠道反应常于停药后2～3天消失，

2.补钾

洋地黄中毒常伴有低钾，但血清钾正常并不代表细胞内不缺钾，故低钾和血钾正常者都应补钾。心电图上明显u波与低钾有关，但低钾并不一定都出现高大u波；心电图上u波高大者一般提示低钾，故u波高大者可以补钾。补钾可采用口服或静脉滴注，静脉补钾的浓度不宜超过5‰，最好不超过3‰。补钾量应视病情及治疗反应而定。补钾时切忌静脉注射，以防发生严重心律失常而死亡。但有学者报告2例患者因低钾(血清钾分别为2.0 mmol/L及2.2 mmol/L)发生心室颤动，各种治疗措施(包括反复电除颤)均不能终止室颤发作，最后将10%氯化钾1～2 mL加入5%葡萄糖注射液20 mL中静脉注射而终止了心室颤动发作。

3.补镁

镁是ATP酶的激动剂，缺镁时钾不易进入细胞内，故顽固性低钾经补钾治疗仍无效时，常表明患者缺镁，此时应予补镁。有的学者认为洋地黄中毒时，不论血钾水平如何，也不论心律失常的性质如何，只要不是高镁血症，均可补镁。补镁后洋地黄中毒症状常很快消失。补镁还有助于纠正心力衰竭、增进食欲。肾功能不全、神志不清和呼吸功能抑制者应慎重补镁，以防加重昏迷及诱发呼吸停止。补镁方法为25%硫酸镁10 mL稀释后静脉注射或静脉滴注，但以静脉滴注较安全，每天一次，7～10天为1个疗程。

4.苯妥英钠

为治疗洋地黄中毒引起的各种期前收缩和快速性心律失常最安全最有效的药物，治疗室速更为适用。服用洋地黄患者必需紧急电复律时，也常在复律前给予苯妥英钠，以防引起更为严重的心律失常。给药方法：首次剂量100～200 mg溶于注射用水20 mL静脉注射。每分钟50 mg。必要时每隔10分钟静脉注射100 mg，但总量不能超过250～300 mg。继之口服，每次50～100 mg，每6小时一次，维持2～3天。

5.利多卡因

适用于室性心律失常。常用方法：首次剂量为 50～100 mg 溶于 10%葡萄糖注射液 20 mL 静脉注入；必要时每隔 10～15 分钟重复注射一次，但总量不超过 250～300 mg。继之以 1～4 mg静脉滴注。

洋地黄中毒引起的快速性心律失常也可以选用美西律、普萘洛尔、维拉帕米、普鲁卡因胺、奎尼丁、溴苄胺、阿普林定等治疗。有学者报告使用酚妥拉明、胰高血糖素及氯氮等治疗亦有效。

6.治疗缓慢型心律失常

一般停用洋地黄即可，若心律<50 次/分，可皮下、肌内或静脉注射阿托品 0.5～1.0 mg 或 654-2 10 mg，或口服心宝等。一般不首选异丙肾上腺素，以防引起或增加室性异位搏动。

7.考来烯胺

在肠道内络合洋地黄，打断洋地黄的肝肠循环，从而减少洋地黄的吸收和血液浓度。用药方法：4～5 克/次，每天 4 次。

8.特异性地高辛抗体

用于治疗严重的地高辛中毒，它可使心肌地高辛迅速转移到抗体上，形成失去活性的地高辛片段复合物。虽然解毒效应迅速而可靠，但可致心力衰竭的恶化。

9.电复律和心脏起搏

洋地黄中毒引起的快速性心律失常一般不采用电复律治疗，因为电复律常引起致命性心室颤动。只有在各种治疗措施均无效时，电复律才作为最后一种治疗手段。在电复律前应静脉注射利多卡因或苯妥英钠，复律应从低能量(5 瓦秒)开始，无效时逐渐增加除颤能量。洋地黄中毒引起的严重心动过缓(心室率<40 次/分)，伴有明显的脑缺血症状或发生晕厥等症状、药物治疗无效时，可考虑安置人工心脏起搏器。为预防心室起搏时诱发严重心律失常，易同时使用利多卡因或苯妥英钠。

五、与其他药物的相互作用

(一)抗心律失常药物

1.奎尼丁

地高辛与奎尼丁合用，可使 90%以上患者的血清地高辛浓度升高，有的甚至升高 2～3 倍，并可由此引起洋地黄中毒的症状及有关心电图表现。奎尼丁引起血清地高辛浓度升高的机制：竞争组织结合部，使地高辛进入血液；减少地高辛经肾脏及肾外的排除；可能增加胃肠道对地高辛的吸收速度。两药合用时，为避免发生地高辛中毒，应将地高辛的剂量减半，或采用替代疗法，即将地高辛改为非糖苷类强心剂，或将奎尼丁改为普鲁卡因胺或丙吡胺等。

2.普鲁卡因胺

两药合用时，血清地高辛浓度无明显改变。普鲁卡因胺可用于治疗洋地黄中毒引起的快速性心律失常。但普鲁卡因胺为负性肌力、负性频率及负性传导药物，与地高辛合用仍应慎重，特别是静脉注射时更应注意。

3.利多卡因

洋地黄与利多卡因合用，无不良相互作用。利多卡因常用于洋地黄中毒引起的快速性室性心律失常。

4.胺碘酮

胺碘酮与洋地黄合用，血清地高辛浓度升高69%，最高可达100%。血清地高辛浓度升高值与胺碘酮的剂量及血药浓度呈线性关系，停用胺碘酮两周，血清地高辛浓度才逐渐降低。胺碘酮使血清地高辛浓度升高的机制：减少肾小管对地高辛的分泌；减少地高辛的肾外排泄；将组织中的地高辛置换出来，减少了地高辛的分布容积。两药合用时，地高辛用量应减少1/3，并密切观察治疗反应1～2周。

5.美西律

美西律对地高辛的血清浓度无明显影响，故美西律常用于治疗已使用地高辛患者发生的室性心律失常。

6.普萘洛尔

地高辛与普萘洛尔合用治疗快速性心房颤动时有协同作用，但两药合用时可发生缓美西律失常；对心功能不全者可能会加重心力衰竭，两药合用时，普萘洛尔的剂量要小，逐渐增加剂量，并应密切观察治疗反应。

7.苯妥英钠

苯妥英钠是目前治疗地高辛中毒引起的各种快速性心律失常的首选药物。苯妥英钠为肝药酶诱导剂，与洋地黄毒苷合用时可促进洋地黄毒苷的代谢，因地高辛主要经肾脏代谢，故苯妥英钠对其代谢影响较小。

8.丙吡胺

丙吡胺属ⅠA类抗心律失常药物，药理作用与普鲁卡因胺相似，对房室交界区有阿托品样作用，可使不应期缩短。因此，两药合用治疗快速性心房颤动时，有可能使地高辛失去对心室律的保护作用和使心室律增加的潜在危险，故两药不宜合用，更不适用于老年患者。丙吡胺对地高辛的血清浓度并无明显影响。

9.普罗帕酮

普罗帕酮与地高辛合用，可使地高辛的血清浓度增加31.6%，这是由于普罗帕酮可减低地高辛的肾清除率。

10.溴苄胺

溴苄胺具有阻滞交感神经、提高心肌兴奋阈值的作用，可用于消除地高辛所致的各种快速性心律失常，如室性期前收缩二联律、多源性室性期前收缩、室性心动过速、心室颤动等。但亦有报告，两药合用引起新的心律失常。

11.阿义马林

地高辛与阿义马林合用，血清地高辛浓度无明显改变。

12.哌甲酯

地高辛与哌甲酯合用，血清地高辛浓度无明显改变。

13.西苯唑林

西苯唑林的药理作用与奎尼丁相似，但西苯唑林与地高辛合用时，血清地高辛浓度改变不明显，两药合用时不必调整剂量。

(二)抗心肌缺血药物

1.硫氮䓬酮

硫氮䓬酮与地高辛合用后，地高辛血清浓度增高22%～30%。这是由于硫氮䓬酮可使地高辛的体内总清除率减低，半衰期延长所致。

2.硝苯地平

硝苯地平与地高辛合用，地高辛的肾清除率减少 29%，血清地高辛浓度增加 43%。但有人认为硝苯地平对血清地高辛浓度无明显影响。

3.维拉帕米

动物实验和临床观察表明，维拉帕米与地高辛合用 7～14 天，地高辛的血清浓度增加 70%以上，因而可诱发洋地黄中毒。中毒的主要表现是房室传导阻滞和非阵发性结性心动过速。临床上两药合用的主要适应证是单用地高辛仍不能较好控制快速性心房颤动的心室率时。为防止两药合用时发生洋地黄中毒，应将这两种药物适当减量。由于维拉帕米抑制肾脏对地高辛的清除率，肾功能不全时两药合用后更易致地高辛浓度显著而持久的升高。维拉帕米和洋地黄毒苷合用，也可使洋地黄毒苷的血药浓度升高，但不如与地高辛合用时那样显著，因洋地黄毒苷主要经肝脏代谢。

4.硝酸甘油

硝酸甘油与地高辛合用后，肾脏对地高辛的清除率增加 50%，血清地高辛浓度下降。故两药合用时应适当增加地高辛的剂量。

5.心可定

心可定属钙通道阻滞剂，具有扩血管作用，与地高辛合用未见不良反应，并且普尼拉明可抵消地高辛对室壁动脉血管的收缩作用。

6.潘生丁

潘生丁能改善微循环，扩张冠状动脉，有利于改善心功能，增强地高辛治疗心力衰竭的效果。但潘生丁有冠脉窃血作用，故两药合用时应注意心电图变化。

7.马导敏

马导敏又称马多明，具有扩张冠状动脉和舒张血管平滑肌的作用，故能减轻心脏前后负荷；与地高辛合用适用于缺血性心肌病合并心力衰竭的治疗。

(三)抗高血压药物

1.利血平

利血平具有对抗交感神经、相对增强迷走神经兴奋性、减美西律和传导的作用；与地高辛合用时可引起严重心动过缓及传导阻滞，有时还能诱发异位节律。但在单用地高辛控制快速性心房颤动的心室率不够满意时，加用适量利血平可获得一定疗效。

2.肼屈嗪

肼屈嗪具有扩张小动脉、减轻系统血管阻力和心脏后负荷的作用，与地高辛合用治疗心力衰竭有协同作用。肼屈嗪可增加肾小管对地高辛的总排泄，两药合用后地高辛的总清除率增加 50%。但两药长期合用是否需要增加地高辛的剂量尚无定论。

3.利尿药

氢氯噻嗪不改变地高辛的药代动力学，但非保钾性利尿药与地高辛合用后，可因利尿药致低钾血症而增加地高辛的毒性。低钾能降低地高辛的清除率，使其半衰期延长，当血钾低至 2～3 mmol/L 时，肾小管几乎停止排泄地高辛。故两药合用时应注意补钾。螺内酯能抑制肾小管分泌地高辛，口服 100 mg 螺内酯，可使血清地高辛浓度平均增高 20%，但个体差异很大。

4.卡托普利

卡托普利与地高辛合用治疗充血性心力衰竭具有协同作用。但两药合用两周后血清地高辛浓度增加1.5倍，使地高辛中毒的发生率明显增加。这是由于卡托普利抑制地高辛的经肾排泄，并且能把地高辛从组织中置换到血液中。两药合用时应尽量调整地高辛的剂量。

5.胍乙啶

胍乙啶能增强颈动脉窦压力感受器对地高辛的敏感性，两药合用后易发生房室传导阻滞。

（四）血管活性药物

1.儿茶酚胺类

肾上腺素、去甲肾上腺素、异丙肾上腺素与地高辛合用，易引起心律失常。若使用洋地黄的患者发生病窦综合征或房室传导阻滞时，静脉滴注异丙肾上腺素可收到一定疗效，但应密切观察治疗反应。

2.非糖苷类强心剂

多巴胺、多巴酚丁胺与地高辛合用治疗充血性心力衰竭，可取得协同强心作用。低剂量的多巴胺[≤2 μg/(kg·min)]还具有减低外周阻力、增加肾血流量的作用。但两药合用易诱发心律失常。洋地黄与磷酸二酯酶抑制剂（如氨力农、米力农）合用可取得协同强心作用，且氨力农还具有扩张外周血管、减轻心脏负荷作用。胰高血糖素与地高辛合用，不仅可取得治疗心力衰竭的协同作用，并且还可抑制地高辛中毒所致的心律失常。

3.酚妥拉明

酚妥拉明与地高辛合用治疗心力衰竭可取得协同疗效，并且患者心律改变也不明显。但有时可引起快速性心律失常。

4.硝普钠

硝普钠与地高辛合用，可使肾小管排泄地高辛增多，血清地高辛浓度下降。但两药合用是否需补充地高辛的剂量，尚有不同看法。

5.抗胆碱能药物

阿托品、山莨菪碱、东莨菪碱、溴丙胺太林、胃疡平等抗胆碱能药物与地高辛同服，由于前者抑制胃肠蠕动，延长地高辛在肠道内的停留时间，致使肠道吸收地高辛增多，血清地高辛浓度增高。抗胆碱能药物与地高辛合用，治疗急性肺水肿可能有协同作用，但应注意不能使患者心率过于加速。该类药物还用于治疗洋地黄中毒诱发的缓慢心律失常。由于该类药物能阻断地高辛的胆碱能反应，故有进一步加强心肌收缩力和增加心排血量的作用。

6.糖皮质激素

糖皮质激素与地高辛合用治疗顽固性心力衰竭所致水肿有一定疗效。这是由于糖皮质激素能反馈性抑制垂体分泌抗利尿激素，从而产生利尿作用；抑制心肌炎性反应，改善心肌对洋地黄的治疗反应。糖皮质激素具有保钠排钾倾向，长期使用可引起低钾血症，增加对洋地黄的敏感性，故两药合用时应注意补钾。

7.氯丙嗪

氯丙嗪能阻断肾上腺素能受体和M胆碱能受体，具有利尿和减轻心脏负荷的作用，与洋地黄合用，可加强心力衰竭治疗效果。但氯丙嗪可引起血压下降，老年人尤应注意。氯丙嗪可增加肠道对地高辛的吸收，致使血清地高辛浓度升高，以致诱发洋地黄中毒。有人认为两药不宜合用；必须合用强心苷时，可选用毒毛花苷K。

(五)钾、镁、钙盐

1.钾盐

钾离子与洋地黄竞争洋地黄受体,减弱强心苷的作用。低钾时,心肌对洋地黄的敏感性增加,易发生洋地黄中毒,长期使用利尿药和洋地黄的患者,应注意补钾。已发生洋地黄中毒的患者,只要不是高钾血症或伴有严重肾衰竭者,均应补钾。

2.镁盐

长期心力衰竭患者,易发生缺镁。缺镁是低钾血症不易纠正、洋地黄效果不佳和易发生洋地黄中毒的重要原因之一。洋地黄中毒患者,只要不是高镁血症,无昏迷及严重肾功能障碍者,均可补镁治疗。

3.钙盐

洋地黄的正性肌力作用是通过钙而实现的,低钙可致洋地黄疗效不佳,高钙又能诱发洋地黄中毒。使用洋地黄的患者发生低钙抽搐时应予补钙。补钙时应注意:首先测定血钙,明确为低钙血症时再予补钙;补钙以口服最为安全。但口服起效慢,故紧急情况下仍以静脉补钙为好,一般先予静脉注射,继之给以静脉滴注;静脉注射洋地黄和钙剂绝不能同时进行,可于静脉注射洋地黄制剂后4～6小时再注射钙制剂,或在静脉注射钙剂2小时后再使用洋地黄。

(六)洋地黄自身

不同的洋地黄类制剂的用药剂量、用药途径及半衰期不同,但治疗心力衰竭的机制无本质区别。临床上选用洋地黄制剂的种类,主要依据病情的轻重缓急和医师本人的经验。心力衰竭患者对一种洋地黄制剂的治疗反应不佳时,换用另一种制剂或加用另一种制剂并不能提高疗效,反而使问题复杂化。下列情况可出现先后使用两种洋地黄制剂的情况。

(1)长期口服一定剂量的地高辛,但心力衰竭在近期内恶化,估计为地高辛用量不足时,慎重静脉注射毛花苷C 0.2 mg或毒毛花苷K 0.125 mg,若心力衰竭症状好转,则证实为地高辛用量不足,可继续口服地高辛并相应增加剂量。但如果能测定血清地高辛浓度,则应先测定之,证实为地高辛浓度未达到治疗浓度时,再注射上述药物,则更为安全可靠。

(2)两周内未使用过洋地黄的急性心力衰竭患者,可先予静脉注射毛花苷C等快效制剂,待心力衰竭控制后,再给予口服地高辛维持治疗效果。

(3)长期使用地高辛控制快速性心房颤动的心室率,心室率突然加速,估计地高辛剂量不足者,可静脉注射毛花苷C 0.2～0.4 mg,常可使心室率满意控制。

(七)其他药物

1.甲巯咪唑

顽固性心力衰竭,经常规治疗效果不佳时可加用甲巯咪唑联合治疗。联合用药时,地高辛的剂量维持不变,甲巯咪唑的用法为每次10 mg口服,每天3次,连用2周。

2.抗凝剂

在使用地高辛治疗心力衰竭的基础上,每天静脉滴注肝素50～100 mg,对心力衰竭治疗有一定疗效。有人报告,强心苷与口服抗凝剂或肝素合用时,可减弱抗凝剂的作用。故两药合用时应注意监测凝血指标的变化。

3.抗生素

地高辛与青霉素、四环素、红霉素、氯霉素等同服时,由于肠道内菌丛的变化,使地高辛在肠道内破坏减少,吸收增加,生物利用度增高,使血清地高辛浓度升高1倍以上。地高辛与新霉素同服,因新霉素损伤肠黏膜,减少肠道对地高辛的吸收,使地高辛的血清浓度下降25%。

4.甲氧氯普胺

地高辛与甲氧氯普胺等促进胃肠道蠕动的药物合用,因肠蠕动加快,地高辛在肠道内停留时间缩短,减少了地高辛在肠道内的吸收率,故血清地高辛浓度下降,其疗效也随之减弱。

5.考来烯胺

洋地黄毒苷参与肠肝循环,考来烯胺在肠道内与洋地黄结合,干扰其肝肠循环,影响洋地黄毒苷的吸收,使其血药浓度下降,疗效减弱。考来烯胺亦可与地高辛发生络合反应,减少其吸收,降低其生物利用度。两药如需口服,应间隔2~3小时。

6.琥珀胆碱

琥珀胆碱能释放儿茶酚胺并引起组织缺氧,与洋地黄制剂合用易发生室性期前收缩。

7.苯巴比妥、保泰松、苯妥英钠

上述三药均为肝药酶诱导剂,与洋地黄制剂合用时血药浓度降低。由于洋地黄毒苷主要经肝脏代谢,地高辛主要经肾脏排泄,故上述三药对洋地黄毒苷的影响远大于对地高辛的影响。

8.抗结核药物

利福平为肝药酶诱导剂,与洋地黄制剂合用后,可加速洋地黄制剂的代谢,使其血药浓度下降,异烟肼和乙胺丁醇也可使洋地黄毒苷的血药浓度下降,但它们对地高辛的影响较小。

9.抗酸剂

氢氧化铝、三硅酸镁、碳酸钙、碳酸铋等抗酸剂与地高辛同服时,均能减少肠道对地高辛的吸收。为避免这种不良的相互影响,两药服用的间隔应在2小时以上。

10.西咪替丁

西咪替丁与地高辛合用,对地高辛的血药浓度无明显影响。西咪替丁与洋地黄毒苷合用因前者延缓洋地黄毒苷的经肝代谢,致使洋地黄毒苷的血药浓度升高。故两药合用应减少洋地黄毒苷的剂量。

(王军慧)

第二节 抗休克药

一、概述

休克是由各种有害因素的强烈侵袭作用于机体内而导致的急性循环功能不全综合征,临床主要表现为微循环障碍、组织和脏器灌注不足及由此而引起的细胞和器官缺血、缺氧、代谢障碍和功能损害。如不及时、恰当地进行抢救,休克可逐渐发展到不可逆阶段甚至引发死亡。因此,临床必须采取紧急措施进行处理。近年来,随着研究的逐渐深入,对休克复杂的病理生理过程的认识不断提高,尤其是休克病程中众多的体液因子包括神经递质和体内活性物质、炎症介质及细胞因子等在休克发生发展中作用的确立,使休克的治疗水平跃上了一个崭新的台阶。如今,对休克的治疗已不再单纯局限于改善血流动力学的处理,而是以稳定血压为主、全面兼顾的综合治疗措施。

(一)休克的病理生理与发病机制

休克的发生机制较为复杂,不同原因引起的休克其病理生理变化也不尽一致。然而,无论休克的病因如何,在休克初期均可因心排血量减少、循环血量不足或血管扩张而出现血压降低。于是,机体迅速启动交感肾上腺素能神经系统的应激反应使体内儿茶酚胺分泌急剧增加而引起细小动、静脉和毛细血管前后括肌痉挛,周围血管阻力增加并促进动静脉短路开放。此外,肾素-血管紧张素-醛固酮系统的兴奋、抗利尿激素分泌增多及局部缩血管物质的产生,均有助于血压和循环血量的维持及血流在体内的重新分配,以保证重要脏器供血(此阶段常被冠之为"微循环痉挛期",也称之为"休克代偿期")。若初期情况未能及时纠治,则微循环处于严重低灌注状态,此时组织中糖的无氧酵解增强,乳酸等酸性代谢产物堆积而引起酸中毒。微动脉和毛细血管前括肌对酸性代谢产物刺激较为敏感呈舒张效应,而微静脉和毛细血管后括肌则对酸性环境耐受性强而仍呈持续性收缩状态,因而毛细血管网开放增加,大量体液淤滞在微循环内,使有效循环血量锐减。随着组织细胞缺血、缺氧的加重,微血管周围的肥大细胞释放组胺增加,ATP 分解产物腺苷及从细胞内释放出的 K^+ 也增加,机体应激时尚可产生内源性阿片样物质(如内啡肽),这些物质均有血管扩张作用,可使毛细血管通透性增大,加之毛细血管内静水压显著增高,大量体液可渗入组织间隙,由此引起血液流变性能改变;此外,革兰阴性杆菌感染释放内毒素及机体各种代谢产物也加剧细胞和组织损伤、加重器官功能障碍(此阶段常被冠之为"微循环淤滞期",也称之为"休克进展期")。若此时休克仍未获治疗则继续发展进入晚期,由于持续组织缺氧和体液渗出,可使血液浓缩和黏滞性增高;酸性代谢产物和体液因素,如各种血小板因子激活、血栓素 A_2 释放,均可使血小板和红细胞易于聚集形成微血栓;肠、胰及肝脏的严重缺血可导致休克因子(如 MDF)的释放,进而加剧组织和器官结构及功能的损伤。此外,损伤的血管内皮细胞使内皮下胶原纤维暴露,进而可激活内源性凝血系统而引起弥散性血管内凝血(DIC),使休克更趋恶化、进入到不可逆阶段(此期被冠之为"微循环衰竭期",也称之为"休克难治期")。

总之,休克是致病因子侵袭与机体内在反应相互作用的结果,机体在抵御这些侵害因素并作出调整、代偿和应激反应的过程中,常常伴发一系列的病理生理变化,同时,在这些病理生理过程中相随产生和释放的许多血管活性物质、炎症介质、休克因子等又反过来作用于机体,进一步加剧循环障碍及组织、器官功能损害,使休克进入恶性循环,这就是休克的发生机制。

(二)休克的治疗原则

1.一般治疗

(1)患者应置于光线充足、温度适宜的房间,尤其冬季病房内必须温暖,或在患者两腋下及足部放置热水袋,但要注意避免烫伤,急性心肌梗死患者应尽可能在冠心病监护病房(CCU)内监测,保持安静并避免搬动。

(2)除气喘或不能平卧者外,应使患者处于平卧位并去掉枕头,以有利于脑部供血。

(3)给氧,可低流量鼻导管给氧,或酌情采用面罩吸氧。

(4)镇痛,尤其是急性心肌梗死或严重创伤等并发剧烈疼痛引起休克时应注意止痛,一般可用吗啡 5～10 mg 或哌替啶 50～100 mg 肌内注射,必要时可给予冬眠疗法。

(5)昏迷、病情持续时间较长或不能进食的重症患者最好尽早插入胃管,给予清淡饮食或混合奶,能由胃管给的药尽量从胃管给,为防止呕吐,可给予甲氧氯普胺、多潘立酮或西沙必利。这样,不仅能使患者自然吸收代谢,有利于水、电解质平衡,增加患者营养,降低因大量静脉输液而给心脏带来过度负荷以防心力衰竭,同时对保持肺部清晰、预防肺部感染、防止呼吸衰竭也有一定好处。另外，通过胃管给清淡饮食将胃酸或胃肠道消化液冲淡或稀释，对预防消化道应激性溃疡或消化道糜烂及消化道大出血也不无裨益。

2.特殊治疗

某些重要脏器的功能障碍或衰竭，往往成为休克的始动因素或其发展过程中的关键环节，在休克的治疗中，借助于某些特殊方法或在药物治疗难以奏效时将这些方法应用于休克，可能会起到令人满意的治疗效果。这些特殊治疗如下。

(1)机械辅助通气：机械通气给氧并不适于一般的休克患者，因使用机械通气，尤其是应用呼气末正压(PEEP)及持续气道正压(CPAP)时，由于胸腔压力增加，可明显减少回心血量及肺循环血量，从而可能加剧休克和缺氧。但若二氧化碳潴留及缺氧明显，出现顽固性低氧血症(如ARDS)及由于中毒或药物作用出现呼吸抑制时，则应果断建立人工气道，进行机械通气。应用人工气道时要注意清洁口腔、固定插管、防止管道及气囊压迫造成黏膜损伤，合理选择通气模式及正确调控参数，并做好呼吸道湿化、及时吸除呼吸道分泌物及定时更换或消毒机器管道、插管、气管套管、雾化器等，以防止交叉感染。

(2)机械性辅助循环：对心源性休克或严重休克继发心功能衰竭者，可应用主动脉内球囊反向搏动术(IABP)、左心室或双室辅助循环，以帮助患者渡过难关、赢得时间纠治病因。

(3)溶栓及心脏介入性治疗：对急性心肌梗死并心源性休克者尽早行溶栓或经皮冠脉腔内成形术(PTCA)开通闭塞血管、挽救濒死心肌、改善心脏功能，新近应用证明已取得显著效果；单纯二尖瓣狭窄导致急性肺水肿、心源性休克时，可急诊行经皮球囊二尖瓣扩张术(PBMV)；若明确心源性休克由心脏压塞引起时应立即行心包穿刺抽液。

(4)血液净化疗法：休克并发肾衰竭时，除药物治疗外，可采用腹膜透析来纠正肾衰竭。

(5)手术治疗：外科疾病导致的感染性休克，如化脓性胆管炎、肠梗阻、急性胃肠穿孔所致的腹膜炎、深部脓肿等，必须争取尽早手术。出血性休克患者，在经药物治疗难以止血时也应尽快手术；心源性休克由急性心肌梗死、心脏压塞或二尖瓣狭窄引起者，一旦介入性治疗失败或不能介入治疗解决时，宜迅速行冠脉搭桥术(CABG)、心包切开术或二尖瓣闭式分离术。

3.药物治疗

药物治疗是休克处理中最为关键的措施之一，针对不同的休克类型及具体情况选择用药，以及时祛除病因，维持适宜的血压水平，在提高血压水平的同时维持好末梢循环，注意保持水、电解质及酸碱平衡，保证心、脑、肾等重要脏器的供血并预防DIC和多器官功能衰竭，这是各型休克药物治疗的共同原则，具体治疗措施有以下几项。

(1)祛除病因和预防感染：休克发生后，针对病因及时用药可以阻止休克发展甚或使休克逆转，如失血性休克的止血、止痛，感染性休克的抗感染治疗，过敏性休克的抗过敏等。应该指出，抗生素不仅适用于感染性休克，其他休克患者也应选用适当的抗生素预防感染，尤其是病情较重或病程较长者，在选药中必须注意选择不良反应小、对肾脏无明显影响的抗生素，一般可选用哌拉西林2～4 g静脉滴注，每天2次，也可选用其他抗生素。感染性休克则应根据不同的感染原进行抗感染治疗。

(2)提高组织灌流量、改善微循环。

1)补充血容量：低血容量性休克存在严重的循环血量减少，其他各型休克也程度不同地存有血容量不足问题，这是因为休克患者不仅向体外丢失液体，毛细血管内淤滞和向组织间隙渗出也使体液在体内大量分流，若不在短期内输液，则循环血量难以维持。因而，各型休克均需补充循环血量，心源性休克在补充液体时虽顾虑有加重心脏负荷的可能，但也不能列为补液的禁忌。有条件者最好监测 CVP 和 PCWP 指导补液。一般说来，CVP＜4 cmH_2O 或 PCWP＜1.1 kPa(8 mmHg)时，表明液量不足；CVP 在 3～9 cmH_2O 时可大胆补液，PCWP＜2.0 kPa(15 mmHg)时补液较为安全；但当 PCWP 达 2.0～2.4 kPa(15～18 mmHg)时补液宜慎重，若 CVP＞15 cmH_2O、PCWP＞2.7 kPa(20 mmHg)时应禁忌补液。无条件监测血流动力学指标时，可根据患者临床表现酌情补液，若患者感口渴或口唇干燥、皮肤无弹性、尿量少、两下肢不肿，说明液体量不足，应给予等渗液；若上述情况好转，且两肺部出现湿性啰音和/或两小腿水肿，表明患者体内水过多，宜及时给予利尿药或高渗液，或暂停补液观察，切忌输入等渗或低渗液体。

2)合理应用血管活性药物：血管活性药物有稳定血压、提高组织灌注、改善微循环血流及增加重要脏器供血作用，包括缩血管药和扩血管药。在实际应用过程中，应注意以下两点：①血管活性药物的浓度不同，作用迥异，应予密切监测，并适时适度调整。例如，血管收缩药去甲肾上腺素及多巴胺高浓度静脉滴注时常引起血管强烈收缩，而低浓度时则可使心排血量增加、外周血管阻力降低。根据多年的临床经验，去甲肾上腺素应低浓度静脉滴注，以防血管剧烈收缩、加剧微循环障碍和肾脏缺血，诱发或加剧心、肾功能不全。②血管收缩药与血管扩张药虽作用相反，但在一定条件下又可能是相辅相成的，两者适度联用已广泛用于休克的治疗。多年的临床实践经验证明，单用血管收缩药或血管扩张药疗效不佳及短时难以明确休克类型和微循环状况的患者，先后或同时应用两类药物往往能取得较好效果。

3)纠正酸中毒，维持水、电解质平衡：酸中毒是微循环障碍恶化的重要原因之一，纠正酸中毒可保护细胞、防止 DIC 的发生和发展。碱性药物可增强心肌收缩力、提高血管壁张力及增加机体对血管活性药物的反应。扩容时应一并纠正酸中毒。常用碱性药物为 5%碳酸氢钠，一般每次静脉滴注 150～250 mL，或根据二氧化碳结合力和碱剩余(BE)计算用量，先给 1/3～1/2，其余留待机体自身调整，过量则损害细胞供氧、对机体有害无益。此外，尚应注意水、电解质平衡，防止水、电解质紊乱。

4)应用细胞保护剂：除糖皮质激素外，细胞保护剂尚包括自由基清除剂、能量合剂、莨菪碱等。其中，莨菪类药物(尤其是山莨菪碱)对感染性休克具有多方面保护作用，可提高细胞对缺氧的耐受性、稳定溶酶体膜、抑制血栓素 A_2 生成及血小板、白细胞聚集等，宜早期足量应用。辅酶A、细胞色素 C、极化液等可为组织和细胞代谢提供能量，对休克有一定疗效。自由基清除剂也已用于休克治疗，其疗效尚待评价。

5)纠正 DIC：DIC 一旦确立，应及早给予肝素治疗。肝素用量为 0.5～1.0 mg/kg 静脉滴注，每 4～6 小时 1 次，保持凝血酶原时间延长至对照的 1.5～2.0 倍，DIC 完全控制后可停药。感染性休克患者，早期应用山莨菪碱有助于防治 DIC。此外，预防性治疗 DIC 尚可给予双嘧达莫 25 mg，每天 3 次；或阿司匹林肠溶片 300 mg，每天 1 次；或华法林 2.5 mg，每天 2 次；或噻氯匹定 250 mg，每天 1～2 次。如果出现纤溶亢进时，应加用抗纤溶药物治疗。

(3)防治多器官功能衰竭：休克时如出现器官功能衰竭，除了采取一般治疗措施外，尚应针对不同的器官衰竭采取相应措施，如出现心力衰竭时，除停止或减慢补液外，尚应给予强心、利尿和扩血管药物治疗；如发生急性肾功能不全，则可采用利尿甚或透析治疗；如出现呼吸衰竭时，则应给氧或呼吸兴奋剂，必要时使用呼吸机，以改善肺通气功能；休克合并脑水肿时，则应给予脱水、激素及脑细胞保护剂等措施。

 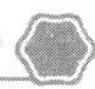

二、抗休克药物分类

抗休克药物是指对休克具有防治作用的许多药物的共称，过去常单纯指血管活性药物。所谓血管活性药物，可概括地分为收缩血管抗休克药（血管收缩剂）和舒张血管抗休克药（血管扩张剂）。目前，休克治疗中除选择性使用上述两类药物外，还常应用强心药物、糖皮质激素、阿片受体阻滞剂等，此外，还有一些药物已试用于临床，初步结果表明效果良好，有的尚处于试验阶段、或疗效不能肯定，距离临床仍有一段距离。

三、舒张血管抗休克药

（一）血管扩张药的抗休克作用

（1）扩张阻力血管和容量血管，使血管总外周阻力及升高的中心静脉压下降，心肌功能改善，心搏量及心脏指数增加，血压回升。

（2）可扩张微动脉、解除微循环痉挛，使血液重新流入真毛细血管，增加组织血流供应、减轻细胞缺氧、改善细胞功能，使细胞代谢障碍及酸血症的情况好转。

（3）促进外渗的血浆逆转至血管内，有助于恢复血容量，改善肺水肿，脑水肿及肾脏功能。

（4）使毛细血管内血流灌注量增加，流速增快，血液淤滞解除，血浆外渗减少，且代谢及酸血症状改善。从而使休克时血液浓缩，红细胞凝聚的现象得以纠正，有助于防治 DIC。

（二）血管扩张药的应用指征

（1）冷休克或休克的微血管痉挛期，常有交感神经过度兴奋，体内儿茶酚胺释放过多，毛细血管中的血流减少，组织缺血缺氧。临床表现为皮肤苍白、四肢厥冷、发绀、脉压低、脉细、眼底小动脉痉挛、少尿甚至无尿。

（2）补充血容量后，中心静脉压已达到正常值或升高至 1.5 kPa（11 mmHg），无心功能不全的临床表现，且动脉血压仍持续低下，提示有微血管痉挛。

（3）休克并发心力衰竭、肺水肿、脑水肿、急性肾功能不全或发生 DIC 者。

（三）血管扩张药的应用注意事项

（1）用药前必须补足血容量，用药后血管扩张，血容量不足可能再现，此时应再补液。

（2）血管扩张后淤积于毛细血管床的酸性代谢物可较大量地进入体循环，导致 pH 明显下降，应予补碱，适当静脉滴注碳酸氢钠注射液。

（3）用药过程中，应密切注意药物的不良反应，并注意纠正电解质紊乱。

（4）用药过程中如出现心力衰竭，可给予毛花苷 C 0.4 mg，以 25% 葡萄糖注射液 20 mL 稀释后缓慢静脉注射。

（5）如用药后疗效不明显或病情恶化，应及时换用其他药物治疗。

四、血管收缩药

（一）血管收缩药的应用指征

（1）休克早期，限于条件无法补足血容量，而又需维持一定的血压，以提高心、脑血管灌注压力，增加其血流量。

（2）已用过血管扩张药，并采取了其他治疗措施而休克未见好转。

（3）由于广泛的血管扩张，血管容积和血容量间不相适应，全身有效循环血量急剧降低，血压下降,如神经源性休克和过敏性休克。

(二)血管收缩药在各类休克中选择应用

(1)低血容量休克早期,一般不宜应用血管收缩药。但在一些紧急情况下,由于血压急剧下降,而有明显的心、脑动脉血流量不足或伴有心、脑动脉硬化时,在尚未确立有效的纠正休克的措施之前,可应用小剂量血管收缩药如间羟胺或去甲肾上腺素,以提高冠状动脉和脑动脉灌注压,防止因严重供血不足而危及生命。但此仅为一种临时紧急措施,不能依靠其维持血压,否则弊多利少。

(2)心源性休克时,心肌收缩力减弱,心排血量下降,全身有效循环血量减少。小剂量血管收缩药(间羟胺或去甲肾上腺素)对低阻抗型心源性休克,可避免外周阻力过度下降,且能使心排血量增高。但收缩压升至 12.0 kPa(90 mmHg)以上,心排血量将降低。因此,收缩压必须控制在 12.0 kPa(90 mmHg)。对高阻抗型的心源性休克,可并用酚妥拉明治疗。

(3)对感染性休克使用血管收缩药,应注意以下几点:①应在积极控制感染、补充血容量、纠正酸中毒及维持心、脑、肾、肺等主要器官功能的综合治疗基础上适当选用。②除早期轻度休克或高排低阻型休克可单独应用外,凡中、晚期休克或低排高阻型休克,宜采用血管扩张药或将血管收缩药与血管扩张药并用。③血管收缩药单独应用时宜首选间羟胺,但也可以用去甲肾上腺素,两者的剂量均不宜大,以既能维持一定的血压又不使外周阻力过度上升并能保持一定尿量的最低剂量为宜。④血压升高不宜过度,宜将收缩压维持在 12.0～13.3 kPa(90～100 mmHg)(指原无高血压者),脉压维持在 2.7～4.0 kPa(20～30 mmHg)。⑤当病情明显改善,血压稳定在满意水平持续 6 小时以上,应逐渐减量(可逐渐减慢滴速或逐渐降低药物浓度),不可骤停。

(4)神经源性休克与过敏性休克时,由于小动脉扩张,外周阻力降低,血压下降。给予血管收缩药可得到很好的疗效。神经源性休克可选用间羟胺或去甲肾上腺素,过敏性休克应首选肾上腺素。由于这两类休克均有相对血容量不足,所以同时补充血容量是十分必要的。

五、阿片受体阻滞剂

随着神经内分泌学的发展及对休克病理生理研究的不断深入,内源性阿片样物质在休克发病中的作用越来越受到重视。内源性阿片样物质包括内啡肽和脑啡肽等,前者广泛存在于脑、交感神经节、肾上腺髓质和消化道,休克时其在脑组织及血液内含量迅速增多,作用于 u 受体、k 受体,可产生心血管抑制作用,表现为心肌收缩力减弱,心率减慢、血管扩张和血压下降,进而使微循环淤血加剧,因此,内啡肽已被列为一类新的休克因子。1978 年,Holoday 和 Faden 首次报道阿片受体阻滞剂——纳洛酮治疗内毒素性休克取得较好疗效,其后,Gullo 等(1983 年)将纳洛酮应用于经输液、拟交感胺药物及激素治疗无效的过敏性休克患者也获得显著效果,使纳洛酮已成为休克治疗中重要而应用广泛的药物之一。

(一)治疗学

1.药理作用

阻断内源性阿片肽与中枢和外周组织阿片受体的结合,抑制脑垂体释放前阿皮素和外周组织释放阿片肽。

拮抗内源性阿片肽与心脏阿片受体的直接结合,逆转内阿片肽对心脏的抑制作用,加强心肌收缩力、增加心排血量,提高动脉压及组织灌注,改善休克的血流动力学。

明显改善休克时的细胞代谢,预防代谢性酸中毒,对休克伴发的电解质紊乱(如高血钾)有调节作用、纠正细胞缺血缺氧。

通过稳定组织细胞的溶酶体膜、抑制中性粒细胞释放超氧自由基对组织的脂氧化损伤，从细胞水平上发挥抗休克作用。

纠正微循环紊乱、降低血液黏度，改善休克时细胞内低氧和膜电位，促进胞内 cAMP 增多，有利于心肌细胞的能量代谢。

纳洛酮通过上述机制逆转了 β-内啡肽大量释放产生的低血压效应，并防止低血容量和休克所致的肾功能衰退，增加重要器官的血流量，缩短休克病程，迅速改善休克症状并降低死亡率。

2.临床应用

纳洛酮对各种原因所致的休克均有效，尤其适用于感染中毒性休克，对经其他治疗措施无效的心源性、过敏性、低血容量性、创伤性及神经源性休克也有较好疗效。有研究认为早期、大剂量、重复使用，在休克出现 3 小时内使用效果最好。

3.用法及用量

首剂用 0.4～0.8 mg 稀释后静脉注射，继后可以 4 mg 加入 5%葡萄糖液中持续维持静脉滴注，滴速为每小时 0.25～0.30 μg/kg。

(二)不良反应与防治

治疗剂量无明显的毒性作用，超大剂量应用时尚可阻断 δ 受体，对呼吸和循环系统产生轻微影响。偶见恶心、呕吐、血压升高、心动过速甚或肺水肿等。对于需要麻醉性镇痛药控制疼痛、缓解呼吸困难的病例，不宜使用本品，因为止痛效果可为本品对抗。

(三)药物相互作用

(1)儿茶酚胺类药物如肾上腺素、异丙肾上腺素及血管紧张素转化酶抑制剂(ACEI)对纳洛酮有协同效应；布洛芬干扰机体前列腺素合成，可加强纳洛酮的药理作用。

(2)胍乙啶(交感神经节阻滞剂)、普萘洛尔(β 受体阻滞剂)可降低交感神经兴奋性和肾上腺素的作用，拮抗纳洛酮的药理效应；维拉帕米可阻滞细胞膜的钙离子通道而干扰纳洛酮的作用。

(四)制剂

注射剂：0.4 mg(1 mL)。

(李承文)

第三节 调血脂及抗动脉粥样硬化药

一、概述

动脉粥样硬化的发生和发展是一个复杂的动态过程，其始动步骤可能与动脉内皮功能障碍有关，涉及因素有血脂异常、高血压、吸烟及糖尿病等。其中，血脂异常最为重要。流行病学调查研究表明，不同国家或地区人群中的血清总胆固醇(TC)水平与冠心病的发病率和死亡率呈正相关。如芬兰 TC 水平最高，则冠心病发病率也最高；而日本 TC 水平最低，则冠心病发病率也最低。大系列临床研究和长时间随访观察表明，高胆固醇血症在动脉粥样硬化发生和发展过程中，所起的危害性作用，明显大于高血压和糖尿病，如果高胆固醇血症合并高血压和/或糖尿病，则其危害性增加数倍。动脉内皮功能障碍导致其分泌一氧化氮、选择性通透、抗白细胞黏附、抑制平滑肌细胞增殖及抗凝与纤溶等功能受损，致使血浆中脂质与单核细胞积聚于内皮下间隙，低密度脂蛋白胆固醇氧化为OX-LDL，单核细胞变为巨细胞，经清道夫受体成为泡沫细胞，形成脂质核心，而血管平滑肌细胞迁移到内膜而增殖形成纤维帽。脂质核心有很强的致血栓作用，纤维帽含致密的细胞外基质，它能使质核与循环血液分隔，从而保持斑块的稳定。

粥样斑块可分为两类：一类为稳定斑块，其特点是纤维帽厚、血管平滑肌细胞含量多，脂质核心小，炎症细胞少，不易破裂；另一类为脂质含量多（占斑块总体积的40%以上）、纤维薄、胶原与血管平滑肌细胞少，炎症细胞多，故易于破裂。1995年公布的Falk等4项研究分析表明，急性冠状动脉综合征（包括心肌梗死、不稳定性心绞痛）的主要原因是粥样斑块破裂或糜烂引起血栓形成，并最终导致冠脉血流阻断所致。在急性冠脉综合征的患者中。其血管犯罪病变狭窄＜50%者占68%，而狭窄＞70%者仅占14%，这说明，稳定斑块可以减少心血管病事件。此外，多项临床试验证明，调脂治疗可使一部分冠状动脉粥样斑块进展减慢或回缩。因此，调脂治疗是防治动脉粥样硬化的最重要措施之一。

血脂系指血浆或血清中的中性脂肪或类脂。中性脂肪主要是甘油三酯，而类脂主要是磷脂、非酯化胆固醇、胆固醇酯及酯化脂肪酸。

脂质必须与蛋白质结合成脂蛋白才能在血液循环中运转，脂蛋白是由蛋白质、胆固醇、甘油三酯和磷脂组成的复合体。脂蛋白中的球蛋白称为载脂蛋白（Apo）。正常血浆利用超速离心法可分出4种主要脂蛋白，即乳糜微粒（CM）、极低密度脂蛋白（VLDL），低密度脂蛋白（LDL）和高密度脂蛋白（HDL），载脂蛋白的组成分为ApoA、B、C、D、E。每一型又可分若干亚型，如ApoA可分AⅠ、AⅡ、AⅥ；ApoB可分B48、B100；ApoC可分CⅠ、CⅡ、CⅢ；ApoE可分EⅠ、EⅢ等。用区带电泳法可将脂蛋白分为CM、前β（pre-β）、β及α脂蛋白4种。

脂蛋白代谢需要酶的参与，主要的酶有脂蛋白脂酶（LPL）和卵磷脂胆固醇转酰酶（LCAT）。如果这些酶缺乏，就会产生脂代谢紊乱。血脂过高是由于血浆脂蛋白移除障碍或内源性产生过多，或两者同时存在而引起。

血脂异常一般是指血中总胆固醇（TC）、低密度脂蛋白-胆固醇（LDL-C）、甘油三酯（TG）超过正常范围和/或高密度脂蛋白-胆固醇（HDL-C）降低，也常称高脂血症，主要是指TC和/或LDL-C和/或TG增高及HDL-C降低。

血脂异常是脂蛋白代谢异常的结果。研究表明，高胆固醇血症、低密度脂蛋白血症、ApoB水平增高和高密度脂蛋白水平降低TG升高是冠心病的重要危险因素。血脂水平长期异常，冠心病事件的发生率增加。长期控制血脂于合适的水平，可以预防动脉粥样硬化，而控制血脂水平可以减轻动脉粥样硬化斑块，减少心血管病事件。北欧辛伐他汀生存研究（4S）表明，心肌梗死后和心绞痛患者，接受为期6年的辛伐他汀治疗，与安慰组相比较，治疗组主要冠状动脉性事件发作的危险性降低34%，死亡危险性降低30%，使需要接受冠脉搭桥手术的患者减少37%。Hebert等分析他汀类使LDL-C下降30%，非致死性和致死性冠心病下降33%，脑卒中下降29%，心血管疾病死亡率下降28%，总死亡率下降22%。最近Goud等汇总分析出现TC下降10%，冠心病死亡危险性下降15%，各种原因死亡危险下降11%。

近年来，对高甘油三酯（TG）血症在动脉粥样硬化中的意义的认识正在加深，目前认为，单纯高脂血症也是心血管病的独立危险因素，降低血甘油三酯水平，可降低心血管病临床事件及死亡率。但当高脂血症伴有高胆固醇血症或低高密度脂蛋白血症时，则冠心病事件和死亡率显著增加。研究发现富含 TG 的脂蛋白(TRL)与富含胆固醇的脂蛋白(CRL)之间通过脂质交换机制取得平衡,每一种脂蛋白都有很大的变异。LDL-C 为致动脉粥样硬化最强的脂蛋白,但其危害性因其颗粒大小而不同。LDL-C 可分为三个亚型,LDL-C_3 即为小而密 LDL(SLDL),对 LDL 受体亲和力低于大而松的 LDL-C_1 和 LDL-C_2,在血浆中停留时间长,不易从血液中清除,半衰期较其他亚型长,且易进入动脉内膜,易被氧化,被巨噬细胞吞噬形成泡沫细胞,成为动脉粥样硬化的脂肪,有高度的致动脉粥样硬化作用。而通过脂质交换机制,LDL-C 大小及分型比例受 TG 水平的控制。当 TG 增高时,LDL-C 亚型分布有变化,SLDL 增加而 HDL-C 减少,形成高 TG、HDL-C 低及 SLDL 升高三联症。这种三联症有极强的致动脉粥样硬化作用。目前已普遍认为甘油三酯水平升高是独立的心血管疾病危险因素。人们在以往使用他汀类或贝特类调血脂药物治疗血脂异常及冠心病一、二级预防中所获得的益处,很可能也是得益于这些药物在降低 TC 的同时,也降低了 TG。

我们已经认识到 HDL-C 是种“好的胆固醇”,这是因为 HDL-C 具有逆转运胆固醇的作用,它可以将动脉壁中多余的胆固醇直接或间接地转运给肝脏,经相应受体途径进行分解代谢。因此升高 HDL-C 水平不仅有降低 TC 水平的作用,而且还具有防治动脉粥样硬化的作用。VAHIT 试验表明,吉非贝齐可使 HDL-C 上升,TG 水平下降,使冠心病及心肌梗死的死亡率下降 22%。

二、血脂异常的分型

血脂异常可分为原发性和继发性两大类。

继发性血脂异常的基础疾病:主要有甲状腺机能过低、糖尿病、慢性肾病和肾病综合征、阻塞性肝胆疾病、肝糖原贮存疾病、胰腺炎、乙醇中毒、特发性高血钙、退行球蛋白血症(多发性骨髓瘤、巨球蛋白血症及红斑狼疮)、神经性厌食症等。另外,还有一些药物如噻嗪类利尿药、含女性激素的口服避孕药、甲状腺素、促进合成代谢的类固醇激素、黄体内分泌素及某些 β 受体阻滞剂等,也能引起继发性脂质代谢异常。妊娠血脂代谢的变化属生理性。

(一)世界卫生组织(WTO)分型

将高脂蛋白血症分为以下五型,各型的实验室检查、特点及其与临床的联系见表 5-1。

表 5-1 高脂蛋白血症分型

表型	试管内血清 4 ℃冰箱过夜	区带脂蛋白电泳谱	血脂	备注
Ⅰ	血清透明,顶端有“奶油层”	CM↑	TC↑,TG↑	不发或少发冠心病,易发胰腺炎
Ⅱa	血清透明,顶端无“奶油层”	LDL-C↑	TC↑↑	易发冠心病
Ⅱb	血清透明,顶端无“奶油层”	LDL-C↑,VLDL-C↑	TC↑↑,TG↑	易发冠心病
Ⅲ	血清透明,顶端有“奶油层”	介于 LDL-C 与 VLDL-C 间的 β-VLDL-C↑	TC↑↑,TG↑	易发冠心病,需超速离心后才能确诊
Ⅳ	血清透明,顶端无“奶油层”	VLDL-C↑	TC↑,TG↑↑	易发生冠心病
Ⅴ	血清透明,顶端有“奶油层”	CM↑,VLDL-C↑	TC↑,TG↑↑	少发冠心病

(二)血脂异常简易分型

惯用的高脂蛋白血症分型并不是病因学诊断,它常可因膳食、药物或其他环境因素的改变而变化。同时,它所需检测的项目繁多,个别类型的确诊,还需复杂的技术和昂贵的设备。因此,除少数特别难治性顽固性血脂异常患者外,为一般性临床治疗,可不必进行高脂蛋白血症的分型,也无须烦琐地进行其他分类,仅做血脂异常简易分型即可。实际上,血脂异常简易分型已包括了常见的与冠心病发病关系较大的高脂蛋白血症类型。血脂异常简易分型的主要目的在于指导临床医师有针对性地选用各种血脂调节药物。

三、血脂异常的治疗

高脂血症的治疗包括非药物治疗和药物治疗。非药物治疗包括饮食和其他生活方式的调节,如保持合适的体重;降低脂肪,尤其是胆固醇和饱和脂肪酸的摄入量,适当增加蛋白质和碳水化合物的比例,控制总热量;减少饮酒和戒烈性酒,运动锻炼和戒烟;注意抗高血压药物对血脂的影响;此外,血液净化亦用于高脂血症治疗。

高脂血症的药物治疗包括一级预防和二级预防,以及已有动脉硬化疾病患者的血脂水平控制。

继发性血脂异常的治疗应以治疗基础疾病为主,当这些疾病被治愈或控制后,或停用某些有关药物后,血脂异常未改善或不满意时,应按原发性血脂异常做进一步处理。另外,当血脂异常继发于某种一时难以治愈或控制的疾病,可在治疗基础疾病的同时,进行调脂治疗。

(一)病因治疗

凡是能找到高脂血症病因的患者,均应积极对病因进行治疗。高血压病者、吸烟者由于血管内皮受损,致使 LDL-C 更容易进入血管壁内;而糖尿病患者由于 LDL-C 被糖化,故容易黏附于血管壁上而进入血管壁内;肥胖和缺乏体力活动也是高脂血症的重要促发因素。

(二)一般治疗

非药物治疗是所有血脂异常患者治疗的基础。不论是冠心病的一级预防或二级预防都需要非药物治疗。

1.饮食治疗

饮食治疗是治疗高脂血症的首选措施,目前是降低已升高的血清胆固醇,同时维持营养上的合理要求。饮食治疗的方案是:脂肪酸的热量<总热量的 30%,饱和脂肪酸占总热量的 7%以下,每天胆固醇<200 mg。应减少食谱中的全脂奶、奶油、动物脂肪、动物内脏、饱和植物油和棕榈油及椰子油,少吃或不吃蛋黄。限制食盐、减少饮酒和戒烈性酒。超重或肥胖病患者的饮食应按“肥胖病”的要求进行。

2.戒烟

吸烟可损伤血管内皮的天然屏障作用,降低血浆 HDL-C 水平,降低其自然抗氧化能力。

3.增加体力活动

体力活动可增加能量物质的消耗,促使血浆 LDL-C 及甘油三酯水平降低,同时升高 HDL-C 水平。每周步行 13 公里,大可提高 HDL-C 水平 10%。

4.减轻体重

对于体重超过标准的患者,应减轻体重。减轻体重可降低 LDL-C 水平和提高 HDL-C 水平,降低高血压、糖尿病和冠心病的发病率。

(三)药物治疗

调血脂和抗动脉硬化药物可分为五大类,分别是胆酸螯合剂、贝特类、他汀类、烟酸类及其他。

药物治疗适用于不能进行饮食调节及非药物治疗后疗效不满意的患者。对于冠心病二级预防尤其是急性冠脉综合征的患者，应以他汀类调脂药物治疗，应越早开始治疗越好。原发性血脂异常常常与遗传因素及环境因素有关，治疗应该是长期的，尤其是冠心病二级预防，应根据患者的经济情况选择用药种类、剂量及时间，首要目标要达到靶目标。达到靶目标后，有条件者减量长期服用，无条件者应监测血脂水平，血脂水平异常后重新开始治疗。

两种或三种调血脂药物联合应用，较单一药物疗效更佳，而且由于联合用药时剂量减少而使不良反应减轻。故目前主张，对于较为明显的血脂异常，应尽早联合用药。下列联合用药方式可供参考。

(1)胆酸螯合剂与烟酸类合用：适用于 LDL-C 增高伴或不伴有 TG 增高者。

(2)贝特类与胆酸螯合剂合用：适用于 LDL-C 增高、HDL-C 降低伴或不伴有 TG 增高者。

(3)胆酸螯合剂与他汀类合用：适用于 LDL-C 增高者。

(4)胆酸螯合剂、烟酸类、他汀类联合应用：适用严重家族性高胆固醇血症，可使 LDL-C 水平降低，HDL-C 水平显著升高。

(5)诺衡与美调脂合用：有增加发生肌炎的危险，故应慎用。

某些抗高血压药物可使血脂成分发生异常改变，故使用抗高血压药物过程中应注意其对脂代谢的不良影响。

四、调血脂药的临床应用

(一)胆酸螯合剂

该类药物包括考来烯胺、考来替泊和地维烯胺。

1.作用机制

该类药物为胆汁酸结合树脂，通过阻断胆酸肝肠循环，干扰胆汁重吸收，降低胆汁酸重返肝脏，刺激肝细胞内的胆固醇降解合成新的胆汁酸，从而降低肝细胞中胆固醇浓度。而肠道内的胆酸与药物结合后由大便排出，使血中胆酸量减少，促使肝细胞表面 LDL 受体从血液中摄取胆固醇以合成胆酸，因而降低血浆 LDL 水平，平均下降 15%～30%，同时升高 HDL-C 水平(升高 5%)。

2.临床应用

该类药物主要用于治疗单独 LDL-C 水平升高者(Ⅱa 型)，以 LDL-C 轻、中度升高疗效较好；严重升高者需与其他类调血脂药物合用。该类药物还可与其他类调血脂药物合用治疗混合型高脂血症。

3.不良反应及注意事项

不良反应可有异味、恶心、腹胀、食欲缺乏及便秘。多进食纤维素可缓解便秘。罕见的不良反应有腹泻、脂肪泻、严重腹痛及肠梗阻、高氯性酸中毒等。还有升高甘油三酯的作用，严重高脂血症禁用此类药物，因此时有诱发急性胰腺炎的可能。

4.药物相互作用

(1)可减少地高辛、噻嗪类利尿药、四环素、甲状腺素、普萘洛尔及华法林的吸收。上述药物应在服用胆酸螯合剂前 1～4 小时或服用胆酸螯合剂后 4 小时服用。

(2)可干扰普罗布考、贝特类调血脂药物的吸收，两类药物同服应有 4 小时间隔。

(3)影响叶酸的吸收，故处于生长期的患者服用该类药物时，每天应补充叶酸 5 mg。孕妇及哺乳期妇女需补充更多一些；应于服药前 1～2 小时服叶酸。

(4)减少脂溶性维生素的吸收，长期服用该类药物者，应适当补充维生素 A、维生素 D、维生素 K 及钙剂。

(二)他汀类调血脂药物

该类药物包括洛伐他汀、辛伐他汀、普伐他汀、氟伐他汀、阿托伐他汀、西伐他汀等。

1.作用机制

通过对胆固醇生物合成早期限速酶 HMG-CoA(β-羟 β-甲基戊二酰辅酶 A)还原酶的抑制作用而起作用，在 HMG-CoA 还原酶的作用下，HMG-CoA 转变为甲基二羟戊酸，此为胆固醇生物合成的重要中间环节，从而减少了内源性胆固醇合成，使血浆总胆固醇下降，刺激 LDL 的肝摄取，降低 LDL-C 及 VLDL 的浓度。一般可降低 LDL 30%～40%，是目前已知最强的降低胆固醇药物；还可轻度升高 HDL-C 2%～10%。此外，某些他汀类药物显示抑制巨噬细胞中胆固醇的积聚。现已明确，他汀类药物有多向性效应。他汀类药物的非调脂作用主要包括改善血管内皮功能和细胞功能(平滑肌细胞的迁移、增生、分化)，抗氧化过程，加强斑块纤维帽，缩小富含脂质的核心，减轻炎症反应、抑制促凝活性、抑制血小板功能；从而防止斑块破裂、出血及血栓形成，终使斑块稳定，减少冠状动脉事件和减少心血管病死亡率。

2.临床应用

本品可用于治疗严重的原发性高胆固醇血症、有冠心病或其他心血管病危险因素的中等度高胆固醇血症者。还可有胃胀气、胃灼热感、便秘、腹泻、眩晕、头痛、视物模糊、肾衰竭。禁用于活动性肝病、妊娠及哺乳期妇女、对本药过敏者。

3.不良反应及注意事项

不良反应主要为肝脏损害和横纹肌溶解，后者随拜尔公司宣布在全球范围内暂停销售西立伐他汀钠(拜斯停)，再度引起人们重视。近年来已多有报道指出他汀类药物(β-羟基-β-甲基戊二酰辅酶 A 还原酶，简称 HMG-CoA 还原酶抑制剂)中的洛伐他汀、辛伐他汀、普伐他汀及西立伐他汀单用或与烟酸、贝特类降脂药(如吉非贝齐)大环内酯类抗生素(如红霉素、克拉霉素)、环孢菌素 A、左甲状腺素、米贝地尔等合用时均引起危及生命的横纹肌溶解症。尤其是他汀类药物与贝特类药物联用，可使横纹肌溶解的危险性增加已是公认的事实，故在美国已禁止这两类药物合用。据报道，全球有 600 万人服用过拜斯停，其中有 34 人怀疑因剂量过大或与吉非贝齐合用导致横纹肌溶解而死亡。一旦疑及由他汀类药物引起的横纹肌溶解症应立即停药，停药后肌痛等症状多在 3 天至 3 个月后消失，CK 多在短期内恢复正常。肌无力可持续至1 年后消失。有人给辅酶 Q_{10} 每天 250 mg 口服，可较快减缓症状。国内有西立伐他汀引起肝功能损害的报道，但未见引起横纹肌溶解症的报道，可能与国内上市晚，使用例数少，剂量小有关。影响细胞存活的潜在试验表明，同等剂量的他汀类药物中，普伐他汀毒性最小，其次为辛伐他汀，而洛伐他汀肌毒性最大。当使用此类药物时，应尽量不与其他药物合用，并嘱患者注意乏力、肌无力、肌痛等症状，并应定期监测血清 CK，一旦有横纹肌溶解症状或血清 CK 明显升高(横纹肌溶解症，血清 CK 可升高至正常值 10 倍以上)，应即停药，预后多较好。

4.药物相互作用

(1)与免疫抑制剂(如环孢霉素)、吉非贝齐、烟酸合用，可引起肌病。

(2)与红霉素合用可致肾损害。

(3)可中度提高香豆素类药物的抗凝效果，故两药合用时应适当降低香豆素类药物的用量。

(三)贝特类调血脂药物

该类药物包括氯贝丁酯、苯扎贝特、益多酯、非诺贝特、吉非贝齐等。

1.作用机制

(1)增强肌肉、脂肪、肝脏的LPL活性,加速VLDL中TG的分解代谢,使VLDL形成减少,降低血浆TG浓度。

(2)降低脂肪组织释放游离脂肪酸数量,并抑制HMG-CoA还原酶,减少细胞内胆固醇合成。

(3)增加肝细胞膜上LDL受体数量,加速LDL由血液中转移到肝细胞内,从而促进血液中胆固醇的清除。

(4)改善葡萄糖耐量。

(5)诱导HDL-C产生,使胆固醇进入HDL-C。

(6)降低血浆纤维蛋白原含量和血小板黏附性。

临床试验表明,诺衡能明显降低血浆甘油三酯(降低40%～50%)、总胆固醇及LDL-C,并可升高HDL-C(升高20%)水平,使冠心病发病率减少34%,死亡率减少26%,对癌症的发生没有影响。力平脂口服吸收良好,若与胆酸螯合剂合用,对降低总胆固醇及LDL-C比他汀类的辛伐他汀强,降低VLDL和甘油三酯更突出。

2.临床应用

降低TG作用较降低TC作用强。临床上主要用于降低TG,如严重高脂血症(如Ⅲ、Ⅳ、Ⅴ型高脂血症)及复合性高脂血症患者。此外,本品还能减少血小板聚积,抑制血小板源生长因子,预防和延缓动脉粥样硬化进程。

3.不良反应及注意事项

患者可有恶心、呕吐、食欲缺乏、一过性肝功能异常、肌炎、阳痿、中性粒细胞减少、皮疹等不良反应发生。本品可使胆石症的发病率增加;可通过胎盘,故孕妇禁用。有报道指出,氯贝丁酯可使非冠心病的各种疾病的死亡率明显增加,故氯贝丁酯已不适用于临床应用,一些国家已禁用此药。目前主要应用诺衡和力平脂。

4.药物相互作用

本品有降低凝血作用,与抗凝剂合用时要调整后者的剂量;与他汀类合用可发生横纹肌溶解,甚至死亡,美国禁止两类药合用。

(四)烟酸类调血脂药物

该类药物包括烟酸、烟酸肌醇和阿昔莫司。

1.作用机制

其主要作用是增加脂肪细胞磷酸二酯酶活性,使cAMP减少,脂酶活性降低,脂肪分解减少,血浆游离脂肪酸浓度下降,肝脏合成及释放VLDL随之减少。同时,抑制肝脏酶活性,减少HDL异化作用,提高血HDL浓度。本品对VLDL、IDL及LDL过高的患者均有效。此外,烟酸还有较强的外周血管扩张作用。乐脂平调脂作用平缓,还有抑制血小板聚集及改善葡萄糖代谢等功能,故适用于糖尿病性血脂异常。常用剂量的烟酸类药物可使LDL降低15%～30%,TG下降20%,HDL-C升高30%。

2.临床应用

该类药物可用于大多数类型的血脂异常,如Ⅱa、Ⅱb、Ⅲ、Ⅳ、Ⅴ型高脂血症,既可降低LDL-C及TG,又能升高HDL-C。与其他调脂药物合用,效果更明显。

3.不良反应及注意事项

该类药物中以烟酸的不良反应较多见。

(1)皮肤潮红、皮疹、瘙痒及胃肠道反应,如呕吐、腹泻及消化不良。

(2)心悸、肝功能减退、视觉异常。

(3)可能刺激溃疡病发作,溃疡病患者禁用。

(4)可升高血糖及引起糖耐量异常,肝病、糖尿病及痛风患者慎用。

(5)长期治疗可出现色素过度沉着,黑色棘皮症及皮肤干燥。

(6)可能加强降压药引起的血管扩张作用,有可能引起直立性低血压。

(7)肾功能不全者慎用阿昔莫司。

(李承文)

第四节 硝酸酯类药物

硝酸酯类药物是临床上应用的最古老的心血管药物之一,问世一百多年以来广泛应用于临床。1867 年,英国爱丁堡的一名医师 Lauder Brunton 发现亚硝酸戊酯有扩张小血管的作用,建议用于抗心肌缺血治疗。1879 年 William Murrell 首次将硝酸甘油用于缓解心绞痛发作,并首先在 Lancet 上发表了硝酸酯类药物缓解心绞痛的文章,这一年也因此被确立为硝酸酯的首次临床应用年,迄今已有 130 多年的历史。随着时间的推移,人们对硝酸酯类药物的作用机制不断有了新的认识,如扩张冠状动脉血管的作用、扩张静脉血管的作用和抑制血小板聚集作用。近年来随着内皮源性舒张因子(EDRF)的研究进展,一氧化氮(NO)的形成在硝酸酯类作用机制中的地位日益受到重视,从而使硝酸酯成为与其他抗心绞痛药物有不同作用机制的一类药物。

随着对其作用机制的逐步认识,硝酸酯类药物的临床应用也越来越广泛。最初仅用于心绞痛的防治,后来扩大到心力衰竭和高血压的治疗。现在临床上硝酸酯类药物主要应用于心肌缺血综合征——心绞痛、冠状动脉痉挛、无痛性心肌缺血、急性心肌梗死等;充血性心力衰竭——急性或慢性;高血压——高血压急症,围术期高血压,老年收缩期高血压等。迄今为止,硝酸酯类药物仍是治疗冠心病中应用最广泛,疗效最可靠的一线药物。

硝酸酯类药物的常用剂型包括口服剂、舌下含化剂、吸入剂、静脉注射剂、经皮贴膜及贴膏等。目前国内外仍不断有新的不同的硝酸酯剂型的研制,硝酸酯在临床的应用仍大有前途。

目前将一氧化氮(NO)和不含酯键的硝普钠称为无机硝酸盐,而将含有酯键的硝酸酯类药物称为有机硝酸盐。

一、硝酸酯的作用机制

(一)血管扩张作用

硝酸酯能扩张心外膜狭窄的冠状动脉和侧支循环血管,使冠脉血流重新分布,增加缺血区域尤其是心内膜下的血流供应。在临床常用剂量范围内,不引起微动脉扩张,可避免"冠脉窃血"现象的发生。同时硝酸酯能降低肺静脉压力和肺毛细血管楔压,增加左心衰竭患者的每搏输出量和心排血量,改善心功能。

不同剂量的硝酸酯类药物作用于血管可产生不同的效应。

1.小剂量

小剂量扩张容量血管(静脉),使静脉回流减少,左心室舒张末压下降。

2.中等剂量

中等剂量扩张传输动脉(如心外膜下的冠状动脉)。

3.大剂量

大剂量扩张阻力小动脉,可降低血压。

(二)血管受体作用

硝酸酯是非内皮依赖性的血管扩张剂,无论内皮细胞功能是否正常,均可发挥明确的血管平滑肌舒张效应。因此,"硝酸酯受体"可能位于平滑肌细胞而不是在内皮细胞。硝酸酯进入血液循环后,通过特异性的代谢酶转化为活性的一氧化氮分子(NO),与血管平滑肌细胞膜上 NO 受体结合后,激活细胞内鸟苷酸环化酶(sGC),使环磷酸鸟苷(cGMP)浓度增加,Ca^{2+} 水平下降,引起血管平滑肌舒张。

(三)降低心肌氧耗量

硝酸酯扩张静脉血管,使血液贮存于外周静脉血管床,从而减少回心血量,降低心脏前负荷和室壁张力;扩张外周阻力小动脉,使动脉血压和心脏后负荷下降,从而降低心肌氧耗量。

(四)抗血小板作用

硝酸酯具有抗血小板聚集、抗栓、抗增殖、改善冠脉内皮功能和主动脉顺应性、降低主动脉收缩压等机制,亦可能在硝酸酯的抗缺血和改善心功能等作用中发挥协同效应。

新近研究表明,以治疗剂量静脉滴注硝酸甘油可在健康志愿者、不稳定性心绞痛及急性心肌梗死中抑制血小板聚集,但临床并未能证实其改善了心肌梗死患者的预后,说明硝酸酯这种抗血栓的作用临床意义十分有限。除静脉滴注给药途径外,硝酸甘油贴片亦可有效抑制血小板聚集,但口服硝酸甘油给药途径未能证实有抑制血小板聚集的作用。

二、硝酸酯类药物的分类与特点

(一)硝酸酯的生物利用度和半衰期

不同的硝酸酯剂型有不同的特点,因区别很大必须区别对待。作为一类药物,硝酸酯可以从黏膜、皮肤和胃肠道吸收。其基本剂型硝酸甘油的药代动力学特点很独特,半衰期仅有几分钟,可迅速从血液中消失,大部分在肝脏外转化为更长效的活性二硝基硝酸酯——二硝基异山梨醇酯。但是后者必须首先在肝脏转化为单硝基硝酸酯,其半衰期变为 4～6 小时并最终经肾脏排泄。因此单硝基硝酸酯制剂没有肝脏首过效应,生物利用度完全,目前被临床广泛应用。

(二)硝酸酯的分类与药代动力学特点

1.硝酸甘油

硝酸甘油经皮肤和口腔黏膜吸收,较少从消化道吸收。有舌下含片、静脉、口腔喷剂和透皮贴片等多种剂型。口服硝酸甘油,药物在肝脏内迅速代谢("首关效应"),生物利用度极低,约为 10%,因此口服硝酸甘油无效。舌下含服该药吸收迅速完全,生物利用度可达 80%,2～3 分钟起效,5 分钟达最大效应,作用持续 20～30 分钟,半衰期仅数分钟。硝酸甘油在肝脏迅速代谢为几乎无活性的两个中间产物 1,2-二硝酸甘油和 1,3-二硝酸甘油经肾脏排出,血液透析清除率低。

硝酸甘油含片性质不稳定,有效期约 3 个月,需避光保存于密闭的棕色小玻璃瓶中,每 3 个月更换一瓶新药。如舌下黏膜明显干燥需用水或盐水湿润，否则含化无效。含服时应尽可能取坐位，以免加重低血压反应。对心绞痛发作频繁者，应在大便或用力劳动前 5～10 分钟预防性含服。

硝酸甘油注射液须用 5%的葡萄糖注射液或生理盐水稀释混匀后静脉滴注，不得直接静脉注射，且不能与其他药物混合。由于普通的聚氯乙烯输液器可大量吸附硝酸甘油溶液，使药物浓度损失达 40%～50%，因而需适当增大药物剂量以达到其血药浓度，或选用玻璃瓶及其他非吸附型的特殊输液器，静脉给药时须同时尽量避光。静脉滴注硝酸甘油起效迅速，清除代谢快，剂量易于控制和调整，加之直接进入血液循环，避免了肝脏首关清除效应等优点，因此在急性心肌缺血发作，急性心力衰竭和肺水肿等治疗中占据重要地位，但大量或连续使用可导致耐药，因而需小剂量、间断给药。长期使用后需停药时，应逐渐减量，以免发生反跳性心绞痛等。因药物过量而导致低血压时，应抬高双下肢，增加静脉回流，必要时可补充血容量及加用升高血压药物。

硝酸甘油贴膏是将硝酸甘油储在容器或膜片中经皮肤吸收向血中释放，给药 60～90 分钟达最大血药浓度，有效血药浓度可持续 2～24 小时或更长。尽管贴膏中硝酸甘油含量不一样，但 24 小时内释放的硝酸甘油量取决于贴膏覆盖的面积而不是硝酸甘油的含量。无论其含量如何，在 24 小时内所释放的硝酸甘油总量是 0.5 mg/cm^2。

硝酸甘油喷雾剂释放量为每次 0.4 mg，每瓶含 200 次用量。

2.硝酸异山梨酯

硝酸异山梨酯的常用剂型包括口服平片、缓释片，舌下含片及静脉制剂等。口服吸收完全，肝脏的首关清除效应明显，生物利用度为 20%～25%，平片 15～40 分钟起效，作用持续 2～6 小时；缓释片约 60 分钟起效，作用可持续 12 小时。舌下含服生物利用度约 60%，2～5 分钟起效，15 分钟达最大效应，作用持续 1～2 小时。硝酸异山梨酯母药分子的半衰期约 1 小时，活性弱，主要的药理学作用源于肝脏的活性代谢产物 5-单硝酸异山梨酯，半衰期 4～5 小时，而另一个代谢产物 2-单硝酸异山梨酯几乎无临床意义。代谢产物经肾排出，不能经血液透析清除。其静脉注射、舌下含服和口服的半衰期分别为 20 分钟、1 小时和 4 小时。

3. 5-单硝基异山梨醇酯

5-单硝酸异山梨酯是晚近研制的新一代硝酸酯药物，临床剂型有口服平片和缓释片，在胃肠道吸收完全，无肝脏首关清除效应，生物利用度近乎 100%。母药无需经肝脏代谢，直接发挥药理学作用，平片 30～60 分钟起效，作用持续 3～6 小时，缓释片 60～90 分钟起效，作用可持续约 12 小时，半衰期为 4～5 小时。在肝脏经脱硝基为无活性产物，主要经肾脏排出，其次为胆汁排泄。肝病患者无药物蓄积现象，肾功能受损对本药清除亦无影响，可由血液透析清除。

由于 5-单硝酸异山梨酯口服无肝脏首关清除效应，静脉滴注的起效、达峰和达稳态的时间亦与同等剂量的口服片相似，因此 5-单硝酸异山梨酯静脉剂型缺乏临床应用前景，欧美国家亦无该剂型用于临床。

三、硝酸酯的应用范围与选用原则

(一)冠状动脉粥样硬化性心脏病

1.急性冠状动脉综合征

硝酸酯在急性 ST 段抬高型、非 ST 段抬高型心肌梗死及不稳定型心绞痛中的使用方法相似。对无禁忌证者应立即舌下含服硝酸甘油 0.3～0.6 mg，每 5 分钟重复 1 次，总量不超过 1.5 mg，同时评估静脉用药的必要性。在最初 24～48 小时内，进行性缺血、高血压和肺水肿可静脉滴注硝酸甘油，非吸附性输液器起始剂量 5～10 μg/min(普通聚氯乙烯输液器 25 μg/min)，每3～5 分钟以 5～10 μg/min 递增剂量，剂量上限一般不超过 200 μg/min。剂量调整主要依据缺血症状和体征的改善及是否达到血压效应。缺血症状或体征一旦减轻，则无须增加剂量，否则逐渐递增剂量至血压效应，既往血压正常者收缩压不应降至 14.7 kPa(110 mmHg)以下，基础为高血压者，平均动脉压的下降幅度不应超过 25%。连续静脉滴注 24 小时，即可产生耐药，临床若需长时间用药，应小剂量间断给药，缺血一旦缓解，即应逐渐减量，并向口服药过渡。在应用硝酸酯抗缺血治疗的同时，应尽可能加用改善预后的 β 受体阻滞剂和/或 ACEI。当出现血压下降等限制上述药物合用的情况时，应首先减停硝酸酯，为 β 受体阻滞剂或 ACEI 的使用提供空间。

在溶栓未成为急性心肌梗死常规治疗前的 10 个随机临床试验结果显示，硝酸酯可使急性心肌梗死病死率降低 35%。而 GISSI-3 和 ISIS-4 两项大规模溶栓临床研究结果显示，在溶栓的基础上，加用硝酸酯没有进一步显著降低急性心肌梗死的病死率。PCI 围术期应用硝酸酯能否降低心肌梗死的病死率尚需更多临床研究证实。但因硝酸酯抗缺血、缓解心绞痛症状、改善心功能等作用明确，因此仍是目前急性心肌梗死抗缺血治疗不可或缺的药物之一。

2.慢性稳定性心绞痛

在慢性稳定性心绞痛的抗缺血治疗中，应首选 β 受体阻滞剂，当其存在禁忌证，或单药疗效欠佳时，可使用硝酸酯及或钙通道阻滞剂。临床实践中，通常采用联合用药进行抗心绞痛治疗。β 受体阻滞剂与硝酸酯联合可相互取长补短。硝酸酯降低血压和心脏后负荷后，可反射性增加交感活性，使心肌收缩力增强、心率增快，削弱其降低心肌耗氧量的作用，而 β 受体阻滞剂可抵消这一不良反应；β 受体阻滞剂通过抑制心肌收缩力、减慢心室率等，可显著降低心肌做功和耗氧量，但心率减慢，伴随舒张期延长，回心血量增加，使左心室舒张末期容积和室壁张力增加，部分抵消了其降低心肌氧耗的作用，硝酸酯扩张静脉血管，使回心血量减少，可克服 β 受体阻滞剂的这一不利因素。因此，两者合用较单独使用其中的任何一种可发挥更大的抗缺血效应。表 5-2 列出了用于心绞痛治疗的常用硝酸酯药物及剂量。

表 5-2 抗心绞痛常用的硝酸酯剂量

药物名称	用药途径	常用剂量(mg)	起效时间(分钟)	作用持续时间
硝酸甘油				
	舌下含服	0.3～0.6 mg	2～3	20～30 分钟
	喷剂	0.4 mg	2～3	20～30 分钟
	透皮贴片	5～10 mg	30～60	8～12 小时
硝酸异山梨酯				
	舌下含服	2.5～15.0 mg	2～5	1～2 小时
	口服平片	5～40 mg，2～3 次/天	15～40	4～6 小时
	口服缓释制剂	40～80 mg，1～2 次/天	60～90	10～14 小时
5-单硝酸异山梨酯				
	口服平片	10～20 mg，2 次/天	30～60	3～6 小时
	口服缓释制剂	60～120 mg，1 次/天	60～90	10～14 小时
		或 50～100 mg，1 次/天	同上	同上

3.无症状性心肌缺血

无症状性心肌缺血亦称隐匿性心肌缺血，是指患者存在明确的缺血客观依据而无相应的临床症状，广泛存在于各类冠心病中。有典型心绞痛症状的心肌缺血仅是临床缺血事件的一小部分，大部分缺血事件均为隐匿性的，尤以老年、糖尿病、女性和合并心力衰竭时多见。大量研究证明，频繁发作的一过性缺血（大部分为隐匿性）是急性冠脉综合征近期和远期不良预后的一个显著独立预测因素，可使死亡、再梗和再次血管重建术的危险增加3～5倍。因而，在临床实践中，尤其针对高危患者制定诊断和治疗策略时，只要缺血存在，无论是有症状的，还是隐匿性的，都应使用β受体阻滞剂、硝酸酯和/或钙通道阻滞剂等进行长期的抗缺血治疗。

预防和控制缺血发作是各类冠心病治疗的重要目标，硝酸酯是其中的重要组成部分，与改善生活方式，积极控制危险因素，合并使用抗血小板药、他汀类、β受体阻滞剂和ACEI或ARB等药物，以及在高危患者中实施血管重建手术等综合措施联合应用，可明确改善冠心病患者的生活质量和预后。

(二)心力衰竭

1.慢性心力衰竭

在β受体阻滞剂、ACEI或ARB及利尿药等标准治疗的基础上，对仍有明显充血性症状的慢性收缩性心力衰竭患者可加用硝酸酯，以减轻静息或活动时的呼吸困难症状，改善运动耐量。临床研究证实肼屈嗪与硝酸异山梨酯联合应用（H-ISDN）可降低非洲裔美国慢性收缩性心力衰竭患者的病死率。因而目前指南推荐，左心室射血分数≤40%的中重度非洲裔美国心力衰竭患者，在β受体阻滞剂、ACEI或ARB和利尿药等标准治疗的基础上，如仍然存在明显临床症状，可加用H-ISDN改善预后。对于因低血压或肾功能不全无法耐受ACEI或ARB的有症状性心力衰竭患者，可选用H-ISDN作为替代治疗。但对于既往未使用过ACEI或ARB，或对其可良好耐受者，不应以H-ISDN取而代之。硝酸酯亦可减轻左心室射血分数正常的舒张性心功能不全患者的呼吸困难等症状。

2.急性心力衰竭

硝酸甘油对不同原因包括AMI引起的急性肺水肿，有显著的疗效，但也含有加重血压下降及引起心动过速或过缓的危险。静脉硝酸甘油主要通过扩张静脉血管，降低心脏前负荷而迅速减轻肺瘀血，是治疗急性心力衰竭最为广泛的血管扩张药物之一，尤其适宜于合并高血压、冠状动脉缺血和重度二尖瓣关闭不全者。静脉应用硝酸甘油可以迅速根据临床和血流动力学反应增加或减少滴入量，常以10～20 μg/min作为起始剂量，最高可增至200 μg/min。硝酸酯与常规方法联合应用治疗急性肺水肿已经成为临床常规疗法。

(三)高血压危象和围术期高血压

静脉硝酸甘油是指南推荐的为数不多的治疗高血压危象的静脉制剂之一，从5 μg/min起始，用药过程中持续严密监测血压，逐渐递增剂量，上限一般为100 μg/min，尤其适用于冠状动脉缺血伴高血压危象者，但切忌使血压急剧过度下降。静脉硝酸甘油亦常用于围术期的急性高血压治疗，尤其是实施冠状动脉旁路移植术者。

(四)不良反应与硝酸酯耐药性

1.不良反应及硝酸酯治疗无效

无效的原因很多，或因心绞痛严重性增加；或由于患者对硝酸酯治疗心肌缺血产生耐药性；也可能由于药片失效；或用法不当（有些含化剂不能口服，有些口服剂不能含化）；动脉低氧血症，特别是在慢性肺部疾病(由于静脉血混入增加引起);及不能耐受(通常由于头痛)。也可能因口腔黏膜干燥影响药物吸收。硝酸酯若能在预计心绞痛发作前给予则更有效。当由于心动过速而影响硝酸酯疗效时,加用β受体阻滞剂结果更佳。在预防性应用长效作用硝酸酯时,耐受性往往是失效的原因。硝酸酯的常见不良反应及禁忌证见表5-3。

表5-3 硝酸酯应用中的不良反应与禁忌证

项目	分类	内容
不良反应		
	严重不良反应	前后负荷减少可引起晕厥和低血压;若饮酒或与其他血管扩张剂合用尤甚,须平卧治疗。心动过速常见,但偶在AMI时见到意外的心动过缓。低血压可引起脑缺血。长期大剂量应用可引起罕见正铁血红蛋白血症,须用静脉亚甲蓝治疗。大剂量静脉注射硝酸酯,可引起对肝素的耐药性
	其他不良反应	头痛、面潮红等,舌下用药可引起口臭,少见的皮疹
	产生耐受性	连续性疗法及大剂量频繁疗法可导致耐受性,低剂量间断疗法可避免,不同类型的硝酸酯之间存在交叉耐受性
	减药综合征	已见于军火工人,减去硝酸酯后可加重症状及猝死,临床也可见到类似证据因此,长期硝酸酯治疗必须逐渐停药。用偏心剂量法时,停药间期心绞痛复发率很低
禁忌证		
	绝对禁忌证	对硝酸酯过敏;急性下壁合并右心室心肌梗死;收缩压<12.0 kPa(90 mmHg)的严重低血压状态;肥厚性梗阻型心肌病伴左心室流出道重度固定梗阻;重度主动脉瓣和二尖瓣狭窄;心脏压塞或缩窄性心包;已使用磷酸二酯酶抑制剂者;颅内压增高
	相对禁忌证	循环低灌注状态;心室率<50次/分,或>110次/分;青光眼;肺心病合并动脉低氧血症;重度贫血

使用长效硝酸酯失效的两个主要原因如下。

(1)出现耐药性:处理办法是逐渐减少给药剂量和次数直到造成没有硝酸甘油的间期。

(2)病情加重:处理办法是在去除诱因(如高血压、心房颤动或贫血)的同时联合用药,以及考虑介入或手术治疗。

2.硝酸酯耐药性

硝酸酯的耐药性是指连续使用硝酸酯后血流动力学和抗缺血效应的迅速减弱乃至消失的现象。可分为假性耐药、真性耐药亦称血管性耐药及交叉性耐药三类。假性耐药发生于短期(1天)连续使用后,可能与交感-肾素-血管紧张素-醛固酮系统等神经激素的反向调节和血管容量增加有关。血管性耐药最为普遍,发生于长期(3天以上)连续使用后引起血管结构和功能的改变。交叉性耐药是指使用一种硝酸酯后,抑制或削弱其他硝酸酯或NO供体性血管扩张剂及内源性NO等的作用,两者发生机制相似,可能与血管内过氧化物生成过多及生物活化/转化过程异常等有关,如巯基耗竭可导致硝酸酯在血管内的生物转化异常而引发耐药。硝酸酯一旦发生耐药不仅影响临床疗效,而且可能加剧内皮功能损害,对预后产生不利影响,因此长期使用硝酸酯时必须采用非耐药方法给药。

任何剂型的硝酸酯使用不正确均可导致耐药,如连续24小时静脉滴注硝酸甘油,或不撤除透皮贴剂,以非耐药方式口服几个剂量的硝酸异山梨酯或5-单硝酸异山梨酯等。早在1888年这一现象即被报告，随着硝酸酯的广泛应用，这一问题日益突出，但确切机制目前仍未明确。已有大量的证据说明，如果持续维持血液中高浓度硝酸酯则必定出现对硝酸酯的耐药性，因此偏心剂量法间歇治疗已成为标准治疗法。

3.硝酸酯耐药性的预防

预防硝酸酯耐药性的常用方法如下。

(1)小剂量、间断使用静脉硝酸甘油及硝酸异山梨酯，每天提供10～12小时的无药期。

(2)每天使用12小时硝酸甘油透皮贴剂后及时撤除。

(3)偏心方法口服硝酸酯，保证10～12小时的无硝酸酯浓度期或低硝酸酯浓度期，给药方法可参考表5-4。上述方法疗效确切，在临床中使用最为广泛。

表5-4　避免硝酸酯耐药性的偏心给药方法

药物名称	用药途径	给药方法
硝酸甘油		
	静脉滴注	连续点滴10～12小时后停药，空出10～12小时的无药期
	透皮贴片	贴敷10～12小时后撤除，空出10～12小时的无药期
硝酸异山梨酯		
	静脉滴注	连续点滴10～12小时后停药，空出10～12小时的无药期
	口服平片	每天3次给药，每次给药间隔5小时：如8 AM*，1 PM*，6 PM
		每天4次给药，每次给药间隔4小时：如8 AM，12 AM，4 M，8 PM
	口服缓释制剂	每天2次给药：8 AM，2 PM
5-单硝酸异山梨酯		
	口服平片	每天2次给药间隔7～8小时：如8 AM，3 PM
	口服缓释制剂	每天1次给药：如8 AM

* AM：上午，PM：下午。

(4)有研究表明，巯基供体类药物、β受体阻滞剂、他汀、ACEI或ARB及肼屈嗪等药物可能对预防硝酸酯的耐药性有益，同时这些又多是改善冠心病和心力衰竭预后的重要药物，因此提倡合并使用。在无硝酸酯覆盖的时段可加用β受体阻滞剂，钙通道阻滞剂等预防心绞痛和血管效应，心绞痛一旦发作可临时舌下含服硝酸甘油等终止发作。

四、药物间的相互作用

(一)药代动力学相互作用引起低血压

硝酸酯的药物相互作用主要是药代动力学方面的，例如，心绞痛三联疗法(硝酸酯、β受体阻滞剂和钙通道阻滞剂)的合用疗效可能因其降压作用相加导致低血压而减弱，这种反应的个体差异很大。有时仅用两种抗心绞痛药如地尔硫䓬和硝酸酯就可以引起中度低血压。另外常见的低血压反应是在急性心肌梗死，如发病早期ACEI与硝酸酯合用时，在下壁心梗或与β受体阻滞剂或溶栓剂合用时。

(二)与西地那非相互作用

硝酸酯与西地那非合用可引起严重的低血压，以至于西地那非的药物说明书中将其合用列为禁忌证。西地那非的降低血压作用平均可以达到1.2/0.7 kPa(8.4/5.5 mmHg)，当与硝酸酯合用时下降更多。性交的过程本身对心血管系统是增加负荷，若同时应用两药导致低血压时，偶可引起急性心肌梗死的发生。慎用西地那非的患者包括有心梗史、卒中史、低血压、高血压[22.7/14.7 kPa(170/110 mmHg)]及心力衰竭或不稳定心绞痛史者。当硝酸酯与西地那非合用发生低血压反应时，α 受体阻滞剂或甚至肾上腺素的应用都有必要。近期服用西地那非的患者发生急性冠脉综合征包括不稳定型心绞痛时，24 小时内最好不要用硝酸酯以防止低血压的发生。

(三)大剂量时与肝素相互作用

在不稳定心绞痛硝酸酯与肝素合用时，肝素的用量有可能会加大，原因是静脉硝酸酯制剂常含有丙二醇，大剂量应用可引起肝素抵抗。如静脉硝酸甘油＞350 μg/min 时，会见到上述反应，而低剂量如 50～60 μg/min 或用二硝酸异山梨酯时，均未见到肝素抵抗现象。

(四)与组织型纤溶酶激活剂(t-PA)的相互作用

有报告应用 t-PA 溶栓的过程中，如果静脉应用较大剂量硝酸甘油(＞100 μg/min)时，t-PA 疗效下降，再灌注率降低，临床事件增多，但尚需要更多的临床资料证实。

(李承文)

第五节 钙通道阻滞剂

钙通道阻滞剂是一类选择性作用于慢通道、抑制 Ca^{2+} 跨膜内流，进而影响 Ca^{2+} 在细胞内作用而使整个细胞功能发生改变的药物。该类药物自 20 世纪 60 年代问世以来，其作用机制、药理及临床应用取得了重大进展，现钙通道阻滞剂已广泛用于高血压、冠心病、心绞痛、心律失常及肥厚性心肌病等心血管疾病的治疗。此外，人们在临床实践中还发现钙通道阻滞剂对多种器官均可产生效应，提示钙通道阻滞剂具有潜在广泛的治疗作用。尽管近年来某些临床资料提出了一些不利于钙通道阻滞剂的观点和证据，从而引发了对钙通道阻滞剂临床应用的争议和再评价，但此类药物仍是心血管疾病治疗中最为常用的药物之一。

一、分类

钙通道阻滞剂物繁多，由于具有共同的钙拮抗作用而被归列在一起，但其化学结构、与慢通道结合程度、相对选择性及对组织器官的药理效应等方面均有所不同甚或差异极大，因而目前尚缺乏令人满意的分类方法。现较常用的分类法如下。

(一)按化学结构分类

1.苯烷胺类

苯烷胺类如维拉帕米、盖洛帕米、泰尔帕米、Devapamil、Anipamil、Empoamil、Falipamil 和 Ronipamil。

2.二氢吡啶类

二氢吡啶类如硝苯地平、尼伐地平、尼卡地平、非洛地平、伊拉地平、达罗地平、尼鲁地平、尼莫地平、尼索地平、马尼地平、贝尼地平、拉西地平、巴尼地平、Diperdipine、Oxodipine、Riodipine、Ryosidipine、Flordipine、Foridipine、Iodipine、Mesudip-ine、Tiamdipine、Franidipine、OPC13340、

R023-6152。

3.苯噻氮唑类

苯噻氮唑类如地尔硫䓬、Fostedil。

4.其他

如氟桂利嗪、桂利嗪、Lidoflazine、哌克昔林、卡普地尔、普尼拉明、特罗地林、芬地林、Caronerine、匹莫齐特、五氟利多和氟斯匹灵。

(二)按有无电生理作用分类

按有无电生理作用分类分为有电生理作用与无电生理作用两大类。前者具有负性变时、负性变力及负性变传导作用,可减轻心肌收缩力和降低氧耗量,主要药物有维拉帕米、盖洛帕米、硫氮䓬酮和卡普地尔等,常用于快速性心律失常及伴有心率增快的高血压或冠心病患者;后者无或有轻微电生理作用,对心脏传导系统和心肌收缩力无明显影响,其中某些药物可因扩血管作用而反射性地引起心率增快,主要药物有硝苯地平及其二氢吡啶类药物、氟桂利嗪和哌克昔林等,可用于高血压及血管痉挛性疾病的治疗。此种分类法虽然过于笼统和简单,但对于临床选择用药尚有一定指导意义。

(三)按作用部位及用途分类

(1)主要作用于心肌细胞:如维拉帕米。

(2)主要作用于窦房结和房室结:如维拉帕米、硫氮䓬酮。

(3)主要作用于血管平滑肌:①主要作用于冠状动脉,如硝苯地平、硫氮䓬酮;②主要作用于脑血管,如尼卡地平、尼莫地平;③主要作用于周围血管,如利多氟嗪、氟桂利嗪。

(四)按生化及电生理特点分类

1982年,Fleckenstein提议分为两类,以后又增补为3类。

A类:药效及特异性高,对电压依赖性通道选择性强,可抑制90% Ca^{2+}内流而不影响Na^{+}及Mg^{2+}内流,包括维拉帕米、甲氧帕米、硫氮䓬酮、硝苯地平及其他二氢吡啶类衍生物。

B类:选择性稍差,可抑制50%~70%的Ca^{2+}内流,同时可抑制Na^{+}、Mg^{2+}内流,包括普尼拉明、哌克昔林、异搏静、芬地林、氟桂利嗪、桂利嗪、特罗地林、双苯丁胺及卡罗维林。

C类:有轻度钙拮抗作用的某些局麻、除颤及抗心律失常药物,如氯丙嗪及某些β受体阻滞剂。

(五)WHO分类法

1985年,WHO专家委员会按钙通道阻滞剂的结合部位及选择性、精确的细胞与药理学作用机制分为两组6个亚类,包括以下几种。

(1)对慢通道有选择性作用者Ⅰ类为维拉帕米及其衍生物,Ⅱ类为硝苯地平及其他二氢吡啶衍生物,Ⅲ类为硫氮䓬酮类。

(2)对慢通道呈非选择性作用者Ⅳ类,如氟桂利嗪、桂利嗪等二苯哌嗪类;Ⅴ类如普尼拉明类;Ⅵ类如哌克昔林、卡普地尔和卡罗维林等。

(六)其他分类法

1992年,Spedding和Paoletti又提出如下分类法,将钙通道阻滞剂分为五大类。

Ⅰ类:选择性作用于L型通道上明确位点的药物,又细分为以下几种。①1,4-二氢吡啶类结合点(受体):硝苯地平、尼群地平和尼卡地平等;②苯噻氮唑类结合位点:硫氮䓬酮等;③苯烷胺类结合位点:维拉帕米、盖洛帕米和泰尔帕米等。

Ⅱ类：作用于 L 型通道上未知位点的化合物：如 SR33557、HOE166 和 McN6186 等。

Ⅲ类：选择性作用于其他亚型电压依赖性通道（VDC）的药物（迄今未发现对此类通道具有高选择性的药物）。①T 型通道：氟桂利嗪、粉防己碱等；②N 型通道：ω-conotoxin；③P 型通道：漏斗网型蜘蛛毒素。

Ⅳ类：非选择性通道调节药物，如芬地林、普尼拉明和苄普地尔等。

Ⅴ类：作用于其他类型钙离子通道的药物如下。①肌浆网 Ca^{2+} 释放通道：兰诺丁。②受体控制性钙离子通道（ROC），可被相应受体阻滞剂阻断：兴奋性氨基酸通道；α 受体偶联通道；血管紧张素偶联通道；核苷酸/核苷酸偶联通道。

二、作用机制与药理效应

（一）作用机制

钙通道阻滞剂作用的精确部位及机制尚不十分清楚，但它们的化学结构各不相同、立体构型也不一样，提示钙通道阻滞剂之间不可能以任何相同机制或简单的构效关系作用于单一受体部位。钙通道阻滞剂可能对 Ca^{2+} 转运与结合的所有环节与调控机制均有抑制和影响。目前已知细胞内外 Ca^{2+} 的平衡与调节（离子转运）有以下几种方式。

（1）经慢通道发生慢内向离子流（SIC）。慢通道对 Ca^{2+} 的通透性除受 Ca^{2+} 浓度的控制外，还受神经介质的调控，因而慢通道又分为 VDC 和 ROC。VDC 有两个闸门，外闸门受电位控制，内闸门则受环磷酸腺苷（cAMP）的调节。当细胞膜去极到一定水平（如在心肌为－40～＋10 mV）时此通道即被激活开放，产生 SIC 形成动作电位平台，激活后由于内向 Ca^{2+} 电流的增加与膜电位降低，随即开始较激活速率更慢的失活过程，即该通道存在“开”“关”和“静息”3 种状态。VDC 至少存在 4 个亚型：L、T、N、P，它们的电生理与药理学特征有所不同，其中 L 亚型最受重视，因为该通道是主要对 Ca^{2+} 兴奋或阻滞剂敏感的钙离子通道亚型，其活化阈值高（－10 mV）、灭活慢，与心血管系统、平滑肌、内分泌细胞及某些神经元的兴奋——收缩偶联有关，L 亚型通道又有 α_1、α_2、β、γ 和 δ 5 个亚单位组成，α_1 亚单位具有钙离子通道及受体结合功能，α_2 及 β 亚单位具通道阻滞作用；ROC 存在于多种细胞尤其是血管平滑肌的胞质膜上，能对去甲肾上腺素、组胺和 5-羟色胺等发生反应，产生 Ca^{2+} 内流及细胞内贮存 Ca^{2+} 的释放，ROC 激活后对后者作用更大。

（2）Ca^{2+} 渗入：当胞外 Ca^{2+} 浓度低时，可使胞质膜通透性改变，发生“渗漏”，增加 Ca^{2+} 流入，此可能与某些血清 Ca^{2+} 不足所并发的高血压有关。

（3）Na^+/Ca^{2+} 交换：具双向性，取决于细胞内外两种离子浓度梯度，当胞内 Na^+ 浓度高而胞外 Ca^{2+} 浓度高时两者可发生交换，此机制与心肌糖苷的正性肌力作用有关。

（4）胞质膜上 Ca^{2+}-ATPase，可利用 ATP 分解的能量将 Ca^{2+} 逆离子梯度由胞内泵出胞外。

（5）肌浆网系膜上的 Ca^{2+}，Mg^{2+}-ATPase 将 Ca^{2+} 泵入肌浆网，而跨膜 Ca^{2+} 内流可触发肌浆网（SR）按离子浓度释放 Ca^{2+}（SR 内 Ca^{2+} 10^{-4} M，胞质内为 10^{-7} M），这一过程与心肌纤维的兴奋-收缩偶联有关。

（6）线粒体可吸收胞质内 Ca^{2+}，而通过 Na^+、Ca^{2+} 交换释放 Ca^{2+}。

以上为 Ca^{2+} 的平衡与调控机制，其中（1）、（2）、（3）、（4）为 Ca^{2+} 细胞内外的跨膜转运，（5）、（6）为细胞内转运过程；不同类型的组织，这些机制有不同的重要性。心肌和内脏平滑肌肌浆内 Ca^{2+} 的浓度正是基于上述转运系统的精确调控，才得以发挥正常的心脏血管效应。钙通道阻滞剂也正是通过对 Ca^{2+} 运转的影响，使细胞内 Ca^{2+} 减少，可兴奋细胞电位发生改变或钙与心肌内收缩蛋白、血管平滑肌内钙调蛋白等钙敏蛋白的结合受抑或 Ca^{2+}-蛋白复合物的调节作用减弱，从而发挥一系列的药理学效应。

尽管理论上推测钙通道阻滞剂的作用部位绝非一处，但绝大部分钙通道阻滞剂是通过阻滞慢钙离子通道和慢钙-钠通道而减少 Ca^{2+} 进入胞内的，事实上，只有对钙离子通道有阻滞作用的药物也才真正具有治疗价值。现已有足够的证据表明，钙通道阻滞剂实际上具有药理学与治疗学的抑制部位仅是 VDC 中的 L 通道。不同钙通道阻滞剂对通道蛋白的结合位点可能不同，有学者认为硝苯地平等二氢吡啶类衍生物作用于通道外侧的膜孔蛋白，维拉帕米类药物作用于通道内侧的膜孔蛋白而与外侧膜孔蛋白受体的亲和力极低，硫氮䓬酮则主司通道的变构部位，从而改变钙离子通道的构象等。当然这一学说有待于更进一步证实。

各种不同组织及相同组织的不同部位（如心肌、冠状动脉、脑血管及外周血管）Ca^{2+} 转运途径不同、钙离子通道被活化的途径不一（VDC 或 ROC）、活化机制迥异（有的以 Ca^{2+} 内流为主、有的以胞内贮存 Ca^{2+} 释放为主）、膜稳定性不同（钙离子通道存在“静息”“开放”和“灭活”3 种状态）及与药物的亲和力、离散度的差异，构成了钙通道阻滞剂对不同组织敏感性及临床适应证不同的基础，也是钙通道阻滞剂理效应不一的重要原因。

（二）药理作用

钙不仅为人体生理功能所必需，而且也参与或介导许多病理过程。细胞内 Ca^{2+} 过多（亦称钙“超载”），在高血压起病、心律失常形成、动脉粥样硬化发病及血管与心肌的脂氧化损伤等病理过程中起着重要作用。钙通道阻滞剂虽然作用不尽相同、作用机制未完全明了，但多种钙通道阻滞剂在不同程度上具有下述作用。

（1）抑制心肌 Ca^{2+} 跨膜 SIC，使胞质内游离 Ca^{2+} 浓度下降、心肌收缩力减弱呈负性肌力作用，降低心肌耗能及耗氧。应当指出，不同的钙通道阻滞剂在整体动物实验中表现出来的负性肌力作用差异甚大，如硝苯地平由于舒张血管作用较强、甚至出现反射性增强心肌收缩力。

（2）抑制窦房结自律性及减慢房室传导，呈现负性变时及负性变传导作用。

（3）防止心肌细胞内 Ca^{2+}“超负荷”、保护心肌免遭脂氧化损伤，对缺血心肌有保护作用。

（4）扩张冠状动脉、脑血管及肾动脉，促进冠状动脉侧支循环形成，改善心、脑和肾等重要脏器供血。

（5）扩张肺及周围血管、降低总外周阻力，使血压、肺动脉压降低及心脏前、后负荷减轻；总体来讲，钙通道阻滞剂舒张动脉血管作用强于舒张静脉血管。

（6）在某种程度上可减轻血管及心脏的重塑作用，使管壁顺应性增加、靶器官结构改变及功能损害减小。

（7）抑制支气管、肠道及泌尿生殖道平滑肌、缓解平滑肌痉挛。

（8）抑制血小板聚集，改进低氧血症时血流变异常，改善红细胞开变性。

（9）对血脂代谢无不良影响，某些钙通道阻滞剂可升高高密度脂蛋白胆固醇（HDL-ch）或降低低密度脂蛋白胆固醇（LDL-ch）。

（10）改善胰岛素抵抗、增加组织对胰岛素的敏感性。

（11）可抑制血管平滑肌细胞增殖及向内膜下迁移，此与抑制动脉粥样硬化有关，二氢吡啶类药物有抑制和延缓粥样硬化进程的作用。

（12）抑制兴奋-分泌偶联，影响多种腺体的分泌。

（13）抑制内皮素分泌、减少前嘌呤物质丧失，维持细胞 Ca^{2+}、Na^+ 和 K^+ 平衡，减轻血管切应力损伤。

(14)逆转心室肥厚及有轻度利钠、利尿作用。

(15)硝苯地平、硫氮䓬酮、氨氯地平和维拉帕米对高血压患者的肾功能有短期良好作用。硫氮䓬酮对胰岛素依赖型和非依赖型糖尿病、肾病患者有减少尿蛋白分泌的作用。

需要指出的是,钙通道阻滞剂的上述作用除因药物不同而表现各异外,其在体内的净效应还取决于各种作用的相对强度及用药途径、剂量、体内反射机制等影响因素。

三、临床应用

近年来,随着临床与基础研究的不断深入,钙通道阻滞剂的应用范围越来越广,已由最初单纯治疗心血管疾病发展到应用于多个系统的多种疾病。

(一)高血压病

目前,钙通道阻滞剂已广泛用于高血压病的治疗,尤其是二氢吡啶类药物,由于其显效快、效果明显,血压下降平稳,长期使用有效,且对血脂、血糖、尿酸、肌酐及电解质等无不良影响,已被列为高血压治疗的一线药物。与其他降压药相比,钙通道阻滞剂更适合于年龄大、基础血压高、低肾素型及外周血管阻力高者,一般单用钙通道阻滞剂 50%～70%患者即可获得满意效果。钙通道阻滞剂与 β 受体阻滞剂、ACEI 及利尿药配伍应用时其降压效果更好,可根据病情酌予选用。对高血压合并冠心病、心绞痛、心律失常、脑血管疾病及外周血管病者,选用相应的钙通道阻滞剂不仅能降低血压,而且对其并发症治疗也十分有效。但钙通道阻滞剂远期应用能否降低心血管并发症的发生,国际上尚未取得一致意见,仍有待于前瞻性大规模长效钙通道阻滞剂抗高血压临床试验加以验证。国内近期已结束的一项临床多中心研究观察了尼群地平对老年单纯收缩期高血压的影响,初步表明钙通道阻滞剂对高血压病脑血管并发症有降低发生率作用,但对心血管并发症的发生似乎影响不明显。

近来,有人认为在预防高血压患者主要心血管事件中,钙通道阻滞剂的作用不及 β 受体阻滞剂或小剂量噻嗪类利尿药。美国一权威性荟萃资料分析了 9 个临床试验共 27 743 例患者,结果发现在降低血压方面,钙通道阻滞剂与 β 受体阻滞剂、ACEI 及噻嗪类利尿药没有明显差异;但服用钙通道阻滞剂组的患者中,急性心肌梗死和心力衰竭发生的危险性分别增加了 26%,主要心血管事件危险增加了 11%。因此,Furburger 等认为,β 受体阻滞剂、ACEI 及小剂量噻嗪类利尿药仍然是治疗高血压的首选药物,只有在这些药物治疗失败或患者不能耐受时,才考虑换用钙通道阻滞剂。然而,2000 年公布的 NORDIL 试验便很快否定此说。NORDIL 试验证实,硫氮䓬酮在治疗高血压时与利尿药、β 受体阻滞剂比较,不仅同样具有显著减少心血管事件发生和死亡的效果,而且比利尿药、β 受体阻滞剂减少了 20%的脑卒中发生率。硫氮䓬酮的良好疗效,可能与其逆转左心室肥厚、交感神经激活作用小及抑制心律失常等发生有关。针对伴有至少一项心血管高危因素的高血压患者进行治疗的 INSIGHT 试验更进一步证实,拜新同(一种长效的硝苯地平制剂)组和利尿药(氢氯噻嗪和米吡嗪联用)组的终点事件(包括心肌梗死、中风、心血管病死亡和心力衰竭等)发生率没有差别,总的事件的发生率均为 12%,且拜新同单药治疗即可有效控制血压,长期用药无增加癌症和严重出血的危险性,从而确立了钙通道阻滞剂用药的安全性。上述资料充分说明,钙通道阻滞剂仍是可供选用的一线抗高血压药物,特别是其价格低廉、疗效可靠,更适合于国内治疗高血压病的应用。

目前,钙通道阻滞剂降压应用的新趋势:①第 3 代二氢吡啶类药物如氨氯地平、非洛地平等,降压有效而作用时间长；②非二氢吡啶类药物如维拉帕米，尤其是其缓释型制剂，虽然对心脏的选择性强，但能降低血浆去甲肾上腺素，因此，对应激状态及扩张周围血管，降压有独特作用；③短效的硝苯地平在降压治疗中对无明显并发症的老年人疗效较好，由于其交感激活作用，对大多数中青年患者不适用，已有两项前瞻性的临床试验对短效硝苯地平及利尿药与 ACEI 的降压效果进行比较，发现三类药物的降压作用相同，但前者防止心血管事件的发生明显较后两者减少。此外，人们在临床实践中还发现，若二氢吡啶类药物降压无效时通常加服利尿药不能增强其疗效；相反，高 Na^+ 饮食可加强其疗效，可能与钙通道阻滞剂有内源性钠利尿作用有关，当摄取 Na^+ 增加、体内 Na^+ 增高时也可调节钙通道阻滞剂受体的结合率。

降压谷峰值比率(T∶P)是 1988 年由美国食品药品监督管理局(FDA)提出的一项评价降压药优劣的指标，近年来已被作为降压药筛选与审批新药的标准。T∶P 亦即降压药最小与最大疗效之比率，提出此概念的目的在于强调稳态给药结束后血压应控制满意且降压作用须平稳维持 24 小时之久，以避免血压的过大波动。FDA 认为，理想的降压药谷值效应至少应为峰值效应的 50%，即 T∶P≥50%。据报道缓释硝苯地平 10～30 mg，每天 1 次，T∶P 为 50%；氨氯地平 5～10 mg，每天 1 次，T∶P 为 66%；拉西地平的T∶P≥60%，提示钙通道阻滞剂是一类较为理想的降压药物。

(二)快速型心律失常

目前，用于治疗心律失常的钙通道阻滞剂均为有电生理效应的药物，如维拉帕米、盖洛帕米、硫氮䓬酮及哌克昔林等。其中，维拉帕米可抑制慢反应细胞的 V_{max}，延缓房室结慢径路的传导，从而终止房室结双径路的折返激动，已成为目前治疗房室结内折返性心动过速的首选药物。对于房性心动过速、心房扑动和心房颤动患者，钙通道阻滞剂可通过抑制房室传导而减慢其心室率，一部分患者可转复为窦性心律。此外，钙通道阻滞剂尚可减轻延迟后除极的细胞内 Ca^{2+} 超负荷，阻断早期后除极的除极电流，抑制触发活动性心律失常，对部分室性心律失常有效。近年来，屡有报道，维拉帕米或硫氮䓬酮对缺血性再灌注心律失常有预防作用，对左心室肥厚所合并的恶性室性心律失常也有潜在的治疗价值，可防止患者猝死。

(三)缺血性心绞痛及动脉粥样硬化

大多数钙通道阻滞剂具有扩张冠状动脉、解除冠状动脉痉挛、增加冠脉血流作用，并能降低心脏前、后负荷及减弱心肌收缩力，从而减少心肌氧耗量、恢复氧供需平衡，因此可用于各种类型的心绞痛治疗，尤其对变异性心绞痛效果较好。目前，多数学者更趋向于选择维拉帕米、硫氮䓬酮及长效二氢吡啶类制剂，短效的硝苯地平已较少应用，因有报道部分患者用硝苯地平后心绞痛症状加重，这可能与用药后血压下降太大、冠状动脉血流灌注减少或反射性心率加快、不利于氧供求平衡有关，也可能系冠状动脉侧支循环再分布产生“窃血现象”所致。近年来，某些实验及临床研究提示，钙通道阻滞剂有“心血管保护作用”，可抑制氧自由基所致的脂质过氧化作用，减轻缺血与再灌注损伤。已有资料证实，钙通道阻滞剂用于经皮冠脉腔内血管成形术(PTCA)及溶栓后的缺血再灌注治疗取得较好效果。

自 1981 年国外学者 Henry 和 Bentley 首次报道硝苯地平对实验性动脉粥样硬化的抑制作用以来，10 余年间钙通道阻滞剂的抗动脉粥样硬化作用日益受到关注。动脉粥样硬化是一缓慢的发病过程，其病理改变主要为动脉管壁的 Ca^{2+} 沉积(钙化)及由 Ca^{2+} 作为信息物质所介导的内皮细胞损害、脂质沉积、动脉中层平滑肌细胞增殖及迁移、血小板聚集，甚或血栓形成为其特征。钙通道阻滞剂通过减少 Ca^{2+} 沉积及细胞内 Ca^{2+} 超负荷，可有效地保护血管内皮细胞、维持胞膜的完整性与通透性，抑制血栓烷素 A_2（TXA_2）及内皮素（ET）形成、刺激前列环素（PGI_2）的释放，以此延缓或削弱动脉粥样硬化的发病。维拉帕米、硫氮䓬酮及大多数二氢吡啶类钙通道阻滞剂的抗动脉粥样硬化作用均曾有过报道。国际硝苯地平抗动脉粥样硬化研究（INTACT）发现，与安慰剂组比较，治疗 3 年时冠状动脉粥样硬化新生病灶的危险性降低 28%，继续治疗 3 年则新生病灶的危险性进一步减少 78%，证实硝苯地平可有效抑制冠状动脉粥样硬化的进程。

（四）心肌肥厚

钙通道阻滞剂应用于高血压性心脏病或肥厚性心肌病，不但能增加心肌活动的顺应性、改善心脏舒张功能，而且可减轻甚或逆转心肌肥厚，目前已证实对心肌纤维增殖有抑制作用的药物中，钙通道阻滞剂较大多数药物作用强而仅次于 ACEI 类。对于肥厚性梗阻型心肌病，钙通道阻滞剂治疗时并不增加其收缩期流出道的压力阶差。

（五）脑血管及中枢神经系统疾病

正常情况下大脑具有稳定的较高的氧代谢，维持人体中枢机能必须有充足的脑血流，否则，脑灌注不足经一定时间可迅速产生乳酸，酸中毒又使脑血流调节功能丧失，进而引起脑细胞代谢衰竭甚至导致坏死。已知，休息时神经元细胞内 Ca^{2+} 较胞外低 10^4 倍，胞内 Ca^{2+} 浓度常在脑缺血损伤时增加，而胞内 Ca^{2+} 超负荷则又加剧脑细胞损伤死亡，从而形成恶性循环。近年来大量研究证实，钙通道阻滞剂可抑制这一过程，并通过脑血管扩张作用改善脑血流供应，因而用于脑缺血、蛛网膜下腔出血、脑复苏及偏头痛取得一定效果，几组大型临床试验已就尼莫地平对缺血性脑卒中的作用得出肯定结论；最近，ASCZEPIOS 试验及 FIST 试验正分别对伊拉地平和氟桂利嗪的作用进行观察，希望不久即可得出结论。

（六）肺与肺动脉疾病

许多呼吸道疾病、肺循环障碍及急性微血管性肺损伤的病理生理均与 Ca^{2+} 有关，如过敏性哮喘时 IgE 介导的肥大细胞释放化学物质及炎症介质（兴奋-分泌偶联）、气管平滑肌痉挛与收缩（兴奋-收缩偶联）、某些血管活性介质的合成及神经冲动的传导等均受细胞内外 Ca^{2+} 的调节，Ca^{2+} 还影响某些趋化作用物质（如白细胞介素）的合成与释放，因而，钙通道阻滞剂对呼吸系统疾病的治疗及预防价值受到广泛重视。实验研究及临床观察发现，钙通道阻滞剂可抑制化学递质及气管平滑肌组胺的释放、TXA_2 和 PGF_2 等所诱发的气道平滑肌痉挛，并能抑制冷空气及运动诱导的支气管痉挛，从而减轻支气管哮喘发作。但总的说来，钙通道阻滞剂对呼吸道平滑肌的舒张效应较小，现今仍不能作为一线药物应用。不过，其新一代制剂尤其是气雾剂可能有更大作用。

目前，钙通道阻滞剂对原发性或继发性肺动脉高压的作用虽然报告不多，对病程及预后的影响尚缺乏长期对照研究，但钙通道阻滞剂尤其是硝苯地平对慢性阻塞性肺病的肺动脉高压可降低肺血管阻力，在选择性病例确可改善症状及血流动力学效应，其次研究较多的药物为硫氮䓬酮，但药物的选用剂量及投药方式各家报道不一，尚有待于进一步探讨。

（七）其他

钙通道阻滞剂对肾脏的保护作用、在胃肠道及泌尿生殖系统疾病中的应用等也受到广泛重视并取得重大进展，但仍需不断完善资料及进行长期的对照观察。

四、钙通道阻滞剂在某些心脏疾病应用中的争议与评价

（一）心肌梗死

钙通道阻滞剂能否用于急性心肌梗死（AMI），目前意见不一。部分学者认为，钙通道阻滞

剂用于 AMI 早期可限制或缩小梗死面积。1990 年的丹麦维拉帕米二次心肌梗死试验(DAVIT Ⅱ)表明维拉帕米可减少再梗死;DAVIT Ⅰ 及 DAVIT Ⅱ 的汇集资料证实了维拉帕米治疗组患者心血管事件、死亡率及再梗死率均降低,其疗效类似于多数 β 受体阻滞剂。对于心电图显示的无 Q 波性心肌梗死,早期(24～72 小时)应用硫氮䓬酮可显著减少再次心肌梗死及梗死后难治性心绞痛的发生率,目前已引起临床广泛注意。新近,有人观察了维拉帕米与非洛地平对 AMI 后心率变异性的影响,提示维拉帕米能增加副交感神经活性、恢复交感与副交感神经的平衡,对 AMI 早期心率变异性有较好影响,而非洛地平则无此作用,这可能是维拉帕米改善 AMI 患者预后的重要原因之一。但也有相反报道认为,钙通道阻滞剂非但不能减少心肌梗死患者死亡与再梗死危险,反而能增加其死亡率,1995 年 3 月,Psaty 等在美国第 35 届心血管病流行病学与预防年会上提出,使用硝苯地平者与用利尿药、β 受体阻滞剂比较,心肌梗死危险增加 60%;Furburger 等也收集了 16 个硝苯地平用于冠心病治疗的随机二级预防试验资料,于同年9 月再次报告中等到大剂量的短效钙通道阻滞剂硝苯地平能增加冠心病死亡率,有学者并由此推及其他钙通道阻滞剂(特别是二氢吡啶类)也有类似的不良作用,曾一度引起学者们的关注。尽管 Braun 等曾于次年在世界著名的《美国学院心脏病杂志》撰文不支持所谓钙通道阻滞剂在治疗各类慢性冠心病时将会增加其死亡危险比率或对心肌梗死存活有不利影响的观点,Norman 也认为将大剂量短效硝苯地平(每天用量≥80 mg)的假定危险等同于已被证实对高血压和心绞痛有效而安全的合理剂量的长效钙通道阻滞剂,这种盲目扩大及不合理应用是错误的,但对于心肌梗死患者应用钙通道阻滞剂,医药界目前已引起重视并持审慎态度。多数学者认为,AMI 早期除非有适应证,否则不应常规使用钙通道阻滞剂,如需选用时当充分估计所选药物的负性肌力及对心率、血压及传导系统的影响。

(二)心功能不全

维拉帕米、硫氮䓬酮等有负性肌力的药物一般应避免应用于收缩功能障碍的充血性心力衰竭(CHF)患者,此早已成为人们的共识。已有研究证实维拉帕米可使 CHF 恶化,MDPIT 试验也表明硫氮䓬酮可增加心肌梗死后伴有左心室功能不全患者的病死率。然而,二氢吡啶类钙通道阻滞剂能否应用于 CHF 仍存有较大争议。起先人们认为,钙通道阻滞剂可使血管扩张、降低心脏前、后负荷以利于心脏做功,且可改善心肌缺血、防止心肌病变时的心肌细胞内 Ca^{2+} 积聚及局部微血管痉挛而出现的心肌局灶性坏死,因而钙通道阻滞剂可能有助于 CHF 的治疗,钙通道阻滞剂曾被推荐为治疗轻、中度 CHF 的首选药物,寄希望于 CHF 早期应用能阻止原发病的进一步发展恶化,在晚期则可降低心脏后负荷、改善心脏作功能力使 CHF 缓解,有学者观察到氨氯地平、非洛地平等可改善 CHF 患者的血流动力学效应;不过,随后的进一步观察却发现硝苯地平及某些二氢吡啶类药物使心功能恶化,究其原因时许多学者把钙通道阻滞剂对 CHF 的不利影响归咎于其负性肌力作用及反射性兴奋交感神经和激活肾素——血管紧张素系统的作用。目前尚无大规模的临床试验评价硝苯地平对 CHF 的远期影响。初步研究表明,新一代的血管选择性钙通道阻滞剂可缓解症状、提高运动耐量,其神经内分泌激活不明显。前瞻性随机氨氯地平存活评价(PRAISE)及 PRAISE 2 分别对氨氯地平在严重充血性心力衰竭中的作用及氨氯地平用于治疗心力衰竭患者的高血压或心绞痛的安全性进行了评价,试验结果提示人们:①尽管氨氯地平未加重患者的心力衰竭及增加心肌梗死、致命性心律失常或因严重心血管事件的住院率,但该药亦未能进一步改善心力衰竭患者预后,因而,在充分使用心力衰竭现代药物治疗的基础上,不宜将氨氯地平作为针对心力衰竭的常规治疗药物。②心力衰竭患者常合并控制不满意的

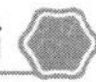

高血压或心绞痛，此时，应首选 ACEI、利尿药、β 受体阻滞剂等进行治疗。如果这些药物仍不能控制心力衰竭患者的高血压或心绞痛，或患者不能耐受这些药物时，使用长效钙通道阻滞剂氨氯地平是安全的，它与传统的短效钙通道阻滞剂不同，该药并不恶化心力衰竭患者的心功能或预后。

近些年来，随着对心脏功能研究的不断深入，对心功能不全的认识也有了较大提高，心脏舒张功能障碍及无症状心功能不全逐渐受到重视。肥厚性心肌病或高血压、冠心病的早期，心脏收缩功能可能正常，而心脏舒张功能已有损害，此时洋地黄等正性肌力药物的应用受到限制，越来越多的研究表明，维拉帕米、硫氮䓬酮及氨氯地平等可改善患者的舒张功能，显示了钙通道阻滞剂在改善心脏舒张功能方面的良好应用前景。

五、药物介绍

(一)维拉帕米及其同系物

本品为人工合成的罂粟碱衍化物，系最早被研究应用的钙通道阻滞剂，1962 年由 Hass 首先合成并用于临床。

1.化学结构

见图 5-1。

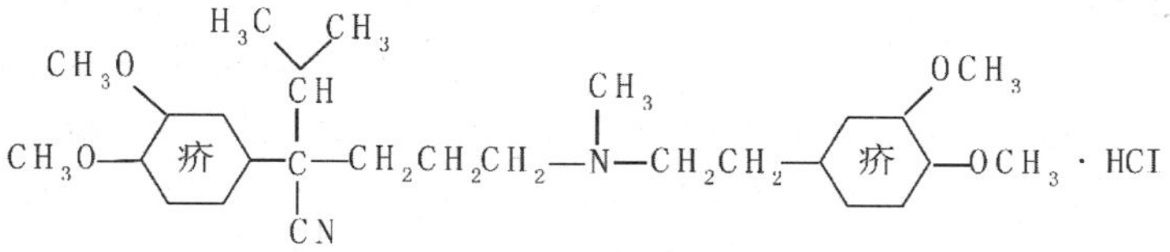

H_3C CH_3

CH_3O CH CH_3 OCH_3

CH_3O—䓁—C—$CH_2CH_2CH_2$—N—CH_2CH_2—䓁—OCH_3 · HCl

CN

图 5-1 维拉帕米化学结构

2.理化性质

本品为白色或类白色结晶性粉末，无臭、味苦，熔点为 141～145 ℃，溶于水、乙醇或丙酮，易溶于甲醇、氯仿，不溶于乙醚。5%水溶液 pH 为 4.5～6.5。

3.药动学

静脉给予维拉帕米后 1～2 分钟即可测出血流动力学效应(血压降低)和电生理效应(P-R 间期延长)，但前者效应时间短暂，5 分钟时低血压效应即达高峰，10～20 分钟作用消失；后者作用时间较长，其负性传导作用 10～20 分钟为顶峰，6 小时仍可测出，提示房室结组织对该药有明显的亲和力。维拉帕米血浆浓度＞75 ng/mL 时，阵发性室上性心动过速即可转复为窦性心律，一次静脉给药 0.10～0.15 mg/kg 即可达此浓度，继后按每分钟 0.005 mg/kg 静脉滴注，能较长时间地维持血浆治疗浓度。

口服维拉帕米几乎从胃肠道完全吸收，但由于通过肝脏时的首过效应，其生物利用度已降至 10%～35%。因此，欲得到与静脉注射给药相等的药理效果，口服剂量与静脉注射剂量应有明显差别，即口服剂量要比静脉注射大 8～10 倍才能达到相应的血液浓度。血清中 90%的维拉帕米与蛋白结合，半衰期为 3～7 小时不等。口服或静脉注射药物 70%以代谢产物的形式由肾脏排泄，15%经胃肠道排出，只有3%～4%以原形在尿中出现。维拉帕米经肝脏通过 N-脱甲基作用和 N-脱羟基作用产生多种代谢产物，其主要代谢物去甲基维拉帕米的血流动力学效应和冠状动脉扩张作用强度较弱，活性仅为母体成分的 20%。此外，服用相同剂量的维拉帕米时，患者之间血浆中的浓度可有差异，但血浆浓度＞100 ng/mL 时，血浆浓度与疗效之间的相关性已甚小。

4.治疗学

(1)室上性快速型心律失常：维拉帕米阻抑心肌细胞膜钙慢通道，使钙内流受阻，可抑制窦房结和房室结慢反应细胞动作电位 4 位相自动除极化速率，降低其自律性并抑制动作电位 0 相除极速度和振幅，减慢冲动传导、延长房室传导时间，尤其使房室结有效不应期显著延长，使单向阻滞变为双向阻滞，从而消除折返，临床上用于阵发性室上性心动过速(PSVT)，能有效地使其转复为窦性心律(有效率达 80%～90%)，尤其是对房室结折返性 PSVT 更为有效，是紧急治疗 PSVT 患者的首选药物。对心房扑动或心房颤动患者，可减慢其心室率，个别患者可转复为窦性心律(心房颤动转复率仅 2%～3%)。

用法及用量：一般于 PSVT 发作时，首次静脉给予维拉帕米 3～5 mg(小儿)和 5～10 mg(成人)，稀释于 10～20 mL 葡萄糖注射液中缓慢静脉推注，如无效时 20～30 分钟后可重复注射，总量不宜超过 20 mg。频繁发作 PSVT 的患者，继后以每天 320～480 mg 口服，可有效地预防复发；心房颤动或心房扑动患者，于初始注射 5～10 mg 后通常能减慢心室率至 80～110 次/分，此后可继续静脉滴注或口服维持此心率。

Fleckenstein 曾观察过 18 例心房扑动患者静脉注射维拉帕米 10 mg 的治疗效果，发现用药后 15 例心室率减慢(其中 4 例转为窦性心律)，有效率为 83.3%，心房扑动转复率为22.2%(4/18)。注意静脉注射给药期间应严密监测血压与心电图。对预激综合征合并的快速心律失常应根据电生理检查结果决定是否选用，本药对预激综合征并发 PSVT 而 QRS 波群不增宽者(心房激动经房室结正向传入心室)，则疗效较好，可中止发作，否则应避免使用；对心房颤动或心房扑动合并预激综合征时，由于本药可使更多的心房激动经旁路传入心室，以致心室率增快甚或诱发心室颤动，故应忌用。本药对房性期前收缩有一定效果，对室性心律失常则效果较差。

(2)缺血性心脏病：维拉帕米通过 Ca^{2+} 拮抗作用松弛血管平滑肌，能有效地降低血管阻力、减轻心脏射血负荷及预防冠状动脉痉挛；另外，该药的负性变时及负性变力作用有利于降低心肌氧耗及增加舒张期冠状动脉血流灌注，对缺血性心脏病治疗有效，临床可用于劳力性心绞痛、变异性心绞痛及不稳定型心绞痛。劳力性心绞痛患者，平均每天剂量 240～480 mg，可有效地缓解劳力性心绞痛，其用量每天 320～480 mg 的疗效类似或优于 β 受体阻滞剂，对变异性心绞痛(平均口服剂量每天 450 mg)及不稳定型心绞痛(口服剂量每天 320～480 mg)也收到良好效果，其心绞痛发作次数和硝酸甘油用量减少，暂时性 ST 段偏移得以改善。一般应用方法：维拉帕米开始口服 40～80 mg，每 8 小时 1 次，以后递增至每天 240～360 mg 或更大耐受剂量。

(3)肥厚性心肌病：临床研究证实，维拉帕米不仅降低心脏后负荷、左心室与流出道间压力阶差及直接抑制心肌收缩力，而且能减轻甚或逆转心肌肥厚。近期一项研究观察了 7 例肥厚型心肌病患者每天口服维拉帕米 360 mg，连服 1 年、1 年半及 2 年时的治疗效果，发现患者不但临床症状(心前区疼痛、劳力性呼吸困难、晕厥)减轻，左心室顺应性改善，而且经电镜检查显示治疗后心肌细胞结构较前清晰、肌束走向紊乱变轻、肌原纤维排列仅轻度异常。还有研究报告维拉帕米在减轻左心室肥厚的同时可减少 74%室性心律失常，并降低其严重性。

(4)轻、中度高血压：尤其适合于老年高血压患者的治疗。一般，治疗剂量为每天 80～320 mg。治疗初期可口服维拉帕米 40 mg，每天 3 次，若 1 周后无效渐增至 80 mg，每天 4 次，一般于用药 4 周后血压趋于稳定在正常水平，其总有效率可达 92.5%，心率由治疗前平均 86 次/分降至 72 次/分。血压稳定 4 周后可逐渐减至最小有效剂量维持治疗。

(5)应激状态或窦性心动过速:心率增加是处于应激状态的重要指标之一,心率增快常与高血压、TC及TG升高、体重指数升高、胰岛素抵抗、血糖升高及HDL-ch降低等密切相关,故心率增快是心血管病和死亡的一个独立危险因素。人心率的快慢与寿命的长短呈反比,故控制心率、祛除应激状态十分必要。目前认为,使用维拉帕米控制心率较使用β受体阻滞剂可能更好,因维拉帕米不会引起继发性血儿茶酚胺或去甲肾上腺素水平升高。用药方法:口服维拉帕米,使心率控制在50～60次/分。

(6)特发性室性心动过速:特发性室性心动过速主要指无器质性心脏病基础的分支性室性心动过速,室速发作时常表现为左束支阻滞合并电轴左偏或右偏。该类室速有时对其他抗心律失常药物反应不佳,而对维拉帕米的治疗反应良好,故有人又称之为"维拉帕米敏感性室速"。

5.药物相互作用

(1)与地高辛合用:维拉帕米可使地高辛的肾脏和非肾脏清除减少,它虽不影响肾小球滤过率,但可使地高辛的肾小管分泌明显下降,两药合用时,地高辛总清除率平均降低35%,血药浓度增加40%。有人指出,地高辛血药浓度增加发生在两药合用的7～14天之后。血清地高辛浓度的增加易导致洋地黄中毒,故有人主张两药应避免联合用药。若必须合用时应彼此减少各自的用量,或地高辛减少35%。

(2)与普萘洛尔合用:维拉帕米和普萘洛尔均有Ca^{2+}拮抗作用,前者可阻碍Ca^{2+}通过细胞膜,后者能抑制Ca^{2+}在肌浆网内摄取和释放,故两药合用时可产生相加的负性肌力、负性频率及负性传导作用,易诱发低血压、呼吸困难、心动过缓、心力衰竭甚或心脏停搏。一般应于维拉帕米停药2周后方可应用普萘洛尔。

(3)与硝酸酯类合用:维拉帕米与硝酸甘油合用,后者增加心率的不良反应可为前者所抵消,而治疗作用相加,故两者合用对治疗难治性心绞痛效果较好,但合并用药可引起血压轻度下降,应用时宜注意。

(4)与某些抗心律失常药合用:维拉帕米和奎尼丁合用时可发生直立性低血压,两者合用治疗肥厚型心肌病时更是如此,这种不良反应可能是奎尼丁、α肾上腺素的阻滞效应和维拉帕米周围血管扩张的联合作用结果;同理丙吡胺与维拉帕米合用时也应小心;维拉帕米与胺碘酮合用,由于两者均可抑制窦房结自律性、房室传导和心肌收缩力,故可诱发心率减慢、房室传导阻滞、低血压和心力衰竭。

(5)与其他药物合用:维拉帕米增加血清卡马西平浓度,对血清卡马西平浓度稳态患者应避免长期使用;长期口服锂剂治疗者应用维拉帕米后血清锂浓度常可降低;维拉帕米还可增加异烷的心肌抑制作用及神经肌肉阻滞剂的作用,亦增加茶碱的血浓度;肝酶诱导剂(如利福平、巴比妥类、苯妥英钠、扑痫酮和卡马西平)可使维拉帕米血浓度降低;磺吡酮明显增加维拉帕米的清除率,口服维拉帕米的生物利用度可从27%降低至10%;抗癌药物COPD(环磷酰胺、长春新碱、丙卡巴肼和泼尼松)或VAC(长春地辛、阿霉素和顺铂)化疗方案与维拉帕米合用时,维拉帕米的浓度-时间曲线下面积(AUC)降低35%。

6.不良反应与防治

不良反应发生率为9%～10%,严重反应需停药者仅占1%。口服维拉帕米耐受良好,不良反应轻微,较常见的主要为胃部不适、便秘、眩晕、面部潮红、头痛、神经过敏和瘙痒,其中便秘和无症状的一度房室传导阻滞常超过半数,两种不良反应无须改变其用药,便秘可用缓泻剂(如麻仁丸)加以控制,其余不良反应大多较轻,可稍减量或加用其他药物。个别患者可伴发踝部水肿,通常并非充血性心力衰竭的表现，可用缓和的利尿药治疗。

静脉注射维拉帕米时，血压常有一过性轻度下降，偶可发生严重的低血压和房室传导障碍。有窦房结功能不良、传导系统疾病或已给予β受体阻滞剂的患者，静脉注射给药可引起严重的窦性心动过缓、心脏传导阻滞甚或心脏停搏。此外，充血性心力衰竭患者，维拉帕米可引起血流动力学恶化。上述情况一旦发生，应立即进行抢救。在大多数情况下，静脉注射阿托品(1 mg)可改善房室传导，葡萄糖酸钙 1～2 g 静脉注射(以等量 25%葡萄糖注射液稀释至 10～20 mL，以小于每分钟 2 mL 速度注射)然后以 5 mmol/h 静脉滴注维持，有助于改善心力衰竭。血压低者可静脉滴注多巴胺，发生严重心动过缓时可肌内注射或静脉滴注异丙肾上腺素。药物治疗无效时应采用胸外心脏按压及心脏起搏暂时维持，直到维拉帕米短时间的作用消失为止。

充血性心力衰竭、病窦综合征、二度至三度房室传导阻滞、洋地黄中毒和低血压患者应忌用。曾有维拉帕米引起肝脏毒性的报道，因此肝功能不良者应慎用。

7.制剂

(1)片剂：40 mg。

(2)注射剂(粉)：5 mg。

(二)硝苯地平及其他二氢吡啶衍生物

1.化学结构

见图 5-2。

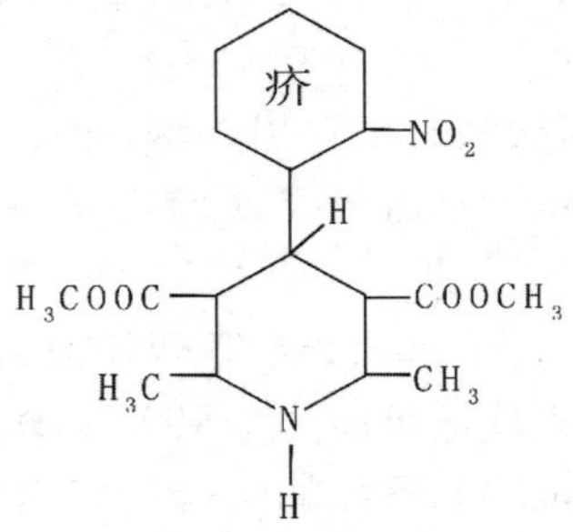

图 5-2　硝苯地平化学结构

2.理化性质

本品为黄色针状结晶或结晶粉末，无臭、无味，熔点 171.5～173.5 ℃。不溶于水，微溶于甲醇、乙醇和乙醚，易溶于丙酮、氯仿和醋酸乙酯。遇光不稳定。

3.药动学

口服或舌下含服硝苯地平后几乎完全被吸收(＞90%)，仅 20%～30%经门静脉为肝脏所摄取代谢，生物可用度达 65%以上。口服给药 15 分钟起效，1.0～1.5 小时血药浓度达高峰，作用时间可持续 4～8 小时；舌下给药 2～3 分钟起效，15～20 分钟达高峰。硝苯地平大部分与蛋白结合，转变为无活性的极性形式，其中绝大部分经氧化而成为一种"游离酸"，小部分被转变为内环酯。代谢产物几乎 80%经肾排泄(其中 90%在 24 小时内排出)；也有一部分经肠肝循环而被吸收，经胃肠道排泄的代谢产物占 15%；只有微量的原形硝苯地平在尿中出现。生物半衰期 4～5 小时，需多次给药始能达到有效血浓度。长期服用期间该药或其代谢产物无蓄积作用，对其他药物血浆浓度也不构成明显影响，故可与硝酸盐、β受体阻滞剂、地高辛、呋塞米、抗凝剂、抗高血压药及降血糖药合用。

拜新同控释片具有推拉渗透泵系统，可使药物恒定释放16～18小时，口服吸收好，一次给药后6小时达血药峰值并可使血药浓度平稳地维持24小时，生物利用度达75%～85%。由于药物缓慢释放，血药浓度恒定而无普通制剂给药后的波峰效应，因而更适于临床应用。

4.治疗学

(1)药理作用：与维拉帕米不同，硝苯地平对心肌电生理特别是对传导系统没有明显的抑制作用，所以缺乏抗心律失常作用。它在整体条件下也不抑制心脏，其直接负性肌力作用可为交感神经系统反射性兴奋所完全抵消甚或表现为正性肌力作用。硝苯地平的突出效应在于松弛血管平滑肌、降低周围血管阻力，使动脉压下降，减轻左心室工作负荷及心室壁张力，从而降低心肌氧耗；同时使冠状动脉扩张、增加冠状动脉血流和改善对心肌的供氧。此外，硝苯地平尚有促进冠状动脉侧支循环及抗血小板聚集作用。

(2)临床应用如下。

轻、中度高血压及急症高血压：降压作用强大、迅速而完全，一般在给药后30～60分钟见效，维持时间达3小时。一般高血压患者，每天20～60 mg，分3～4次口服，控释片30～60 mg，每天1次；高血压危象或高血压伴有急性左心衰竭者，可立即舌下含服10～20 mg，待血压下降并平稳后改为口服维持。

各种类型的心绞痛：硝苯地平广泛应用于变异型心绞痛，疗效高，能显著减少心绞痛的发作次数和硝酸甘油用量，长期口服治疗可控制50%心绞痛患者的发作，90%的患者症状得以减轻；对慢性稳定型心绞痛效果亦佳，可使70%患者心绞痛改善，运动耐量增加30%；不稳定型心绞痛(冠状动脉阻塞兼痉挛)患者，当住院用β受体阻滞剂或静脉滴注硝酸甘油无效时，选用硝苯地平通常可收到良好效果。此外，伴有窦房结功能不良、房室传导障碍的心绞痛患者，这些不适于维拉帕米治疗者仍可选用硝苯地平。剂量与用法：舌下、口服及静脉给药均可。舌下含服每次10 mg，10分钟即可起效；口服每次10～20 mg，每天3次；静脉注射每次1 mg。控释片每天1次给药30～90 mg。

肺动脉高压：适于伴左至右分流的先心病肺动脉高压及原发性肺动脉高压，患者舌下含服硝苯地平1小时后，肺动脉压、肺总阻力指数及肺血管阻力指数明显下降，心排血量、心排血指数及氧输送量明显增加，血流动力学指标有所改善。推荐用药剂量：体重＜30 kg者一次10 mg，30～60 kg者一次20 mg，＞60 kg者一次30 mg，碾碎舌下含化或口服，若耐受良好可长期服用，每天120～240 mg，分次口服。

雷诺病：硝苯地平口服，每次10～20 mg，每天3次，有效率可在60%～88%。

5.不良反应与防治

不良反应主要由其扩张周围动脉所致。长期用药的患者5%出现头痛，其他不良反应尚有头晕、面色潮红、低血压、肢端麻木、恶心、呕吐、乏力、精神不振、牙龈肿胀及踝部水肿，因反应轻微，一般无须停药。硝苯地平所致的钠潴留，加服利尿药大多可以防止。长期用药只有4.7%的患者因不良反应严重而停药。少数患者服用硝苯地平30分钟后心绞痛或心肌缺血加重，可能系由于严重的冠状动脉固定性狭窄再加上血压下降或心率加快，使冠状动脉灌注不足致心肌氧供求失衡，也可能是冠状动脉“窃血”所致。偶有硝苯地平可引起红斑性肢痛和粒细胞缺乏症的报道。硝苯地平唯一的绝对禁忌证是低血压。

6.药物相互作用

(1)与β受体阻滞剂合用:两药合用时,由于β受体阻滞剂减弱了硝苯地平的反射性心动过速作用,常有良好效果且不良反应减少,适用于高血压或缺血性心脏病的治疗。

(2)与硝酸酯类合用:两药均可引起头痛、面红、心率加快及血压下降,当合用治疗心绞痛时虽正性作用相加,但同时不良反应加重,故一般不提倡两药合用。

(3)与阿司匹林合用:与阿司匹林并用能明显增强阿司匹林的抗血小板聚集和抗血栓形成作用,并减少其用量和不良反应。两者并用的体内效果优于体外,此可能与硝苯地平促使 PGI_2 生成、抑制 Ca^{2+} 内流及扩张血管作用有关,但亦应注意,两者合用易诱发出血倾向。

(4)与其他药物:可使血清奎尼丁浓度明显降低,从而减弱奎尼丁的抗心律失常作用,但停用硝苯地平后,血清奎尼丁浓度会反跳性增加;动物试验中,硝苯地平与氟烷对离体大鼠心肌有相加的负性变力作用;西咪替丁可降低肝血流量,是肝细胞微粒体药物代谢氧化酶的强力抑制剂,与硝苯地平联用时可降低硝苯地平的清除率,合用时硝苯地平剂量应减少40%。

7.制剂

片剂:10 mg。控释片:20 mg、30 mg。胶囊剂:5 mg。

(李承文)

第六节 β受体阻滞剂

肾上腺素β受体阻滞剂的出现是近代药理学的一项重大进展,是药理学发展的典范。自第一代β受体阻滞剂——普萘洛尔问世以来,新的β受体阻滞剂不断涌现,加速了受体学说的深入发展,目前β受体阻滞剂治疗指征已扩大到多种脏器系统疾病,近年来又有重要进展。

β受体阻滞剂属抗肾上腺素药,能选择性地与肾上腺素受体中的β受体相结合,从而妨碍去甲肾上腺素能神经递质或外源性拟肾上腺素药与β受体结合,产生抗肾上腺素作用。根据β受体的药理特征可将其分为选择性和非选择性两类,部分β受体阻滞剂具有内源性拟交感活性。

一、β受体阻滞剂的药理作用及应用

(一)药理作用

1.受体选择性

受体选择性也称心脏选择性作用。β受体分布于全身脏器血管系统,中枢β受体兴奋时,心率加快,肾交感神经冲动增加,尿钠减少;突触前膜β受体兴奋时,可使血压升高。突触后膜β受体包括心脏β受体和血管β受体。肠道、心房和心室以 β_1 受体为主,左心室的 β_2 受体占全部β受体的1/4;心脏β受体兴奋时,使心率加快,心肌收缩力增强;肠道 β_1 受体兴奋时,肠道松弛。血管床、支气管、子宫和胰岛等部位的β受体,以 β_2 受体为主,当 β_2 受体兴奋时,支气管和血管床扩张,子宫松弛,胰岛素分泌增加。β受体经典地被分为心肌内的 β_1 受体和支气管及血管平滑肌上的 β_2 受体,目前对某些β受体尚难分类。近年来研究表明,β_2 受体与腺苷酸环化酶的偶联效率高于 β_1 受体,但由于 β_1 在数目上比 β_2 高4倍,且最重要的心脏神经递质-去甲肾上腺素与 β_1 的亲和力是 β_2 受体的30～50倍,因此调节正常心肌收缩力的主要受体是 β_1 受体。位于细胞膜上的β受体是腺苷酸环化酶系统的一部分。它们与鸟苷酸调节蛋白(G),共同组成腺苷酸环化酶系统(RGC复合体:受体-G蛋白-腺苷酸环化酶)。动物离体心房和离体气管试验表明普拉洛尔、阿替洛尔、美托洛尔等对心房肌的效应比对气管平滑肌的效应强10～100倍,故它们为选择性β_1受体阻滞剂。非选择性β受体阻滞剂如普萘洛尔对不同部位的β_1、β_2受体的作用无选择性,故称之为非选择性β受体阻滞剂。它还可以增强胰岛素的降血糖和延缓血糖的恢复,并可致外周血管痉挛。这些不良反应都与β_2受体阻断有关;而β_1受体选择性阻断却不同,例如,阿替洛尔没有增强胰岛素降血糖和延缓血糖恢复的作用,普拉洛尔的肢端动脉痉挛反应较普萘洛尔为少。

2.内源性拟交感活性(ISA)

内源性拟交感活性指其部分激动肾上腺素能受体的能力。在交感神经张力很低的情况下,某些β受体阻滞剂,如氧烯洛尔、吲哚洛尔、醋丁洛尔等具有部分内源性交感激动活性。其激动过程缓慢而弱,远低于纯激动剂,如吲哚洛尔的部分激动作用足以抗衡静息时阻断交感神经冲动所引起的心脏抑制作用,而在运动时交感神经活动增加,β阻断作用表现得较强,于是ISA就显示不出来。

3.膜稳定作用

一些β受体阻滞剂具有局部麻醉作用。例如,普萘洛尔、醋丁洛尔等,在电生理研究中表现为奎尼丁样稳定心肌细胞电位作用,即膜稳定效应;表现为抑制细胞膜上钠离子运转,降低O相上升速度,而对静息电位和动作电位时间无影响。膜稳定作用与β受体阻滞剂作用及治疗作用无关,其主要临床意义仅在于局部滴眼用以治疗青光眼时,局部麻醉作用成为不良反应。因此,不具膜稳定作用β受体阻断较强的噻吗洛尔就成为适宜的治疗青光眼的滴眼剂。

β受体阻滞剂的分类方法很多,国内多采用杨藻宸的受体亚型的选择性和ISA为纲的分类方法。近年,许多学者根据药物对受体的阻断部位而分为3代β受体阻滞剂,例如,β受体无选择性为第一代,β_1受体选择阻滞剂为第二代,β_1受体$+\alpha_1$或α_2受体阻滞剂为第三代。这种分类方法已被广大临床医师所接受。

(二)临床应用

各种β受体阻滞剂的药效学和药代动力学彼此不同,作用机制大致相似。目前,对β受体阻滞剂的研究旨在寻找不良反应少,特别是对脂质代谢无不良影响的高效品种,寻找对心脏有选择性、兼有α受体阻断活性和直接扩张血管作用的β受体阻滞剂,以及半衰期短的超短效品种。

β受体阻滞剂可用于治疗下列疾病。

1.心律失常

β受体阻滞剂抗心律失常机制,主要是通过阻断儿茶酚胺对心脏β受体介导的肾上腺素能作用,从而延长房室结不应期;其次是阻断细胞钙离子内流,此与β受体阻断效应无关。β受体阻滞剂既有轻度镇静作用,又可阻断儿茶酚胺的心脏效应。具有膜稳定作用的β受体阻滞剂,比具有ISA者更有优越性,因为后者对β受体的内在轻度兴奋作用不利于室性心律失常的控制。现已证明,β受体阻滞剂对于因运动而增加的或由运动引起的室性期前收缩,具有显著的抑制作用。长程普萘洛尔或美托洛尔治疗,可预防急性心肌梗死后3个月内室性期前收缩次数及复杂心律失常的发生率,并可抑制短阵室性心动过速复发,使梗死后1年内死亡率降低25%。而β受体阻滞剂对溶栓再灌注早期心律失常未见明显效果,但不排除降低再通后心室颤动发生的可能性。β受体阻滞剂还可用于治疗窦性心动过速、快速性室上性心动过速(包括心房颤动、心房扑动)。

2.心绞痛

β受体阻滞剂在治疗心绞痛时欲达到临床满意的效果，用量必须足以产生明显的β受体阻断效应。一般而论，β受体阻滞剂抗心绞痛作用是通过减慢心率、降低血压及抑制心肌收缩力，从而降低心肌需氧量而实现的。所有β受体阻滞剂治疗心绞痛的疗效可能是同等的，因此对没有其他疾病的患者选用何种药物亦不重要。理论上，β受体阻滞剂对变异型心绞痛不利，这是因为它使α受体的生物活性不受拮抗，导致血管收缩。心外膜大的冠脉内α受体数量多于β受体，用药后由于β受体抑制，而α受体相对活跃，使得冠状动脉痉挛。

3.心肌梗死

目前，临床越来越趋向将β受体阻滞剂用于急性心肌梗死的早期；特别是采用静脉给药的方法，β受体阻滞剂可能降低心室颤动的危险性，也可能使梗死面积不同程度地缩小，长程治疗可明显减少猝死，降低死亡率。β受体阻滞剂通过降低心率、心肌收缩力和血压而减少心肌耗氧量，还通过降低缺血心脏儿茶酚胺水平，促使冠脉血流发生有利的再分布。据文献报道，早期(胸痛开始4～12小时内)静脉注射，继以改口服，可降低磷酸激酶峰值。普萘洛尔、普拉洛尔和美托洛尔可改善心肌细胞的缺血损伤、减轻ST段抬高，阿替洛尔可保护R波，普萘洛尔和噻吗洛尔可减少Q波的发生，缩小梗死面积。

4.高血压

β受体阻滞剂被广泛用作降压药，单独应用时降压效果同利尿药，但降压的确切机制至今仍然不是十分明确，可能是早期抑制肾素释放及其活性，以减少心排血量。对于高肾素型高血压，特别是β受体功能较强的年轻高肾素型患者，疗效较佳。有血管扩张作用的β受体阻滞剂可降低全身血管阻力，如具有ISA效应的β受体阻滞剂。无血管扩张作用的常规β受体阻滞剂后期使血管阻力下降，其作用部位可能是抑制突触前膜的β受体。对心动过缓、肢体血管病变或老年人更为适宜。另一方面，在高血压合并心绞痛时，减慢心率者似乎更为可取。此外，长期使用β受体阻滞剂治疗高血压病可降低高血压患者的心血管病事件的发生率。

研究显示高血压病患者外周血淋巴细胞β受体密度较正常人明显增加，但受体亲和力不变(外周淋巴细胞β受体密度与心肌细胞β受体密度呈显著正相关，两者均受内源性儿茶酚胺的动态调节)。

研究观察到，Ⅰ、Ⅱ期高血压病患者β受体密度明显上调(30.8%与56.7%)，对羟甲叔丁肾上腺素的敏感性显著增加(较对照组分别下降20.7%与37.9%)，其中并发左心室肥厚者上述二项指标均明显高于无左心室肥厚者。提示心肌β受体密度及功能的变化可能与高血压及其并发左心室肥厚有关。在高血压适应性初期阶段，循环内分泌系统(交感-儿茶酚胺系统与肾素-血管紧张素系统)的活化启动了一系列临床型病理生理过程。Lands报道，原发性高血压(EH)患者心血管系统代偿阶段心肌β受体密度的上调与血浆肾上腺素及去甲肾上腺素浓度增加有关。心肌肥厚的实验显示血管紧张素转化酶抑制剂(ACEI)的mRNA转录，加速AngⅡ合成，通过三磷酸肌醇(IP)和二酯酰甘油(DAG)激活蛋白激酶C，促使转录因子蛋白磷酸化并与DNA相互作用。导致心肌蛋白与受体合成增加；心肌受体数目增加，循环内分泌中靶激素的心血管细胞生物活化作用随之增强，通过增加细胞内cAMP与蛋白激酶A含量，激活转录因子蛋白而参与心肌肥厚的病理过程。

Ⅲ期EH患者β受体密度明显下调，敏感性显著降低。Stiles等发现，随着循环内分泌的持续激活，心肌β受体可能对靶激素或对cAMP及蛋白激酶A发生同源或异源脱敏，导致其数目减少，敏感性降低。Katz 提出，超负荷状态下心肌蛋白基因表达异常，也可引起心肌细胞寿命缩短，质量降低。Lejemtel 等则认为，心肌细胞生化异常与能量耗竭是导致心肌受体数目减少、功能减退的主要原因。

这些研究结果为临床上使用β受体阻滞剂治疗高血压病提供了理论依据。β受体阻滞剂降压机制如下。

(1)心排血量降低：服用非内源性拟交感的β受体阻滞剂后，心排血量降低15%，周围血管自行调节使末梢血管阻力降低，血压下降。使用内源性拟交感作用的β受体阻滞剂后，心排血量仅轻度降低，但长期服药治疗可使末梢血管阻力明显降低，血压下降。

(2)肾素分泌受抑制：β受体阻滞剂可使肾素释放减少60%，血管紧张素Ⅱ及醛固酮分泌减少，去甲肾上腺素分泌受抑制。其中，醛固酮的分泌受抑制可能是主要降压机制。

(3)中枢性降压作用：脂溶性β受体阻滞剂容易通过血-脑屏障，刺激中枢α肾上腺素能受体，局部释放去甲肾上腺素，使交感神经张力降低，血压下降。

(4)拮抗突触前膜β受体：突触前膜β_2受体被阻滞后，去甲肾上腺素释放受抑制；但选择性β_1受体阻滞剂无此作用。

(5)其他：普萘洛尔的降压效果能被吲哚美辛所抑制，故其降压作用可能与前列腺素分泌有关。

5.心肌病

(1)肥厚型心肌病：β受体阻滞剂可减轻肥厚心肌的收缩，改善左心室功能，减轻流出道梗阻程度，减慢心率，从而增加心排血量，改善呼吸困难、心悸和心绞痛症状。目前，普萘洛尔仍为标准治疗药物，大剂量普萘洛尔(平均每天462 mg)被认为可减少室性心律失常。较低剂量的β受体阻滞剂(平均每天280 mg的普萘洛尔或相当剂量的其他β受体阻滞剂)，对心律失常无效。对可能发生猝死的患者，可能需用其他抗心律失常药物。

(2)扩张型心肌病：近年来研究表明，长期服用β受体阻滞剂对某些扩张型心肌病患者有效，能够逆转心力衰竭及提高远期生存率。Swedberg 讨论了扩张型心肌病β受体阻滞剂应用的经验，认为传统的洋地黄和利尿药治疗基础上加用β受体阻滞剂可以改善扩张型心肌病患者的临床症状，提高心肌功能和改善预后。详细机制不明，这可能与其心肌保护作用有关。而 Yamada 认为，心肌纤维化的程度和类型可能是判断β受体阻滞剂治疗扩张型心肌病是否有效的重要预测指标。

6.慢性心力衰竭

20世纪以来，心力衰竭的治疗决策经历了4个不同的阶段，尤其20世纪80年代以来，β受体阻滞剂用于治疗心力衰竭，提高了心力衰竭患者远期生存率，降低了病死率。研究证明，心力衰竭不仅是血流动力学的紊乱，而且是神经介质系统的紊乱，心脏和血管的多种激素系统被激活，如交感神经系统、肾素-血管紧张素-醛固酮系统、心钠素及血管升压素，故用正性肌力药物有时会有害无利，加重心肌缺氧缺血而使心力衰竭恶化。

在心力衰竭病理状态下，β_1受体减少，这时β_2受体密度不变或变化不明显；此时，β_2受体可能发挥重要的代偿作用。使用 RT-PCR 技术研究证明，心力衰竭时，左心室β_2受体 mRNA 水平无变化，β_1受体 mRNA 水平下降，且下降程度和心力衰竭的严重程度呈正相关。研究还证明，β_1受体 RNA 水平的下降和受体蛋白的下降密切相关，说明β受体改变主要是其 mRNA 水平变化引起的β受体的改变，通过G蛋白(GS)下降——腺苷酸环化酶活性下降的道路，使水解蛋白激酶不激活或少激活，从而减弱正性肌力作用。

激动剂与受体结合引起信号传导与产生生物效应的同时，往往会发生对激动剂敏感性下降。这种负反馈机制在精确调节受体及自我保护中具有重要意义。β受体对激动剂的反应敏感性降低，心肌收缩力减弱，这种改变叫β受体减敏。β受体对儿茶酚胺的减敏，可维持应激情况下心肌细胞活力，减轻高浓度去甲肾上腺素引起钙超载后对心肌的损伤。但心力储备能力因此下降，使心力衰竭进一步恶化。

导致β受体敏感性下调的原因有两种：①受体数量下调；②受体功能受损。

受体数量下降发生较慢，常发生在激动剂刺激数小时到数天，一般24小时后才能达到高峰。引起β受体数量下降的主要原因如下：①受体生成减少减慢，是因基因转录成mRNA减少，且受体mRNA的半衰期也缩短，导致合成减少；②受体降解增多增快。至于为什么只有β_1受体mRNA水平下降，而β_2受体改变不明显，这主要是由于在对内源性激动剂的亲和力方面，β_1受体对肾上腺素的亲和力远远小于对去甲肾上腺素的亲和力，而β_2受体则相反。心力衰竭时，交感神经兴奋，β_1受体受到交感神经末梢释放的去甲肾上腺素的强烈刺激，使β_1受体数目显著减少，而β_2受体仅受到血循环中肾上腺素的轻微刺激，数目减少不明显，故仅表现为轻微功能受损。β受体功能受损主要因为与G蛋白分离，使受体快速减敏，通过这种机制可使受体功能下降70%。另一种途径是通过蛋白激酶A使受体磷酸化，从而直接引起受体脱联与减敏。在受体快速减敏中上述二种酶的活性作用各占60%和40%。

β_1受体数量下降和功能抑制，导致β受体反应性下降，尽管这种下降会保护心肌避免过度刺激，但同时会使心脏对活动的耐受性降低，使心力衰竭进一步恶化。

据此提出心力衰竭用β受体阻滞剂治疗的理论：①上调心肌细胞膜的β受体数目，增加对儿茶酚胺的敏感性。Heilbram报告14例原发性心肌病并重度心力衰竭患者，使用美托洛尔治疗6个月后β受体上调到105%，对β受体激动剂的反应性明显提高，使心肌收缩力加强。②降低肾素、血管紧张素Ⅱ和儿茶酚胺的水平。③增加心肌修复中的能量，防止心肌细胞内Ca^{2+}超负荷。④改善心肌舒张期弛张、充盈和顺应性。⑤抗缺血和抗心律失常作用。还可能有通过部分交感神经作用调节免疫功能。近年来许多学者认为，β受体阻滞剂，特别是具有额外心脏作用的第三代β受体阻滞剂，如卡维地洛、拉贝洛尔等，可能使心力衰竭的患者血流动力学和左心室功能改善。卡维地洛治疗心力衰竭的机制除了与β受体阻滞剂应有关以外，还与其α阻滞剂效应及抗氧化作用和保护心肌作用有关。目前，至少已有20个较大系列临床试验证明，β受体阻滞剂治疗慢性充血性心力衰竭可降低病死率、延长患者寿命、改善患者生活质量、减少住院率。临床上经常使用的β受体阻滞剂有美托洛尔和卡维地洛等。β受体阻滞剂适用于缺血性和非缺血性心力衰竭患者，但NYHA Ⅳ级严重心力衰竭患者暂不适用于本品，应待心功能达Ⅱ级、Ⅲ级后再加用本品。使用时，应自小剂量开始(如康可1.25 mg/d，倍他乐克每次6.25 mg)，逐渐增加剂量(每1～2周增加1次剂量)，发挥最好疗效时需3个月，故短期内无效者不宜轻易停药。若用药过程中病情恶化则可减量或暂停β受体阻滞剂，待心功能好转后，再恢复用药。现主张，慢性心力衰竭患者应坚持长期甚至终身服用β受体阻滞剂，洋地黄、利尿药、ACEI及β受体阻滞剂是目前治疗慢性充血性心力衰竭的常规四联疗法。

β受体阻滞剂治疗心力衰竭的作用机制：①减慢心室率；②减少心肌耗氧和左心室做功；③使循环中儿茶酚胺浓度不致过度升高，并能对抗其毒性作用；④有一定抗心律失常作用；⑤膜稳定作用；⑥上调心肌β肾上腺素能受体，使受体密度及反应性增加。

β受体阻滞剂治疗收缩性和舒张性心力衰竭均有一定疗效，可试用于下列疾病：①瓣膜性心脏病，特别是合并心室率明显增快者；②冠心病或急、慢性心肌梗死合并轻中度心功能不全者；③原发性心肌病，包括扩张型、肥厚型和限制型；④高血压性心脏病；⑤甲状腺功能亢进性心脏病等。合并下列疾病者不宜使用：支气管哮喘；明显的心动过缓；慢性阻塞性肺疾病；周围血管疾病；心功能Ⅳ级症状极严重者。

1999年8月在巴塞罗那召开的第21届欧洲心脏病学会会议及1999年6月在瑞典哥登伯格举行的欧洲心脏病学会心力衰竭组第三届国际会议上，均充分肯定了β受体阻滞剂治疗充血性心力衰竭的疗效。会议主要围绕以下几个问题进行了讨论。

(1)β受体阻滞剂治疗心力衰竭的疗效。与对照组相比，β受体阻滞剂治疗组：①全因死亡率降低34%；②猝死率下降44%；③全因住院率下降20%；④因心力衰竭恶化住院下降36%。

(2)β受体阻滞剂治疗心力衰竭的适应证：①各种原因(包括缺血性和非缺血性)引起的充血性心力衰竭；②无年龄限制(各种年龄组，最高年龄达80岁)；③无性别差异；④不论是否合并糖尿病或高脂血症；⑤各种级别的心功能(NYHA分级)，但严重的Ⅳ级心功能患者除外。

(3)作用机制：①对抗交感神经及儿茶酚胺类物质的不良作用；②减慢心率作用；③减轻心肌缺血；④抗心律失常作用，尤其是减少猝死的发生率；⑤心肌保护作用；⑥降低肾素分泌；⑦改善外周阻力。

(4)用药方法：在具体用药过程中应注意以下几点。①首先使用洋地黄、利尿药和/或ACEI作为基础治疗，待患者症状及体征改善后，再使用β受体阻滞剂。②β受体阻滞剂应从小剂量开始用药，如康可1.25 mg/d，倍他乐克每次6.25 mg，阿替洛尔每次6.25 mg，逐渐增加剂量。经过15周加大至最大剂量，如康可10 mg/d，倍他乐克每次25～50 mg。③β受体阻滞剂治疗心力衰竭发挥疗效较慢，常需3～6个月，故短时期内无效或病情轻微加重时，不宜贸然停药。④部分心力衰竭患者用药过程中，病情明显加重，此时应减量β受体阻滞剂或停药，待心力衰竭症状改善后再使用β受体阻滞剂。⑤β受体阻滞剂需长期甚至终身服用。⑥β受体阻滞剂与ACEI均可降低心力衰竭患者的死亡率，但β受体阻滞剂优于ACEI；若两药合并则优于单用任一药物，故两药合用疗效更好。

值得注意的是，一种无内源性拟交感活性的非选择性β受体阻滞剂——卡维地洛，近年来在心力衰竭的治疗中倍受重视。目前，至少已有四组临床试验都在使用洋地黄、ACEI和利尿药的基础上加用卡维地尔，剂量为3.125～6.25 mg，每天2次开始，逐渐加量至25～50 mg，每天2次，6～12个月，结果卡维地尔组死亡危险性较对照组降低65%，住院危险性降低27%，显示了良好的临床效果。卡维地尔治疗充血性心力衰竭的主要机制：①β受体阻断作用；②α受体阻断作用；③抗氧化作用。卡维地尔主要适用于慢性充血性心力衰竭NYHAⅡ～Ⅲ级患者；忌用于严重或需住院治疗的心力衰竭患者，高度房室传导阻滞、严重心动过缓者，休克患者，哮喘患者，慢性阻塞性肺病患者，肝功能减退患者。目前认为，使用卡维地尔治疗充血性心力衰竭应在使用洋地黄、利尿药和ACEI基础上进行，剂量大小应以患者能耐受为准。卡维地尔不宜与硝苯地平合用，以防引起血压突然下降；卡维地尔还能掩盖低血糖症状，故糖尿病患者使用卡维地尔应监测血糖。

7.其他心脏病

(1)二尖瓣狭窄并心动过速：β受体阻滞剂在休息及活动时都使心率减慢，从而使舒张期充盈时间延长，改善工作耐量。但合并心房颤动的患者，有时需加用地高辛来控制心室率。

(2)二尖瓣脱垂综合征：β受体阻滞剂已成为治疗此病伴随的室性心律失常的特效药。

(3)夹层动脉瘤：夹层动脉瘤高度紧急状态时，静脉注射β受体阻滞剂，可降低高儿茶酚胺状态、降低血压、减慢心率，阻止夹层扩展，减少临床死亡率。

(4)法洛四联症：应用普萘洛尔，每天 2 次，每次 2 mg/kg，往往可有效地控制发绀的发作，可能是抑制了右心室的收缩力。

(5)Q-T 间期延长综合征：神经节间失调是 Q-T 间期延长的重要原因，而普萘洛尔预防性治疗可使病死率由 71%降至 6%，通常应从小剂量开始，无效时逐渐加量，直至有效或不能耐受。

8.非心脏作用

(1)甲状腺毒症：β受体阻滞剂与抗甲状腺药物或放射性碘合用或单独应用，可作为手术前的重要用药。β受体阻滞剂已成为手术前治疗甲状腺毒症的常用药物。因它能控制心动过速、心悸、震颤和神经紧张，减轻甲状腺内的多血管性，故有利于手术治疗。

(2)偏头痛：偏头痛的机制目前尚不清楚，原发性血小板、5-HT 异常学说在偏头痛理论中占据重要位置，广谱的β受体阻滞剂普萘洛尔作为偏头痛防治的一代药已使用多年。而血小板膜表面是 $β_2$ 受体，故近年又有学者提出用 $β_2$ 受体阻滞剂和美托洛尔 $β_1$ 受体阻滞剂治疗偏头痛同样收到良好的临床效果。

(3)门静脉高压及食道静脉曲张出血：是肝硬化患者的重要死亡原因之一，死亡率高达 28%～80%。既往曾应用普萘洛尔治疗以降低门静脉压力，减少食道静脉曲张再次破裂出血的危险性，但有一定的不良反应，如可使血氨增高，诱发或加重肝性脑病。近年，临床使用纳多洛尔治疗效果较普萘洛尔好，不良反应少。

9.抗精神病作用

β受体阻滞剂能与去甲肾上腺素或拟交感药物竞争β受体，可抑制交感神经兴奋引起的脂肪和糖原分解，从而能促进胰岛素降血糖的作用。普萘洛尔脂溶性高，故易通过血-脑屏障，因而在中枢能发挥β受体阻断作用，它不仅作用于突触后膜，亦可作用于突触前膜的β受体，故可减少中枢神经系统去甲肾上腺素的释放。

(1)配合胰岛素治疗精神病：可减少精神患者的心动过速、多汗、焦虑、躁动不安、震颤和癫痫样发作等症状。

(2)躁狂性精神病的冲动行为：普萘洛尔可使行为障碍明显减轻，因而可试用于难治性精神分裂症的患者，与氯丙嗪有协同作用。

(3)慢性焦虑症：患者不但伴有自主神经功能紊乱的精神症状，而且往往伴有明显的躯体症状，两者可相互促进构成恶性循环。普萘洛尔对缓解躯体症状如肌紧张、心律失常、震颤及精神症状，如易怒、伤感和恐惧等均有一定效果。

(4)震颤综合征：普萘洛尔对各种震颤均有治疗效果，包括药源性震颤(尤其是锂盐和异丙肾上腺素所致的震颤)、静止性震颤、老年性及家族性震颤，脑外伤及乙醇中毒戒断后震颤。

(5)可卡因吸收过量：可卡因是表面麻醉剂，吸收过量主要表现为心血管及精神方面的症状，普萘洛尔可起到挽救患者生命的作用。

10.蛛网膜下腔出血

在蛛网膜下腔出血早期，经普萘洛尔治疗长期随访显示有益的疗效，近几年钙通道阻滞剂有取代β受体阻滞剂的趋势。

11.青光眼

青光眼表现为眼内压增高，视神经萎缩，视盘变化及视野丧失。对原发性开角型青光眼及高眼压症，静脉注射β受体阻滞剂或滴眼可降低眼内压，但滴眼作用更明显。目前临床常用药物有噻吗洛尔、倍他洛尔和左布洛尔等。

二、β受体阻滞剂的不良反应

(一)心功能不全

心功能不全初期，交感神经兴奋以维持心排血量，但与此同时，也开始了神经内分泌激素等对心肌的损害过程；因此当心功能不全时，须首先用正性肌力的药物或利尿药、扩血管药初步纠正心功能不全后尽早使用β受体阻滞剂；如心功能不全严重，则慎用β受体阻滞剂；当心功能为NYHAⅡ～Ⅲ级时，可自小剂量开始使用β受体阻滞剂，以后逐渐加量，达到最大耐受量或靶剂量后，继续维持治疗。严重心脏反应常在治疗开始时发生，这可能由于维持心脏正常功能的β受体机制突然被阻断的缘故，即使开始用小剂量β受体阻滞剂，有时也会发生。但近年来新的阻滞剂，如具有β受体和α受体双重阻断作用的第三代β受体阻滞剂，如卡维地洛，更适用于心功能不全的患者，其特点：①选择性β受体阻断；②通过阻断α_1肾上腺素能作用，扩张血管平滑肌；③抗氧化和保护心肌作用。

(二)哮喘

无选择性β受体阻滞剂禁用于哮喘患者，即使应用β_1选择性药和具有ISA的吲哚洛尔也应慎用。正在发作和近期发作的哮喘患者禁用任何β受体阻滞剂。

(三)停药反应

长期应用β受体阻滞剂，突然停药，可使心绞痛加剧，甚至诱发心肌梗死。其发病机制可能有各种因素：①心绞痛患者长期应用β受体阻滞剂特别是无选择性的药物，突然停药所致运动耐受量降低，由于心血管交感神经阻断作用的终止，引起心肌需氧量的急剧增加所致；②长期应用β受体阻滞剂可增加β受体数量，突然停药，β效应升高。因此，心脏缺血患者，长期应用β受体阻滞剂停药必须逐渐减量。减药过程以2周为宜。

(四)外周血管痉挛

外周血管痉挛主要表现为四肢冰冷，脉细弱或不能触及及雷诺氏现象等，可能是由于心排血量减少和外周血管收缩所致。应用选择性作用于β_1受体和具有ISA或第三代β受体阻滞剂可能会好一些。

(五)低血糖

人的肌糖原分解主要经β_2受体调节，而肝糖原分解除β受体外，尚有α受体参与，β受体阻滞剂可使非糖尿病和糖尿病患者的糖耐量降低，使餐后血糖水平增高20～30 mg/L，诱发高渗性高血糖昏迷。停用β受体阻滞剂后，其对血糖的影响可持续达6个月之久。β受体阻滞剂影响糖代谢的主要机制是直接抑制胰岛B细胞分泌胰岛素，其可能的原因是β受体阻滞剂影响微循环血流，从而干扰了B细胞的去微粒过程；也可能是由于β受体阻滞剂改变了机体细胞膜的稳定性，使其对胰岛素的敏感性降低。β受体阻滞剂还可以使低血糖持续的时间延长，甚至加重低血糖；这是由于β受体阻滞剂可掩盖患者震颤和心动过速症状。在使用β受体阻滞剂过程中若发生低血糖，由于α刺激效应缺乏β刺激效应的拮抗，患者可发生严重高血压危象。健康人用普萘洛尔对血糖无影响，只有运动所致血糖升高可被普萘洛尔抑制。对于胰岛素所致低血糖及饥饿或疾病等原因引起的肝糖原降低时，普萘洛尔可延缓血糖恢复正常。选择性 β_1 受体和具有 ISA 的阻滞剂，影响血糖作用可能较轻。

(六)血脂水平的影响

β受体阻滞剂影响脂代谢的机制，多数学者认为是肾上腺素能机制起的作用。脂蛋白代谢时有几种主要酶参加，其中脂蛋白酯酶(LPL)和卵磷脂-胆固醇酰基转移酶剂(LCAT)被抑制，使脂蛋白代谢产生不利的影响，LPL 能促进血浆蛋白的甘油三酯(TG)分解，LCAT 能够使卵磷脂β位的脂酰基转移到胆固醇的分子并分别生成溶血卵磷脂和胆固醇。激活人体内α受体时将抑制 LPL 和 LCAT 的活性。使用β受体阻滞剂尤其使用部分激动活性的β受体阻滞剂较大剂量时，将使β受体明显抑制，而α受体的活性相对增强，继而抑制了 LPL 和 LCAT 的活性，产生对脂代谢的不利影响。Day 早在 1982 年对β受体阻滞剂影响脂代谢的解释是组织中 LPL 被抑制也许就是α受体相对兴奋的结果，因而延长了 TG 的清除时间，使血浆 TG 水平升高，同时降低肝脏产生高密度脂蛋白(HDL)。使用β受体阻滞剂还降低胰岛素的分泌使糖代谢紊乱，间接使脂代谢发生变化。而兼有α、β阻断作用的拉贝洛尔对脂代谢无影响，这进一步提示肾上腺素能机制。

(七)中枢神经系统反应

脂溶性高的β受体阻滞剂如普萘洛尔、丙烯洛尔等可引起神经系统反应，是因为它们较易透过血-脑屏障。长期应用大剂量普萘洛尔可致严重的抑郁症、多梦、幻觉和失眠等。

(八)消化道反应

用β受体阻滞剂可致腹泻、恶心、胃痛、便秘和腹胀等不良反应。

(九)骨骼肌反应

普萘洛尔具有神经肌肉阻滞作用，发生长时间的箭毒样反应，可能与阻断骨骼肌 β_2 受体有关。此外吲哚洛尔、普萘洛尔和普拉洛尔都可致肌痛性痉挛，其机制不明。

(十)眼、皮肤综合征

此征主要表现为干眼症、结膜炎和角膜溃疡伴有皮肤病变，如牛皮癣样皮疹，少数尚有硬化性腹膜炎。

(十一)心动过缓和房室传导阻滞

β受体阻滞剂降低窦房结和房室结细胞的自律性，引起窦性心动过缓和心脏传导阻滞。所以心脏传导阻滞，如二度以上传导阻滞、病窦或双结病变患者应禁忌使用。

(十二)β受体阻滞剂停药综合征

β受体阻滞剂停药综合征是指服用β受体阻滞剂的患者，突然停服药物后出现的一组临床症状和体征。

1.产生机制

可能与下列因素有关：①使用β受体阻滞剂后，体内β受体数目增加，即向上调节；一旦停用β受体阻滞剂后，则数目增多的β受体对儿茶酚胺的总反应增加、敏感性增高。②突然停用β受体阻滞剂后，心肌耗氧量增加、血小板的黏着性和聚积性增加、血液循环中的儿茶酚胺和甲状腺素水平升高、氧离解曲线移位，血红蛋白向组织内释放氧减少、肾素-血管紧张素-醛固酮系统活性增强。

2.临床表现

患者可表现为焦虑、不安、神经质、失眠、头痛、心悸、心动过速、乏力、震颤、出汗、厌食、恶心、呕吐和腹痛，有的患者还可出现严重的高血压、脑疝、脑血管意外、甲状腺功能亢进、快速性心律失常、急性冠状动脉供血不足和原有的冠心病恶化，如心绞痛由稳定型转变为不稳定型，甚至发生急性心肌梗死及猝死等。本征可发生在停药后1～2天或延迟到数周。

3.防治方法

(1)避免突然中断使用的β受体阻滞剂。需要停药者，应在2周内逐渐减量，最后完全停药。

(2)在减量及停药期间应限制患者活动，避免各种精神刺激。

(3)一旦发生停药综合征，要立即给予原先使用过的β受体阻滞剂，剂量可比停药前的剂量要小一些，并根据临床表现给予相应处理。

(十三)中毒

服用过量的β受体阻滞剂可引起心动过缓、血压下降、室性心律失常、眩晕、思睡及意识丧失等。中毒症状一般是在服药后半小时开始出现，12小时最为严重，可持续72小时。

(十四)其他

少数患者出现乏力、血CPK升高、SGOT升高、白细胞总数下降、感觉异常、皮疹和尿素氮(BUN)增高等。妊娠期使用β受体阻滞剂，可使胎儿生长迟缓、呼吸窘迫、心动过缓和低血糖。

三、β受体阻滞剂与其他药物的相互作用

(一)洋地黄

洋地黄为正性肌力药物，β受体阻滞剂为负性肌力药物，两药合用对心肌收缩力有拮抗作用。

地高辛与艾司洛尔合用可使地高辛血清浓度增加9.6%，因此合并用药时应慎重，以防洋地黄中毒。

阿替洛尔与地高辛合用治疗慢性心房颤动，可以控制快速的心室率，使患者静息及运动心室率平均减少24%，心功能改善，不良反应轻微。

(二)酸酯类

1.异山梨酯

β受体阻滞剂与异山梨酯合用适用于治疗心绞痛。普萘洛尔较大剂量时可减少心绞痛的发作及异山梨酯用量，并能增加运动耐受量，能对抗异山梨酯引起的反射性心动过速，而异山梨酯能对抗普萘洛尔引起的心室容积增加及心室收缩时间延长。两药作用时间相似，合用可提高抗心绞痛的疗效。但两药合用剂量不宜过大，否则会使压力感受器的反应、心率和心排血量调节发生障碍，导致血压过度下降，冠脉血流反而减少，从而加剧心绞痛。

2.硝酸甘油

使用β受体阻滞剂的心绞痛患者仍发作心绞痛时，可舌下含化或静脉滴注硝酸甘油，一般可取得满意疗效。两药合用应注意发生直立性低血压(初次试用时宜取坐位)。近来有人报告，艾司洛尔与硝酸甘油合用治疗心绞痛疗效好，不良反应少。

硝酸甘油不宜与具有内源性拟交感活性的β受体阻滞剂合用，以防出现心率明显加速的不良反应。

(三)钙通道阻滞剂

1.硝苯地平

许多临床研究证实，普萘洛尔与硝苯地平是治疗心绞痛的有效药物，β受体阻滞剂与硝苯地

平合用为心绞痛患者的有效联合。普萘洛尔可抵消硝苯地平反射性增快心率的作用,硝苯地平可抵消普萘洛尔增加的外周阻力,两药合用特别对劳力型心绞痛;尤其为单用疗效较差时,合用疗效更佳。

2.维拉帕米

有报道β受体阻滞剂与维拉帕米合用,可引起低血压、心动过缓和房室传导阻滞,甚至导致不可逆性房室传导阻滞和猝死,故两药禁忌合用。但有的学者仍认为,合用对高血压病、心绞痛有效,且具有安全性,但只限于服用普萘洛尔未引起严重左心功能不全、临界低血压、缓慢心律失常或传导阻滞者。

3.硫氮䓬酮

β受体阻滞剂与硫氮䓬酮均具有负性肌力和负性传导作用,两药合用可诱发心力衰竭、窦性心动过缓、窦性静止、房室传导阻滞和低血压等。对已有心功能不全、双结病变者不宜合用这两种药物,以防引起严重后果。

(四)抗心律失常药物

1.美西律

普萘洛尔与美西律合用治疗心律失常有明显的协同作用。美西律治疗无效的室性期前收缩、室性心动过速和两药合用有协同效果。有学者报道,单用美西律治疗室性期前收缩,其有效率为14%,合用普萘洛尔有效率为30%。

2.利多卡因

β受体阻滞剂可降低心排血量及肝血流,β受体阻滞剂对肝微粒体药物代谢酶有抑制作用,特别是拉贝洛尔、氧烯洛尔、噻吗洛尔和美托洛尔等的抑制作用更为明显;而阿替洛尔、索他洛尔的抑制作用较小。故β受体阻滞剂与利多卡因合用后,利多卡因经肝脏代谢减弱,半衰期延长,血药浓度升高,甚至出现毒性反应。两者合用时,应减少利多卡因的剂量。此外,利多卡因又能使β受体阻滞剂减弱心肌收缩力的作用进一步加重,两药合用时,应注意心功能变化。

3.奎尼丁

普萘洛尔与奎尼丁合用常用于心房颤动的复律治疗。普萘洛尔对心肌细胞的电生理作用与奎尼丁有相似之处,故两药合用可减少奎尼丁的用量,并增加其安全性。普萘洛尔可加快心肌复极、缩短动作电位时程及Q-T间期,故可抵消奎尼丁所致的Q-T间期延长。普萘洛尔可抑制房室结、减慢房室传导,并延长房室结的不应期,因而可避免单用奎尼丁在复律前由心房颤动变为心房扑动时出现的心室率加快现象。两药合用治疗预激综合征伴室上性心动过速有明显疗效;治疗室性心动过速亦有协同作用。但两药均有负性肌力作用,心功能不全者禁用。

4.普鲁卡因胺

临床上普鲁卡因胺与普萘洛尔合用较少。使用奎尼丁转复心房颤动时,如出现奎尼丁引起的金鸡纳反应(耳鸣、恶心、呕吐和头晕等),可使用普鲁卡因胺代替奎尼丁。有关普鲁卡因胺与普萘洛尔相互作用可参阅奎尼丁与普萘洛尔的相互作用。

5.丙吡胺

普萘洛尔和丙吡胺合用,对心肌的抑制作用增强,可使心率明显减慢,有发生心搏骤停和死亡的危险。有学者报道,使用普萘洛尔10 mg和丙吡胺80 mg静脉注射治疗心动过速,1例恶化,1例死亡。故两药合用应慎重。

6.胺碘酮

普萘洛尔与胺碘酮合用可引起心动过缓、传导阻滞，甚至心脏停搏。Derrida 报告，1 例心房扑动用胺碘酮＋洋地黄后心室率仍快，服用 1 次剂量普萘洛尔后，引起心脏骤停。另 1 例急性心肌梗死静脉注射胺碘酮后口服普萘洛尔，2 次发生严重心动过缓迅即转为心室颤动。

7.氟卡尼

索他洛尔为新型 β 受体阻滞剂。单用氟卡尼疗效不佳的复杂性室早，用索他洛尔后室性期前收缩减少 85%。普萘洛尔与氟卡尼合用，两药血浆浓度均有增加(<30%)，半衰期无改变，患者P-R间期延长，心率无明显改变，血压有所下降。

8.普罗帕酮

普罗帕酮属Ⅰ类抗心律失常药物，能抑制动作电位 O 相上升速度，延长动作电位时程，延长 P-R、QRS 和 Q-T 间期，与美托洛尔合用可防止Ⅰ类药物提高儿茶酚胺的水平和由此而产生不利影响。因此，美托洛尔能增强普罗帕酮抗心律失常作用。

9.妥卡尼

普萘洛尔与妥卡尼合用，治疗室速的疗效满意。Esterbrooks 报告，两药合用治疗 6 例室性心动过速，5 例急性期得到控制，其中 4 例远期疗效满意。

(五)利尿药

普萘洛尔与氢氯噻嗪合用治疗高血压病有良好疗效。两药作用方式不同，普萘洛尔为弱碱性药物，氢氯噻嗪为弱酸性药物。两药的药动学及药效学互不相干，从不同的组织部位产生协同降压作用。苄氟噻嗪与普萘洛尔合用治疗高血压病，可互相克服各自限制降压的代偿机制。利尿药可拮抗普萘洛尔引起的体液潴留，普萘洛尔又可减弱利尿药引起的血浆肾素水平升高及低血钾症；两药合用后甚至不必补钾。

噻嗪类利尿药有使血脂和血糖升高的不良反应，与普萘洛尔合用后可使血脂升高更为明显，两药合用可促进动脉硬化，近年新型 β 受体阻滞剂问世克服了这方面的不良反应。例如，波吲洛尔、美托洛尔、醋丁洛尔和西利洛尔等药对血脂、血糖均无影响，甚至西利洛尔还有降低低密度脂蛋白和轻度升高高密度脂蛋白的作用。

(六)调节血压药物

1.甲基多巴

有报道普萘洛尔与甲基多巴合用治疗高血压病，可取得满意疗效。但有人观察，服用甲基多巴的高血压患者静脉注射普萘洛尔后血压升高，并出现脑血管意外。动物实验证明，普萘洛尔能增强甲基多巴的代谢产物 α-甲基去甲肾上腺素的升压作用；故两药合用应慎重。必须合用时，应适当调整剂量。

2.α-肾上腺素阻滞剂

妥拉苏林、酚苄明可分别与普萘洛尔合用治疗嗜铬细胞瘤，以防血压急剧上升。普萘洛尔能减弱妥拉苏林解除外周动脉痉挛的作用，这可能是由于普萘洛尔阻滞了可使外周血管舒张的 β_2 受体所致。

哌唑嗪是一种高度选择性突触后膜 α_1-肾上腺素能受体阻滞剂，具有良好的降压作用。由于它降低血胆固醇和甘油三酯浓度，使高密度脂蛋白/低密度脂蛋白比例上升，故目前认为是治疗高血压的理想药物。哌唑嗪与普萘洛尔合用降压效果增强，前者可改变后者对血胆固醇和甘油三酯水平的不良影响。但普萘洛尔可加重哌唑嗪的首剂效应，即引起急性直立性低血压和心动过速等。相互作用的发生机制可能是普萘洛尔抑制哌唑嗪的代谢所致，故两药合用时应调整哌唑嗪的首次量。

3.利血平

利血平可使儿茶酚胺耗竭，导致普萘洛尔的β阻断作用增加，于是可发生广泛的交感神经阻滞，故两药合用时应密切注意患者的反应。

4.可乐定

普萘洛尔主要阻断心脏和肾脏的β受体，降低心脏泵血速率和肾素水平，因而发挥降压作用。可乐定主要通过兴奋中枢α受体、阻断交感胺的释放而降压。两药合用具有协同降压作用。但一旦停用可乐定可出现血压反跳现象，有时血压可超过治疗前水平。血压反跳的主要原因是普萘洛尔阻断了外周β受体扩血管作用，使α受体缩血管作用占优势。基于上述理由，目前临床上不主张两药合用。

5.肼屈嗪

普萘洛尔对抗肼屈嗪增快心率的不良反应。由于肼屈嗪减少肝血流量，故可减少普萘洛尔的经肝代谢，增加其生物利用度。两药合用时，可先用普萘洛尔，再加用肼屈嗪，以提高抗高血压的疗效。

6.肾上腺素

普萘洛尔能增强肾上腺素的升压作用，引起反射性迟脉和房室传导阻滞。这是由于普萘洛尔阻断β受体的扩血管作用后，再注射肾上腺素可兴奋α受体，引起血压上升、血流量减少、血管阻力增加，因而出现反射性心动过缓，有致命的危险。已使用普萘洛尔的非选择性β受体阻滞剂的患者，再使用肾上腺素时，必须注意血压的变化。

7.二氮嗪

二氮嗪是治疗高血压危象的有效和安全药物，但本品可引起心率加快，导致心肌缺血，使血浆肾素活性增高。加用普萘洛尔可使心率减慢、血浆肾素活性下降，减少心肌耗氧量及减轻心肌缺血。两药合用不会引起严重低血压，并能有效地控制心率，对伴有心绞痛或心肌梗死的患者尤为有利。

8.氯丙嗪

普萘洛尔与氯丙嗪合用可同时阻断α和β受体，故降压作用增强。两药合用后对彼此的药物代谢均有抑制作用，故两药合用时，剂量都要相应减少。有报道普萘洛尔可逆转氯丙嗪所致的心电图异常。

9.卡托普利

卡托普利治疗高血压的机制是通过抑制血管紧张素Ⅰ转变为血管紧张素Ⅱ，从而使外周血管的α受体兴奋性降低而实现的。普萘洛尔为非选择性β受体阻滞剂，在阻滞心脏β_1受体而使心肌收缩力降低的同时，又阻断外周血管的β_2受体，这样就会使α受体兴奋占相对优势。因此，卡托普利与普萘洛尔合用治疗高血压疗效不佳。已使用卡托普利治疗高血压病过程中，若加用普萘洛尔后，有时可使降低的血压反见升高。而与选择性β受体阻滞剂合用，则可使降压效果增强。这是由于选择性β受体阻滞剂对外周血管的β_2受体阻断作用很轻微。

10.异丙肾上腺素

异丙肾上腺素为β受体兴奋剂，β受体阻滞剂可抑制异丙肾上腺素的作用，故两药不宜同时使用。对需要使用β受体阻滞剂的支气管哮喘患者，可选用选择性β_1受体阻滞剂。

(七)内分泌有关的药物

1.胰高血糖素

β受体阻滞剂有抑制胰高血糖素分泌和对抗胰高血糖素升高血糖的作用,故两药合用对低血糖者恢复正常血糖不利。

胰高血糖素具有促进心肌收缩力和提高心率的作用,能对抗普萘洛尔的抑制心肌作用,故对普萘洛尔引起的心力衰竭具有良好治疗效果。

2.口服降糖药

普萘洛尔能增加低血糖的发生率和严重程度;并且,由于β受体阻滞剂的作用,使低血糖的有关症状如心悸、焦虑等表现不明显,从而使低血糖恢复时间延长、血压增高和心率减慢。故有人建议,正在使用磺胺类降糖药的患者,不应再使用非选择性β受体阻滞剂;必须使用β受体阻滞剂时,可考虑使用选择性β受体阻滞剂。

3.胰岛素

糖尿病患者使用胰岛素过量可发生低血糖反应,严重者可危及生命。低血糖时,反射性肾上腺素释放增多,从而使血糖升高、血压增高及心率增快。非选择性β受体阻滞剂可抑制肾上腺素的升高血糖作用,阻断β_2受体作用及减弱β_1受体对心脏的兴奋,因而可掩盖低血糖症状和延缓低血糖的恢复。长期服用普萘洛尔,特别是与噻嗪类利尿药合用时,可致糖耐量降低,加重糖尿病的病情,使胰岛素的治疗效果不佳。β受体阻滞剂可抑制胰岛素分泌,不仅使血糖升高,还可加重糖尿病患者的外周循环障碍,偶可引起肢体坏疽。对于必须使用β受体阻滞剂的糖尿病患者,可选用β_1受体阻滞剂,因其对胰腺分泌和外周血管的不良影响减小。

4.抗甲状腺药物

普萘洛尔与甲巯咪唑等抗甲状腺药物合用治疗原发性甲亢和甲状腺毒症时疗效增强,不仅可使心悸多汗、神经过敏等症状改善、震颤和心动过速得到控制,而且血清T_3和T_4水平下降较快而明显。甲状腺毒症患者进行甲状腺部分切除时,普萘洛尔可与卢戈液合用以做术前准备。

(八)中枢性药物

1.二氮䓬类

普萘洛尔减少肝血流量,抑制肝微粒体药物氧化酶的活性,从而降低地西泮等苯二氮䓬类的代谢清除率,延长其半衰期,普萘洛尔对劳拉西泮和阿普唑仑的药动学过程影响较小,只是减慢其胃肠道的吸收率。普萘洛尔与地西泮合用治疗焦虑症的疗效优于单用地西泮。

2.三环类抗抑郁剂及氯丙嗪

普萘洛尔与三环类抗抑郁剂合用,抗焦虑作用增强。普萘洛尔与氯丙嗪合用,互相促进血药浓度升高,引起低血压。

3.左旋多巴

普萘洛尔可对抗多巴胺β肾上腺素能作用,从而产生左旋多巴样作用。对伴有震颤的帕金森氏综合征,普萘洛尔可提高左旋多巴的疗效。普萘洛尔还可使左旋多巴诱导的生长激素分泌增多,长期合用者应定期监测血浆生长激素水平。

4.吗啡

吗啡与艾司洛尔合用,特别当心肌梗死时并发心律失常时联合用药,吗啡可增强艾司洛尔的稳态血浆浓度。所以艾司洛尔的静脉输注速度应当减慢。因艾司洛尔的半衰期极短,安全性可以得到保证。

普萘洛尔能增强吗啡对中枢神经系统的抑制作用，甚至引起死亡。

5.奋乃静

普萘洛尔与奋乃静合用，普萘洛尔的代谢受到损失。

6.苯妥英钠

普萘洛尔与苯妥英钠合用，心脏抑制作用增强。如需合用，特别是静脉注射苯妥英钠时，应特别慎重。

7.巴比妥类

巴比妥类可使β受体阻滞剂代谢加快。已服用普萘洛尔的患者，开始或停用巴比妥类药物时，应注意其对β受体阻滞剂经肝代谢的影响，而相应调整β受体阻滞剂的用量。巴比妥类对于以原形经肾脏排泄的β受体阻滞剂如索他洛尔等的影响不大，故可以合用。

8.麻醉剂

β受体阻滞剂与箭毒碱合用，神经肌肉阻断作用增强；特别是应用较大剂量的普萘洛尔时，应注意临床反应。

长期应用β受体阻滞剂患者，使用丁卡因、丁哌卡因做脊椎麻醉时，不应在麻醉前停用β受体阻滞剂，否则可引起心动过速、心律不齐和心绞痛。

已使用普萘洛尔等β受体阻滞剂患者，使用麻醉剂时最好不要使用含有肾上腺的局麻药物。

β受体阻滞剂不宜用于治疗那些由抑制心肌的麻醉剂（如氯仿和乙醚）所致的心律失常。非心肌抑制麻醉剂产生的心律失常可用普萘洛尔治疗，但要注意可能发生低血压。

（九）非甾体抗炎药

1.阿司匹林

有报道，普萘洛尔每次 20 mg，阿司匹林每次 0.5～1.0 g，均每天 3 次口服治疗偏头痛，有效率达 100%。两药合用治疗偏头痛有协同作用。方法安全有效，服用时间越长，效果越好，连服 6 个月疗效更显著。心率低于 60 次/分者应停药。

2.吲哚美辛

β受体阻滞剂的抗高血压作用与前列腺素有关，吲哚美辛是前列腺素抑制剂。所以，两药合用时，在开始使用或停用吲哚美辛时，应注意β受体阻滞剂降压作用的改变，并相应调整β受体阻滞剂的用量。

3.其他抗炎药

普萘洛尔能使氨基比林、水杨酸类、保泰松和肾上腺皮质激素等的抗炎作用减弱或消失。

（十）胃肠道药物

1.H_2受体阻滞剂

西咪替丁可使肝微粒体酶系对普萘洛尔等β受体阻滞剂的代谢减慢，减弱肝脏对普萘洛尔的首过效应。故两药合用时普萘洛尔的半衰期延长，血药浓度升高 2～3 倍。西咪替丁还能增加β受体阻滞剂降低心率的作用，结果产生严重的心动过缓、低血压等。因此，使用普萘洛尔、拉贝洛尔等β受体阻滞剂者，使用及停用西咪替丁时，应注意患者的反应。

雷尼替丁与普萘洛尔合用，雷尼替丁对普萘洛尔的代谢和药物影响很小。故普萘洛尔必须与 H_2受体阻滞剂合用时，为减少药物相互作用，可选用雷尼替丁。

2.氢氧化铝凝胶

氢氧化铝凝胶与β受体阻滞剂合用，可使β受体阻滞剂吸收减少，从而影响β受体阻滞剂的疗效，故两药不宜同时服用。

(十一)其他药物

1.氨茶碱

β受体阻滞剂可抑制肝微粒体药物代谢酶系，故氨茶碱与普萘洛尔或美托洛尔合用时，氨茶碱的清除率下降。但氨茶碱的药理作用为抑制磷酸二酯酶、影响环磷酸腺苷的灭活、兴奋β肾上腺素能受体，故可对抗普萘洛尔的作用。同时，普萘洛尔可因阻滞β受体而引起支气管平滑肌痉挛，加剧哮喘，两药合用发生药理拮抗。若氨茶碱类药必须与β受体阻滞剂合用，可选用β_1受体阻滞剂。

2.抗组胺药

普萘洛尔与抗组胺药有拮抗作用。氯苯那敏对抗普萘洛尔有阻断作用，这是因为氯苯那敏可阻断肾上腺素神经摄取递质。但氯苯那敏可加强普萘洛尔的奎尼丁样作用，两药合用对心肌的抑制作用增强。

3.呋喃唑酮

呋喃唑酮与普萘洛尔不宜同时服用，应在停服呋喃唑酮2周后再服用普萘洛尔。

4.麦角生物碱

麦角生物碱具有动脉收缩的作用，临床上经常用于治疗偏头痛，而β受体阻滞剂亦用于预防和治疗偏头痛，不良反应是抑制血管扩张，引起肢体寒冷。两药合用时可致协同效应，故这类药物合用应谨慎。

5.降脂酰胺

降脂酰胺与普萘洛尔合用后，普萘洛尔的β阻断作用减弱；而停用普萘洛尔时，又易发生普萘洛尔停药综合征，表现为心绞痛加重，患者可发生心肌梗死。

6.利福平

利福平可促进美托洛尔的经肝代谢，已使用美托洛尔的患者，再使用或停用利福平时，应注意其对美托洛尔的影响，并适当调整美托洛尔的剂量。

7.乙醇

乙醇对普萘洛尔的血浆浓度无显著影响。两药合用对心率的抑制作用并不比单用普萘洛尔时更强，对血压也无明显影响，有报道β受体阻滞剂可用于治疗醉酒所引起的谵妄和震颤。

四、剂量与用法

(一)剂量

使用任何一种β受体阻滞剂均应从小剂量开始，然后逐渐增加剂量，直到取得满意疗效或出现较明显的不良反应。每一种β受体阻滞剂的常规剂量至今仍无统一的规定，而且每例患者的个体反应不同，也不可能规定统一的用药剂量。例如，国内报道普萘洛尔的用药剂量范围为30～240 mg/d，国外有报告高达400～800 mg/d。我们使用阿替洛尔治疗心绞痛的剂量达37.5～75.0 mg/d时，有的患者即可出现心动过缓；而治疗肥厚型心肌病时，用药剂量达300 mg/d时，患者未出现不适表现。无论使用多大剂量，都要密切观察治疗反应。逐渐加量和逐渐减量停药是使用β受体阻滞剂的一个重要原则。

(二)疗程

疗程应视治疗目的而定,如治疗心肌梗死的疗程为数月至数年,而治疗肥厚型心肌病和原发性 Q-T 间期延长综合征则可能需终生服药。

(王军慧)

第七节 α受体阻滞剂

一、作用机制

人体的血管壁上分布着缩血管神经纤维,当交感神经兴奋时,其末梢释放去甲肾上腺素,去甲肾上腺素可作用于血管平滑肌上的α受体,引起血管平滑肌收缩,导致血压升高。α受体阻滞剂能与α受体结合,阻断儿茶酚胺对血管的收缩作用,使血压降低。其本身不产生或较少产生拟肾上腺素作用,却能妨碍去甲肾上腺素能神经递质或外源性拟肾上腺素药与α受体的结合,从而产生抗肾上腺素作用。

二、分类与特点

α受体又分为 α_1 和 α_2 受体两种亚型。α受体阻滞剂有各种不同的药理作用,这些药物对α受体的不同亚型有不同的亲和力或选择性,因此,α肾上腺素受体阻滞剂又可分为非选择性α受体阻滞剂、α_1 受体阻滞剂和 α_2 受体阻滞剂。

较早上市的非选择性的α受体阻滞剂,如酚苄明与酚妥拉明,在阻断 α_1 受体的同时,也阻断了 α_2 受体,可反馈性地引起神经末梢释放去甲肾上腺素,从而引起心率加快,并部分对抗了它阻断突触后 α_1 受体引起的降压效应,因此,这一不足之处限制了这类药物的推广。选择性 α_1 受体阻滞剂以哌唑嗪和特拉唑嗪为代表,则克服了这一缺点。这类药物对 α_1 受体有高选择性阻断作用,不阻断突触前膜的 α_2 受体,故减少了心动过速的发生。

α受体阻滞剂可降低动脉阻力,增加静脉容量,反射性地引起心率加快,增加血浆肾素活性。长期使用时其扩血管作用仍存在,而心率、肾素活性等可恢复正常。α受体阻滞剂可降低血浆总胆固醇和 LDL-C 水平,同时还可降低血浆甘油三酯水平和升高 HDL-C 浓度。α受体阻滞剂升高 HDL-C 水平的作用在老年人相对较弱,而对血浆总胆固醇和甘油三酯水平的作用则与其基础水平相关,基础水平越高者,其降低作用越明显。主要不良反应为首剂现象(低血压),用药数次后可消失。

三、应用范围与选用原则

非选择性的α受体阻滞剂如酚妥拉明及酚苄明常导致心动过速,且疗效不好,已不用于治疗高血压。而选择性的 α_1 受体阻滞剂仅作用于 α_1 受体,对 α_2 受体影响不大,不良反应较少,常用于高血压的治疗。

α_1 受体阻滞剂可用于各种程度的高血压,单独使用一般仅对轻中度高血压有明确疗效。该类药的最大优点是没有明显的代谢不良反应,而且对于血脂有良好影响。它能降低总胆固醇与低密度脂蛋白、甘油三酯，增加高密度脂蛋白，对于血浆 LDL-C 水平的降低作用，哌唑嗪较其他 α 受体阻滞剂更为显著，适用于糖尿病、周围血管病、哮喘病及高脂血症的高血压患者。与利尿药及 β 受体阻滞剂合用可增强其作用。

年龄 60 岁以上者，应避免使用利血平或作用在中枢的药物以防发生抑郁症，曾有中风或小中风史者，应避免使用能产生直立性低血压的药物。为防止直立性低血压，应慎用哌唑嗪、胍乙啶等。

有抑郁症史者避免使用利血平及其制剂，中枢作用药如甲基多巴、可乐定及 β 受体阻滞剂也可导致或加重忧郁症，因此宜选用血管紧张素转换酶抑制剂、利尿药、血管扩张剂、钙通道阻滞剂及α 受体阻滞剂等。

四、药物间的相互作用

α 受体阻滞剂与利尿药、β 受体阻滞剂或其他血管扩张剂合用，可以提高疗效。在无左心衰竭的患者，α 受体阻滞剂与硝酸盐或其他强效利尿药合用时易发生前负荷降低所引起首剂晕厥。哌唑嗪与钙通道阻滞剂中的维拉帕米及硝苯地平同时应用可产生叠加作用导致低血压发生。

（王永彩）

第八节 血管紧张素转换酶抑制剂

血管紧张素转换酶抑制剂（ACEI）的问世是过去 20 多年中心血管疾病治疗学最重要的进展之一。其适应证包括高血压、心力衰竭、左室功能异常、心肌梗死（急性心肌梗死及梗死后的二级预防）、糖尿病肾病以及冠心病高危患者，能显著降低病残率和病死率。

一、药物的作用机制

（一）肾素-血管紧张素系统

肾素-血管紧张素系统在人体中发挥调节各种生理功能和病理反应的重要作用，其关键组分是血管紧张素。血管紧张素是一个肽类家族，其前体蛋白是血管紧张素原。循环中的血管紧张素原主要来自肝细胞，也可在中枢神经系统、心脏、血管、肾脏和脂肪细胞中合成。血管紧张素原在肾素作用下经过蛋白酶解反应，降解成为 10 个肽的血管紧张素Ⅰ（AngⅠ）。AngⅠ没有很大的生物学活性，但可在不同蛋白酶的作用下进一步降解，成为有活性的 8 个肽的血管紧张素Ⅱ（AngⅡ）或 7 个肽的血管紧张素 1-7（Ang1-7）。

AngⅡ是靶器官最多、作用最强大的血管紧张素多肽。在血管内容量急骤减少时，AngⅡ可引起一系列急性反应，包括：①直接作用于血管平滑肌、强力收缩血管以减小血管腔容积，②增强口渴感、刺激醛固酮分泌和抗利尿激素的释放以保留水分和钠盐，③增强心肌收缩力以维持心排血量，④与交感神经系统相互作用、刺激去甲肾上腺素释放，进一步强化血管收缩和心肌正变力性作用。这些急性反应帮助机体维持正常或接近正常的循环功能。但是在慢性心血管疾病时，肾素-血管紧张素系统持续异常地激活，AngⅡ生成过多或活性过强，除引起上述反应外，还会导致各种有害的生物学后果。例如，在心力衰竭时，AngⅡ可促进蛋白合成，从而引发或加速心室肥厚；AngⅡ可促进心脏成纤维细胞的增生，从而引起或加速心肌纤维化；AngⅡ还可诱导心肌细胞凋亡；加上血管收缩和容量负荷增加所导致的心室壁张力持续增高和心肌氧耗量的不断增加，最终引起心肌功能异常。心肌功能异常又进一步刺激肾素-血管紧张素系统和交感神经系统，形成恶性循环。

（二）血管紧张素转换酶

在AngⅠ降解为AngⅡ的过程中，血管紧张素转换酶（ACE）是最重要的限速酶。ACE又称激肽酶Ⅱ，除少量循环于血浆之中外，90%以上位于不同的组织和器官中，以内皮细胞中最多，称为组织型ACE。已经发现，在容量负荷过重、心肌梗死和心力衰竭等多种心脏损伤模型中，ACE的表达都明显增高。高血压、糖尿病、高胆固醇血症以及吸烟等危险因素和损伤因素都可造成内皮细胞功能异常，后者伴随着组织型ACE的激活，导致整体及局部血管收缩与血管舒张机制的平衡失调、血管平滑肌细胞生长的平衡失调以及血管壁炎症及氧化状态的平衡失调。组织型ACE在动脉粥样硬化斑块中的表达增加、在炎症细胞集聚的区域和易损斑块的肩部区域中浓度特别高，可能与斑块的不稳定性增加有关。此外，肾脏局部AngⅡ浓度增高可引起入球小动脉和出球小动脉舒缩功能的平衡失调、肾小球压力增高和肥厚、肾脏组织纤维化和肾功能的丧失。

ACE是一种非特异的酶，除可使AngⅠ转化为AngⅡ外，还能催化缓激肽、P物质等肽类物质的降解。缓激肽有重要的生理功能。在特定的组织或器官中，缓激肽可引起平滑肌收缩（如尿道和回肠）、增加血管壁渗透性和增加黏膜分泌等。更重要的是，缓激肽能通过在血管内皮中刺激花生四烯酸代谢产物、一氧化氮和内皮源性超极化因子的生成，引起血管扩张。在肾内，缓激肽通过直接肾小管作用引起尿钠排泄。缓激肽的这些效应正好与AngⅡ相拮抗。ACE通过切除缓激肽C端的二肽，使缓激肽降解为无活性的碎片。

因此，ACE通过催化AngⅡ的生成和缓激肽的降解，同时影响肾素-血管紧张素系统与激肽释放酶-激肽系统（图5-3）。ACE活性增强不仅增加循环及组织中的AngⅡ浓度，加重其对心血管系统的损害，而且减低缓激肽的水平，取消了缓激肽的保护作用，使心血管系统受到双重打击。

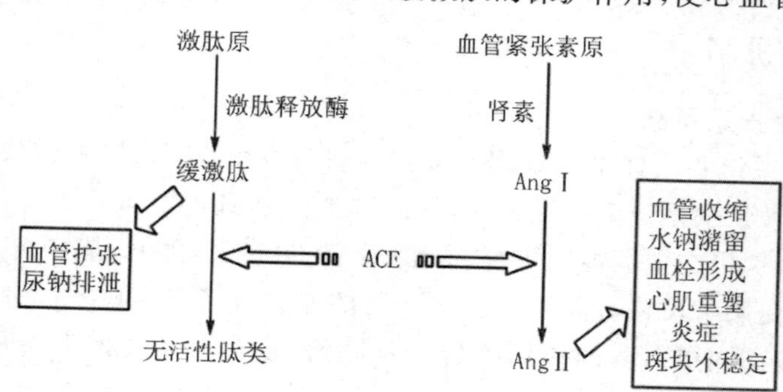

图5-3　ACE催化AngⅡ的生成与缓激肽的降解

AngⅡ可引起血管收缩等病理后果，缓激肽则有血管扩张等保护效益

（三）血管紧张素转换酶抑制剂的作用机制

ACEI通过抑制ACE而减弱肾素-血管紧张素系统的作用。例如，Zhuo等对7例缺血性心脏病患者用培哚普利治疗5周后，血浆ACE活性降低70%（$P<0.01$），血管内皮和外膜的ACE活性降低约35%（$P<0.01$）。因此，ACEI能抑制循环和组织中的ACE，从而减少AngⅡ生成、消除或减轻AngⅡ的心血管不利作用。

ACEI通过抑制ACE还能提高循环中的缓激肽水平，发挥保护心血管系统的效益。例如，Gohlked等报道，在自发高血压大鼠中，ACEI治疗改善心功能、冠状动脉血流以及多种心肌代谢指标的效益，都可被缓激肽受体阻滞剂所取消。Witherow等对12例接受长期ACEI治疗的心力衰竭患者静脉滴注缓激肽受体阻滞剂B9340，并用静脉血管容积变化描计术测定前臂血流。结果显示，滴注B9340引起前臂血管收缩，且收缩程度呈剂量依赖性；停止ACEI治疗1周后，滴注B9340不能引起前臂血管收缩；恢复ACEI治疗4周后，滴注B9340又能引起前臂血管收缩。因此，缓激肽对于ACEI的治疗效益有重要贡献。

ACEI的第三项作用机制是增加循环及组织中的Ang1-7的水平。如前所述，AngⅠ可在不同蛋白酶的作用下降解生成AngⅡ或Ang1-7。ACEI抑制ACE后AngⅡ的生成减少，AngⅠ就会更多地在内肽酶作用下生成Ang1-7。此外，Ang1-7需在ACE的作用下降解而失活，ACEI抑制ACE后这一降解过程被阻断。因此，ACEI在两个环节上抑制ACE的作用，可使Ang1-7的水平成倍增高。Ang1-7的多种生物学效应与AngⅡ相拮抗，可发挥利尿、扩张血管、抑制平滑肌细胞增生等有益作用，还能增强缓激肽的作用。

ACEI的其他作用机制包括增加组织型纤溶酶原激活物(t-PA)的产生和减少病理性纤溶酶原激活物抑制剂(PAI-1)的形成，从而具有抗血栓-栓塞效益。研究显示，血管紧张素受体1(AT_1)或2(AT_2)的特异性阻滞剂都不能阻止AngⅡ诱导的内皮细胞PAI-1表达，提示ACEI减少PAI-1的作用可能是通过血管紧张素受体4(AT_4)来调节。ACEI能显著改善左室收缩功能异常及心力衰竭患者的血流动力学状况，包括降低心脏前负荷(肺毛细血管楔压)、降低后负荷(体循环血管阻力及血压)、降低收缩期室壁张力和增加心排血量，减轻心力衰竭或左室收缩功能异常时常常伴发的功能性二尖瓣反流。至于对肾脏的影响，ACEI能增加肾血流量、促进钠排泄，但通常不改变肾小球的过滤作用，因此滤过分数降低。

二、药物的分类与特点

1971年问世的第一个ACEI替普罗肽(teprotide)有降压作用，但只能静脉注射，临床价值有限。1977年Ondetti等研制出口服有效的卡托普利(captopril)，其临床效益很快得到证实，带动了该类药物的研发。迄今为止，美国食品药物管理局(FDA)已经批准临床使用的ACEI有卡托普利、贝那普利(benazepril)、依那普利(enalapril)、福辛普利(fosinopril)、赖诺普利(lisinopril)、莫昔普利(moexipril)、培哚普利(perindopril)、喹那普利(quinapril)、雷米普利(ramipril)和群多普利(trandolapril)等10种；在欧洲和日本使用的还有西拉普利(cilazapril)和咪达普利(imidapril)。除莫昔普利、喹那普利和群多普利外，其他9种ACEI都已经在国内上市。

各种ACEI制剂的不同，在于它们的活性部分化学结构、效力、生物利用度、血浆半衰期、排泄途径、分布和与组织ACE亲和度的不同，以及是否作为前体药物给药。例如，卡托普利的半衰期相对最短。除福辛普利、群多普利和螺普利(spirapril)外，多数ACEI主要经肾脏清除，因此在肾功能异常时需减少剂量。大多数ACEI作为前体药物给药，这些前体药物无活性或活性很低，在肝内酯化后转变为活性药物发挥作用。

从理论上来说，ACEI能否起作用主要取决于其是否能够抑制组织中的ACE，因此有人提出，组织ACE亲和力较强的ACEI疗效较好。但是，目前缺乏能准确定量评估组织ACE结合力的方法，也无临床试验表明各种ACEI的临床疗效与其组织亲和力相关。因此，对ACEI制剂的选择应当以临床试验结果为基础。

ACEI 可根据其活性部分的化学结构或其药代动力学特点进行分类。

(一)根据活性部分化学结构分类

ACE 的活性催化部位包含有锌离子(Zn^{2+}),而一种有效的 ACEI 需要在其 N-终端结构上含有一个能与 Zn^{2+} 结合的巯基、羧基或膦酸基团,才能与 ACE 的活性部位发生特异性的结合而发挥作用。因此,ACEI 可以根据其活性部分所含的特殊基团分成以下三类。

1.巯基类 ACEI

代表药物是卡托普利,其他还有芬替普利(fentiapril)、匹瓦普利(pivalopril)、佐芬普利(zofenopril)和阿拉普利(alacepril)。早年曾认为,巯基是 ACEI 引起咳嗽的原因,但随后的研究显示,其他 ACEI 同样存在这一不良反应。反之,巯基可能具有清除自由基和影响前列腺素代谢等有益的作用。

2.羧基类 ACEI

包括大多数常用的 ACEI,代表药物是依那普利,其他有贝那普利、西拉普利、咪达普利、赖诺普利、培哚普利、喹那普利、雷米普利、群多普利、螺普利和地拉普利(delapril)等。

3.膦酸基类 ACEI

代表药物是福辛普利,其他有西那普利(ceranapril)。

(二)根据药代动力学特点分类

1.卡托普利类 ACEI

代表药物是卡托普利,其他有芬替普利和匹瓦普利等。该类药物本身具有活性,进入人体后又经历进一步代谢。这种代谢转变产生有药理学活性的二硫化物,母体药物和二硫化物都经肾脏排泄。

2.前体药类 ACEI

代表药物是依那普利,其他有贝那普利、西拉普利、地拉普利、福辛普利、咪达普利、培哚普利、喹那普利、雷米普利、螺普利和群多普利等。例如,依那普利必须在肝脏内转变成二酸化合物依那普利拉后才具有活性。

3.不经历代谢的水溶性 ACEI

代表药物是赖诺普利,其他有西那普利。它们不须经过代谢即有活性,循环时不与血浆蛋白结合,以原形经肾脏排泄。

三、不良反应和禁忌证

(一)不良反应

总的来说,ACEI 的安全性良好,长期使用时可能发生的不良反应包括咳嗽、低血压、高钾血症、肾功能恶化和血管性水肿。

1.咳嗽

咳嗽是 ACEI 的最常见的不良反应,文献中报道的发生率为 1%~44%,女性较易发生,可能与用药后缓激肽或 P 物质浓度增高以及迷走神经 C 纤维受刺激有关。ACEI 引起的咳嗽多为无痰的阵发性干咳,伴咽后壁发痒感,无特效治疗药物,停药后咳嗽消失,无长期不良后果,但再次给予同一种或另一种 ACEI 后咳嗽常常复发。诊断时首先应尽可能排除其他原因引起的咳嗽。咳嗽程度较轻时,可鼓励患者坚持服药,部分患者的咳嗽会逐渐减轻甚至消失。对于慢性心力衰竭患者特别有必要进行这种尝试,因为 ACEI 长期治疗能够显著降低死亡危险。咳嗽严重

者应停用 ACEI，改用血管紧张素Ⅱ受体阻滞剂或其他降压药物。

2.低血压

很常见，多数无症状。在低盐饮食、大量使用利尿药或腹泻等导致低钠和血容量不足时，以及在高龄老人和严重心力衰竭患者中，有症状的低血压、特别是首剂低血压反应的发生率较高。在这些情况下建议使用较小剂量的 ACEI，并在严密观察病情变化的基础上逐步上调剂量。

3.高钾血症

ACEI 减少 AngⅡ的生成，进而抑制醛固酮释放，因此有增高血钾的倾向。但是在肾功能正常的患者，血钾增高的幅度通常并不很大。但是，同时摄入钾盐(包括低钠饮食时的某些钾盐替代品)、补钾治疗或使用保钾利尿药时，有可能发生高钾血症，特别是合并有肾功能异常的患者。因此，应注意避免上述联合治疗。例如，在治疗高血压时，ACEI 通常不能与保钾利尿药氨苯蝶啶或复方阿米洛利合用，除非患者有低钾血症的证据。但是，严重心力衰竭和急性心肌梗死后心力衰竭的患者在使用 ACEI 等药物的基础上，加用醛固酮受体阻滞剂螺内酯或依普利酮能进一步降低病死率和病残率，临床得益远超过引起高钾血症的危险。因此在有适应证的心力衰竭患者中，如果基线血钾不超过5.0 mmol/L，可联合使用 ACEI 和小剂量醛固酮受体阻滞剂，同时密切随访观察血钾水平。

4.肾功能恶化

ACEI 对肾功能的影响是临床医师经常感到困惑的一个问题。一方面，ACEI 有显著的肾功能保护作用；另一方面，ACEI 会引起暂时性肾功能恶化，特别是在最初使用阶段。ACEI 引起暂时性肾功能恶化的机制是，肾小球滤过率与入球小动脉和出球小动脉的收缩状态有关。当肾小球的灌注压或入球小动脉的压力降低时，肾小球毛细血管压力以及肾小球滤过率的维持主要依赖由 AngⅡ介导的出球小动脉的收缩；ACEI 减少 AngⅡ的生成后，出球小动脉扩张、阻力降低，导致肾小球滤过率下降。

在大多数心力衰竭患者中，ACEI 用药最初 2 个月内可能出现血清肌酐水平轻度、非进行性的、暂时的升高(增幅通常＜30％)，实际上反映了 ACEI 对肾脏血流动力学的有益的影响。但是，如果肾功能急剧恶化，表现为肌酐水平突然增高≥0.5 mg/dL(原先＜2.0 mg/dL 的患者)或≥1.0 mg/dL(原先≥2.0 mg/dL 的患者)，应高度警惕急性肾衰竭的可能。美国心脏协会(AHA)曾提出以下建议：①在大多数心力衰竭患者中，ACEI 能改善肾血流和稳定肾小球滤过率；②血清肌酐水平增高本身并不构成使用 ACEI 的禁忌证，较明显的肌酐水平增高多见于原先有慢性肾功能不全的患者；③发生急性肾衰竭时应积极寻找诱发原因，特别是低血压[平均动脉压＜8.7 kPa(65 mmHg)]、循环容量不足、严重肾动脉疾病、或同时使用缩血管药物(如非甾体抗炎药和环孢霉素)，并尽可能予以纠正；④发生急性肾衰竭而诱发原因尚未纠正之前，应停止使用 ACEI，也不能用血管紧张素Ⅱ受体阻滞剂来代替；⑤如果急性肾衰竭缓解且诱发原因也得到纠正，可以恢复使用 ACEI。

5.血管性水肿

血管性水肿罕见，但有致命危险。其临床表现为面、唇、舌、咽和声门等部位的皮下或黏膜下水肿，见于首次用药或治疗最初 48 小时内，偶然也可在治疗数月甚至数年后发生。局限于面部、唇或肢体部位的肿胀通常在停药后消退，但仍应加强医学监护。对喉头水肿的患者，应皮下注射肾上腺素，并采取一切措施保持呼吸道通畅。疑为严重血管性水肿的患者，应终身避免使用任何一种 ACEI。

6.其他不良反应

早年使用大剂量卡托普利时,曾报道皮疹、味觉异常和中性粒细胞减少症等有较高的发生率。近年来使用常规剂量的卡托普利,这些不良反应已罕见。

(二)绝对禁忌证

1.妊娠妇女

动物试验和临床观察均显示,在妊娠中晚期使用ACEI可引起多种胎儿畸形。因此,育龄期妇女使用ACEI应小心,如打算怀孕或发现怀孕,应立即停药。

2.使用ACEI曾发生致命性不良反应的患者

既往使用任何一种ACEI曾引起血管性水肿、急性无尿性肾衰竭或其他严重变态反应的患者,终生禁用所有的ACEI。

(三)相对禁忌证

以下情况须慎用ACEI:①双侧肾动脉狭窄。②血清肌酐水平著增高(>3.0 mg/dL或265.2 μmol/L)。③低血压[收缩压<12.0 kPa(90 mmHg)]。④高血钾症(>5.5 mmol/L)。⑤主动脉瓣狭窄或梗阻性肥厚型心肌病,此类患者使用ACEI后有可能因为增加跨主动脉瓣(或左室流出道)的压力阶差而诱发晕厥。上述情况经处理得到纠正,例如,肾动脉狭窄经手术或介入治疗得到解除、低血压或高血钾症经治疗改善后,应重新评估是否使用ACEI。

四、药物的应用范围与选用原则

(一)应用范围

1.高血压

ACEI是抗高血压治疗的一线药物之一,其疗效已经得到充分肯定。汇总分析显示,与安慰剂对照组相比较,ACEI治疗可使高血压患者的脑卒中发生率降低28%、冠心病事件减少20%、心力衰竭减少18%、主要心血管病事件减少22%、心血管病病死率降低20%、总病死率降低18%,差别均有显著的统计学意义。汇总分析还显示,ACEI降低主要心血管病事件的效益与利尿药、β受体阻滞剂或钙通道阻滞剂相似。美国高血压指南推荐,合并以下六种临床情况的患者可优先考虑选用ACEI:①心力衰竭;②心肌梗死后;③高危冠心病;④糖尿病;⑤慢性肾脏疾病;⑥需要预防再发脑卒中的患者。

2.心力衰竭

ACEI治疗慢性心力衰竭的临床试验至少有30多项,结果几乎完全一致。汇总分析显示,与安慰剂组相比,ACEI治疗使总病死率降低20%($P<0.000\ 1$),再发心肌梗死减少21%($P=0.000\ 1$),心力衰竭住院减少33%($P<0.000\ 1$)。ACEI的效益与患者的年龄、性别、是否使用利尿药、阿司匹林或β受体阻滞剂等均无关。无症状的左心室收缩功能异常患者(左室射血分数<40%),同样能够从ACEI治疗中显著获益。因此,ACEI是慢性收缩性心力衰竭治疗的基石和首选药物,全部慢性收缩性心力衰竭患者都必须使用ACEI,包括无症状者,除非有禁忌证或者不能耐受。ACEI须终身使用。

3.心肌梗死后

Latini等汇总分析15项急性心肌梗死早期进行短期治疗的试验,ACEI治疗组和对照组的病死率分别为7.27%和7.73%($P=0.006$)。Flather汇总分析3项急性心肌梗死早期开始使用ACEI、并继续治疗至少12个月的大型临床试验,ACEI使总病死率降低26%($P<0.000\ 1$),再

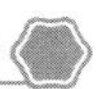

发心肌梗死减少 20%(P=0.005 7),心力衰竭住院减少 27%(P<0.000 1)。因此,急性心肌梗死后患者应尽早开始并长期使用 ACEI。

4.冠心病高危患者

ACEI 能显著降低左室收缩功能异常、慢性心力衰竭和心肌梗死后患者的病残率和病死率,也是高血压和糖尿病患者的一线治疗用药。合并有这些疾病或危险因素的慢性冠心病患者,应长期采用 ACEI 进行二级预防。不合并心力衰竭的冠心病或其他心血管病患者,也能得益于 ACEI 长期治疗。左室射血分数正常、各种危险因素得到良好控制并已接受最佳的药物及血管重建治疗的低危患者,使用 ACEI 可作为一种选择。

5.糖尿病肾病

在一项前瞻性研究中,409 例尿蛋白≥500 mg/d、血清肌酐≤2.5 mg/dL 的 1 型糖尿病患者随机分组接受卡托普利或安慰剂治疗 3 年,卡托普利组患者的主要终点事件(血清肌酐浓度增倍)发生率降低 48%(P=0.007),死亡、需要透析或肾移植的危险降低 50%(P=0.006)。心脏结果预防评价研究(HOPE)中,3 577例糖尿病患者(其中 98%为 2 型糖尿病)随机分入雷米普利组和安慰剂组,平均治疗 4.5 年。雷米普利治疗使主要终点事件(心肌梗死、脑卒中或心血管病死亡)降低 25%(P=0.000 4),心肌梗死减少 22%(P=0.01),脑卒中减少 33%(P=0.007 4),心血管病病死率降低 37%(P=0.000 1),总病死率降低 24%(P=0.004),临床肾病发生率降低 24%(P=0.027)。

上述两项试验都认为,ACEI 降低心血管病事件的效益不能完全用降压效果来解释,在糖尿病患者中 ACEI 很可能具有降压之外的心血管保护和肾脏保护作用。

(二)选用原则

如上所述,ACEI 常用于治疗高血压、心力衰竭、无症状左心室功能异常、心肌梗死、糖尿病肾病和冠心病高危患者。获得这些适应证的依据是随机临床试验的结果,但是,并非每一种 ACEI 都经历过大规模临床试验。在临床实践中,应尽量选用有循证医学证据的药物,可参考美国 FDA 批准的 10 种 ACEI 的适应证。但是在一些国家的心力衰竭指南中,各种 ACEI 包括贝那普利、培哚普利和西拉普利都可用于治疗慢性心力衰竭。临床实践中,多种 ACEI 被用于糖尿病肾病患者。

在获得高血压、心力衰竭或心肌梗死治疗适应证的各种 ACEI 制剂中,目前并不清楚它们的临床疗效是否存在差异。在这种情况下选药时,应综合考虑药物的药理特点、安全性和价格,以及患者的具体情况。例如,治疗高血压时,为了提高患者长期服药的依从性,宜采用一天一次给药的长效 ACEI。而在处理高血压危象时,起效快而作用时间短的卡托普利就更为合适。大多数 ACEI 主要经肾排泄,因此对于中度以上肾功能异常的患者,经肝、肾双通道排泄的制剂如福辛普利具有一定的优势。

五、药物间的相互作用

ACEI 与其他药物之间的药代动力学相互作用问题目前还了解不多,与大多数常用的心血管疾病治疗药物之间,似乎很少有持续的、有临床意义的相互作用。ACEI 可增加肾小管对锂的重吸收,因此可以升高血锂浓度。丙磺舒可减少卡托普利等多种 ACEI 的经肾排泄,导致后者的血浓度增高,福辛普利和佐芬普利则不受影响。此外,曾有报道称卡托普利可使血清地高辛浓度增高约 1/4,但以后的研究未证实这种相互作用。

以下讨论ACEI与几种常用心血管疾病治疗药物之间的药效学相互作用问题。

(一)保钾利尿药

ACEI减少醛固酮释放,有增高血钾的倾向,通常不应与钾盐或保钾利尿药同用。但是,严重心力衰竭和急性心肌梗死后心力衰竭的患者在使用ACEI等标准药物的基础上,加用螺内酯或依普利酮能进一步显著降低病死率和病残率。因此,这类患者如果血钾不超过5.0 mmol/L,可联合使用ACEI和小剂量醛固酮受体阻滞剂。

(二)利尿药

ACEI和利尿药联用是最有效的抗高血压药物组合方案之一,常用复方制剂为一种ACEI加上氢氯噻嗪12.5 mg/d。利尿药如氢氯噻嗪的抗高血压机制主要针对水钠潴留环节,但使用利尿药后可激活神经体液及激素机制,刺激肾素释放,引起血管收缩,从而减弱了利尿药的降压作用。加用ACEI后,后者拮抗神经激素活性、缓解血管收缩的作用,能增强利尿药的疗效,在肾素水平正常或增高的患者中效果可能更为显著。反之,在低肾素水平高血压如黑人患者中,ACEI的降压效果可能较差,此时利尿药可提高肾素水平,增强ACEI的疗效。另外,ACEI能拮抗利尿药的多种代谢性不良反应如低钾血症。因此,两类药物有互补的药理学作用、有相加或协同的降压效果。

慢性心力衰竭患者通常需同时使用ACEI和利尿药。ACEI主要着眼于降低病残率和病死率,利尿药则能迅速减轻水钠潴留和缓解症状。但是,两类药物合用也有不利的相互作用。严重心力衰竭患者使用较大剂量利尿药可引起明显的高肾素血症,导致患者对ACEI特别敏感,尤其容易发生比较严重的首剂低血压反应。预防措施是首剂使用很小剂量的ACEI,如卡托普利6.25 mg。其次,ACEI和利尿药合用可导致肾功能暂时恶化,需监测血清肌酐水平。最后,在大多数情况下,ACEI不应与保钾利尿药合用。

(三)钙通道阻滞剂

ACEI和钙通道阻滞剂联合也是非常有效的抗高血压药物组合。钙通道阻滞剂的不依赖血管紧张素Ⅱ的血管扩张作用以及促尿钠排泄的作用,与ACEI的降压机制互补。钙通道阻滞剂有增高血浆肾素的倾向,可增强ACEI的降压作用。ACEI则能减轻二氢吡啶类钙通道阻滞剂的心动过速和踝部水肿不良反应。

在收缩期高血压患者联合降压治疗避免心血管事件试验(ACCOMPLISH)中,11 506例高危高血压患者随机分组接受贝那普利-氨氯地平或贝那普利-氢氯噻嗪治疗平均36个月,贝那普利-氨氯地平组的心血管病终点事件发生率降低20%($P<0.001$)。这一结果提示,ACEI和钙通道阻滞剂组合的临床疗效可能优于ACEI与噻嗪类利尿药组合。

(四)β受体阻滞剂

ACEI和β受体阻滞剂联用不是理想的降压药物组合,因为ACEI通过抑制肾素-血管紧张素系统发挥作用,β受体阻滞剂也通过抑制肾素释放而影响这一系统,两者的作用机制部分重叠,合用后降压效果增强不多。但是某些患者,如已使用ACEI、利尿药和/或钙通道阻滞剂而高血压仍然没有得到控制,特别是心率偏快者,可加用β受体阻滞剂。

β受体阻滞剂是冠心病患者长期二级预防的主要药物之一。多项试验表明,冠心病患者不论是否使用β受体阻滞剂,ACEI都有降低病残率和病死率的效益,在已经使用β受体阻滞剂的患者中效益更好。在已经使用ACEI的心力衰竭患者中,长期使用β受体阻滞剂能使总病死率进一步降低34%~35%。因此只要没有禁忌证,所有收缩功能异常的慢性心力衰竭患者都必须联合使用 ACEI 和 β 受体阻滞剂。

（五）非甾体抗炎药

非甾体抗炎药包括阿司匹林可减弱 ACEI 的降压效果，机制可能是通过抑制环氧酶而减少花生四烯酸的降解，导致扩血管的前列腺素生成减少。例如，有研究显示，吲哚美辛可使 ACEI 的降压效果降低 3%～34%。

阿司匹林是急性心肌梗死治疗和冠心病二级预防的重要药物之一。在 ACEI 用于急性心肌梗死的临床试验中，绝大多数患者同时使用阿司匹林，因此，ACEI 的效益是在使用阿司匹林的基础上取得的。HOPE 试验显示，不论患者是否使用阿司匹林（或其他抗血小板药物），雷米普利都能显著降低主要心血管病终点事件的发生率。因此，阿司匹林不会显著削弱 ACEI 在冠心病患者中的治疗效益。甚至有队列研究显示，与单用 ACEI 相比，同时服用 ACEI 和阿司匹林可显著降低冠心病患者的 5 年病死率（$P<0.001$）。

也有人提出，心力衰竭患者使用阿司匹林会减弱 ACEI 的疗效。但是对 6 项临床试验 22 060 例患者资料的汇总分析显示，ACEI 治疗使主要心血管病事件减少 22%（$P<0.000\ 1$），其中服用阿司匹林的患者减少 20%（12%～27%），不服用阿司匹林者减少 29%（19%～38%），两组间差别并不显著（$P=0.07$）。一项对 5 701 例心力衰竭住院患者的随访研究显示，无论缺血性或非缺血性心力衰竭患者，ACEI 降低病死率的疗效均不会因使用阿司匹林而降低。因此，确有必要使用抗血小板药物的心力衰竭患者，可同时使用 ACEI 和小剂量阿司匹林。

（六）血管紧张素Ⅱ受体阻滞剂（ARB）

临床上经常见到 ACEI 和 ARB 联合使用。由于 ARB 在受体水平上阻断 AngⅡ的不利作用，而 ACEI 可通过增高缓激肽水平获取部分效益，因此两类药物在作用机制上存在互补性，联合用药有其理论基础。但是，这种做法缺乏循证医学依据，不宜提倡。

1.高血压

在几项小样本试验中，ACEI 和 ARB 合用的降压幅度大于单用其中一种药物。但是这些试验采用小剂量 ACEI 或短效 ACEI 一天一次给药，而且加用 ARB 后平均仅能降低血压 3.8/2.7 mHg，效果远不如 ACEI 加上钙通道阻滞剂或利尿药。因此，ACEI 和 ARB 不是一种合理的降压组合。

2.慢性心力衰竭

在缬沙坦心力衰竭试验（Val-HeFT）中，5010 例患者（93%服用 ACEI）随机分入缬沙坦组或安慰剂组，平均随访 23 个月，缬沙坦组的死亡和病残联合终点事件发生率降低 13%（$P=0.009$）。坎地沙坦降低心力衰竭病死率病残率评估研究（CHARM-Added）纳入 2548 例服用 ACEI 的心力衰竭患者，平均治疗 41 个月，坎地沙坦组的主要终点事件（心血管病死亡或心力衰竭住院）比安慰剂组降低 15%（$P=0.011$）。这两项试验结果提示，在 ACEI 基础上加用 ARB 能降低病残率。

3.心肌梗死后

缬沙坦心肌梗死试验（VALIANT）纳入 14 703 例心肌梗死后患者，随机分入缬沙坦组、卡托普利组或缬沙坦与卡托普利合用组，平均随访 24.7 个月。结果显示，两药合用组的病死率及心血管病事件发生率和单用卡托普利组相同，但低血压、肾功能异常和总的不良反应发生率均显著增高。

4.肾病

ACEI 和 ARB 合用治疗肾病的研究不少，但质量不高，其中最有影响力的是非糖尿病肾病 ARB 和 ACEI 联合治疗试验(COOPERATE)。该试验将 263 例患者随机分组接受氯沙坦、群多普利或两药联合治疗，平均随访 2.9 年。结果显示，两药合用组主要终点事件(血清肌酐浓度增倍或终末期肾病)发生率为 11%，显著低于氯沙坦组(23%，$P=0.016$)或群多普利组(23%，$P=0.018$)。现已查明，COOPERATE 试验的数据涉嫌造假。

5.心血管病高危患者

替米沙坦单用或与雷米普利合用全球终点试验(ONTARGET)纳入 25 620 例无心力衰竭的高危患者，随机分入替米沙坦、雷米普利、替米沙坦加雷米普利组，平均随访 56 个月。联合用药组的主要心血管病事件发生率与雷米普利组相同，但低血压、晕厥、腹泻、肾功能异常等不良反应均显著增高。特别值得指出的是，与单用雷米普利相比，替米沙坦加雷米普利治疗虽能减少蛋白尿，但却显著增加了肾脏主要终点事件(透析、肌酐翻倍或死亡)和肾脏二级终点事件(透析或肌酐翻倍)，总体上弊大于利。

(七)其他药物

ACEI 与其他降压药或扩血管药物合用时降压作用增强，应注意避免低血压。

(王永彩)

第九节　血管紧张素Ⅱ受体阻滞剂

血管紧张素Ⅱ受体阻滞剂(ARB)是一类重要的抗高血压药物，疗效肯定而不良反应较少。ARB 也常用于心力衰竭、糖尿病肾病、心肌梗死后以及心血管病高危患者。

一、药物的作用机制

(一)血管紧张素Ⅱ(AngⅡ)

肾素-血管紧张素-醛固酮系统在人体血管生物学和心血管系统的病理生理调节中发挥极为重要的作用，AngⅡ则是 RAA 系统中最主要的效应器。由于 AngⅡ水平的异常持续增高与高血压、动脉疾病、心脏肥厚以及心力衰竭等的发生发展直接有关，因此，阻断 AngⅡ对人体组织的病理性刺激活动能够治疗上述多种心血管疾病。阻断 AngⅡ病理性刺激作用的方法之一是采用血管紧张素转换酶抑制剂(ACEI)。已知 AngⅡ的前体物质是血管紧张素Ⅰ(AngⅠ)，AngⅠ在血管紧张素转换酶(ACE)的作用下降解为 AngⅡ。这一经典的转换过程可在血浆和肾、脑、肾上腺等组织中发生。ACEI 通过抑制 ACE 的催化作用能显著减少 AngⅡ的生成，其降低心血管病病死率和病残率的效益已经在诸多随机临床试验中得到证实。然而，ACEI 的治疗有其不足之处。首先，ACE 的特异性不高，除转化 AngⅠ为 AngⅡ外，还能降解缓激肽等物质；使用 ACEI 后缓激肽的降解受阻、循环中的浓度增高，可引起咳嗽等不良反应，部分患者由于不能耐受而被迫停药。另外，许多患者在长期接受 ACEI 治疗后，曾经降低的 AngⅡ水平又会渐渐增高，甚至恢复到治疗前水平。这种所谓 AngⅡ“逃逸现象”的确切机制及临床意义尚不完全清楚，很可能是因为一些非 ACE 途径(如胃促胰酶或组织蛋白酶 G)也可使 AngⅠ转化为 AngⅡ。

显然，ACEI 不能完全阻断 AngⅡ的生成，人们开始研发在受体水平上阻断 AngⅡ作用的 ARB。

(二)AngⅡ受体

AngⅡ必须通过与受体结合才能发挥作用。已经发现 AngⅡ受体有 4 种亚型，分别被命名为 AT_1 受体、AT_2 受体、AT_3 受体和 AT_4 受体。其中，AT_3 受体和 AT_4 受体还缺乏研究。

AT_1 受体和 AT_2 受体都是含有大约 360 个氨基酸的多肽，七次跨越细胞膜。这两种受体与 AngⅡ的亲和力相似，但功能不同，序列同源性仅为 30%。目前已知的 AngⅡ的不利的生物学作用几乎都通过 AT_1 受体调节，包括收缩血管、释放醛固酮、激活交感神经和促进细胞生长等。AngⅡ和 AT_1 受体的结合有以下特点：①高度的结构特异性。②有限的结合容量(饱和度)。③亲和力高。④AT_1受体和 AngⅡ的相互作用可转化为细胞反应(信号转导)。⑤结合过程受其生物合成以及再循环的调节(上调和下调)。AngⅡ和 AT_1 受体的特异性、高亲和力结合，是由受体的位于细胞膜外表面的氨基酸以及跨膜结构域中的顺序决定的。

AT_2 受体在胎儿组织中高度表达，出生后迅速减少，因此人们认为其在胎儿的发育过程中起重要作用。但是最近的研究发现，敲除 AT_2 受体的小鼠能够正常地发育和生长，提示 AT_2 受体对于胎儿发育可能并非不可缺少。在成人中，脑、心、肾、肾上腺髓质以及生殖组织中存在较低密度的 AT_2 受体。但是在多种病理情况下，例如，心力衰竭、肾衰竭、心肌梗死、脑损伤、血管损伤和伤口愈合时，AT_2 受体的表达会上调。AT_2 受体的生理效应尚不完全清楚，可能具有抗增生、扩张血管和促进凋亡的作用。

(三)血管紧张素Ⅱ受体阻滞剂(ARB)

目前临床使用的 ARB 均为选择性的 AT_1 受体阻滞剂，以氯沙坦为代表。氯沙坦与 AT_1 受体跨膜结构域中的氨基酸相互作用，占据了 7 条螺旋线之间的空间，从而阻止 AngⅡ和 AT_1 受体的结合，阻断了经 AT_1 受体介导的 AngⅡ的病理生理及生物学作用。

氯沙坦对其他 AngⅡ受体亚型几乎没有任何作用。但是在 AT_1 受体被阻断后，循环中 AngⅡ的浓度增高、会更多地作用于 AT_2 受体。AT_2 受体的生物学效应大多与 AT_1 受体相拮抗，因此 ARB 的治疗效益可能部分来自 AngⅡ对 AT_2 受体的刺激。但也有研究认为，长期持续刺激 AT_2 受体也可能带来刺激生长、促进炎症和动脉粥样硬化等不良后果。显然，在这一领域中，还需要更多的研究。

与 ACEI 不同，ARB 治疗不增高缓激肽水平，因此很少引起咳嗽，血管性水肿的发生率也更低。但是这一好处是有代价的，因为缓激肽具有血管扩张等心血管保护效益。

二、药物的分类与特点

ARB 可以分为肽类和非肽类。肽类 AngⅡ受体阻滞剂最早问世，代表药物为沙拉新(saralasin)。沙拉新非选择性地阻断所有 AngⅡ受体，口服效果差，需静脉给药，且维持时间短(半衰期仅几分钟)，只能用于高血压急症。该类药物还有内源性 AngⅡ受体激动作用，给药后部分患者血压反而升高。以后人们致力于研究非肽类 ARB。氯沙坦 1994 年上市，它高度特异地选择性拮抗 AT_1 受体的作用，口服有效，没有 AT_1 受体激动作用，立即成为“沙坦类”药物的模板，10 多年来已合成的该类药物达 190 多种。其中，经美国食品药品监督管理局(FDA)批准使用的有氯沙坦、缬沙坦(valsartan)、坎地沙坦(candesartan)、厄贝沙坦(irbesartan)、替米沙坦(telmisartan)、奥美沙坦(olmesartan)和伊普沙坦(eprosartan)。2011 年2 月，FDA 又批准了阿奇沙坦(azilsartan)的高血压治疗适应证，使临床使用的 ARB 类药物达到 8 种。除伊普沙坦和阿奇沙坦外，其他六种 ARB 已经在我国上市。

ARB 也可根据其对受体的作用分为非选择性和选择性两类。非选择性药物如沙拉新能阻断所有各型 AngⅡ受体；选择性药物又可分为选择性 AT_1 受体阻滞剂和 AT_2 受体阻滞剂等。如前所述，目前临床使用的 ARB 均为选择性 AT_1 受体阻滞剂。

在药代动力学方面，氯沙坦、坎地沙坦西酯(candesartan cilexetil)和奥美沙坦酯(olmesartan medoxomil)为前体药物，在肝内分别代谢为活性物质 E3174、坎地沙坦和奥美沙坦。氯沙坦的特点是母药和代谢产物都有活性，E3174 的活性比氯沙坦强 10～40 倍；坎地沙坦和奥美沙坦的母药无活性。有研究称坎地沙坦、厄贝沙坦、缬沙坦和替米沙坦抑制 AT_1 受体的作用是不可逆的，而氯沙坦和伊普沙坦则是竞争性可逆的 AT_1 受体阻滞剂。然而这一特征与研究所采用的药理模型有关，不同实验室的结果也不尽相同。

三、不良反应和禁忌证

(一)不良反应

ARB 不良反应较少见。例如在高血压患者的随机双盲研究中，氯沙坦治疗组的不良反应停药率为2.3%，与安慰剂组(3.7%)没有显著差别。ARB 的咳嗽发生率显著低于 ACEI，使之成为许多需要 ACEI 治疗、但又不能很好耐受的患者的替代药物。近年来在头对头的比较研究中，ARB 的低血压、血钾增高和肾功能恶化等不良反应不比 ACEI 少见。

1.咳嗽

ARB 很少引起咳嗽。

2.低血压

ARB 可引起低血压，包括首剂低血压反应。在伴有左室肥厚的高血压患者中，缬沙坦长期治疗的低血压发生率为 3%。心力衰竭患者使用 ARB，应从小剂量开始，根据临床情况逐步上调剂量。

3.高钾血症

ARB 影响醛固酮的释放，有增高血钾的倾向，因此不宜与保钾利尿药同用。肾功能异常的患者使用 ARB 时，应注意发生高钾血症。

4.肾功能恶化

ARB 有可能引起肾功能恶化，其机制与 ACEI 相似。严重心力衰竭、双侧肾动脉狭窄或大剂量利尿药引起血容量不足的患者须特别注意。

5.血管性水肿

ARB 偶可引起血管性水肿，机制尚不清楚，发生率低于 ACEI。有报道在 39 例 ACEI 引起过敏或血管性水肿的心力衰竭患者中，改用坎地沙坦后仅 3 例发生血管性水肿、其中 1 例需停药。因此，ACEI 引起血管性水肿的患者，或可考虑用 ARB 来替代，但是这种做法必须十分慎重。

(二)绝对禁忌证

1.妊娠妇女

孕妇使用直接作用于肾素-血管紧张素系统的药物(包括 ACEI 和 ARB)，有可能引起胎儿和新生儿病残或死亡。因此，妇女一旦怀孕，应立即停用 ARB。

2.使用 ARB 曾发生致命性不良反应

既往使用 ARB 引起血管性水肿、急性无尿性肾衰竭或其他严重变态反应的患者，终生禁用所有的 ARB。

(三)相对禁忌证

(1)双侧肾动脉狭窄或孤立肾伴肾动脉狭窄。

(2)血清肌酐水平显著增高(>2.5 mg/dL)。

(3)低血压 基线收缩压<12.0 kPa(90 mmHg)的患者,ARB 应慎用。

(4)高血钾症 基线血钾>5.5 mmol/L 的患者,不应使用 ARB。

(5)主动脉瓣狭窄或严重的肥厚性梗阻型心肌病。

四、药物的应用范围与选用原则

(一)应用范围

1.高血压

ARB 是抗高血压治疗的一线药物之一,美国高血压指南提出,ARB 的强适应证为合并有心力衰竭、糖尿病或慢性肾病的患者。在 43 项评价氯沙坦、缬沙坦、厄贝沙坦或坎地沙坦降压疗效的随机临床试验中,与安慰剂相比,ARB 单药治疗可使收缩压和舒张压分别平均降低 1.3～1.6 kPa(10.4～11.8 mmHg)和 1.1～1.2 kPa(8.2～8.9 mmHg);ARB 与氢氯噻嗪合用可使收缩压和舒张压分别降低 2.1～2.8 kPa(16.1～20.6 mmHg)和 1.3～1.9 kPa(9.9～13.6 mmHg)。

2.预防脑卒中

在氯沙坦降低高血压终点事件研究(LIFE)中,与阿替洛尔相比,氯沙坦治疗使主要终点事件(死亡、心肌梗死或脑卒中)的发生率降低 13%($P=0.021$),脑卒中发生率降低 25%($P=0.001$)。在老年认知预后研究(SCOPE)中,4964 例老年高血压患者随机分组接受坎地沙坦或安慰剂治疗。坎地沙坦组非致死性脑卒中发生率降低 27.8%($P=0.04$),但主要终点事件(心血管病死亡、脑卒中或心肌梗死)未显著减少。

3.心力衰竭

ARB 治疗心力衰竭有效,但不优于 ACEI。在直接比较两类药物疗效的氯沙坦心力衰竭生存研究(ELITEⅡ)中,氯沙坦组(50 mg,一天一次)和卡托普利组(50 mg,一天三次)的总病死率分别为 17.7%和15.9%,氯沙坦组危险比为 1.13($P=0.16$);心脏猝死发生率分别为 9.0%和 7.3%,氯沙坦组危险比为 1.25($P=0.08$)。有人提出,氯沙坦疗效相对较差是因为其剂量偏小。为验证这一说法而设计的氯沙坦心力衰竭终点评估试验(HEAAL)纳入 3 846 例不能耐受 ACEI 的收缩性心力衰竭患者,随机分入大剂量(150 mg/d)或小剂量(50 mg/d)氯沙坦治疗组,平均随访 4.7 年。与小剂量组相比,大剂量组主要终点事件(死亡或心力衰竭住院)减少 10%($P=0.027$),病死率降低 6%($P=0.24$),但高血钾症、低血压和肾损害的发生率均显著增高。看来,增加氯沙坦剂量能减少心血管病事件,但也增加不良反应。此外,HEAAL 试验并未直接比较 ARB 与 ACEI 治疗心力衰竭时的相对疗效。

在缬沙坦心力衰竭试验(Val-HeFT)中,缬沙坦组患者的总病死率和安慰剂组相同,但死亡和病残联合终点事件减少 13%($P=0.009$)。坎地沙坦降低心力衰竭病死率病残率研究(CHARM)纳入不能耐受 ACEI 的心力衰竭患者,坎地沙坦治疗平均 33.7 个月使主要终点事件(心血管病死亡或心力衰竭住院)的发生率降低 23%($P=0.000 4$)。根据以上试验结果,缬沙坦和坎地沙坦适用于不能耐受 ACEI 的慢性收缩性心力衰竭患者。

4.急性心肌梗死后

心肌梗死后氯沙坦最佳治疗（OPTIMAAL）是一项直接比较 ARB 和 ACEI 疗效的临床试验，5 477 例急性心肌梗死后患者随机分组接受氯沙坦或卡托普利治疗平均 2.7 年。结果显示，两组的总病死率分别为 18.2%和 16.4%，氯沙坦组的死亡危险比为 1.13（$P=0.069$）。在缬沙坦急性心肌梗死试验（VALIANT）中，缬沙坦组和卡托普利组的病死率分别为 19.9%和 19.5%（$P=0.98$）。因此，不能耐受 ACEI 的急性心肌梗死后患者可采用缬沙坦作为替代药物。

5.糖尿病肾病

在厄贝沙坦糖尿病肾病试验（IDNT）中，1 715 例 2 型糖尿病肾病的患者随机分组，接受厄贝沙坦、氨氯地平或安慰剂治疗平均 2.6 年。厄贝沙坦组的主要终点事件发生率（血清肌酐增倍、发生终末期肾病或死亡）比安慰剂组低 20%（$P=0.02$）、比氨氯地平组低 23%（$P=0.006$），主要获益是降低血清肌酐浓度增倍的危险。氯沙坦减少非胰岛素依赖性糖尿病终点事件研究（RENAAL）纳入1 513 例2 型糖尿病肾病患者，随机分组接受氯沙坦或安慰剂治疗平均 3.4 年。氯沙坦组的主要终点事件（血清肌酐浓度增倍、发生终末期肾病或死亡）发生率降低 16%（$P=0.02$）。在有微量蛋白尿的2 型糖尿病患者中，厄贝沙坦300 mg/d 治疗 2 年能显著降低糖尿病肾病的发生率，但 150 mg/d 治疗效果较差。上述试验表明，ARB 对 2 型糖尿病患者有肾脏保护作用，长期治疗（特别是采用较大剂量时）能显著减慢糖尿病肾病的进展。

6.心血管病高危患者

替米沙坦单用或与雷米普利合用全球终点试验（ONTARGET）纳入 25 620 例有冠心病、脑血管病、外周血管疾病或糖尿病伴靶器官损害、但无心力衰竭的高危患者，随机分入替米沙坦、雷米普利、或替米沙坦-雷米普利合用组，平均随访 56 个月。结果显示，3 组的主要终点事件（心血管病死亡、心肌梗死、脑卒中或心力衰竭住院）的发生率无显著差异，分别为 16.7%、16.5%和 16.3%，替米沙坦疗效不次于雷米普利。

（二）选用原则

已经上市的 ARB 制剂都可治疗高血压。但是 FDA 仅批准氯沙坦和厄贝沙坦用于 2 型糖尿病肾病、缬沙坦和坎地沙坦用于心力衰竭、氯沙坦用于预防脑卒中、缬沙坦用于心肌梗死后、替米沙坦用于心血管病高危患者。

关于各种 ARB 制剂的抗高血压效益有无差异，有两种观点。有人认为，在校正安慰剂效应之后，单用氯沙坦、缬沙坦、坎地沙坦、厄贝沙坦或替米沙坦的收缩压和舒张压降低幅度非常相似。也有人指出，厄贝沙坦和坎地沙坦的降压作用有较明显的剂量依赖性，氯沙坦、缬沙坦和替米沙坦的剂量—反应曲线则比较平坦。例如，氯沙坦 50 mg（一天一次）降压效果不明显时，增加剂量为 100 mg（一天一次）的效果可能不如改成 50 mg（一天两次）；氯沙坦 50～100 mg（一天一次）的降压效果可能不如大剂量厄贝沙坦[300 mg（一天一次）]或中等剂量坎地沙坦[16 mg（一天一次）]。

五、药物间的相互作用

大多数 ARB 制剂的生物利用度不受食物明显影响，故可空腹服药、也可在进食时服药。ARB 可增加肾小管对锂的重吸收，与锂盐同时使用时有可能增加锂的药理学及毒性作用。ARB 与非甾体抗炎药合用时降压作用可能减弱。在老年、血容量不足或肾功能损害的患者中，ARB 与非甾体抗炎药合用可能增加肾脏损害的危险。

氯沙坦在肝内需经细胞色素 P450(CYP)2C9 和 3A4 同工酶转化成有活性和无活性的代谢产物，是最有可能与其他药物发生药代动力学相互作用的 ARB。例如，氟康唑或西咪替丁可增强氯沙坦的作用，而苯巴比妥和利福平减弱氯沙坦的作用。厄贝沙坦通过 CYP 2C9 进行代谢，故可能存在与氯沙坦相似的药代动力学相互作用问题。替米沙坦与地高辛合用时，可使后者的血浆峰值及谷值浓度分别增高 49%和 20%。

以下讨论 ARB 与其他常用心血管病治疗药物之间的药效学相互作用问题。

(一)保钾利尿药

ARB 降低循环中的醛固酮水平，有增高血钾的倾向，因此通常不宜与保钾利尿药同用。在老年人、高钾饮食、肾功能损害或糖尿病的患者中，ARB 与保钾利尿药合用时更容易发生高钾血症。

(二)噻嗪类利尿药

ARB 和噻嗪类利尿药合用有相加的降压效果。

(三)钙通道阻滞剂

ARB 和钙通道阻滞剂合用也是有效的抗高血压药物组合。

(四)ACEI

ARB 和 ACEI 联合使用的方案，在大多数临床情况下缺乏明确的效益或可能增加不良反应，故不宜推荐。唯一的例外是，经过 ACEI、β 受体阻滞剂等标准药物治疗而仍未能控制症状的慢性心力衰竭患者，可考虑加用 ARB 来帮助改善症状和降低病残率。但若患者已使用 ACEI 和醛固酮阻滞剂，则不能再加用 ARB，以免增加肾脏损害和高钾血症的危险。

(五)β 受体阻滞剂

ARB 与 β 受体阻滞剂不是一种合理的降压药物组合。因不能耐受 ACEI 而改用 ARB 的心力衰竭患者，应合用 β 受体阻滞剂。慢性心力衰竭患者能否同时使用 ACEI、ARB 和 β 受体阻滞剂的问题还需要进一步研究。在 ELITEⅡ和 Val-HeFT 两项试验的亚组分析中，接受 ACEI 和 β 受体阻滞剂治疗的患者在加用氯沙坦或缬沙坦治疗后反而增高总病死率；但是在评价坎地沙坦疗效的 CHARM 试验中，这三类药物合用未导致不利后果。

(王永彩)

第六章

消化系统疾病用药

第一节　抗酸药及治疗消化性溃疡药

一、复方氢氧化铝

(一)别名

达胃宁,胃舒平。

(二)作用与特点

本品有抗酸、吸附、局部止血、保护溃疡面等作用,效力较弱、缓慢而持久。

(三)适应证

本品主要用于胃酸过多、胃及十二指肠溃疡、反流性食管炎及上消化道出血等。由于铝离子在肠内与磷酸盐结合成不溶解的磷酸铝自粪便排出,故尿毒症患者服用大剂量氢氧化铝后可减少磷酸盐的吸收,减轻酸血症。鸟粪石型尿结石患者服用本品,可因磷酸盐吸收减少而减缓结石的生长或防止其复发。也可用于治疗甲状旁腺功能减退症和肾病型骨软化症患者,以调节钙磷平衡。

(四)用法与用量

口服:每次 2～4 片,每天 3 次,饭前 30 分钟或胃痛发作时嚼碎后服。

(五)不良反应与注意事项

本品可致便秘。因本品能妨碍磷的吸收,故不宜长期大剂量使用。便秘者、肾功能不全者慎用。

(六)药物相互作用

本品含多价铝离子,可与四环素类形成络合物而影响其吸收,故不宜合用。可通过多种机制干扰地高辛、华法林、双香豆素、奎宁、奎尼丁、氯丙嗪、普萘洛尔、吲哚美辛、异烟肼、维生素及巴比妥类的吸收或消除,使上述药物的疗效受到影响,应尽量避免同时使用。

(七)制剂与规格

片剂:每片含氢氧化铝 0.245 g、三硅酸镁 0.105 g、颠茄流浸膏 0.002 6 mL。

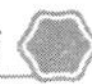

(八)医保类型及剂型

甲类:口服常释剂。

二、碳酸氢钠

(一)别名

重碳酸钠,酸式碳酸钠,重曹,小苏打。

(二)作用与特点

本药口服后能迅速中和胃中过剩的胃酸,减轻疼痛,但作用持续时间较短。口服易吸收,能碱化尿液,与某些磺胺药同服,可防止磺胺在尿中结晶析出。

(三)适应证

胃痛,苯巴比妥、阿司匹林等的中毒解救。代谢性酸血症、高钾血症及各种原因引起的伴有酸中毒症状的休克,早期脑栓塞及严重哮喘持续状态经其他药物治疗无效者。真菌性阴道炎。

(四)用法与用量

口服:每次 0.5～2.0 g,每天 3 次,饭前服用。静脉滴注:5%溶液,成人每次 100～200 mL,小儿 5 mL/kg。4%溶液阴道冲洗或坐浴:每晚 1 次,每次 500～1 000 mL,连用 7 天。

(五)不良反应与注意事项

本品可引起继发性胃酸分泌增加,长期大量服用可能引起碱血症。静脉滴注本品时,低钙血症患者可能产生阵发性抽搐,而对缺钾患者可能产生低钾血症的症状。严重胃溃疡患者慎用,充血性心力衰竭、水肿和肾衰竭的酸中毒患者,使用本品应慎重。

(六)药物相互作用

不宜与胃蛋白酶合剂,维生素 C 等酸性药物合用,不宜与重酒石酸间羟胺、庆大霉素、四环素、肾上腺素、多巴酚丁胺、苯妥英钠、钙盐等同瓶静脉滴注。

(七)制剂与规格

(1)片剂:每片 0.3 g、0.5 g。

(2)注射液:0.5 g/10 mL、12.5 g/250 mL。

(八)医保类型及剂型

甲类:口服常释剂。

三、硫糖铝

(一)别名

胃溃宁、素得。

(二)作用与特点

本品能与胃蛋白酶络合,抑制该酶分解蛋白质;并能与胃黏膜的蛋白质(主要为清蛋白及纤维蛋白)络合形成保护膜,覆盖溃疡面,阻止胃酸、胃蛋白酶和胆汁酸的渗透、侵蚀,从而利于黏膜再生和溃疡愈合。本品在溃疡区的沉积能诱导表皮生长因子积聚,促进溃疡愈合。同时本品还能刺激胃黏膜合成前列腺素,改善黏液质量,加速组织修复。服用本品后,仅 2%～5%的硫酸二糖被吸收,并由尿排出。

(三)适应证

胃及十二指肠溃疡。

(四)用法与用量

口服:每次1 g,每天3～4次,饭前1小时及睡前服用。

(五)不良反应与注意事项

不良反应主要为便秘。个别患者可出现口干、恶心、胃痛等。治疗收效后,应继续服药数月,以免复发。

(六)药物相互作用

不宜与多酶片合用,否则两者疗效均降低。与西咪替丁合用时可能使本品疗效降低。

(七)制剂与规格

(1)片剂:0.25 g、0.5 g。

(2)分散片:0.5 g。

(3)胶囊剂:0.25 g。

(4)悬胶剂:5 mL(含硫糖铝1 g)。

(八)医保类型及剂型

乙类:口服常释剂、口服液体剂。

四、铝碳酸镁

(一)别名

铝碳酸镁。

(二)作用与特点

本品为抗酸药。抗酸作用迅速且作用温和,可避免pH过高引起的胃酸分泌加剧。作用持久是本品的另一特点。

(三)适应证

胃及十二指肠溃疡。

(四)用法与用量

一般每次1 g,每天3次,饭后1小时服用。十二指肠壶腹部溃疡6周为1个疗程,胃溃疡8周为1个疗程。

(五)不良反应与注意事项

本品不良反应轻微,但有个别患者可能出现腹泻。

(六)药物相互作用

本品含有铝、镁等多价金属离子,与四环素类合用时应错开服药时间。

(七)制剂与规格

片剂:0.5 g。

(八)医保类型及剂型

乙类:口服常释剂。

五、奥美拉唑

(一)别名

洛赛克。

(二)作用与特点

本品高度选择性地抑制壁细胞中的 H^+-K^+-ATP 酶(质子泵),使胃酸分泌减少。其作用依赖于剂量。本品对乙酰胆碱或组胺受体均无影响。除了本品对酸分泌的作用之外,临床上未观察到明显的药效学作用。本品起效迅速,每天服 1 次即能可逆地控制胃酸分泌,持续约24 小时。本品口服后 3 小时达血药浓度峰值。血浆蛋白结合率为 95%,分布容积 0.34～0.37 L/kg。本品主要由肝脏代谢后由尿及粪中排出。其血药浓度与胃酸抑制作用无明显相关性。每天服用 1 次即能可逆地控制胃酸分泌,持续约 24 小时。

(三)适应证

十二指肠溃疡、胃溃疡、反流性食管炎、卓-艾综合征。

(四)用法与用量

口服:每次 20 mg,每天 1 次。十二指肠溃疡患者,能迅速缓解症状,大多数病例在 2 周内愈合。第 1 个疗程未能完全愈合者,再治疗 2 周通常能愈合。①胃溃疡和反流性食管炎患者能迅速缓解症状,多数病例在 4 周内愈合。第 1 个疗程后未完全愈合者,再治疗 4 周通常可愈合。对一般剂量无效者,改每天服用本品 1 次,40 mg,可能愈合。②卓-艾综合征:建议的初始剂量为 60 mg,每天 1 次。剂量应个别调整。每天剂量超过 80 mg 时,应分 2 次服用。

(五)不良反应与注意事项

本品耐受性良好,罕见恶心、头痛、腹泻、便秘和肠胃胀气,少数出现皮疹。这些作用均较短暂且轻微,并与治疗无关。因酸分泌明显减少,理论上可增加肠道感染的危险。本品尚无已知的禁忌证。孕妇及儿童用药安全性未确立,本品能延长地西泮和苯妥英的消除。与经 P450 酶系代谢的其他药物如华法林,可能有相互作用。

(六)制剂与规格

胶囊剂:20 mg。

(七)医保类型及剂型

乙类:口服常释剂、注射剂。

六、泮托拉唑

(一)别名

潘妥洛克,泰美尼克。

(二)作用与特点

泮托拉唑是第 3 个能与 H^+-K^+-ATP 酶产生共价结合并发挥作用的质子泵抑制药,它与奥美拉唑和兰索拉唑同属苯并咪唑的衍生物,与奥美拉唑和兰索拉唑相比,泮托拉唑与质子泵的结合选择性更高,而且更为稳定。泮托拉唑口服生物利用度为 77%,达峰时间为 2.5 小时,半衰期为 0.9～1.9 小时,但抑制胃酸的作用一旦出现,即使药物已经从循环中被清除以后,仍可维持较长时间。泮托拉唑无论单次、多次口服或静脉给药,药动学均呈剂量依赖性关系。

(三)适应证

本品主要用于胃及十二指肠溃疡、胃-食管反流性疾病、卓-艾综合征等。

(四)用法与用量

常用量每次 40 mg,每天 1 次,早餐时间服用,不可嚼碎;个别对其他药物无反应的病例可每天服用2 次。老年患者及肝功能受损者每天剂量不得超过 40 mg。十二指肠溃疡疗程 2 周,必要时再服 2 周；胃溃疡及反流性食管炎疗程 4 周，必要时再服 4 周。总疗程不超过 8 周。

（五）不良反应与注意事项

偶可引起头痛和腹泻，极少引起恶心、上腹痛、腹胀、皮疹、瘙痒及头晕等。个别病例出现水肿、发热和一过性视力障碍。神经性消化不良等轻微胃肠疾病不建议使用本品；用药前必须排除胃与食管恶性病变。肝功能不良患者慎用；妊娠头 3 个月和哺乳期妇女禁用本品。

（六）制剂与规格

肠溶片：40 mg。

（七）医保类型及剂型

乙类：口服常释剂、注射剂。

七、法莫替丁

（一）作用与特点

本品拮抗胃黏膜壁细胞的组胺 H_2 受体而显示强大而持久的胃酸分泌抑制作用。本品的安全范围广，又无抗雄激素作用及抑制药物代谢的作用。本品的 H_2 受体拮抗作用比西咪替丁强 10～148 倍，对组胺刺激胃酸分泌的抑制作用比西咪替丁约强 40 倍，持续时间长 3～15 倍。能显著抑制应激所致大鼠胃黏膜中糖蛋白含量的减少。对大鼠实验性胃溃疡或十二指肠溃疡的发生，其抑制作用比西咪替丁强，连续给药能促进愈合，效力比西咪替丁强。对失血及给予组胺所致大鼠胃出血具有抑制作用。本品口服后2～3 小时达血浓度峰值，口服及静脉给药半衰期均约 3 小时。尿中仅见原形及其氧化物，口服时，后者占尿中总排量的 5%～15%，静脉给药时占 80%，人给药后 24 小时内原形药物的尿排泄率，口服时为35%～44%，静脉给药为 88%～91%。

（二）适应证

口服用于胃溃疡、十二指肠溃疡、吻合口溃疡、反流性食管炎；口服或静脉注射用于上消化道出血（消化性溃疡、急性应激性溃疡、出血性胃炎所致）及卓-艾综合征。

（三）用法与用量

口服：每次 20 mg，每天 2 次（早餐后、晚餐后或临睡前）。静脉注射或滴注：每次 20 mg 溶于生理盐水或葡萄糖注射液 20 mL 中缓慢静脉注射或滴注，每天 2 次，通常 1 周内起效，患者可口服时改口服。

（四）不良反应与注意事项

不良反应较少。最常见的有头痛、头晕、便秘和腹泻，发生率分别为 4.7%、1.3%、1.2%、1.7%。偶见皮疹、荨麻疹（应停药）、白细胞减少、氨基转移酶升高等。罕见腹部胀满感、食欲缺乏及心率增加、血压上升、颜面潮红、月经不调等。本品慎用于有药物过敏史、肾衰竭或肝病患者。孕妇慎用。哺乳期妇女使用时应停止哺乳。对小儿的安全性尚未确立。本品应在排除恶性肿瘤后再行给药。

（五）制剂与规格

（1）片剂：10 mg、20 mg。

（2）注射剂：20 mg∶2 mL。

（3）胶囊剂：20 mg。

（六）医保类型及剂型

乙类：口服常释剂、注射剂。

八、西咪替丁

(一)别名

甲氰咪胍。

(二)作用与特点

本品属组胺 H_2 受体阻滞剂的代表性药品，能抑制基础胃酸及各种刺激引起的胃酸分泌，并能减少胃蛋白酶的分泌。本品口服生物利用度约 70%，口服后吸收迅速，1.5 小时血药浓度达峰值，半衰期约为 2 小时，小部分在肝脏氧化为亚砜化合物或 5-羟甲基化合物，50%～70%以原形从尿中排出，可排出口服量的 80%～90%。

(三)适应证

本品适用于治疗十二指肠溃疡、胃溃疡、反流性食管炎、复发性溃疡病等；本品对皮肤瘙痒症也有一定疗效。

(四)用法与用量

口服：每次 200 mg，每天 3 次，睡前加用 400 mg；注射：用葡萄糖注射液或葡萄糖氯化钠注射液稀释后静脉滴注，每次 200～600 mg；或用上述溶液 20 mL 稀释后缓慢静脉注射，每次 200 mg，4～6 小时 1 次。每天剂量不宜超过 2 g。也可直接肌内注射。

(五)不良反应与注意事项

少数患者可能有轻度腹泻、眩晕、嗜睡、面部潮红、出汗等。停药后可恢复。极少数患者有白细胞减少或全血细胞减少等。少数肾功能不全或患有脑病的老年患者可有轻微精神障碍。少数患者可出现中毒性肝炎，转氨酶一过性升高，血肌酐轻度升高或蛋白尿等，一般停药后可恢复正常。肝、肾功能不全者慎用，应根据肌酐清除率指标调整给药剂量。肌酐清除率为 0～15 mL/min者忌用。

(六)药物相互作用

本品为一种强效肝微粒体酶抑制药，可降低华法林、苯妥英钠、普萘洛尔、地西泮、茶碱、卡马西平、美托洛尔、地高辛、奎尼丁、咖啡因等药物在肝内的代谢，延迟这些药物的排泄，导致其血药浓度明显升高，合并用药时需减少上述药物的剂量。

(七)制剂与规格

(1)片剂：每片 200 mg。

(2)注射剂：每支 200 mg。

(八)医保类型及剂型

甲类：口服常释剂、注射剂。

九、大黄碳酸氢钠

(一)作用与特点

抗酸、健胃。

(二)适应证

本品可用于胃酸过多、消化不良、食欲缺乏等。

(三)用法与用量

口服，每次 1～3 片，每天 3 次，饭前服。

(四)制剂与规格

片剂：每片含碳酸氢钠、大黄粉各 0.15 g，薄荷油适量。

(五)医保类型及剂型

甲类：口服常释剂。

十、碳酸钙

(一)别名

兰达。

(二)作用与特点

本品为中和胃酸药，可中和或缓冲胃酸，作用缓和而持久，但对胃酸分泌无直接抑制作用，并可因提高胃酸 pH 而消除胃酸对壁细胞分泌的反馈性抑制。本品与胃酸作用产生二氧化碳与氯化钙，前者可引起嗳气，后者在碱性液中再形成碳酸钙、磷酸钙而引起便秘。本品在胃酸中转化为氯化钙，小肠吸收部分钙，由尿排泄，其中大部分由肾小管重吸收。本品口服后约 85%转化为不溶性钙盐如磷酸钙、碳酸钙，由粪便排出。

(三)适应证

缓解由胃酸过多引起的上腹痛、反酸、胃部烧灼感和上腹不适。

(四)用法与用量

2～5 岁儿童(11.0～21.9 kg)每次 59.2 mg，6～11 岁儿童(22.0～43.9 kg)每次 118.4 mg，饭后1 小时或需要时口服 1 次，每天不超过 3 次，连续服用最大推荐剂量不超过 14 天。

(五)不良反应与注意事项

偶见嗳气、便秘。大剂量服用可发生高钙血症。心、肾功能不全者慎用。长期大量服用本品应定期测血钙浓度。

(六)药物相互作用

本品与噻嗪类利尿药合用，可增加肾小管对钙的重吸收。慎与洋地黄类药物联合使用。

(七)制剂与规格

(1)混悬剂：11.84 g∶148 mL。

(2)片剂：0.5 g。

十一、盐酸雷尼替丁

(一)别名

西斯塔，兰百幸，欧化达，善卫得。

(二)作用与特点

本品为一选择性的 H 受体阻滞剂，能有效地抑制组胺、五肽胃泌素及食物刺激后引起的胃酸分泌，降低胃酸和胃酶的活性，但对胃泌素的分泌无影响。作用比西咪替丁强 5～8 倍，对胃及十二指肠溃疡的疗效高，具有速效和长效的特点。本品口服生物利用度约 50%，半衰期为 2～2.7 小时，静脉注射 1 mg/kg 体重，瞬间血药浓度为 3 000 ng/mL，维持在 100 ng/mL 以上可达 4 小时。大部分以原形药物从肾排泄。

(三)适应证

临床上主要用于治疗十二指肠溃疡、良性溃疡病、术后溃疡、反流性食管炎及卓-艾综合征等。

(四)用法与用量

口服:每天 2 次,每次 150 mg,早晚饭时服。

(五)不良反应与注意事项

较轻,偶见头痛、皮疹和腹泻。个别患者有白细胞或血小板计数减少。有过敏史者禁用。除必要外,妊娠哺乳妇女不用本品。8 岁以下儿童禁用。肝、肾功能不全者慎用。对肝有一定毒性,个别患者转氨酶升高,但停药后即可恢复。

(六)药物相互作用

本品与普鲁卡因、N-乙酰普鲁卡因合用,可减慢后者从肾的清除速率。本品还能减少肝血流,使经肝代谢的普萘洛尔、利多卡因和美托洛尔的代谢减慢,作用增强。

(七)制剂与规格

(1)片剂:0.15 g。

(2)胶囊剂:0.15 g。

(八)医保类型及剂型

甲类:口服常释剂、注射剂。

十二、尼扎替定

(一)别名

爱希。

(二)作用与特点

本药是一种组胺 H_2 受体阻滞剂,和组胺竞争性地与组胺 H_2 受体相结合,可逆性地抑制其功能,特别是对胃壁细胞上的 H_2 受体,可显著抑制夜间胃酸分泌达 12 小时,亦显著抑制食物、咖啡因、倍他唑和五肽胃泌素刺激的胃酸分泌。口服后并不影响胃分泌液中胃蛋白酶的活性,但总的胃蛋白酶分泌量随胃液分泌量的减少相应的减少,此外可增加他唑刺激的内因子分泌,本药不影响基础胃泌素分泌。口服生物利用度为 70%以上。口服 150 mg,0.5～3.0 小时后达到血药浓度峰值,为 700～1 800 μg/L,与血浆蛋白结合率约为 35%,半衰期为 1～2 小时。90%以上口服剂量的尼扎替定在 12 小时内从尿中排出,其中约 60%以原形排出。

(三)适应证

活动性十二指肠溃疡。胃食管反流性疾病,包括糜烂或溃疡性食管炎,缓解胃灼热症状。良性活动性胃溃疡。

(四)用法与用量

(1)活动性十二指肠溃疡及良性活动性胃溃疡:300 mg/d,分 1～2 次服用;维持治疗时 150 mg,每天 1 次。

(2)胃食管反流性疾病:150 mg,每天 2 次。中、重度肾功能损害者剂量酌减。

(五)不良反应与注意事项

患者可有头痛、腹痛、肌痛、无力、背痛、胸痛、感染和发热及消化系统、神经系统、呼吸系统不良反应,偶有皮疹及瘙痒。罕见肝功异常,贫血,血小板减少症及变态反应。开始治疗前应先排除恶性溃疡的可能性。对本品过敏者及对其他 H_2 受体阻滞剂有过敏史者禁用。

(六)药物相互作用

本药不抑制细胞色素 P450 关联的药物代谢酶系统。与大剂量阿司匹林合用会增加水杨酸盐的血浓度。

（七）制剂与规格

胶囊剂：150 mg。

十三、雷贝拉唑钠

（一）别名

波利特。

（二）作用与特点

本品具有很强的 H^+-K^+-ATP 酶抑制作用，胃酸分泌抑制作用及抗溃疡作用。健康成年男子在禁食情况下口服本剂 20 mg，3.6 小时后达血药浓度峰值 437 ng/mL，半衰期为1.49 小时。

（三）适应证

胃溃疡、十二指肠溃疡、吻合口溃疡、反流性食管炎、卓-艾综合征。

（四）用法与用量

成人推荐剂量为每次 10～20 mg，每天 1 次。胃溃疡、吻合口溃疡、反流性食管炎的疗程一般以 8 周为限，十二指肠溃疡的疗程以 6 周为限。

（五）不良反应与注意事项

严重的不良反应有休克、血象异常、视力障碍。其他不良反应有变态反应，血液系统异常，肝功异常，循环系统、精神神经系统异常。此外有水肿，总胆固醇、中性脂肪、尿素氮（BUN）升高，蛋白尿。

（六）药物相互作用

本品与地高辛合用时，可升高其血中浓度。与含氢氧化铝凝胶、氢氧化镁的制酸剂同时或其后1 小时服用，本药平均血药浓度和药时曲线下面积分别下降 8%和 6%。

（七）制剂与规格

薄膜衣片：10 mg、20 mg。

十四、枸橼酸铋钾

（一）别名

胶体次枸橼酸铋，德诺，丽珠得乐，得乐，可维加。

（二）作用与特点

本品在胃酸条件下，以极微沉淀覆盖在溃疡表面形成一层保护膜，从而隔绝了胃酸、酶及食物对溃疡黏膜的侵蚀，促进黏膜再生，使溃疡愈合。本品还有良好的抗幽门螺杆菌作用。因而本品具有明显的抗溃疡作用，给药后在胃底、胃窦部、十二指肠、空肠及回肠均有铋的吸收，其中以小肠吸收为多。血药浓度与给药剂量呈相关性，一般于给药后 4 周血药浓度达稳态。血浆浓度通常小于50 μg/L。分布主要聚集在肾脏（占吸收的 60%）。有关本品吸收后的代谢与排泄资料较少。一些铋剂中毒患者血与尿的排泄半衰期分别为 4.5 天和 5.2 天，脑脊液中可达 13.9 天。

（三）适应证

本品适用于治疗胃溃疡、十二指肠壶腹部溃疡、多发溃疡及吻合口溃疡等多种消化性溃疡。

（四）用法与用量

480 mg/d，分 2～4 次服用。除特殊情况，疗程不得超过 2 个月。若需继续用药，在开始下

1个疗程前2个月须禁服任何含铋制剂。

(五)不良反应与注意事项

主要表现为胃肠道症状，如恶心、呕吐、便秘和腹泻。偶见一些轻度变态反应。服药期间舌及大便可呈灰黑色。肾功能不全者禁用。

(六)药物相互作用

本品与四环素同时服用会影响四环素的吸收。不得与其他含铋制剂同服。不宜与制酸药及牛奶合用，因牛奶及制酸药可干扰其作用。

(七)制剂与规格

(1)片剂：120 mg。

(2)胶囊剂：120 mg。

(3)颗粒剂：每小包1.2 g(含本品300 mg)。

(八)医保类型及剂型

乙类：口服常释剂、颗粒剂。

(肖东青)

第二节 助消化药

一、胰酶

(一)作用与特点

本品为多种酶的混合物，主要为胰蛋白酶，胰淀粉酶和胰脂肪酶。本品在中性或弱碱性环境中活性较强，促进蛋白质和淀粉的消化，对脂肪亦有一定的消化作用。

(二)适应证

本品主要用于消化不良、食欲缺乏及肝、胰腺疾病引起的消化障碍。

(三)用法与用量

每次0.3～0.6 g，每天3次，饭前服。

(四)不良反应与注意事项

不宜与酸性药物同服。与等量碳酸氢钠同服可增加疗效。

(五)制剂与规格

肠溶片：0.3 g、0.5 g。

(六)医保类型及剂型

乙类：口服常释剂。

二、慷彼申

(一)作用与特点

本品可取代和补充人体本身分泌之消化酶，刺激胃和胰之天然分泌，对消化食物有重大的作用。米曲菌酶促使蛋白质及糖类在胃及十二指肠降解。在空肠及回肠中释放出的胰酶继续完成食物蛋白质、糖类及脂肪的降解。所包含的植物性酶和动物性胰酶,能在任何不同的酸碱度中发挥其最佳的效果。

(二)适应证

肠胃之消化酶不足,消化不良,受胆囊、肝或胰腺病影响而引起之消化失常。其他药物所引起的肠胃不适。高龄所致消化功能衰退。促进病后初愈,尤其是传染病或手术后之消化功能障碍,促进食物吸收,帮助咀嚼功能受限或食物限制等特种病情之消化能力。

(三)用法与用量

成人每天口服 50 mg(1 粒),每天 3 次,进食时服用。如未见效,剂量可加倍。

(四)不良反应与注意事项

急性胰腺炎和慢性胰腺炎的急性发作期禁用。

(五)制剂与规格

糖衣片:每片含胰酶 220 mg、脂肪酶 7 400 U、蛋白酶 420 U、淀粉酶 7 000 U、米曲菌中提取的酶120 mg、纤维素酶 70 U、蛋白酶 10 U 和淀粉酶 170 U。

(吕香丽)

第三节　促胃肠动力药

一、多潘立酮

(一)剂型规格

片剂:10 mg。分散片:10 mg。栓剂:10 mg、30 mg 和 60 mg。注射液:2 mL∶10 mg。滴剂:1 mL∶10 mg。混悬液:1 mL∶1 mg。

(二)适应证

本品适用于由胃排空延缓、胃-食管反流、慢性胃炎和食管炎引起的消化不良。外科、妇科手术后的恶心、呕吐。抗帕金森综合征药物引起的胃肠道症状和多巴胺受体激动剂所致的不良反应。抗癌药引起的呕吐。但对氮芥等强效致吐药引起的呕吐疗效较差。胃炎、肝炎和胰腺炎等引起的呕吐,以及其他疾病,如偏头痛、痛经、颅脑外伤和尿毒症等,胃镜检查和血液透析、放射治疗(简称放疗)引起的恶心、呕吐。儿童各种原因(如感染等)引起的急性和持续性呕吐。

(三)用法用量

肌内注射:每次 10 mg,必要时可重复给药。口服:每次 10～20 mg,每天 3 次,饭前服。直肠给药:每次 60 mg,每天 2～3 次。

(四)注意事项

1 岁以下小儿慎用、哺乳期妇女慎用。

(五)不良反应

偶见头痛、头晕、嗜睡、倦怠和神经过敏等。如使用较大剂量可能引起非哺乳期泌乳,并且在一些更年期后妇女及男性患者中出现乳房胀痛现象;也可致月经失调。消化系统偶有口干、便秘、腹泻和短时的腹部痉挛性疼痛现象。皮肤偶见一过性皮疹或瘙痒症状。

（六）禁忌证

对本药过敏者，嗜铬细胞瘤、乳腺癌、机械性肠梗阻、胃肠道出血患者及孕妇。

（七）药物相互作用

增加对乙酰氨基酚、氨苄西林、左旋多巴、四环素等药物的吸收速度。对服用对乙酰氨基酚的患者，不影响其血药浓度。胃肠解痉药与本药合用，可能发生药理拮抗作用，减弱本药的治疗作用，两者不宜联用。与 H_2 受体阻滞剂合用，由于 H_2 受体阻滞剂改变了胃内 pH，减少本药在胃肠道的吸收，故两者不宜合用。维生素 B_6 可抑制催乳素的分泌，减轻本药泌乳反应。制酸药可以降低本药的口服生物利用度，不宜合用。口服含铝盐或铋盐的药物（如硫糖铝、胶体枸橼酸铋钾、复方碳酸铋等）后能与胃黏膜蛋白结合，形成络合物以保护胃壁，本药能增强胃部蠕动，促进胃内排空，缩短该类药物在胃内的作用时间，降低药物的疗效。

（八）药物过量

用药过量可出现困倦、嗜睡、心律失常、方向感丧失、锥体外系反应及低血压等症状，但以上反应多数是自限性的，通常在 24 小时内消失。本药过量时无特殊的解药或特效药。应予对症支持治疗，并密切监测。给患者洗胃和/或使用药用炭，可加速药物清除。使用抗胆碱药、抗帕金森病药及具有抗副交感神经生理作用的抗组胺药，有助于控制与本药毒性有关的锥体外系反应。

二、西沙必利

（一）剂型规格

片剂：5 mg、10 mg。胶囊：5 mg。干混悬剂：100 mg。

（二）适应证

本品可用于由神经损伤、神经性食欲缺乏、迷走神经切断术或部分胃切除引起的胃轻瘫。也用于X 线、内镜检查呈阴性的上消化道不适；对胃-食管反流和食管炎也有良好作用，其疗效与雷尼替丁相同，与后者合用时其疗效可能得到加强；还可用于假性肠梗阻导致的推进性蠕动不足和胃肠内容物滞留及慢性便秘；对于采取体位和饮食措施仍不能控制的幼儿慢性、过多性反胃及呕吐也可试用本品治疗。

（三）注意事项

由于本品促进胃肠活动，可能发生瞬时性腹部痉挛、腹鸣或腹泻，此时可考虑酌减剂量。当幼儿或婴儿发生腹泻时应酌减剂量。本品对胃肠道功能增加的患者可能有害，必须使用时应注意观察。本品可能引起心电图 Q-T 间期延长、昏厥和严重的心律失常。当过量服用或与酮康唑同服时可引起严重的尖端扭转型室性心动过速。本品无胚胎毒性，也无致畸作用，但小于 34 周的早产儿应慎重用药。对于老年人，由于半衰期延长，故治疗剂量应酌减。肝、肾功能不全患者开始剂量可减半，以后可根据治疗结果及可能发生的不良反应及时调整剂量。本品虽不影响精神运动功能，不引起镇静和嗜睡，但加速中枢抑制剂如巴比妥类和乙醇等的吸收，因此使用时应注意。

（四）不良反应

曾有过敏、轻度短暂头痛或头晕的报道。偶见可逆性肝功能异常，并可能伴有胆汁淤积。罕见惊厥性癫痫、锥体外系反应及尿频等。

（五）禁忌证

对本品过敏者禁用，哺乳期妇女勿用本品。

（六）药物相互作用

由于本品系通过促进肠肌层节后神经释放乙酰胆碱而发挥胃肠动力作用，因此抗胆碱药可降低本品效应。服用本品后，胃排空速率加快，如同服经胃吸收的药物，其吸收速率可能降低，而经小肠吸收的药物其吸收速率可能会增加（如苯二氮䓬类、抗凝剂、对乙酰氨基酚及 H_2 受体阻滞剂等）。对于个别与本品相关的药物需确定其剂量时，最好监测其血药浓度。

三、伊托必利

（一）剂型规格

片剂：50 mg。

（二）适应证

本品主要适用于功能性消化不良引起的各种症状，如上腹部不适、餐后饱胀、早饱、食欲缺乏、恶心和呕吐等。

（三）用法用量

口服，成人每天 3 次，每次 1 片，饭前服用。可根据年龄、症状适当增减或遵医嘱。

（四）注意事项

高龄患者用药时易出现不良反应，用时注意。严重肝、肾功能不全者和孕妇、哺乳期妇女慎用，儿童不宜使用。

（五）不良反应

主要不良反应有变态反应，如皮疹、发热、瘙痒感等；消化道症状，如腹泻、腹痛、便秘、唾液增加等；神经系统症状，如头痛、刺痛感、睡眠障碍等；血液系统症状，如白细胞减少，当确认异常时应停药。偶见血尿素氮（BUN）或肌酐升高、胸背部疼痛、疲劳、手指发麻和手抖等。

（六）禁忌证

对本药过敏者。胃肠道出血穿孔、机械性梗阻的患者禁用。

（七）药物相互作用

抗胆碱药可能会对抗伊托必利的作用，故两者不宜合用；本品可能增强乙酰胆碱的作用，使用时应注意。

（八）药物过量

药物过量表现为出现乙酰胆碱作用亢进症状，应采取对症治疗，可采用阿托品解救。

四、莫沙必利

（一）剂型规格

片剂：5 mg。

（二）适应证

慢性胃炎或功能性消化不良引起的消化道症状，如上腹部胀满感、腹胀和上腹部疼痛；嗳气、恶心、呕吐和胃烧灼感等。

（三）用法用量

常用剂量每次 5 mg，每天 3 次，饭前或饭后服用。

（四）注意事项

服用本品 2 周后，如消化道症状无变化，应停止服用。孕妇和哺乳期妇女、儿童及青少年、有肝、肾功能障碍的老年患者慎用。

(五)不良反应

不良反应的发生率约为4%。主要表现为腹泻、腹痛、口干、皮疹、倦怠、头晕、不适、心悸等。另有约3.8%的患者出现检验指标异常变化，表现为嗜酸性粒细胞增多、甘油三酯升高、ALT升高等。

(六)禁忌证

对本药过敏者。胃肠道出血者或肠梗阻患者。

(七)药物相互作用

与抗胆碱药物合用可能减弱本品的作用。

(吕香丽)

第四节 止吐及催吐药

一、甲氧氯普胺

(一)剂型规格

片剂：5 mg。注射液：1 mL∶10 mg。

(二)适应证

本品可用于因脑部肿瘤手术、肿瘤的放疗及化疗、脑外伤后遗症、急性颅脑损伤及药物所引起的呕吐。对于胃胀气性消化不良、食欲缺乏、嗳气、恶心、呕吐有较好疗效。也可用于海空作业引起的呕吐及晕车症状。增加食管括约肌压力，从而减少全身麻醉时胃肠道反流所致吸入性肺炎的发生率；可减轻钡餐检查时的恶心、呕吐反应现象，促进钡剂通过；十二指肠插管前服用，有助于顺利插管。对糖尿病性胃轻瘫、胃下垂等有一定疗效；也用于幽门梗阻及对常规治疗无效的十二指肠溃疡。可减轻偏头痛引起的恶心，并可能由于提高胃通过率而促进麦角胺的吸收。本品的催乳作用可试用于乳量严重不足的产妇。可用于胆管疾病和慢性胰腺炎的辅助治疗。

(三)用法用量

口服：一次5～10 mg，一天10～30 mg。饭前半小时服用。肌内注射：一次10～20 mg。每天剂量一般不宜超过0.5 mg/kg体重，否则易引起锥体外系反应。

(四)注意事项

注射给药可能引起直立位低血压。本品大剂量或长期应用可能因阻断多巴胺受体，使胆碱能受体相对亢进而导致锥体外系反应(特别是年轻人)。主要表现为帕金森综合征，可出现肌震颤、头向后倾、斜颈、阵发性双眼向上注视、发声困难、共济失调等。可用苯海索等抗胆碱药治疗。遇光变成黄色或黄棕色后，毒性增高。

(五)不良反应

本品主要为镇静作用，可有倦怠、嗜睡、头晕等。其他有便秘、腹泻、皮疹及溢乳、男子乳房发育等，但较为少见。

(六)禁忌证

孕妇禁用。禁用于嗜铬细胞瘤、癫痫、进行放疗或化疗的乳腺癌患者,也禁用于胃肠道活动增强可导致危险的病例。

(七)药物相互作用

吩噻嗪类药物能增强本品的锥体外系不良反应,不宜合用。抗胆碱药(阿托品、丙胺太林、颠茄等)能减弱本品增强胃肠运动功能的效应,两药合用时应予注意。可降低西咪替丁的口服生物利用度,两药若必须合用,服药时间应至少间隔 1 小时。能增加对乙酰氨基酚、氨苄西林、左旋多巴和四环素等的吸收速率,地高辛的吸收因合用本品而减少。

(八)药物过量

患者表现为深昏睡状态,神志不清;肌肉痉挛,如颈部及背部肌肉痉挛、拖曳步态、头部及面部抽搐样动作,以及双手颤抖摆动等锥体外系症状。处理:用药过量时,使用抗胆碱药物(如盐酸苯海索)、治疗帕金森病药物或抗组胺药(如苯海拉明),可有助于锥体外系反应的制止。

二、盐酸昂丹司琼

(一)剂型规格

片剂:4 mg、8 mg。胶囊:8 mg。注射剂:1 mL∶4 mg、2 mL∶4 mg、2 mL∶8 mg。

(二)适应证

本品适用于治疗由化疗和放疗引起的恶心呕吐,也可用于预防和治疗手术后引起的恶心、呕吐。

(三)用法用量

1.治疗由化疗和放疗引起的恶心、呕吐

(1)成人:给药途径和剂量应视患者情况因人而异。剂量一般为 8～32 mg;对可引起中度呕吐的化疗和放疗,应在患者接受治疗前,缓慢静脉注射 8 mg;或在治疗前 1～2 小时口服 8 mg,之后间隔 12 小时口服 8 mg。对可引起严重呕吐的化疗和放疗,可于治疗前缓慢静脉注射本品 8 mg,之后间隔 2～4 小时再缓慢静脉注射8 mg,共 2 次;也可将本品加入 50～100 mL 生理盐水中于化疗前静脉滴注,滴注时间为15 分钟。对可能引起严重呕吐的化疗,也可于治疗前将本品与 20 mg 地塞米松磷酸钠合用静脉滴注,以增强本品的疗效。对于上述疗法,为避免治疗后 24 小时出现恶心呕吐,均应持续让患者服药,每次 8 mg,每天 2 次,连服 5 天。

(2)儿童:化疗前按体表面积计算,每平方米静脉注射 5 mg,12 小时后再口服 4 mg,化疗后应持续给予患儿口服 4 mg,每天 2 次,连服 5 天。

(3)老年人:可依成年人给药法给药,一般不需调整。

2.预防或治疗手术后呕吐

(1)成人:一般可于麻醉诱导同时静脉滴注 4 mg,或于麻醉前 1 小时口服 8 mg,之后每隔 8 小时口服 8 mg,共 2 次。已出现术后恶心、呕吐时,可缓慢滴注 4 mg 进行治疗。

(2)肾衰竭患者:不需调整剂量、用药次数或用药途径。

(3)肝衰竭患者:由于本品主要自肝脏代谢,对中度或严重肝衰竭的患者每天用药剂量不应超过 8 mg。静脉滴注时,本品在下述溶液中是稳定的(在室温或冰箱中可保持稳定 1 周):0.9%氯化钠注射液、5%葡萄糖注射液、复方氯化钠注射液和 10%甘露醇注射液,但本品仍应于临用前配制。

(四)注意事项

怀孕期间(尤其妊娠早期)不宜使用本品。哺乳期妇女服用本品时应停止哺乳。

(五)不良反应

常见有头痛、头部和上腹部发热感、静坐不能、腹泻、皮疹、急性张力障碍性反应、便秘等;部分患者可有短暂性氨基转移酶升高;少见有支气管痉挛、心动过速、胸痛、低钾血症、心电图改变和癫痫大发作。

(六)禁忌证

有过敏史或对本品过敏者不得使用。胃肠道梗阻患者禁用。

(七)药物相互作用

本品与地塞米松或甲氧氯普胺合用,可以显著增强止吐效果。

(八)药物过量

过量可引起幻视、血压升高,此时适当给予对症和支持治疗。

三、托烷司琼

(一)剂型规格

注射剂:1 mL∶5 mg。胶囊剂:5 mg。

(二)适应证

本品主要用于治疗癌症化疗引起的恶心、呕吐。

(三)用法用量

每天 5 mg,总疗程 6 天。静脉给药,在化疗前将本品 5 mg 溶于 100 mL 生理盐水、林格氏液或 5% 葡萄糖注射液中静脉滴注或缓慢静脉推注。口服给药,每天 1 次,每次 1 粒胶囊(5 mg),于进食前至少 1 小时服用或于早上起床后立即用水送服。疗程 2~6 天,轻症者可适当缩短疗程。

(四)注意事项

哺乳期妇女不宜应用,儿童暂不推荐使用。本品可能对血压有一定影响,因此高血压未控制的患者每天剂量不宜超过 10 mg。

(五)不良反应

常规剂量下的不良反应多为一过性,常见有头痛、便秘、头晕、疲劳及胃肠功能紊乱,如腹痛和腹泻。

(六)禁忌证

对本品过敏者及妊娠妇女禁用。

(七)药物相互作用

本品与食物同服可使吸收略延迟。本品与利福平或其他肝酶诱导剂合用可使本品血浆浓度降低,因此代谢正常者需增加剂量。

四、阿扎司琼

(一)剂型规格

注射剂:2 mL∶10 mg。片剂:10 mg。

(二)适应证

本品主要用于抗恶性肿瘤药引起的消化系统症状,如恶心、呕吐等。

(三)用法用量

成人一般用量为 10 mg,每天 1 次静脉注射。

(四)注意事项

严重肝、肾功能不全者慎用。有引起过敏性休克的可能,所以需要注意观察,一旦出现异常时应马上停药并给予适当处理。

(五)不良反应

精神系统方面有时出现头痛、头重或烦躁感;消化系统方面出现口渴,ALT、AST 和总胆红素上升;循环系统有时出现颜面苍白、冷感或心悸;其他方面有时出现皮疹、全身瘙痒、发热、乏力、双腿痉挛、颜面潮红及血管痛等。

(六)禁忌证

对本药及 5-HT_3 受体阻滞剂过敏者。胃肠道梗阻患者禁用。

(七)药物相互作用

本品与碱性药物,如呋塞米、甲氨蝶呤、氟尿嘧啶、吡咯他尼或依托泊苷等配伍时,有可能出现混浊或析出结晶,也可能降低本品的含量,因此本品应先与生理盐水混合后方可配伍,配伍后应在 6 小时内使用。

五、阿扑吗啡

(一)剂型规格

注射剂:1 mL∶5 mg。

(二)适应证

本品用于抢救意外中毒及不能洗胃的患者。

(三)用法用量

皮下注射:一次 2～5 mg,1 次最大剂量 5 mg。

(四)注意事项

儿童、老年人、过度疲劳者及有恶心、呕吐的患者慎用。

(五)不良反应

患者可出现持续的呕吐、呼吸抑制、急促和急性循环衰竭等。

(六)禁忌证

(1)与吗啡及其衍生物有交叉过敏。

(2)有心力衰竭或心力衰竭先兆的患者、醉酒状态明显者、阿片及巴比妥类中枢神经抑制药所导致的麻痹状态患者。

(七)药物相互作用

如先期服用止吐药,可降低本药的催吐作用。

(唐楠楠)

第五节 利 胆 药

一、非布丙醇(Febuprol)

(一)剂型规格、用法用量

片剂 50 mg,0.1 g;胶囊剂 50 mg,0.1 g。口服:一次 0.1～0.2 g,一天 3 次,饭后服。

(二)作用用途

本品具有明显的利胆作用,动物实验证明,无论肝实质是否损伤,均可使胆汁分泌增加。本品也有松弛胆管平滑肌及奥狄括约肌、降低血中胆固醇的作用。本品 90%以上经胃肠道吸收,代谢率达 99%。血浆蛋白结合率为 70%。本品 85%由胆汁排出,4%由尿排泄。原形药在胆汁及尿中仅占 0.2%及 0.1%。本品毒性较低,亚急性毒性试验未见对循环系统及其他器官损害。用于治疗胆囊炎、胆石症及其他高脂血症、脂肪性消化不良和急慢性肝炎。

(三)不良反应

个别可见一过性胃部不适。

二、羟甲烟胺(Nicotinylmethylamide)

(一)剂型规格、用法用量

片剂 0.5 g;胶囊剂 0.5 g。口服:一次 1 g,一天 3 次,连服 2～4 天后改为一天 2 次;儿童,一次0.25～0.5 g,一天 3 次。注射剂10 mL:0.4 g;静脉注射;一次 0.4～0.8 g,一天 1 次,维持用药一次0.4 g,隔天 1 次。

(二)作用用途

本品为利胆、保肝、抑菌药。促进胆汁分泌,增加胆盐浓度,具有利胆保肝作用。并能有效地抑制胆管及肠道中的双球菌、化脓链球菌、肠球菌及大肠埃希菌,具有明显的消炎作用。用于胆管炎、胆囊炎、胆石症、传染性肝炎、肝源性黄疸、肝功障碍、胃及十二指肠炎、急性肠炎、结肠炎等。

(三)不良反应

少数患者可见胃部不适。

三、胆酸钠(Cholate Sodium)

(一)剂型规格、用法用量

片剂 0.2 g;胶囊 0.2 g。口服:一次 0.2～0.4 g,一天 3 次;儿童,3 岁以上一次 0.1 g,一天 3 次。溶解胆结石:一次 0.25～0.5 g,一天 3 次。

(二)作用用途

本品系从牛胆或猪胆中提得的胆盐混合物,为天然胆汁酸的甘氨酸和牛磺酸结合物的混合钠盐。能刺激肝细胞分泌胆汁,促进脂肪的乳化及吸收,兼有利胆作用,溶解富含胆固醇的结石,并有助于脂溶性维生素 D、维生素 K 的吸收和增加胰酶的活性。用于胆囊或胆管瘘管的长期引流患者及胆汁缺乏、脂肪消化不良和胆囊炎。

(三)不良反应

有缓泻作用。

(四)注意事项

胆总管完全阻塞而未做体位引流前的患者禁用。

四、去氢胆酸(Dehydrocholic Acid)

(一)剂型规格、用法用量

片剂 0.25 g。口服:一次 0.25～0.50 g,一天 3 次,饭后服;儿童,1 岁以下一次 0.01～0.02 g,1～5 岁一次 0.03～0.10 g,一天 3 次。(钠盐)注射剂 5 mL:0.5 g,5 mL:1 g;静脉注射;一天 0.5 g,必要时可逐渐增加到一天 2 g。

(二)作用用途

本品为胆酸的合成衍生物,具有利胆、促进胆汁分泌的作用。起效迅速,静脉注射后 20～30 分钟达最大效应,维持时间长。本品能促进肝脏分泌大量黏度较低的胆汁,增加胆汁容量,但不改变胆盐及其色素的含量,可使胆管畅通,起到清洗胆管和利胆的作用。这与天然胆盐的作用不同,后者分泌量及其固体成分均有增加,并能促进脂肪和脂溶性维生素的吸收,而本品的这一作用很弱。本品还有促进肝脏血流及胆红素排泄和利尿作用。本品口服吸收较好。本品由粪便排出。用于慢性功能性或器质性胆囊(如慢性肝炎)胆管病变,如胆囊或胆管功能失调、胆囊切除后综合征、慢性胆囊炎、胆石症及某些肝脏疾病。

(三)不良反应

不良反应可有口干、口苦及皮肤瘙痒、缓泻等,可出现呼吸困难、心搏骤停、心律失常、肌痉挛、极度疲乏无力,一般轻微短暂,但如长期应用或一时用量过大,可导致电解质失平衡。

(四)注意事项

(1)胆管完全阻塞,严重肝、肾功能不全,阑尾炎或肠梗阻,诱因不明的直肠出血,充血性心力衰竭等患者禁用。对哮喘及有过敏史的患者慎用。可用本品 20%溶液 0.2 mL 做皮试,阳性反应者不可静脉滴注。

(2)长期应用会出现胆汁减少,出现所谓“肝疲劳”现象。

(3)如出现嗳气、打嗝、腹泻、恶心、痉挛、直肠区周围皮肤刺激等症状时应进行对症处理。

(4)因本品代谢产物羟基酮和胆酸有增加结肠分泌水分的作用,因而可有缓泻。

(肖东青)

第六节 泻　　药

泻药是促进排便反射或使排便顺利的药物。按其作用原理可分为:①溶剂性泻药;②刺激性泻药;③滑润性泻药;④软化性泻药。

一、硫酸镁(硫苦,泻盐)

(一)制剂
注射剂:1 g/10 mL、2.5 g/10 mL。溶液剂:33 g/100 mL

(二)适应证
(1)导泻,肠内异常发酵,也可与驱虫药并用;与活性炭合用,可治疗食物或药物中毒。

(2)阻塞性黄疸及慢性胆囊炎。

(3)惊厥、子痫、尿毒症、破伤风、高血压脑病及急性肾性高血压危象等。

(4)外用热敷消炎去肿。

(三)用法用量
(1)导泻:每次口服 5~20 g,清晨空腹服,同时饮水 100~400 mL,也可用水溶解后服用。

(2)利胆:每次 2~5 g,每天 3 次,饭前或两餐间服。也可服用 33%溶液,每次 10 mL。

(3)抗惊厥、降血压:肌内注射,每次 1 g,10%溶液每次 10 mL。静脉滴注,每次 1.0~2.5 g。

(四)注意事项
(1)注射须缓慢,并注意患者的呼吸与血压。静脉滴注过快可引起血压降低及呼吸暂停。

(2)肠道出血患者、急腹症患者及孕妇、经期妇女禁用本品导泻。

(3)中枢抑制药(如苯巴比妥)中毒患者不宜使用本品导泻排除毒物,以防加重中枢抑制。

二、酚酞(果导)

(一)制剂
片剂:每片 50 mg、100 mg。

(二)适应证
适用于习惯性顽固便秘,也可在各种肠道检查前用作肠道清洁剂。

(三)用法用量
睡前口服 0.05~0.20 g,经 8~10 小时排便。

(四)注意事项
(1)本品如与碳酸氢钠及氧化镁等碱性药并用,能引起变色。

(2)婴儿禁用,幼儿及孕妇慎用。

三、甘油(丙三醇)

(一)制剂
栓剂:大号每个约重 3 g,小号每个约重 1.5 g。甘油溶液:50%甘油盐水溶液。

(二)适应证
用于便秘,也可用于降低眼压和颅内压。

(三)用法用量
(1)便秘:使用栓剂,每次 1 个塞入肛门(成人用大号栓,小儿用小号栓),对小儿及年老体弱者较为适宜。也可用本品 50%溶液灌肠。

(2)降眼压和降颅内压:口服 50%甘油溶液(含 0.9%氯化钠),每次 200 mL,每天 1 次,必要时每天2 次,但要间隔 6~8 小时。

(四)注意事项

口服有轻微不良反应,如头痛、咽部不适、口渴、恶心、呕吐、腹泻及血压轻微下降等。空腹服用不良反应较明显。

四、开塞露

(一)制剂

开塞露(含山梨醇、硫酸镁):含山梨醇45%～50%(g/g),硫酸镁10%(g/mL),羟苯乙酯0.05%、苯甲酸钠0.1%。开塞露(含甘油):本品含甘油55%(mL/mL)。

(二)适应证

主要用于便秘。

(三)用法用量

成人用量每次20 mL(1支),小儿酌减。

(四)注意事项

本品为治疗便秘的直肠用溶液剂。用时将容器顶端刺破,外面涂油脂少许,徐徐插入肛门,然后将药液挤入直肠内,引起排便。

(肖东青)

第七节　止　泻　药

止泻药是通过减少肠道蠕动或保护肠道免受刺激而达到止泻作用。适用于剧烈腹泻或长期慢性腹泻,以防止机体过度脱水、电解质紊乱、消化及营养障碍。

一、地芬诺酯(苯乙哌啶,氰苯哌酯,止泻宁)

(一)制剂

复方地芬诺酯片:每片含盐酸地芬诺酯2.5 mg,硫酸阿托品0.025 mg。

(二)适应证

适用于急、慢性功能性腹泻及慢性肠炎等。

(三)用法用量

口服:每次2.5～5.0 mg,每天2～4次。至腹泻被控制时,应立即减少剂量。

(四)注意事项

(1)服药后偶尔见口干、腹部不适、恶心、呕吐、思睡、烦躁、失眠等,减量或停药后即消失。

(2)肝功能不全患者及正在服用成瘾性药物患者宜慎用。

(3)哺乳期妇女慎用。

二、洛哌丁胺(氯苯哌酰胺,苯丁哌胺,易蒙停)

(一)制剂

胶囊:每胶囊2 mg。

(二)适应证

适用于急性腹泻及各种病因引起的慢性腹泻。本品尤其适用于临床上应用其他止泻药效果不显著的慢性功能性腹泻。

(三)用法用量

成人首次口服 4 mg,以后每腹泻一次服 2 mg,直到腹泻停止或用量达每天 16～20 mg,连续 5 天,若无效则停服。儿童首次服 2 mg,以后每腹泻一次服 2 mg,至腹泻停止,最大用量为每天 8～12 mg。空腹或饭前半小时服药可提高疗效。慢性腹泻待显效后每天给予 4～8 mg(成人),长期维持。

(四)注意事项

(1)严重中毒性或感染性腹泻慎用;重症肝损害者慎用;因用抗生素而导致假膜性大肠炎患者不宜用。

(2)1 岁以下婴儿和肠梗阻、亚肠梗阻或便秘患者禁用;发生胃肠胀气或严重脱水的小儿禁用;孕妇和哺乳妇女慎用。

(3)本品不能单独用于伴有发热和便血的细菌性痢疾病者。

三、双八面体蒙脱石(思密达)

(一)制剂

散剂:每小袋内含双八面体蒙脱石 3 g,葡萄糖 0.749 g,糖精钠 0.007 g,香兰素 0.004 g。

(二)适应证

主要用于急、慢性腹泻,尤其对儿童急慢性腹泻疗效为佳,也用于食管炎及胃、十二指肠、结肠疾病有关的疼痛的对症治疗。

(三)用法用量

成人每天 3 次,每次 1 袋;2 岁以上幼儿每天 2～3 次,每次 1 袋;1～2 岁幼儿每天 1～2 次,每次 1 袋;1 岁以下幼儿每天 1 袋,分 2 次服用。治疗急性腹泻首剂量应加倍。食管炎患者宜于饭后服用,其他患者于饭前服用。将本品溶于半杯温水送服。

(四)注意事项

(1)本品可能影响其他药物的吸收,必须合用时应在服用本品之前 1 小时服用其他药物。

(2)少数患者如出现轻微便秘,可减少剂量继续服用。

(肖东青)

第七章

泌尿系统疾病用药

第一节 利 尿 药

利尿药(diuretics)是作用于肾脏,增加电解质和水的排泄,使尿量增多的药物。临床主要用于治疗各种原因引起的水肿,也用于非水肿性疾病如高血压、高血钙、尿崩症等的治疗。利尿药根据作用部位及利尿作用强度分为三类。

(1)高效能利尿药:主要作用于髓襻升支粗段髓质部和皮质部,包括呋塞米、依他尼酸、布美他尼等。

(2)中效能利尿药:主要作用于髓襻升支粗段皮质部和远曲小管近端,包括噻嗪类(如氢氯噻嗪)、氯噻酮等。

(3)低效能利尿药:主要作用于远曲小管和集合管,如螺内酯、氨苯蝶啶、阿米洛利等。

一、利尿药作用的生理学基础

尿液的生成是通过肾小球滤过、肾小管和集合管的重吸收及分泌而实现的,利尿药通过作用于肾小管不同部位而产生利尿作用(图 7-1)。

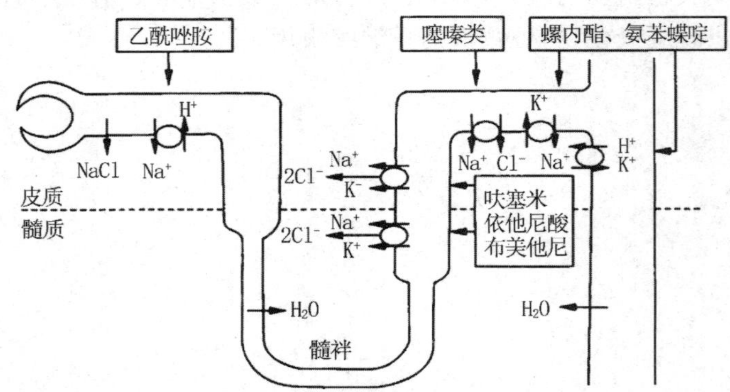

图 7-1 肾小管各段功能和利尿药作用部位

(一)肾小球滤过

正常成人每天经肾小球滤过产生的原尿达 180 L,但每天排出的尿量只有 1～2 L,这说明原尿中 99%的水和钠在肾小管和集合管中被重吸收。故单纯增加肾小球滤过率的药物，利尿作用不理想。

(二)肾小管的重吸收

原尿经过近曲小管、髓襻、远曲小管及集合管的过程中，99%的水、钠被重吸收。如果肾小管和集合管的上皮细胞对 Na^+ 和水的重吸收功能受到抑制，排出的钠和尿量就会明显增加。常用利尿药大多数都是通过抑制肾小管水和电解质的重吸收而产生排钠利尿作用。

1.近曲小管

此段重吸收 Na^+ 量占原尿 Na^+ 量的 60%～65%，主要通过 H^+-Na^+ 交换机制，H^+ 由肾小管细胞分泌到管液中，并将管液中 Na^+ 交换到细胞内。H^+ 来自肾小管细胞内 CO_2 和 H_2O 在碳酸酐酶的催化下生成的 H_2CO_3，乙酰唑胺可通过抑制碳酸酐酶的活性，使 H^+ 生成减少，H^+-Na^+ 交换减少，使肾小管腔内 Na^+ 和 HCO_3^- 增多，Na^+ 带出水分而产生利尿作用，但由于利尿作用较弱，又可引起代谢性酸中毒，现已少用。

2.髓襻升支粗段

髓襻升支粗段髓质和皮质部该段功能与利尿药作用关系密切，原尿中 20%～30%的 Na^+ 在此段被重吸收，是高效利尿药作用的重要部位。髓襻升支粗段上皮细胞的管腔膜有 Na^+-K^+-$2Cl^-$ 共同转运载体将 NaCl 主动重吸收，但不伴有水的重吸收，是形成髓质高渗区、尿液浓缩机制的重要条件。当原尿流经该段时，由于此段对水不通透，随着 NaCl 的再吸收原尿渗透压逐渐减低，此为肾脏对尿液的稀释功能。而转运到髓质间液中的 NaCl 在逆流倍增机制作用下，与尿素一起共同形成髓质高渗区。当尿液流经集合管时，在抗利尿激素调节下，大量的水被重吸收，这是肾脏对尿液的浓缩功能。呋塞米等药抑制髓襻升支粗段髓质和皮质部 Na^+-K^+-$2Cl^-$ 共同转运系统的功能减少 NaCl 重吸收，一方面降低了肾脏的稀释功能，另一方面由于髓质高渗区不能形成而降低了肾脏的浓缩功能，排出大量的稀释尿，引起强大利尿作用，故为高效能利尿药。

3.远曲小管与集合管

远曲小管近端重吸收原尿中 10%的 Na^+，由位于管腔膜的 Na^+-K^+-$2Cl^-$ 共同转运系统介导，噻嗪类利尿药抑制该段 Na^+-K^+-$2Cl^-$ 共同转运系统，可产生中度利尿作用。

远曲小管远端和集合管重吸收原尿 5%的 Na^+，重吸收方式为 Na^+-H^+ 交换与 Na^+-K^+ 交换，Na^+-H^+ 交换受碳酸酐酶的调节，Na^+-K^+ 交换受醛固酮的调节。螺内酯、氨苯蝶啶等药作用于此部位，通过拮抗醛固酮或阻滞 Na^+ 通道，产生留 K^+ 排 Na^+ 作用而利尿，所以它们又称留钾利尿药。

二、常用的利尿药

(一)高效利尿药

高效能利尿药(襻利尿药)主要作用于髓襻升支粗段髓质部与皮质部，最大排钠能力为肾小球滤过 Na^+ 量的 20%以上。

1.呋塞米

呋塞米(furosemide，呋喃苯氨酸，速尿)利尿作用强大而迅速。

(1)体内过程：口服易吸收，20～30 分钟起效，2 小时达高峰，维持6～8 小时；静脉注射后 2～10 分钟起效，30 分钟血药浓度达高峰，维持2～4 小时。主要原形从肾脏近曲小管分泌排泄。$t_{1/2}$ 为 30～70 分钟，肾功能不全的患者 $t_{1/2}$ 为 10 小时。

(2)药理作用:本品能抑制髓襻升支粗段髓质部和皮质部的 Na^+-K^+-$2Cl^-$ 共同转运系统,从而抑制 NaCl 重吸收,同时影响肾脏对尿液的稀释和浓缩功能,利尿作用强而迅速。用药后尿量明显增加,Na^+、K^+、Cl^- 量排出增多,也增加 Mg^{2+} 和 Ca^{2+} 排出。由于 Na^+ 重吸收减少,使到达远曲小管尿液中的 Na^+ 浓度升高,促进 Na^+-K^+ 交换,K^+ 排出增加。由于排 Cl^- 量大于排 Na^+ 量,故可引起低氯性碱血症。此外,呋塞米还可抑制血管内 PG 分解酶,使 PGE_2 含量增加,能扩张小动脉,降低肾血管阻力,增加肾血流量,改善肾皮质内血流分布。

(3)临床用途。①严重水肿:可用于心、肝、肾性水肿的治疗,主要用于对其他利尿药无效的严重水肿。②肺水肿和脑水肿:对于肺水肿患者,可通过强大的利尿作用,迅速降低血容量,使回心血量减少,左心室充盈压降低,同时扩张小动脉,降低外周阻力,减轻左心室后负荷,迅速消除由左心力衰竭竭所引起的肺水肿。对于脑水肿,由于排出大量低渗尿液,血液浓缩,血浆渗透压增高,也有助于消除脑水肿、降低颅内压。③肾衰竭:在急性肾衰竭的早期,本品产生强大的利尿作用,冲洗阻塞的肾小管,防止肾小管萎缩、坏死;同时能扩张肾血管,增加肾血流量。大剂量用于治疗慢性肾功能不全,可使尿量增加,水肿减轻。④加速毒物排泄:大量输液配合并使用呋塞米,产生强大利尿作用,加速毒物排泄,用于主要经肾排泄的药物、食物等中毒的抢救。⑤其他:高钙血症、高钾血症、心功能不全及高血压危象等的辅助治疗。

(4)不良反应与用药护理:①水与电解质紊乱,表现为低血容量、低血钠、低血钾、低氯性碱血症,长期使用还可发生低血镁。低血钾易诱发强心苷中毒,对肝硬化患者低血钾易诱发肝性脑病,所以应注意补充钾盐或与留钾利尿药合用以防低血钾。当低血钾、低血镁同时存在时,应注意纠正低血镁,否则单纯补钾不易纠正低血钾。②耳毒性:可引起与剂量有关的可逆性听力下降,表现为眩晕、耳鸣、听力下降或暂时性耳聋。肾功能不良及大剂量快速注射时更易发生。本品静脉注射要慢,并避免与氨基糖苷类抗生素合用。③胃肠道反应:表现为恶心、呕吐、腹痛、腹泻、胃肠道出血等,宜餐后服用。④高尿酸血症:由于可抑制尿酸的排泄,故长期应用可导致高尿酸血症而诱发痛风,痛风患者慎用。⑤变态反应:与磺胺类药物有交叉变态反应,可见皮疹、剥脱性皮炎、嗜酸性粒细胞增多等,偶可致间质性肾炎。长期应用可引起高血糖、高血脂。对磺胺类过敏者禁用,糖尿病、高脂血症、冠心病及孕妇慎用。

(5)药物相互作用:顺铂或氨基糖苷类抗生素与呋塞米合用,易引起耳聋;呋塞米与头孢菌素类(头孢噻啶、头孢噻吩、头孢乙腈)合用,降低头孢菌素的肾清除率,血浓度升高,加重头孢菌素对肾脏的损害;与吲哚美辛合用,可减弱呋塞米的排钠利尿和舒张血管平滑肌的作用;阿司匹林、丙磺舒可减弱呋塞米的利尿作用。

2.布美他尼与依他尼酸

布美他尼(bumetanide)又名丁苯氧酸,本品作用和应用与呋塞米相似,特点是起效快,作用强,不良反应少,耳毒性低,用于顽固性水肿和急性肺水肿,对急慢性肾衰竭尤为适宜,对用呋塞米无效的病例仍有效;依他尼酸(ethacrynicacid)又名利尿酸,化学结构与呋塞米不同,但利尿作用与机制与呋塞米相似,特点是利尿作用比呋塞米弱,不良反应较严重,耳毒性发生率高,临床应用受到限制。

(二)中效能利尿药

中效能利尿药主要作用于髓襻升支粗段皮质部和远曲小管近端,最大排钠能力为肾小球滤过 Na^+ 量的 5%～10%。

噻嗪类(thiazides)是临床广泛应用的一类口服利尿药和降压药,本类药物结构相似,在肾小管的作用部位及作用机制相同，主要区别是作用强度、起效快慢及维持时间各不相同，包括氢氯噻嗪(hydrochlorothiazide，双氢克尿塞)、氢氟噻嗪(hydroflumethiazide)和环戊噻嗪(cyclopenthiazide)等。氯噻酮(chlortalidone，氯肽酮)为非噻嗪类结构药物，但药理作用与噻嗪类相似。

氢氯噻嗪的用途、不良反应及用药护理如下。

(1)作用与用途：①利尿作用，作用部位在髓襻升支粗段皮质部和远曲小管近端。抑制该段 Na^+-K^+-$2Cl^-$ 共同转运系统，从而抑制氯化钠的重吸收，降低肾脏对尿液的稀释功能而不影响浓缩功能，故利尿效能较呋塞米弱。尿中除含有较多的 Cl^-、Na^+ 外，K^+ 的排出也增加。本品利尿作用温和，可用于消除各型水肿，其中对轻、中度心性水肿疗效较好。②抗利尿作用：氢氯噻嗪可明显减少尿崩症患者的口渴感和尿量。其作用机制尚未阐明，临床上主要用于肾性尿崩症及用加压素无效的垂体性尿崩症。③降血压：为治疗高血压病的基础药物之一，多与其他降压药物合用。

(2)不良反应与用药护理：①电解质紊乱，长期应用可致低血钾、低血钠、低血镁、低氯性碱中毒等。其中低血钾症最常见，表现为恶心、呕吐、腹泻、肌无力等。为避免发生低钾血症应注意：给药宜从小剂量开始，视情况逐渐增加剂量，宜间歇给药，以减少电解质紊乱的发生；长期应用要适当补充钾盐或合用留钾利尿药，与强心苷类药物合用时要特别注意补钾，以免诱发强心苷的心脏毒性；用药期间让患者多食含钾丰富的食物。低血钠多见于低钠饮食、大量饮水、心功能不全、肝硬化及肾病综合征伴有严重水肿者服用噻嗪类利尿药时易发生。②代谢障碍与剂量有关，长期应用可引起高尿酸血症、高血糖、高血脂，肾功能减退患者血尿素氮升高，痛风患者、糖尿病、高脂血症慎用，肾功能不全的患者禁用。③变态反应可见皮疹、血小板减少、溶血性贫血、急性胰腺炎、光敏性皮炎等。与磺胺类药有交叉变态反应。

(三)低效能利尿药

低效能利尿药主要作用于远曲小管和集合管，最大排钠能力为肾小球滤过 Na^+ 量的 5%以下。

本类药物抑制该段 Na^+ 的重吸收、减少 K^+ 的分泌，具有留钾排钠的作用。但利尿作用弱，单用效果差，常与排钾利尿合用，以增强疗效，减少 K^+、Mg^{2+} 的排出。

1.螺内酯

螺内酯(spironolactone)又名安体舒通，是人工合成的甾体化合物，化学结构与醛固酮相似。口服易吸收，服药 1 天起效，2～3 天作用达高峰，停药 2～3 天后仍有利尿作用。

(1)作用与用途：螺内酯化学结构与醛固酮相似，在远曲小管末端和集合管与醛固酮竞争醛固酮受体，拮抗醛固酮而发挥排 Na^+ 留 K^+ 利尿作用。特点是利尿作用弱、起效慢，维持时间久。用于与醛固酮升高有关的顽固性水肿，如肝硬化腹水或肾病综合征患者。由于利尿作用弱，常与噻嗪类或高效利尿药合用，以提高疗效，减少血钾紊乱。

(2)不良反应与用药护理。①高钾血症：久用可引起高血钾，尤其在肾衰竭时更易发生。严重肝肾功能不全及高血钾者禁用。②性激素样作用：久用可致男性乳房发育、女性多毛症、月经周期紊乱、性功能障碍等，停药后可自行消失。③中枢神经系统反应：少数人出现头痛、嗜睡、步态不稳及精神错乱等。④胃肠道反应：恶心、呕吐、腹痛、腹泻及胃溃疡出血等。口服给药，以餐后服用为宜。胃溃疡患者禁用。

2.氨苯蝶啶和阿米洛利

氨苯蝶啶(triamterene)和阿米洛利(amiloride)两者化学结构不同，但作用机制相同，均为远

曲小管和集合管 Na^{+} 通道阻滞剂。

(1)作用与用途:两者作用于远曲小管和集合管,阻断 Na^{+} 的再吸收和 K^{+} 的分泌,使 Na^{+}-K^{+} 交换减少,从而产生留 K^{+} 排 Na^{+} 的利尿作用。该作用与醛固酮无关。常与中效或强效利尿药合用治疗各种顽固性水肿,如心力衰竭、肝硬化和肾炎等引起的水肿。

(2)不良反应与用药护理:不良反应较少,长期服用可致高钾血症,严重肝、肾功能不全及高钾血症倾向者禁用。此外,氨苯蝶啶还可抑制二氢叶酸还原酶,干扰叶酸代谢,肝硬化患者服用此药引起巨幼红细胞性贫血。偶可引起变态反应,应予注意。

(郝木红)

第二节 脱 水 药

脱水药是指能迅速提高血浆渗透压而使组织脱水的药物,由于具有渗透性利尿作用,又称渗透性利尿药。多数脱水药的特点是:在体内不被代谢或代谢较慢。静脉注射后不易透过血管壁进入组织。易经肾小球滤过。不易被肾小管重吸收。在血浆、肾小球滤过液和肾小管腔液中形成高渗透压,吸收组织水分,产生脱水和利尿作用。临床常用的药物有甘露醇、山梨醇、高渗葡萄糖。

一、甘露醇

甘露醇为己六醇,临床用其20%的高渗水溶液。

(一)作用

1.脱水作用

静脉滴注20%的高渗水溶液,甘露醇不易从毛细血管渗入组织,能迅速提高血浆渗透压,使组织间液水分向血浆转移,产生组织脱水作用;甘露醇不易进入脑或眼前房角等有屏障的特殊组织,故静脉滴注甘露醇高渗溶液,使这些组织特别容易脱水,有效降低颅内压和眼内压。

2.利尿作用

静脉滴注后,一方面因增加血容量,使肾血流量和肾小球滤过增加;另一方面,甘露醇从肾小球滤过后使肾小管腔内维持高渗透压,阻止水和电解质的重吸收,故能利尿。静脉滴注甘露醇高渗溶液后约10分钟起效,2～3小时达高峰,持续6～8小时,其最大排 Na^{+} 能力为滤过 Na^{+} 量的15%左右,明显增加尿量,同时也增加 K^{+}、Cl^{-}、HCO_3^{-}、Mg^{2+} 等电解质的排出。

3.导泻作用

口服不吸收,刺激肠壁,使肠蠕动加快,可清洁肠道,排除体内废物。

(二)临床应用

(1)治疗脑水肿:临床多用甘露醇作为治疗急性脑水肿的首选脱水药物。

(2)青光眼:静脉滴注甘露醇可降低青光眼患者的眼内压。青光眼术前使用以降低眼内压,也可作为急性青光眼的应急治疗。

(3)防治急性肾衰竭:甘露醇可增加肾血流量,提高肾小球的滤过率;同时,通过渗透性利尿可维持足够尿流量,使肾小管充盈,稀释肾小管内有害物质,有效防止肾小管萎缩坏死。用于休克、创伤、严重感染、溶血和药物中毒等各种原因引起的急性少尿，以防治急性肾衰竭。

(4)用于肠道外科手术、纤维结肠镜检查、下消化道钡剂灌肠造影前的肠道清洁准备。

(5)其他：治疗大面积烧伤引起的水肿及促进体内毒物的排泄等。

(三)不良反应和用药监护

(1)静脉注射过快可引起头痛、头晕、视力模糊。静脉注射切勿漏出血管外，否则可引起局部组织肿胀，严重则可导致组织坏死。护士应注意观察，一旦发生，应及时更换输液部位，并进行热敷。

(2)因血容量突然增加，加重心脏负荷，心功能减退或心力衰竭者禁用。

(3)颅内有活动性出血者禁用，以免因颅内压迅速下降而加重出血。

(4)气温较低时，易析出结晶，可用热水浴(80 ℃)加温，振摇溶解后使用。

二、山梨醇

山梨醇是甘露醇的同分异构体，其作用、临床应用、不良反应与甘露醇相似。山梨醇进入体内后，部分经肝脏转化为果糖而失去高渗作用，故作用弱于甘露醇。常用 25%水溶液，治疗脑水肿、青光眼以及心肾功能正常的水肿、少尿患者。局部刺激性较大，可能导致高乳酸血症。

三、高渗葡萄糖

临床常用其 50%的高渗溶液，静脉注射时也可产生高渗性利尿和脱水作用。但因葡萄糖在体内易被代谢，作用弱且持续时间较短。单独用于脑水肿时可有反跳现象，一般与甘露醇交替使用。

四、利尿药与脱水药常用剂量

(一)呋塞米(Furosemide)

片剂：20 mg。口服，每次 20 mg，1 天 1～2 次。从小剂量开始，可增加到 1 天 120 mg。间歇给药，服药1～3 天，停药 2～4 天。注射剂：20 mg∶2 mL。每次 20 mg，每天 1 次或隔天 1 次，肌内注射或稀释后缓慢静脉滴注。

(二)布美他尼(Bumetanide)

片剂：1 mg。口服，每次 1 mg，每天 1～3 次，可逐渐增加剂量到每天 10 mg。注射剂：0.5 mg，剂量同口服。

(三)依他尼酸(Ethacrynic Acid)

片剂：25 mg。口服，每次 25 mg，每天 1～3 次。

(四)氢氯噻嗪(Hydrochlorothiazide)

片剂：10 mg、25 mg。口服，成人每次 25～50 mg，每天 1～3 次，可增加到每天 100 mg。小儿按每天1～2 mg/kg(体重)，每天 2 次。

(五)苄氟噻嗪(Bendroflumethiazide)

片剂：2.5 mg、5 mg、10 mg。口服，每次 2.5～10.0 mg，每天 1～2 次，酌情调整剂量。

(六)环戊噻嗪(Cyclopenthiazide)

片剂：0.25 mg、0.5 mg。口服，每次 0.25～0.50 mg，每天 2 次。

(七)氯噻酮(Chlortalidone)

片剂:25 mg、50 mg、100 mg。口服,从小剂量开始,每次 25～100 mg,每天 1 次,酌情调整剂量。

(八)美托拉宗(Metolazone)

片剂:2.5 mg、5 mg、10 mg。口服,每次 5～10 mg,每天 1 次,可酌情增加剂量。

(九)螺内酯(Spironolactone)

片剂:20 mg。口服,每次 20～40 mg,每天 2～3 次。

(十)氨苯蝶啶(Triamterene)

片剂:50 mg。口服,每次 25～50 mg,每天 2～3 次,最大剂量不超过每天 300 mg,小儿每天不超过6 mg/kg。

(十一)阿米洛利(Amiloride)

片剂:5 mg。口服,从小剂量开始,每次 2.5～5.0 mg,每天 1 次。可增加到每天 20 mg。

(十二)甘露醇(Mannitol)

注射剂:10 g∶50 mL、20 g∶100 mL、50 g∶250 mL。每次 1～2 g/kg(体重),快速静脉滴注,必要时4～6小时重复使用。

(十三)山梨醇(Sorbitol)

注射剂:25 g∶100 mL、62.5 g∶250 mL。每次 1～2 g/kg(体重),快速静脉滴注,必要时6～12 小时重复注射。

(十四)葡萄糖(Glucose)

注射剂:10 g∶20 mL、25 g∶50 mL、50 g∶100 mL。每次 40～60 mL(20～30 g),静脉注射。

(郝木红)

第三节　泌尿系统疾病其他用药

一、加压素(Vasopressin)

(一)剂型规格

鞣酸盐注射剂:5 mL∶0.1 g、1 mL∶20 U。

(二)用法用量

深部肌内注射。①尿崩症:开始一次 0.1～0.2 mL,以后逐渐增加至一次 0.3～1.0 mL,隔1～3 天注射1 次;儿童视病情而定。②腹胀:一次 5～10 U,间隔 3～4 小时可重复。③腹部 X 线摄影:一次 5 U,摄影前2 小时和 30 分钟各注射 1 次。④肺或食管静脉破裂出血:一次 10 U,加入 5%葡萄糖注射液中缓慢静脉注射,约 15 分钟注完。对持续或反复呕血或咯血者,可用 10～400 U,加入 5%葡萄糖注射液 500 mL 中连续 24 小时缓慢静脉滴注。

(三)作用用途

加压素为神经垂体所分泌的激素,是由 9 个氨基酸组成的多肽。其氨基酸的组成种属间略有差别,人和牛的加压素第 8 位是精氨酸,称为精氨酸加压素。而猪的加压素第 8 位是赖氨酸,称为赖氨酸加压素。本品直接作用肾脏，促进远端肾小管和集合管对水的重吸收，起抗利尿作用，并可使周围血管收缩，导致血压升高、心律减慢，还可引起小肠、胆囊和膀胱平滑肌收缩。本品几乎无催产作用。口服后其有效成分易被胰淀粉酶破坏，故本品一般不口服。肌内注射后吸收良好，3～5分钟后开始生效，能维持20～30分钟。静脉注射作用更快，但维持时间更短。需要时可用静脉注射，为了延长作用时间，制成鞣酸加压素油制注射液，做深部肌内注射，其作用特点是吸收慢，维持时间长，可减少患者频繁注射的麻烦。一次注射0.3 mL，可维持2～6天，注射1 mL可维持10天左右。或以粉剂制成鼻吸入剂，作用同垂体后叶粉鼻吸入剂，但作用时间较长，可持续6～12小时。本品进入人体的有效成分大部分经肝、肾迅速破坏失活，以代谢物及原形药物从尿排出。在血浆中的半衰期很短，文献报道不一，约为5～15分钟。加压素对尿崩症有良好疗效，可使尿量迅速减少和口渴减轻。用于诊断和治疗由于缺乏抗利尿激素而引起的尿崩症，肺或食管静脉破裂出血、手术后腹部膨胀及排除腹部气影，也用于其他药物效果不佳的腹部肌肉松弛。

(四)不良反应

本品大剂量可引起明显的不良反应，如脸色苍白、恶心、皮疹、痉挛、盗汗、胸闷、腹泻、肠绞痛、嗳气等。对于妇女可引起子宫痉挛。此外还可引起高钠血症、水潴留，以及变态反应，如荨麻疹、发热、支气管痉挛、神经性皮炎及休克。严重时可引起冠脉收缩、高血压、胸痛、心肌缺血或梗死等。

(五)注意事项

(1)注射前须将安瓿握于手中片刻传温，并充分摇匀，做深部肌内注射。

(2)剂量应随病情和患者耐受量高低酌情给予，耐受量低的患者不可多用，以免产生不良反应；耐受量高者，可注射一次1 mL。

(3)高血压、冠心病、心力衰竭及孕妇禁用。

(4)有血管病变者应避免使用本药。

(5)有哮喘或其他过敏性疾病、癫痫、偏头痛等患者慎用。

(6)本品对注射局部有刺激，易出现血栓，故应注意更换注射部位。

(7)食管静脉破裂出血开始静脉滴注时，须同时每间隔30分钟舌下含硝酸甘油片，连续6小时，以防冠状动脉不良反应发生。

(8)注射时喝1～2杯水可减轻不良反应。

(9)避光保存于阴凉处。

二、去氨加压素(Desmopressin)

(一)剂型规格、用法用量

片剂(醋酸盐)0.1 mg、0.2 mg，口服。中枢性尿崩症：开始一次0.1～0.2 mg，一天3次，再根据疗效调整剂量，一天总量0.2～1.2 mg；儿童一次0.1 mg，一天3次。夜间遗尿症：首剂0.2 mg，睡前服用，如疗效不显著可增至0.4 mg，连续用药3个月后停药至少1周，以便评估是否需要继续治疗。

注射剂1 mL：4 μg，静脉注射。中枢性尿崩症：一次1～4 μg(0.25～1.00 mL)，一天1～2次；儿童：一岁以上一次0.4～1.0 μg(0.10～0.25 mL)，一岁以下一天0.2～0.4 μg(0.05～0.10 mL)，一天1～2次。肌内注射或皮下：肾尿液浓缩功能测验：一次4 μg；儿童：一岁以上一次

1～2 μg(0.25～0.50 mL)，一岁以下一次 0.4 μg(0.1 mL)，婴儿可鼻腔给药。上述两种给药途径均在1 小时内，尽量排空尿液。用药后 8 小时应收集2 次尿样，分析尿渗透压。出血及手术前预防出血：一次 0.3 μg/kg，用 0.9%氯化钠注射液稀释至50～100 mL，在 15～30 分钟内做静脉输液，必要时可按起始剂量间隔 6～12 小时重复给药 1～2 次；若再多次重复此剂量，效果将会降低。鼻喷雾剂 2.5 mL：0.1 mg(10 μg/喷)；滴鼻剂 2.5 mL：0.25 mg。中枢性尿崩症：鼻腔给药，一天 20～40 μg，儿童 10～20 μg，分 1～3 次用。夜间遗尿症：鼻腔给药，有效剂量10～40 μg，先从20 μg开始，睡前给药，治疗期间限制饮水并注意观察。肾尿液浓缩功能试验：鼻腔给药，一次40 μg，1 岁以上儿童一次 10～20 μg。

(二)作用用途

去氨加压素是在加压素 V2 受体高亲和力同系物的研究中开发出来的，其化学结构与人体自然产生的激素精氨酸加压素相类似，但因有两处改变，故显著增强了抗利尿作用，而对平滑肌的作用却很弱，因此避免了引起升高血压的不良反应。另外，使用本品高剂量，即按 0.3 μg/kg 静脉或皮下注射，可增加血浆内促凝血因子Ⅷ的活性 2～4 倍，也可增加血中血管性血友病抗原因子(vWF：Ag)，与此同时释放出纤维蛋白溶酶原激活质(t-PA)，故可用于控制或预防某些疾病在小手术时的出血或药物诱发的出血。本品按0.3 μg/kg剂量注射后，平均值约为 600 pg/mL 的最高血浆浓度约在 1 小时出现。半衰期为 3～4 小时。对多数患者口服或注射本品，其抗利尿作用可维持 8～12 小时，凝血效应大约亦维持 8～12 小时。临床用于：①中枢性尿崩症及颅外伤或手术所致的暂时性尿崩症：用本品后可减少尿排出，增加尿渗透性，减低血浆渗透压，减少尿频和夜尿。本品一般对肾原性尿崩症无效。②治疗 5 岁以上患有夜间遗尿症的患者。③肾尿液浓缩功能试验：有助于对肾功能的鉴别，对于诊断不同部位的尿道感染尤其有效。④对于轻度血友病及Ⅰ型血管性血友病患者，在进行小型外科手术时可控制出血或预防出血。⑤对于因尿毒症、肝硬化以及先天的或用药物诱发的血小板功能障碍而引起的出血时间过长和不明原因的出血，用本品可使出血时间缩短或恢复正常。

(三)不良反应

(1)少部分患者出现头痛、恶心、胃痛、变态反应、水潴留及低钠血症。

(2)高剂量时可引起短暂的血压降低、反射性心跳快速及面部潮红、眩晕、疲乏等。

(3)注射给药时，可致注射部位疼痛、肿胀。

(四)注意事项

(1)习惯性或精神性烦渴症、不稳定性心绞痛、心功能不全、ⅡB 型血管性血友病、对防腐剂过敏患者等禁用。

(2)对婴幼儿及老年人、体液或电解质平衡紊乱、易产生颅内压增高的患者以及孕妇应谨慎使用本品，防止体液蓄积。

(3)1 岁以下婴儿必须在医院监护下实行肾浓缩功能试验。

(4)用药期间需要监测患者的尿量、渗透压和体重，对有些病例还需测试血浆渗透压。

(5)用于止血，对需要服用利尿药的患者，必须采取适当的措施，防止体液积蓄过多。

(6)在治疗遗尿症时，用药前 1 小时至用药后 8 小时内需限制饮水量。当用于诊断检查时，用药前1 小时至用药后 8 小时内饮水量不得超过 500 mL。

(7)超量给药会增加水潴留和低钠血症的危险，治疗低钠血症时的用药应视具体病情而定。对无症状的低钠血症患者，除停用去氨加压素外，还应限制饮水量。对有症状的患者，可根据症状输入等渗或高渗氯化钠液，当体液潴留症状严重时(抽搐或神志不清)，需加服呋塞米。

(8)鼻腔用药后，鼻黏膜若出现瘢痕，水肿或其他病变时，应停用鼻腔给药法。

(9)吲哚美辛会加重患者对本品的反应，但不会影响其反应持续时间。

(10)一些可释放抗力尿激素的药物，如三环类抗抑郁药、氯丙嗪、卡马西平等，可增加抗利尿作用并有引起体液潴留的危险。

三、奥昔布宁(Oxybutynin)

(一)剂型规格、用法用量

片剂(盐酸盐)：5 mg，口服，一次 2.5～5.0 mg，一天 2～4 次；儿童：5 岁以上一次 2.5 mg，一天2 次。

(二)作用用途

本品为解痉药，具有较强的抗胆碱能作用和平滑肌解痉作用。本品直接作用于平滑肌，能选择性作用于膀胱逼尿肌，恢复逼尿肌正常功能，减少膀胱不自主收缩，减轻尿急、尿频的痛苦。同时也可增加膀胱的容量，延长两次排尿间隔时间，减少排尿次数。本品抗痉挛作用为阿托品的4～6 倍，而不良反应只为阿托品的 1/5。本品用药后 30 分钟起效，作用持续约 6 小时。药物由尿排泄。用于各种尿急、尿频、尿失禁、遗尿等，对膀胱炎、尿道炎、尿路感染引起的尿频症状最为适用。

(三)不良反应

可出现抗胆碱类药物的不良反应，但程度较轻。偶见口干、脸面潮红、少汗、视力模糊、心悸、嗜睡、头晕、恶心、呕吐、便秘等，但服药后 2～3 周后可望减轻或自行消失。

(四)注意事项

(1)心、肾功能不全，青光眼，胃、十二指肠梗阻，胃肠道出血，肠张力减弱，溃疡性结肠炎，重症肌无力，阻塞性尿道疾病等患者禁用。

(2)孕妇及 5 岁以下小儿慎用。

四、依立雄胺(Epristeride)

(一)剂型规格、用法用量

片剂：5 mg。口服，一次 5 mg，一天 2 次，早晚各 1 次(饭前饭后均可)，疗程 4 个月，或遵医嘱。

(二)作用用途

本品为甾体-5α-还原酶Ⅱ型的选择性抑制药，其作用机制是通过抑制睾酮转化为双氢睾酮而降低前列腺体内双氢睾酮的含量，导致增生的前列腺体萎缩。口服后吸收迅速，15 分钟即可自血清中检出，3～4 小时达峰值，平均蛋白结合率 97%，分布容积约为0.5 L/kg。连续给药(每天 2 次)至第 6 天血药浓度达稳态，主要通过消化道排泄，半衰期为 7.5 小时。适用于治疗良性前列腺增生症，改善因腺体良性增生的有关症状。

(三)不良反应

不良反应可见轻微恶心、食欲减退、头昏、失眠、性欲下降、射精量下降等，其发生率约为 3.7%。

(四)注意事项

(1)服用本品可导致血清 PSA 值下降，而干扰对前列腺癌的诊断。在使用血清 PSA 指标检测前列腺癌时，医师应充分考虑此影响因素。

(2)妇女、儿童及对本品过敏者禁用。

(郝木红)

第八章

神经系统疾病用药

第一节 镇 痛 药

镇痛药是一类作用于中枢神经系统，选择性地消除或缓解疼痛的药物。本类药物镇痛作用强，反复应用易产生依赖性和成瘾性，造成用药者精神变态而出现药物滥用及停药戒断症状。因此，本类药物又称为麻醉性镇痛药，临床上常用的麻醉性镇痛药包括阿片生物碱类镇痛药和人工合成镇痛药。

一、阿片生物碱类镇痛药

吗啡是阿片中的主要生物碱。通过激活体内的阿片受体而发挥作用。

(一)中枢神经系统作用

1.镇痛镇静

吗啡有强大的选择性镇痛作用，对各种疼痛均有效，对持续性、慢性钝痛的作用大于间断性锐痛。吗啡具有明显的镇静作用，消除由疼痛引起的焦虑、紧张、恐惧等情绪，使患者在安静的环境中易入睡，并可产生欣快感。

2.抑制呼吸

治疗量的吗啡能抑制呼吸中枢，急性中毒时呼吸频率可减慢至3～4次/分。

3.镇咳作用

此类药有强大的镇咳作用，对多种原因引起的咳嗽有效。常被可待因代替。

4.其他作用

缩瞳作用，中毒时瞳孔缩小如针尖。还可引起恶心、呕吐。

(二)兴奋平滑肌

1.胃肠道

本药能提高胃肠道平滑肌和括约肌张力，肠蠕动减慢，可引起便秘。

2.胆管

本药能使胆管括约肌张力提高，胆汁排出受阻，胆囊内压力增高。

3.其他

本药能使膀胱括约肌张力提高，致排尿困难、尿潴留；能使支气管平滑肌张力提高，诱发哮喘。

(三)心血管系统作用

吗啡可扩张血管平滑肌，引起直立性低血压；抑制呼吸，二氧化碳潴留，脑血管扩张，引起颅内压升高。

(四)用途

1.镇痛

由于成瘾性大，仅用于其他镇痛药无效的急性锐痛如严重创伤、烧伤等。心肌梗死引起的剧痛，血压正常情况下可用吗啡止痛。

2.心源性哮喘

左心衰竭突发性的急性肺水肿而引起的呼吸困难(心源性哮喘)，除应用强心苷、氨茶碱及吸氧外，静脉注射吗啡可产生良好效果。作用机制可能如下：①吗啡扩张外周血管，降低外周阻力，心脏负荷降低，有利于肺水肿消除；②其镇痛作用消除患者的焦虑、恐惧情绪；③降低呼吸中枢对二氧化碳的敏感性，使呼吸由浅快变深慢。

(五)不良反应

1.不良反应

不良反应有恶心、呕吐、呼吸抑制、嗜睡、眩晕、便秘、排尿困难、胆绞痛等。

2.耐受性和成瘾性

连续多次给药而产生耐受性和成瘾性，可耐受正常量的25倍而不致中毒，成瘾后一旦停药即出现戒断症状，表现为兴奋、失眠、流泪、流涕、出汗，震颤、呕吐、腹泻，甚至虚脱、意识丧失等。成瘾者为获得使用吗啡后的欣快感及避免停药后戒断症状的痛苦，常不择手段去获得吗啡，对社会造成极大的危害。

3.急性中毒

用量过大可引起急性中毒，表现为昏迷，瞳孔极度缩小如针尖、呼吸抑制、血压下降、尿量减小、体温下降。可因呼吸麻痹而死亡。抢救可采用人工呼吸、吸氧、注射吗啡阻滞剂纳洛酮等措施，必要时给予中枢兴奋药尼可刹米。

(六)用药注意事项

(1)本品属麻醉药品，必须严格按照《麻醉药品管理条例》进行管理和使用。

(2)胆绞痛、肾绞痛时须与阿托品合用，单用本品反而加剧疼痛。

(3)疼痛原因未明前慎用，以防掩盖症状，贻误诊治。

(4)禁忌证为支气管哮喘、肺心病、颅脑损伤、颅内高压、昏迷、严重肝功能不全、临产妇和哺乳期妇女等。

二、人工合成镇痛药

哌替啶又名杜冷丁。

(一)作用

1.镇痛镇静

镇痛作用为吗啡的1/10，起效快持续时间短。镇静作用明显，可消除患者紧张、焦虑、烦躁不安等疼痛引起的情绪反应,易入睡。

2.抑制呼吸

抑制呼吸中枢,但作用弱,持续时间短。

3.兴奋平滑肌

提高胃肠道平滑肌及括约肌张力,减少推进性肠蠕动,但作用时间短,不引起便秘,也无止泻作用;兴奋胆管括约肌,甚至引起痉挛,胆管内压力增高;治疗量对支气管平滑肌无影响,大剂量引起收缩;对妊娠收缩无影响,不对抗催产素兴奋子宫的作用,用于分娩止痛不影响产程。

4.扩张血管

此药能扩张血管引起直立性低血压。由于呼吸抑制,使体内二氧化碳蓄积,致脑血管扩张,颅内压升高。

(二)用途

1.镇痛

哌替啶对各种疼痛有效,用于各种剧痛。

2.心源性哮喘

哌替啶可替代吗啡治疗心源性哮喘。

3.人工冬眠

哌替啶与氯丙嗪、异丙嗪组成冬眠合剂,用于人工冬眠疗法。

4.麻醉前给药

麻醉前给药可消除患者的术前紧张和恐惧感,减少麻醉药用量。

(三)不良反应和用药注意事项

(1)不良反应有眩晕、恶心、呕吐、出汗、心悸、直立性低血压等,大剂量可抑制呼吸。成瘾性久用可产生成瘾性,但较吗啡弱,仍需控制使用。

(2)剂量过大可引起呼吸抑制、震颤、肌肉痉挛、反射亢进甚至惊厥等中毒症状,解救时可配合使用抗惊厥药。

(3)胆绞痛、肾绞痛者须与阿托品等解痉药合用。

(4)新生儿对哌替啶抑制呼吸中枢作用极为敏感,故产前2～4小时内不宜使用。

(5)禁忌证与吗啡相同。

(韩　英)

第二节　镇静药、催眠药和抗惊厥药

一、巴比妥类

(一)苯巴比妥

1.剂型规格

(1)片剂:每片15 mg、30 mg、100 mg。

(2)注射剂:每支0.1 g。

2.作用用途

本品属长效催眠药，具有镇静、催眠、抗惊厥、抗癫痫作用。与解热镇痛药合用可增加其镇痛作用，还用于麻醉前给药，也用于治疗新生儿高胆红素血症。常用本品钠盐。

3.用法用量

(1)口服：镇静、抗癫痫，每次 0.015～0.03 g，每天 3 次。催眠，睡前服 0.03～0.09 g。

(2)肌内注射(钠盐)：抗惊厥，每次 0.1～0.2 g，必要时 4～6 小时后重复 1 次，极量 0.2～0.5 g。麻醉前给药，术前 0.5～1.0 小时，肌内注射 0.1～0.2 g。

4.注意事项

不良反应可见头晕、嗜睡等，久用可产生耐受性及成瘾性，多次连用应警惕蓄积中毒。少数患者可发生变态反应。用于抗癫痫时不可突然停药，以免引起癫痫发作。肝、肾功能不良者慎用。密闭避光保存。

(二)异戊巴比妥

1.剂型规格

片剂：每片 0.1 g。胶囊剂：每粒 1 g。注射剂：每支 0.1 g、0.25 g、0.5 g。

2.作用用途

本品为中效巴比妥类催眠药，作用快而持续短。临床主要用于镇静、催眠、抗惊厥，也可用于麻醉前给药。

3.用法用量

(1)口服：催眠，于睡前半小时服 0.1～0.2 g。镇静，每次 0.02～0.04 g。极量：每次 0.2 g，每天 0.6 g。

(2)静脉注射或肌内注射(钠盐)：抗惊厥，每次 0.3～0.5 g。极量：每次 0.25 g，每天 0.5 g。

4.注意事项

肝功能严重减退者禁用。本品久用可产生耐受性、依赖性。老年人或体弱者使用本品可能产生兴奋、精神错乱或抑郁，注意减少剂量。注射速度过快易出现呼吸抑制及血压下降，应缓慢注射，每分钟不超过 100 mg，小儿不超过 60 mg/m^2，并严密监测呼吸、脉搏、血压，有异常应立即停药。不良反应有头晕、困倦、嗜睡等。

(三)司可巴比妥

1.剂型规格

胶囊剂：每粒 0.1 g。注射剂：50 mg、100 mg。

2.作用用途

本品为短效巴比妥类催眠药，作用快，持续时间短(2～4 小时)，适用于不易入睡的失眠者，也可用于抗惊厥。

3.用法用量

成人用法如下。①口服：催眠，每次 0.1 g；极量，每次 0.3 g。镇静，每次 30～50 mg，每天3～4 次。麻醉前给药，每次 0.2～0.3 g，术前 1～2 小时服用。②肌内注射：催眠，0.1～0.2 g。③静脉注射：催眠，每次50～250 mg。镇静，每次 1.1～2.2 mg/kg 体重。抗惊厥，每次 5.5 mg/kg 体重，需要时每隔 3～4 小时重复注射，静脉注射速度不能超过 50 mg/15 s。

4.注意事项

严重肝功能不全者禁用。老年人及体弱者酌情减量。久用本品易产生耐受性、依赖性。

二、其他催眠药

(一)格鲁米特

1.剂型规格

片剂:每片 0.25 g。

2.作用用途

本品主要用于催眠,服后 30 分钟可入睡,持续 4～8 小时。对于夜间易醒和焦虑、烦躁引起的失眠效果较好,可代替巴比妥类药物,或与巴比妥类药物交替使用,可缩短快波睡眠时相(REM),久用之后停药能引起反跳,故不宜久用。还可用于麻醉前给药。

3.用法用量

口服:①催眠,每次 0.25～0.50 g。②镇静,每次 0.25 g,每天 3 次。③麻醉前给药,前一晚服 0.5 g,麻醉前 1 小时再服 0.5～1.0 g。

4.注意事项

有时出现恶心、头痛、皮疹等。久用能致依赖性和成瘾性。

(二)水合氯醛

1.剂型规格

溶液剂:10%溶液 10 mL。水合氯醛合剂:由水合氯醛 65 g,溴化钠65 g,琼脂糖浆 500 mL,淀粉20 g,枸橼酸 0.25 g,浓薄荷水 0.5 mL,蒸馏水适量共配成 1 000 mL。

2.作用用途

本品具有催眠、镇静、抗惊厥作用。多用于神经性失眠、伴有显著兴奋的精神病及破伤风痉挛、士的宁中毒等。临床主要用于催眠,特别是顽固性失眠及其他药物无效时。

3.用法用量

口服:临睡前 1 次口服 10%溶液 10 mL。以水稀释 1～2 倍后服用或服其合剂(掩盖其不良臭味和减少刺激性)。灌肠:抗惊厥,将 10%溶液 15～20 mL 稀释 1～2 倍后一次灌入。

4.注意事项

胃炎、消化性溃疡患者禁用,严重肝、肾功能不全及心脏病患者禁用。本品致死量在 10 g 左右,口服4～5 g 可引起急性中毒,可见到针尖样瞳孔,其他症状类似巴比妥类药物中毒。长期应用可产生依赖性和成瘾性,突然停药可出现谵妄、震颤等戒断症状。本品刺激性较大,易引起恶心,呕吐。偶见变态反应,如红斑、荨麻疹、湿疹样皮炎等,偶尔发生白细胞计数减少。

(三)咪达唑仑

1.剂型规格

片剂:每片 15 mg。注射剂:每支 5 mg(1 mL)、15 mg(3 mL)。

2.作用用途

本品具有迅速镇静和催眠的作用,还具有抗焦虑、抗惊厥和肌松作用。适用于各种失眠症,特别适用于入睡困难及早醒,亦可作为术前及诊断时的诱眠用药。

3.用法用量

(1)成人。

1)口服:①失眠症,每晚睡前 7.5～15.0 mg。从低剂量开始,治疗时间为数天至 2 周。②麻醉前给药,每次 7.5～15.0 mg,麻醉诱导前 2 小时服。③镇静、抗惊厥,每次 7.5～15.0 mg。

2)肌内注射:术前用药,一般为 10～15 mg(0.10～0.15 mg/kg),术前 20～30 分钟给药。可单用,也可与镇痛药合用。

3)静脉给药:①全麻诱导,0.10～0.25 mg/kg,静脉注射。②全麻维持,分次静脉注射,剂量和给药间隔时间取决于患者当时的需要。③局部麻醉或椎管内麻醉辅助用药,0.03～0.04 mg/kg,分次静脉注射。④ICU 患者镇静,先静脉注射 2～3 mg,再以 0.05 mg/(kg·h)静脉滴注维持。

(2)老年人:推荐剂量为每天 7.5 mg,每天 1 次。

(3)儿童:肌内注射,术前给药,为 0.15～0.20 mg/kg 体重,麻醉诱导前 30 分钟给药。

4.注意事项

精神病和严重抑郁症中的失眠症患者禁用。器质性脑损伤、严重呼吸功能不全者慎用。长期持续大剂量应用易引起成瘾性。极少有遗忘现象。

(四)溴替唑仑

1.剂型规格

片剂:每片 0.25 mg。

2.作用用途

本品为短效苯二氮䓬类镇静催眠药,具有催眠、镇静、抗惊厥、肌肉松弛等作用。临床用于治疗失眠症。还可用于术前催眠。口服吸收迅速而完全,血药浓度达峰时间为 0.5～2.0 小时。经肝脏代谢,大部分经肾由尿排出,其余随粪便排出,半衰期为 3.6～7.9 小时。

3.用法用量

口服:①失眠症,推荐剂量为每次 0.25 mg,睡前服。②术前催眠,每次 0.5 mg。③用于失眠症,老年人推荐剂量为每次0.125 mg,睡前服。④用于长时间飞行后调整时差,每次 0.25 mg。⑤用于倒班工作后改善睡眠,每次 0.125 mg。

4.注意事项

精神病(如抑郁症)患者、急性呼吸功能不全者、重症肌无力患者、急性闭角型青光眼患者、孕妇、哺乳期妇女、18 岁以下患者禁用。肝硬化患者慎用。可产生药物耐受性或短暂性遗忘。本品可使高血压患者血压下降,使用时应注意。用药期间不宜驾驶车辆或操作机器。

(五)佐匹克隆

1.剂型规格

片剂:每片 7.5 mg。

2.作用用途

本品为环吡咯酮类催眠药,具有很强的催眠和抗焦虑作用,并有肌松和抗惊厥作用。其作用迅速,能缩短入睡时间,延长睡眠时间,减少夜间觉醒和早醒次数。临床主要用于失眠症及麻醉前给药。

3.用法用量

口服:每次 7.5 mg,临睡前服,连服 21 天。肝功能不全者、年龄超过 70 岁者每次 3.75 mg。手术前服 7.5～10.0 mg。

4.注意事项

15 岁以下儿童、孕妇、哺乳期妇女、对本品过敏者禁用。肌无力,肝功能、肾功能、呼吸功能不全者慎用。驾驶员、高空作业人员、机械操作人员禁用。偶见嗜睡、口苦等,少数可出现便秘、倦怠、头晕等。

(韩　英)

第三节 抗帕金森病药

帕金森病又称震颤麻痹，是锥体外系功能紊乱引起的中枢神经系统疾病，其主要临床表现为静止性震颤、肌强直、运动迟缓及姿势步态异常等，多见于中老年人，65 岁以上人群患病率为 1 000/10 万。黑质中的多巴胺能神经元上行纤维到达纹状体，其末梢释放多巴胺，为抑制性递质，对脊髓前角运动神经元起抑制作用；同时纹状体中存在有胆碱能神经元，其末梢释放乙酰胆碱，为兴奋性递质，对脊髓前角运动神经元起兴奋作用。生理状态下，多巴胺和乙酰胆碱两种神经相互制约，处于动态平衡状态，共同调节机体的运动功能。当中枢神经系统黑质多巴胺能神经元受损变性，引起黑质-纹状体通路中的多巴胺能神经功能减弱，纹状体多巴胺含量显著降低，造成胆碱能神经功能相对亢进，引起帕金森病(图 8-1)。

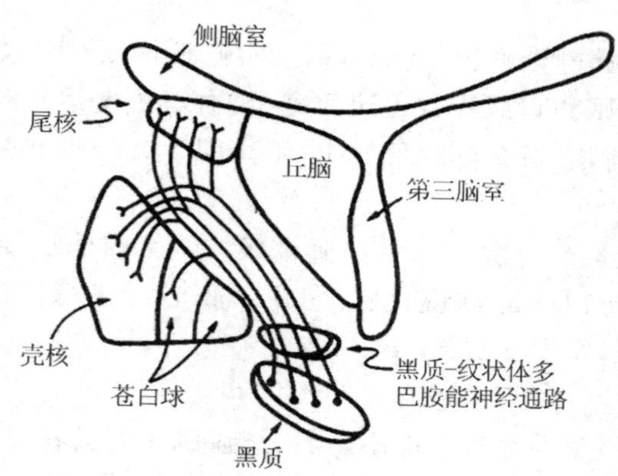

图 8-1 黑质-纹状体多巴胺能神经通路

抗帕金森病药分为中枢拟多巴胺药和中枢抗胆碱药两类。

一、中枢拟多巴胺药

(一)补充中枢递质药

补充中枢递质药以左旋多巴为主。左旋多巴又称 *L*-多巴，为酪氨酸的羟化物。因多巴胺不能透过血-脑屏障，故选用其前韶体物质。

1.体内过程

口服在小肠迅速吸收，12 小时血药浓度达高峰，半衰期为 13 小时，吸收后首次通过肝脏大部分被脱羧转化为多巴胺，而多巴胺不易透过血-脑屏障。临床用药过程中，实际进入脑内的左旋多巴不足用量的 1%。如同时给予脱羧酶抑制剂(如卡比多巴)，可减少在外周的脱羧，使进入脑组织的左旋多巴量明显增多，以减少用量，并降低外周的不良反应。维生素 B_6 是脱羧酶的辅基，可促进左旋多巴在外周脱羧，降低疗效。

2.作用和临床应用

(1)抗帕金森病：进入中枢的左旋多巴在脑内多巴脱羧酶的作用下，转化为多巴胺，直接补充纹状体内多巴胺递质的不足，从而增强多巴胺能神经的功能，缓解帕金森病症状。临床用于治疗各种类型帕金森病。其作用特点：①对轻症、年轻和治疗初期的患者疗效好，而对重症、年老体弱的患者疗效差。②显效慢，用药后 2～3 周才能改善症状，1～6 个月才能获得稳定疗效。③用药早期效果好，随着治疗时间的延长，疗效逐渐下降。④服药后，先改善肌强直及运动障碍，后缓解肌震颤，但对后者作用差。⑤对氯丙嗪等抗精神病药引起的帕金森病无效。

(2)改善肝昏迷：肝功能衰竭时，体内芳香氨基酸的代谢产物苯乙胺与酪胺难以迅速被氧化解毒，进入脑内后代谢生成为胺类伪递质而干扰 NE 的正常作用，导致中枢神经信息传导障碍。左旋多巴为多巴胺和去甲肾上腺素的前体物质，用药后通过补充脑内多巴胺与去甲肾上腺素以恢复神经系统功能，从而使肝昏迷患者意识苏醒，但无改善肝功能作用。

3.不良反应和用药监护

不良反应主要是体内左旋多巴脱羧产物多巴胺引起的外周反应和部分中枢反应所致。

(1)胃肠道反应：治疗初期 80%患者出现厌食、恶心、呕吐等，主要是左旋多巴在外周和中枢脱羧成多巴胺，分别直接刺激胃肠道和兴奋延髓。呕吐中药多潘立酮是消除恶心、呕吐的有效药。

(2)心血管反应：表现有直立性低血压、心律失常，尤其是老年患者易发生。与外周脱羧酶抑制剂合用可减轻。心脏病、心律失常患者禁用。

(3)长期用药反应：①长期用药可出现不自主的异常动作，表现为咬牙、吐舌、点头、舞蹈样动作等。②长期用药的患者出现“开-关”现象，即患者突然多动不安(开)，而后又出现肌强直、运动不能(关)，这两种现象可交替出现。一旦产生，则应减量或停用，7～10 天再从小剂量开始服用。③出现精神错乱，有逼真的梦幻、幻想、幻视等，也可有抑郁等精神症状。

(二)脱羧酶抑制药

其中以卡比多巴和苄丝肼为主。

卡比多巴又名 α-甲基多巴肼、洛得新。苄丝肼又名羟苄丝肼、色丝肼。

1.作用和临床应用

两药均是脱羧酶的抑制剂，具有较强的抑制外周脱羧酶活性，与左旋多巴合用可明显减少左旋多巴在外周的脱羧作用，使进入脑内的左旋多巴增加，提高治疗帕金森病的疗效。同时，配伍用药还可减少左旋多巴的用量，明显减少其外周不良反应。

左旋多巴的复方制剂帕金宁(左旋多巴与卡比多巴混合比为 10∶1)、美多巴(左旋多巴与苄丝肼混合比为 4∶1)是治疗帕金森病的首选药。

2.不良反应和用药监护

在治疗剂量时不良反应较少见。使用时注意剂量个体化，应逐渐增加剂量至患者的病情有显著改善而无明显不良反应为宜。

(三)多巴胺受体激动剂

其中以溴隐亭和培高利特为主。

溴隐亭又名溴麦角亭、溴麦亭，为半合成麦角生物碱。培高利特又名硫丙麦角林。

1.作用和临床应用

两药均能选择性激动黑质-纹状体通路的 D_2 受体，缓解帕金森病患者的肌肉强直和运动障碍，但对改善肌肉震颤疗效差。激动垂体部位的 D_2 受体，可抑制催乳素和生长激素分泌。

临床主要用于不能耐受左旋多巴治疗或用其他药物疗效不佳的帕金森病患者。其抑制催乳素及生长素的分泌，可用于退乳及治疗催乳素分泌过多症和肢端肥大症。

2.不良反应和用药监护

不良反应与左旋多巴相似，有恶心、呕吐、直立性低血压、运动困难和精神症状等，尤其精神症状多见。长期用药偶有肢端红痛和肺纤维化，一旦出现应立即停药。有精神病史者、心肌梗死患者禁用，末梢血管疾病、消化性溃疡患者慎用。

(四)促多巴胺释放药

促多巴胺释放药以金刚烷胺为主。金刚烷胺又名金刚胺。

1.作用和临床应用

本药主要是通过促进帕金森病患者脑中黑质-纹状体内残余多巴胺能神经递质的释放，表现为多巴胺受体激动剂的作用，产生抗帕金森病效果。同时，也具有抑制激动多巴胺受体、较弱的中枢抗胆碱作用。对帕金森病的肌肉强的缓解作用较强，疗效虽不及左旋多巴，但优于抗胆碱药。与左旋多巴合用，能相互补充不足，产生协同作用。

临床主要用于不能耐受左旋多巴的患者。

2.不良反应和用药监护

常见有眩晕、嗜睡、言语不清、运动失调、恶心、呕吐、便秘和口干等不良反应。一天用量如超过 300 mg 或与抗胆碱药合用，不良反应明显增强，严重者可致精神错乱和惊厥。长期用药常见下肢网状青斑、踝部水肿等。有癫痫病史、心力衰竭、肾功能不全患者及孕妇禁用。

二、中枢抗胆碱药

中枢抗胆碱药以苯海索为主。苯海索又名安坦。

(一)作用和临床应用

苯海索通过选择性阻断中枢神经系统纹状体内胆碱受体，降低胆碱能神经功能，恢复胆碱能神经与多巴胺能神经的功能平衡，从而改善帕金森病患者的肌肉强直、运动障碍及肌震颤症状，疗效不及左旋多巴和金刚烷胺。其外周抗胆碱作用较弱，仅为阿托品的 1/10～1/3。

临床主要用于轻症或不能耐受左旋多巴的患者及抗精神病药引起的帕金森综合征。也可用于脑炎或动脉硬化引起的帕金森病，可有效改善流涎、震颤等症状。

(二)不良反应和用药监护

有类似阿托品样不良反应，表现为口干、便秘、尿潴留、瞳孔散大和视物模糊等。前列腺肥大、幽门梗阻和青光眼患者禁用。

(三)制剂和用法

1.左旋多巴

片剂 50 mg。口服，抗帕金森病，开始每次 0.10～0.25 g，1 天 2～4 次，每隔 2～4 天递增 0.25～0.75 g，直至疗效显著而不良反应不明显为止。一般，有效量为 1 天 2～5 g，最大日用量不超过 8 g。与外周多巴脱羧酶抑制剂同用，每天 0.6 g，最大日用量不超过2 g。治疗肝昏迷，每次 0.5～1.0 g，口服或鼻饲，1 天 2～4 次或5 g，保留灌肠；或每次 0.2～0.6 g 加入 5%葡萄糖注射液 500 mL 内，缓慢滴入，清醒后减量至1 天0.2 g。

2.复方卡比多巴

片剂，开始治疗时以小剂量为妥，1 天 3 次。间隔 2～3 天，增加 0.5～1.0 片，每天剂量卡比多巴不超过 75 mg，左旋多巴不超过 750 mg。

3.美多巴

片剂，开始服用时，本品 25 mg，左旋多巴 100 mg，1 天 3 次。每天剂量美多巴不超过 250 mg，左旋多巴不超过 1 000 mg。

4.溴隐亭

片剂，2.5 mg。口服，开始每次 1.25 mg，1 天 2 次，在 2～4 周内每天增加2.5 mg，渐增至1 天 20 mg，以找到最佳疗效的最小剂量。

5.金刚烷胺

片剂或胶囊剂，100 mg。口服，每次 100 mg，1 天 2 次，早晚各 1 次。极量为一次 400 mg。

6.盐酸苯海索

片剂，2 mg。口服，抗帕金森病，开始每次 1～2 mg，1 天 3 次，逐渐递增，1 天不超过 20 mg。抗精神病药引起的帕金森综合征，开始 1 天 1 mg，逐渐递增至 1 天 5～10 mg，1 天 3 次。

（韩　英）

第四节　治疗阿尔茨海默病药

促智药又称认知增强剂，是一类改善记忆障碍、智能损害，促进认知功能恢复的药物，主要用于治疗阿尔茨海默病（AD）、血管性痴呆、混合性痴呆及轻度认知功能损害。鉴于 AD 病因不明，故目前临床应用的治疗药物仍以对症为主，包括胆碱酯酶抑制剂、抗氧化剂、脑细胞代谢激活剂、脑血循环促进剂、谷氨酸受体阻滞剂和雌激素等。但这些药物治疗 AD 的作用机制尚不确切，作用靶位亦不专一，疗效有限，还有待开发新型药物。

一、胆碱酯酶抑制剂

（一）概述

胆碱酯酶抑制剂是一类间接增强乙酰胆碱功能药物。AChEI 能与乙酰胆碱酯酶结合，形成水解较慢的复合物，使 AChE 活性受抑制，导致末梢释放的 ACh 不被水解，产生拟胆碱作用。

自 1993 年美国 FDA 批准他克林作为治疗 AD 的第一个药物，从此引发世界对治疗 AD 药物的开发与应用研究热潮。他克林属于 AChEI，通过阻断 AChE，改善患者的认知功能。AChEI 可分为三类。①非共价结合的抑制剂：与 AChE 的活性位点以可逆的、非共价的形式结合。对 AChE 的亲和力较强，亲脂性强，易透过血-脑屏障，可抑制中枢神经系统内 AChE 的活性，并有作用时间长的特点。包括吖啶类他克林、哌啶类多奈哌齐。②氨甲酰类抑制剂：如利斯的明，也具有易通过血-脑屏障，作用时间长的特点。③菲样生物碱类：包括加兰他敏等。

AD 病因不明，其发病机制复杂。病理学研究显示，AD 患者大脑皮层弥漫性萎缩、沟回增深、脑室扩大，神经元大量减少。并可见老年斑、神经元纤维缠结，颗粒性空泡小体等病理性改变，胆碱乙酰化酶和 ACh 含量显著减少。20 世纪 70 年代以来，发现 AD 患者脑胆碱能神经元功能障碍，它的退变成为疾病过程的中心问题之一。由此，提出 AD 的胆碱能假说，这种假说认为，AD 的认知障碍与中枢胆碱能功能缺陷相关。其根据：①皮层和海马胆碱能神经元减少。②脑的胆碱乙酰转移酶活性减少。③胆碱能缺陷与认知损害密切相关。在研究学习、记忆障碍的动物模型中，用物理或化学方法破坏基底前脑复合体的胆碱能神经元的胞体，可引起动物学习、记忆能力下降。病理研究显示，迈纳特基底核胆碱能神经元明显减少，神经元丢失的程度与学习、记忆障碍的程度密切相关。④AChEI 能改善 AD 患者的症状。中枢胆碱能功能的缺陷，可由 ACh 前体物质缺乏，ChAT 活性降低，AChE 活性增加，或突触后 ACh 受体和受体后信号转导过程障碍等原因所致。实际上，上述各环节都有不同程度的缺陷。AD 的治疗能通过纠正这些缺陷，来改善胆碱能神经元功能。

可采用以下 3 种方法。①增加胆碱能前体和促 ACh 释放剂：胆碱和卵磷脂是合成 ACh 的前体，因 AD 患者脑内缺少 ChAT，目前临床试验结果并不令人满意；促 ACh 释放剂孟替瑞林正处于临床试验阶段。②受体激动剂：AD 的重要病理变化是胆碱能系统退行性变，其中以前脑基底部到海马和皮质的投射部位特别明显，这些区域退行性变的程度和认知功能的丧失相关。在海马和皮层的突触后毒蕈碱受体大部分无损害，应用毒蕈碱激动剂直接刺激突触后受体，使胆碱功能得到部分恢复。早期临床试验中，用槟榔碱、氧化震颤素、甲氨酰甲基胆碱等毒蕈碱激动剂的结果令人失望。新药有呫诺美林、米拉美林和 SB202026 等，正处在临床试验的早期。③AChEI：目前认为，最有效的药物作用靶位是抑制胆碱酯酶活性，即 AChEI。

经国际多中心、随机对照试验，AChEI 被认为是当前治疗 AD 的主要药物。其应用范围为早、中期 AD 患者，AChEI 可改善认知功能，延缓病程 1～2 年，并不能阻止疾病的进展。AChEI 对 AD 治疗仅是对症治疗，使 ACh 在突触维持一定水平。有关轻度认知障碍及其他痴呆的应用效果还需进一步研究。目前，虽然对 AD 治疗尚无肯定有效的治愈方法，近 10 年来 AChEI 的发展带来一些希望。但这些药物的前景尚难预测，疗效、不良反应、价格三大因素是决定药物前景的关键。他克林因其肝脏毒性严重、高剂量、半衰期短等原因，在我国临床应用已趋淘汰。多奈哌齐、利斯的明和加兰他敏，经过系统和规范的临床研究证实，确有临床疗效，目前已成为治疗 AD 的主要药物。

(二)多奈哌齐

多奈哌齐(donepezil，安理申，Aricept)属六氧吡啶类氧化物，是一种有哌啶基的可逆性胆碱酯酶抑制剂。由日本卫材公司开发，是 1996 年 11 月美国 FDA 批准上市的第 2 个 AChEI。化学名为(±)-2，3-双羟基-5，6-二甲氧基-2-[(1-苯甲基-4-哌啶基)甲基]-1H-茚-1-酮盐酸盐。分子结构见图 8-2。

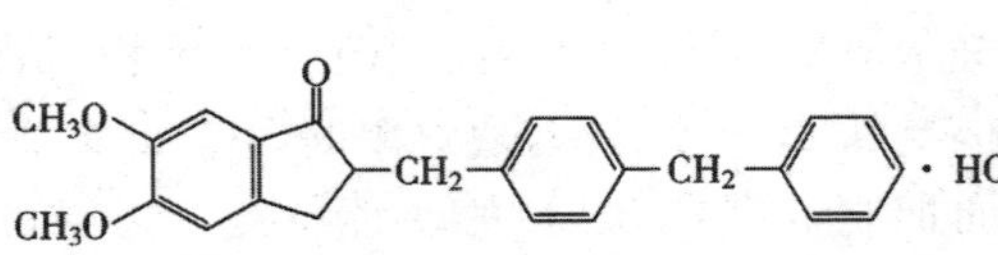

CH_3O CH_3O CH_2 CH_2 · HCl

图 8-2　盐酸多奈哌齐分子结构式

1.药理学

多奈哌齐主要作用机制为可逆性、高度选择性抑制脑内乙酰胆碱酯酶对乙酰胆碱的水解，使突触间隙的乙酰胆碱增加，增强中枢神经系统乙酰胆碱能作用。中枢乙酰胆碱主要分布海马、脑皮质和杏仁核等区，参与大脑的学习和记忆功能。

多奈哌齐的选择性作用，主要作用于中枢神经系统，而对外周心肌、小肠平滑肌等无作用。胆碱酯酶按生化性质可分为两种，即乙酰胆碱酯酶(AChE)和丁酰胆碱酯酶(Butyryl Cholinesterase，BuChE)。BuChE 分布广泛，包括心血管、呼吸、消化、生殖和泌尿等系统，对中枢神经系统功能影响小。药理学研究，多奈哌齐对 AChE 的半数抑制浓度(IC_{50})为(5.7±0.2)nmol/L，对 BuChE 的 IC_{50} 为(7 138±133)nmol/L，BuChE 与 AChE 的比值为 1 250，由此可以看出多奈哌齐对 AChE 的选择性好。BuChE 与外周胆碱能作用有关，表明多奈哌齐具有良好的中枢神经系统效应，而很少有外周胆碱能的不良效应。口服多奈哌齐对脑内胆碱酯酶产生抑制作用，呈剂量效应关系，而对心脏和消化道中胆碱酯酶没有显著的抑制作用，明显优于他克林和毒扁豆碱。AD 患者服用多奈哌齐 3 mg/d 及 5 mg/d，12 周后发现对红细胞中的 AChE 的产生明显的抑制作用。当药物达稳态浓度时，对 AChE 的抑制作用分别为 44%及 64%，并与认知功能的改善有关。对 AChE 抑制效应的研究，Rogers(1998)报道多奈哌齐的血浆浓度和红细胞 AChE 抑制作用之间的关系，血浆浓度在 50～75 ng/mL，酶活性抑制在 76.7%～83.5%是药物治疗有效的标志。

2.药代学

口服吸收良好，进食不影响药物的吸收，生物利用度为 100%。达峰浓度时间(T_{max})3～4 小时。不同剂量和曲线下面积(AUC)呈线性关系。血浆浓度达到一定水平后，再增加浓度并不能明显抑制红细胞的 AChE 活性。表明血浆中达到相当高浓度后，就不需要增加剂量，而只需要维持量即可。稳态分布容积为 12 L/kg。血浆蛋白结合率为 96%，主要是清蛋白(75%)和 α_1 酸性糖蛋白(21%)。多次给药可在 15 天内达到稳态。消除半衰期($t_{1/2}$)约 70 小时。在肝脏内由 CYP3D4 和 2D6 代谢，并经葡萄糖醛酸化过程。在给药 10 天后，多奈哌齐原型及其 4 种代谢产物，从尿中排出占 57%，从肠道排出占 15%。其代谢产物6-O-去甲基-多奈哌齐(11%)具有药理活性，其他代谢产物的作用尚未明确。有肝脏疾病(酒精性肝硬化)的患者肝脏清除率比健康人低 20%。肾脏病对清除率无影响。

3.临床药物试验

Rogers 等在美国 20 个单位 473 例患者入组，分为多奈哌齐 5 mg/d 组、10 mg/d 组和安慰剂组，进行为期 24 周的双盲对照试验。入组符合 DSMⅢ-R AD 诊断标准。评定工具应用阿尔茨海默病评定量表认知分量表(Alzheimer's disease assessment scale-cognitive subscale，ADAS-cog)、临床医师问卷为基础加照料者反应的病情改变的印象(clinician's inter view-based impression of change plus caregiver in put，CIBIC plus)、简易智力状态检查(mini-mental status examination，MMSE)、Boxes 测量法临床痴呆评分总和(clinical dementia rating-sum of the Boxes measure，CDR-SB)和日常生活能力量表(activities of daily living assessment，ADL)。24 周后结果，多奈哌齐治疗组患者的 ADAS-cog 评分比安慰剂组患者高。其中 5 mg/d 组与10 mg/d组之间差异没有统计意义。CIBIC plus 评分在统计学上也有利于多奈哌齐组。其他各项评定结果药物治疗组均有改善。

另有三篇报道应用剂量的研究，研究收集 161 例，年龄 55～85 岁，分为多奈哌齐 1 mg/d 组、3 mg/d 组、5 mg/d 组和安慰剂组，治疗 12 周，应用 ADAS-cog、ADL、MMSE、CDR-SB 评定，结果 5 mg/d 组在改善认知功能比其他三组有效。研究二在 24 个中心进行 15 周双盲临床试验，468 例，年龄>50 岁，分为多奈哌齐 5 mg/d、10 mg/d 和安慰剂组，应用 ADAS-cog、CIBIC plus 评定，结果 5 mg/d 组和 10 mg/d 组均能改变认知功能，但 5 mg/d 组与 10 mg/d 组之间 ADAS-cog 评分无显著性差异。研究三有 450 例患者，分为多奈哌齐 5 mg/d、10 mg/d 和安慰剂，使用 ADAS-cog、CIBIC plus、MMSE 和 CDR-SB 评定，结果5 mg/d和 10 mg/d 均改善认知功能，两组间无明显差别。治疗效果在停药后 6 周减少。

多奈哌齐的临床疗效评价，多数研究报告认为用于治疗轻至中度的AD患者，在改善认知功能方面有肯定效果。但2004年由英国卫生部支持“AD 2000”的临床试验，是一项随机、双盲、安慰剂对照，历时5年的研究。共纳入565例轻、中度AD，随机分为多奈哌齐和安慰剂组。结果显示，在治疗最初2年内，多奈哌齐组患者的认知功能和生活能力有所改善。但在治疗3年后，多奈哌齐组有42%和安慰剂组有44%被送入专业护理机构而中止研究，两组生活能力丧失的速度没有差异，两组疾病进展率分别为58%和59%，表明远期效果并不理想。有关长期疗效尚需进一步研究。

4.剂量和用法

多奈哌齐片剂，白色为5 mg，黄色为10 mg。起始剂量，每天5 mg，一次服。通常在晚上服用，血浆峰浓度出现在入睡后，可减少消化道的不良反应。对于有失眠的患者，则在白天服用。根据临床开放试验，用6周时间将剂量加至10 md/d时，其不良反应发生率与5 mg/d组没有显著差异。一般治疗剂量为5 mg/d，部分患者需要10 mg/d。老年患者因其药代学改变导致半衰期延长，使用5 mg/d的剂量更为适宜。有轻度肝、肾功能损害，不需调整剂量。

5.不良反应

常见有腹泻、恶心、呕吐、失眠、肌肉痛性痉挛、疲倦和厌食。这些不良反应通常很轻，持续短暂，继续治疗可缓解。总体来看，多奈哌齐耐受性较好。用5 mg/d治疗时，因不良反应而停止治疗的发生率与安慰剂接近。临床试验中，中止治疗常见的不良反应是恶心、腹泻和呕吐。多奈哌齐通常不引起肝脏毒性反应，这明显优于他克林。对心脏疾病、室上性心律失常、哮喘或阻塞性肺部疾病有影响，有增加消化道出血危险。与抗胆碱能药、琥珀酰胆碱类肌松剂可能有相互作用。

（三）利斯的明

利斯的明（rivastigmine，卡巴拉汀，艾斯能，Exelon）是氨基甲酸类衍生物，属于第二代胆碱酯酶抑制剂（AChEI）。由瑞士诺华公司开发。化学名称：（S）-氮-乙基-3-[（1-二甲氨基）乙基]-氮-甲氨基甲酸苯酯。分子结构式见图8-3。

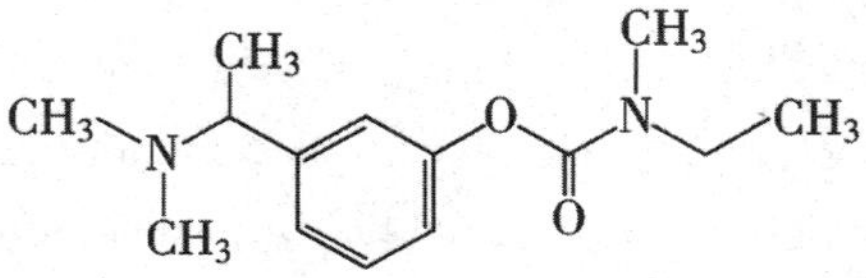

图8-3　利斯的明分子结构

1.药理学

（1）选择性作用：在体内、外实验证明，利斯的明在中枢神经系统对AChE抑制具有选择性。动物实验表明，本品抑制皮层和海马的作用明显强于脑的其他部位。在健康志愿者研究中，顿服3 mg，1.5小时内，脑内AChE活性抑制近40%。对脑AChE的亲和力是外周的10倍，而外周红细胞和血浆中AChE活性几乎不受影响，表明本品引起心血管系统和肌肉痉挛等外周不良反应较少。AChE存在不同亚型，在脑内以G_1和G_4亚型最丰富。在AD患者脑中G_1和G_4之比较正常人升高。有研究显示，本品对G_1型有选择性作用，对G_1型的抑制作用是G_4型的6倍。

（2）对BuChE的抑制作用：BuChE主要分布在周围器官，在中枢神经系统含量很少，但BuChE可能与AChE一起协同调节中枢ACh水平。Kenndey等（1999）研究显示，应用利斯的明后，脑脊液中 BuChE 明显减少，认知功能显著改善。由此推测本品作用机制具有中枢 AChE 与 BuChE 双重抑制作用。

(3)作用时间长：利斯的明是一种新型“假性不可逆性”AChE 抑制剂，它与 AChE 的酯侧结合，并使其降解，在与 AChE 形成氨基甲酰化复合物时，AChE 处于被抑制状态，直到酯位上的甲酰基部分被羟基取代才恢复其活性。利斯的明的氨基甲酸酯分子与酶的酯化位点拆离缓慢，即产生所谓的“假性不可逆”性抑制。结果在 10 小时内阻止了 ACh 的进一步水解，使其作用时间延长。

2.药代学

口服吸收迅速，几乎完全被吸收。服后 1 小时达峰浓度，与食物同用，血浆峰浓度延后 90 分钟。老年人吸收缓慢，1～2 小时达峰浓度。服用 3 mg 绝对生物利用度约 36%，生物利用度随剂量增高。蛋白结合率 40%。易通过血-脑屏障，表观分布容积为 1.8～27.0 L/kg，大于全身水体积，表明分布到血管外腔隙。

代谢主要通过胆碱酯酶代谢，本品与 AChE 作用产生酚类降解物，这种降解物仅有微弱(<10%)的胆碱酯酶抑制作用。对代谢酶影响小，其代谢不依赖肝微粒体 P450 酶灭活，很少发生药物相互作用。半衰期为 10 小时，每天 2 次给药。其代谢物主要由肾脏排泄，服用示踪标记的本品 24 小时内>90%经肾脏迅速排出，尿中未发现原型药物。仅 1%由粪便排泄。快速清除，而无蓄积作用，停药 24 小时内可恢复正常 AChE 功能。

在肝硬化患者，利斯的明及其代谢产物的曲线下面积(AUC)比正常人分别高 23 倍和 0.8 倍。说明肝损害时代谢减少，严重肝损害时应注意。轻、中度肾损害患者的 AUC 比健康人高 2 倍，根据个体耐受调整剂量后，未见两组间 AUC 存在显著差异。

3.临床药物试验

Anand 等(1996)设计主要用以评价利斯的明治疗 AD 的有效性和安全性方案，有 3 300 例纳入为期6 个月，双盲、对照和长期随访研究。结果：①利斯的明能改善认知功能，6 个月试验后，统计结果显示疗效显著。轻到中度 AD 患者的认知功能临床上有相对提高，包括语言能力、单词回忆、单词识认、定向和记忆测验。ADAS-cog 评分均值有显著提高，在第 6 个月，服用 6～12 mg/d治疗组与安慰剂组比较ADAS-cog评分平均相差 4.9 分。②日常生活活动能力，应用进展性恶化量表(PDS)，是一种区域特异性 ADL 评价方法。6 个月后，PDS 评分安慰剂组下降 5.2 分，利斯的明组下降 1 分，表明利斯的明治疗可使 ADL 衰退延缓。③总体执行功能，是对认知、行为和执行功能进行的临床评估，常用工具 CIBIC-plus。服用6～12 mg/d组与安慰剂组相比，证实有明显改善。

Rosler 等(1999)在欧洲和南美洲 45 个中心进行前瞻性、双盲对照，把 725 例轻、中度 AD 患者随机分为利斯的明 1～4 mg/d 低剂量组 243 例，6～12 mg/d 高剂量组 243 例，安慰剂组 239 例。经 6 个月治疗，结果 ADAS-cog 评分改变高剂量组(24%)显著高于安慰剂组(16%)，CIBIC-plus 高剂量组(37%)显著高于安慰剂组(20%)。PDS 衡量改善状况，两组间具有统计学意义的差异($P<0.01$)。

Spenser 等(1998)综合三篇Ⅱ、Ⅲ期临床试验，有 1 479 例接受不同剂量利斯的明治疗，并以安慰剂 647 例做对照。结果显示，利斯的明能明显改善患者的认知功能，减缓总体功能衰退，延长日常生活能力的时间，并减轻病情严重程度。剂量 6～12 mg/d 疗效最显著，一般在第 12 周起效。

4.剂量和用法

利斯的明胶囊剂,有 1.5 mg、3 mg、4.5 mg 和 6 mg 四种规格。本品适用于轻度、中度阿尔茨海默病。对血管性痴呆的治疗尚未见报道。

开始剂量 1.5 mg,每天 2 次。两周后耐受良好,剂量递增到 3～6 mg,每天 2 次。调整剂量时,注意患者耐受能力。加药过程中出现不良反应,应减量。最高治疗剂量为 6 mg,每天 2 次。推荐在早、晚进食时服用。

注意:①病态窦房结综合征或伴严重心律失常患者慎用。②溃疡患者应注意观察。③不宜与拟胆碱能药合用。

5.不良反应

常见不良反应恶心、呕吐、食欲缺乏、眩晕、腹泻和头痛。多为轻到中度,持续时间有限,常发生在治疗开始的前几周,继续治疗症状可消失。采用进食时服药可以改善。如症状明显,不能耐受则减少剂量。不良反应发生频率与程度和剂量相关。

对心电图及肝功能无影响,不需特殊监护。肝、肾功能减退的患者一般不必调整剂量。

本品安全性高,服药过量,出现恶心、呕吐和腹泻,多数不需要处理。乙酰胆碱酯酶抑制作用周期约9 小时,对无症状的用药过量患者,在随后 24 小时内不应继续用药。严重过量患者可使用阿托品,初始剂量为 0.03 mg/kg 静脉注射。1 例一次服用 46 mg,24 小时内完全恢复正常。目前未见因服过量中毒死亡的报告。

二、抗氧化剂

AD 患者脑内老年斑的核心成分是 β 淀粉样蛋白(amyloid-protein,Aβ),它能引起自由基大量产生,可导致神经细胞死亡。氧化代谢生成的自由基和其他一些含氧化合物如过氧化氢等总称为活性氧物质。活性氧物质在神经退行性疾病中发挥重要作用。机体在代谢过程中可产生自由基,由于它带有不成对电子,因此很容易与蛋白和脂质发生反应而破坏细胞膜和组织。抗氧化剂具有减少自由基生成和保护神经元免受自由基损害的作用。

(一)维生素 E

维生素 E(vitamin E,生育酚,tocopherol)有很强的抗氧化作用,能够清除自由基,保护细胞内过氧化氢酶和过氧化物酶的活性,减少脑细胞中脂褐素的形成,有助于延缓衰老过程。动物试验显示,维生素 E 能延缓神经细胞损害和死亡,可促进人体新陈代谢,增强机体活力,推迟细胞衰老。

临床研究认为,维生素 E 对延缓衰老和痴呆的进展有效。一项流行病学调查结果,高剂量维生素 E 与 AD 的低发生率有显著相关性。支持抗氧化剂能延缓 AD 的观点。另一项多中心、双盲随机临床试验,应用维生素 E 1 000 IU,每天 2 次,治疗中度 AD 患者,结果可使患者病情进展延缓 7 个月,但不能改善患者总体情况。Sano 等(1997)对 341 例门诊 AD 患者随机分为维生素 E 2 000 IU/d 组,司来吉兰 10 mg/d 组,两药联合组和安慰剂组。结果显示,三个治疗组与安慰剂比较在死亡、住院和日常活动能力的终点时间有显著的延迟。与安慰剂比较维生素 E 组延长 230 天,司来吉兰组 215 天,联合治疗组 145 天。但三个治疗组的认知功能均没有显著性改变。

胶丸剂:5 mg;100 mg。每次口服 10～100 mg,每天 2～3 次。

大剂量可引起恶心、呕吐、唇炎、口角炎、眩晕和视物模糊、性腺功能障碍、低血糖等。

长期大剂量(200～600 mg/d),可引起血栓性静脉炎、肺栓塞和下肢水肿等。因此,应限制大剂量应用。

(二)银杏叶提取物

银杏叶提取物(金纳多、天保宁、达纳康和舒血宁,Ginkgo Biloba Leaf Extract、Ginaton)能阻止自由基所致的损害,是一种抗氧化剂。有效成分为银杏黄酮苷和萜类化合物。

Packer 等(1995)提出,银杏叶提取物具有抗氧化和拟胆碱能作用。它可以清除体内过多的自由基,抑制细胞膜的脂质过氧化反应,保护细胞膜,防止自由基对机体的损害。通过刺激儿茶酚胺的释放和抑制其降解及刺激前列环素和内皮舒张因子的形成而产生动脉舒张作用,增加血流量。增加缺血组织对氧及葡萄糖的供应量,增加中枢毒蕈碱受体数量,增强中枢胆碱能系统的功能。

口服易吸收,生物利用度 60%~70%,半衰期 4~5 小时,大部分经肾脏排出,29%从粪便排出。

Le Bar 等(1997)对 263 例符合 DSM-Ⅲ-R AD 诊断标准入组,有 137 例完成 52 周观察,结果银杏叶组有 78 例(50%),对照组有 59 例(38%)在日常生活和社会行为评估中有轻微提高,对照组相对于基线显示有明显恶化,结果有统计意义。而 CGI-C 和 ADAS-cog 量表中未见显著性差异。

临床上适用于 AD,血管性痴呆和混合性痴呆,可改善认知功能,但对严重痴呆者效果不显著。

剂量与用法:片剂,40 毫克/片;针剂,17.5 mg/5 mL。口服剂量 40~80 mg,每天 3 次。静脉注射,每次 5~10 mL,每天 1~2 次。静脉滴注时用生理盐水,葡萄糖或右旋糖酐 40 稀释。

不良反应:少见,可有易激惹、情绪不稳,罕有胃肠不适、头痛、血压下降和变态反应。静脉注射时应变换注射部位,以防静脉炎。

(三)司来吉兰

司来吉兰(selegiline、司立吉林、克金平、Jumex 和 L-deprenyl)是单胺氧化酶-B 抑制剂。老年人单胺氧化酶-B(MAO-B)的活性增高,以海马、顶叶和颞叶皮层最明显。MAO-B 在脑内参与生物源性脱氨作用,通过抑制 MAO-B 活性减少自由基形成,具有神经元保护作用。亦可增加儿茶酚胺水平,增强记忆功能。

有六项随机双盲临床试验,应用司来吉兰治疗 500 例痴呆患者,研究期限为 1~24 个月。其中 Sano 等(1997)样本最大,以司来吉兰、维生素 E 与安慰剂对照研究。结果显示,司来吉兰与维生素 E 在延缓病情进展疗效相似,均比安慰剂好。另有五项自身交叉对照研究,均证实司来吉兰的疗效。一项对 341 例中度痴呆患者的多中心、双盲对照试验,单用维生素 E 1 000 IU,每天2 次。单用司来吉兰 5 mg,每天 2 次。经 2 年观察,均可延缓痴呆的进展速度。

司来吉兰可用于治疗痴呆患者,尤其适用于不宜应用胆碱酯酶抑制剂的患者。

片剂:每片 5 mg。每次 5 mg,每天 2 次,早午服。推荐剂量 5~10 mg/d,分次服。

不良反应:主要是直立性低血压,严重者不能耐受。部分患者可出现焦虑、易激惹、眩晕、失眠、口干、腹痛、恶心、呕吐。

本品不宜与 5-羟色胺再摄取抑制剂、三环类抗抑郁剂、哌替啶配伍用,联合应用可出现精神症状、癫痫、高血压危象严重的相互作用。

三、促脑代谢及脑循环药

(一)吡拉西坦

吡拉西坦(脑复康,吡乙酰胺,酰胺吡酮,piracetam)是氨基丁酸的衍生物。在促智药临床研究中，常作为阳性对照药物。

吡拉西坦直接作用于大脑皮质，具有激活、保护和修复神经细胞的功能。通过激活腺苷酸激酶，促使脑内 ADP 转化为 ATP。增加大脑对氨基酸、蛋白质、葡萄糖的吸收和利用，促进脑细胞代谢，改善脑功能。它影响胆碱能神经元兴奋传递，促进乙酰胆碱合成，具有改善学习、记忆和回忆功能。

适用于治疗轻度认知功能障碍，轻、中度痴呆，以及脑缺氧、脑外伤、脑卒中、药物中毒、一氧化碳中毒引起的记忆、思维障碍。

口服吸收快，30～40 分钟达峰浓度，生物利用度大于 90%，易透过血-脑屏障及胎盘障碍，半衰期为5～6 小时。98%以原形从尿排出，仅 2%从粪便排出。

剂量和用法如下。片剂：0.4 g、0.8 g；胶囊：0.2 g；口服液：0.4 g∶10 mL、0.8 g∶10 mL；注射剂：1 g∶5 mL、2 g∶10 mL、3 g∶15 mL、4 g∶20 mL。

口服 0.8～1.6 g，每天 3 次。6 周为 1 个疗程。静脉滴注 8 g/d。

不良反应轻微，偶有口干、食欲缺乏、呕吐、失眠、荨麻疹等。大剂量时出现失眠、头晕、呕吐、过度兴奋，停药后恢复。锥体外系疾病、亨廷顿病禁用。

(二)茴拉西坦

茴拉西坦(阿尼西坦，三乐喜，脑康酮，aniracetam)属于 2-吡咯烷酮衍生物。1978 年由瑞士 Roche 公司开发，1988 年在日本上市。化学名为 1-(4-甲氧基苯酰基)-2-吡咯烷酮。

选择性作用于大脑，促进和增强记忆。动物模型研究中，被动或主动逃逸、选择性行为反应和迷宫学习试验，均显示茴拉西坦对学习和记忆的作用。研究表明，本品可以激活丘脑网状结构的胆碱能通路，增加 ACh 释放。ACh 是通过胆碱受体兴奋中枢运动神经元的兴奋介质，与学习记忆有关。口服茴拉西坦 100 mg/kg，可增加大鼠海马 ACh 释放，使海马 ACh 水平下降得以恢复。能刺激中枢神经系统中谷氨酸受体而产生促智作用。本品没有镇静或兴奋作用，也没有血管扩张作用。

口服吸收完全，口服后 1 小时达峰浓度。生物利用度 0.2%。能透过血-脑屏障，药物浓度-时间曲线下面积(AUC)与剂量无线性关系。蛋白结合率约 66%，在体内主要分布在胃肠道、肾、肝、脑和血液。在肝脏代谢，对肝药酶无明显影响，主要代谢产物为对甲氧基苯甲酰氨基丁酸(ABA)和 2-吡咯烷酮。半衰期为 35 分钟。代谢产物的 84%由尿排出，0.8%经粪便排泄，11%随 CO_2 呼出。

茴拉西坦用于治疗 AD，可改善认知功能，长短记忆及学习能力。Senin 等(1991)对 109 例轻到中度认知功能损害的 AD 患者进行多中心、双盲随机对照研究，应用茴拉西坦治疗 6 个月，结果治疗组的心理测量评分较对照组有显著提高。

临床用于治疗健忘症、记忆减退、AD 及血管性痴呆患者。

剂量和用法如下。片剂：100 mg、200 mg、750 mg、1 500 mg。口服每次 200 mg，每天 2～3 次。治疗剂量为 600～1 500 mg/d。有明显失眠、焦虑不安的患者，建议每天晨 1 次服。1～2 个月为 1 个疗程。

本品安全性和耐受性良好，偶有失眠、激动、头痛、眩晕、腹泻、上腹痛、皮疹和口干等。反应轻微，一般不需停药。在人体研究中尚未发现与其他药物相互作用。严重肾功能不全者，每天剂量减至 750 mg。

(三)二氢麦角碱

二氢麦角碱(dihydroergotoxine、HYDER GIN、安得静和海特琴)由二氢麦角可宁、二氢麦角汀和α、β二氢麦角隐亭甲磺酸盐组成的混合物。

本品能增加ACh的合成,增加胆碱能受体数量,可改善记忆。它能抑制ATP酶和腺苷酸环化酶的活性,增加神经细胞内ATP水平,使神经细胞能量增加。本品为α受体阻滞剂,能抑制血管紧张,使血管扩张。同时,作用于中枢多巴胺和5-羟色胺受体,缓解血管痉挛,改善脑的微循环,能增加脑血流量和对氧的利用,改善脑细胞代谢功能。

口服吸收25%,服药后1小时达峰浓度,生物利用度5%~12%。血浆蛋白结合率为31%,半衰期为4小时,主要由肝代谢。随胆汁经粪排出,仅2%以原形排出。

适用于血管性痴呆,动脉硬化症及卒中后遗症。对297例AD患者治疗结果显示,神经心理和行为症状的疗效评价有改善,但总体疗效无显著意义。

剂量和用法如下。片剂:1毫克/片;注射剂:0.3 mg/mL。口服3~6 mg/d,12周为1个疗程;静脉滴注:2~4 mg/d。

不良反应:轻微,偶有恶心、呕吐、鼻塞和面部潮红。

避免与吩噻嗪类、利尿药和降压药伍用。急慢性精神病、低血压、心脏器质性损害、严重心动过缓和肾功能不全禁用。

(四)阿米三嗪/萝巴新

阿米三嗪/萝巴新(都可喜、almitrine/rau basine和Duxil)是由阿米三嗪与萝巴新组成的复方制剂。

阿米三嗪作用于颈动脉体化学感受器,兴奋呼吸,从而增强气体交换,增加动脉氧分压和血氧饱和度。萝巴新可增加大脑线粒体的氧利用,增强阿米三嗪作用强度和作用时间。二药合用可使脑组织氧供应和利用增强,促进代谢,有改善脑代谢和微循环的作用。

本品适用于记忆下降及脑卒中后的功能恢复。

常用片剂:每片含阿米三嗪30 mg和萝巴新10 mg。口服每次1片,每天2次,餐后服。

不良反应:极少数可有恶心、呕吐和头晕。忌与单胺氧化酶抑制剂合用。孕妇及哺乳期妇女慎用。

(五)吡硫醇

吡硫醇(脑复新)为维生素B_6的类似物,能促进脑内新陈代谢,增加脑血流量,改善脑功能。用于脑动脉硬化,阿尔茨海默病。每次口服100~200 mg,每天3次。不良反应可有恶心、皮疹。

(六)环扁桃酯

环扁桃酯(抗栓丸,cyclandelate)对照研究表明,本品能提高AD患者注意力,改善情绪。剂量600~900 mg/d,分3~4次服。维持量300~400 mg/d。不良反应为颜面潮红、皮肤灼热感,头痛和胃肠反应。

(七)萘呋胺

萘呋胺能增加脑细胞ATP合成,增加脑细胞的葡萄糖利用率。有报道能增进记忆,提高智力测验评分。剂量300 mg/d,分3次服。有失眠、胃不适反应。

(八)脑蛋白水解物

脑蛋白水解物(脑活素,丽珠赛乐,优尼泰,Cerebrolysin)用标准化控制的酶分解而来,含游离谷氨酸和多肽,其中具有活性的多肽可透过血-脑屏障,进入神经细胞,促进蛋白质合成,改善脑能量代谢，并影响突触的可塑性及传递。有报告用于轻、中度 AD 患者对记忆、注意力的改善有效。肌内注射，每次2～5 mL，每天 1 次。静脉滴注，每次 10～30 mL，稀释于 250 mL 静脉滴注液中，缓慢滴注。2～4 周为 1 个疗程。偶有变态反应。癫痫发作、肾功能不全患者及孕妇禁用。

四、谷氨酸受体阻滞剂

谷氨酸是脑皮质和海马的主要兴奋性神经递质，在学习与记忆功能中具有重要作用。早在 20 世纪 80 年代提出 AD 发病的谷氨酸能神经功能异常假说，神经元受到谷氨酸异常强烈的作用，引起大量的 Ca^{2+} 内流，产生活性氧物质，可能会导致神经元变性死亡。这种由氨基酸兴奋引起的毒性称为兴奋性神经毒性。谷氨酸受体过多的激活会引起神经元变性和丧失，试验证明，兴奋性毒性在神经退行性疾病中起重要作用。

N-甲基-D-天冬氨酸(N-methyl-D-aspartate，NMDA)受体阻滞剂可以阻止过量的神经递质谷氨酸传递而达到保护神经元作用；另一方面，增加 NMDA 受体数量和功能有助于增强和调节认知功能。

美金刚(二甲金刚胺，memantine，Ebixa)是一种 NMDA 受体阻滞剂。由德国 Merz 药厂出品，已在欧洲批准用于治疗中、重度 AD。其主要成分为盐酸 1-氨基-3，5-二甲基金刚烷。

临床前试验表明，本品具有神经保护作用，长期应用能保护海马免受 NMDA 特异性内源性神经毒剂——喹啉酸毒性作用。在大鼠缺血模型试验中，本品对大脑和局灶具有保护缺血过度损伤作用。

本品对 NMDA 拮抗作用像 Mg^{2+} 一样占据 NMDA 通道，增加动作电位。主要是通过直接利用电压依赖方式，阻断 NMDA 受体，防止大量 Ca^{2+} 内流，因此具有保护神经元免受谷氨酸兴奋性毒性作用。

本品对谷氨酸能神经递质具有双重调节作用。①对 α 氨基-3 羟基-5-甲基-4 异噁唑丙酸(AMPA)受体作用：阿尔茨海默病谷氨酸释放异常减少，美金刚对 AMPA 受体具有促进作用，而保证正常的谷氨酸能神经传导，促使学习和记忆功能的恢复。②对 NMDA 作用：在突触前谷氨酸释放病理性增加时，如脑缺血时，美金刚通过突触后膜阻断谷氨酸调节的离子通道(NMDA 通道)而抑制谷氨酸的作用，从而减少谷氨酸的兴奋性毒性作用。

口服吸收迅速、完全。单次口服剂量为 10～40 mg，3～7.7 小时达峰浓度，其曲线下面积和达峰浓度与剂量呈线性关系。在体内分布广泛，对肺、肝、肾脏有特殊亲和力，能透过血-脑屏障，脑脊液浓度是血浆浓度的 1/20。血浆蛋白结合率为 42%～45%，清除半衰期为 67～104 小时。主要通过肾脏排泄，少量存在粪便中。

动物试验表明，小剂量 NMDA 受体阻滞剂治疗 AD，对改善认知功能有效。近 10 年，美金刚在欧洲用于治疗各种形式、各个阶段的痴呆，临床资料也证实了动物试验。

Pante 等(1993)对 60 例中重痴呆患者进行 4 周随机双盲对照试验，应用美金刚剂量为 20 mg，结果显示认知障碍及动力缺乏治疗有效反应率为 70%。另一项 160 例重度痴呆患者进行 12 周随机双盲对照试验，其中 151 例完成 12 周观察，75 例为治疗组，76 例为对照组。结果治疗组临床总体印象评定反应率为 76%，对照组为 45%，两组有显著性差异。

有 5 项双盲、对照的临床研究，应用美金刚 4～6 周，进行有效性评价。结果均证实，在改善认知功能、驱动力和情感状态，日常生活中的运动功能方面有效，使患者的社会功能、独立能力得到改善。

Reisberg 等(2003)用美金刚治疗中度和重度 AD 患者的双盲对照研究显示，美金刚在改善 AD 患者认知功能、社会功能方面明显优于安慰剂。

剂量和用法：起始剂量 5 mg/d，第 2 周加量到 10 mg/d，第 3 周为 15 mg/d，第 4 周为 20 mg/d，疗程4 个月。剂量大时，应分 2 次服，午后宜在 4 点前用药，以减少失眠。不宜与抗胆碱能药伍用。

大量临床试验表明，本品无明显毒副作用，耐受性良好，其不良反应轻微，常见有兴奋、激越、失眠、不安和运动增多。

五、雌激素

流行病学调查表明，经绝后妇女 AD 的发病率比同龄组男性高 1.5～3 倍。据报道，雌激素能促进胆碱能神经元生长和生存，减少脑内淀粉样蛋白沉积。脑内存在特定神经元有雌激素受体的表达，其分布与 AD 患者脑内病理改变区一致。AD 女性患者雌激素水平较健康同龄妇女低。这说明雌激素缺乏可能与 AD 有关。

临床试验证实，雌激素可降低绝经期后妇女 AD 的危险度，并减轻痴呆程度，改善 AD 的症状。Rice(1997)观察雌激素治疗 829 例，发现单用雌激素比雌孕激素联合治疗，在改善认知功能效果更好。另有研究应用雌激素替代疗法，治疗 3 周，AD 患者的症状显著好转，以记忆力，时间空间定向力和计算力的提高明显。一旦停药，各项评定指标又恢复治疗前状况，总病程还有恶化。目前认为，雌激素替代治疗，只能减轻症状，延缓疾病进程，不能达到治愈的目的。近期研究表明，长期联合应用雌激素和孕激素存在诸多危险，使乳腺癌、子宫内膜癌、冠心病、卒中和静脉血栓等发生率增高，这些影响不容忽视。因此，雌激素在预防、延缓 AD 的价值，尚待研究。

六、抗β淀粉样蛋白药

AD 病理学特征是脑内存在老年斑、神经纤维缠结及选择性神经元死亡。老年斑的核心成分是β淀粉样蛋白(amyloid β-protein，Aβ)。Aβ 由细胞分泌，在细胞基质沉淀聚集后可产生很强的神经毒性。目前认为，Aβ 是 AD 患者脑内老年斑周边神经元变性和死亡的主要原因。研究发现，环境或基因突变可引起β淀粉样前体蛋白(APP)代谢异常。在神经细胞外导致 Aβ 沉积，形成老年斑，造成神经元损伤。采取抑制与 Aβ 形成有关的蛋白酶，恢复神经元对 APP 代谢的正常调节，阻止 Aβ 形成有毒性的聚合体，保护神经元免遭 Aβ 的神经毒性，修复损伤的基因，可达到治疗 AD 的目的。

抗β折叠多肽($iA\beta_{11}$)是一种含有 11 个氨基酸的多肽，它与 Aβ 结合的亲和力很高，离体实验中能抑制淀粉样肽形成。有一种 $iA\beta_{11}$ 的 5 个氨基酸的衍生物，命名为 $iA\beta_5$，它对已形成的 Aβ 具有更强的抑制和灭活作用。新近研制成功 Aβ“疫苗”，已进入临床试验阶段。Schenk 等在美国完成 24 例剂量效应研究的Ⅰ期临床试验，初步结果提示，“疫苗”安全性好，为 AD 治疗带来了希望。2001 年开始了Ⅱ期临床试验，可能是因免疫引起的中枢神经系统炎症反应，而于 2002 年停止试验。虽然 Aβ 肽免疫疗法临床试验受到挫折，但免疫抗体疗法仍然具有重大潜力，是一种新药开发快捷途径。

(韩　英)

第五节 抗癫痫药

癫痫是一种由各种原因引起的脑灰质的偶然、突发、过度、快速和局限性放电而导致的神经系统临床综合征，尽管近年来手术方法对难治性癫痫的治疗取得了很大进展，但80%的癫痫患者仍然可通过抗癫痫药物获得满意疗效。随着人们对抗癫痫药物的体内代谢和药理学参数的深入研究，临床医师能更加有效地使用抗癫痫药物，使抗癫痫治疗的效益和风险比达到最佳水平。

根据化学结构可将抗癫痫药物分为以下几类。①乙内酰脲类：苯妥英、美芬妥英等。②侧链脂肪酸类：丙戊酸钠、丙戊酰胺等。③亚芪胺类：卡马西平。④巴比妥类：巴比妥钠、异戊巴比妥、甲苯比妥、扑米酮。⑤琥珀酰亚胺类：乙琥胺、甲琥胺、苯琥胺等。⑥磺胺类：乙酰唑胺、舒噻美等。⑦双酮类：三甲双酮、双甲双酮等。⑧抗癫痫新药：氨乙烯酸、氟氯双胺、加巴喷丁、拉莫三嗪、非尔氨酯、托吡酯。⑨激素类：促肾上腺皮质激素，泼尼松。⑩苯二氮䓬类：地西泮、氯硝西泮等。

一、苯妥英钠

苯妥英钠别名为大仑丁、二苯乙内酰脲。

（一）药理作用与应用

该药能稳定细胞膜，调节神经元的兴奋性，抑制癫痫灶内发作性电活动的传播和扩散，阻断癫痫灶对周围神经元的募集作用。对于全身性强直阵挛发作、局限性发作疗效好，对精神运动性发作次之，对小发作无效。是临床上应用最广泛的抗癫痫药物之一。口服主要经小肠吸收，成人单剂口服后t_{max}为3～8小时，长期用药后半衰期为10～34小时，平均20小时。有效血药浓度为10～20 μg/mL，开始治疗后达到稳态所需时间为7～11天。

（二）不良反应

1.神经精神方面

神经症状有眩晕、构音障碍、共济失调、眼球震颤、视物模糊和周围神经病变。精神症状包括智力减退、人格改变、反应迟钝和神经心理异常。

2.皮肤、结缔组织和骨骼

患者可有麻疹样皮疹、多形性红斑、剥脱性皮炎和多毛等表现。齿龈增生常见于儿童和青少年。小儿长期服用可引起钙磷代谢紊乱、骨软化症和佝偻病。

3.造血系统

巨红细胞贫血、再生障碍性贫血和白细胞计数减少等。

4.代谢和内分泌

该药可作用于肝药酶，加速皮质激素分解，也可抑制胰岛素分泌、降低血中T_3的浓度。

5.消化系统

患者可有轻度厌食、恶心、呕吐和上腹疼痛，饭后服用可减轻症状。

6.致畸作用

癫痫母亲的胎儿发生颅面和肢体远端畸形的危险性增加，但是否与服用苯妥英钠有关目前尚无定论。

(三)注意事项

应定期检查血常规和齿龈的情况,长期服用时应补充维生素 D 和叶酸。妊娠哺乳期妇女和肝、肾功能障碍者慎用。

(四)禁忌证

对乙内酰脲衍生物过敏者禁用。

(五)药物相互作用

(1)与卡马西平合用,可使两者的浓度交互下降。

(2)与苯巴比妥合用,可降低苯妥英钠的浓度,降低疗效。

(3)与扑米酮合用,有协同作用,可增强扑米酮的疗效。

(4)与丙戊酸钠合用,可使苯妥英钠的血浓度降低。

(5)与乙琥胺和三甲双酮合用,可抑制苯妥英钠的代谢,使其血浓度增高,增加毒性作用。

(6)与三环类抗抑郁药合用,可使两者的作用均增强。

(7)与地高辛合用,可增加地高辛的房室传导阻滞作用,引起心动过缓。地高辛能抑制苯妥英钠的代谢,增加其血浓度。

(8)不宜与氯霉素、西咪替丁和磺胺甲噁唑合用。

(9)与地西泮、异烟肼和利福平合用时,应监测血浓度,并适当调整剂量。

(10)与孕激素类避孕药合用时可降低避孕药的有效性。

(六)用法与用量

成人,50～100 mg,每天 2～3 次,一般 200～500 mg/d,推荐每天 1 次给药,最好晚间服用,超大剂量时可每天 2 次。儿童每天 5～10 mg/kg 体重,分 2 次给药。静脉用药时,缓慢注射(<50 mg/min),成人15～18 mg/kg 体重,儿童 5 mg/kg 体重,注射时需心电图监测。

(七)制剂

(1)片剂:100 mg。

(2)注射剂:5 mL∶0.25 g。

(3)粉针剂:0.1 g、0.25 g。

二、乙苯妥英

乙苯妥英别名皮加隆,乙妥英,Peganone。

(一)药理作用与应用

本药类似苯妥英钠,但作用及不良反应均比苯妥英钠小。临床常与其他抗癫痫药合用,对全身性发作和复杂部分性发作有较好疗效。

(二)不良反应

本药不良反应比苯妥英钠少,有头痛、嗜睡、恶心、呕吐,共济失调、多毛和齿龈增生少见。

(三)用法与用量

口服,成人,开始剂量 0.5～1.0 g/d,每 1～3 天增加 0.25 g,最大可达 3 g/d,分 4 次服用。儿童,1 岁以下 0.3～0.5 g/d,2～5 岁 0.5～0.8 g/d,6～12 岁 0.8～1.2 g/d。

(四)制剂

片剂:250 mg、500 mg。

三、甲妥英

甲妥英别名美芬妥英，Methenytoin，Methoin。

(一)药理作用与应用

甲妥英与苯妥英钠相似，但有镇静作用。主要用于对苯妥英钠效果不佳的患者，对小发作无效。

(二)不良反应

毒性较苯妥英钠强，有嗜睡、粒细胞减少、再生障碍性贫血、皮疹、中毒性肝炎反应。

(三)用法与用量

成人，50～200 mg，每天 1～3 次。儿童，25～100 mg，每天 3 次。

(四)制剂

片剂 50 mg、100 mg。

四、丙戊酸钠

丙戊酸钠别名二丙二乙酸钠，抗癫灵，戊曲酯。

(一)药理作用与应用

本药可能通过增加脑内抑制性神经递质 γ-氨基丁酸(GABA)的含量，降低神经元的兴奋性，或直接稳定神经元细胞膜而发挥抗癫痫作用。口服吸收完全，t_{max} 为 1～4 小时，半衰期为 14 小时，达到稳态所需时间 4 天，有效血浓度为67～82 μg/mL。本品是一种广谱抗癫痫药，对各型小发作、肌阵挛发作、局限性发作、大发作和混合型癫痫均有效，对复杂部分性发作、单纯部分性发作和继发性全身发作的效果不如其他一线抗癫痫药。此外本药还可用于治疗小舞蹈病、偏头痛、心律失常和顽固性呃逆。

(二)不良反应

1.消化系统

消化系统不良反应有恶心、呕吐、厌食、消化不良、腹泻和便秘等。治疗过程中还可发生血氨升高，少数患者可发生脑病。在小儿及抗癫痫药合用的情况下容易发生肝、肾功能不全，表现为头痛、呕吐、黄疸、水肿和发热。一般情况下，肝毒性的发生率很低，约 1/50 000。严重肝毒性致死者罕见。

2.神经系统

神经系统不良反应有震颤，也可有嗜睡、共济失调和易激惹症状。认知功能和行为障碍罕见。

3.血液系统

由血小板减少和血小板功能障碍导致的出血时间延长、皮肤紫斑和血肿。

4.致畸作用

妊娠初期服药可致胎儿神经管发育缺陷和脊柱裂等。

5.其他

偶见心肌劳损、心律不齐、脱发、内分泌异常、低血糖和急性胰腺炎。

(三)注意事项

服用 6 个月以内应定期查肝功能和血常规。有先天代谢异常者慎用。

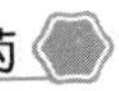

(四)禁忌证

肝病患者禁用。

(五)药物相互作用

(1)丙戊酸钠为肝药酶抑制剂,合用时能使苯巴比妥、扑米酮和乙琥胺的血浓度增高,而苯巴比妥、扑米酮、苯妥英钠、乙琥胺和卡马西平又可诱导肝药酶,加速丙戊酸钠的代谢,降低其血浓度。

(2)与阿司匹林合用可使游离丙戊酸钠血浓度显著增高,半衰期延长,导致丙戊酸钠蓄积中毒。

(六)用法与用量

1.抗癫痫

成人维持量为600～1 800 mg/d,儿童体重20 kg以上时,每天不超过30 mg/kg体重,体重<20 kg时可用至每天40 mg/kg体重,每天剂量一般分2次口服。

2.治疗偏头痛

1 200 mg/d,分2次口服,维持2周可显效。

3.治疗小舞蹈病

口服,每天15～20 mg/kg体重,维持3～20周。

4.治疗顽固性呃逆

口服,初始剂量为每天15 mg/kg体重,以后每2周每天剂量增加250 mg。

(七)制剂

(1)丙戊酸钠片剂:100 mg、200 mg、250 mg。

(2)糖浆剂:5 mL∶250 mg、5 mL∶500 mg。

(3)丙戊酸胶囊:200 mg、250 mg。

(4)丙戊酸氢钠(肠溶片):250 mg、500 mg。

(5)丙戊酸/丙戊酸钠(控释片):500 mg。

五、丙戊酸镁

(一)药理作用与应用

新型广谱抗癫痫药,药理作用同丙戊酸钠。适用于各种类型的癫痫发作。

(二)不良反应

嗜睡、头昏、恶心、呕吐、厌食胃肠道不适,多为暂时性。

(三)注意事项

孕妇、肝病患者和血小板减少者慎用。用药期间应定期检查血象。

(四)药物相互作用

本药与苯妥英钠和卡马西平合用可增加肝脏毒性,应避免合用。

(五)用法与用量

口服,成人,200～400 mg,每天3次,最大可用至600 mg,每天3次。儿童每天20～30 mg/kg体重,分3次服用。

(六)制剂

片剂:100 mg、200 mg。

六、丙戊酰胺

丙戊酰胺别名丙缬草酰胺，癫健安，二丙基乙酰胺。

(一)药理作用与应用

其抗惊厥作用是丙戊酸钠的 2 倍，是一种作用强见效快的抗癫痫药。临床用于各型癫痫。

(二)不良反应

头痛、头晕、恶心、呕吐、厌食和皮疹，多可自行消失。

(三)用法与用量

口服，成人，0.2～0.4 g，每天 3 次。儿童每天 10～30 mg/kg 体重，分 3 次口服。

(四)制剂

片剂：100 mg、200 mg。

七、唑尼沙胺

唑尼沙胺别名 Exogran。

(一)药理作用与应用

唑尼沙胺具有磺酰胺结构，对碳酸酐酶有抑制作用，对癫痫灶放电有明显的抑制作用。本品口服易吸收，t_{max} 为 5～6 小时，半衰期为 60 小时。临床主要用于全面性发作、部分性发作和癫痫持续状态。

(二)不良反应

不良反应主要为困倦、焦躁、抑郁、幻觉、头痛、头晕、食欲缺乏、呕吐、腹痛、白细胞减少、贫血和血小板减少。

(三)注意事项

不可骤然停药，肝、肾功能不全者、机械操作者、孕妇和哺乳期妇女慎用。定期检查肝、肾功能和血常规。

(四)用法与用量

成人初量 100～200 mg，分 1～3 次口服，逐渐加量至 200～400 mg，分 1～3 次口服。每天最大剂量 600 mg。儿童 2～4 mg/kg 体重，分 1～3 次口服，逐渐加量至 8 mg/kg 体重，分 1～3 次口服，每天最大剂量12 mg/kg 体重。

(五)制剂

片剂：100 mg。

八、三甲双酮

三甲双酮别名 Tridion。

(一)药理作用与应用

在体内代谢成二甲双酮起抗癫痫作用，机制不明。口服吸收好，t_{max} 为 30 分钟以内，二甲双酮半衰期为10 天或更长。主要用于其他药物治疗无效的失神发作，也用于肌阵挛和失张力发作。

(二)不良反应

患者可能有骨髓抑制、嗜睡、行为异常、皮疹、胃肠道反应、肾病综合征、肌无力综合征和脱发。有严重的致畸性。

(三)禁忌证

孕妇禁用。

(四)用法与用量

口服,成人维持量为750～1 250 mg/d,儿童每天20～50 mg/kg。

(五)制剂

(1)片剂:150 mg。

(2)胶囊剂:300 mg。

(李翠翠)

第六节 抗精神失常药

精神失常是由多种原因引起的精神活动障碍的一类疾病,包括精神分裂症、躁狂症、抑郁症和焦虑症。治疗这些疾病的药物统称为抗精神失常药。

一、抗精神病药

抗精神病药是用于治疗精神分裂症、器质性精神病及双相精神障碍(躁狂抑郁症)的躁狂期的药物。这类药物的特点是对精神活动具有较大的选择性抑制,能治疗各种精神病和多种精神症状,在通常的治疗剂量并不影响患者的智力和意识,却能有效地控制患者的精神运动兴奋、烦躁、焦虑、幻觉、妄想、敌对情绪、思维障碍和儿童行为异常等,达到安定的作用。精神分裂症是一组以思维、情感、行为之间不协调,精神活动与现实脱离为主要特征的最常见的一类精神病。根据临床症状,将精神分裂症分为Ⅰ型和Ⅱ型,前者以阳性症状(幻觉和妄想)为主,后者则以阴性症状(情感淡漠、主动性缺乏等)为主。本节述及的药物大多对Ⅰ型治疗效果好,对Ⅱ型则效果较差甚至无效。这类药物大多是强效多巴胺受体阻滞剂,在发挥治疗作用的同时,大多药物可引起情绪冷漠、精神运动迟缓和运动障碍等不良反应。

(一)吩噻嗪类

1.氯丙嗪

(1)别名:冬眠灵,氯普马嗪,可乐静,可平静,氯硫二苯胺,阿米那金。

(2)作用与应用。本品是吩噻嗪类的代表药,为中枢多巴胺受体的阻滞剂,具有多种药理活性。①抗精神病作用:主要是由于阻断了与情绪思维有关的中脑-边缘系统、中脑-皮质系统的多巴胺(D_2)受体所致。而阻断网状结构上行激活系统的α肾上腺素受体,则与镇静安定有关。精神分裂症患者服用后则显现良好的抗精神病作用,能迅速控制兴奋躁动状态,大剂量连续用药能消除患者的幻觉和妄想等症状,减轻思维障碍,使患者恢复理智,情绪安定,生活自理。对抑郁无效,甚至可使之加剧。长期应用,锥体外系反应的发生率较高。②镇吐作用:小剂量可抑制延髓催吐化学感受区的多巴胺受体,大剂量时可直接抑制呕吐中枢,产生强大的镇吐作用。但对刺激前庭所致的呕吐无效。对顽固性呃逆有效。③降温作用:抑制体温调节中枢,使体温降低,体温可随外环境变化而变化。用较大剂量时,置患者于冷环境中(如冰袋或用冰水浴)可出现"人工冬眠”状态。④增强催眠药、麻醉药、镇静药的作用。⑤对心血管系统的作用：可阻断外周 α 肾上腺素受体，直接扩张血管，引起血压下降，大剂量时可引起直立性低血压，应注意。还可解除小动脉、小静脉痉挛，改善微循环而有抗休克作用。同时由于扩张大静脉的作用大于动脉系统，可降低心脏前负荷而改善心脏功能（尤其是左心衰竭）。⑥对内分泌系统有一定影响，如使催乳素释放抑制因子释放减少，出现乳房肿大、乳溢。抑制促性腺激素释放、促肾上腺皮质激素及生长激素分泌，延迟排卵。⑦阻断 M 受体作用较弱，引起口干、便秘、视物模糊。口服易吸收，但吸收不规则，个体差异甚大。胃内容物或与抗胆碱药（如苯海索）同服时可影响其吸收。

主要用于：①治疗精神病。主要对控制精神分裂症或其他精神病的兴奋躁动、紧张不安、幻觉和妄想等症状有显著疗效。②镇吐。几乎对各种原因（如尿毒症、胃肠炎、恶性肿瘤、妊娠及药物）引起的呕吐均有效，也可治疗顽固性呃逆。但对晕动病呕吐无效。③低温麻醉及人工冬眠。配合物理降温，应用氯丙嗪于低温麻醉时可防止休克发生；人工冬眠时，与哌替啶、异丙嗪组成冬眠合剂用于创伤性休克、中毒性休克、烧伤、高热及甲状腺危象的辅助治疗。④与镇痛药合用，缓解晚期癌症患者的剧痛。⑤治疗心力衰竭。⑥试用于治疗巨人症。

（3）用法与用量。①口服：治疗精神病，1 天 50～600 mg。开始 1 天 25～50 mg，分 2～3 次服，渐增至 1 天 300～450 mg，症状减轻后减至维持量 1 天100～150 mg。极量 1 次 150 mg，1 天 600 mg。镇吐和顽固性呃逆，1 次 12.5～25.0 mg，1 天 2～3 次。②肌内注射或静脉注射：治疗精神病，1 次 25～50 mg，用氯化钠注射液稀释至 1 mg/mL，然后以每分钟不超过 1 mg 的速度缓慢注入。一般采用静脉滴注而避免静脉注射，以防意外。极量 1 次 100 mg，1 天 400 mg。待患者合作后改为口服。呕吐，1 次 25～50 mg。治疗心力衰竭，1 次 5～10 mg，1 天 1～2 次。也可静脉滴注，速度为每分钟 0.5 mg。③静脉滴注：从小剂量开始，25～50 mg 稀释于 500 mL 葡萄糖氯化钠注射液中缓慢滴注，1 天 1 次，每隔1～2 天缓慢增加 25～50 mg，治疗剂量 1 天 100～200 mg。④小儿口服、肌内注射、静脉注射：1 次 0.5～1 mg/kg。

（4）注意事项：①对吩噻嗪类药物过敏、骨髓抑制、肝功能严重减退、青光眼、有癫痫或惊厥病史（能降低惊厥阈，诱发癫痫）及昏迷（特别是用中枢神经抑制药后）患者禁用。肝功能不全、尿毒症、高血压、冠心病患者慎用。6 月龄以下婴儿不推荐使用。②常见的不良反应有中枢抑制症状（如嗜睡、淡漠、无力等）、α 受体阻断症状（鼻塞、血压下降、直立性低血压及反射性心动过速等）、M 受体阻断症状（口干、视物模糊、无汗、便秘、眼压升高等）。③本品局部刺激性较强，肌内注射局部疼痛较重，可加 1％普鲁卡因溶液进行深部肌内注射。静脉注射可致血栓性静脉炎，应以 0.9％氯化钠注射液或葡萄糖注射液稀释后缓慢注射。④注射或口服大剂量时可引起直立性低血压，注射给药后立即卧床休息 1～2 小时，而后可缓慢起立。血压过低时可静脉滴注去甲肾上腺素或麻黄碱升压，但不可用肾上腺素，以防血压降得更低。⑤长期大量服药可出现锥体外系反应，如帕金森综合征、静坐不能、急性肌张力障碍，可通过减少药量、停药来减轻或消除，也可用抗胆碱药缓解。⑥部分患者长期服用后可引起迟发性运动障碍，表现为不自主的刻板运动，停药后不消失，用抗胆碱药反使症状加重，抗多巴胺药可使此反应减轻。⑦本品有时可引起抑郁状态，用药时应注意。⑧老年人对本类药物的耐受性降低，且易产生低血压、过度镇静及不易消除的迟发性运动障碍。⑨可发生变态反应，常见有皮疹、接触性皮炎、剥脱性皮炎、粒细胞减少（此反应少见，一旦发生应立即停药）、哮喘、紫癜等。⑩长期用药还会引起内分泌系统紊乱，如乳腺增大、泌乳、肥胖、闭经、抑制儿童生长等。

（5）药物相互作用：①与单胺氧化酶抑制药、三环类抗抑郁药合用时，两者的抗胆碱作用增强，不良反应加重。②可增强其他中枢抑制药的作用，如乙醇、镇静催眠药、抗组胺药、镇痛药等，联合应用时注意调整剂量。特别是与吗啡、哌替啶等合用时，应注意呼吸抑制和血压降低。③肝药酶诱导剂苯巴比妥、苯妥英钠、卡马西平等可加速本品的代谢，使药效降低，减弱其抗精神病作用。④与抗高血压药合用易致直立性低血压。⑤与舒托必利合用有发生室性心律失常的危险。⑥抗酸药及苯海索可影响本品的吸收。⑦本品可逆转肾上腺素的升压作用而引起严重低血压。⑧与阿托品类药物合用，抗胆碱作用增强，不良反应增加。⑨与碳酸锂合用，可引起血锂浓度增高，导致运动障碍、锥体外系反应加重、脑病及脑损伤等。

2.奋乃静

(1)别名：羟哌氯丙嗪，得乐方，氯吩嗪。

(2)作用与应用：本品为吩噻嗪类的哌嗪衍生物。作用与氯丙嗪相似，但其抗精神病作用、镇吐作用较强，而镇静作用较弱。毒性较低。对幻觉、妄想、焦虑、紧张、激动等症状有效。对多巴胺受体的作用与氯丙嗪相同，其锥体外系不良反应较明显；对去甲肾上腺素受体影响较小，故对血压影响不大。肌内注射本品治疗急性精神病时 10 分钟起效，1～2 小时达最大效应，作用可持续 6 小时。口服吸收慢而不规则，生物利用度为 20%，达峰时间为 4～8 小时。主要在肝脏代谢，在肝脏中有明显的首过效应并存在肝肠循环。用于：①治疗偏执型精神病、反应性精神病、症状性精神病、单纯型及慢性精神分裂症。②治疗恶心、呕吐、呃逆等症。③神经症具有焦虑紧张症状者亦可用小剂量配合其他药物治疗。

(3)用法与用量。①口服：用于精神病，从小剂量开始，1 次 2～4 mg，1 天6～12 mg，每隔1～2 天增加 6 mg，渐增至 1 天 30～60 mg，分 3 次服。成人住院患者治疗量，1 天 20～50 mg，分 2～4 次服，或根据需要和耐受情况调整用量。门诊患者可缓慢加量，逐渐增至需要量。用于呕吐和焦虑，1 次 2～4 mg，1 天2～3 次。②肌内注射：用于精神病，1 次 5～10 mg，隔 6 小时 1 次或酌情调整；用于呕吐，1 次 5 mg。

(4)注意事项：①对吩噻嗪类药物过敏、肝功能不全、有血液病、骨髓抑制、青光眼、帕金森病及帕金森综合征患者禁用。孕妇及哺乳期妇女慎用。②锥体外系症状较多见，一般服用苯海索可解除。长期服用也可以发生迟发性运动障碍。过量可引起木僵或昏迷。③少数患者有心悸、心动过速、口干、恶心、呕吐、便秘、尿频、食欲改变和体重增加等症状。有时可产生直立性虚脱。偶见皮疹、过敏性皮炎、阻塞性黄疸、心电图 ST-T 波变化。④服药大约 2 周才能充分显效。突然停药会导致恶心、呕吐、胃部刺激、头痛、心率加快、失眠或病情恶化，故应逐渐减量。⑤可与食物、水和牛奶同服以减少对胃的刺激。⑥本品可使尿液变成粉红色、红色或红棕色。⑦应选用去甲肾上腺素或去氧肾上腺素治疗低血压，禁用肾上腺素。

(5)药物相互作用：①与镇静催眠药、镇痛药合用可增强中枢抑制作用。②与锂制剂合用可导致衰弱无力、运动障碍、锥体外系反应加重、脑病及脑损伤。③与曲马多合用可引发癫痫。④可降低苯丙胺、胍乙啶、抗惊厥药和左旋多巴等的药效。⑤与氟西汀、帕罗西汀、舍曲林合用可出现严重的帕金森综合征。⑥本品可逆转肾上腺素的升压作用而引起严重的低血压。⑦可增强单胺氧化酶抑制药、三环类抗抑郁药、普萘洛尔和苯妥英钠的不良反应。

(二)硫杂蒽类

1.氯普噻吨

(1)别名：氯丙硫蒽，泰尔登，泰来静，氯丙噻吨，氯丙硫新。

(2)作用与应用：本品药理作用与氯丙嗪相似。可通过阻断脑内神经突触后 D_1 和 D_2 受体而改善精神症状,抗精神病作用不及氯丙嗪。也可抑制脑干网状结构上行激活系统,镇静作用比氯丙嗪强。还可抑制延髓化学感受区而发挥止吐作用。并有较弱的抗抑郁、抗焦虑作用,故调整情绪、控制焦虑和抑郁的作用较氯丙嗪强,但抗幻觉、妄想的作用不如氯丙嗪。由于其抗肾上腺素与抗胆碱作用较弱,故不良反应较轻,锥体外系症状也较少。口服后吸收快,1～3 小时血药浓度可达峰值。肌内注射后作用时间可达 12 小时以上。用于伴有焦虑或抑郁症的精神分裂症、更年期抑郁症;亦用于改善焦虑、紧张、睡眠障碍。

(3)用法与用量。①口服:治疗精神病,从小剂量开始,1 天 75～200 mg,分 2～3 次服。必要时可用至每天 400～600 mg。老年患者起始剂量应减半,加量要缓慢,随后的剂量增加也应减慢。治疗儿童精神分裂症,6～12 岁,1 次 10～25 mg,1 天 3～4 次。治疗神经症,1 次 12.5～25.0 mg,1 天3 次。治疗儿童精神分裂症,6～12 岁 1 次 10～25 mg,1 天 3～4 次。治疗神经症,1 次12.5～25.0 mg,1 天 3 次。②肌内注射:对于精神病的兴奋躁动、不合作者,开始可肌内注射,1 天90～150 mg,分次给予;好转后改为口服。

(4)注意事项:①对本品过敏、帕金森病及帕金森综合征、基底神经节病变、昏迷、骨髓抑制、青光眼、尿潴留患者、6 岁以下儿童禁用。肝功能受损、癫痫、心血管疾病、前列腺增生、溃疡病患者及孕妇慎用。哺乳期妇女用药期间应停止哺乳。②不良反应与氯丙嗪相似,也可引起直立性低血压,锥体外系反应较少见。长期大剂量用药也可产生迟发性运动障碍。大剂量时可引起癫痫强直阵挛发作。注射局部可见红肿、疼痛、硬结。③可引起血浆中催乳素浓度增加,可能有关的症状为乳溢、男子女性化乳房、月经失调、闭经。

(5)药物相互作用:①与三环类或单胺氧化酶抑制药合用时,镇静和抗胆碱作用增强。②与抗胆碱药合用,可使两者的作用均增强。③与锂剂合用可导致虚弱、运动障碍、锥体外系反应加重及脑损伤等。④与曲马多、佐替平合用发生惊厥的危险性增加。⑤与抗胃酸药或泻药合用时可减少本品的吸收。⑥本品与肾上腺素合用可导致血压下降。⑦可掩盖氨基糖苷类抗生素的耳毒性。

2.氯哌噻吨

(1)别名:氯噻吨,氨噻吨。

(2)作用与应用。本品通过对 D_1 和 D_2 受体的阻断而起作用,其抗精神病作用与氯丙嗪相似,有较强的镇静作用。长期应用不会引起耐受性增加和多巴胺受体过敏。阻断 α 肾上腺素受体作用比较强。口服一般在 2～7 天出现疗效。速效针剂肌内注射后 4 小时起效。长效针剂在肌内注射后第 1 周出现疗效。用于:①精神分裂症。长期用药可预防复发,对慢性患者可改善症状。对幻觉、妄想、思维障碍、行为紊乱、兴奋躁动等有较好疗效。②对智力障碍伴精神运动性兴奋状态、儿童严重攻击性行为障碍、老年动脉硬化性痴呆疗效较好。

(3)用法与用量。①口服:开始剂量 1 天 10 mg,1 天 1 次。以后可逐渐增至 1 天 80 mg(首剂后每 2～3 天增加 5～10 mg),分 2～3 次服。维持量 1 天 10～40 mg。②深部肌内注射:速效针剂,1 次 50～100 mg,一般每 72 小时 1 次,总量不超过 400 mg;老年人 1 次不宜超过 100 mg。长效制剂,一般 1 次 200 mg,每2～4 周 1 次,根据情况调整。

(4)注意事项:①对硫杂蒽类及吩噻嗪类药物过敏(本品与其他硫杂蒽类及吩噻嗪类药物有交叉过敏性),有惊厥病史,严重心、肝、肾功能不全患者,孕妇及哺乳期妇女禁用。不宜用于兴奋、躁动患者。②主要不良反应为锥体外系反应,使用苯海索可减轻,大剂量可出现头晕、乏力、嗜睡、口干、心动过速、直立性低血压等。多见于治疗开始的两周内,坚持治疗或减量可逐渐减轻或消失。③儿童不宜使用速效针剂。④注意剂量个体化，应从小剂量开始，根据疗效逐步调整至最适合剂量。⑤服药期间应避免饮酒。

(5)药物相互作用：①与催眠药、镇痛药或镇静药合用可相互增效。②与哌嗪合用可增加锥体外系反应的发生率。③不宜与其他抗精神病药合用。

(三)丁酰苯类

如氟哌啶醇，又称氟哌丁苯、氟哌醇、卤吡醇，作用与氯丙嗪相似，有较强的多巴胺受体阻断作用，属于强效低剂量的抗精神病药。其抗焦虑症、抗精神病作用强而持久，对精神分裂症及其他精神病的躁狂症状均有效。镇吐作用较强，但镇静作用弱，降温作用不明显。抗胆碱及抗去甲肾上腺素的作用较弱，心血管系统不良反应较少。口服吸收快，3～6 小时血药浓度达高峰。主要用于：①各型急、慢性精神分裂症，尤其适合急性青春型和伴有敌对情绪及攻击行为的偏执型精神分裂症，亦可用于对吩噻嗪类药物治疗无效的其他类型或慢性精神分裂症。②焦虑性神经症。③儿童抽动秽语综合征，又称 Tourette 综合征(TS)。小剂量本品治疗有效，能消除不自主的运动，又能减轻和消除伴存的精神症状。④呕吐及顽固性呃逆。

(四)苯甲酰胺类

如舒必利，又称止吐灵，属苯甲酰胺类化合物，为非典型抗精神病药(锥体外系不良反应不明显)。在下丘脑、脑桥和延髓能阻断 D_1、D_2 受体，对 D_3、D_4 受体也有一定的阻断作用。具有激活情感作用。其抗木僵、退缩、幻觉、妄想及精神错乱的作用较强，并有一定的抗抑郁作用，对情绪低落、抑郁等症状也有治疗作用。有很强的中枢性止吐作用。抗胆碱作用较弱，无镇静催眠作用和抗兴奋躁动作用。本品自胃肠道吸收，2 小时可达血药浓度峰值。可透过胎盘屏障及从母乳中排出。用于：①精神分裂症，适用于单纯型、偏执型、紧张型及慢性精神分裂症的孤僻、退缩、淡漠症状。对抑郁症状有一定疗效。②治疗呕吐、乙醇中毒性精神病、智力发育不全伴有人格障碍。③胃及十二指肠溃疡、眩晕、偏头痛等。

(五)新型结构抗精神病药

1.二苯丁酰哌啶类

如五氟利多，为口服长效抗精神分裂症药。阻断 D_2 受体，具有较强的抗精神病作用、镇吐作用和阻断 α 受体的作用。有效剂量时不会诱发癫痫，对心血管系统的不良反应小，镇静作用较弱，是一类口服作用维持时间较长、又较安全的抗精神病药，一次用药疗效可维持 1 周(吸收后能贮存在脂肪组织中并缓慢释放)。抗精神病作用与氟哌啶醇相似。对精神分裂症的各型、各病程均有疗效，控制幻觉、妄想、淡漠、退缩等症状疗效较好。主要用于慢性精神分裂症，尤其适用于病情缓解者的维持治疗，对急性患者也有效。

2.二苯二氮䓬类

如氯氮平，为一广谱抗精神病药，对精神分裂症的疗效与氯丙嗪相当，但起效迅速，多在 1 周内见效。作用于中脑-边缘系统的多巴胺受体，抑制多巴胺与 D_1、D_2 受体结合，对黑质-纹状体的多巴胺受体影响较少，故有较强的抗精神病作用而锥体外系不良反应少见，也不引起僵直反应。并具有阻断 5-HT_2 受体的作用。能直接抑制中脑网状结构上行激活系统，具有强大的镇静催眠作用。此外，尚有抗胆碱作用、抗 α 肾上腺素能作用、肌松作用和抗组胺作用。口服吸收迅速、完全，食物对其吸收速率和程度无影响。可通过血-脑屏障，蛋白结合率高达 95%，有肝脏首过效应。女性患者的血药浓度明显高于男性患者。吸烟可加速本品的代谢。对精神分裂症的阳性或阴性症状有较好的疗效，适用于急性和慢性精神分裂症的各个亚型，对偏执型、青春型效果好；也可以减轻与精神分裂症有关的情感症状(如抑郁、负罪感、焦虑)。本品也用于治疗躁狂症或其他精神病性障碍的兴奋躁动和幻觉、妄想,适用于难治性精神分裂症。因可引起粒细胞减少症,一般不宜作为治疗精神分裂症的首选药物,而用于患者经历了其他两种抗精神病药充分治疗无效或不能耐受其他药物治疗时。

3.苯丙异噁唑类

如利培酮,是新一代非典型抗精神病药。与 $5\text{-}HT_2$ 受体和多巴胺 D_2 受体有很高的亲和力。本品是强有力的 D_2 受体阻滞剂,可以改善精神分裂症的阳性症状,但它引起的运动功能抑制及强直性昏厥都要比经典的抗精神病药少。对中枢神经系统的 5-HT 和多巴胺阻断作用的平衡可以减少发生锥体外系不良反应的可能,并将其治疗作用扩展到精神分裂症的阴性症状和情感症状。口服吸收迅速、完全,其吸收不受食物影响。老年患者和肾功能不全患者清除速度减慢。用于治疗急性和慢性精神分裂症,特别是对阳性及阴性症状及其伴发的情感症状(如焦虑、抑郁等)有较好的疗效;也可减轻与精神分裂症有关的情感障碍。对于急性期治疗有效的患者,在维持期治疗中本品可继续发挥其临床疗效。

4.吲哚类

如舍吲哚,为苯吲哚衍生物,对多巴胺 D_2 受体、$5\text{-}HT_{2A}$、$5\text{-}HT_2C$ 受体、α_1 受体均有较强的亲和力。控制精神分裂症阳性症状与氟哌啶醇相似,并有较强的改善阴性症状的作用。极少见锥体外系症状。口服后达峰时间长,约 10 小时,老年人及肾功能损害的患者对本品的药动学无影响。用于治疗精神分裂症阳性和阴性症状。

5.其他

阿立哌唑、曲美托嗪等药。

二、心境稳定药(抗躁狂症药)

心境稳定药即抗躁狂症药,主要用于治疗躁狂症。躁狂症是指以心境显著而持久的高涨为基本临床表现,并伴有相应思维和行为异常的一类精神疾病,是躁狂抑郁症的一种发作形式。以情感高涨、思维奔逸,以及言语动作增多为典型症状。通常有反复发作的倾向。虽然躁狂可以单纯急性发作,但是通常情况下躁狂发作后紧随抑郁。所以躁狂一般见于双相情感障碍(又称为躁狂抑郁症)的患者。抗躁狂药不是简单地抗躁狂,而有调整情绪稳定的作用,防止双相情感障碍的复发,是对躁狂症具有较好的治疗和预防发作的药物,专属性强,对精神分裂症往往无效。目前所指的抗躁狂症药,实际上只有锂盐一类,最常用的是碳酸锂。卡马西平和丙戊酸盐治疗躁狂症也有比较确切的疗效,而且长期服用对双相情感性精神障碍的反复发作具有预防作用,但是药物分类上它们属于抗癫痫药。此外,某些抗精神病药(如氯丙嗪、氟奋乃静、氟哌啶醇、氯氮平等)也具有抗躁狂作用,可治疗双相情感性精神障碍的躁狂相。

(一)碳酸锂

具有显著的抗躁狂症作用,特别是对急性躁狂和轻度躁狂疗效显著,有效率为 80%,还可改善精神分裂症的情感障碍。主要抗躁狂,有时对抑郁症也有效,故有情绪稳定药之称。治疗量时对正常人的精神行为无明显影响。尽管研究发现锂离子在细胞水平具有多个方面的作用,但其情绪安定作用的确切机制目前仍不清楚。其抗躁狂发作的机制主要在于:①在治疗浓度抑制除极化和 Ca^{2+} 依赖的 NA 和 DA 从神经末梢释放,而不影响或促进 5-HT 的释放。②摄取突触间隙中儿茶酚胺,并增加其灭活。③抑制腺苷酸环化酶和磷脂酶 C 所介导的反应。④影响 Na^+、

Ca^{2+}、Mg^{2+} 的分布，影响葡萄糖的代谢。口服易吸收，0.5～2.0 小时可达血药浓度高峰，按常规给药 6～7 天达稳态血药浓度。分布于全身各组织中，脑脊液和脑组织中的药物浓度约为血浆中的 50%。主要经肾脏排泄，其速度因人而异，特别是与血浆内的钠离子有关，钠多则锂盐浓度低，反之则升高。多摄入氯化钠可促进锂盐排出。血浆半衰期为 20～24 小时，老年人为 36～48 小时。主要用于治疗躁狂症，对躁狂和抑郁交替发作的双相情感性精神障碍有很好的治疗和预防复发的作用，对反复发作的抑郁症也有预防发作的作用。一般于用药后 6～7 天症状开始好转。因锂盐无镇静作用，一般主张对严重急性躁狂患者先与氯丙嗪或氟哌啶醇合用，急性症状控制后再单用碳酸锂维持。还可用于治疗分裂情感性精神病、粒细胞减少、再生障碍性贫血、月经过多症、急性细菌性痢疾。

(二)卡马西平

本品具有抗癫痫、抗神经性疼痛、抗躁狂抑郁症、改善某些精神疾病的症状、抗中枢性尿崩症的作用。可用于急性躁狂发作、抑郁发作及双相情感性精神障碍的维持治疗。锂盐治疗无效或不能耐受时可考虑选用本品代替。

(三)丙戊酸钠

丙戊酸是 GABA 氨基转移酶的抑制药。通过抑制该酶的活性，阻断 GABA 的降解过程，从而增加脑内抑制性氨基酸 GABA 的浓度。具有抗癫痫、抗躁狂抑郁症作用。可用于急性躁狂发作的治疗，长期服用对双相情感性精神障碍的反复发作具有预防作用。

三、抗抑郁药

抑郁症属于情感性障碍，是一种常见的精神疾病。主要表现为情绪低落，兴趣减低，悲观，思维迟缓，缺乏主动性，自责自罪，饮食、睡眠差，担心自己患有各种疾病，感到全身多处不适，严重者可出现自杀念头和行为，常伴有某些躯体或生物学症状。一般分为反应性抑郁、内源性抑郁和双相情感障碍抑郁相。目前抑郁症的病因、病理生理学机制等尚不明确。但长期研究表明，其生理学基础可能是脑内单胺类递质 5-羟色胺(5-HT)和去甲肾上腺素(NA)的缺乏。解剖学基础是上述神经递质环路所在的影响情绪、心境的脑内结构，包括海马、边缘系统(基底神经节、杏仁核、伏隔核等)及大脑皮质的某些特定脑区。抗抑郁药对上述抑郁症的临床症状具有明显的治疗作用，可使 70%左右的抑郁症患者病情显著改善，长期治疗可使反复发作的抑郁减少复发；对焦虑性障碍、惊恐发作、强迫性障碍及恐惧症也有效。丙米嗪和选择性 5-HT 再摄取抑制药对非情感性障碍如遗尿症、贪食症等也有效。抗抑郁药主要分为以下各类。

(一)三环类抗抑郁药

三环类抗抑郁药(TCAs)可以抑制突触前膜对去甲肾上腺素(NA)和 5-羟色胺(5-HT)的再摄取，增加突触间隙中有效的 NA 和/或 5-HT 的水平，延长 NA 和 5-HT 作用于相应受体的时间，发挥抗抑郁作用。此外，TCAs 可阻断 M 胆碱受体，引起阿托品样不良反应，还可不同程度地阻断 α 肾上腺素受体和组胺受体。

1.丙米嗪

(1)别名：米帕明，丙帕明，依米帕明，托弗尼尔。

(2)作用与应用。本品具有较强的抗抑郁作用，但兴奋作用不明显，镇静作用和抗胆碱作用均属中等。因对中枢突触前膜 5-HT 与 NA 再摄取的拮抗作用，增加突触间隙 NA 和 5-HT 的含量而起到抗抑郁作用。抑郁症患者连续服药后出现精神振奋现象，连续 2～3 周疗效才显著，使情绪高涨，症状减轻。此外，本品还能够阻断M胆碱受体，导致阿托品样作用的出现。本品亦可阻断肾上腺素α受体，与其M受体的阻断作用一起，对心脏产生直接的抑制作用。口服后吸收迅速而完全，主要在肝内代谢，活性代谢产物为地昔帕明。主要随尿液排出，还可随乳汁泌出。用于：①各种类型的抑郁症治疗。对内源性抑郁症、反应性抑郁症及更年期抑郁症均有效，但疗效出现慢（多在1周后才出现效果）。对精神分裂症伴发的抑郁状态则几乎无效或疗效差。②惊恐发作的治疗。其疗效与单胺氧化酶抑制药相当。③小儿遗尿症。

(3)用法与用量。口服：治疗抑郁症、惊恐发作，成人1次12.5～25.0 mg，1天3次。年老体弱者1次量从12.5 mg开始，逐渐增加剂量，须根据耐受情况而调整用量。极量1天200～300 mg。小儿遗尿症，6岁以上1次12.5～25.0 mg，每晚1次（睡前1小时服），如在1周内未获满意效果，12岁以下每天可增至50 mg，12岁以上每天可增至75 mg。

(4)注意事项：①对三环类抗抑郁药过敏、高血压、严重心脏病、肝肾功能不全、青光眼、甲状腺功能亢进、尿潴留患者及孕妇禁用。有癫痫发作倾向、各种原因导致的排尿困难（如前列腺炎、膀胱炎）、心血管疾病、严重抑郁症患者及6岁以下儿童慎用。哺乳期妇女使用本品应停止哺乳。②较常见的不良反应有口干、心动过速、出汗、视物模糊、眩晕、便秘、尿潴留、失眠、精神错乱、皮疹、震颤、心肌损害。大剂量可引起癫痫样发作。偶见粒细胞减少。③长期、大剂量应用时应定期检查血常规和肝功能。④突然停药可产生停药症状（头痛、恶心等），宜缓慢撤药（在1～2个月逐渐减少用量至停药）。⑤使用三环类抗抑郁药时须根据个体情况调整剂量。宜在餐后服药，以减少胃部刺激。⑥过量可致惊厥、严重嗜睡、呼吸困难、过度疲乏或虚弱、呕吐、瞳孔散大及发热，应给予对症处理和支持疗法。⑦老年人代谢、排泄功能下降，对本类药的敏感性增强，服药后产生不良反应（如头晕、排尿困难等）的危险更大，使用中应格外注意防止直立性低血压。

(5)药物相互作用：①本品禁止与单胺氧化酶抑制药（如吗氯贝胺、司来吉兰等）合用，因易发生致死性5-HT综合征（表现为高血压、心动过速、高热、肌阵挛、精神状态兴奋性改变等）。②与肝药酶CYP2D6抑制药（如奎尼丁、西咪替丁、帕罗西汀、舍曲林、氟西汀等）合用会增加本品的血药浓度，延长清除半衰期。③与肝药酶诱导剂（如苯妥英、巴比妥类药物、卡马西平等）合用会使本品的血药浓度降低，清除速率加快。④与抗胆碱类药物或抗组胺药物合用会产生阿托品样作用（如口干、散瞳、肠蠕动降低等）。⑤与香豆素类药物（如华法林）合用会使抗凝血药的代谢减少，出血风险增加。⑥与奈福泮、曲马多、碘海醇合用会增加痫性发作发生的风险。⑦与甲状腺素制剂合用易相互增强作用，引起心律失常、甚至产生毒性反应。⑧与拟肾上腺素类药物合用，合用药物的升压作用被增强。

2.阿米替林

(1)别名：氨三环庚素，依拉维。

(2)作用与应用。本品为临床常用的三环类抗抑郁药，抗抑郁作用与丙米嗪极为相似，与后者相比，本品对5-HT再摄取的抑制作用强于对NA再摄取的抑制；其镇静及抗胆碱作用也较明显。可使抑郁症患者情绪提高，对思考缓慢、行动迟缓及食欲缺乏等症状能有所改善。本品还可通过作用于中枢阿片受体，缓解慢性疼痛。一般用药后7～10天可产生明显疗效。口服吸收完全，8～12小时达血药峰浓度。经肝脏代谢，代谢产物去甲替林仍有活性。可透过胎盘屏障，从乳汁排泄，最终代谢产物自肾脏排出体外。排泄较慢，停药3周仍可在尿中检出。用于：①治疗各型抑郁症和抑郁状态。对内源性抑郁症和更年期抑郁症疗效较好，对反应性抑郁症及神经症的抑郁状态亦有效。对兼有焦虑和抑郁症状的患者，疗效优于丙米嗪。与电休克联合使用于重

症抑郁症，可减少电休克次数。②缓解慢性疼痛。③治疗小儿遗尿症、儿童多动症。

(3)用法与用量。①口服：治疗抑郁症、慢性疼痛，1 次 25 mg，1 天 2～4 次，以后递增至 1 天 150～300 mg，分次服。维持量 1 天 50～200 mg。老年患者和青少年 1 天 50 mg，分次或夜间 1 次服。治疗遗尿症，睡前 1 次口服 10～25 mg。儿童多动症，7 岁以上儿童 1 次 10～25 mg，1 天2～3 次。②静脉注射或肌内注射：重症抑郁症、严重的抑郁状态，1 次 20～30 mg，1 天 3～4 次。患者能配合治疗后改为口服给药。

(4)注意事项：①严重心脏病、青光眼、前列腺增生伴有排尿困难、麻痹性肠梗阻、重症肌无力、甲状腺功能亢进、有癫痫病史、使用单胺氧化酶抑制药者禁用。严重肝、肾功能不全，支气管哮喘患者慎用。②不良反应比丙米嗪少且轻。常见口干、嗜睡、便秘、视物模糊、排尿困难、心悸。偶见心律失常、眩晕、运动失调、癫痫样发作、直立性低血压、肝损伤及迟发性运动障碍。有报道偶有加重糖尿病症状。③对易发生头晕、萎靡等不良反应者，可在晚间 1 次顿服，以免影响日常工作。④可导致光敏感性增加，应避免长时间暴露于阳光或日光灯下。⑤其他参见丙米嗪。

(5)药物相互作用：①与单胺氧化酶抑制药合用增强本品的不良反应。②与中枢神经系统抑制药合用，合用药的作用被增强。③与肾上腺素受体激动剂合用，可引起严重的高血压与高热。④与胍乙啶合用，拮抗胍乙啶的降压作用。⑤与甲状腺素、吩噻嗪类药物合用，本品的作用被增强。⑥氯氮䓬、奥芬那君可增强本品的抗胆碱作用。

(二)去甲肾上腺素再摄取抑制药

该类药物选择性地抑制去甲肾上腺素(NA)的再摄取，用于以脑内 NA 缺乏为主的抑郁症，尤其适用于尿检 MH-PG(NA 的代谢物)显著减少的患者。这类药物的特点是奏效快，而镇静作用、抗胆碱作用和降压作用均比三环类抗抑郁药(TCAs)弱。

1.马普替林

(1)别名：麦普替林，路滴美，路地米尔，甲胺丙内乙蒽，吗丙啶，马普智林。

(2)作用与应用：本品为非典型抗抑郁药，选择性地抑制中枢神经元突触前膜对去甲肾上腺素(NA)的再摄取，但不能阻断对 5-羟色胺(5-HT)的再摄取。其抗抑郁效果与丙米嗪、阿米替林相似，且起效较快，不良反应较少。患者用药后，精神症状、对环境的适应能力及自制力均有改善。镇静作用与 TCAs 相当。对睡眠的影响与丙米嗪不同，延长 REMS 睡眠时间。口服、注射均可迅速吸收。静脉注射后 2 小时，海马中的药物浓度最高，其次为大脑、小脑皮质、丘脑和中脑。主要经肝脏代谢，活性代谢物为去甲马普替林。主要用于治疗内源性抑郁症、迟发性抑郁症(更年期性抑郁症)、精神性抑郁症、反应性和神经性抑郁症、耗竭性抑郁症，亦可用于疾病或精神因素引起的抑郁状态(如产后抑郁、脑动脉硬化伴发抑郁、精神分裂症伴有抑郁)。可用于伴有抑郁、激越行为障碍的儿童及夜尿者。

(3)用法与用量。①口服：治疗期间，应对患者进行医疗监督，确定剂量时应个体化，并根据患者的情况和反应进行调整，以尽可能小的剂量达到治疗效果，并缓慢地增加剂量。每天用药量不宜超过 150 mg。轻至中度抑郁症，特别是用于治疗可以自行就诊的患者，1 次 25 mg，1 天 3 次；或 1 次 75 mg，1 天 1 次(黄昏顿服)，应根据患者病情严重程度和反应而定，均用药至少 2 周。严重抑郁症，特别是住院患者，1 次 25 mg，1 天 3 次，或 75 mg，1 天 1 次，必要时根据患者反应，将每天剂量逐渐增至 150 mg，分数次或 1 次服用。儿童和青少年患者应逐渐增加剂量，开始用25 mg，1 天 1 次。必要时根据患者的反应将每天剂量逐渐增至 25 mg，1 天 3 次；或 75 mg，1 天1 次。对青少年，可按具体情况将剂量增至接近成人的水平。老年患者逐渐增加剂量，开始用25 mg,1 天 1 次;必要时根据患者的反应将每天剂量逐渐增至 25 mg,1 天 3 次;或 75 mg,1 天 1 次。②静脉滴注:对急性严重抑郁症或口服抗抑郁药疗效不佳者可静脉给药,静脉滴注时将 25～50 mg 稀释于 0.9%氯化钠注射液或 5%葡萄糖注射液 250 mL 中,于 2～3 小时滴完,见效后改为口服;静脉注射时,25～50 mg 稀释于 0.9%氯化钠注射液 10～20 mL 中缓慢注射,1 天剂量不得超过 150 mg。

(4)注意事项:①对本品过敏、癫痫、伴有排尿困难的前列腺肥大、闭角型青光眼患者禁用。心、肝、肾功能严重不全者,18 岁以下青少年及儿童,孕妇,哺乳期妇女慎用。②不良反应与三环类相似,但少而轻。以胆碱能拮抗症状最为常见,如口干、便秘、视物模糊等,尚可见嗜睡。偶可诱发躁狂症、癫痫强直阵挛发作。对心脏的影响为延长 QT 间期,增加心率。③用于双相抑郁症时,应注意诱发躁狂症出现。④应遵循剂量个体化原则,由小剂量开始,再根据症状和耐受情况调整。⑤可与食物同服,以减轻胃部刺激。⑥老年人维持治疗时不宜在晚间睡前单次服药,仍以分次服用为宜。⑦用药期间应避免驾驶车辆或操纵机器。⑧出现严重不良反应时应停药。停药后本品的作用可持续 7 天,仍应继续观察服药期间的所有不良反应。无特异解毒药,可采取支持和对症治疗。

(5)药物相互作用:①与单胺氧化酶抑制药合用可增强本品的不良反应。②其他参见丙米嗪。

2.瑞波西汀

(1)别名:叶洛抒。

(2)作用与应用:本品是一种选择性去甲肾上腺素(NA)再摄取抑制药,通过选择性地抑制突触前膜对 NA 再摄取,增强中枢去甲肾上腺素能神经的功能,从而发挥抗抑郁作用。对 5-羟色胺(5-HT)的再摄取抑制作用微弱,对 α_1 受体和 M 受体几乎无亲和力,主要用于治疗抑郁症、焦虑症。

(3)用法与用量。口服:开始 1 天 8 mg,分 2 次给药。用药 3～4 周后视需要可增至 1 天 12 mg,分 3 次服。1 天剂量不得超过 12 mg。服用本品后不会立即减轻症状,通常症状的改善会在服用后几周内出现。因此,即使服药后没有立即出现病情好转也不应停药,直到服药几个月后医师建议停药为止。

(4)注意事项:①对本品过敏、肝功能不全、肾功能不全、有惊厥史(如癫痫患者)、闭角型青光眼、前列腺增生、低血压、心脏病(如近期发生心血管意外事件)患者、孕妇及哺乳期妇女禁用。儿童及老年患者不宜使用。②可出现口干、便秘、多汗、排尿困难、静坐不能、眩晕或直立性低血压等。

(5)药物相互作用:①不应与单胺氧化酶抑制药同用。②本品主要经 CYP3A4 代谢,同时服用能抑制 CYP3A4 活性的药物(包括红霉素等大环内酯类抗生素、咪唑类和三环类抗真菌药,如酮康唑、氟康唑等)可能增加本品的血药浓度。

(三)选择性 5-羟色胺再摄取抑制药

本类药物(SSRIs)的化学结构完全不同于三环类抗抑郁药(TCAs),并且不具有 TCAs 的抗胆碱、抗组胺及阻断 α 肾上腺素受体的不良反应。SSRIs 可以选择性地抑制 5-HT 转运体,拮抗突触前膜对 5-HT 的再摄取。

1.氟西汀

(1)别名:氟苯氧丙胺,百忧解,优克,艾旭,奥麦伦,开克,金开克,奥贝汀,氟苯氧苯胺,氟烷苯胺丙醚。

(2)作用与应用。本品是一种临床广泛应用的选择性5-HT再摄取抑制药(SSRIs),可选择性地抑制5-HT转运体,阻断突触前膜对5-HT的再摄取,延长和增加突触间隙5-HT的作用,从而产生抗抑郁作用,疗效与三环类药物相似。对肾上腺素能、组胺能、胆碱能受体的亲和力低,作用较弱,因而镇静、抗胆碱及心血管不良反应比三环类药小,耐受性与安全性优于三环类药。口服后吸收良好,易通过血-脑屏障,另有少量可分泌入乳汁中。在肝脏经CYP2D6代谢生成的活性代谢物去甲氟西汀也有抗抑郁作用。用于:①治疗伴有焦虑的各种抑郁症,尤宜用于老年抑郁症。②治疗惊恐状态,对广泛性焦虑障碍也有一定疗效。③治疗强迫障碍,但药物剂量应相应加大。④社交恐怖症、进食障碍(神经性贪食)。

(3)用法与用量。口服:①治疗抑郁症,最初治疗建议1天20 mg,早餐后服用为宜,一般4周后才能显效。若未能控制症状,可考虑增加剂量,每天可增加20 mg,最大推荐剂量1天80 mg。维持治疗可以1天20 mg。②强迫症,建议初始剂量为每天晨20 mg,维持治疗可以1天20～60 mg。③神经性贪食,建议1天60 mg。④惊恐障碍,初始剂量为1天10 mg,1周后可逐渐增加至1天20 mg,如果症状没有有效控制,可适当增加剂量至1天60 mg。老年人开始1天10 mg,加药速度应放慢。

(4)注意事项:①对本品过敏者禁用。有癫痫病史、双相情感障碍病史、急性心脏病、自杀倾向、出血倾向者,儿童,孕妇及哺乳期妇女慎用。②不良反应较轻,大剂量时耐受性较好。常见的不良反应有失眠、恶心、易激动、头痛、运动性焦虑、精神紧张、震颤等,多发生于用药初期。有时出现皮疹(3%),大剂量用药(1天40～80 mg)时可出现精神症状,约1%的患者发生狂躁或轻躁狂。长期用药常发生食欲缺乏或性功能下降。③本品及其活性代谢产物的半衰期较长,原则上停药时无须逐渐减量,但应考虑药物的蓄积作用。目前已经有关于本品撤药后出现停药反应的病例报道,所以停药仍应慎重,逐渐减量,忌突然停药。④服药期间不宜驾驶车辆或操作机器。⑤肝、肾功能损害患者的剂量应适当减少。⑥应注意密切观察在药物使用过程中特别是初期和剂量变动期时,患者的行为异常和精神情绪异常,及时发现并制止恶性事件发生。

(5)药物相互作用:①本类药物禁止与单胺氧化酶抑制药合用。在停用本类或单胺氧化酶抑制类药14天内禁止使用另一种药物,否则可能引起5-HT综合征(临床表现为高热、肌肉强直、肌阵挛、精神症状,甚至会出现生命体征的改变)。②与其他5-HT活性药物(锂盐、色氨酸、曲马多、圣·约翰草,或其他SSRIs、SNRIs和TCAs)合用,可能会增加并导致5-HT能神经的活性亢进,而出现5-HT综合征。③与西沙必利、硫利达嗪、匹莫齐特、特非那定合用会引起心脏毒性,导致QT间期延长、心脏停搏等。应禁止合用。④与肝微粒体酶CYP2D6或者其他CYP同工酶的抑制药或作用底物(如西咪替丁、阿米替林、奋乃静、马普替林、丙米嗪、利托那韦、丁螺环酮、阿普唑仑等)合用,可使本品的血药浓度升高。⑤与CYP诱导剂(如卡马西平、苯巴比妥、苯妥英等)合用,会降低本品的血药浓度与药效。⑥与降血糖药合用可降低血糖,甚至导致低血糖症发生。停用本品时血糖升高。故在使用本品和停药后一段时间应监测血糖水平,及时采取干预措施。⑦SSRIs、5-HT及NA双重再摄取抑制药(SNRIs)均有能增加出血的风险,特别是在与阿司匹林、华法林和其他抗凝血药合用时。⑧与地高辛合用可能会增加其血药浓度,增加发生洋地黄中毒的风险。

2.帕罗西汀

(1)别名:赛乐特,氟苯哌苯醚,帕罗克赛,乐友。

(2)作用与应用:本品为选择性5-HT再摄取抑制药(SSRIs),可选择性地抑制5-HT转运体，阻断突触前膜对 5-HT 的再摄取，通过增高突触间隙 5-HT 浓度而产生抗抑郁作用。常用剂量时，除微弱地抑制 NA 和 DA 的再摄取外，对其他递质无明显影响。抗抑郁疗效与三环类抗抑郁药相似，作用比三环类抗抑郁药快，远期疗效比丙米嗪好，而抗胆碱作用、体重增加、对心脏影响及镇静等不良反应均较三环类抗抑郁药轻。口服可完全吸收，生物利用度为 50%。有首过效应。血浆半衰期为 24 小时，老年人半衰期会延长。用于治疗抑郁症，适合治疗伴发焦虑症状的抑郁症患者；亦可用于强迫症、惊恐障碍与社交恐怖症的治疗。

(3)用法与用量。口服：通常 1 天剂量范围在 20～50 mg，一般从20 mg开始，1 天 1 次，早餐时顿服，连续用药 3 周。以后根据临床反应增减剂量，每次增减 10 mg，间隔不得少于 1 周。最大推荐剂量为 1 天 50 mg(治疗强迫症可达 60 mg/d)。老年人或肝、肾功能不全者可从 1 天 10 mg开始，1 天最高用量不超过 40 mg。对于肌酐清除率＜30 mL/min 的患者，推荐剂量为 1 天20 mg。

(4)注意事项：①对本品过敏者禁用。孕妇和哺乳期妇女不宜使用。有癫痫或躁狂病史、闭角型青光眼、有出血倾向、有自杀倾向者或严重抑郁状态病史者慎用。肝、肾功能不全者仍可安全使用，但应降低剂量。②不良反应轻微而短暂，常见的有轻度口干、恶心、畏食、便秘、头痛、震颤、乏力、失眠和性功能障碍。偶见神经性水肿、荨麻疹、直立性低血压。罕见锥体外系反应的报道。③服用本品前后 2 周内不能使用单胺氧化酶抑制类药(MAOIs)。④一次性给药后可出现轻微的心率减慢、血压波动，一般无临床意义，但对有心血管疾病或新发现有心肌梗死者应注意其反应。⑤本品服用 1～3 周方可显效，用药时间足够长才可巩固疗效。抑郁症、强迫症、惊恐障碍的维持治疗期均较长。⑥有报道迅速停药可引起停药综合征，表现为睡眠障碍、激惹或焦虑、恶心、出汗、意识模糊。为避免停药反应，推荐撤药方案：根据患者耐受情况，如果能够耐受，以每周10 mg的速度减量，至 1 天 20 mg 的剂量应维持口服 1 周再停药；如果不能耐受可降低所减剂量，如患者反应强烈，则可考虑恢复原剂量。停药后，药物的作用还可持续 5 周，故仍需继续监测服药期间的所有反应。⑦与食物、水同服可避免胃部刺激。患者由抑郁症转为躁狂症时应中断用药，必要时给予镇静药。⑧用药期间不宜驾驶车辆或从事机械操作、高空作业。⑨用药前后及用药时应当检查或监测肝功能、肾功能、血压、脉搏、血常规、心电图。⑩过量时可出现恶心、呕吐、震颤、瞳孔散大、口干、烦躁、出汗和嗜睡。无特殊解救药，可按其他抗抑郁药过量中毒的解救方法处理。

(5)药物相互作用：参见氟西汀。

(四)非典型抗抑郁药

非典型抗抑郁药包括一、二、三、四环结构的化合物，有的(如阿莫沙平)虽属三环结构，但中央杂环结构与三环类抗抑郁药(TCAs)有明显的不同。非典型抗抑郁药的作用机制比较复杂，大部分也是通过影响单胺神经递质的再摄取或代谢过程发挥抗抑郁作用。

(五)新型抗抑郁药

如阿戈美拉汀，是一种褪黑素受体激动剂和 5-HT_{2C}受体阻滞剂。动物研究结果显示，本品能校正昼夜节律紊乱动物模型的昼夜节律，使节律得以重建，在多种抑郁症动物模型中显示出抗抑郁作用；能特异性地增加前额皮质去甲肾上腺素和多巴胺的释放，细胞外 5-羟色胺水平未见明显影响。对单胺再摄取无明显影响，对 α、β 肾上腺素受体、组胺受体、胆碱能受体、多巴胺受体及苯二氮䓬类受体无明显亲和力；人体研究中，本品对睡眠具有正向的时相调整作用，诱导睡眠时相提前，降低体温，引发类褪黑素作用。口服 1～2 小时达血药峰浓度，高剂量时，首过效应达到饱和。进食

(标准饮食或高脂饮食)不影响生物利用度或吸收率。主要经细胞色素P450 1A2(CYPIA2)(90%)和 CYP2C9/19(10%)代谢,与这些酶有相互作用的药物可能会降低或提高本品的生物利用度。用于治疗成人抑郁症。对老年(≥65 岁)患者的疗效尚未得到明确证实。

四、抗焦虑药

焦虑症又称为焦虑性神经症,其病因及发病机制目前尚不明确。在研究参与焦虑形成和发展的机制中发现,边缘系统中的下丘脑、杏仁核、海马是主要的焦虑、恐惧产生的解剖部位。与上述部位有纤维联系的蓝斑核、额叶皮质等功能结构的改变,会引起焦虑及恐惧的产生。脑内兴奋性和抑制性神经递质的失衡也是疾病发生的可能机制之一。目前临床治疗焦虑症的药物主要如下。

(一)苯二氮䓬类

苯二氮䓬(BDZ)类药在临床治疗焦虑症属于一线主要药物,它们对海马和杏仁核具有高度的选择作用,针对上述部位的 BDZ 受体,加强 GABA 能神经传递所起的抑制作用,从而增强杏仁核、下丘脑腹中部核皮质运动区引起的海马神经元抑制性放电活动,达到抗焦虑的作用。常用的 BDZ 类药物一般均有效,但以强效-中效类为佳,比如阿普唑仑、地西泮、劳拉西泮、艾司唑仑、氯硝西泮、奥沙西泮、氟西泮、溴西泮等。但是,现有的 BDZ 类抗焦虑药还是有严重缺点的,可导致困倦、易激、头晕,最为突出的是发生依赖性和耐受性,尤其在长期大剂量使用及突然停药时都会产生不良反应。

(二)其他抗焦虑药

丁螺环酮等药。

五、精神兴奋药

(一)哌甲酯

哌甲酯为精神兴奋药,通过拮抗中枢神经系统内 DA 转运体,起到抑制 DA 再摄取的作用。能提高精神活动,促使思路敏捷、精神振作,可对抗抑郁症。作用比苯丙胺弱,不良反应亦较少。并可制止小儿好动,使小儿安静、注意力集中。呼吸兴奋作用及拟交感作用弱。长期用药可产生依赖性。口服易吸收,存在首过效应,1 次服药作用可维持 4 小时左右,控释剂能使达峰时间延迟至6～8 小时。用于:①消除催眠药引起的嗜睡、倦怠及呼吸抑制。②治疗儿童多动综合征、脑功能失调。③治疗抑郁症、痴呆、创伤性脑损伤等(国外报道)。

对本品过敏、青光眼、严重焦虑、激动或过度兴奋禁用。癫痫、高血压、有药物或乙醇滥用史和成瘾史及精神病患者(处于兴奋性症状期间)慎用。

(二)苯丙胺

苯丙胺作用与麻黄碱相似,但对中枢的兴奋作用较强。主要作用于大脑皮质和网状激活系统,使之保持机灵警觉状态。亦可作用于外周,能使支气管平滑肌松弛,通过刺激化学感受器反射性地兴奋呼吸,同时使血压微升。本品可以增加神经元兴奋性,降低痫性发作阈值。口服易为胃肠道吸收,经肝代谢,随酸性尿排出,而碱性尿排出较缓慢。$t_{1/2}$ 为 10～12 小时。由于本品成瘾性强,长期使用产生依赖性、耐受性,我国按一类精神药品管理。主要用于:①各种精神抑制状态、发作性睡病、老年性沉思抑郁、TCAs 不适用时,以及中枢神经抑制药中毒等。②雾化吸入可缓解鼻炎的阻塞症状。

(李翠翠)

第七节 拟胆碱药

拟胆碱药可激动胆碱受体，产生与乙酰胆碱类似的作用。按药物作用机制分为直接拟胆碱药和间接拟胆碱药两大类，直接激动胆碱受体，称胆碱受体激动剂；抑制胆碱酯酶活性，间接升高受体部位乙酰胆碱的浓度，提高内源性乙酰胆碱的生物效应，称胆碱酯酶抑制药（或称抗胆碱酯酶药）。若按药物对胆碱受体作用的选择性，分为 M、N 胆碱受体激动剂，M 胆碱受体激动剂和 N 胆碱受体激动剂。

一、M 胆碱受体激动剂

M 胆碱受体激动剂可分为两类，即胆碱酯类和天然的拟胆碱生物碱。胆碱酯类主要包括乙酰胆碱、卡巴胆碱、醋甲胆碱和贝胆碱。天然的拟胆碱生物碱有毛果芸香碱、槟榔碱和毒草碱。

（一）乙酰胆碱（ACh）

乙酰胆碱为胆碱能神经递质，性质不稳定，极易被体内乙酰胆碱酯酶（AChE）水解破坏，其能特异性作用于各类胆碱受体，选择性差，故无临床实用价值；但其为内源性神经递质，分布较广，具有非常重要的生理功能，因而必须熟悉该递质的作用。其作用如下所述。

1.M 样作用

激动 M 胆碱受体，表现出兴奋胆碱能神经全部节后纤维所产生的作用，如心脏抑制、腺体分泌增加、血管扩张、瞳孔缩小。

（1）扩张血管，降低血压。

（2）抑制心脏，减慢心肌收缩力和心率。

（3）兴奋内脏平滑肌使其收缩。兴奋胃肠道、泌尿道平滑肌并可促进胃、肠分泌，导致恶心、嗳气、呕吐、腹痛及排便、排尿等症状。

（4）腺体分泌增加，如出汗、流涎。

（5）使瞳孔括约肌和睫状肌收缩，致瞳孔缩小，调节痉挛。

2.N 样作用

（1）激动 N_N 受体（N_1 受体）相当于兴奋神经节，使节后神经兴奋。表现为交感神经和副交感神经同时兴奋所产生的作用，同时兴奋肾上腺素髓质分泌肾上腺素。总体表现为胃肠道、膀胱等处的平滑肌收缩加强，腺体分泌增加，心肌收缩力加强和小血管收缩，血压上升。

（2）激动 N_M 受体（N_2 受体）：本品激动运动终板的 N_M 受体，使骨骼肌收缩。

（二）毛果芸香碱

毛果芸香碱属 M 胆碱受体激动剂，是从毛果芸香属植物中提取出的生物碱。本品选择性地激动 M 胆碱受体，产生 M 样作用。对眼和腺体的作用强，而对心血管的作用小。其作用和临床应用如下所述。

1.眼

滴眼后可引起缩瞳、降低眼内压和调节痉挛等作用（图 8-4）。

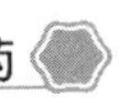

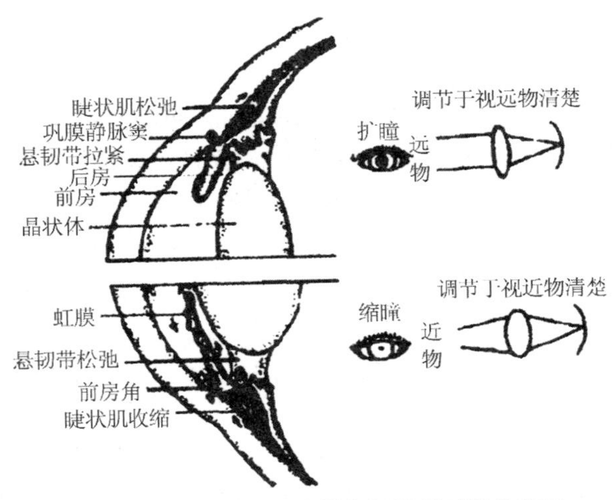

图 8-4 M胆碱受体激动剂和阻滞剂对眼的作用

(1)缩瞳:激动虹膜瞳孔括约肌的M胆碱受体,使虹膜瞳孔括约肌收缩,瞳孔缩小。局部用药后作用可持续数小时至1天。

(2)降低眼内压:通过缩瞳作用可使虹膜向中心拉动,虹膜根部变薄,从而使处于虹膜周围的前房角间隙扩大,房水易于经滤帘进入巩膜静脉窦,使眼内压下降。

(3)调节痉挛:毛果芸香碱激动动眼神经支配的M受体。使睫状肌向瞳孔中心方向收缩,导致牵拉晶状体悬韧带松弛,晶状体由于本身弹性变凸,屈光度增加,此时远距离物体不能清晰地成像于视网膜上,故视远物模糊,视近物清楚。这一作用称为调节痉挛。

2.腺体

毛果芸香碱激动腺体的M受体,皮下注射10～15 mg可使汗腺、唾液腺分泌明显增加。

3.临床应用

全身用于抗胆碱药如阿托品中毒的抢救,局部用于治疗青光眼。

(1)治疗青光眼:青光眼有闭角型及开角型两种,毛果芸香碱均适用。低浓度的毛果芸香碱(2%以下)可滴眼用于治疗闭角型青光眼(充血性青光眼);本品对开角型青光眼(单纯性青光眼)的早期也有一定疗效,但机制未明,常用1%～2%溶液滴眼。

(2)治疗巩膜炎:与散瞳药阿托品交替使用,使瞳孔扩张收缩交替出现,从而防止虹膜睫状体发炎时虹膜与晶状体粘连。

4.不良反应

本品滴眼药液浓度过高(2%以上)或过量吸收后出现M胆碱受体过度兴奋症状,可用阿托品拮抗。

5.用药注意及禁忌证

(1)滴眼时应压迫内眦,避免药液流入鼻腔后吸收中毒。

(2)禁用于急性虹膜炎。

(三)卡巴胆碱

卡巴胆碱对M、N胆碱受体的作用与乙酰胆碱相似,但其不易被胆碱酯酶水解,作用时间较长。本品对膀胱和肠道作用明显,故可用于术后腹胀气和尿潴留,仅用于皮下注射,禁止静脉注射给药。该药不良反应较多,且阿托品对它的解毒效果差,故目前主要用于局部滴眼治疗青光眼。

二、抗胆碱酯酶药

胆碱酯酶是一种水解乙酰胆碱的特殊酶，主要存在于胆碱能神经元、神经肌肉接头及其他某些组织中，此酶对于生理浓度的乙酰胆碱作用最强，特异性也较高。抗胆碱酯酶药与胆碱酯酶的亲和力比乙酰胆碱大得多，分为易逆性抗胆碱酯酶药和难逆性抗胆碱酯酶药。

(一)易逆性抗胆碱酯酶药

1.新斯的明

(1)抑制胆碱酯酶，产生 M 和 N 样作用：新斯的明可与乙酰胆碱竞争与胆碱酯酶的结合，抑制胆碱酯酶的活性，使胆碱能神经末梢释放的乙酰胆碱破坏减少，突触间隙中的乙酰胆碱积聚，表现出 M 样和 N 样作用。

(2)直接激动 N_M 受体(N_2 受体)：新斯的明除了抑制胆碱酯酶的作用外，还能直接与骨骼肌运动终板上 N_M 受体结合，促进运动神经末梢释放乙酰胆碱，加强骨骼肌收缩作用。故对骨骼肌作用最强，对胃肠道和膀胱等平滑肌作用较强，对心血管、腺体、眼和支气管平滑肌作用较弱。

(3)治疗重症肌无力：本病为神经肌肉接头传递障碍所致慢性疾病，这是一种自身免疫性疾病，主要症状是骨骼肌呈进行性收缩无力，临床表现为受累骨骼肌极易疲劳。新斯的明为治疗重症肌无力常规使用药物，用来控制疾病症状。

(4)治疗术后腹气胀及尿潴留：新斯的明能加快肠蠕动及增加膀胱张力，从而促进排气排尿。

(5)用于阵发性室上性心动过速：新斯的明 M 样作用使心率减慢。

(6)用于非去极化型肌松药的解毒：如用于筒箭毒碱中毒的解救。

(7)不良反应较少，过量可产生恶心、呕吐、腹痛、出汗，心动过缓、肌肉震颤和无力。

(8)治疗重症肌无力时，可口服给药，也可皮下或肌内注射给药。静脉注射给药时有一定危险性，特别要防止剂量过大引起兴奋过度而转入抑制，致使肌无力症状加重。

(9)使用前应先测心率，如心动过缓先用阿托品使心率增至 80 次/分后再用本品。

(10)解救筒箭毒碱中毒时应先给患者吸氧，并备好阿托品。

(11)禁用于支气管哮喘、机械性肠梗阻、泌尿道梗阻及心绞痛等患者。

2.毒扁豆碱

毒扁豆碱是从西非毒扁豆的种子中提取的一种生物碱，现已人工合成。

(1)毒扁豆碱作用与新斯的明相似，但无直接兴奋作用：眼内局部应用时，其作用类似于毛果芸香碱，但奏效快、作用强而持久，表现为瞳孔缩小，眼内压下降，可维持 1～2 天。吸收后外周作用与新斯的明相似，表现为 M、N 胆碱受体激动作用；进入中枢后亦可抑制中枢 AChE 活性而产生作用，表现为小剂量兴奋、大剂量抑制。

(2)局部用于治疗青光眼，常用 0.05％溶液滴眼。

(3)本品滴眼后可致睫状肌收缩而引起调节痉挛，出现头痛。大剂量中毒时可致呼吸麻痹。

(4)与毛果芸香碱相比，毒扁豆碱刺激性较强，长期给药时，患者不易耐受。临床应用时，可先用本品滴眼数次，后改用毛果芸香碱维持疗效。滴眼时应压迫内眦，以免药液流入鼻腔后吸收中毒。

3.吡斯的明

吡斯的明的作用与新斯的明类似，口服吸收较差，故临床应用时剂量较大，起效缓慢，作用时间较长。主要用于治疗重症肌无力，疗程通常少于 8 周，亦可用于治疗麻痹性肠梗阻和术后尿潴留。不良反应与新斯的明相似，但 M 胆碱受体效应较弱。

4.加兰他敏

加兰他敏是一种从石蒜科植物中提取的生物碱，其作用类似新斯的明，用于治疗重症肌无力和脊髓灰质炎后遗症，也可用于治疗竞争性神经肌肉阻滞剂过量中毒。

5.安贝氯铵

安贝氯铵作用类似新斯的明，但较持久，主要用于重症肌无力的治疗，尤其适用于不能耐受新斯的明或吡斯的明的患者。

(二)难逆性抗胆碱酯酶药

1.有机磷酸醋类

有机磷酸酯类能与胆碱酯酶牢固结合，且结合后不易水解，因此酶的活性难以恢复，致使体内乙酰胆碱持久积聚而引起中毒。有机磷酸酯类对人畜均有毒性，主要用作农作物及环境杀虫，常见的有敌百虫、马拉硫磷、乐果、敌敌畏等。有些剧毒物质，如沙林、塔崩及梭曼还被用作化学战争的神经毒气，在应用时，如管理不妥或防护不严均可造成人畜中毒。因此，必须掌握他的中毒表现及防治解救方法。

2.烟碱

烟碱是 N 胆碱受体激动剂的代表，由烟草中提取，可兴奋自主神经节和神经肌肉接头的 N 胆碱受体。其对神经节的 N 受体作用呈双相性，小剂量激动 N 受体，大剂量却阻断 N 受体。烟碱对神经肌肉接头 N 受体作用与其对神经节 N 受体作用类似，由于烟碱作用广泛、复杂，无临床实用价值。

(韩　英)

第八节　抗胆碱药

一、M 受体阻滞剂

常用的药物有阿托品、东莨菪碱、山莨菪碱、后阿托品、丙胺太林和哌仑西品等，以阿托品为例进行介绍。

(一)药物作用

此类药能选择性阻断 M 受体，对抗乙酰胆碱或拟胆碱药的 M 样作用。

(二)临床用途

1.解除平滑肌痉挛

此类药对过度兴奋的胃肠平滑肌松弛作用明显，可用于缓解胃肠绞痛及膀胱刺激症状。

2.抑制腺体分泌

此类药对汗腺、唾液腺作用最明显，可用于全麻前给药、严重盗汗和流涎症。

3.眼科用药

散瞳、升眼压、导致远视(调节麻痹)。临床可用于虹膜睫状体炎、虹膜晶状体粘连(与缩瞳药交替使用)和小儿验光。

4.兴奋心脏

较大剂量时使心率加快和房室传导加快，常用于治疗窦性心动过缓和房室传导阻滞。

5.扩血管

大剂量时能解除小血管痉挛，用于治疗感染中毒性休克。

6.对抗M样作用

此类药可用于解救有机磷中毒。有机磷中毒的患者对阿托品的敏感性远比正常人低，其用量不受药典规定的极量限制，使用总量随中毒程度不同可相差很大。要及早、足量、反复注射阿托品，直至达到“阿托品化”。“阿托品化”的主要指征：瞳孔扩大不再缩小，口干及皮肤干燥、颜面潮红，肺部湿啰音消失，轻度躁动不安及心率加快等。对以上指征需全面观察，综合分析，灵活判断。

（三）不良反应

1.外周反应

常见口干，皮肤干燥，潮红，视近物模糊，瞳孔扩大，心率加快，体温升高等外周症状。

2.中毒反应

阿托品过量中毒除外周症状加重外，还可出现中枢兴奋症状，如烦躁、谵妄、幻觉甚至惊厥等。严重中毒时由兴奋转入抑制而出现昏迷、呼吸麻痹。

（四）禁忌证

青光眼、前列腺肥大、高热患者禁用。

二、胆碱酯酶复活药

以氯解磷定（BAM-CI）氯解磷定（又名氯磷定、氯化派姆）为例进行介绍。

（一）药物作用

1.使胆碱酯酶复活

此药与磷酰化胆碱酯酶中的有机磷结合，使胆碱酯酶与有机磷解离，恢复胆碱酯酶的活性。

2.与游离的有机磷结合

防止中毒进一步加深。

（二）临床用途

此药可用于解救有机磷中毒。对有机磷的解毒作用有一定选择性。对内吸磷、对硫磷中毒疗效较好；对敌敌畏、敌百虫中毒效果较差；对乐果中毒则无效。对轻度有机磷中毒，可单独应用氯解磷定或阿托品以控制症状；中度、重度中毒时则必须合并应用阿托品。

三、用药监护

（一）用药监测

(1)阿托品治疗量时应观察心率变化，心率每分钟高于100次，体温高于38 ℃及眼内压高的患者不宜用阿托品。

(2)用药期间注意监测阿托品化指征的出现。

(3)大剂量应用阿托品时应严密观察外周和中枢中毒症状的出现。如出现呼吸加快，瞳孔扩大，中枢兴奋症状及猩红热样皮疹时，多为阿托品中毒，应及时报告医师，以及时处理。外周症状可用拟胆碱药毛果芸香碱或新斯的明对抗治疗。有机磷中毒使用阿托品过量时不能用新斯的明。中枢兴奋症状可用镇静药苯巴比妥或地西泮对抗治疗。

(4)应用解磷定期间应观察患者的体液平衡情况，如有脱水，需补充体液。

(二)用药护理

(1)应用阿托品常见外周轻症在停药后可逐渐消失，不需特殊处理。但在用药前应向患者或家属说明药物可能引起的不良反应，并介绍一些简便的防治措施，如口干可少量多次饮水，解除口腔黏膜干燥感。

(2)阿托品滴眼时应压迫内眦，防止药液经鼻腔黏膜吸收产生不良反应。

(3)应用阿托品等抗胆碱药前应劝患者排尿排便，用药后多饮水及多食含纤维食物，减少尿潴留及便秘的发生。

(4)有机磷农药中毒时应及早使用胆碱受体阻滞剂，防止胆碱酯酶老化。

(5)胆碱酯酶复活药(氯解磷定)在体内迅速被分解，维持时间短(仅 1.5～2.0 小时)，应根据病情需要反复给药，彻底解毒。

(6)阿托品中毒除按一般中毒处理外，必须及时用 4%鞣酸溶液清除体内过量药物，并用毛果芸香碱 0.25～0.50 mL 皮下注射，每 10～15 分钟 1 次，至中毒症状消失。

(7)一旦怀疑有机磷酸酯类中毒，应立即除去被污染的衣物，用清水或肥皂水彻底清洗皮肤，减少农药经皮肤黏膜吸收；若为口服中毒，应马上用 2% $NaHCO_3$ 或 1%盐水反复洗胃，再用硫酸镁导泻。敌百虫口服中毒不能用碱性溶液洗胃，对硫磷中毒忌用高锰酸钾洗胃。

(8)有机磷酯酯类中毒抢救时，一定要保持患者呼吸道的通畅，防止肺水肿、脑水肿、呼吸衰竭，积极预防感染。

(韩　英)

第九节　拟肾上腺素药

拟肾上腺素药是一类能直接或间接激动肾上腺素受体，产生与交感神经兴奋相似效应的药物。按其对不同受体的选择性，可分为 α、β 受体激动剂，α 受体激动剂，β 受体激动剂三大类。本章重点介绍的药物就包括 α、β 受体激动剂肾上腺素，α 受体激动剂去甲肾上腺素及 β 受体激动剂异丙肾上腺素。

一、α、β 受体激动剂

(一)肾上腺素

肾上腺素(AD)是肾上腺髓质分泌的主要激素，药用制剂从家畜肾上腺提取或人工合成。本类药物化学性质不稳定，遇光易失效；在中性尤其碱性溶液中，易氧化变色而失活。

1.体内过程

口服后可被碱性肠液破坏，故口服无效。皮下注射可使局部血管收缩，吸收较慢，作用持续约 1 小时；肌内注射吸收较皮下注射快，作用持续 20 分钟；静脉注射立即生效。

2.药理作用

肾上腺素通过激动 α 和 β 受体，产生 α 和 β 样效应。

(1)兴奋心脏:通过激动心脏的 β_1 受体使心肌收缩力增强、心率加快、传导加速、心排血量增加。还能扩张冠脉血管,改善心肌的血液供应。但在加强心肌收缩力的同时,增加心肌耗氧量,如剂量过大或静脉注射速度过快,可引起心脏异位起搏点兴奋,导致心律失常,甚至室颤。

(2)舒缩血管:对血管的作用因血管平滑肌上分布的受体类型和密度不同,药理作用不同。激动 α 受体可使皮肤、黏膜及内脏血管收缩;激动 β_2 受体使骨骼肌血管及冠脉血管扩张。

(3)影响血压:治疗量(0.5～1.0 mg)的肾上腺素激动 β_1 受体,使心脏兴奋,心排血量增加,收缩压升高,由于 β_2 受体对低浓度肾上腺素较敏感,骨骼肌血管的扩张作用抵消或超过了皮肤黏膜血管的收缩作用,故舒张压不变或略有下降,脉压增大。较大剂量的肾上腺素,除强烈兴奋心脏外,还因对仅受体的激动作用加强,使血管收缩作用超过了血管扩张作用,导致收缩压、舒张压均升高,如应用 α 受体阻滞剂(如酚妥拉明等)抵消了肾上腺素激动 α 受体而收缩血管的作用,则肾上腺素激动 β_2 受体而扩张血管的作用会得以充分表现,这时用原剂量的肾上腺素可引起单纯的血压下降,此现象称为肾上腺素升压效应的翻转。故 α 受体阻滞剂引起的低血压不能用肾上腺素治疗,以免血压更加降低。

(4)扩张支气管:激动支气管平滑肌上的 β_2 受体,使支气管平滑肌松弛;还可抑制肥大细胞释放过敏递质(如组胺、白三烯等);肾上腺素还可兴奋 α_1 受体,使支气管黏膜血管收缩,毛细血管通透性降低,有利于减轻或消除黏膜水肿。以上作用均有利于缓解支气管哮喘。

(5)促进代谢:激动 β_2 受体,可促进糖原和脂肪分解,使血糖和血中游离脂肪酸均升高。

3.临床应用

(1)心搏骤停:用于溺水、传染病、房室传导阻滞、药物中毒、麻醉及手术意外等引起的心搏骤停。在配合心脏按压、人工呼吸、纠正酸中毒等其他措施的同时,可用 0.5～1.0 mg 的肾上腺素心内注射,以恢复窦性心律。对电击所致的心搏骤停,可用肾上腺素配合心脏除颤器或利多卡因抢救。

(2)过敏性休克:AD 是治疗过敏性休克的首选药物,其兴奋心脏、收缩血管、舒张支气管、抑制组胺释放等作用,可迅速缓解过敏性休克所致的心跳微弱、血压下降、喉头水肿和支气管黏膜水肿及支气管平滑肌痉挛引起的呼吸困难等症状。

(3)急性支气管哮喘:AD 可舒张支气管平滑肌,消除支气管黏膜充血水肿,抑制过敏物质释放,从而控制支气管哮喘的急性发作。起效快,但持续时间短。

(4)局部应用。①与局部麻醉药配伍:在局麻药中加入适量 AD(1∶250 000),可使局部血管收缩,延缓局麻药的吸收,减少吸收中毒并延长局麻作用时间。但在肢体远端部位,如手指、足趾、耳部、阴茎等处手术时,局麻药中不加 AD,以免引起局部组织坏死。②局部止血:对鼻黏膜或牙龈出血,可用浸有 0.1% 的肾上腺素纱布或棉球填塞出血部位,通过收缩局部血管起止血作用。

4.不良反应

常见的不良反应为心悸、头痛、烦躁和血压升高等,血压剧升有发生脑出血的危险;亦可引起心律失常,甚至室颤。应严格掌握剂量。

高血压、糖尿病、甲状腺功能亢进及器质性心脏病患者禁用。老年人应慎用。

(二)多巴胺

多巴胺(DA)为合成去甲肾上腺素的前体物质,药用为人工合成品。

1.体内过程

口服易被破坏而失效,一般用静脉滴注给药。不易透过血-脑屏障,几乎无中枢作用。在体内被 COMT 及 MAO 代谢失活。

2.药理作用

多巴胺可直接激动 α、β 和 DA 受体，对 α、$β_1$ 受体作用明显，对 $β_2$ 受体作用弱。

(1)兴奋心脏：小剂量多巴胺主要激动 $β_1$ 受体，使心肌收缩力增强，心排血量增加。一般剂量对心率影响不明显；大剂量可加快心率，多巴胺兴奋心脏的作用较肾上腺素弱，较少发生心悸及心律失常。

(2)舒缩血管：小剂量可兴奋多巴胺受体，扩张脑、肾、肠系膜血管；大剂量可激动 α 受体，使皮肤、黏膜血管收缩。

(3)影响血压：小剂量时由于兴奋心脏及舒缩血管的综合作用，使收缩压升高，舒张压无明显变化。大剂量时，较显著地兴奋心脏和收缩血管，外周阻力增加，收缩压和舒张压均升高。

(4)改善肾功能：小剂量多巴胺可激动肾血管的多巴胺受体，使肾血管扩张，肾血流量增加，肾小球滤过率增多；并能直接抑制肾小管对钠的重吸收，使尿量增多。但在大剂量使用时，多巴胺作用于肾血管的 α 受体，使肾血管收缩，肾血流量减少。

3.临床应用

(1)休克：对于心功能不全、尿量减少的休克疗效较好，也可用于感染性休克、出血性休克及心源性休克。但应注意补足血容量和纠正酸中毒。

(2)急性肾衰竭：与利尿药(如呋塞米)合用，可用于急性肾衰竭的治疗。

4.不良反应

治疗量不良反应较轻，偶见恶心、呕吐、头痛等反应。用量过大或静脉滴注速度过快可致心律失常、血压升高，肾血管收缩引起肾功能下降等，减慢滴速或停药可缓解上述反应。避免药液漏出血管外，以免引起局部组织缺血坏死。

(三)麻黄碱

麻黄碱(麻黄素)是从中药麻黄中提取的生物碱，现已人工合成。

1.体内过程

口服、注射均易吸收。易透过血-脑屏障，在体内仅有少量被 MAO 代谢，一次用药作用可维持3～6 小时。大部分以原形经肾排泄，酸性尿液可促进其排泄。

2.药理作用

此药对 α、β 受体均有直接兴奋作用，并能促进肾上腺素能神经末梢释放去甲肾上腺素。与肾上腺素比较，麻黄碱具有以下特点：①兴奋心脏、收缩血管、升高血压、扩张支气管的作用起效慢、效应弱、维持时间持久。②中枢兴奋作用显著。③连续用药可产生快速耐受性。

3.临床应用

(1)某些低血压状态：用于防治硬膜外和蛛网膜下腔麻醉所引起的低血压。

(2)支气管哮喘：扩张支气管作用较肾上腺素弱，起效慢，但作用持久，仅用于轻症哮喘的治疗和预防哮喘发作。

(3)鼻黏膜充血所致鼻塞：药物滴鼻可消除黏膜充血和肿胀。但小儿禁用。

4.不良反应

中枢兴奋所致的不安、失眠等反应最为常见，晚间服用宜加镇静催眠药。连续滴鼻过久，可产生反跳性鼻黏膜充血。前列腺肥大患者服用本药可增加排尿困难。

高血压、冠心病及甲状腺功能亢进症患者禁用。

二、α受体激动剂

(一)去甲肾上腺素

去甲肾上腺素(NA)是去甲肾上腺素能神经末梢释放的主要神经递质,药用为人工合成品。

1.体内过程

口服易被破坏,皮下或肌内注射因强烈收缩血管,可发生局部缺血性坏死,故只能静脉给药。主要由COMT和MAO代谢而失活,维持时间短。

2.药理作用

本药主要激动α受体,对β_1受体激动作用较弱,对β_2受体几乎无作用。

(1)收缩血管:通过激动血管平滑肌上的α受体,产生强大的收缩血管作用。以皮肤、黏膜血管收缩作用最明显,其次为肾、脑、肝、肠系膜及骨骼肌血管,而对冠脉血管呈扩张作用,原因是心脏兴奋,心肌的代谢产物腺苷增多所致。

(2)兴奋心脏:去甲肾上腺素可激动心脏的β_1受体,但作用强度较肾上腺素弱,可使心肌收缩力增强、心排血量增加、传导速度加快、心肌耗氧量增加。但在整体条件下,由于血压升高,反射性地兴奋迷走神经而减慢心率的作用,超过它直接加快心率的作用,故可使心率减慢。

(3)升高血压:因兴奋心脏而增加心排血量,并收缩血管而加大外周血管阻力,故可使收缩压及舒张压都升高。

3.临床应用

(1)休克:去甲肾上腺素在休克治疗中已不占重要地位,仅用于神经性休克、过敏性休克、心源性休克早期和应用扩血管药无效时的感染性休克。宜小剂量、短时间静脉滴注,以保证心、脑、肾等重要脏器的血液供应,长时间或大剂量用药可造成微循环障碍。现主张与α受体阻滞剂酚妥拉明合用,以对抗过强的血管收缩作用,保留其β效应,改善微循环。

(2)上消化道出血:将本药1～3 mg适当稀释后口服,可使食管和胃黏膜血管收缩,产生局部止血作用。

4.不良反应

(1)局部组织缺血坏死:静脉滴注浓度过高、时间过长或药液漏出血管外时,因血管强烈收缩而致局部组织缺血坏死。故静脉滴注时应防止药液外漏,并注意观察局部反应,一旦药液外漏或发现滴注部位皮肤苍白,应立即更换滴注部位,并对原滴注部位进行热敷,用普鲁卡因或α_1受体阻滞剂酚妥拉明局部浸润注射,以对抗去甲肾上腺素的缩血管作用,防止组织坏死。

(2)急性肾衰竭:静脉滴注时间过长或剂量过大使肾血管强烈收缩,肾血流量减少,出现尿少、尿闭甚至急性肾衰竭。用药期间要观察患者尿量的变化,尿量至少要保持在每小时25 mL以上。

(3)停药反应:长时间静脉滴注去甲肾上腺素,如果骤然停药,可出现血压突然下降,故应逐渐降低滴速后停药。

高血压、冠心病、动脉硬化、甲状腺功能亢进、少尿或无尿患者禁用。

(二)间羟胺

间羟胺主要作用于α受体,对β受体作用弱,并有促进肾上腺素能神经末梢释放递质的间接作用。与去甲肾上腺素相比,间羟胺收缩血管、升高血压的作用弱而持久。对肾血管作用较弱,较少发生尿少、尿闭等不良反应。对心率影响不明显,很少引起心律失常。此药既能静脉滴注又可肌内注射，应用方便。常作为去甲肾上腺素的代用品，用于各种休克和低血压的治疗。不良反应与去甲肾上腺素相似。

(三)去氧肾上腺素

去氧肾上腺素是人工合成品。可以激动 α_1 受体，具有升高血压，减慢心率，散大瞳孔的作用，用于防治低血压，治疗阵发性室上性心动过速；与阿托品相比.去氧肾上腺素扩瞳作用弱，起效快而维持时间短，主要在眼底检查时作为快速扩瞳药。

三、β受体激动剂

(一)异丙肾上腺素

异丙肾上腺素为人工合成品。

1.体内过程

口服易破坏，常用其气雾剂吸入给药，也可舌下给药或静脉滴注。吸收后被 COMT 破坏，代谢速度较慢，故作用时间较肾上腺素略长。

2.药理作用

异丙肾上腺素对 β_1 和 β_2 受体无明显的选择性激动作用，对 α 受体几乎无作用。

(1)兴奋心脏：激动心脏 β_1 受体，使心肌收缩力增强、心率加快、传导加速、心排血量增多，心肌耗氧量明显增加，比肾上腺素作用强。大剂量也可引起心律失常，但比肾上腺素少见，因异丙肾上腺素对窦房结的兴奋作用强，因此较少发生室颤。

(2)血管和血压：激动 β_2 受体，使骨骼肌血管扩张，肾、肠系膜及冠状血管有不同程度扩张，血管总外周阻力降低，舒张压下降；由于心脏兴奋使心排血量增加，故收缩压升高，脉压增大。

(3)扩张支气管：激动支气管平滑肌 β_2 受体，松弛支气管平滑肌，作用较肾上腺素强。也可抑制过敏物质的释放，但对支气管黏膜血管无收缩作用，故消除支气管黏膜水肿作用不如肾上腺素。

(4)影响代谢：促进糖原和脂肪分解，使血糖及游离脂肪酸升高，并能增加组织的耗氧量。

3.临床应用

(1)支气管哮喘：适于支气管哮喘急性发作，常用气雾剂吸入或舌下给药，能迅速控制急性发作。作用快而强，但易引起心悸，久用可产生耐受性。

(2)心搏骤停：对溺水、麻醉意外及药物中毒等引起的心搏骤停，可用本药 0.5～1.0 mg 心室内注射，使心跳恢复。

(3)房室传导阻滞：本品具有强大的加速房室传导作用，可舌下含服或静脉滴注治疗房室传导阻滞。

(4)休克：异丙肾上腺素能兴奋心脏，增加心排血量及扩张血管，改善微循环，在补足血容量的基础上用于治疗感染性休克及心源性休克。

4.不良反应

(1)一般不良反应：常见心悸、头痛、头晕、低血糖等。

(2)心律失常：支气管哮喘已明显缺氧者，用量过大，易使心肌耗氧量增加，导致心律失常。对哮喘患者自用气雾剂或舌下含化时，应嘱咐患者勿超过规定的用药次数及吸入量。

冠心病、心肌炎、甲状腺功能亢进、心绞痛患者禁用。

(二)多巴酚丁胺

多巴酚丁胺系多巴胺的衍生物。口服无效，一般静脉滴注给药。能选择性地激动 β_1 受体，使心肌收缩力加强、心排血量增加，适用于心肌梗死并发心功能不全的患者。控制滴速时，一般比较安全。当滴速过快或浓度过高时，可引起心率加快或房室传导加快，少数出现心悸，偶可见心律失常。

(韩　英)

第九章

内分泌系统疾病用药

第一节　下丘脑-垂体激素及其类似物

下丘脑-垂体激素及其类似物以人绒毛膜促性腺激素为代表药物，本节主要介绍该药物。

一、药理学

人绒毛膜促性腺激素（HCG）是胎盘滋养层细胞分泌的一种促性腺激素。它能刺激性腺活动，对女性可维持和促进黄体功能，使黄体合成孕激素，与具有促卵泡成熟激素（FSH）成分的尿促性素合用，可促进卵泡生成和成熟，并可模拟生理性的促黄体素的高峰而触发排卵。对男性，本药则有促进间质细胞激素的作用，能促进曲细精管功能，特别是睾丸间质细胞的活动，使其产生雄激素，促进性器官和男性第二性征的发育、成熟、促使睾丸下降，并促进精子形成。

口服能被胃肠道破坏，故仅供注射用。肌内注射和皮下注射本药在吸收程度上生物等效。单次肌内注射或皮下注射本药，男性和女性的达峰时间分别约 6 小时后和约 20 小时后。给药 36 小时内发生排卵。24 小时内 10%～12%以原形经肾随尿排出。消除半衰期约为 33 小时。

二、适应证

（一）女性

（1）下丘脑-垂体功能低下或不协调的无排卵性不孕症，用以诱导排卵。常与氯米芬或尿促性素配合使用。

（2）在助孕技术中与尿促性素配合，用于有正常排卵的妇女，以刺激超排卵。

（3）用于黄体功能不全，先兆流产或习惯性流产。

（4）用于功能性子宫出血。

（二）男性

（1）用于促性腺激素分泌不足的性腺功能减退和伴原发性精液异常的生育力低下。与促性素联合长期应用，可促使低促性腺激素男性性功能减低患者的精子形成。

（2）用于促性腺激素垂体功能不足导致的青春期延缓。

（3）用于非解剖梗阻的隐睾症。

(4)用于检查睾丸间质细胞功能。

三、禁忌证

(1)对本品过敏者。
(2)垂体增生或肿瘤。
(3)性早熟。
(4)诊断未明的阴道流血、子宫肌瘤、卵巢囊肿或卵巢肿大。
(5)血栓性静脉炎。
(6)男性前列腺癌或其他雄激素依赖性肿瘤。
(7)先天性性腺缺如或性腺切除术后。生殖系统炎性疾病时也不宜使用。

四、不良反应

(一)女性

(1)用于促排卵时,较多见诱发卵巢囊肿或轻至中度的卵巢肿大,并伴轻度胃胀、胃痛、下腹痛,一般可在2~3周内消退。少见严重的卵巢过度刺激综合征(OHSS),是由于血管通透性显著增高,使体液在胸腹腔和心包腔内迅速大量聚集,从而引起多种并发症(如血容量降低、电解质紊乱、血液浓缩、腹腔出血、血栓形成等)所致,临床表现为腹部或下腹剧烈疼痛、消化不良、恶心、呕吐、腹泻、气促、尿量减少、下肢水肿等。多发生在排卵后7~10天,也可在治疗结束后发生,此种反应后果严重,可危及生命。

(2)进行助孕技术治疗的女性的流产率高于正常女性。

(二)男性

(1)偶见乳腺发育。
(2)大剂量使用偶见水、钠潴留(雄激素生成过量所致)。
(3)青春期前男孩使用可引起骨骺早闭或性早熟,导致最终不能达到成人正常高度。

(三)其他

偶有变态反应。较少见乳房肿大、头痛、易激动、抑郁、易疲劳、小腿和/或足部水肿、注射局部疼痛等。

五、注意事项

(一)慎用的情况

有下列情况应慎用:①癫痫;②偏头痛;③哮喘;④心脏病;⑤高血压;⑥肾功能损害。

(二)禁用的情况

本药不能用于哺乳期妇女。

(三)对妊娠的影响

(1)用本药促排卵可增加多胎率,从而使胎儿发育不成熟,并有发生早产的可能。
(2)使用本药后妊娠,虽有死胎或先天性畸形的报道,但未证实与本药有直接关系。
(3)本药仅用于黄体阶段支持,不能用于妊娠期间。
(4)美国食品药品管理局(FDA)对本药的妊娠安全性分级为X级。

(四)对检验值或诊断影响

(1)妊娠试验可出现假阳性,故应在用药 10 天后进行检查。

(2)可使尿 17-酮类固醇及其他甾体激素的分泌增加。

(五)注意随访

用药期间需注意以下随访检查。

1.用于诱导排卵

(1)用药前应做盆腔检查及 B 超检查估计卵巢大小及卵泡发育境况。

(2)雌激素浓度开始上升后,应每天 B 超检查,直到停用本药后 2 周,以减少卵巢过度刺激综合征(OHSS)的发生。

(3)每天测量基础体温,如有排卵可出现双相体温。

(4)在用尿促性素 1 周后,须每天测尿雌激素量,在雌激素高峰出现后 24 小时开始用本药,测定雌激素也可检测卵巢过度刺激剂的情况。

(5)测定黄体酮和宫颈黏液检查,有助于了解卵泡成熟程度或是否已有排卵。

2.用于男性性功能低下症

(1)测定血清睾酮水平,以排除其他原因所致的性腺功能低下,也可用于疗效评价。

(2)精子计数及精子活力的检测也可用于评价疗效。

(3)用于青春期前男孩,应定期监测骨骼成熟的情况。

(六)其他

除了男性促性腺激素功能不足、为促发精子生成之外,其他情况本药不宜长期连续使用。

六、用法和用量

(一)成人

肌内(或皮下)注射给药。

1.下丘脑-垂体功能低下或不协调的无排卵性不孕症

(1)如与氯米芬配合,可在停用氯米芬后的第 7 天,一次肌内注射 5 000 单位。

(2)如与尿促性素配合,应从月经周期第 8 周起 B 超监测卵泡发育,或进行尿雌激素测定,如卵泡平均直径达 18～20 mm,或尿雌激素高峰后 24 小时,则一次给予本品 5 000～10 000 单位,并建议患者在36 小时内同房。

2.黄体功能不全

自排卵之日起,一次 1 500 单位,隔天 1 次,剂量根据患者的反应进行调整。妊娠后,须维持原剂量直至妊娠 7～10 周。

3.先兆性流产或习惯性流产

一次 3 000～5 000 单位,每 1～2 天 1 次,共 5～10 次。

4.功能性子宫出血

每天 300～1 500 单位,连用 3～5 天。

5.助孕技术

本品可用于刺激正常排卵的妇女超促排卵,常与尿促性素配合,从月经周期第 8 天起 B 超监测卵泡发育,当卵泡直径在 16～17 mm 时,注射本药 5 000～10 000 单位,注射后 32～36 小时取卵。

6.体外受精

于胚胎移植当日起，一次3 000单位，每1～2天1次，共3次。

7.男性促性腺激素低下性不育症

一次2 000单位，一周2次，持续3～6个月至睾丸体积达8 mL，再同时注射本品及促卵泡成熟激素(FSH)各12.5单位，一周3次，约用12个月直至精子形成，配偶受孕。

(二)儿童

肌内(或皮下)注射给药。

1.青春期延缓

一次1 500单位，一周2～3次，至少使用6个月。剂量可根据患者反应做相应调整。

2.隐睾症

(1)2岁以下：一次250单位，一周2次，使用6周；6岁以下：一次500～1 000单位，一周2次，使用6周；6岁以上：一次1 500单位，一周2次，使用6周。

(2)必要时可重复上述治疗。

(3)剂量可根据患者反应做相应调整。

3.男性发育迟缓者睾丸功能测定

一次2 000单位，每天1次，连续3天。

七、制剂和规格

注射用绒促性素：①500单位；②1 000单位；③2 000单位；④3 000单位；⑤5 000单位(1 000单位相当于1 mg)。

(张文芳)

第二节　甲状腺激素及抗甲状腺药

甲状腺分泌的甲状腺激素是维持人体正常代谢和生长发育所必需的激素，影响全身各器官系统的功能和代谢状态。各种原因所致的甲状腺功能减退或亢进，以致体内甲状腺素水平过低或过高所引起各种症状，需要分别应用甲状腺激素或抗甲状腺药物治疗。

本节包括的药物为作为替代治疗药物的甲状腺片(口服常释剂型)及抗甲状腺药物甲巯咪唑(口服常释剂型)和丙硫氧嘧啶(口服常释剂型)。

一、甲状腺片

(一)药理学

甲状腺激素对机体的作用广泛，具有促进分解代谢(生热作用)和合成代谢作用，对人体正常代谢及生长发育有重要影响，对婴、幼儿中枢的发育甚为重要，它可促进神经元和轴突生长、突触的形成。甲状腺激素的基本作用是诱导新生蛋白质包括特殊酶系的合成，调节蛋白质、碳水化合物和脂肪三大物质，以及水、盐和维生素的代谢。甲状腺激素诱导细胞Na^+-K^+泵(Na^+-K^+-ATP酶)的合作并增强其活力而使能量代谢和氧化磷酸化增强。甲状腺激素(主要是T_3)还与核内特异性受体相结合，激活的受体与DNA甲状腺激素应答元件上特异的序列相结合，从而促进新的蛋白质(主要为酶)的合成。

口服吸收入血后，绝大部分甲状腺素与血浆蛋白(主要是甲状腺素结合球蛋白)结合，仅约0.03%的T_4和0.3%T_3以游离形式存在。只有游离甲状腺激素才能进入靶细胞发挥生物效应。部分T_4在肝、肾等脏器中转化为T_3，其量占T_3总量的70%～90%。游离T_3、T_4进入靶细胞后，T_4转化为T_3，后者与其受体的亲和力较T_4高10倍，作用增强4倍，故T_3是主要的具有活性的甲状腺激素，而T_4则被视为激素原。T_4半衰期为6～8天，而T_3为1天。甲状腺激素在肝内降解并与葡糖醛酸和硫酸结合后，通过胆汁排泄。

(二)适应证

(1)各种原因引发的甲状腺激素缺乏(甲状腺功能减退症或黏液性水肿)的替代治疗，不包括亚急性甲状腺炎恢复期出现的暂时性亚临床甲状腺功能减退。

(2)非地方性单纯性甲状腺肿。

(3)预防和治疗甲状腺结节

(4)促甲状腺激素依赖性甲状腺癌的辅助治疗。

(5)抗甲状腺治疗的辅助用药，防止甲状腺功能减退症状的发生和甲状腺进一步肿大。

(6)防止颈部放疗患者甲状腺癌的发生。

(7)防止某些药物如碳酸锂、水杨酸盐及磺胺类药物所致甲状腺肿大作用。

(8)甲状腺功能试验的抑制剂，此用途限于T_3。

(三)禁忌证

(1)对本药过敏者。

(2)患有以下疾病或未经治疗的以下疾病患者：肾上腺功能不全、垂体功能不全、甲状腺毒症、冠心病、心绞痛、动脉硬化、高血压患者。

(3)急性心肌梗死、急性心肌炎和急性全心炎患者。

(4)非甲状腺功能减退心力衰竭、快速性心律失常患者。

(四)不良反应

甲状腺激素如用量适当无任何不良反应。使用过量则引起心动过速、心悸、心绞痛、心律失常、头痛、神经质、兴奋、不安、失眠、骨骼肌痉挛、肌无力、震颤、出汗、潮红、怕热、腹泻、呕吐、体重减轻等类似甲状腺功能亢进症的症状。T_3过量时，不良反应的发生较T_4或甲状腺片快。减量或停药可使所有症状消失。T_4过量所致者，症状消失较缓慢。

(五)注意事项

(1)糖尿病患者、心肌缺血患者慎用。

(2)对病程长、病情重的甲状腺功能减退症或黏液性水肿患者使用本类药应谨慎小心，开始用小剂量，以后缓慢增加直至生理替代剂量。

(3)伴有垂体前叶功能减退症或肾上腺皮质功能不全患者应先服用糖皮质激素，待肾上腺皮质功能恢复正常后再用本类药。

(4)本药不易透过胎盘，甲状腺功能减退者在妊娠期间无须停药。对于患有甲状腺功能亢进的孕妇，必须单独使用抗甲状腺药物进行治疗，而不宜将本药与抗甲状腺药物合用，否则可能会导致胎儿甲状腺功能减退。美国食品药品管理局(FDA)对本药的妊娠安全性分级为A级。

(5)老年患者对甲状腺激素较敏感，超过60岁者甲状腺激素替代需要量比年轻人约低25%，而且老年患者心血管功能较差，应慎用。

（六）药物相互作用

（1）糖尿病患者服用甲状腺激素应视血糖水平适当增加胰岛素或降糖药剂量。

（2）甲状腺激素与抗凝剂如双香豆素合用时，后者的抗凝作用增强，可能引起出血；应根据凝血酶原时间调整抗凝药剂量。

（3）本类药与三环类抗抑郁药合用时，两类药的作用及毒副作用均有所增强，应注意调整剂量。

（4）服用雌激素或避孕药者，因血液中甲状腺素结合球蛋白水平增加，合用时甲状腺激素剂量应适当调整。

（5）β 肾上腺素受体阻滞剂可减少外周组织 T_4 向 T_3 的转化，合用时应注意。

（七）用法和用量

1.成人

口服，开始为每天 15～20 mg，逐步增加，维持量一般为每天 90～120 mg，少数患者需每天 180 mg。

2.婴儿及儿童

完全替代量：①6 个月以下，每天 15～30 mg；②6 个月～1 岁，每天 30～60 mg；③2～3 岁，每天 60～90 mg；④4～7 岁，每天 90～120 mg；⑤8～14 岁，每天 120～150 mg。

开始剂量应为完全替代剂量的 1/3，逐渐加量。由于本品 T_3、T_4 含量及二者比例不恒定，在治疗中应根据临床症状及 T_3、T_4、促甲状腺激素检查调整剂量。

（八）制剂和规格

甲状腺片：10 mg、40 mg、60 mg。

二、甲巯咪唑

（一）药理学

本药属咪唑类抗甲状腺药，能抑制甲状腺激素的合成。本药通过抑制甲状腺内过氧化物酶，阻止摄入到甲状腺内的碘化物氧化及酪氨酸偶联，从而阻碍甲状腺素（T_4）的合成。由于本药并不阻断贮存的甲状腺激素释放，也不对抗甲状腺激素的作用，故只有当体内已有甲状腺激素被耗竭后，本药才产生明显的临床效应。本药抑制甲状腺激素合成的作用略强于丙硫氧嘧啶，持续时间也较长。

此外，本药尚有轻度免疫抑制作用，抑制甲状腺自身抗体的产生，降低血液循环中甲状腺刺激性抗体水平，使抑制性 T 细胞功能恢复正常。

口服后迅速被吸收，吸收率为 70％～80％。起效时间至少 3～4 周，对使用过含碘药物或甲状腺肿大明显者，可能需要 12 周才能发挥作用。吸收后广泛分布于全身，但浓集于甲状腺，可透过胎盘，也能经乳汁分泌。本药不与血浆蛋白结合，主要代谢物为 3-甲基-2-硫乙内酰胺，原形药及其他代谢物 75％～80％随尿液排泄，半衰期约 3 小时（也有报道为 4～14 小时）。

（二）适应证

抗甲状腺药物。用于各种类型的甲状腺功能亢进症，包括格雷夫斯病（伴有自身免疫功能紊乱、甲状腺弥漫性肿大、可有突眼）、甲状腺瘤、结节性甲状腺肿及甲状腺癌引起的甲状腺功能亢进。在格雷夫斯病中，尤其适用于以下几种情况。

(1)病情较轻,甲状腺轻至中度肿大者。

(2)甲状腺手术后复发,但又不适于放射性^{131}I治疗者。

(3)手术前准备。

(4)作为^{131}I放疗的辅助治疗。

(三)禁忌证

(1)对本药过敏者。

(2)哺乳期妇女。

(四)不良反应

1.较多见的不良反应

发生率为3%～5%,皮疹、皮肤瘙痒,此时需根据情况停药或减量,并加抗过敏药物,待变态反应消失后再重新由小剂量开始,必要时换一种制剂。

2.严重不良反应

血液系统异常,轻度白细胞计数减少较为多见,严重的粒细胞缺乏症较少见,后者可无先兆症状即发生,有时可出现发热、咽痛,应及时停药,并查血常规,以及早处理粒细胞缺乏症。再生障碍性贫血也可能发生。因此,在治疗过程中,尤其前两个月应定期检查血象。

3.其他不良反应

味觉减退、恶心、呕吐、上腹部不适、关节痛、头晕、头疼、脉管炎(表现为患部红、肿、痛)、红斑狼疮样综合征(表现为发热、畏寒、全身不适、软弱无力)。

4.罕见的不良反应

肝炎(可发生黄疸,停药后黄疸可持续至10周开始消退)、肾小球肾炎等;其他少见血小板减少,凝血因子Ⅱ或凝血因子Ⅶ降低。

(五)注意事项

1.有下列情况者慎用

(1)对其他甲巯咪唑复合物过敏者。

(2)血白细胞计数偏低者。

(3)肝功能不全者。

2.对儿童的影响

儿童用药过程中应注意避免出现甲状腺功能减低,必要时可酌情加用甲状腺片。

3.对老年人的影响

老年人尤其是肾功能不全者,应酌情减量给药,必要时可酌情加用甲状腺片。

4.对妊娠的影响

本药可透过胎盘,孕妇用药应谨慎,必须用药时宜采用最小有效剂量。甲亢孕妇在妊娠后期病情可减轻,此时可减少抗甲状腺的药物的用量,部分患者于分娩前2～3周可停药,但分娩后不久可再次出现明显的甲亢症状。美国食品药品管理局(FDA)对本药妊娠安全性分级为D级。

5.对哺乳的影响

本药可由乳汁分泌,哺乳期妇女服用较大剂量时可能引起婴儿甲状腺功能减退,故服药时应暂停哺乳。

6.随访检查

用药前后及用药时应当检查或监测血常规、肝功能、甲状腺功能。

7.对诊断的干扰

本药能使凝血酶原时间延长，并使血清碱性磷酸酶、门冬氨酸氨基转移酶(AST)和丙氨酸氨基转移酶(ALT)增高。

(六)药物相互作用

(1)本药通过降低凝血因子的代谢而降低抗凝药的敏感性，从而降低抗凝药的疗效。与抗凝药合用时，应密切监测凝血酶原时间和国际标准化比值。

(2)对氨基水杨酸、保泰松、巴比妥类、酚妥拉明、妥拉唑林、维生素 B_{12}、磺胺类、磺脲类等都可能抑制甲状腺功能，引起甲状腺肿大，与本药合用时须注意。

(3)高碘食物或药物的摄入可使甲亢病情加重，使抗甲状腺药需要量增加或用药时间延长。

(七)用法和用量

1.成人

(1)甲状腺功能亢进：一般开始用量每天 30 mg，分 3 次服用。可根据病情轻重调整为每天 15～40 mg，每天最大量 60 mg。当病情基本控制(体重增加、心率低于每分钟 90 次、血清 T_3 和 T_4 水平恢复正常)，需 4～8 周开始减量，每 4 周减 1/3～1/2。维持量每天 5～15 mg，一般需要治疗 18～24 个月。

(2)甲状腺功能亢进术前准备：按上述剂量连续用药，直至甲状腺功能正常，在术前 7～10 天加用碘剂。

(3)甲状腺危象：每天 60～120 mg，分次服用。在初始剂量服用 1 小时后加用碘剂。

2.儿童

口服，甲状腺功能亢进每天 0.4 mg/kg，分 3 次服用；维持剂量为每天 0.2 mg/kg。

(八)制剂和规格

甲巯咪唑片：5 mg、10 mg。

三、丙硫氧嘧啶

(一)药理学

本药为硫脲类抗甲状腺药，主要抑制甲状腺激素的合成。其机制为抑制甲状腺内过氧化物酶，阻止摄入到甲状腺内的碘化物氧化及酪氨酸偶联，从而阻碍甲状腺素(T_4)的合成。同时，本药通过抑制 T_4 在外周组织中脱碘生成三碘甲状腺原氨酸(T_3)，故可在甲状腺危象时起到减轻病情的即刻效应。由于本药并不阻断贮存的甲状腺激素释放，也不对抗甲状腺激素的作用，故只有当体内已有甲状腺激素被耗竭后，本药才产生明显的临床效应。

此外，本药尚有免疫抑制作用，可抑制 B 淋巴细胞合成抗体，抑制甲状腺自生抗体的产生，使血促甲状腺素受体抗体消失。恢复抑制 T 淋巴细胞功能，减少甲状腺组织淋巴细胞浸润，从而使格雷夫斯病的免疫紊乱得到缓解。

口服迅速吸收，生物利用度 50%～80%。给药后 1 小时血药浓度达峰值。药物吸收后分布到全身各组织，主要在甲状腺中聚集，肾上腺及骨髓中浓度亦较高，还可透过胎盘(但比甲巯咪唑少)。血浆蛋白结合率为 76.2%(60%～80%)。药物主要在肝脏代谢，60%被代谢破坏；其余部分 24 小时内从尿中排出，也可随乳汁排出。在血中半衰期很短(1～2 小时)，但由于在甲状腺中的聚集作用，其生物作用可持续较长时间。当肾功能不全时，半衰期可长达 8.5 小时。

(二)适应证

(1)用于各种类型的甲状腺功能亢进症,包括格雷夫斯病(伴有自身免疫功能紊乱、甲状腺弥漫性肿大、可有突眼)。在格雷夫斯病中,尤其适用于:①病情较轻,甲状腺轻至中度肿大者。②儿童、青少年及老年患者。③甲状腺手术后复发,但又不适于放射性^{131}I治疗者。④手术前准备。⑤作为^{131}I放疗的辅助治疗。⑥妊娠合并格雷夫斯病。

(2)用于甲状腺危象(作为辅助治疗,以阻断甲状腺素的合成)。

(三)禁忌证

(1)对本药或其他硫脲类抗甲状腺药物过敏者。

(2)严重的肝功能损害者。

(3)白细胞严重缺乏者。

(4)结节性甲状腺肿伴甲状腺功能亢进者。

(5)甲状腺癌患者。

(四)不良反应

本药的不良反应大多发生在用药的头2个月。

1.常见不良反应

头痛、眩晕、关节痛、唾液腺和淋巴结肿大及味觉减退、恶心、呕吐、上腹部不适,也有皮疹、皮肤瘙痒、药物热。

2.血液不良反应

血液不良反应多为轻度粒细胞减少,少见严重的粒细胞缺乏、血小板减少、凝血因子Ⅱ或因子Ⅶ降低、凝血酶原时间延长。另可见再生障碍性贫血。

3.其他不良反应

可见脉管炎(表现为患部红、肿、痛)、红斑狼疮样综合征(表现为发热、畏寒、全身不适、软弱无力)。

4.罕见不良反应

间质性肺炎、肾小球肾炎、肝功能损害(血清碱性磷酸酶、天门冬氨酸氨基转移酶和丙氨酸氨基转移酶升高、黄疸)。

(五)注意事项

1.有下列情况者慎用

(1)外周白细胞计数偏低者。

(2)肝功能异常者。

2.对儿童的影响

儿童用药过程中应注意避免出现甲状腺功能减低,必要时可酌情加用甲状腺片。

3.对老年人的影响

老年人尤其是肾功能不全者,应酌情减量给药,必要时可酌情加用甲状腺片。

4.对妊娠的影响

本药透过胎盘量较甲巯咪唑少,妊娠合并格雷夫斯病可选用本药。鉴于孕妇用药可导致胎儿甲状腺肿、甲状腺功能减退,故孕妇用药应谨慎,宜采用最小有效剂量,一旦出现甲状腺功能偏低即应减量。美国食品药品管理局(FDA)对本药的妊娠安全性分级为D级。

5.对哺乳的影响

哺乳期妇女服用剂量较大时,可能引起婴儿甲状腺功能减退,故哺乳期妇女禁用本药。

6.随访检查

用药前后及用药时应当检查或监测血常规及肝功能。

7.对诊断的干扰

本药能使凝血酶原时间延长,并使血清碱性磷酸酶、门冬氨酸氨基转移酶(AST)和丙氨酸氨基转移酶(ALT)增高。

(六)药物相互作用

(1)本药可增强抗凝血药的抗凝作用。

(2)对氨基水杨酸、巴比妥类、酚妥拉明、妥拉唑林、维生素 B_{12}、磺胺类、磺脲类等都可能抑制甲状腺功能,引起甲状腺肿大,与本药合用时应注意。

(3)硫脲类抗甲状腺药物之间存在交叉变态反应。

(4)高碘食物或药物的摄入可使甲亢病情加重,使抗甲状腺药需要量增加或用药时间延长。

(七)用法和用量

1.成人

(1)口服。①甲状腺功能亢进:开始剂量一般为一次 100 mg,每天 3 次,视病情轻重用量可为每天 150～400 mg,每天最大量为 600 mg。通常用药 4～12 周病情控制(体重增加、心率低于每分钟 90 次、血清 T_3 和 T_4 水平恢复正常),可减量 1/3。以后如病情稳定可继续减量,每 4～6 周递减 1/3～1/2,维持量视病情而定,一般每天 50～150 mg,全程 1～2 年或更长。②甲状腺危象:一次 150～200 mg,每 6 小时 1 次,直至危象缓解,约 1 周时间停药。若患者需用碘剂以控制 T_4 释放时,本药需在开始服碘剂前 1 小时服用,或至少应同时服用,以阻断服用的碘合成更多的甲状腺激素。③甲亢的术前准备:一次 100 mg,每天 3～4 次,至甲亢症状控制后加服碘剂 2 周,以减轻甲状腺充血,使甲状腺变得结实,便于手术。于术前 1～2 天停服本药。④作为放射性碘治疗的辅助治疗:需放射性碘治疗的重症甲亢患者,可先服本药,控制症状后再做甲状腺 ^{131}I 检查,以确定是否适用放射性碘治疗。在行放射性碘治疗后症状还未缓解者,可短期使用本药,一次 100 mg,每天 3 次。

(2)肾功能不全时剂量:肾功能不全者药物半衰期延长,用药时应减量。

(3)老年人剂量:老年人药物半衰期延长,用量应减少。

2.儿童

口服,甲状腺功能亢进:①新生儿每天 5～10 mg/kg,分 3 次服用。②6～10 岁每天 50～150 mg,分 3 次服用。③10 岁以上每天 150～300 mg,分 3 次服用。

以上情况,根据病情调节用量,甲亢症状控制后应逐步减至维持量。

(八)制剂和规格

丙硫氧嘧啶片:50 mg、100 mg。

(张文芳)

第三节 胰岛素及口服降血糖药

胰岛素及口服降血糖药是治疗糖尿病的重要药物。糖尿病主要有胰岛素绝对缺乏的1型糖尿病和胰岛素相对缺乏的2型糖尿病。因此胰岛素主要用于治疗1型糖尿病，且须终身使用胰岛素。口服降血糖药多用于2型糖尿病，且可将不同作用类别的口服降血糖药合用；2型糖尿病患者采用口服降血糖药治疗效果不理想，或出现急性、慢性并发症时，则须用胰岛素治疗。

口服降血糖药按其作用可分为胰岛素增敏类（如二甲双胍等）和促胰岛素分泌类（如格列本脲和格列吡嗪等）；按其化学结构则可分为双胍类（如二甲双胍等）和磺脲类（如格列本脲和格列吡嗪等）。

本节包括：不同时效的动物源胰岛素（注射剂）和双胍类胰岛素增敏的口服降血糖药二甲双胍（口服常释剂型）及磺脲类促胰岛素分泌的口服降血糖药格列本脲（口服常释剂型）和格列吡嗪（口服常释剂型）。

一、胰岛素

胰岛素是机体调节和维持血糖代谢和稳定的重要激素；也是治疗糖尿病的重要药物。临床使用的胰岛素（制剂）有来源于由动物组织提取的胰岛素或以生物工程重组的人胰岛素；其作用基本一致。本节包括的为前者。

（一）胰岛素的药理学

胰岛素通过靶组织（主要是肝、脂肪和肌肉）细胞膜上的特异受体（胰岛素受体）结合后起作用，然后引发一系列生理效应。具体为以下几项内容：①促进肌肉、脂肪组织对葡萄糖的主动转运，吸收葡萄糖进而代谢、产生能量，或以糖原、甘油三酯的形式贮存。②促进肝摄取葡萄糖并转变为糖原。③抑制肝糖原分解及糖原异生，减少肝输出葡萄糖。④促进多种组织对碳水化合物、蛋白质、脂肪的摄取，同时促进蛋白质的合成、抑制脂肪细胞中游离脂肪酸的释放、抑制酮体生成，从而调节物质代谢。通过上述作用，胰岛素可使糖尿病患者血中葡萄糖来源减少、消耗增加，并在一定程度上纠正各种代谢紊乱，从而降低血糖、延缓（或防止）糖尿病慢性并发症的发生。

（二）胰岛素的吸收

胰岛素皮下注射吸收迅速，但吸收很不规则，不同患者或同一患者的不同注射部位吸收量均有差别，以腹壁吸收最快，上臂外侧吸收较骨前外侧快。皮下注射0.5～1.0小时后开始生效，2.5～4.0小时作用达高峰，持续时间为5～7小时，半衰期为2小时。静脉注射后10～30分钟起效并达峰值，持续时间为0.5～1.0小时。本药用量越大，作用时间越长。在血液循环中半衰期为5～10分钟。胰岛素吸收入血后，只有5%与血浆蛋白结合，但可与胰岛素抗体相结合（结合后，胰岛素作用时间延长）。主要在肝脏、肾脏代谢（先经谷胱甘肽氨基转移酶还原，再由蛋白水解酶水解成短肽或氨基酸），也可被肾胰岛素酶直接水解。少量原形随尿排出。

（三）胰岛素的制剂及其特点

根据其起效作用快慢、维持作用时间长短及疾病情况和给药方法，胰岛素制剂可分为3类。

1.短效(速效)胰岛素制剂

短效胰岛素制剂又称为普通胰岛素或正规胰岛素,其制剂如胰岛素注射液和中性胰岛素注射液,其中不含任何延缓其吸收的物质,吸收和起作用均迅速,但作用持续时间较短。短效胰岛素制剂主要控制一餐饭后的高血糖,可供皮下注射;可肌内注射(使用情况较少,如对酮酸症中毒患者在运送途中),必要时可静脉注射或加入输液体中静脉滴注。

2.中效胰岛素制剂

为了延缓胰岛素的吸收和作用持续时间而加入低量鱼精蛋白(即其鱼精蛋白与胰岛素含量相匹配,没有多余的鱼精蛋白)和氯化锌,如低精蛋白锌胰岛素注射液。中效胰岛素主要控制两餐后的高血糖,以第二餐饭为主,只可皮下注射,不可静脉给药。

3.长效胰岛素制剂

为了延缓胰岛素的吸收和作用持续时间而加入鱼精蛋白和氯化锌,但其内含有多余的鱼精蛋白,若与短效胰岛素混合,会与多余的鱼精蛋白结合,形成新的鱼精蛋白锌胰岛素而使长效作用的部分增多,又简称 PZI。长效胰岛素无明显作用高峰,主要提供基础水平的胰岛素。只可皮下注射,不可静脉给药。

4.预混胰岛素制剂

此外,尚有将短效和中效胰岛素按不同比例混合制成一系列的预混胰岛素制剂供某些患者需用,如常用的是含 30%短效和 70%中效的制剂等。

(一)中性胰岛素注射液

本品为猪或牛胰岛素经层析法纯化制成的中性灭菌水溶液,pH 为 6.8～8.0。

1.药理学

本品为胰岛素速效型制剂。药理作用和作用机制见前。

皮下注射后吸收较迅速,0.5～1.0 小时开始生效,最大作用时间 1～3 小时,维持作用时间 5～8 小时。剂量愈大,维持作用时间愈长。静脉注射立即起效,但维持作用时间短。

2.适应证

(1)1 型糖尿病。

(2)2 型糖尿病有严重感染、外伤、大手术等严重应激情况,以及合并心、脑血管并发症、肾脏或视网膜病变等。

(3)糖尿病酮症酸中毒,高血糖非酮症性高渗性昏迷。

(4)长病程 2 型糖尿病血浆胰岛素水平确实较低,经合理饮食、体力活动和口服降糖药治疗控制不满意者,2 型糖尿病具有口服降糖药禁忌时,如妊娠、哺乳等。

(5)成年或老年糖尿病患者发病急、体重显著减轻伴明显消瘦。

(6)妊娠糖尿病。

(7)继发于严重胰腺疾病的糖尿病。

(8)对严重营养不良、消瘦、顽固性妊娠呕吐、肝硬化初期可同时静脉滴注葡萄糖和小剂量胰岛素,以促进组织利用葡萄糖。

3.禁忌证

(1)对本药过敏者。

(2)低血糖患者。

4.不良反应

(1)变态反应:注射部位红肿、瘙痒,荨麻疹、血管神经性水肿。

(2)低血糖反应:出汗、心悸、乏力,重者出现意识障碍、共济失调、心动过速甚至昏迷。

(3)胰岛素抵抗:日剂量需超过 200 U 以上。

(4)注射部位脂肪萎缩、脂肪增生。

(5)眼屈光失调。

5.注意事项

(1)青春期前的儿童应适当减少胰岛素用量,因其对胰岛素的敏感性较青春期儿童高,较易发生低血糖。青春期儿童应适当增加胰岛素用量(20%~50%),青春期后再逐渐减少用量。

(2)老年人易出现低血糖,用药时需特别谨慎,同时应配合饮食治疗及适当的体力活动。

(3)胰岛素不通过胎盘屏障,对胎儿无影响。美国食品药品管理局(FDA)对本药的妊娠安全性分级为 B 级。孕妇(特别是妊娠中、晚期)对胰岛素需要量增加,但分娩后则迅速减少。

(4)哺乳妇女使用胰岛素治疗对婴儿无危险,但可能需要降低胰岛素用量。

(5)糖尿病是慢性病,需长期治疗。用药期间应定期检查血糖、尿糖、尿常规、肾功能、视力、眼底、血压及心电图等,以了解糖尿病病情及并发症情况。例如,各餐前、餐后及睡前测血糖,并定期测血糖化血红蛋白,帮助制定降糖药的治疗方案(单独或联合,剂量调整等);另一方面是为了尽早检测出各种并发症、伴发病或相关问题,以便采取对策,例如,每次访视应包括体重、体重指数、血压、尼龙丝测试、足背动脉搏动等;以便发现微血管病变、大血管病变或神经病变等。

(6)不同患者或同一患者的不同病期,其胰岛素敏感性不同,即使其血糖值相近,其胰岛素需要量也不同,治疗中应注意个体化,按病情需要检测血糖,随时调整胰岛素用量。

下列情况其胰岛素的需要量可能会增加:①高热;②甲状腺功能亢进症;③肢端肥大症;④库欣综合征;⑤糖尿病酮症酸中毒;⑥严重感染、外伤、大手术;⑦较大的应激情况如急性心肌梗死、脑卒中;⑧同时应用拮抗胰岛素的药物。

下列情况其胰岛素需要量可能会减少:①严重肝功能受损。②在肾功能受损时,由于胰岛素在肾脏的代谢和排泄减少,但在尿毒症时,由于胰岛素抵抗,其需要量也随之变化,应监测血糖调整用量。③腺垂体功能减退症、甲状腺功能减退症。④其他,如腹泻、胃瘫、肠梗阻,呕吐及其他引起食物吸收延迟的因素等,胰岛素应酌情减量。

6.药物相互作用

(1)口服降糖药与胰岛素有协同降血糖作用,雄激素、单胺氧化酶抑制药、非甾体抗炎药也可增强胰岛素的降血糖作用。

(2)抗凝血药、水杨酸盐、磺胺类药、甲氨蝶呤等可与胰岛素竞争结合血浆蛋白,使血液中游离胰岛素水平增高,从而增强其降血糖作用。

(3)氯喹、奎尼丁、奎宁等可延缓胰岛素的降解,使血中胰岛素浓度升高,从而增强其降血糖作用。

(4)β 受体阻滞剂(如普萘洛尔)可阻止肾上腺素升高血糖的反应,干扰机体调节血糖的功能。与胰岛素合用可掩盖某些低血糖症状、延长低血糖时间,故合用时应注意调整胰岛素剂量。

(5)血管紧张素转化酶抑制药、溴隐亭、氯贝丁酯、酮康唑、锂、甲苯达唑、维生素 B_6、茶碱等可通过不同方式产生直接或间接影响,导致血糖降低,与上述药物合用时,胰岛素应适当减量。

(6)奥曲肽可抑制生长激素、胰高血糖素及胰岛素的分泌;并可延迟胃排空、减缓胃肠蠕动,引起食物吸收延迟,从而降低餐后血糖水平。在开始使用奥曲肽时,胰岛素应适当减量,以后再根据血糖调整用量。

(7)某些钙通道阻滞剂、可乐定、达那唑、二氮嗪、生长激素、肝素、H_2受体阻滞剂、大麻、吗啡、尼古丁、磺吡酮等药物可改变糖代谢、升高血糖,与上述药物合用时,胰岛素应适当加量。

(8)糖皮质激素、促肾上腺皮质激素、胰高血糖素、雌激素、口服降糖避孕药、甲状腺素、肾上腺素、噻嗪类利尿药、苯乙丙胺、苯妥英钠等可升高血糖水平,与胰岛素合用时,应调整这些药物或胰岛素的剂量。

(9)中等以上的乙醇可增强胰岛素引起的低血糖作用,导致严重、持续的低血糖反应。在空腹或肝糖原储备较少的情况下更易发生。

(10)吸烟可促进儿茶酚胺释放、减少皮肤对胰岛素吸收,从而降低胰岛素作用。

7.用法和用量

(1)皮下注射,一般每天 3 次,餐前 15～30 分钟注射,必要时睡前加注一次小量。剂量根据病情、血糖、尿糖由小剂量(视体重等因素每次 2～4 U)开始,逐步调整。

(2)1 型糖尿病患者每天胰岛素需用总量多介于每千克体重 0.5～1.0 U,根据血糖监测结果调整。

(3)2 型糖尿病患者每天需用总量变化较大,在无急性并发症情况下,敏感者每天仅需 5～10 U,一般患者约 20 U,肥胖、对胰岛素敏感性较差者需要量可明显增加。

(4)在有急性并发症(感染、创伤、手术等)情况下,对 1 型糖尿病及 2 型糖尿病患者,应每4～6 小时注射一次,剂量根据病情变化及血糖监测结果调整。

8.制剂和规格

中性胰岛素注射液:10 mL∶400 U。

(二)胰岛素注射液

本品为胰岛素(猪或牛)的灭菌水溶液。

1.药理学

本品为短效胰岛素制剂。皮下给药吸收迅速,皮下注射后 0.5～1.0 小时开始生效,2～4 小时作用达高峰,维持时间 5～7 小时;静脉注射 10～30 分钟起效,15～30 分钟达高峰,持续时间0.5～1.0 小时。静脉注射的胰岛素在血液循环中半衰期为 5～10 分钟,皮下注射后半衰期为 2 小时。

2.适应证

同“(一)中性胰岛素注射液”。

3.禁忌证

同“(一)中性胰岛素注射液”。

4.不良反应

同“(一)中性胰岛素注射液”。

5.注意事项

同“(一)中性胰岛素注射液”。

6.药物相互作用

同“(一)中性胰岛素注射液”。

7.用法和用量

同“(一)中性胰岛素注射液”。

8.制剂和规格

胰岛素注射液:10 mL∶400 U。

(三)低精蛋白锌胰岛素注射液

本品为采用经层析纯化的高纯度猪胰岛素和适量的鱼精蛋白、硫酸锌配制而成的中性无菌混合液。

1.药理学

本药所含胰岛素与鱼精蛋白比例适当,无多余的鱼精蛋白。注射给药后缓慢释放出胰岛素而发挥作用,为中效胰岛素制剂。药理作用和机制见前。

皮下注射后吸收缓慢而均匀,2～4 小时起效,6～12 小时血药浓度达峰值,作用可持续 18～28 小时(介于胰岛素和精蛋白锌胰岛素之间)。

2.适应证

(1)用于 1 型糖尿病的常规治疗。

(2)用于 2 型糖尿病的治疗。主要针对口服降糖药效果欠佳(或继发失效)的患者(特别是未超重者),以及胰岛素水平不高、血糖波动较大、血糖控制差的患者。可单独使用,也可与短效胰岛素联合应用。

3.注意事项

参阅“(一)中性胰岛素注射液”。

4.禁忌证

参阅“(一)中性胰岛素注射液”。

5.不良反应

参阅“(一)中性胰岛素注射液”。

6.药物相互作用

参阅“(一)中性胰岛素注射液”。

7.用法和用量

成人:皮下注射,开始一般一次 4～8 U,早餐前 30～60 分钟皮下注射,每天 1 次,必要时可于晚餐前再注射早餐前剂量的 1/2。以后根据病情及血糖、尿糖等情况而调整剂量。如果用量超过 40 U 时,应分为 2 次给药。

8.制剂和规格

低精蛋白锌胰岛素注射液:①10 mL∶400 U;②3 mL∶300 U。

(四)精蛋白锌胰岛素注射液

本品为采用经层析纯化的高纯度猪胰岛素和硫酸鱼精蛋白、硫酸锌配制而成的中性无菌混合液。

1.药理学

本药含有过量鱼精蛋白,为长效胰岛素制剂。皮下注射后吸收缓慢而均匀,3～4 小时起效,12～24 小时作用达高峰,作用持续24～36 小时。

2.适应证

本品可用于治疗轻、中度糖尿病,以减少胰岛素注射次数,控制夜间高血糖。按病情需要有时需与短效胰岛素合用。

3.禁忌证

(1)胰岛细胞瘤患者。

(2)其余参阅"(一)中性胰岛素注射液"。

4.不良反应

参阅"(一)中性胰岛素注射液"。

5.注意事项

参阅"(一)中性胰岛素注射液"。

6.药物相互作用

参阅"(一)中性胰岛素注射液"。

7.用法和用量

成人:常规剂量。皮下注射,开始一般一次 4～8 U,每天 1 次,每天早餐前 30～60 分钟皮下注射,以后根据病情及血糖、尿糖等情况而调整剂量。有时需要于晚餐前再注射 1 次,剂量根据病情而定,一般每天总量 10～20 U。

8.制剂和规格

精蛋白锌胰岛素注射液:①10 mL:400 U;②10 mL:800 U。

二、二甲双胍

(一)药理学

本品为双胍类降血糖药,能降低 2 型糖尿病患者的空腹血糖及餐后高血糖,使糖化血红蛋白下降 1%～2%。具体作用如下。

(1)增加周围组织对胰岛素的敏感性,增加胰岛素介导的葡萄糖利用。

(2)增加非胰岛素依赖的组织(如脑、血细胞、肾髓质、肠道、皮肤等)对葡萄糖的利用。

(3)抑制肝糖原异生,降低肝糖输出。

(4)抑制肠壁细胞摄取葡萄糖。

(5)抑制胆固醇的生物合成和贮存,降低血甘油三酯、总胆固醇水平,但本药无刺激胰岛素分泌作用,对正常人无明显降血糖作用,2 型糖尿病患者单用本药时一般不引起低血糖。与苯乙双胍相比,本药引起乳酸性酸中毒的危险性小,较为安全。

口服后由小肠吸收,生物利用度为 50%～60%。口服 0.5 g 后 2 小时,其血药浓度峰值约为 2 g/mL。在胃肠道壁的浓度为血药浓度的 10～100 倍,在肾、肝和唾液内的浓度约为血药浓度的 2 倍。本药很少与血浆蛋白结合,以原形随尿液迅速排出(肾功能不全时,可导致药物蓄积),12 小时内有 90%被清除。血浆半衰期为 1.7～4.5 小时。

(二)适应证

(1)用于单纯饮食控制疗效不满意的 10 岁以上的 2 型糖尿病患者(对于肥胖和伴高胰岛素血症者,本药不但有降糖作用,还有减轻体重及缓解高胰岛素血症的效果)。

(2)亦可用于 10 岁以上不伴酮症或酮症酸中毒的 1 型糖尿病患者,与胰岛素注射联合治疗,可减少胰岛素剂量。

(3)用于某些对磺脲类疗效较差的糖尿病患者(可与磺脲类合用)。

(三)禁忌证

(1)对本药及其他双胍类药物过敏者。

(2)2 型糖尿病伴有酮症酸中毒、肝功能不全、肾功能不全(血清肌酸酐超过 1.5 mg/dL)、心力衰竭、急性心肌梗死、严重感染或外伤、重大手术及临床有低血压和缺氧情况者。

(3)糖尿病合并严重的慢性并发症(如糖尿病肾病、糖尿病眼底病变)患者。

(4)静脉肾盂造影或动脉造影前 2～3 天者。

(5)酗酒者。

(6)严重心、肺疾病患者。

(7)维生素 B_{12}、叶酸和铁缺乏者。

(8)营养不良、脱水等全身情况较差者。

(9)孕妇及哺乳妇女。

(四)不良反应

(1)常见腹泻、恶心、呕吐、胃胀、乏力、消化不良、腹部不适及头痛。

(2)少见大便异常、低血糖、肌痛、头晕、指甲异常、皮疹、出汗增加、味觉异常、胸部不适、寒战、流感症状、潮热、心悸、体重减轻等。有时出现疲倦。

(3)偶有口中金属味。本药可减少维生素 B_{12} 的吸收,但极少引起贫血。

(4)罕见乳酸性酸中毒,表现为呕吐、腹痛、过度换气、精神障碍。

(五)注意事项

(1)既往有乳酸性酸中毒史者慎用。

(2)老年患者由于肾功能可能有减退,易出现乳酸性酸中毒,用量应酌减。65 岁以上患者用药时应谨慎;80 岁以上者只有在其肌酐清除率正常时,方可用药。

(3)妊娠糖尿病患者,为控制血糖,主张使用胰岛素,禁止使用本药。美国食品药品管理局(FDA)对本药的妊娠安全性分级为 B 级。

(4)用药前后及用药时应当检查或监测:①用药期间应定期检查空腹血糖、尿糖、尿酮体,以及肝、肾功能。②对有维生素 B_{12} 摄入或吸收不足倾向的患者,应每年监测血常规,每 2～3 年监测一次血清维生素 B_{12} 水平。

(六)药物相互作用

(1)本药与磺脲类药物、胰岛素合用,有协同降血糖作用,但也有资料表明,与格列本脲合用时,本药的药动学没有影响,格列本脲的曲线下面积和血药浓度峰值均降低。对 1 型糖尿病及 2 型糖尿病需用胰岛素治疗者,本药与胰岛素联合应用时,需减少胰岛素的用量(开始时间少 20%～30%),以防止发生低血糖。

(2)本药可加强抗凝药(如华法林等)的抗凝作用。

(3)西咪替丁可增加本药的生物利用度,并减少肾脏清除率,两者合用时应减少本药用量。

(4)经肾小管排泌的阳离子药物(如地高辛、吗啡、普鲁卡因胺、奎尼丁、奎宁、雷尼替丁、氨苯蝶啶、甲氧苄啶和万古霉素),理论上可能与本药在肾小管竞争转运,合用时,建议密切监测,调整药物剂量。

(5)乙醇与本药同服时,会增强本药对乳酸代谢的影响,易致患者出现乳酸性酸中毒,故服用本药时应尽量避免饮酒。

(七)用法和用量

1.成人

常规剂量，口服给药，开始一次 0.25 g，每天 2～3 次，于餐中或饭后服用(肠溶制剂可于餐前服用)；以后根据疗效逐渐加量，一般每天总量 1.0～1.5 g。每天最大剂量不超过 2 g。

2.儿童

常规剂量，口服给药：对 10～16 岁儿童，每天最高剂量为 2 g。10 岁以下儿童不推荐使用。

(八)制剂和规格

(1)盐酸二甲双胍片(胶囊)：0.25 g。

(2)盐酸二甲双胍肠溶片(肠溶胶囊)：0.25 g、0.5 g。

三、格列本脲

(一)药理学

本药为第二代磺脲类口服降血糖药，可促进胰岛 B 细胞分泌胰岛素，对 2 型糖尿病患者有效，有强大的降血糖作用。可降低空腹及餐后血糖、糖化血红蛋白。其作用机制为与胰岛 B 细胞膜上的磺脲受体特异性结合，使 K^+ 通道关闭，引起膜电位改变，从而使 Ca^{2+} 通道开放、细胞液内 Ca^{2+} 浓度升高，从而使促胰岛素分泌，起到降血糖作用。此外，本药尚具有改善外周组织(如肝脏、肌肉、脂肪)对胰岛素抵抗的胰外效应。

口服吸收快，口服后 2～5 小时血药浓度达峰值。蛋白结合率 95%。在肝内代谢，由肝和肾排出各约 50%。持续作用 24 小时。半衰期 10 小时。

(二)适应证

本品适用于单用饮食控制疗效不满意的轻、中度 2 型糖尿病，其胰岛 B 细胞有一定的分泌胰岛素功能，无急性并发症(感染、创伤、急性心梗、酮症酸中毒、高糖高渗性昏迷等)，非妊娠期，无严重的慢性并发症患者。

(三)禁忌证

(1)对本药或其他磺脲类过敏者，或对磺胺类药物过敏者。

(2)已明确诊断的 1 型糖尿病患者。

(3)2 型糖尿病伴有酮症酸中毒、昏迷、严重烧伤、感染、外伤和重大手术等应激情况。

(4)严重肝、肾疾病患者。

(5)严重甲状腺疾病患者。

(6)白细胞减少者。

(7)孕妇。

(四)不良反应

1.代谢/内分泌系统

主要不良反应为低血糖，在热量摄入不足、剧烈体力活动、饮酒、用量过大或与可致低血糖的药物合用时更易发生。症状较轻者，进食、饮糖水大多可缓解(这与阿卡波糖、伏格列波糖不同)，但肝、肾功能不全者、年老体弱者及营养不良者和垂体功能不足者，或剂量偏大时可引起严重低血糖，严重可危及生命，导致死亡。另可见甲状腺功能低下。

2.消化道反应

消化道反应可出现上腹灼热感、食欲减退、恶心、呕吐、腹泻、口腔金属味，一般不严重，且多与剂量偏大有关。部分患者可因食欲增强而使体重增加。

3.肝脏损害

黄疸、肝功能异常偶见。

4.血液系统

异常少见，包括贫血(溶血性贫血及再生障碍性贫血)，血小板减少、白细胞减少甚至粒细胞缺乏等。

5.变态反应

如皮疹，偶有发生致剥脱性皮炎者。

6.泌尿生殖系统

青年人夜间遗尿十分常见。

7.其他

其他可有关节痛、肌肉痛、血管炎等反应。

(五)注意事项

(1)有下列情况应慎用：①体质虚弱或营养不良者；②老年患者；③高热患者；④有肾上腺皮质功能或腺垂体功能减退者(尤其是未经激素替代治疗者)；⑤肝、肾功能不全者；⑥甲状腺功能亢进者；⑦恶心、呕吐患者。

(2)本药不推荐儿童使用。

(3)本药对妊娠的影响，动物实验和临床观察证明可造成死胎或婴儿畸形，故孕妇禁用。美国食品药品管理局(FDA)对本药的妊娠安全性分级为C级。

(4)本药可随乳汁分泌，哺乳期妇女不宜使用，以免授乳婴儿发生低血糖。

(5)用药前后及用药时应当检查或监测血糖及尿糖、糖化血红蛋白、血常规、肝功能、肾功能，并进行眼科检查。

(六)药物相互作用

(1)与下列药物合用，可增加低血糖的发生率：①抑制磺脲类自尿液排泄的药物，如治疗痛风的丙磺舒、别嘌醇。②延缓磺脲类代谢的药物，如 H_2 受体阻滞剂(如西咪替丁、雷尼替丁)、抗凝剂及氯霉素、咪康唑。与香豆素抗凝剂合用时，两者初始血药浓度升高，但随后血药浓度降低，故根据情况调整两药的用量。③促使磺脲类与血浆蛋白解离的药物，如水杨酸盐、贝特类降血脂药。④本身具有致低血糖的药物：胍乙啶、奎尼丁、水杨酸盐类及单胺氧化酶抑制药。⑤β肾上腺素受体阻滞剂可干扰低血糖时机体的升血糖反应，阻碍肝糖原酵解，同时又可掩盖低血糖的警觉症状。⑥合用其他降血糖药物，如二甲双胍、阿卡波糖、胰岛素及胰岛素增敏药。

(2)与升高血糖的下列药物合用时，可能需要增加本药剂量：糖皮质激素、雌激素、噻嗪类利尿药、苯妥英钠、利福平等。

(3)乙醇本身具有致低血糖的作用，并可延缓本药的代谢。与乙醇合用可引起腹痛、恶心、呕吐、头痛及面部潮红，且更易发生低血糖。

(七)用法和用量

1.片剂

成人，口服，用量个体差异较大。开始时一次2.5 mg，早餐前服用，或早餐及午餐前各一次；轻症患者一次1.25 mg，每天3次，于三餐前服用。用药7天后剂量递增(一周增加2.5 mg)。一般用量为每天5～10 mg，最大用量每天不超过15 mg。

2.胶囊

成人,口服,开始时一次 1.75 mg,早餐前服用,或早餐及午餐前各一次。必要时每天 5.25～7.00 mg。最大用量每天不超过 10.5 mg。

(八)制剂和规格

(1)格列本脲片:2.5 mg。

(2)格列本脲胶囊:1.75 mg。

四、格列吡嗪

(一)药理学

本药为第二代磺脲类口服降血糖药。其作用和机制参阅“三、格列本脲”。

口服吸收较快,1.0～2.5 小时血药浓度达峰值,最高药效时间与进餐后血糖达高峰的时间较一致。主要经肝代谢,代谢产物无药理活性,第 1 天 97%排出体外,第 2 天 100%排出体外。65%～80%经尿排出。10%～15%由粪便中排出。清除半衰期为 3～7 小时。

(二)适应证

本品适用于单用饮食控制疗效不满意的轻、中度 2 型糖尿病患者,其胰岛 B 细胞有一定的分泌胰岛素功能,无急性并发症(感染、创伤、急性心梗、酮症酸中毒、高糖高渗性昏迷等),非妊娠期,无严重的慢性并发症患者。

(三)禁忌证

(1)对本药或磺胺类药过敏者。

(2)已确诊的 1 型糖尿病患者。

(3)2 型糖尿病患者伴有酮症酸中毒、昏迷、严重烧伤、感染、外伤和重大手术等应激情况。

(4)肝、肾功能不全者。

(5)白细胞减少者。

(6)肾上腺功能不全者。

(7)孕妇。

(四)不良反应

1.代谢/内分泌系统

本药导致低血糖比较罕见,可发生在以下情况:年老体弱者、体力活动者、不规则进食者、饮酒或含乙醇的饮料者、肝功能不全、肾功能不全者。

2.消化道反应

较常见的有恶心、上腹胀满等胃肠道症状。

3.血液系统

曾有报道,本药可致血液系统异常。

4.变态反应

个别患者可出现皮肤变态反应。

5.其他

较常见的有头痛。

(五)注意事项

(1)有下列情况者应慎用:体质虚弱者;伴高热、恶心、呕吐者;有消化道狭窄、腹泻者不宜使用本药控释片。

(2)尚未确定儿童用药的安全性和有效性,不推荐儿童使用。

(3)用药时应从小剂量开始,逐渐调整剂量。

(4)动物实验和临床观察证明本药可造成死胎或婴儿畸形,故孕妇禁用。美国食品药品管理局(FDA)对本药的妊娠安全性分级为C级。

(5)本药可随乳汁分泌,哺乳期妇女不宜使用,以免授乳婴儿发生低血糖。

(6)用药前后及用药时应当检查或监测血糖及尿糖、血常规及肝、肾功能,并进行眼科检查,必要时测定糖化血红蛋白。

(六)药物相互作用

参见“三、格列本脲”。

(七)用法和用量

1.成人

(1)单用饮食疗法失败者,起始剂量为每天2.5～5.0 mg,以后根据血糖和尿糖情况增减剂量,一次增减2.5～5.0 mg。每天剂量超过15 mg者,分2～3次餐前服用。

(2)已使用其他口服磺脲类降糖药者,停用其他磺脲类3天,复查血糖后开始服用本药,从5 mg起逐渐加大剂量,直至产生满意的疗效。最大日剂量不超过30 mg。

2.肾功能不全者

肾功能不全者(包括肌酐清除率低于每分钟10 mL者)不需要进行剂量调整,可采用保守剂量。同时在用药的初始阶段应密切监测患者的血糖、尿糖。

3.肝功能不全者

建议初始剂量为每天2.5 mg。

4.老年人

对单次或反复给药的药动学研究显示,老年受试者的药动学参数没有明显变化,建议初始剂量为每天2.5 mg。

(八)制剂和规格

(1)格列吡嗪片(胶囊):2.5 mg、5 mg。

(2)格列吡嗪分散片:5 mg。

(张文芳)

第十章

感染性疾病用药

第一节　β-内酰胺类抗生素

一、青霉素类

本类药物包括以下几点:①天然青霉素,主要作用于革兰阳性菌、革兰阴性球菌和某些革兰阴性杆菌如嗜血杆菌属。②氨基青霉素类,如氨苄西林、阿莫西林等。此组青霉素主要作用于对青霉素敏感的革兰阳性菌及部分革兰阴性杆菌如大肠埃希菌、奇异变形杆菌、沙门菌属、志贺菌属和流感嗜血杆菌等。③抗葡萄球菌青霉素类,包括氯唑西林、苯唑西林、氟氯西林。本组青霉素对产生β-内酰胺酶的葡萄球菌属亦有良好作用。④抗假单胞菌青霉素类,如羧苄西林、哌拉西林、替卡西林等。本组药物对革兰阳性菌的作用较天然青霉素或氨基青霉素为差,但对某些革兰阴性杆菌包括铜绿假单胞菌有抗菌活性。青霉素类抗生素水溶性好,消除半衰期大多不超过2小时,主要经肾脏排出,多数品种均可经血液透析清除。使用青霉素类抗生素前均需做青霉素皮肤试验,阳性反应者禁用。

(一)青霉素

1.作用与用途

青霉素对溶血性链球菌等链球菌属、肺炎链球菌和不产青霉素酶的葡萄球菌具有良好抗菌作用。对肠球菌有中等度抗菌作用,淋病奈瑟菌、脑膜炎奈瑟菌、白喉棒状杆菌、炭疽芽孢杆菌、牛型放线菌、念珠状链杆菌、李斯特菌、钩端螺旋体和梅毒螺旋体对本品敏感。青霉素通过抑制细菌细胞壁合成而发挥杀菌作用。肌内注射后,0.5小时达到血药峰浓度(C_{max}),与血浆蛋白结合率为45%～65%。血液中的清除半衰期(血中半衰期,$t_{1/2}$)约为30分钟,肾功能减退者可延长至2.5～10.0小时。本品约19%在肝脏内代谢,主要通过肾小管分泌排泄。临床用于敏感细菌所致各种感染,如脓肿、菌血症、肺炎和心内膜炎等。

2.注意事项

注射前必须做青霉素皮试。皮试液浓度为500 U/mL,皮内注射0.1 mL,阳性反应者禁用。青霉素类之间会有交叉变态反应,也可能对青霉胺或头孢菌素过敏。本品不用葡萄糖溶液稀释并应新鲜配制。干扰青霉素活性的药物有氯霉素、红霉素、四环素、磺胺药。青霉素静脉输液加入头孢噻吩、林可霉素、四环素、万古霉素、琥乙红霉素、两性霉素、去甲肾上腺素、间羟胺、苯妥英钠、盐酸羟嗪、异丙嗪、缩宫素(催产素)、B族维生素、维生素C等将出现浑浊。与氨基糖苷类抗生素混合后,两者的抗菌活性明显减弱。

3.用法与用量

(1)成人:肌内注射,每天80万～200万单位,分3～4次给药;静脉滴注,每天200万～2 000万单位,分2～4次。

(2)儿童:肌内注射,按体重2.5万单位/千克,每12小时 给药1次;静脉滴注,每天按体重5万～20万单位/千克,分2～4次。新生儿:每次按体重5万单位/千克,肌内注射或静脉滴注给药。小于50万单位加注射用水1 mL使溶解,超过50万单位加注射用水2 mL。不应以氯化钠注射液作溶剂。青霉素钾一般用于肌内注射。

4.制剂与规格

注射用粉针剂:80万单位。密闭,凉暗干燥处保存。

(二)苄星青霉素

1.作用与用途

长效青霉素是一种青霉素G的长效制剂。本品肌内注射后,吸收极缓慢,在血液中药物浓度可维持2～4周。临床主要用于治疗对由青霉素G高度敏感的溶血性链球菌引起的咽炎和急性风湿热患者,用于预防小儿风湿热及其他链球菌感染等。

2.注意事项

本品肌内注射给药时,肌内注射区可发生周围神经炎。其他见青霉素。

3.用法与用量

先做青霉素G皮肤敏感试验,阳性者禁用本品。

(1)成人:肌内注射,每次60万～120万单位,2～4周1次。

(2)儿童:肌内注射,每次30万～60万单位,2～4周1次。

4.制剂与规格

注射用粉针剂:120万单位。密闭,凉暗干燥处保存。

(三)苯唑西林

1.作用与用途

抗菌作用机制与青霉素相似,本品可耐青霉素酶,对产酶金黄色葡萄球菌菌株有效;但对不产酶菌株的抗菌作用不如青霉素G。肌内注射本品0.5 g,半小时血药浓度达峰值,为16.7 μg/mL。3小时内静脉滴注250 mg,滴注结束时的平均血浆浓度为9.7 μg/mL。本品难以透过正常血-脑屏障,蛋白结合率很高,约93%。正常健康人血中半衰期为0.5～0.7小时;本品约49%由肝脏代谢,通过肾小球滤过和肾小管分泌,排出量分别为40%和23%～30%。临床主要用于耐青霉素葡萄球菌所致的各种感染,如败血症、呼吸道感染、脑膜炎、软组织感染等。

2.注意事项

皮试见青霉素,其他见青霉素类药品。本品不适用对青霉素敏感菌感染的治疗,与氨基糖苷类抗生素配伍可使其效价降低,本品可用氯化钠及葡萄糖作溶剂滴注。

3.用法与用量

(1)成人:肌内注射,每次0.5～1.0 g,每500 mg加灭菌注射用水2.8 mL,每4～6小时1次。静脉滴注,每次0.5～1.0 g,每4～6小时1次,快速静脉滴注,溶液浓度一般为20～40 mg/mL;

败血症和脑膜炎患者的每天剂量可增至 12 g。

(2)儿童:肌内注射,体重在 40 kg 以下者,每 6 小时按体重 12.5～25.0 mg/kg;静脉滴注,体重在 40 kg 以下者,每 6 小时按体重 12.5～25.0 mg/kg。新生儿:体重<2 kg 者每天 50 mg/kg,分2 次肌内注射或静脉滴注。

4.制剂与规格

注射用苯唑西林钠:0.5 g。密闭,凉暗干燥处保存。

(四)氯唑西林钠

1.作用与用途

本品抗菌谱类似苯唑西林,肌内注射 0.5 g,半小时血清浓度达峰值,约 18 μg/mL。主要由肾脏排泄,血清蛋白结合率达 95%,不易透过血-脑屏障而能进入胸腔积液中。半衰期约为 0.6 小时。临床主要用于耐青霉素葡萄球菌所致的各种感染,如败血症、呼吸道感染、软组织感染等,也可用于化脓性链球菌或肺炎链球菌与耐青霉素葡萄球菌所致的混合感染。

2.注意事项

皮试见青霉素,或用本品配制成 500 μg/mL 皮试液进行皮内敏感性试验,其他见苯唑西林。

3.用法与用量

(1)成人:肌内注射,每天 2 g,分 4 次;静脉滴注,每天 4～6 g,分 2～4 次;口服,1 次 0.5～1.0 g,每天 4 次。

(2)儿童:肌内注射,每天按体重 50～100 mg/kg,分 4 次;静脉滴注,每天按体重 50～100 mg/kg,分2～4 次;口服,每天按体重 50～100 mg/kg,分 3～4 次。

4.制剂与规格

注射用氯唑西林钠:1 g;胶囊:0.25 g。密封,干燥处保存。

(五)氨苄西林钠

1.作用与用途

氨苄西林钠为广谱半合成青霉素,对溶血性链球菌、肺炎链球菌和不产青霉素酶葡萄球菌具较强抗菌作用,对草绿色链球菌亦有良好抗菌作用。本品对白喉棒状杆菌、炭疽芽孢杆菌、放线菌属、流感嗜血杆菌、百日咳鲍特杆菌、奈瑟菌属等具抗菌活性,部分奇异变形杆菌、大肠埃希菌、沙门菌属和志贺菌属细菌对本品敏感。肌内注射本品 0.5 g,0.5～1.0 小时达血药峰浓度,血清蛋白结合率为 20%,血中半衰期为 1.0～1.5 小时。临床用于敏感菌所致的呼吸道感染、胃肠道感染、尿路感染、软组织感染、心内膜炎、脑膜炎、败血症等。

2.注意事项

氨苄西林与卡那霉素对大肠埃希菌、变形杆菌具有协同抗菌作用。其他见青霉素。

3.用法与用量

皮试见青霉素。

(1)成人:肌内注射,每天 2～4 g,分 4 次;静脉给药,每天 4～8 g,分 2～4 次;每天最高剂量为 14 g。

(2)儿童:肌内注射,每天按体重 50～100 mg/kg,分 4 次;静脉给药,每天按体重 100～200 mg/kg,分 2～4 次;每天最高剂量为按体重 300 mg/kg。足月新生儿:按体重一次 12.5～25.0 mg/kg,出生第 1、第2 天每 12 小时 1 次,第 3 天至 2 周每 8 小时 1 次,以后每 6 小时 1 次。

4.制剂与规格

注射用粉针剂:0.5 g。密封,干燥处保存。

(六)阿莫西林

1.作用与用途

阿莫西林为青霉素类抗生素,抗菌谱见氨苄西林。肌内注射阿莫西林钠 0.5 g 后血液(清)达峰时间为1 小时,血药峰浓度为 14 mg/L,与同剂量口服后的血药峰浓度相近。静脉注射本品 0.5 g 后 5 分钟血药浓度为 42.6 mg/L,5 小时后为 1 mg/L。本品在多数组织和体液中分布良好。蛋白结合率为 17%~20%。本品血中半衰期为 1.08 小时,60%以上以原形药自尿中排出。临床用于敏感菌感染,如中耳炎、鼻窦炎、咽炎、扁桃体炎等上呼吸道感染,急性支气管炎、肺炎等下呼吸道感染,泌尿生殖道感染,皮肤软组织感染,伤寒及钩端螺旋体病。

2.注意事项

青霉素过敏及青霉素皮肤试验阳性患者禁用。其他见氨苄西林。

3.用法与用量

皮试见青霉素。

(1)肌内注射或稀释后静脉滴注:成人,一次 0.5~1.0 g,每 6~8 小时 1 次;小儿,每天剂量按体重50~100 mg/kg,分 3~4 次。

(2)口服:成人每次 0.5 g,每 6~8 小时 1 次,每天极量 4 g;小儿每天按体重 20~40 mg/kg,每 8 小时 1 次。

4.制剂与规格

注射用阿莫西林钠:2 g。片剂及胶囊:阿莫西林 0.25 g;0.5 g。混悬剂:每包 0.125 g。遮光,密封保存。

(七)羧苄西林钠

1.作用与用途

本品为广谱青霉素类抗生素,通过抑制细菌细胞壁合成发挥杀菌作用。对大肠埃希菌、变形杆菌属、肠杆菌属、枸橼酸菌属、沙门菌属和志贺菌属等肠杆菌科细菌,以及铜绿假单胞菌、流感嗜血杆菌、奈瑟菌属等其他革兰阴性菌具有抗菌作用。对溶血性链球菌、肺炎链球菌及不产青霉素酶的葡萄球菌亦具抗菌活性。脆弱拟杆菌、梭状芽孢杆菌等许多厌氧菌也对本品敏感。肌内注射本品 1 g 后 1 小时达血药峰浓度为 34.8 mg/L,4 小时后血药浓度为 10 mg/L。静脉推注本品 5 g 后 15 分钟和 2 小时的血药浓度分别为300 mg/g和 125 mg/g。约 2%在肝脏代谢,血中半衰期为 1.0~1.5 小时。大部分以原形通过肾小球滤过和肾小管分泌清除,小部分经胆管排泄。临床主要用于系统性铜绿假单胞菌感染,如败血症、尿路感染、呼吸道感染、腹腔感染、盆腔感染及皮肤、软组织感染等,也可用于其他敏感肠杆菌科细菌引起的系统性感染。

2.注意事项

使用本品前需详细询问药物过敏史并进行青霉素皮肤试验,呈阳性反应者禁用。不良反应:①变态反应,包括荨麻疹等各类皮疹、白细胞减少、间质性肾小球肾炎、哮喘发作和血清病型反应。②消化道反应有恶心、呕吐和肝大等。③大剂量静脉注射时可出现抽搐等神经系统反应、高钠和低钾血症等。严重者偶可发生过敏性休克。本品与琥珀氯霉素、琥乙红霉素、盐酸土霉素、盐酸四环素、卡那霉素、链霉素、庆大霉素、妥布霉素、两性霉素 B、B 族维生素、维生素 C、苯妥英钠、拟交感类药物、异丙嗪等有配伍禁忌。本品与氨基糖苷类抗生素合用具有协同抗菌作用。但不能同瓶滴注。

3.用法与用量

本品可供静脉滴注或静脉注射。

(1)中度感染:成人每天 8 g,分 2～3 次;儿童每 6 小时按体重 12.5～50.0 mg/kg 注射。

(2)严重感染:成人每天 10～30 g,分 2～4 次;儿童每天按体重 100～300 mg/kg,分 4～6 次;严重肾功能不全者,每 8～12 小时静脉滴注或注射 2 g。

4.制剂与规格

粉针剂:1 g,2 g,5 g。密闭,干燥处保存。

(八)哌拉西林钠

1.作用与用途

哌拉西林钠对大肠埃希菌、变形杆菌属、肺炎克雷伯杆菌、铜绿假单胞菌比较敏感,对肠球菌的抗菌活性与氨苄西林相仿。正常人肌内注射本品 1 g,0.71 小时后血药峰浓度为 52.2 μg/mL。静脉滴注和静脉注射本品 1 g 后血药浓度立即达 58.0 μg/mL 和 142.1 μg/mL,哌拉西林的血清蛋白结合率为17%～22%,半衰期为 1 小时左右。本品在肝脏不被代谢。注射给药 1 g,12 小时后给药量的49%～68%以原形随尿液排出。临床主要用于铜绿假单胞菌和其他敏感革兰阴性杆菌所致的感染及与氨基糖苷类抗生素联合应用于治疗有粒细胞减少症免疫缺陷患者的感染。

2.注意事项

皮试见青霉素,其他见青霉素类药品。哌拉西林与氨基糖苷类联用对铜绿假单胞菌、沙雷菌、克雷伯菌、其他肠杆菌科细菌和葡萄球菌的敏感菌株有协同杀菌作用。但不能放在同一容器内输注。

3.用法与用量

(1)成人:肌内注射,单纯性尿路感染或院外感染的肺炎,每天剂量为 4～8 g,分 4 次;静脉注射及滴注,单纯性尿路感染或院外感染的肺炎,每天剂量为 4～8 g,分 4 次;败血症、院内感染的肺炎、腹腔感染、妇科感染,每 6 小时 3～4 g;每天最大剂量不可超过 24 g。

(2)儿童:静脉给药,婴幼儿和 12 岁以下儿童每天剂量为按体重 100～200 mg/kg 给药。

4.制剂与规格

注射用哌拉西林钠:0.5 g、2.0 g。密闭,凉暗干燥处保存。

(九)氨氯青霉素钠

1.作用与用途

氨氯青霉素钠是氨苄西林钠与氯唑西林钠复合制剂。临床用于敏感菌的各种感染,如耐药金黄色葡萄球菌、草绿色链球菌、粪链球菌、肺炎链球菌、肠球菌、淋球菌、脑膜炎奈瑟菌、流感杆菌等。

2.注意事项

皮试见青霉素,其他见青霉素类药品。

3.用法与用量

(1)肌内注射:成人,每天 2～4 g,分 4 次;小儿每天按体重 50～100 mg/kg,分 4 次。用适量注射用水溶解后注射于肌肉深部。

(2)静脉注射及滴注:成人每天 4～10 g,分 2～4 次;小儿按每天体重 50～100 mg/kg,分 2～4次。

4.制剂与规格

注射剂:1 g(含氨苄西林 0.5 g,氯唑西林 0.5 g)。密闭,干燥处保存。

(十)阿洛西林钠

1.作用与用途

本品是一广谱的半合成青霉素,血中半衰期为 1 小时,血清蛋白结合率为 40%左右,尿排泄为 60%~65%,胆汁排泄为 5.3%。临床主要用于敏感的革兰阴性细菌及阳性细菌所致的各种感染,以及铜绿假单胞菌(绿脓杆菌)感染。包括败血症、脑膜炎、心内膜炎、化脓性胸膜炎、腹膜炎,以及下呼吸道、胃肠道、胆管、肾及输尿道、骨及软组织和生殖器官等感染,妇科、产科感染,恶性外耳炎、烧伤、皮肤及手术感染等。

2.注意事项

皮试见青霉素,其他见青霉素类药品。

3.用法与用量

(1)成人:静脉滴注,每天 6~10 g,重症可增至 10~16 g,一般分 2~4 次。

(2)儿童:按体重每天 75 mg/kg,分 2~4 次。婴儿及新生儿按体重每天 100 mg/kg,分 2~4次。

4.制剂与规格

注射用阿洛西林钠:1 g。密闭,干燥处保存。

(十一)美洛西林钠

1.作用与用途

本品为半合成青霉素类抗生素,对铜绿假单胞菌、大肠埃希菌、肺炎杆菌、变形杆菌、肠杆菌属、枸橼酸杆菌、沙雷菌属、不动杆菌属等敏感。成人静脉注射本品 1 g 后 15 分钟平均血药浓度为 53.4 μg/mL,血中半衰期为 39 分钟,6 小时后给药量的 42.5%由尿中排泄。本品在胆汁中浓度极高,血清蛋白结合率为 42%。临床用于敏感菌株所致的呼吸系统、泌尿系统、消化系统、妇科和生殖器官等感染,如败血症、化脓性脑膜炎、腹膜炎、骨髓炎、皮肤及软组织感染及眼耳鼻喉部感染。

2.注意事项

皮试见青霉素,其他见青霉素类药品。与阿米卡星、庆大霉素、奈替米星合用时可产生协同作用,但不能放在同一容器内输注。药液应现配现用,仅澄清液才能静脉滴注。

3.用法与用量

肌内注射、静脉注射或静脉滴注。成人每天 2~6 g,严重感染者可增至 8~12 g,最大可增至 15 g;儿童按体重每天 0.1~0.2 g/kg,严重感染者可增至 0.3 g/kg。肌内注射每天 2~4 次;静脉滴注按需要每6~8小时 1 次,其剂量根据病情而定,严重者可每 4~6 小时静脉注射 1 次。

4.制剂与规格

注射用美洛西林钠:1.0 g。密闭,凉暗干燥处保存。

(十二)呋布西林钠

1.作用与用途

呋布西林是氨基青霉素的脲基衍生物,是一种广谱半合成青霉素,作用类似氨苄西林。对大肠埃希菌、奇异变形菌、产碱杆菌、肺炎双球杆菌、绿色链球菌,粪链球菌的抗菌活性比氨苄西林和羧苄西林强;对铜绿假单胞菌的作用比羧苄西林强 4~16 倍。本品静脉注射 1 g,即刻血药浓度可达 293 μg/mL，但下降迅速。2 小时和 4 小时后，血药浓度分别为 8.7 μg/mL 和 0.68 μg/mL。药物在胆汁及尿中含量较高。血浆蛋白结合率为 90%，12 小时内从尿中排出给药量的 39.2%。临床主要用于治疗敏感菌致的败血症、尿路感染、肺部感染、软组织感染、肝胆系统感染等。

2.注意事项

皮试见青霉素，其他见青霉素类药品。本品局部刺激反应较强，且溶解度较小，故不宜用于肌内注射；静脉注射液浓度不宜过高或滴注速度不宜太快，以免引起局部疼痛。

3.用法与用量

(1)成人：静脉注射或滴注，每天 4～8 g，分 4 次给予，每次 1～2 g；极重感染时可加大剂量至每日 12 g。

(2)儿童：每天量为 100～150 mg/kg，用法同成人。

4.制剂与规格

注射用呋布西林钠：0.5 g。密闭，凉暗干燥处保存。

(十三)氟氯西林

1.作用与用途

抗菌谱与青霉素相似，但对产酶金黄色葡萄球菌菌株有效，本品的口服生物利用度大约为 50%，给药 1 小时后达到血药峰浓度；血清蛋白结合率为 92%～94%，血中半衰期为 0.75～1.50 小时。大部分(40%～70%)药物以原形经肾脏随尿排泄。临床主要用于葡萄球菌所致的各种周围感染。

2.注意事项

见青霉素。

3.用法与用量

口服。

(1)成人：每次 250 mg，每天 3 次；重症用量为每次 500 mg，每天 4 次。

(2)儿童：2 岁以下按成人量的 1/4 给药；2～10 岁按成人量的 1/2 给药。也可按每天 25～50 mg/kg，分次给予。

4.制剂与规格

胶囊：250 mg。室温下密闭，避光保存。

二、头孢菌素类

头孢菌素类抗生素是一类广谱半合成抗生素。头孢菌素类具有抗菌谱广、抗菌作用强、耐青霉素酶、临床疗效高、毒性低、变态反应较青霉素少见等优点。根据药物抗菌谱和抗菌作用及对β-内酰胺酶的稳定性的不同，目前将头孢菌素分为 4 代。第 1 代头孢菌素主要作用于需氧革兰阳性球菌，包括甲氧西林敏感葡萄球菌、化脓性链球菌、酿脓(草绿色)链球菌、D 组链球菌，但葡萄球菌耐药甲氧西林、肺炎链球菌和肠球菌属对青霉素耐药；对大肠埃希菌、肺炎克雷伯菌、奇异变形菌(吲哚阴性)等革兰阴性杆菌亦有一定抗菌活性；对口腔厌氧菌亦具抗菌活性；对青霉素酶稳定，但可为许多革兰阴性菌产生的β-内酰胺酶所破坏；常用品种有头孢氨苄、头孢唑啉和头孢拉定。第 2 代头孢菌素对革兰阳性球菌的活性与第1 代相仿或略差，但对大肠埃希菌、肺炎克雷伯菌、奇异变形菌等革兰阴性杆菌作用增强，对产β-内酰胺酶的流感嗜血杆菌、卡他莫拉菌、脑膜炎奈瑟菌、淋病奈瑟菌亦具活性。对革兰阴性杆菌所产β-内酰胺酶的稳定性较第1代头孢菌素强,无肾毒性或有轻度肾毒性。常用品种有头孢克洛、头孢呋辛。第3代头孢菌素中的注射用品种如头孢噻肟、头孢曲松对革兰阳性菌的作用不及第1代和第2代头孢菌素,但对肺炎链球菌(包括青霉素耐药菌株)、化脓性链球菌及其他链球菌属有良好作用;对大肠埃希菌、肺炎克雷伯菌、奇异变形菌等革兰阴性杆菌具有强大抗菌作用;对流感嗜血杆菌、脑膜炎奈瑟菌、淋病奈瑟菌及卡他莫拉菌作用强,对沙雷菌属、肠杆菌属、不动杆菌属及假单胞菌属的作用则不同品种间差异较大。具有抗假单胞菌属作用的品种如头孢他啶、头孢哌酮、头孢匹胺对革兰阳性球菌作用较差,对革兰阴性杆菌的作用则与其他第3代头孢菌素相仿,对铜绿假单胞菌具高度抗菌活性。多数第3代头孢菌素对革兰阴性杆菌产生的广谱β-内酰胺酶高度稳定,但可被革兰阴性杆菌产生的超广谱β-内酰胺酶的头孢菌素酶(AmpC酶)水解。第4代头孢菌素对金黄色葡萄球菌等革兰阳性球菌的作用较第3代头孢菌素为强;对AmpC酶的稳定性优于第3代头孢菌素,因产AmpC酶而对第3代头孢菌素耐药的肠杆菌属、枸橼酸菌属、普罗菲登菌属、摩根菌属及沙雷菌属仍对第4代头孢菌素敏感;对铜绿假单胞菌的活性与头孢他啶相仿或略差。临床应用品种有头孢吡肟。

(一)头孢噻吩钠

1.作用与用途

本品为第1代头孢菌素,抗菌谱广,对革兰阳性菌的活性较强。静脉注射1 g后15分钟血药浓度为30～60 mg/L,本品血清蛋白结合率50%～65%,血中半衰期为0.5～0.8小时。60%～70%的给药量于给药后6小时内自尿中排出,其中70%为原形,30%为其代谢产物。临床适用于耐青霉素金黄色葡萄球菌(甲氧西林耐药者除外)和敏感革兰阴性杆菌所致的呼吸道感染、软组织感染、尿路感染、败血症等。

2.注意事项

肌内注射局部疼痛较为多见,可有硬块、压痛和体温升高。大剂量或长时间静脉滴注头孢噻吩后血栓性静脉炎的发生率可高达20%。较常见的不良反应为变态反应、粒细胞减少和溶血性贫血,偶可发生与其他头孢菌素类似的一些反应。有头孢菌素和青霉素过敏性休克史者禁用。与氨基糖苷类合用有协同作用但不可同瓶滴注。

3.用法与用量

肌内注射或静脉注射。

(1)成人:1次0.5～1.0 g,每6小时1次;严重感染每天剂量可加大至6～8 g;每天最高剂量不超过12 g。

(2)儿童:每天按体重50～100 mg/kg,分4次给药。新生儿:1周内的新生儿每12小时按体重20 mg/kg;1周以上者每8小时按体重20 mg/kg。

4.制剂与规格

注射用头孢噻吩钠:1 g。密闭,凉暗干燥处保存。

(二)头孢唑啉钠

1.作用与用途

头孢唑啉为第1代头孢菌素,抗菌谱广。除肠球菌属、耐甲氧西林葡萄球菌属外,本品对其他革兰阳性球菌均有良好抗菌活性,肺炎链球菌和溶血性链球菌对本品高度敏感。白喉杆菌、炭疽杆菌、李斯特菌和梭状芽孢杆菌对本品也甚敏感。本品对部分大肠埃希菌、奇异变形杆菌和肺炎克雷伯菌具有良好抗菌活性。肌内注射本品 500 mg 后，血药峰浓度经 1～2 小时达38 mg/L。20 分钟内静脉滴注本品 0.5 g，血药峰浓度为 118 mg/L，有效浓度维持 8 小时。本品难以透过血-脑屏障。头孢唑林在胸腔积液、腹水、心包液和滑囊液中可达较高浓度。胎儿血药浓度为母体血药浓度的 70%～90%，乳汁中含量低。本品血清蛋白结合率为 74%～86%。正常成人的血中半衰期为 1.5～2.0 小时。本品在体内不代谢；原形药通过肾小球滤过，部分通过肾小管分泌自尿中排出。24 小时内可排出给药量的 80%～90%。临床用于治疗敏感细菌所致的支气管炎、肺炎、尿路感染、皮肤软组织感染、骨和关节感染、败血症、感染性心内膜炎、肝胆系统感染及眼、耳、鼻、喉科等感染。本品也可作为外科手术前的预防用药。

2.注意事项

对头孢菌素过敏者及有青霉素过敏性休克或即刻反应史者禁用本品。药疹发生率为1.1%，嗜酸性粒细胞增高的发生率为 1.7%，偶有药物热。本品与下列药物有配伍禁忌，不可同瓶滴注：硫酸阿米卡星、硫酸卡那霉素、盐酸金霉素、盐酸土霉素、盐酸四环素、葡萄糖酸红霉素、硫酸多黏菌素 B、黏菌素甲磺酸钠、戊巴比妥、葡萄糖酸钙。

3.用法与用量

静脉缓慢推注、静脉滴注或肌内注射常用剂量为：成人一次 0.5～1.0 g，每天 2～4 次，严重感染可增加至每天 6 g，分 2～4 次静脉给予；儿童每天 50～100 mg/kg，分 2～3 次。肾功能减退者剂量及用药次数酌减。本品用于预防外科手术后感染时，一般为术前 0.5～1.0 小时肌内注射或静脉给药 1 g，手术时间超过6 小时者术中加用 0.5～1.0 g，术后每 6～8 小时 0.5～1.0 g，至手术后24 小时止。

4.制剂与规格

粉针剂：0.5 g，1.0 g。密闭，凉暗干燥处保存。

(三)头孢拉定

1.作用与用途

本品为第 1 代头孢菌素，抗菌谱见头孢噻吩钠。静脉滴注本品 0.5 g 5 分钟后血药浓度为 46 mg/L，肌内注射 0.5 g 后平均 6 mg/L 的血药峰浓度于给药后 1～2 小时到达。空腹口服 250 mg或 500 mg 血药峰浓度于 1～2 小时到达，分别为 9 mg/L 或 16.5 mg/L，平均血清蛋白结合率为 6%～10%。90%药物在 6 小时内以原形由尿中排出。临床用于敏感菌所致的急性咽炎、扁桃体炎、支气管炎和肺炎等呼吸道感染及泌尿生殖系统感染、皮肤软组织感染等。

2.注意事项

本品不良反应较轻，发生率也较低，约 6%。常见恶心、呕吐、腹泻、上腹部不适等胃肠道反应及其他头孢菌素类似的一些反应。药疹发生率 1%～3%。有头孢菌素过敏和青霉素过敏性休克史者禁用。本品中含有碳酸钠，与含钙溶液如复方氯化钠注射液有配伍禁忌。

3.用法与用量

(1)成人：口服，每天 1～2 g，分 3～4 次服用；肌内注射或静脉注射，每次 0.5～1.0 g，每 6 小时1 次；每天最高剂量为 8 g。

(2)儿童：口服，每天 25～50 mg/kg，分 3～4 次服用；肌内注射或静脉给药。儿童(1 周岁以上)按体重一次 12.5～25.0 mg/kg，每 6 小时 1 次。

4.制剂与规格

注射用剂：0.5 g、1 g。胶囊：0.25 g。干混悬剂：0.125 g。密闭，凉暗处保存。

(四)头孢硫脒

1.作用与用途

作用类似于头孢噻吩钠,对肠球菌有抗菌作用。静脉注射 0.5 g,高峰血浓度即刻到达,血药浓度可达 38.8 mg/L,血中半衰期为 0.5 小时。主要从尿中排出,12 小时尿排出给药量的 90%以上。临床用于敏感菌所引起的呼吸系统、肝胆系统感染,眼及耳鼻喉部感染,尿路感染和心内膜炎、败血症。

2.注意事项

偶有变态反应,如荨麻疹、哮喘、皮肤瘙痒、寒战高热、血管神经性水肿,非蛋白氮和谷丙转氨酶(GPT)升高。有头孢菌素过敏和青霉素过敏性休克史者禁用。

3.用法与用量

(1)成人:肌内注射 0.5～1.0 g,每天 4 次;静脉滴注每天 4～8 g,分 2～4 次给药。

(2)儿童:每天 50～100 mg/kg,分 2～4 次给药。

4.制剂与规格

注射用头孢硫脒:0.5 g。密闭,干燥处保存。

(五)头孢呋辛

1.作用与用途

本品为第 2 代头孢菌素类抗生素。对革兰阳性球菌的抗菌活性与第 1 代头孢菌素相似或略差,但对葡萄球菌和革兰阴性杆菌产生的β-内酰胺酶相当稳定。对流感嗜血杆菌、大肠埃希菌、奇异变形杆菌等敏感;沙雷菌属大多耐药,铜绿假单胞菌、弯曲杆菌属和脆弱拟杆菌对本品耐药。静脉注射本品 1 g 后的血药峰浓度为 144 mg/L;肌内注射 0.75 g 后的血药峰浓度为27 mg/L,于给药后 45 分钟达到;血清蛋白结合率为 31%～41%。本品大部分于给药后 24 小时内经肾小球滤过和肾小管分泌排泄,尿药浓度甚高。本品血中半衰期为 1.2 小时。空腹和餐后口服的生物利用度分别为 36%和 52%,2～3 小时血药浓度达峰。临床用于敏感菌所致的呼吸道感染、泌尿系统感染、皮肤和软组织感染、骨和关节感染、产科和妇科感染,注射液也用于败血症和脑膜炎等。

2.注意事项

过敏体质和青霉素过敏者慎用。不良反应有变态反应、胃肠道反应、血红蛋白降低、血胆红素升高、肾功能改变。肌内注射可致局部疼痛。不可与氨基糖苷类药物同瓶滴注。注射液不能用碳酸氢钠溶液溶解。与强利尿药合用可引起肾毒性。

3.用法与用量

(1)肌内注射及静脉给药:成人,头孢呋辛钠每次 0.75 g,每天 3 次,重症剂量加倍;婴儿和儿童按体重每天 30～100 mg/kg,分 3～4 次。

(2)口服:成人头孢呋辛酯每次 0.25 g,每天 2 次,重症剂量加倍;儿童每次 0.125 g,每天 2 次。

4.制剂与规格

注射用头孢呋辛钠:0.75 g、1.5 g。头孢呋辛酯片:0.125 g、0.25 g。密闭,凉暗干燥处保存。

(六)头孢孟多酯钠

1.作用与用途

本品为第 2 代头孢菌素类抗生素。其抗菌活性仅为头孢孟多的 1/10～1/5,对大肠埃希菌、奇异变形杆菌、肺炎克雷伯菌和流感嗜血杆菌的活性较头孢噻吩和头孢唑林为强。本品经肌肉或静脉给药在体内迅速水解为头孢孟多。肌内注射头孢孟多 1 g,1 小时达血药峰浓度,为 21.2 mg/L,静脉注射和静脉滴注 1 g 后即刻血药浓度分别为 104.7 mg/L 和 53.9 mg/L,血清蛋白结合率为 78%,血中半衰期为 0.5～1.2 小时。本品在体内不代谢,经肾小球滤过和肾小管分泌,自尿中以原形排出。静脉给药后 24 小时的尿排泄量为给药量的 70%～90%。临床用于敏感细菌所致的肺部感染、尿路感染、胆管感染、皮肤软组织感染、骨和关节感染及败血症、腹腔感染等。

2.注意事项

不良反应发生率约为 7.8%,可有肌内注射区疼痛和血栓性静脉炎,变态反应;少数患者应用大剂量时,可出现凝血功能障碍所致的出血倾向。对头孢菌素类药或青霉素类药过敏者避免使用。应用本品期间饮酒可出现双硫仑样反应,故在应用本品期间和以后数天内,应避免饮酒和含乙醇的饮料。本品制剂中含有碳酸钠,与含有钙或镁的溶液有配伍禁忌。

3.用法与用量

肌内注射或静脉给药。

(1)成人:每天 2.0～8.0 g,分 3～4 次,每天最高剂量不超过 12 g;皮肤感染、无并发症的肺炎和尿路感染,每 6 小时 0.5～1.0 g 即可。

(2)1 个月以上的婴儿和儿童:每天剂量按体重 50～100 mg/kg,分 3～4 次。

4.制剂与规格

注射用头孢孟多酯钠:0.5 g。密闭,凉暗干燥处保存。

(七)头孢克洛

1.作用与用途

对金黄色葡萄球菌产生的β-内酰胺酶较稳定,因而对革兰阳性菌具有较强的抗菌作用;对革兰阴性菌作用较弱,对铜绿假单胞菌和厌氧菌无效。口服 0.5 g 胶囊的血药峰浓度为16 mg/L,达峰时间约0.5 小时,血中半衰期为 0.6～0.9 小时。服药后,8 小时内 77%左右的原药由尿排出。临床主要用于由敏感菌所致呼吸系统、泌尿系统、耳鼻喉部及皮肤、软组织感染等。

2.注意事项

同其他头孢菌素类药物。

3.用法与用量

口服。

(1)成人:常用量一次 0.25 g,每天 3 次;严重感染患者剂量可加倍,但每天总量不超过4.0 g。

(2)儿童每天剂量按体重 20 mg/kg,分 3 次;重症感染可按每天 40 mg/kg,但每天量不宜超过 1 g。

4.制剂与规格

胶囊:0.25 g;颗粒(干糖浆):125 mg。密闭,凉暗干燥处保存。

(八)头孢噻肟钠

1.作用与用途

头孢噻肟钠为杀菌剂。对阴性杆菌产生的β-内酰胺酶稳定,有强大的抗阴性杆菌作用,且明显超过第 1 代与第 2 代头孢菌素。对革兰阳性球菌作用不如第 1 代与第 2 代头孢菌素,但对肺炎链球菌、产青霉素酶或不产酶金黄色葡萄球菌仍有较好抗菌作用。肠球菌、支原体、衣原体、军团菌、难辨梭状芽孢杆菌对本品耐药。30 分钟内静脉滴注 1 g 的即刻血药浓度为 41 mg/L，4 小时的血药浓度为 1.5 mg/L。本品血清蛋白结合率为 30%～50%。静脉注射后的血中半衰期为0.84～1.25小时。约 80%的给药量可经肾脏排泄，其中 50%～60%为原形药。临床用于敏感菌所致下列感染：呼吸系统感染；泌尿、生殖系统感染；腹腔感染，如腹膜炎、胆管炎等；骨、关节、皮肤及软组织感染；严重感染，如脑膜炎(尤其是婴幼儿脑膜炎)、细菌性心内膜炎、败血症等。

2.注意事项

对本品或其他头孢菌素类药物过敏的患者禁用。对青霉素类抗生素过敏的患者慎用，使用时须进行皮试。本品不良反应发生率低，仅 3%～5%。一般为变态反应、消化道反应，偶有肝、肾功能损害。本品与氨基糖苷类合用(不能置于同一容器内)有协同抗菌作用，但会增加肾毒性。

3.用法与用量

(1)成人：肌内注射，每次 1 g，每天 2 次；静脉注射：2～6 g，分 2～3 次注射；严重感染者，每6～8小时 2～3 g；每天最高剂量为 12 g。

(2)儿童：静脉给药，每天按体重 50～100 mg/kg，必要时按体重 200 mg/kg，分 2～3 次。

4.制剂与规格

注射用头孢噻肟钠：1 g，2 g。密闭，凉暗干燥处保存。

(九)头孢曲松钠

1.作用与用途

本品为第 3 代头孢菌素类抗生素。对大肠埃希菌、肺炎克雷伯菌、产气肠杆菌作用强；铜绿假单胞菌对本品的敏感性差；对流感嗜血杆菌、淋病奈瑟菌和脑膜炎奈瑟菌有较强抗菌作用；对溶血性链球菌和肺炎链球菌亦有良好作用。肌内注射本品 0.5 g 和 1 g，血药峰浓度约于 2 小时后达到，分别为 43 mg/L 和80 mg/L。血中半衰期为 7.1 小时。1 分钟内静脉注射 0.5 g，即刻血药峰浓度为 150.9 mg/L，血中半衰期为 7.87 小时。本品血清蛋白结合率为 95%。约 40%的药物以原形自胆管和肠道排出，60%自尿中排出。临床用于敏感致病菌所致的下呼吸道感染，尿路、胆管感染，腹腔感染，盆腔感染，皮肤软组织感染，骨和关节感染，败血症，脑膜炎等及手术期感染预防。本品单剂可治疗单纯性淋病。

2.注意事项

不良反应有静脉炎、变态反应、消化道反应等。对头孢菌素类抗生素过敏者禁用。有青霉素过敏性休克或即刻反应者，不宜再选用头孢菌素类。头孢菌素类静脉输液中加入红霉素、四环素、两性霉素 B、间羟胺、去甲肾上腺素、苯妥英钠、氯丙嗪、异丙醇、B 族维生素、维生素 C 等时将出现浑浊。

3.用法与用量头孢地嗪钠

肌内注射或静脉给药。

(1)成人：常用量为每 24 小时 1～2 g 或每 12 小时 0.5～1.0 g；最高剂量每天 4 g；疗程7～14天。

(2)儿童：常用量，按体重每天 20～80 mg/kg；12 岁以上小儿用成人剂量。治疗淋病的推荐剂量为单剂肌内注射量 0.25 g。

4.制剂与规格

注射用头孢曲松钠：0.25 g、1 g、2 g。密闭，凉暗干燥处保存。

(十)头孢哌酮钠

1.作用与用途

头孢哌酮为第3代头孢菌素,对大肠埃希菌、克雷伯菌属、变形杆菌属、伤寒沙门菌、志贺菌属、铜绿假单胞菌有良好抗菌作用。本品肌内注射1 g后,1~2小时达血药峰浓度,为52.9 mg/L;静脉注射和静脉滴注本品1 g后,即刻血药峰浓度分别为178.2 mg/L和106.0 mg/L。本品能透过血-胎盘屏障,在胆汁中浓度为血药浓度的12倍,在前列腺、骨组织、腹腔渗出液、子宫内膜、输卵管等组织和体液中浓度较高,痰液、耳溢液、扁桃体和上颌窦黏膜亦有良好分布。本品的血清蛋白结合率高,为70%~93.5%。不同途径给药后的血中半衰期约2小时,40%以上经胆汁排泄。临床用于敏感菌所致的各种感染,如肺炎及其他下呼吸道感染、尿路感染、胆管感染、皮肤软组织感染、败血症、腹膜炎、盆腔感染等,后两者宜与抗厌氧菌药联合应用。

2.注意事项

本品皮疹较为多见,达2.3%或以上。对青霉素过敏休克和过敏体质者及肝功能不全及胆管阻塞者禁用。应用本品期间饮酒或接受含乙醇药物或饮料者可出现双硫仑样反应。本品还可干扰体内维生素K的代谢,造成出血倾向。

3.用法与用量

肌内注射、静脉注射或静脉滴注。

(1)成人:一般感染,一次1~2 g,每12小时1次;严重感染,一次2~3 g,每8小时1次。

(2)儿童常用量,每天按体重50~200 mg/kg,分2~3次静脉滴注。

5.制剂与规格

注射用头孢哌酮钠:2.0 g。密闭,冷处保存。

(十一)头孢他啶

1.作用与用途

头孢他啶与第1代、第2代头孢菌素相比,其抗菌谱进一步扩大,对β-内酰胺酶高度稳定。本品对革兰阳性菌的作用与第1代头孢菌素近似或较弱;本品对革兰阴性菌的作用较强,对大肠埃希菌、肠杆菌属、克雷伯杆菌、枸橼酸杆菌、变形杆菌、流感嗜血杆菌、脑膜炎奈瑟菌等有良好的抗菌作用。本品对假单胞菌的作用超过其他β-内酰胺类和氨基糖苷类抗生素。本品的血药浓度与剂量有关,血清蛋白结合率为10%~17%。血中半衰期为2小时。健康成人肌内注射本品0.5 g或1.0 g后,1.0~1.2小时达血药峰浓度,分别为22.6 mg/L和38.3 mg/L。静脉注射和静脉滴注本品1.0 g后的血药峰浓度分别为120.5 mg/L和105.7 mg/L。本品主要以原形药物随尿排泄。给药24小时内近80%~90%的剂量随尿排泄。临床用于敏感菌所致的感染,如呼吸道感染,泌尿、生殖系统感染,腹腔感染,皮肤及软组织感染,严重耳鼻喉感染,骨、关节感染及其他严重感染。

2.注意事项

对青霉素过敏性休克和过敏体质者慎用本品。本品遇碳酸氢钠不稳定,不可配伍。

3.用法与用量

(1)成人:肌内注射,轻至中度感染:0.5~1.0 g,每12小时1次,溶于0.5%~1%利多卡因溶剂2~4 mL中作深部肌内注射;重度感染并伴有免疫功能缺陷者:每次剂量可酌情递增至2 g,每8~12小时1次。静脉给药,轻至中度感染:每次0.5~1.0 g,每12小时1次;重度感染并伴有免疫功能缺陷者:每次2 g,每8~12小时1次。

(2)儿童:静脉给药,每天剂量 50～150 mg/kg;分 3 次用药,每天极量为 6 g。

4.制剂与规格

注射用头孢他啶:0.5 g、1 g、2 g。密闭,凉暗干燥处保存。

(十二)头孢唑肟钠

1.作用与用途

本品属第 3 代头孢菌素,对大肠埃希菌、肺炎克雷伯菌、奇异变形杆菌等肠杆菌科细菌有强大抗菌作用,对铜绿假单胞菌作用差。各种链球菌对本品均高度敏感。消化球菌、消化链球菌和部分拟杆菌属等厌氧菌对本品多呈敏感,艰难梭菌对本品耐药。肌内注射本品 0.5 g 或 1 g 后血药峰浓度分别为 13.7 mg/L 和 39 mg/L,于给药后 1 小时达到。静脉注射本品 2 g 或 3 g,5 分钟后血药峰浓度分别为 131.8 mg/L 和 221.1 mg/L。血清蛋白结合率 30%。本品血中半衰期为 1.7 小时。24 小时内给药量的 80%以上以原形经肾脏排泄。临床用于敏感菌所致的下呼吸道感染、尿路感染、腹腔感染、盆腔感染、败血症、皮肤软组织感染、骨和关节感染等。

2.注意事项

对青霉素过敏休克和过敏体质者慎用本品。偶有变态反应,严重肾功能障碍者应减少用量,不可与氨基糖苷类抗生素混合注射。

3.用法与用量

肌内注射、静脉注射及静脉滴注。

(1)成人:一次 1～2 g,每 8～12 小时 1 次;严重感染者的剂量可增至一次 3～4 g,每8 小时 1 次。

(2)儿童:常用量按体重一次 50 mg/kg,每 6～8 小时 1 次。

4.制剂与规格

注射用头孢唑肟钠:0.5 g。密闭,凉暗干燥处保存。

(十三)头孢地嗪钠

1.作用与用途

本品为第 3 代注射用头孢菌素类抗生素。对金黄色葡萄球菌、链球菌属、淋病奈瑟菌和脑膜炎奈瑟菌、大肠埃希菌、志贺菌属、沙门菌属等敏感。本品尚有免疫功能调节作用。用于敏感菌引起的感染,如上、下泌尿道感染,下呼吸道感染,淋病等。

2.注意事项

本品溶解后应立即应用,不宜存放。不良反应偶有变态反应,胃肠道反应,血清肝酶及胆红素升高。本品能加重氨基糖苷类、两性霉素 B、环孢素、顺铂、万古霉素、多黏菌素 B 等有潜在肾毒性药物的毒性作用。

3.用法与用量

成人静脉注射及滴注。每次 1 g,每天 2 次;重症用量加倍。淋病治疗只注射一次 0.5 g。

4.制剂与规格

注射头孢地嗪钠:1 g。密闭,凉暗干燥处保存。

(十四)头孢泊肟匹酯

1.作用与用途

本品为第 3 代头孢菌素的口服制剂。对多种革兰阳性和革兰阴性细菌有强大的抗菌活性。对多种β-内酰胺酶稳定,对头孢菌素酶和青霉素酶均极稳定,对头孢呋肟酶也较稳定。饭前单次口服 100 mg 或 200 mg 后，血药峰浓度分别为 1.7 mg/L 和 3.1 mg/L，血中半衰期为2.1 小时。血清蛋白结合率为40.9%。临床用于革兰阳性和革兰阴性敏感细菌引起的呼吸系统感染、泌尿道感染、乳腺炎、皮肤软组织感染、中耳炎、鼻窦炎等。

2.注意事项

不良反应发生率为 2.43%～19%。包括：偶可引起休克，变态反应，血液系统、肝功能、肾功能异常，消化道不良反应等。其他见头孢菌素类抗生素。

3.用法与用量

口服。成人每次 100 mg，每天 2 次，饭后服用。

4.制剂与规格

片剂：100 mg。避光，密封，凉暗干燥处保存。

(十五)头孢他美酯

1.作用与用途

本品为口服的第 3 代广谱头孢菌素类抗生素。本品对链球菌属、肺炎链球菌等革兰阳性菌；对大肠埃希菌、流感嗜血杆菌、克雷伯菌属、沙门菌属、志贺菌属、淋病奈瑟菌等革兰阴性菌都有很强的抗菌活性。口服本品 500 mg 后 3～4 小时，血药浓度达峰值(4.1±0.7)mg/L，约 22%头孢他美与血清蛋白结合。本品 90%以头孢他美形式随尿液排出，血中半衰期为 2～3 小时。临床用于敏感菌引起的耳鼻喉部感染，下呼吸道感染，泌尿系统感染等。

2.注意事项

见其他头孢菌素类药物。

3.用法与用量

口服。饭前或饭后 1 小时内口服。成人和 12 岁以上的儿童，一次 500 mg，每天 2 次；12 岁以下的儿童，每次按体重 10 mg/kg 给药，每天 2 次。复杂性尿路感染的成年人，每天全部剂量在晚饭前后 1 小时内一次服用；男性淋球菌性尿道炎和女性非复杂性膀胱炎的患者，在就餐前后 1 小时内一次服用单一剂量1 500～2 000 mg(膀胱炎患者在傍晚)可充分根除病原体。

4.制剂与规格

片剂：250 mg。避光，密封，凉暗干燥处保存。

(十六)头孢特仑匹酯

1.作用与用途

头孢特仑匹酯口服吸收后经水解成为有抗菌活性的头孢特仑。头孢特仑匹酯对革兰阳性菌中的链球菌属、肺炎链球菌，革兰阴性菌中的大肠埃希菌、克雷伯菌属、淋病奈瑟菌、流感杆菌等有强大的抗菌作用。空腹服用头孢特仑匹酯 100 mg，其血药浓度峰值为(1.11±0.8)mg/L，达峰时间为 1.49 小时，血中半衰期为0.83 小时。临床用于对青霉素及第 1、第 2 代头孢菌素产生耐药性或用氨基糖苷类抗生素达不到治疗效果的革兰阴性菌引起的呼吸道感染，泌尿道、生殖器感染，耳鼻喉部感染(特别是中耳炎)。

2.注意事项

见其他头孢菌素类药物。

3.用法与用量

成人口服给药。每天 150～300 mg，分 3 次饭后服用。对慢性支气管炎、弥散性细支气管炎、支气管扩张症感染、慢性呼吸器官继发感染、肺炎、中耳炎、鼻窦炎、淋球菌性尿道炎等患者，每天 300～600 mg，分 3 次饭后服用。

4.制剂与规格

片剂：100 mg。避光，密闭，室温下保存。

（十七）头孢吡肟

1.作用与用途

头孢吡肟是一种新型第 4 代头孢菌素，抗菌谱和对 β-内酰胺酶的稳定性明显优于第 3 代头孢菌素。其抗菌谱包括：金黄色葡萄球菌、表面葡萄球菌、链球菌、假单胞菌、大肠埃希杆菌、克雷伯菌属、肠杆菌、变异杆菌、枸橼酸菌、空肠弯曲菌、流感嗜血杆菌、淋病奈瑟菌、脑膜炎奈瑟菌、沙门菌属、沙雷菌属、志贺菌属等及部分厌氧菌。单剂或多次肌内注射或静脉注射 250～2 000 mg 的剂量后，其平均血中半衰期为2.0 小时。本品绝对生物利用度为 100%，与血清蛋白结合率低于 19%。总体清除率为 120～130 mL/min，肾清除率约占其中 85%。给药量的 85%以原形经肾随尿液排出。临床用于敏感菌引起的下列感染：下呼吸道感染，泌尿系统感染，皮肤、软组织感染，腹腔感染，妇产科感染，败血症等。

2.注意事项

本品偶有变态反应，可致菌群失调发生二重感染及其他头孢菌素类似的一些反应。对头孢菌素类药或青霉素类药过敏者避免使用。头孢吡肟与甲硝唑、万古霉素、庆大霉素、硫酸妥布霉素、硫酸奈替米星属配伍禁忌。

3.用法与用量

肌内注射或静脉注射。

（1）成人：每次 1 g，每天 2 次，疗程为 7～10 天；泌尿道感染每天 1 g，严重感染每次 2 g，每天 2～3次。

（2）儿童：按体重每 12 小时 50 mg/kg。

4.制剂与规格

注射用粉针剂：1 g。遮光，密闭，干燥凉暗处保存。

三、常用 β-内酰胺类

β-内酰胺类抗生素除青霉素类和头孢菌素类外，尚有头孢霉素类、碳青霉烯类、单酰胺菌素类、氧头孢烯类和 β-内酰胺酶抑制剂及其复合制剂。头霉素为获自链霉素的 β-内酰胺类抗生素，有 A、B 和 C 3 型，以头霉素 C 的抗菌作用最强。头霉素 C 在化学结构上与头孢菌素 C 相仿，但其头孢烯母核的 7 位碳原子上有甲氧基，使头霉素对多种 β-内酰胺酶稳定，并增强了对脆弱拟杆菌等厌氧菌的抗菌作用。碳青霉烯类药物抗菌谱广，抗菌活性强，并对 β-内酰胺酶（包括产超广谱 β-内酰胺酶和 AmpC 酶）高度稳定。因此，近年来该类药物在重症医院感染的治疗中占有重要地位。青霉素类或头孢菌素类与 β-内酰胺酶抑制剂的复合制剂与 β-内酰胺类单药相比加强了对细菌的抗菌活性，扩大了抗菌谱，并且对多数厌氧菌也有良好作用。单酰胺菌素类对革兰阴性杆菌和铜绿假单胞菌具有良好抗菌活性，但对革兰阳性菌的作用差。目前用于临床的头孢霉素类有头孢西丁等，单酰胺菌素类有氨曲南，碳青霉烯类有亚胺培南、美罗培南、帕尼培南等。β-内酰胺酶抑制剂及其复合制剂有阿莫西林-克拉维酸、氨苄西林-舒巴坦、替卡西林-克拉维酸、头孢哌酮-舒巴坦和哌拉西林-三唑巴坦等。

(一)头孢西丁

1.作用与用途

头孢西丁是头孢霉素类抗生素。习惯上被列入第2代头孢菌素类中。本药抗菌作用的特点:对革兰阴性杆菌产生的β-内酰胺酶稳定;对大多数革兰阳性球菌和革兰阴性杆菌具有抗菌活性。抗菌谱较广,对甲氧西林敏感葡萄球菌、溶血性链球菌、肺炎链球菌及其他链球菌等革兰阳性球菌,大肠埃希菌、肺炎克雷伯杆菌、流感嗜血杆菌、淋病奈瑟菌(包括产酶株)、奇异变形杆菌、摩根菌属、普通变形杆菌等革兰阴性杆菌,消化球菌、消化链球菌、梭菌属、脆弱拟杆菌等厌氧菌均有良好抗菌活性。本药口服不吸收,静脉或肌内注射后吸收迅速。健康成人肌内注射1 g,30分钟后达血药峰浓度,约为24 μg/mL。静脉注射1 g,5分钟后血药浓度约为110 μg/mL,4小时后血药浓度降至1 μg/mL。药物吸收后可广泛分布于内脏组织、皮肤、肌肉、骨、关节、痰液、腹水、胸腔积液、羊水及脐带血中。内脏器官中以肾、肺含量较高。药物在胸腔液、关节液和胆汁中均可达有效抗菌浓度。不易透过脑膜,但可透过胎盘屏障进入胎儿血循环。本药血清蛋白结合率约为70%。药物在体内几乎不进行生物代谢。肌内注射,血中半衰期为41~59分钟,静脉注射约为64.8分钟。给药24小时后,80%~90%药物以原形随尿排泄。临床用于治疗敏感菌所致的下呼吸道、泌尿生殖系统、骨、关节、皮肤软组织、心内膜感染及败血症。尤适用于需氧菌和厌氧菌混合感染导致的吸入性肺炎、糖尿病患者下肢感染及腹腔或盆腔感染。适用于预防腹腔或盆腔手术后感染。

2.注意事项

对一种头孢菌素类药过敏者对其他头孢菌素类药也可能过敏;对青霉素类、青霉素衍生物或青霉胺过敏者也可能对头孢菌素类药过敏。对本药或其他头孢菌素类药过敏者、有青霉素过敏性休克史者不宜使用。不良反应可见皮疹、瘙痒、红斑、药物热等变态反应症状;罕见过敏性休克。可见恶心、呕吐、食欲减退、腹痛、腹泻、便秘等胃肠道症状。本药可影响乙醇代谢,使血中乙酰醛浓度上升,导致双硫仑样反应。对利多卡因或酰胺类局部麻醉药过敏者及6岁以下小儿,不宜采用肌内注射。本药与阿米卡星、氨曲南、红霉素、非格司亭、庆大霉素、氢化可的松、卡那霉素、甲硝唑、新霉素、奈替米星、去甲肾上腺素等药物呈配伍禁忌,联用时不能混置于一个容器内。

3.用法与用量

静脉滴注或注射。

(1)成人:常用量为一次1~2 g,每6~8小时1次;中、重度感染用量加倍;轻度感染也可用肌内注射,每6~8小时1 g,每天总量3~4 g;肾功能不全者剂量及用药次数酌减。

(2)儿童:3个月以上儿童,按体重一次13.3~26.7 mg/kg,每6小时1次(或一次20~40 mg/kg,每8小时1次)。新生儿:推荐剂量为每天90~100 mg/kg,分3次给药。

(3)预防术后感染:外科手术,术前1~1.5小时2 g,以后每6小时1 g,直至用药后24小时。

4.制剂与规格

注射用头孢西丁钠:1 g、2 g。密闭,阴凉干燥处保存。

(二)头孢米诺钠

1.作用与用途

头孢米诺为头孢霉素类抗生素,其对β-内酰胺酶高度稳定。对大肠埃希菌、克雷伯杆菌、变形杆菌、流感杆菌、拟杆菌及链球菌具较强抗菌活性,对肠球菌无抗菌活性。成人静脉注射本品0.5 g和1 g后,血药浓度分别为50 μg/mL和100 μg/mL。主要经肾脏以原形随尿排出,血中半衰期约为 2.5 小时。临床用于敏感菌所致的感染,如呼吸道感染、泌尿道感染、腹腔感染、生殖系统感染、败血症。

2.注意事项

对青霉素过敏休克和过敏体质者慎用本品。用药后可见食欲缺乏、恶心、呕吐、腹泻等消化道症状。偶见肾损害、血液系统毒性、肝功能异常及皮疹、发热、瘙痒等变态反应,罕见过敏性休克。可能出现黄疸等。

3.用法与用量

静脉注射或静脉滴注。

(1)成人:一般感染,每次 1 g,每天 2 次;败血症和重症感染,每天 6 g,分 3～4 次。

(2)儿童:每次按体重 20 mg/kg,每天 3～4 次。

4.制剂与规格

注射用粉针剂:1 g。密闭,避光保存。

(三)氟氧头孢钠

1.作用与用途

氟氧头孢是一种与拉氧头孢相似的氧头孢烯类抗生素。对β-内酰胺酶十分稳定。其抗菌谱和其他第 3 代头孢菌素相似,抗菌性能与第 4 代头孢菌素相近。对金黄色葡萄球菌、肺炎链球菌、卡他球菌、淋病奈瑟菌、大肠埃希菌、克雷伯杆菌、变形杆菌、流感嗜血杆菌及部分厌氧菌等敏感。氟氧头孢钠静脉滴注 1 g,1 小时血药峰浓度为 45 μg/mL,血中半衰期为 49.2 分钟。本品 85%以原形经肾脏随尿排泄。临床用于敏感菌所致的呼吸系统感染,腹腔感染,泌尿、生殖系统感染,皮肤、软组织感染及其他严重感染,如心内膜炎、败血症等。

2.注意事项

本品与头孢菌素类药有交叉过敏,与青霉素类药有部分交叉过敏。不良反应见其他头孢菌素类。

3.用法与用量

静脉给药。

(1)成人:每天 1～2 g,分 2 次;重症,每天 4 g,分 2～4 次。

(2)儿童:按体重每天 60～80 mg/kg,分 2 次;重症,每天 150 mg/kg,分 3～4 次。

4.制剂与规格

注射用氟氧头孢钠:1 g。密封,凉暗、干燥处保存。

(四)氨曲南

1.作用与用途

氨曲南对大多数需氧革兰阴性菌具有高度的抗菌活性,包括大肠埃希菌、克雷伯菌属的肺炎杆菌和奥克西托菌、产气杆菌、阴沟杆菌、变形杆菌属、沙雷菌属、枸橼酸菌属、志贺菌属等肠杆菌科细菌,以及流感杆菌、淋病奈瑟菌、脑膜炎奈瑟菌等。肌内注射 1 g,血药峰浓度可达45 mg/L,达峰时间 1 小时左右。静脉滴注 1 g(30 分钟)血药峰浓度可达 90 mg/L。给药后 60%～70%以原形随尿排泄,12%随粪便排出。本品血清蛋白结合率为 40%～65%,血中半衰期为 1.5～2.0 小时。临床用于治疗敏感需氧革兰阴性菌所致的各种感染,如尿路感染、下呼吸道感染、败血症、腹腔感染、妇科感染、术后伤口及烧伤、溃疡等皮肤软组织感染等。

2.注意事项

不良反应较少见，全身性不良反应发生率1%～1.3%或略低，包括消化道反应，常见恶心、呕吐、腹泻及皮肤变态反应。对氨曲南有过敏史者禁用。过敏体质及对其他β-内酰胺类抗生素有变态反应者慎用。与萘夫西林、头孢拉定、甲硝唑有配伍禁忌。

3.用法与用量

肌内注射及静脉给药。成人，每天3～4 g，分2～3次；重症，1次2 g，每天3～4次。

4.制剂与规格

注射用氨曲南：0.5 g。密闭，避光保存。

(五)氨苄西林-舒巴坦

1.作用与用途

本品是氨苄西林和β-内酰胺酶抑制剂舒巴坦组成的一种抗生素，舒巴坦能保护氨苄西林免受酶的水解破坏。本品对葡萄球菌、链球菌属、肺炎链球菌、肠球菌属、流感杆菌、卡他莫拉菌、大肠埃希菌、克雷伯菌属、奇异变形杆菌、普通变形杆菌、淋病奈瑟菌、梭杆菌属、消化球菌属、消化链球菌属及包括脆弱拟杆菌在内的拟杆菌属均具抗菌活性。静脉注射予以2 g氨苄西林、1 g舒巴坦后，血药峰浓度分别为109～150 μg/mL和44～88 μg/mL。肌内注射氨苄西林1 g、舒巴坦0.5 g后的血药峰浓度分别为8～37 μg/mL和6～24 μg/mL。两药的血中半衰期均为1小时左右。给药后8小时两者的75%～85%以原形经尿排出。氨苄西林的血清蛋白结合率为28%，舒巴坦为38%。两者在组织体液中分布良好，均可通过有炎症的脑脊髓膜。临床用于治疗由敏感菌引起的下列感染：上呼吸道感染，下呼吸道感染，如细菌性肺炎、支气管炎等。腹腔感染，如腹膜炎、胆囊炎等。生殖系统感染，尿路感染、肾盂肾炎、盆腔感染、皮肤和软组织感染等。

2.注意事项

见氨苄西林钠。

3.用法与用量

皮试见青霉素。

(1)成人：肌内注射(以氨苄西林和舒巴坦计)每次0.75～1.50 g，每天2～4次，每天最大剂量不超过6 g；静脉给药每次1.5～3.0 g，每天2～4次，每天最大剂量不超过12 g。

(2)儿童：静脉给药按体重每天100～200 mg/kg，分次给药。

4.制剂与规格

注射用氨苄西林钠-舒巴坦钠：3 g(氨苄西林2 g，舒巴坦1 g)。密闭，凉暗干燥处保存。

(六)阿莫西林克拉维酸钾

1.作用与用途

克拉维酸具有强效广谱β-内酰胺酶抑酶作用。与阿莫西林联合，保护阿莫西林不被β-内酰胺酶灭活，从而提高后者的抗产酶耐药菌的作用，提高临床疗效。其他见阿莫西林。

2.注意事项

见阿莫西林。

3.用法与用量

皮试见青霉素。

(1)成人。①口服：每次375 mg，每8小时1次，疗程7～10天；严重感染每次625 mg，每8小时1次，疗程7～10天。②静脉给药：每次1.2 g，每天3次，严重感染者可增加至每天4次；

静脉注射时每 0.6 g 用 10 mL 注射用水溶解，在 3～4 分钟内注入；静脉滴注时每 1.2 g 溶于 100 mL生理盐水，在 30～40 分钟内滴入。

(2)儿童：口服。新生儿与 3 月以内婴儿，按体重每 12 小时 15 mg/kg(按阿莫西林计算)；儿童一般感染(按阿莫西林计算)，每 12 小时 25 mg/kg，或每 8 小时 20 mg/kg；严重感染，每 12 小时45 mg/kg，或每 8 小时 40 mg/kg，疗程 7～10 天。

4.制剂与规格

阿莫西林克拉维酸钾片：457 mg(阿莫西林 400 mg，克拉维酸 57 mg)；156 mg。阿莫西林克拉维酸钾粉针：600 mg，1.2 g。密封，凉暗干燥处保存。

(七)阿莫西林钠-舒巴坦钠

1.作用与用途

见阿莫西林-克拉维酸钾。

2.注意事项

见阿莫西林-克拉维酸钾。

3.用法与用量

见阿莫西林-克拉维酸钾。

4.制剂与规格

注射用粉针：0.75 g；溶媒结晶 1.5 g。避光，密闭，凉暗处保存。

(八)替卡西林克拉维酸钾

1.作用与用途

本品是替卡西林与β-内酰胺酶抑制剂克拉维酸组成的复方制剂。对葡萄球菌、流感嗜血杆菌、卡他球菌、大肠埃希菌、克雷伯杆菌、奇异变形杆菌、普通变形杆菌、淋病奈瑟菌、军团菌、脆弱拟杆菌等有效。静脉给药 3.2 g 后，替卡西林和克拉维酸立即达血药峰浓度，平均血中半衰期分别为 68 分钟和 64 分钟。给药 6 小时后，60%～70%的替卡西林和 35%～45%的克拉维酸以原形经肾脏随尿排泄，两者血清蛋白结合率分别为 45%和 9%。临床用于敏感菌所致的下列感染：呼吸道感染，腹腔感染如胆管感染、腹膜炎，泌尿、生殖系统感染，骨、关节感染，皮肤、软组织感染，严重感染如败血症等。

2.注意事项

皮试见青霉素，其他见青霉素类药品。

3.用法与用量

(1)成人：静脉滴注。一次 1.6～3.2 g，每 6～8 小时 1 次；最大剂量，一次 3.2 g，每 4 小时 1 次。

(2)儿童：静脉滴注。按体重每次 80 mg/kg，每 6～8 小时 1 次；早产儿及新生儿，每次 80 mg/kg，每 12 小时 1 次。

4.制剂与规格

替卡西林克拉维酸钾注射液：每支 3.2 g，其比例为 3 g∶0.2 g。5 ℃保存，配制好的溶液不可冷冻。

(九)哌拉西林钠他唑巴坦钠

1.作用与用途

见哌拉西林-舒巴坦。哌拉西林为半合成青霉素类抗生素，他唑巴坦为β-内酰胺酶抑制药。本品静脉滴注后，血浆中哌拉西林和他唑巴坦浓度很快达到峰值，在滴注 30 分钟后，血浆哌拉西林浓度与给予同剂量哌拉西林的血浆浓度相等，静脉滴注 2.25 g 及 4.5 g 哌拉西林钠他唑巴坦钠 30 分钟时，血浆哌拉西林峰浓度分别为 134 mg/L 和 298 mg/L，他唑巴坦分别为 15 mg/L 和 24 mg/L。哌拉西林和他唑巴坦的血中半衰期范围为 0.7～1.2 小时，均由肾脏排泄，68％哌拉西林以原形迅速自尿中排出；他唑巴坦及其代谢物主要经肾脏排泄，其中 80％为原形。

2.注意事项

皮试见青霉素，其他见青霉素类药品及哌拉西林-舒巴坦。

3.用法与用量

成人及 12 岁以上儿童，一次 3.375 g（含哌拉西林 3 g 和他唑巴坦 0.375 g）静脉滴注，每 6 小时1 次。治疗院内肺炎时，起始剂量为一次 3.375 g，每 4 小时 1 次，同时合并使用氨基糖苷类药物。

4.制剂与规格

注射用哌拉西林钠他唑巴坦钠：2.25 g（2∶0.25）、4.5 g（4∶0.5）。遮光，密封，干燥阴凉处保存。

（十）哌拉西林-舒巴坦

1.作用与用途

哌拉西林为半合成青霉素类抗生素，舒巴坦为 β-内酰胺酶抑制剂。本品对哌拉西林敏感的细菌和产β-内酰胺酶耐哌拉西林的下列细菌有抗菌作用：大肠埃希菌、克雷伯菌属、变形杆菌属、沙门菌属、志贺菌属、淋病奈瑟菌、脑膜炎奈瑟菌、嗜血杆菌属（流感和副流感嗜血杆菌）、枸橼酸杆菌、沙雷菌属、铜绿假单胞菌、不动杆菌属、链球菌属、脆弱拟杆菌属等。本品肌内注射1.5 g，1 小时后血药浓度达峰值，血药峰浓度约为52.2 μg/mL或 13 μg/mL；静脉滴注 1.5 g 后血药浓度为58.0 μg/mL或 30 μg/mL。哌拉西林的血清蛋白结合率为 17％～22％，血中半衰期为 1 小时左右。本品在肝脏不被代谢，在注射给药 12 小时后给药量的49％～68％以原形随尿排出，另有部分随胆汁排泄。临床用于铜绿假单胞菌、肠球菌、类杆菌和各种敏感革兰阴性菌所致的下列感染：败血症，呼吸道感染、泌尿道感染、胆管感染、腹腔感染、妇科感染、皮肤软组织感染、心内膜炎等。

2.注意事项

皮试见青霉素，其他见青霉素类药品。哌拉西林与氨基糖苷类联用对铜绿假单胞菌、沙雷菌、克雷伯菌、其他肠杆菌科细菌和葡萄球菌的敏感菌株有协同杀菌作用。但不能放在同一容器内输注。

3.用法与用量

肌肉或静脉注射。

（1）成人：轻中度感染，哌拉西林-舒巴坦（1.0∶0.5）每天 3～6 g，分 4 次给药；重度感染，哌拉西林-舒巴坦（1.0∶0.5）1.5～6.0 g，每 6 小时 1 次。

（2）婴幼儿和 12 岁以下儿童：按体重每天给予哌拉西林 100～200 mg/kg、舒巴坦 25～80 mg/kg，分2～3 次给药。

4.制剂与规格

注射用哌拉西林-舒巴坦：1.5 g（1.0∶0.5）。密闭，阴凉干燥处保存。

(十一)头孢哌酮-舒巴坦

1.作用与用途

本药为头孢哌酮与β-内酰胺酶抑制剂舒巴坦复合制剂。其他见头孢哌酮。

2.注意事项

见头孢哌酮。

3.用法与用量

静脉注射或肌内注射。

(1)成人:每天2～4 g,每12小时1次;严重或难治性感染剂量可每天增至8 g,每12小时1次,静脉注射。

(2)儿童:按体重每天40～80 mg/kg,分2～4次;严重或难治性感染,可增至每天160 mg/kg,分2～4次;新生儿:出生第1周内,每12小时1次;儿科最大剂量每天不得超过160 mg/kg。

4.制剂与规格

注射用头孢哌酮-舒巴坦(1∶1):1 g,1.5 g,4 g。密闭,凉暗干燥处保存。

(十二)头孢曲松钠-舒巴坦

1.作用与用途

头孢曲松为杀菌剂。其抗菌作用机制为影响细菌细胞壁的生物合成,导致细菌细胞溶菌死亡,从而起抗菌作用。舒巴坦为不可逆的竞争性β-内酰胺酶抑制剂,两者合用呈现协同作用。其他见头孢曲松钠。

2.注意事项

见头孢曲松钠。

3.用法与用量

肌内注射或静脉注射。

(1)成人:一般感染,每次1.25 g,每天1次;严重感染,每次1.25 g,每天2次;脑膜炎可加至每天5 g,分2次给药。

(2)儿童:按成人剂量减半。

4.制剂与规格

注射剂:1.25 g(1.0 g头孢曲松钠,0.25 g舒巴坦钠)。

(十三)头孢噻肟钠-舒巴坦

1.作用与用途

头孢噻肟钠为杀菌剂。舒巴坦为不可逆的竞争性β-内酰胺酶抑制剂,两者合用呈现协同作用。其他见头孢噻肟钠。

2.注意事项

见头孢噻肟钠。

3.用法与用量

肌内注射和静脉注射。

(1)成年:每天头孢噻肟2 g、舒巴坦1 g至头孢噻肟6 g、舒巴坦3 g,分2～3次注射;严重感染者,每6～8小时 头孢噻肟2～3 g、舒巴坦1.0～1.5 g;舒巴坦钠最大推荐剂量为每天4 g。

(2)儿童:每天按体重,头孢噻肟50～100 mg/kg、舒巴坦为25～50 mg/kg;必要时按体重200 mg/kg头孢噻肟和80 mg/kg舒巴坦,分2～3次给药。

4.制剂与规格

注射剂：1.5 g(1.0 g 头孢噻肟钠，0.5 g 舒巴坦钠)。

(邢　楠)

第二节　大环内酯类抗生素

大环内酯类抗生素均具有大环内酯环基本结构而命名。目前临床应用的大环内酯类按其化学结构可分为：十四元环，红霉素、克拉霉素、罗红霉素；十五元环，阿奇霉素；十六元环，醋酸麦迪霉素、交沙霉素。新大环内酯类中已进入临床应用的品种有阿奇霉素、克拉霉素、罗红霉素。本类药物的抗菌谱和抗菌活性基本相似，对多数革兰阳性菌、军团菌属、衣原体属、支原体属、厌氧菌等具良好抗菌作用。大多品种供口服，吸收后血药峰浓度较低，但在组织和体液中的分布广泛，肝、肾、肺等组织中的浓度可高出血药浓度数倍；在胸腔积液、腹水、脓液、痰、尿、胆汁等均可达到有效浓度，不易透过血-脑屏障。

本类药物主要在肝脏代谢，从胆汁中排出，胆汁中浓度可为血药浓度的 10～40 倍，进行肝肠循环，粪中含量较高。血和腹膜透析后极少被清除。

大环内酯类的主要适应证：①溶血性链球菌、肺炎链球菌等革兰阳性菌感染，可作为上述感染青霉素过敏患者的替代选用药。②军团菌病。③支原体属感染。④衣原体属感染。⑤百日咳。⑥白喉带菌者。⑦用于对青霉素过敏患者的风湿热和心内膜炎的预防等。大环内酯类的主要不良反应为食欲减退、呕吐、腹泻等胃肠道反应，红霉素尤显著，在一定程度上限制了本类药物的临床应用。

近年来开发的新品种如罗红霉素、克拉霉素、阿奇霉素等，在药效学、药动学特性及不良反应等方面较沿用品种均有所改进。阿奇霉素对革兰阴性菌如流感嗜血杆菌、卡他莫拉菌、淋病奈瑟菌的抗菌作用是红霉素的 2～8 倍，新品种对支原体属、衣原体属的作用也有所增强。新品种对胃酸的稳定性增加，生物利用度高，血药浓度和组织浓度增高，新品种的血中半衰期延长，每天的给药剂量及给药次数减少，胃肠道反应等不良反应也明显减轻，临床适应证有所扩大。

一、红霉素

(一)作用与用途

本品属大环内酯类抗生素，为抑菌剂，对葡萄球菌属、各群链球菌和革兰阳性杆菌、奈瑟菌属、流感嗜血杆菌呈现敏感。本品对除脆弱拟杆菌和梭杆菌属以外的各种厌氧菌亦具抗菌活性；对军团菌属也有抑制作用。静脉滴注后立即达血药浓度峰值，24 小时内静脉滴注 2 g，平均血药浓度为 2.3～6.8 mg/L。空腹口服红霉素碱肠溶片 250 mg 后，3～4 小时内血药浓度达峰值，平均约为 0.3 mg/L。吸收后以肝、胆汁和脾中的浓度为最高，在肾、肺等组织中的浓度可高出血药浓度数倍，在胆汁中的浓度可达血药浓度的10 倍以上。血清蛋白结合率为 70%～90%，血中半衰期为 1.4～2.0 小时。红霉素主要在肝中浓缩和从胆汁排出，并进行肠肝循环，2%～5%的口服量和 10%～15%的注入量自肾小球滤过排除。本品作为青霉素过敏患者治疗溶血性链球菌、肺炎链球菌感染的替代用药，军团菌病、衣原体肺炎、支原体肺炎、风湿热复发、感染性心内膜炎的预防用药等。

(二) 注意事项

胃肠道反应多见，肝毒性少见，但肝功能不全者慎用。本品可抑制卡马西平和丙戊酸等的代谢，导致后者血药浓度增高而发生毒性反应。与阿司咪唑或特非那定等抗组胺药合用可增加心脏毒性，与环孢素合用可使后者血药浓度增加而产生肾毒性。本品可导致服用华法林患者凝血酶原时间延长，另可抑制茶碱的正常代谢。

(三) 用法与用量

1.成人

静脉滴注，每次 0.5～1.0 g，每天 2～3 次。治疗军团菌病剂量需增加至每天 3～4 g，分 4 次滴注；口服，每天 0.75～2.00 g，分 3～4 次。用于风湿热复发的预防用药时，每次0.25 g，每天 2 次。

2.儿童

静脉滴注，每天按体重 20～30 mg/kg，分 2～3 次；口服，每天按体重 20～40 mg/kg，分 3～4 次。乳糖酸红霉素滴注液的配制：先加灭菌注射用水 10 mL 至 0.5 g 乳糖酸红霉素粉针瓶中或加 20 mL 至 1 g 乳糖酸红霉素粉针瓶中，用力振摇至溶解。然后加入生理盐水或其他电解质溶液稀释，缓慢静脉滴注，注意红霉素浓度在 1%～5%。

(四) 制剂与规格

注射用乳糖酸红霉素粉针剂：按红霉素计 0.25 g(25 万单位)；片剂：0.125 g(12.5 万单位)。密封，干燥处保存。

二、琥乙红霉素

(一) 作用与用途

本品属大环内酯类抗生素，为红霉素的琥珀酸乙酯，在胃酸中较红霉素稳定。其他见红霉素。

(二) 注意事项

见红霉素。

(三) 用法与用量

口服。

1.成人

每天 1.6 g，分 2～4 次服用；军团菌病，每次 0.4～1.0 g，每天 4 次；衣原体感染，每次800 mg，每 8 小时 1 次；共 7 天。

2.儿童

按体重每次 7.5～12.5 mg/kg，每天 4 次；或每次 15～25 mg/kg，每天 2 次；严重感染每天量可加倍，分 4 次服用；百日咳患儿，按体重每次 10.0～12.5 mg/kg，每天 4 次；疗程 14 天。

(四) 制剂与规格

片剂：0.125 g(12.5 万单位)，0.25 g(25 万单位)。密闭，避光，干燥处贮存。

三、交沙霉素

(一) 作用与用途

抗菌谱与红霉素相似。单剂量口服交沙霉素 800 mg 后，平均血药浓度峰值为 2.43 mg/L，达峰时间为 0.62 小时，血中半衰期 A 相为 0.09 小时，半衰期 B 相为 1.45 小时，给药 24 小时约 50%从粪中排出，约 21%从尿中排出。临床用于治疗敏感菌所致的呼吸系统感染、鼻窦炎、中耳炎、乳腺炎、淋巴管炎、牙周炎等。

(二)注意事项

见红霉素。

(三)用法与用量

口服。成人每天量为 0.8～1.2 g，分 3～4 次服用；儿童每天量为按体重 30 mg/kg，分次服用。

(四)制剂与规格

干糖浆：0.1 g；片剂：0.2 g。遮光，密封，干燥处保存。

四、醋酸麦迪霉素

(一)作用与用途

抗菌谱与红霉素相似。空腹服用本品 600 mg，30 分钟后可达血药浓度峰值，约为 2.38 μg/mL，血中半衰期约为 1.3 小时。临床用于敏感菌所致毛囊炎、疖痈、蜂窝织炎、皮下脓肿、中耳炎、咽峡炎、扁桃体炎、肺炎等。

(二)注意事项

见红霉素。但不良反应较轻。

(三)用法与用量

口服。成人每天 0.8～1.2 g，分 3～4 次服用；儿童每天按体重 30～40 mg/kg，分 3～4 次服用。

(四)制剂与规格

片剂：0.2 g。遮光，密封，干燥处保存。

五、罗红霉素

(一)作用与用途

抗菌谱与红霉素相似。罗红霉素耐酸而不受胃酸破坏，从胃肠道吸收好，血药浓度高。口服单剂量 150 mg 2 小时后血中浓度可达峰值，平均为 6.6～7.9 μg/mL，主要随粪便和尿以原形药物排泄。血中半衰期为 8.4～15.5 小时，远比红霉素长。临床用于治疗敏感菌所致的呼吸道、泌尿道、皮肤和软组织、眼耳鼻喉部感染。

(二)注意事项

本品不良反应发生率约为 4.1%，主要有胃肠道反应、肝功异常、变态反应，少数患者使用本药后偶有呕吐、头痛、头晕、便秘等症状。其他见红霉素。

(三)用法与用量

口服。成人每次 150 mg，每天 2 次，餐前服；儿童每次 2.5～5.0 mg/kg，每天 2 次。

(四)制剂与规格

片剂：50 mg、150 mg。密闭，干燥，室温下保存。

六、阿奇霉素

(一)作用与用途

本品游离碱供口服，乳糖酸盐供注射。抗菌谱与红霉素相似，作用较强，对流感嗜血杆菌、淋病奈瑟菌的作用比红霉素强4倍，对军团菌强2倍，对金黄色葡萄球菌感染的作用也较红霉素强。口服单次给药500 mg，2～3小时达血药峰浓度，为0.40～0.45 mg/L。生物利用度为37%，血中半衰期约为2天。在各种组织内浓度可达同期血浓度的10～100倍，给药量的50%以上以原形经胆管排出，给药后72小时内约4.5%以原形经尿排出。临床用于敏感菌所引起的支气管炎、肺炎、中耳炎、鼻窦炎、咽炎、扁桃体炎、皮肤和软组织感染及沙眼衣原体所致单纯性生殖器感染等。

(二)注意事项

不良反应主要有胃肠道症状，偶见假膜性肠炎、变态反应、中枢神经系统反应等。本品与地高辛合用，可使地高辛血药浓度水平升高；与三唑仑合用使三唑仑的药效增强；与细胞色素P450系统代谢药合用，可提高血清中卡马西平、特非那定、环孢素、苯妥英钠的血药浓度水平。

(三)用法与用量

1.成人

(1)静脉滴注：每次0.5 g，每天1次，连续用药2～3天。

(2)口服：沙眼衣原体或敏感淋球菌所致性传播疾病，每天1次，每次1 g。

(3)其他感染的治疗：每次0.5 g，每天1次，连服3天，饭前服。

2.儿童

口服给药，按体重计算，每次10 mg/kg，每天1次，连用3天。

(四)制剂与规格

注射用粉针剂：0.125 g(12.5万单位)；0.25 g，0.5 g。干混悬剂：0.1 g(10万单位)。片剂：250 mg(25万单位)。胶囊：250 mg(25万单位)。密闭，阴凉干燥处保存。

七、克拉霉素

(一)作用与用途

克拉霉素的抗菌谱与红霉素近似，对流感嗜血杆菌有较强的作用。本品在胃酸中稳定，单剂口服400 mg后2.7小时达血药峰浓度2.2 mg/L；在肺脏中浓度为血清浓度的5倍。本品血清蛋白结合率为65%～75%。主要由肝脏代谢，以原形及代谢物形式36%经尿液排泄，56%从粪便排除。单剂给药后血中半衰期为4.4小时。临床用于治疗敏感病原体引起的呼吸道感染，鼻窦炎，皮肤、软组织感染。用于根除幽门螺杆菌、淋病、沙眼等。

(二)注意事项

心脏病患者、水和电解质紊乱者禁用。忌与特非那定合用。其他见红霉素及大环内酯类药。

(三)用法与用量

口服。

1.成人

每次250 mg；重症，每次500 mg；均为12小时1次，疗程7～14天。根除幽门螺杆菌，建议起始剂量为250～500 mg，每天2次，疗程为7～10天，且宜与奥美拉唑再加另一种抗生素联用。

2.儿童

6个月以上小儿，按体重7.5 mg/kg，每天2次。或按以下方法口服给药：体重8～11 kg，62.5 mg，每天2次；12～19 kg，125 mg，每天2次；20～29 kg，187.5 mg，每天2次；30～40 kg，250 mg，每天2次。

(四)制剂与规格

克拉霉素片:250 mg。克拉霉素分散片:125 mg、250 mg。密闭,遮光,阴凉干燥处保存。

(张志涛)

第三节 林可霉素类抗生素

林可霉素类抗生素也称林可酰胺类抗生素,有林可霉素和其半合成衍生物克林霉素两个品种,后者的体外抗菌活性较前者强4～8倍。两者的抗菌谱与红霉素相似而较窄,仅葡萄球菌属(包括耐青霉素株)、链球菌属、白喉杆菌、炭疽杆菌等革兰阳性菌对本类药物敏感,革兰阴性需氧菌如流感嗜血杆菌、奈瑟菌属及支原体属均对本类药物耐药,这有别于红霉素等大环内酯类药。林可霉素类,尤其是克林霉素对厌氧菌有良好抗菌活性,拟杆菌属包括脆弱拟杆菌、梭杆菌属、消化球菌、消化链球菌、产气荚膜杆菌等大多对本类药物高度敏感。细菌对林可霉素与克林霉素间有完全交叉耐药性,与红霉素间存在部分交叉耐药。

林可霉素类主要作用于细菌核糖体的50S亚基,抑制肽链延长,因而影响细菌蛋白质合成。红霉素、氯霉素与林可霉素类的作用部位相同,相互间竞争核糖体的结合靶位;由于前两者的亲和力比后者大,常可取而代之,因此合用时可出现拮抗现象。林可霉素类主要用于厌氧菌和革兰阳性球菌所致的各种感染,对金黄色葡萄球菌所致的急性和慢性骨髓炎也有明确指征。本类药物的不良反应主要为胃肠道反应,口服后腹泻较多见,一般轻微,也可表现为假膜性肠炎,系由艰难梭菌外毒素引起的严重腹泻。克林霉素口服后吸收完全(90%),故口服给药时宜选用本品。

一、林可霉素

(一)作用与用途

本品对常见的需氧革兰阳性菌有较高抗菌活性,对厌氧菌有良好的抗菌作用,与大环内酯类有部分交叉耐药。成人肌内注射600 mg,30分钟达血药峰浓度。吸收后广泛及迅速分布于各体液和组织中,包括骨组织。血清蛋白结合率为77%～82%。血中半衰期为4～6小时,本品可经胆管、肾和肠道排泄,肌内注射后1.8%～24.8%药物经尿排出,静脉滴注后4.9%～30.3%经尿排出。本品适用于敏感葡萄球菌属、链球菌属、肺炎链球菌及厌氧菌所致的呼吸道感染、皮肤软组织感染、女性生殖道感染和盆腔感染及腹腔感染等,后两种病种可根据情况单用本品或与其他抗菌药联合应用。

(二)注意事项

不良反应有胃肠道反应,可引起假膜性肠炎、血液系统反应等。本品可增强吸入性麻醉药、神经-肌肉阻滞剂的神经肌肉阻滞现象,导致骨骼肌软弱和呼吸抑制或麻痹,与氯霉素、红霉素具拮抗作用,不可合用。

(三)用法与用量

1.肌内注射

成人每天0.6～1.2 g;小儿每天按体重10～20 mg/kg,分次注射。

2.静脉滴注

成人每次 0.6 g,每 8 小时或 12 小时 1 次;小每天按体重 10～20 mg/kg。

(四)制剂与规格

注射液:2 mL∶0.6 g。密闭保存。

二、克林霉素

(一)作用与用途

本品为林可霉素的衍生物,抗菌谱与林可霉素相同,抗菌活性较林可霉素强 4～8 倍。对革兰阳性菌如葡萄球菌属、链球菌属、白喉杆菌、炭疽杆菌等有较高抗菌活性。对革兰阴性厌氧菌也有良好抗菌活性,拟杆菌属包括脆弱拟杆菌、梭杆菌属、消化球菌、消化链球菌、产气荚膜杆菌等大多对本品高度敏感。本品肌内注射后血药浓度达峰时间,成人约为 3 小时,儿童约为 1 小时。静脉注射本品300 mg,10 分钟血药浓度为7 mg/L。血清蛋白结合率为 92%～94%。在骨组织、胆汁及尿中可达高浓度。约 10%给药量以活性成分由尿排出,血中半衰期约为 3 小时。空腹口服的生物利用度为 90%。口服克林霉素 150 mg、300 mg后的血药峰浓度分别约为2.5 mg/L、4 mg/L,达峰时间为0.75～2 小时。临床用于链球菌属、葡萄球菌属及厌氧菌所致的中、重度感染,如吸入性肺炎、脓胸、肺脓肿、骨髓炎、腹腔感染、盆腔感染及败血症等。

(二)注意事项

不良反应有胃肠道反应,可引起假膜性肠炎、血液系统反应等。本品可增强吸入性麻醉药、神经-肌肉阻滞剂的神经-肌肉阻滞现象,导致骨骼肌软弱和呼吸抑制或麻痹;与氯霉素、红霉素具拮抗作用,不可合用。

(三)用法与用量

肌内注射或静脉滴注。

(1)成人:每天 0.6～1.2 g,分 2～4 次应用;严重感染,每天 1.2～2.4 g,分 2～4 次静脉滴注。

(2)儿童:4 周及 4 周以上小儿按体重每天 15～25 mg/kg,分 3～4 次应用;严重感染,每天 25～40 mg/kg,分 3～4 次应用。

(3)禁止直接静脉推注,可致小儿呼吸停止。

(四)制剂与规格

盐酸克林霉素注射液:2 mL∶0.3 g;克林霉素葡萄糖注射液:100 mL∶0.6 g;盐酸克林霉素胶囊:0.15 g。密闭,阴凉处保存。

三、盐酸克林霉素棕榈酸酯

(一)作用与用途

本品是克林霉素的衍生物,在体内经酯酶水解形成克林霉素而发挥抗菌活性。本品口服后药物自胃肠道迅速吸收水解为克林霉素,吸收率约为 90%,血清蛋白结合率 90%以上,血中半衰期儿童约为 2 小时,成人约为 2.5 小时,肝、肾功能损害时血中半衰期可延长,尿中 24 小时排泄率达 10%。其他见克林霉素。

(二)注意事项

见克林霉素。

(三)用法与用量

口服。儿童每天按体重8～25 mg/kg,分3～4次服用;成人每次150～300 mg(重症感染可用450 mg),每天4次。

(四)制剂与规格

盐酸克林霉素棕榈酸酯颗粒剂:1 g∶37.5 mg。密闭,阴凉干燥处保存。

(宋　颖)

第四节　氨基糖苷类抗生素

氨基糖苷类抗生素在其分子结构中都有一个氨基环醇环和一个或多个氨基糖分子,由配糖键相连接。

氨基糖苷类抗生素的共同特点:①水溶性好,性质稳定。②抗菌谱广,对葡萄球菌属、需氧革兰阴性杆菌均具有良好的抗菌活性,某些品种对结核分枝杆菌及其他分枝杆菌属亦有作用。③其作用机制主要为抑制细菌合成蛋白质。④细菌对不同品种之间有部分或完全性交叉耐药。⑤与人血清蛋白结合率低,大多低于10%。⑥胃肠道吸收差,肌内注射后大部分经肾脏以原形排出。⑦具有不同程度肾毒性和耳毒性,后者包括前庭功能损害或听力减退,并可有神经-肌肉接头的阻滞作用。

一、链霉素

(一)作用与用途

链霉素对结核分枝杆菌有强大抗菌作用,对许多革兰阴性杆菌敏感。本品的血清蛋白结合率20%～30%。血中半衰期2.4～2.7小时,肾功能减退时可显著延长。本品在体内不代谢,主要经肾小球滤过排出,给药后24小时尿中排出80%～98%。临床主要与其他抗结核药联合用于结核分枝杆菌所致各种结核病的初治病例,或其他敏感分枝杆菌感染。

(二)注意事项

主要为耳、肾毒副作用;部分患者有周围神经炎症状。孕妇、哺乳期妇女及小儿慎用。本品与其他氨基糖苷类、神经肌肉阻滞剂及具有耳、肾毒性药合用可增加其不良反应。用药前必须做本药皮肤试验,皮试阳性者不能使用。本药不可直接静脉注射,以免导致呼吸抑制。

(三)用法与用量

成人肌内注射,一次0.5 g,每12小时1次。

(四)制剂与规格

注射用粉针剂:1 g(100万U)。密闭,干燥处保存。

二、庆大霉素

(一)作用与用途

本品为氨基糖苷类抗生素。对各种革兰阴性细菌及革兰阳性细菌都有良好抗菌作用,对各种肠杆菌科细菌如大肠埃希菌、克雷伯菌属、变形杆菌属、沙门菌属、志贺菌属、肠杆菌属、沙雷菌属及铜绿假单胞菌等有良好抗菌作用。本品与β-内酰胺类合用时，多数可获得协同抗菌作用。本品肌内注射后吸收迅速而完全，在0.5～1.0小时达到血药峰浓度。血中半衰期2～3小时，肾功能减退者可显著延长，血清蛋白结合率低。在体内不代谢，以原形经肾小球滤过随尿排出，给药后24小时内排出给药量的50%～93%。本品口服后很少吸收，在肠道中能达到高浓度。临床用于治疗敏感菌所致的严重感染，如败血症、下呼吸道感染、肠道感染、盆腔感染、腹腔感染、皮肤软组织感染、复杂性尿路感染等，临床上多采用庆大霉素与其他抗菌药联合应用。口服治疗细菌性痢疾或其他细菌性肠道感染，亦可用于结肠手术前准备。

(二)注意事项

不良反应有听力减退、耳鸣等耳毒性反应，肾毒性反应，偶有因神经肌肉阻滞或肾毒性引起的呼吸困难、嗜睡、软弱无力等。每8小时1次给药者有效血药浓度应保持在4～10 μg/mL，避免峰浓度超过12 μg/mL，谷浓度保持在1～2 μg/mL，否则可出现毒性反应。其他肾毒性及耳毒性药物均不宜与本品合用或先后连续应用，以免加重肾毒性或耳毒性。氨基糖苷类与β-内酰胺类联合应用时必须分瓶滴注。本品亦不宜与其他药物同瓶滴注。本品有抑制呼吸作用，不得静脉推注。

(三)用法与用量

肌内注射或稀释后静脉滴注。

1.成人

一次80 mg(8万U)，或按体重一次1.0～1.7 mg/kg，每8小时1次；或一次5 mg/kg，每24小时1次；疗程为7～14天。口服，一天240～640 mg，分4次服用。

2.儿童

按体重一次2.5 mg/kg，每12小时1次；或一次1.7 mg/kg，每8小时1次；疗程为7～14天。也可按体重一天5～10 mg/kg，分4次口服。

(四)制剂与规格

注射液：2 mL(8万U)；普通片：40 mg(4万U)；缓释片：40 mg(4万U)。密闭，凉暗干燥。

三、阿米卡星

(一)别名

丁胺卡那霉素。

(二)作用与用途

本品抗菌谱与庆大霉素相似，抗酶性能较强。阿米卡星口服不吸收，肌内注射后吸收迅速。肌内注射0.75～1.5小时后达血药浓度峰值，一次肌内注射250 mg、375 mg与500 mg后，峰值浓度分别为12 μg/mL、16 μg/mL与21 μg/mL。静脉滴注15～30分钟后达峰值，一次静脉滴注500 mg，30分钟滴完时的血药峰值为38 μg/mL。血清蛋白结合率较低，血中半衰期为2～2.5小时。一次肌内注射0.5 g，尿药浓度可高达800 μg/mL以上，9小时内可排出给药量的84%～92%。临床用于敏感菌所致的呼吸道感染，中枢神经系统感染，腹腔感染，胆管感染，骨、关节、皮肤软组织感染，泌尿系统感染等。

(三)注意事项

阿米卡星的有效治疗浓度范围为15～25 μg/mL，应避免高峰血药浓度持续在35 μg/mL以上和谷浓度超过5 μg/mL。长期用药可导致非敏感菌过度生长、菌群失调、二重感染，其他见庆大霉素。

(四)用法与用量

肌内注射或静脉滴注。

1.成人

按体重每 8 小时 5 mg/kg,或每 12 小时 7.5 mg/kg,每天不超过 1.5 g,疗程不超过 10 天;尿路感染,每 12 小时 0.25 g。

2.儿童

新生儿首剂按体重 10 mg/kg,然后每 12 小时按 7.5 mg/kg 给药。儿童用量与成人相同。

(五)制剂与规格

注射液:2 mL∶0.2 g。遮光,密闭,阴凉处保存。

四、异帕米星

(一)别名

硫酸异帕霉素,依克沙。

(二)作用与用途

本品抗菌谱类似庆大霉素,但对一些耐庆大霉素的菌株也有抗菌活性。敏感菌包括大肠埃希菌、枸橼酸杆菌、克雷伯杆菌、肠杆菌、沙雷杆菌、变形杆菌、铜绿假单胞菌等。肌内注射 200 mg,45 分钟后血药浓度达 11.13 μg/mL,约 1 小时达血液浓度峰值。静脉滴注 200 mg,滴注结束时血药浓度为 10.91 μg/mL,血清蛋白结合率约为 5%,血中半衰期为 2~2.5 小时。本品在体内不代谢,主要以原形经肾脏随尿排泄。临床用于敏感菌所致肺炎、支气管炎、肾盂肾炎、膀胱炎、腹膜炎、败血症及外伤或烧伤创口感染。

(三)注意事项

不良反应类似于阿卡米星,常见的不良反应包括耳毒性和中毒性肾损害、神经肌肉阻滞、头痛、皮疹、静脉炎等;不常见的不良反应有胃肠道功能障碍和肝脏酶学水平升高等。孕妇及哺乳期妇女禁用,小儿慎用。异帕米星与右旋糖酐、藻酸钠等血浆代用品联用可增加肾毒性;与其他氨基糖苷类、神经肌肉阻滞剂及具有耳肾毒性药合用可增加其不良反应;与青霉素类、头孢菌素类药联用时不宜置于同一容器中。

(四)用法与用量

肌内注射及静脉滴注。成人每天 400 mg,分 1~2 次。

(五)制剂与规格

注射液:2 mL∶400 mg。密闭,凉暗处保存。

五、妥布霉素

(一)作用与用途

本品抗菌谱与庆大霉素相似,对铜绿假单胞菌的抗菌作用较庆大霉素强 2~5 倍。肌内注射后迅速吸收,血药峰浓度在 30~60 分钟内出现。按体重 1 mg/kg 注射给药,血药峰浓度可达 3.7 μg/mL。本品血清蛋白结合率很低,血中半衰期为 1.9~2.2 小时,85%~93%的药物在 24 小时内经肾脏随尿排出。适应证见庆大霉素。

(二)注意事项

见庆大霉素。

(三)用法与用量

1.肌内

每次 1.0～1.7 mg/kg,每 8 小时 1 次,疗程为 7～14 天。

2.婴儿和儿童

按体重每次 2 mg/kg,每 8 小时 1 次。

(四)制剂与规格

注射液:2 mL∶80 mg(8 万 U)。密闭,凉暗处保存。

六、依替米星

(一)别名

爱大。

(二)作用与用途

本品为氨基糖苷类,抗菌谱与庆大霉素相似,一次静脉滴注 100 mg 依替米星时,血药峰浓度为11.30 mg/L,血中半衰期约为 1.5 小时,24 小时内原形药物在尿中的排泄量约为 80%。本品与血清蛋白的结合率为 25%左右。临床用于敏感菌所致各种感染,如呼吸道感染包括急性支气管炎、慢性支气管炎急性发作、社区肺部感染等,肾脏和泌尿生殖系统感染包括急性肾盂肾炎、膀胱性肾盂肾炎或慢性膀胱炎急性发作等,皮肤软组织感染包括疖、痈、急性蜂窝织炎等,创伤、手术前后感染治疗或预防性用药。

(三)注意事项

本品不良反应为耳、肾的毒性作用,发生率和严重程度与奈替米星相似。主要表现为眩晕、耳鸣等,个别患者电测听力下降,可能发生神经-肌肉阻滞现象等。

(四)用法与用量

成人静脉滴注。每次 0.1～0.15 g,每天 2 次,疗程为 5～10 天。

(五)制剂与规格

注射用粉针剂:50 mg(5 万 U)。密闭,凉暗处保存。

七、奈替米星

(一)别名

力确兴,立克菌星,乙基西梭霉素。

(二)作用与用途

本品抗菌谱与庆大霉素相似,其特点是对氨基糖苷乙酰转移酶稳定,对产生该酶而耐卡那霉素、庆大霉素、妥布霉素、西索米星等菌株对本品敏感。肌内注射后迅速吸收,血药峰浓度在30～60 分钟内出现。按体重 2 mg/kg 注射给药,血药峰浓度可达 7 μg/mL。80%的药物在 24 小时内经肾脏随尿排出,尿中药物浓度可超过 100 μg/mL。本品血中半衰期为 2.0～2.5 小时。适应证见庆大霉素,对尿路感染作用佳。

(三)注意事项

耳毒性较轻,其他见庆大霉素。

(四)用法与用量

肌内注射或静脉滴注。

1.成人

单纯泌尿系统感染，每天按体重 3～4 mg/kg，分 2 次给予；较严重的系统感染，每天 4.0～6.5 mg/kg，分 2～3 次给予。有报道，本品每天按 4.5～6.0 mg/kg，一次肌内注射，效果好，且不良反应少。

2.儿童

新生儿每天按体重 4.0～6.5 mg/kg；婴儿和儿童每天 5～8 mg/kg，分 2～3 次给予。

(五)制剂与规格

注射液：2 mL∶100 mg。密闭，阴凉处保存。

八、大观霉素

(一)别名

淋必治。

(二)作用与用途

本品主要对淋病奈瑟菌有高度抗菌活性，对许多肠杆菌科细菌具中度抗菌活性。本品肌内注射吸收良好。一次肌内注射本品 2 g 后，1 小时达血药峰浓度，约为 100 mg/L，8 小时血药浓度为 15 mg/L，与血清蛋白不结合。本品血中半衰期为 1～3 小时，主要以原形经肾脏排出，一次给药后 48 小时内尿中以原形排出约 100%。本品为淋病奈瑟菌所致尿道、宫颈和直肠感染的二线用药。临床主要用于对青霉素、四环素等耐药菌株引起的感染。

(三)注意事项

偶可出现注射部位疼痛、短暂眩晕、恶心、呕吐及失眠等；偶见发热、皮疹等变态反应和血红蛋白、血细胞比容减少，肌酐清除率降低，以及碱性磷酸酶、尿素氮和血清氨基转移酶等升高。本品不得静脉给药。

(四)用法与用量

仅供肌内注射。

(1)成人：用于宫颈、直肠或尿道淋病奈瑟菌感染，单剂一次肌内注射 2 g；用于播散性淋病，一次肌内注射 2 g，每 12 小时 1 次，共 3 天；一次最大剂量 4 g，于左右两侧臀部肌内注射。

(2)儿童：禁用。

(3)临用前，每 2 g 本品加入 0.9%苯甲醇注射液 3.2 mL，振摇，使之呈混悬液。

(五)制剂与规格

注射用粉针剂：2 g(200 万 U)。密闭，干燥处保存。

(李晓波)

第五节 四环素类抗生素

四环素类抗生素包括四环素、土霉素、金霉素以及四环素的多种衍生物——半合成四环素。

后者有多西环素(强力霉素)、米诺环素等。目前,四环素类耐药现象严重,大多常见革兰阳性和阴性菌对此类药物呈现耐药。四环素、土霉素等盐类的口服制剂吸收不完全,四环素和土霉素碱吸收尤差。四环素类尚可有毒性反应的发生,如对胎儿、新生儿、婴幼儿牙齿、骨骼发育的影响,对肝脏有损害以及加重氮质血症等。由于上述原因,目前四环素类的主要适应证为立克次体病、布氏杆菌病(与其他药物联合)、支原体感染、衣原体感染、霍乱、回归热等,半合成四环素类也可用于某些敏感菌所致轻症感染,由于此类药物的毒性反应,8 岁以下小儿、孕妇均须避免应用。

一、四环素

(一)作用与用途

本品为广谱抑菌剂,高浓度时具杀菌作用。口服可吸收但不完全,30%～40%的给药量可从胃肠道吸收。口服吸收受食物和金属离子的影响。单剂口服本品 250 mg 后,血药峰浓度为 2～4 mg/L。本品能沉积于骨、骨髓、牙齿及牙釉质中。血清蛋白结合率为 55%～70%,血中半衰期为 6～11 小时。临床用于立克次体、支原体、衣原体、放线菌及回归热螺旋体等非细菌性感染和布氏杆菌病。由于目前常见致病菌对四环素类耐药现象严重,仅在病原菌对本品呈现敏感时,方有指征选用该类药物。

(二)注意事项

不良反应有胃肠道症状、肝毒性、变态反应以及血液系统、中枢神经系统、二重感染等。在牙齿发育期间(怀孕中后期、婴儿和 8 岁以下儿童)应用本品时,四环素可在任何骨组织中形成稳定的钙化合物,导致恒齿黄染、牙釉质发育不良和骨生长抑制,故 8 岁以下小儿不宜用本品。本品忌与制酸药,含钙、镁、铁等金属离子的药物合用。

(三)用法与用量

口服。

1.成人

常用量,一次 0.25～0.50 g,每 6 小时 1 次。

2.儿童

8 岁以上小儿常用量,每次 25～50 mg/kg,每 6 小时 1 次;疗程一般为 7～14 天,支原体肺炎、布鲁菌病需 3 周左右。本品宜空腹口服。

(四)制剂与规格

片剂:0.25 g。遮光,密封,干燥处保存。

二、土霉素

(一)作用与用途

抗菌谱及应用与四环素相同。但对肠道感染,包括阿米巴痢疾,疗效略强于四环素。本品口服后的生物利用度仅 30%左右。单剂口服本品 2 小时到达血药峰浓度,为 2.5 mg/L。本品血清蛋白结合率约为 20%。肾功能正常者血中半衰期为 9.6 小时。本品主要自肾小球滤过排出,给药后 96 小时内排出给药量的 70%。

(二)注意事项

见四环素。

(三)用法与用量

口服。成人一天 1.5～2.0 g,分 3～4 次;8 岁以上小儿一天 30～40 mg/kg,分 3～4 次;8 岁以下小儿禁用本品。本品宜空腹口服。

(四)制剂与规格

片剂:0.25 g。遮光,密封,干燥处保存。

三、多西环素

(一)别名

强力霉素,脱氧土霉素。

(二)作用与用途

抗菌谱及应用与四环素相同。多西环素口服吸收良好,在胸导管淋巴液、腹水、肠组织、眼和前列腺组织中的浓度均较高,为血浓度的 60%～75%,胆汁中的浓度可达血药浓度的 10～20 倍。单剂量口服200 mg,2 小时后达峰值,血药峰浓度约为 3 μg/mL,血清蛋白结合率为80%～95%,主要在肝脏内代谢灭活,通过肾小球滤过随尿液排泄,血中半衰期为 16～18 小时。适应证见四环素,也可应用于敏感菌所致的呼吸道、胆管、尿路和皮肤软组织感染。由于多西环素无明显肾脏毒性,临床用于有应用四环素适应证而合并肾功能不全的感染患者。此外,还可短期服用作为旅行者腹泻的预防用药。

(三)注意事项

口服多西环素可引起恶心、呕吐、上腹不适、腹胀、腹泻等胃肠道症状。其他见四环素。

(四)用法与用量

宜空腹口服。

1.成人

一般感染,首次 0.2 g,以后每次 0.1 g,每天 1～2 次;疗程为 3～7 天。

2.儿童

一般感染,8 岁以上儿童首剂按体重 4 mg/kg;以后,每次 2～4 mg/kg,每天 1～2 次;疗程为 3～7 天。

(五)制剂与规格

片剂:0.1 g。遮光,密封保存。

四、米诺环素

(一)别名

美满霉素。

(二)作用与用途

米诺环素抗菌谱与四环素相似。具有高效与长效性,米诺环素口服吸收迅速,药物在胆及尿中浓度比血药浓度高 10～30 倍,本品血清蛋白结合率为 76%～83%,血中半衰期约为 16 小时。临床用于治疗支原体肺炎、淋巴肉芽肿、下疳、鼠疫、霍乱;当患者不耐青霉素时,米诺环素可用于治疗淋病奈瑟菌、梅毒和雅司螺旋体、李斯特菌、梭状芽孢杆菌、炭疽杆菌、放线菌、梭杆菌所致感染;阿米巴病的辅助治疗等。

(三)注意事项

大剂量用药可引起前庭功能失调,但停药后可恢复。用药后应避免立即日晒,以免引起光感性皮炎。其他见四环素。

(四)用法与用量

口服。

1.成人

一般首次剂量 200 mg,以后每 12 小时 100 mg;或在首次用量后,每 6 小时服用50 mg。

2.儿童

8 岁以上儿童首剂按体重 4 mg/kg,以后每次 2 mg/kg,每天 2 次。通常治疗的时间至少持续到发热症状消失 24~48 小时后为止。

(五)制剂与规格

胶囊:50 mg、100 mg。遮光,密闭,干燥处保存。

五、替加环素

(一)别名

老虎素,Tygacil。

(二)作用与用途

本品是静脉给药的甘氨酰环素类抗生素。其结构与四环素类药物相似。都是通过与细菌 30S 核糖体结合,阻止转移 RNA 的进入,使得氨基酸无法结合成肽链,最终起到阻断细菌蛋白质合成,限制细菌生长的作用。但替加环素与核糖体的结合能力是其他四环素类药物的 5 倍。替加环素的抗菌谱包括革兰阳性菌、革兰阴性菌和厌氧菌。体外实验和临床试验显示,替加环素对部分需氧革兰阴性菌(如弗氏枸橼酸杆菌、阴沟肠杆菌、大肠埃希菌、产酸克雷伯菌和肺炎克雷伯菌、鲍曼不动杆菌、嗜水气单胞菌、克氏枸橼酸杆菌、产气肠杆菌、黏质沙雷菌和嗜麦芽寡养单胞菌等)敏感。铜绿假单胞菌对替加环素耐药。替加环素静脉给药的峰浓度为0.63~1.45 μg/mL,蛋白结合率为 71%~89%。本品给药后有 22%以原形经尿排泄,其平均血中半衰期范围为 27 小时(单剂量 100 mg)~42 小时(多剂量)。临床用于成人复杂皮肤及软组织感染和成人复杂的腹内感染,包括复杂阑尾炎、烧伤感染、腹内脓肿、深部软组织感染及溃疡感染。

(三)注意事项

常见不良反应为恶心和呕吐,其发生时间通常在治疗头 1~2 天之内,程度多为轻中度。复杂皮肤和皮肤结构感染患者应用替加环素治疗时,其恶心和呕吐的发生率分别为 35%和 20%,替加环素不会抑制细胞色素 P_{450} 酶系介导的代谢。孕妇若应用替加环素可能会对胎儿造成损害。在牙齿发育过程中(包括妊娠后期、婴儿期和 8 岁以前幼儿期)应用替加环素可使婴幼儿牙齿变色(黄色或灰棕色)。

(四)用法与用量

替加环素的推荐初始剂量为 100 mg,维持剂量为 50 mg,每 12 小时经静脉滴注 1 次;每次滴注时间为 30~60 分钟。替加环素治疗复杂皮肤和皮肤结构感染或者复杂腹内感染的推荐疗程均为 5~14 天。轻中度肝功能损害患者、肾功能损害患者或者血液透析患者均无须调整给药剂量;重度肝功能损害患者的推荐初始剂量仍为 100 mg,维持剂量降低至 25 mg,每 12 小时 1 次。

(五)制剂与规格

替加环素为橙色冻干粉针,规格为 50 mg。

(李晓波)

第六节 喹诺酮类抗生素

喹诺酮类抗生素属化学合成抗菌药物 。自 1962 年合成第 1 个喹诺酮类药物萘啶酸,20 世纪70 年代合成吡哌酸以来,该类药物发展迅速,尤其是近年来新一代喹诺酮类——氟喹诺酮类的众多品种面世,在感染性疾病的治疗中发挥了重要作用。氟喹诺酮类具有下列共同之处:①抗菌谱广,尤其对需氧革兰阴性杆菌具强大抗菌作用,由于其结构不同于其他抗生素,因此对某些多重耐药菌仍具良好抗菌作用。②药物在组织、体液中浓度高,体内分布广泛。③消除半衰期长,多数品种有口服及注射用两种制剂,因而减少了给药次数,使用方便。由于上述特点,氟喹诺酮类药物在国内外均不断有新品种用于临床。

在国内已广为应用者有诺氟沙星、氧氟沙星、环丙沙星等,近期一些氟喹诺酮类新品种相继问世,如左氧氟沙星、加替沙星、莫西沙星等,上述新品种与沿用品种相比,明显增强了对社区获得性呼吸道感染主要病菌肺炎链球菌、溶血性链球菌等需氧革兰阳性菌的抗菌作用,对肺炎支原体、肺炎衣原体和军团菌的抗微生物活性亦增高,因此这些新品种有指征用于社区获得性肺炎、急性鼻窦炎、急性中耳炎,故又被称为“呼吸喹诺酮类”。然而近5～6年来,国内临床分离菌对该类药物的耐药性明显增高,尤以大肠埃希菌为著,耐甲氧西林葡萄球菌及铜绿假单胞菌等的耐药率亦呈上升趋势,直接影响了该类药物的疗效。耐药性的增长与近几年来国内大量无指征滥用该类药物密切有关,因此,有指征地合理应用氟喹诺酮类药物是控制细菌耐药性增长、延长该类药物使用寿命的关键。在喹诺酮类药物广泛应用的同时,该类药物临床应用的安全性日益受到人们的关注,除已知该类药物在少数病例中可致严重中枢神经系统反应、光毒性、肝毒性、溶血性尿毒症等外,某些氟喹诺酮类药致 Q-T 间期延长引发严重室性心律失常;对血糖的影响,尤其在与糖尿病治疗药同用时发生的低血糖和高血糖等,虽均属偶发不良事件,但亦需引起高度警惕。在应用该类药物时,进行严密观察及监测,以保障患者的安全。

一、诺氟沙星

(一)作用与用途

本品对枸橼酸杆菌属、阴沟肠杆菌、产气肠杆菌等肠杆菌属、大肠埃希菌、克雷伯菌属、变形菌属、沙门菌属、志贺菌属等,有较强的抗菌活性。对青霉素耐药的淋病奈瑟菌、流感嗜血杆菌和卡他莫拉菌亦有良好抗菌作用。静脉滴注 0.4 g,经 0.5 小时后达血药峰浓度,约为 5 μg/mL。血清蛋白结合率为 10%～15%,血中半衰期为(0.245±0.93)小时,26%～32%以原形和 10%以代谢物形式自尿中排出,自胆汁和/或粪便中的排出量占 28%～30%。临床用于敏感菌所致的呼吸道感染、尿路感染、淋病、前列腺炎、肠道感染和伤寒及其他沙门菌感染。

(二)注意事项

不良反应有胃肠道反应,少数患者出现周围神经的刺激症状、变态反应、光敏反应,应避免过度暴露于阳光。本品在婴幼儿及18岁以下青少年的安全性尚未确定。但本品用于数种幼龄动物时，可致关节病变。因此不宜用于18岁以下的小儿及青少年。孕妇、哺乳期妇女禁用。本品与茶碱类药物、环孢素合用可引起相应药物代谢减少，需调整剂量。

(三)用法与用量

成人静脉滴注，一次0.2～0.4 g，每天2次；口服，一次0.1～0.2 g，每天3～4次；空腹口服吸收较好。

(四)制剂与规格

注射液：100 mL：0.2 g；胶囊：0.1 g。避光，干燥处保存。

二、环丙沙星

(一)作用与用途

抗菌谱与诺氟沙星相似，静脉滴注本品0.2 g和0.4 g后，其血药峰浓度分别为2.1 μg/mL和4.6 μg/mL。血清蛋白结合率为20%～40%，静脉给药后50%～70%的药物以原形从尿中排出。口服本品0.2 g或0.5 g后，其血药峰浓度分别为1.21 μg/mL和2.5 μg/mL，达峰时间为1～2小时。血清蛋白结合率为20%～40%。血中半衰期为4小时。口服给药后24小时以原形经肾脏排出给药量的40%～50%。临床用于敏感菌引起的泌尿生殖系统感染、呼吸道感染、胃肠道感染、伤寒、骨和关节感染、皮肤软组织感染、败血症等全身感染。

(二)注意事项

含铝或镁的制酸药可减少本品口服的吸收，其他参见氧氟沙星。

(三)用法与用量

成人静脉滴注，每天0.2 g，每12小时1次；口服，一次250 mg，每天2次，重症者可加倍量；每天剂量不得超过1.5 g。

(四)制剂与规格

注射液：100 mL：0.2 g、200 mL：0.4 g。片剂：0.25 g。遮光，密封保存。

三、氧氟沙星

(一)作用与用途

本品作用机制是通过抑制细菌DNA旋转酶的活性，阻止细菌DNA的合成和复制而导致细菌死亡。本品对多数肠杆菌科细菌，如大肠埃希菌、克雷伯菌属、变形杆菌属、沙门菌属、志贺菌属和流感嗜血杆菌、嗜肺军团菌、淋病奈瑟菌等革兰阴性菌有较强的抗菌活性。对金黄色葡萄球菌、肺炎链球菌、化脓性链球菌等革兰阳性菌和肺炎支原体、肺炎衣原体也有抗菌作用。口服100 mg和200 mg，血药达峰时间为0.7小时，血药峰浓度分别为1.33 μg/mL和2.64 μg/mL。尿中48小时可回收药物70%～87%。血中半衰期为4.7～7.0小时。临床用于敏感菌引起的泌尿生殖系统感染、呼吸道感染、胃肠道感染、伤寒、骨和关节感染、皮肤软组织感染、败血症等全身感染。

(二)注意事项

不良反应有胃肠道反应，中枢神经系统反应(头昏、头痛、嗜睡或失眠)，变态反应，光敏反应较少见但应避免过度暴露于阳光下。本品在婴幼儿及18岁以下青少年的安全性尚未确定。但本品用于数种幼龄动物时，可致关节病变。因此不宜用于18岁以下的小儿及青少年。孕妇、哺乳期妇女禁用。本品与茶碱类药物、环孢素合用可引起相应药物代谢减少，需调整剂量。

（三）用法与用量

成人静脉缓慢滴注，一次 0.2～0.3 g，每天 2 次；口服，一次 0.2～0.3 g，每天 2 次。

（四）制剂与规格

注射液：100 mL∶0.2 g。片剂：0.1 g、0.2 g。遮光，密封保存。

四、依诺沙星

（一）作用与用途

本品对葡萄球菌、链球菌、志贺杆菌、克雷伯杆菌、大肠埃希菌、沙雷杆菌、变形杆菌、铜绿假单胞菌及其他假单胞菌、流感杆菌、不动杆菌、淋病奈瑟菌、螺旋杆菌等有良好的抗菌作用。静脉给药 0.2 g 和0.4 g，血药达峰时间约为 1 小时，血药峰浓度为约 2 mg/L 和 3～5 mg/L。血中半衰期为 3～6 小时，血清蛋白结合率为 18%～57%。本品主要自肾排泄，48 小时内给药量的52%～60%以原形自尿中排出，胆汁排泄为 18%。临床用于由敏感菌引起的泌尿生殖系统感染、呼吸道感染、胃肠道感染、伤寒、骨和关节感染、皮肤软组织感染、败血症等全身感染。

（二）注意事项

参见诺氟沙星。

（三）用法与用量

静脉滴注。成人一次 0.2 g，每天 2 次；重症患者最大剂量每天不超过 0.6 g；疗程 7～10 天；滴注时注意避光。

（四）制剂与规格

注射液：100 mL∶0.2 g。遮光，密闭保存。

五、洛美沙星

（一）作用与用途

本品对肠杆菌科细菌如大肠埃希菌、志贺菌属、克雷伯菌属、变形杆菌属、肠杆菌属等具有高度的抗菌活性；流感嗜血杆菌、淋病奈瑟菌等对本品亦呈现高度敏感；对不动杆菌、铜绿假单胞菌等假单胞菌属、葡萄球菌属和肺炎链球菌、溶血性链球菌等亦有一定的抗菌作用。本品静脉滴注后血药峰浓度为(9±2.72)mg/L。血中半衰期为 7～8 小时。本品主要通过肾脏排泄，给药后48 小时可自尿中以药物原形排出给药量的 60%～80%，胆汁排泄约 10%。空腹口服本品200 mg后，(0.55±0.58)小时达血药浓度峰值，峰浓度为(2.29±0.58)mg/L。血中半衰期为 6～7 小时，主要通过肾脏以原形随尿排泄，在 48 小时内70%～80%随尿排出。临床用于敏感细菌引起的呼吸道感染，泌尿生殖系统感染，腹腔胆管、肠道、伤寒等感染，皮肤软组织感染等。

（二）注意事项

参见氧氟沙星。

（三）用法与用量

成人静脉滴注，一次 0.2 g，每天 2 次；尿路感染，一次 0.1 g，每天 2 次；疗程 7～14 天。口服，每天0.3 g，每天2 次；重者可增至每天 0.8 g，分 2 次服。单纯性尿路感染，一次 0.4 g，每天 1 次。

(四)制剂与规格

注射剂:0.2 g;250 mL∶0.2 g。片剂:0.2 g。遮光,密封,凉暗处保存。

六、甲磺酸培氟沙星

(一)作用与用途

本品对肠杆菌属细菌如大肠埃希菌、克雷伯菌属、变形杆菌属、志贺菌属、伤寒沙门菌属等及流感杆菌、奈瑟菌属等具有强大抗菌活性,对金黄色葡萄球菌和铜绿假单胞菌亦具有一定抗菌作用。静脉滴注0.4 g后,血药浓度峰值为 5.8 mg/L,与血清蛋白结合率为 20%~30%,血中半衰期较长,为 10~13 小时,本品及其代谢物主要经肾脏排泄,约占给药剂量的 58.9%。临床用于敏感菌所致的各种感染:尿路感染,呼吸道感染,耳鼻喉部感染,妇科、生殖系统感染,腹部和肝胆系统感染,骨和关节感染,皮肤感染,败血症和心内膜炎,脑膜炎。

(二)注意事项

不良反应主要有胃肠道反应、光敏反应、神经系统反应、皮疹等。偶见注射局部刺激症状。孕妇及哺乳期妇女及 18 岁以下患者禁用。避免同时服用茶碱、含镁或氢氧化铝抗酸剂。稀释液不能用氯化钠溶液或其他含氯离子的溶液。

(三)用法与用量

成人静脉滴注,常用量,一次 0.4 g,每 12 小时 1 次;口服,每天 0.4~0.8 g,分 2 次服。

(四)制剂与规格

注射液:5 mL∶0.4 g;胶囊:0.2 g。遮光,密封,阴凉处保存。

七、司帕沙星

(一)作用与用途

本品对金黄色葡萄球菌、表皮葡萄球菌、链球菌、粪肠球菌等有明显抗菌作用;对大肠埃希菌、克雷伯菌属、志贺菌属、变形杆菌属、肠杆菌属、假单胞菌属、不动杆菌属等亦有很好的抗菌作用。本品还对支原体、衣原体、军团菌、厌氧菌包括脆弱类杆菌也有很好的抗菌作用。单次口服本品 100 mg 或 200 mg 时,达峰时间为 4 小时,血药峰浓度为 0.34 μg/mL 或 0.58 μg/mL。生物利用度为 90%。胆囊的浓度约为血浆药物浓度的 7 倍,血清蛋白结合率为 50%。本品血中半衰期 16 小时左右。肾脏清除率为 1.51%。健康人单次口服本品 200 mg,72 小时后给药量的 12%以原形、29%以复合物形式随尿排出体外。胆汁排泄率高,给药量的 51%左右以原形随粪便排出体外。临床用于敏感菌所致的呼吸道感染、肠道感染、胆管感染、泌尿生殖系统感染、皮肤软组织感染等。

(二)注意事项

不良反应的发生率极低,主要有胃肠道反应、变态反应、神经系统反应、Q-T 间期延长等。对喹诺酮类药物过敏者、孕妇、哺乳期妇女及 18 岁以下者禁用。光过敏患者禁用或慎用。其他见喹诺酮类药物。

(三)用法与用量

成人口服给药,每次 100~300 mg,最多不超过 400 mg,每天 1 次;疗程为 4~7 天。

(四)制剂与规格

片剂:100 mg。避光,密闭,室温保存。

八、左氧氟沙星

(一)作用与用途

本品为氧氟沙星的左旋体,其体外抗菌活性约为氧氟沙星的2倍。本品对多数肠杆菌科细菌,如大肠埃希菌、克雷伯菌属、变形杆菌属、沙门菌属、志贺菌属和流感嗜血杆菌、嗜肺军团菌、淋病奈瑟菌等革兰阴性菌有较强的抗菌活性。对金黄色葡萄球菌、肺炎链球菌、化脓性链球菌等革兰阳性菌和肺炎支原体、肺炎衣原体也有抗菌作用。单次静脉注射0.3 g后,血药峰浓度约为6.3 mg/L,血中半衰期约为6小时。血清蛋白结合率为30%~40%。本品主要以原形药自肾排泄。口服48小时内尿中排出量为给药量的80%~90%。临床用于敏感菌引起的泌尿生殖系统感染、呼吸道感染、胃肠道感染、伤寒、骨和关节感染、皮肤软组织感染、败血症等全身感染。

(二)注意事项

不良反应有胃肠道反应和变态反应,中枢神经系统反应可有头昏、头痛、嗜睡或失眠,光敏反应较少见,但应避免过度暴露于阳光下。本品在婴幼儿及18岁以下青少年的安全性尚未确定。但本品用于数种幼龄动物时,可致关节病变。因此不宜用于18岁以下的小儿及青少年。孕妇、哺乳期妇女禁用。本品与茶碱类药物、环孢素合用可引起相应药物代谢减少,需调整剂量。

(三)用法与用量

成人静脉滴注,每天0.4 g,分2次滴注;重度感染患者每天剂量可增至0.6 g,分2次。口服,每次100 mg,每天2次;严重感染最多每次200 mg,每天3次。

(四)制剂与规格

注射剂:0.1 g、0.2 g、0.3 g。片剂:0.1 g。遮光,密闭,阴凉处保存。

九、莫西沙星

(一)作用与用途

莫西沙星对耐青霉素和红霉素肺炎链球菌、嗜血流感杆菌、卡他莫拉汉菌、肺炎支原体、肺炎衣原体及军团菌等有良好抗菌作用,一次用药后1~3小时药物的血清浓度达到高峰,服药200~400 mg后血药峰浓度范围在1.2~5.0 mg/L。单剂量400 mg静脉滴注1小时后,在滴注结束时血药浓度达峰值,约为4.1 mg/L,与口服相比平均约增加26%。血中半衰期为11.4~15.6小时,口服绝对生物利用度达到82%~89%,静脉滴注略高。口服或静脉给药后约有45%的药物以原形自尿(约20%)和粪便(约25%)中排出。临床用于敏感菌所致的呼吸道感染,包括慢性支气管炎急性发作,轻、中度社区获得性肺炎和急性细菌性鼻窦炎。

(二)注意事项

禁用于儿童、处于发育阶段的青少年和孕妇。不良反应主要有胃肠道反应、变态反应、神经系统反应、Q-T间期延长等。

(三)用法与用量

成人口服每天1次400 mg,连用5~10天;静脉滴注,一次400 mg,每天1次。

(四)制剂与规格

片剂:0.4 g。避光,密封,干燥条件下贮存。注射液:250 mL∶400 mg莫西沙星,2.25 g氯化钠。避光,密封保存,不要冷藏或冷冻。

十、加替沙星

(一)作用与用途

加替沙星为新一代喹诺酮类抗生素。甲氧西林敏感金黄色葡萄球菌、青霉素敏感的肺炎链球菌,对大肠埃希菌、流感和副流感嗜血杆菌、肺炎克雷伯杆菌、卡他莫拉菌、淋病奈瑟菌、奇异变形杆菌及肺炎衣原体、嗜肺性军团杆菌、肺炎支原体对其敏感。本品静脉滴注约 1 小时达血药峰浓度。400 mg 每天 1 次静脉注射的平均稳态血药浓度峰值和谷值分别约为 4.6 mg/L 和 0.4 mg/L。加替沙星片口服与本品静脉注射生物等效,口服的绝对生物利用度约为 96%。加替沙星血清蛋白结合率约为 20%,与浓度无关。加替沙星广泛分布于组织和体液中,唾液中药物浓度与血浆浓度相近,而在胆汁、肺泡巨噬细胞、肺实质、肺表皮细胞层、支气管黏膜、窦黏膜、阴道、宫颈、前列腺液和精液等靶组织的药物浓度高于血浆浓度。加替沙星无酶诱导作用,在体内代谢极低,主要以原形经肾脏排出。本品静脉注射后 48 小时,药物原形在尿中的回收率达 70% 以上,加替沙星平均血中半衰期为 7～14 小时。本品口服或静脉注射后,粪便中的原药回收率约为 5%,提示加替沙星也可经胆管和肠道排出。临床用于治疗敏感菌株引起的中度以上的下列感染性疾病:慢性支气管炎急性发作、急性鼻窦炎、社区获得性肺炎、单纯性或复杂性泌尿道感染(膀胱炎)、肾盂肾炎、单纯性尿道和宫颈淋病等。

(二)注意事项

可见症状性高血糖和低血糖的报道,严禁将其他制剂加入含本品的瓶中静脉滴注,也不可将其他静脉制剂与本品经同一静脉输液通道使用。如果同一静脉输液通道用于输注不同的药物,在使用本品前后必须用与本品和其他药物相容的溶液冲洗通道。本品在配制供静脉滴注用 2 mg/mL的静脉滴注液时,为保证滴注液与血浆渗透压等张,不宜采用普通注射用水。本品静脉滴注时间不少于 60 分钟,严禁快速静脉滴注或肌内、鞘内、腹腔内、皮下用药。其他见莫西沙星。

(三)用法与用量

成人口服 400 mg,每天 1 次;静脉滴注 200 mg,每天 2 次。

(四)制剂与规格

片剂:100 mg、200 mg、400 mg。密封,30 ℃以下干燥处保存。注射剂:5 mL∶100 mg、10 mL∶100 mg、100 mL∶200 mg、200 mL∶400 mg。遮光,密闭,阴凉处保存。

十一、氟罗沙星

(一)作用与用途

本品对大肠埃希菌、肺炎克雷伯杆菌、变形杆菌属、伤寒沙门菌、副伤寒杆菌、志贺菌属、阴沟肠杆菌、铜绿假单胞菌、脑膜炎奈瑟菌、流感嗜血杆菌、摩拉卡他菌、嗜肺军团菌、淋奈瑟菌等均有较强的抗菌作用。对葡萄球菌属、溶血性链球菌等革兰阳性菌亦具有中等抗菌作用。静脉缓慢滴注100 mg或 400 mg 后,血清峰浓度分别为 2.9 mg/L 或 5.75 mg/L。血中半衰期为(12±3)小时,血清蛋白结合率低,约为 23%。给药量的 60%～70%以原形或代谢产物经肾脏排泄。口服 200 mg,最高血药峰浓度为 2.9 μg/mL;血中半衰期为 10～12 小时,血清蛋白结合率为 32%。本品主要从尿中排泄,口服 72 小时后,在尿中回收率为 83%,其中 90%为原药形式。临床用于对本品敏感细菌引起的膀胱炎、肾盂肾炎、前列腺炎、附睾炎、淋病奈瑟菌性尿道炎等泌尿生殖系统感染;伤寒沙门菌感染、细菌性痢疾等消化系统感染;皮肤软组织感染、骨感染、腹腔感染及盆腔感染等。

(二)注意事项

孕妇、哺乳期妇女及18岁以下患者禁用。本品不良反应为胃肠道反应、中枢神经系统反应等。本品避免同时服用茶碱、含镁或氢氧化铝抗酸剂。稀释液不能用氯化钠溶液或其他含氯离子的溶液。

(三)用法与用量

成人避光缓慢静脉滴注,一次0.2~0.4 g,每天1次;口服,一次0.2~0.3 g,每天1次。

(四)制剂与规格

注射液:100 mL(氟罗沙星0.2 g,葡萄糖5 g)。遮光,密闭,阴凉处保存。

十二、妥舒沙星

(一)作用与用途

本品对革兰阳性菌、革兰阴性菌、大多数厌氧菌均有良好的抗菌作用。口服本品150 mg、300 mg的达峰时间为1.0~2.5小时,峰浓度分别为0.37 μg/mL和0.81 μg/mL,本品在血浆中主要以原形存在,主要随尿排泄。临床用于敏感菌引起的呼吸道、肠道、泌尿系统及外科、妇产科、耳鼻喉科、皮肤科、眼科、口腔科感染。

(二)注意事项

见司帕沙星片。

(三)用法与用量

成人口服给药。每天300 mg,分2次服;或每天450 mg,分3次服;少数患者可达每天600 mg,分3次服。

(四)制剂与规格

片剂:150 mg。密封,干燥,避光凉暗处保存。

十三、芦氟沙星

(一)作用与用途

本品对革兰阴性菌具良好抗菌作用,包括大肠埃希菌、伤寒沙门菌、志贺菌属、流感嗜血杆菌、淋病奈瑟菌等均具有较强的抗菌活性。对葡萄球菌属、溶血性链球菌等革兰阳性球菌也有一定的抗菌作用。对铜绿假单胞菌无效。单剂量口服0.2 g后,血药峰浓度约为2.3 mg/L,达峰时间约为3小时。血中半衰期长,约为35小时。本品主要以原形自肾脏排泄,约为50%,胆汁排泄占1%。临床用于敏感菌引起的下呼吸道和泌尿生殖系统感染。

(二)注意事项

见司帕沙星片。

(三)用法与用量

口服。一次0.2 g,每天1次,首剂量加倍为0.4 g;疗程5~10天,对前列腺炎的疗程可达4周。

(四)制剂与规格

胶囊:0.2 g。遮光,密封,干燥处保存。

(金　迪)

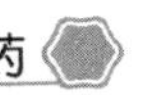

第七节 酰胺醇类抗生素

酰胺醇类抗生素目前临床应用的有氯霉素和甲砜霉素。

氯霉素具广谱抗菌作用，但其对革兰阴性杆菌如流感嗜血杆菌、沙门菌属等的作用较葡萄球菌等革兰阳性菌为强；氯霉素尚对厌氧菌，包括脆弱拟杆菌等亦有效；对衣原体属、支原体属和立克次体属亦具抗微生物作用。氯霉素对细胞内病原微生物有效，也易通过血-脑脊液屏障进入脑脊液中。故氯霉素目前仍为下列感染的选用药物：①伤寒等沙门菌感染，目前耐氯霉素的伤寒沙门菌呈增多趋势，但对氯霉素敏感者，该药仍为适宜选用药物。②化脓性脑膜炎，流感嗜血杆菌脑膜炎或病原菌不明的化脓性脑膜炎。③脑脓肿，因病原菌常系需氧和厌氧菌的混合感染。④腹腔感染，常需与氨基糖苷类联合应用以控制需氧及厌氧菌的混合感染。

氯霉素有血液系统毒性，因此不宜用作轻症感染的选用药，更不应作为感染的预防用药。宜用于某些重症感染，低毒性药物治疗无效或属禁忌的患者。甲砜霉素亦可引起红细胞生成抑制以及白细胞、血小板的减少，其抗菌作用较氯霉素为弱，故亦不宜作为常见感染的选用药。另外，具有较氯霉素明显增强的免疫抑制作用，但对其临床应用价值尚无定论。除血液系统毒性外，由于氯霉素的大剂量应用可致早产儿或新生儿发生外周循环衰竭(灰婴综合征)，故在妊娠后期、孕妇及新生儿中应避免使用氯霉素，有指征应用者必须进行血药浓度监测，给药个体化。

一、氯霉素

(一)作用与用途

本品抗菌谱包括流感杆菌、肺炎链球菌和脑膜炎奈瑟菌、某些厌氧菌、立克次体属、螺旋体和衣原体属。对金黄色葡萄球菌、链球菌、大肠埃希菌、肺炎克雷伯菌、奇异变形杆菌、伤寒沙门菌、副伤寒沙门菌、志贺菌属等具有抑菌作用。本品静脉给药后可透过血-脑脊液屏障进入脑脊液中。脑膜无炎症时，脑脊液药物浓度为血药浓度的21%～50%；脑膜有炎症时，可达血药浓度的45%～89%。新生儿及婴儿患者可达50%～99%，也可透过胎盘屏障进入胎儿循环。血清蛋白结合率为50%～60%。成人血中半衰期为1.5～3.5小时，在24小时内5%～10%以原形由肾小球滤过排泄，80%以无活性的代谢产物由肾小管分泌排泄。本品为敏感菌株所致伤寒、副伤寒的选用药物，与氨苄西林合用治疗流感嗜血杆菌脑膜炎或对青霉素过敏患者的肺炎链球菌、脑膜炎奈瑟菌脑膜炎，敏感的革兰阴性杆菌脑膜炎等。

(二)注意事项

对造血系统的毒性反应是氯霉素最严重的不良反应，表现为白细胞和血小板减少、不可逆性再生障碍性贫血。早产儿或新生儿应用大剂量氯霉素易发生灰婴综合征。还可引起周围神经炎和视神经炎、变态反应、二重感染及消化道反应。妊娠末期或分娩期、哺乳期妇女及新生儿不宜应用本品。由于氯霉素可抑制肝细胞微粒体酶的活性替代合用药物的血清蛋白结合部位，与抗癫痫药、降血糖药合用时可增加后者的药理作用。本品与林可霉素类或大环内酯类抗生素合用可发生拮抗作用，因此不宜联合应用。

(三)用法与用量

口服或静脉滴注,本品不宜肌内注射。

1.成人

静脉滴注,一天 2~3 g,分 2 次给予;口服,一天 1.5~3 g,分 3~4 次给予。

2.儿童

静脉滴注,按体重一天 25~50 mg/kg,分 3~4 次给予;新生儿必须用时一天不超过 25 mg/kg,分4 次给予。

(四)制剂与规格

注射液:2 mL:0.25 g;片剂:0.25 g。密闭,避光贮存。

二、甲砜霉素

(一)作用与用途

本品是氯霉素的同类物,抗菌谱和抗菌作用与氯霉素相仿,具广谱抗微生物作用,但有较强的免疫抑制作用,且较氯霉素强约 6 倍。本品口服后吸收迅速而完全,正常人口服 400 mg 后 2 小时血药浓度达峰值,为 4 mg/L。经吸收后在体内广泛分布,以肾、脾、肝、肺等中的含量较多,比同剂量的氯霉素高3~4 倍。血中半衰期约 1.5 小时,肾功能正常者 24 小时内自尿中排出给药量的 70%~90%,部分自胆汁中排泄,胆汁中浓度可为血药浓度的几十倍。甲砜霉素在体内不代谢,故肝功能异常时血药浓度不受影响。临床用于敏感菌如流感嗜血杆菌、大肠埃希菌、沙门菌属等所致的呼吸道、尿路、肠道等感染。

(二)注意事项

本品可致 10%患者发生消化道反应,亦可引起造血系统的毒性反应,主要表现为可逆性红细胞生成抑制,白细胞、血小板减低;发生再生障碍性贫血者罕见。早产儿及新生儿中尚未发现有"灰婴综合征"者。其他见氯霉素。

(三)用法与用量

口服。成人一天 1.5~3.0 g,分 3~4 次;儿童按体重一天 25~50 mg/kg,分 4 次服。

(四)制剂与规格

胶囊:0.25 g。密闭,避光保存。

(宋　颖)

第八节　磺胺类及甲氧苄啶类抗生素

一、复方磺胺甲噁唑

(一)别名

百炎净。

(二)作用与用途

本品为磺胺类药物磺胺甲噁唑(SMZ)与磺胺增效剂甲氧苄啶(TMP)组成,故两者具有协同抗菌作用。对多数革兰阳性菌、革兰阴性菌敏感。对链球菌、肺炎链球菌、葡萄球菌、大肠埃希菌、克雷伯杆菌、沙门菌属、奇异变形杆菌、普通变形杆菌、流感杆菌等敏感。临床用于急性支气管炎、肺部感染、尿路感染、伤寒、菌痢等的治疗。

(三)注意事项

对磺胺类药过敏者禁用。对呋塞米、砜类、噻嗪类利尿药、磺脲类、碳酸酐酶抑制剂过敏的患者,对本品亦可过敏。葡萄糖-6-磷酸脱氢酶缺乏及血卟啉症患者慎用本品。应嘱咐患者服药期间多饮水。不良反应主要有变态反应,粒细胞及血小板减少,消化系统反应,结晶尿、血尿和管型尿等肾脏损害。

(四)用法与用量

1.成人

口服,每次 2 片,每 12 小时 1 次,首剂加倍;肌内注射,每次 2 mL,每天 2 次。

2.儿童

口服混悬剂,按体重每次 0.6 mL/kg,每天 2 次。

(五)制剂与规格

片剂:0.5 g(每片含 SMZ 400 mg+TMP 80 mg);注射剂:2 mL(每毫升含 SMZ 0.4 g+TMP 0.08 g);混悬液:每 10 mL 相当于 1 片片剂。避光,密封保存。

二、柳氮磺吡啶

(一)作用与用途

本品在肠道内被该处细菌分解为磺胺吡啶与 5-氨基水杨酸。作用主要在活性的 5-氨基水杨酸,后者能抑制前列腺素(PGE_2)的合成,减轻炎症反应。磺胺吡啶与 5-氨基水杨酸抑制脂加氧酶,减少花生四烯酸和白三烯的生成,抑制白细胞趋化、平滑肌收缩、黏液分泌及血管通透性。临床主要用于炎症性肠病,即 Crohn 病和溃疡性结肠炎、类风湿关节炎、出血性直肠炎。

(二)注意事项

不良反应有变态反应和呼吸系统、血液系统、消化系统等反应。本品对磺胺药、呋塞米、磺酰基类、噻嗪类利尿药、碳酸酐酶抑制药或水杨酸类药物有交叉过敏。2 岁以下小儿禁用。

(三)用法与用量

口服。

1.成人

炎症性肠病,初量为每次 1.0～1.5 g,每 6～8 小时 1 次,维持量为每次 0.5 g,每 6 小时 1 次(总疗程可达1 年);直肠给药,溃疡性结肠炎(直肠-乙状结肠型),每次 0.5 g,每天 2～3 次。

2.2 岁以上儿童

炎症性肠病,初量为每次按体重 5～10 mg/kg,每 4 小时 1 次;或按体重 10～15 mg/kg,每 6 小时 1 次;维持量为每次按体重 7.5～10.0 mg/kg,每 6 小时 1 次。

(四)制剂与规格

片剂:0.25 g。遮光,密封保存。

三、甲氧苄啶

(一)别名

磺胺增效剂。

(二)作用与用途

本品属抑菌剂,与磺胺药的合用可使细菌的叶酸合成代谢遭到双重阻断,有协同作用,使磺胺药抗菌活性增强,并可使其抑菌作用转为杀菌作用,减少耐药菌株。临床用于对其呈现敏感的大肠埃希菌、奇异变形杆菌、肺炎克雷伯菌、某些肠杆菌属和腐生葡萄球菌等细菌所致的急性单纯性尿路感染初发患者。

(三)注意事项

本品可产生血液系统的不良反应、变态反应、胃肠道反应等。目前本品很少单用,一般均与磺胺药,如磺胺甲噁唑联合用药。早产儿、新生儿不宜应用本品。

(四)用法与用量

成人治疗急性单纯性尿路感染,口服 0.1 g,每 12 小时 1 次;或 0.2 g,每天 1 次;疗程 7～10 天。

(五)制剂与规格

片剂:0.1 g。避光,密封保存。

(宋　颖)

第九节　硝基呋喃类抗生素

一、呋喃唑酮

(一)别名

痢特灵。

(二)作用与用途

本品为硝基呋喃类抗菌药。对革兰阳性及阴性菌均有一定抗菌作用。本品口服仅吸收 5%,成人顿服 1 g,峰药浓度为 1.7～3.3 mg/L,但在肠道内保持较高的药物浓度。部分吸收药物随尿排出。临床主要用于敏感菌所致的细菌性痢疾、肠炎、霍乱,也可以用于伤寒、副伤寒、贾第鞭毛虫病、滴虫病等。可与制酸剂等药物合用治疗幽门螺杆菌所致的胃窦炎。

(三)注意事项

不良反应主要有恶心、呕吐、腹泻、头痛、头晕、药物热、皮疹、哮喘、直立性低血压、低血糖、肺浸润等。口服本品期间饮酒,则可引起双硫仑样反应,对葡萄糖-6-磷酸脱氢酶(G-6-PD)缺乏者可致溶血性贫血。一天剂量超过 0.4 g 或总量超过 3 g 时,可引起精神障碍及多发性神经炎。

(四)用法与用量

口服。成人常用剂量为一次 0.1 g,一天 3～4 次;儿童按体重一天 5～10 mg/kg,分 4 次服用;治疗肠道感染疗程为 5～7 天。

(五)制剂与规格

片剂:100 mg。避光,密封保存。

二、呋喃妥因

(一)别名

呋喃咀啶。

(二)作用与用途

本品具有广谱抗菌性质,对葡萄球菌、肠球菌、大肠埃希菌、奈瑟菌(淋病奈瑟菌等)、枯草杆菌、痢疾杆菌、伤寒沙门菌等有良好的抗菌作用。本品空腹口服时吸收率为87%,在进食服时为94%。血清蛋白结合率为60%,部分在体内被各组织灭活,半衰期为0.3~1.0小时。主要经肾小球滤过,30%~40%迅速以原形自尿排出。临床用于预防尿路感染,或用于敏感大肠埃希菌、肺炎克雷伯杆菌、产气杆菌、变形杆菌所致的尿路感染。

(三)注意事项

不良反应较常见胸痛、寒战、咳嗽、发热、呼吸困难(肺炎)等。较少见眩晕、嗜睡、头痛(神经毒性)、面或口腔麻木、麻刺或烧灼感、皮肤苍白(溶血性贫血)、异常疲倦等。

(四)用法与用量

口服。

(1)成人治疗尿路感染,每次50~100 mg,一天4次;预防尿路感染,每天50~100 mg,临睡前服用。

(2)儿童1个月以上小儿,按体重每次1.25~1.75 mg/kg给药,每6小时1次;预防用药时按体重1~2 mg/kg给药,每晚睡前1次。

(五)制剂与规格

片剂:50 mg。密封保存。

(张志涛)

第十节 硝咪唑类抗生素

一、甲硝唑

(一)别名

灭滴灵。

(二)作用与用途

本品为硝基咪唑衍生物,可抑制阿米巴原虫,杀灭滴虫,对厌氧微生物有杀灭作用,静脉给药后20分钟达峰值,有效浓度能维持12小时。血清蛋白结合率低于5%,口服0.25 g、0.4 g、0.5 g、2 g后的血药浓度分别为6 mg/L、9 mg/L、12 mg/L、40 mg/L。本品经肾脏排出60%~80%,约20%的原形从尿中排出。临床主要用于厌氧菌感染的治疗,也用于治疗阴道滴虫病、肠道和肠外阿米巴病。

(三)注意事项

15%～30%病例出现不良反应，以消化道反应最为常见，其次为神经系统反应。偶有荨麻疹、瘙痒、膀胱炎、排尿困难、口中金属味及白细胞减少等，停药后自行恢复。本品可抑制乙醇代谢。孕妇及哺乳期妇女禁用。

(四)用法与用量

1.成人

静脉滴注治疗厌氧菌感染，首次按体重 15 mg/kg（70 kg 成人为 1 g），维持量按体重 7.5 mg/kg，每6～8 小时静脉滴注 1 次；口服治疗肠道阿米巴病，一次 0.4～0.6 g，一天 3 次，疗程 7 天；肠道外阿米巴病，一次 0.6～0.8 g，一天 3 次，疗程 20 天；滴虫病，一次 0.2 g，一天 4 次，疗程 7 天；厌氧菌感染，每天0.6～1.2 g，分 3 次服，7～10 天为 1 个疗程。

2.小儿

厌氧菌感染，静脉滴注剂量同成人，口服每天按体重 20～50 mg/kg；阿米巴病，每天按体重 35～50 mg/kg；滴虫病，每天按体重 15～25 mg/kg，分 3 次口服，10 天为 1 个疗程。

(五)制剂与规格

注射液：250 mL（甲硝唑 0.5 g，葡萄糖 12.5 g）；片剂：0.2 g。遮光，密闭保存。

二、替硝唑

(一)别名

希普宁，快服净。

(二)作用与用途

本品对原虫及厌氧菌有较高活性。对脆弱拟杆菌等拟杆菌属、梭杆菌属、梭菌属、消化球菌、消化链球菌等具抗菌活性，对阴道滴虫的最低抑虫浓度（MIC）与甲硝唑相仿。本品静脉滴注 0.8 g及 1.6 g 后血药峰浓度分别为 14～21 mg/L 及 32 mg/L。本品单剂量口服 2 g 后达峰时间为 2 小时，峰浓度为 51 mg/L。在肝脏代谢，静脉给药后 20%～25%以原形从尿中排出，单剂量口服 0.25 g 后约 16%以原形从尿中排出。血清蛋白结合率为 12%。血中半衰期为 11.6～13.3 小时，平均为 12.6 小时。临床用于各种厌氧菌感染及术后伤口感染和结肠直肠手术、妇产科手术、口腔手术等的术前预防用药以及肠道及肠道外阿米巴病、阴道滴虫病等的治疗；也可作为甲硝唑的替代药用于幽门螺杆菌所致的胃窦炎及消化性溃疡的治疗。

(三)注意事项

见甲硝唑。

(四)用法与用量

1.成人

厌氧菌感染静脉缓慢滴注一次 0.8 g，一天 1 次；口服一次 1 g，一天 1 次，首剂量加倍，一般疗程5～6 天。手术后厌氧菌感染预防：总量 1.6 g，分 1 次或 2 次滴注，第 1 次于手术前 2～4 小时，第 2 次于手术期间或术后 12～24 小时内滴注；口服，于手术前 12 小时 1 次顿服 2 g。

2.原虫感染

阴道滴虫病，单剂量 2 g 顿服；小儿按体重 50 mg/kg 顿服，间隔 3～5 天可重复1 次。

3.肠阿米巴病

一次 0.5 g，一天 2 次，疗程 5～10 天；或一次 2 g，一天 1 次，疗程 2～3 天；小儿按体重一天

50 mg/kg 顿服，疗程 3 天。

4.肠外阿米巴病

一次 2 g，一天 1 次，疗程 3～5 天。

(五)制剂与规格

注射液：200 mL(替硝唑 0.4 g、葡萄糖 10 g)；片剂：0.5 g。避光，密封，阴凉处保存。

三、奥硝唑

(一)别名

圣诺安，潇然。

(二)作用与用途

临床用于敏感厌氧菌(脆弱拟杆菌，其他拟杆菌，消化球菌，梭状芽孢杆菌，梭形杆菌)所致的感染，如呼吸道感染；术前预防厌氧菌感染；妇科感染；非特异性阴道炎、滴虫性阴道炎；严重阿米巴痢疾等。

(三)注意事项

见甲硝唑。

(四)用法与用量

静脉滴注。

1.厌氧菌感染治疗

成人起始剂量 0.5～1.0 g，随后剂量为每 12 小时 0.5 g；或每天 1 次，每次 1 g，疗程为 5～10 天。儿童剂量按体重 10 mg/kg，12 小时给药 1 次；新生儿和婴儿(1～42 周)，20 mg/kg，每天 1 次，滴注时间要在 20 分钟以上。

2.严重阿米巴感染治疗

成人首剂量 0.5～1.0 g，随后剂量 0.5 g，每 12 小时 1 次，疗程 3～6 天；儿童按 20～30 mg/kg 给药，每天 1 次，疗程 3～6 天。

(五)制剂与规格

注射液：100 mL(奥硝唑 500 mg，氯化钠 900 mg)；片剂：0.25 g。避光，密封阴凉处保存。

(宋　颖)

第十一节　糖肽类抗生素

一、万古霉素

(一)作用与用途

万古霉素对难辨羧状芽孢杆菌、金黄色葡萄球菌、表皮葡萄球菌、化脓性链球菌、肺炎链球菌等有极强的抗菌作用；对厌氧链球菌、炭疽杆菌、放线菌、白喉杆菌、淋病奈瑟菌亦有较强抗菌作用。静脉滴注 1 g，60 分钟后血中浓度即达到 60 mg/mL，血清蛋白结合率约为 55%。血中半衰期在成人为 4～11 小时，给药量的 80%～90%在 24 小时内由肾小球滤过，经尿以原形排泄。临床用于葡萄球菌(包括甲氧西林耐药菌株和多重耐药菌株)所致心内膜炎、骨髓炎、肺炎、败血症或软组织感染等。为采用青霉素类或头孢菌素类治疗无效的严重葡萄球菌感染及对青霉素过敏者的肠球菌心内膜炎、棒状杆菌属(类白喉杆菌属)心内膜炎治疗的首选药。

(二)注意事项

不良反应主要有耳、肾毒性,"红颈综合征",消化系统反应,变态反应,少数患者有血液系统等反应。万古霉素对组织有强烈刺激性,肌内注射或静脉注射外漏后可引起局部剧痛和组织坏死,静脉给药时输入药液浓度过大或过快可致血栓性静脉炎。本品与有耳、肾毒性的药物合用可增加耳毒性和肾毒性的可能。万古霉素与氯霉素、肝素、氨茶碱、碳酸氢钠、甾体激素、碱性溶液等药物属配伍禁忌。妊娠期患者避免应用本品。哺乳期妇女慎用。

(三)用法与用量

1.口服

用于治疗由难辨梭状杆菌引起的与使用抗生素有关的抗生素相关性腹泻。

(1)成人一天剂量为 0.5~2 g,分 3~4 次服用,一天量不超过 4 g,连服 7~10 天。

(2)儿童一天总剂量 40 mg/kg,分 3~4 次服用,连服 7~10 天,一天量不超过 2 g。每天总剂量不能超过 2 g,所需剂量用 30 mL 饮用水稀释后,由患者饮用。稀释后的药物亦可经鼻给药。

2.静脉滴注

成人用的药物浓度为 5 mg/mL;给药速度不高于 10 mg/min;对需要限制液体的患者,最高不超过10 mg/mL 的浓度。

(1)成人(肾功能正常)一天 2 g,每隔 6 小时给予 0.5 g 或每隔 12 小时给予 1 g。老年人每隔 12 小时给予500 mg或每 24 小时给予 1 g,滴注时间在 60 分钟以上。

(2)儿童一次总量 10 mg/kg,每隔 6 小时滴注 1 次,一次给药时间至少为 60 分钟以上;新生儿及婴儿初始剂量 15 mg/kg,以后 10 mg/kg;出生 1 周内的新生儿,每隔 12 小时给药 1 次,而出生 1 周~1 月者,则每隔 8 小时给予 1 次,一次给药时间至少 60 分钟以上。应密切监测其万古霉素的血清浓度。

(3)肾功能不全者:肾功能有轻度至中度不全的患者,其初次剂量应不少于 15 mg/kg。对严重肾功能不全患者,由于给予 0.25~1 g 单一剂量较为方便,可能数天才给药次。无尿患者,7~10 天给予 1 g。

配药方法:将 1 次量的药物先用 10 mL 注射用水溶解,再用 100 mL 或 100 mL 以上的0.9%氯化钠或 5%葡萄糖注射液稀释,滴注时间在 60 分钟以上。如采取连续滴注给药,则可将一天量药物加到 24 小时内所用的输液中给予。

(四)制剂与规格

注射用粉针:①0.5 g(50 万 U);②1.0 g(100 万 U)。

二、去甲万古霉素

(一)作用与用途

见万古霉素。本品口服不吸收,单剂静脉滴注 400 mg,滴注完毕即达到血药峰浓度 25.18 mg/L;24 小时尿中平均总排泄率为 81.1%,单次静脉滴注 800 mg,24 小时为 85.9%。

(二)注意事项

少数患者可出现皮疹、恶心、静脉炎等。本品也可引致耳鸣、听力减退、肾功能损害。个别患者尚可发生一过性外周血常规白细胞降低、血清氨基转移酶升高等。本品不可肌内注射,也不宜静脉推注。妊娠期患者避免应用本品。哺乳期妇女慎用。

(三)用法与用量

静脉缓慢滴注。成人每天 0.8～1.6 g(80 万～160 万 U),分 2～3 次;儿童每天按体重 16～24 mg/kg(1.6 万～2.4 万 U/kg),分 2 次。

(四)制剂与规格

注射用盐酸去甲万古霉素:0.4 g(40 万 U)。密闭,凉暗处保存。

三、替考拉宁

(一)作用与用途

见万古霉素。

(二)注意事项

不良反应与万古霉素相似而较轻。

(三)用法与用量

静脉注射或肌内注射。首剂 400 mg,次日开始每天 200 mg;严重感染,每次 400 mg,每天 2 次,3 天后减为每天 200～400 mg。

(四)制剂与规格

注射用替考拉宁粉剂:0.4 g。密闭,10 ℃以下保存。

(张志涛)

第十二节 抗病毒药

病毒是病原微生物中最小的一种,体积微小,结构简单,其核心是核酸,外壳是蛋白质,不具有细胞结构。大多数病毒缺乏酶系统,不能独立自营生活,必须依靠宿主的酶系统才能使其本身繁殖(复制),具有遗传性和变异性。病毒的种类繁多,约 60%流行性传染病是由病毒感染引起的,常见的有流行性感冒、普通感冒、麻疹、腮腺炎、小儿麻痹症、传染性肝炎和疱疹性角膜炎等。20 世纪 80 年代,医学家发现的人免疫缺陷病毒(HIV)所致艾滋病是危害性极大、死亡率很高的传染病。此外,病毒与肿瘤、某些心脏病、先天性畸形等也有一定关系。

抗病毒药在某种意义上说只是病毒抑制剂,不能直接杀灭病毒和破坏病毒体,否则也会损伤宿主细胞。抗病毒药的作用在于抑制病毒的繁殖,使宿主免疫系统抵御病毒侵袭,修复被破坏的组织,或者缓和病情使之不出现临床症状。目前,抗病毒药物研究的重点主要是针对人免疫缺陷病毒、疱疹病毒、流感病毒、乙肝病毒、丙肝病毒、呼吸道病毒和胃肠道病毒的抑制作用,增强机体抵御病毒感染的免疫调节剂和预防疫苗等。

抗病毒药物的分类主要是按结构、抗病毒谱和作用分类。抗病毒药物按结构可分为核苷类药物、三环胺类、焦磷酸类、蛋白酶抑制剂、反义寡核苷酸及其他类药物。按作用(抗病毒谱)可分为广谱抗病毒药物、抗反转录酶病毒药物、抗巨细胞病毒药物、抗疱疹病毒药物、抗流感及呼吸道病毒药物及抗肝炎病毒药物等。其中,抗人类免疫缺陷病毒药物有核苷类反转录酶抑制剂、非核苷类反转录酶抑制剂、蛋白酶抑制剂、细胞进入抑制剂及免疫调节药;抗肝炎病毒药物包括生物类药物、核苷类药物和免疫调节药几个方面。抗流感病毒药物有 M_2 例子通道蛋白抑制剂及神经氨酸酶抑制剂。另外,有一些中草药,如金银花、板蓝根、大青叶、连翘、菊花、薄荷、芙蓉叶、白芍、黄连、黄芩、牛蒡子、丁香叶、大黄和茵陈等对某些病毒有抑制作用,对病毒引起的上呼吸道感染有治疗作用。

一、阿昔洛韦

本品为化学合成的一种抗病毒药,其钠盐供注射用。

其他名称:无环鸟苷、克毒星、Acyciovir 和 ZOVIRAX。

ATC 编码:J05AB01。

(一)性状

本品为白色结晶性粉末,微溶于水(2.5 mg/mL)。其钠盐易溶于水(<1∶100),5%溶液的pH 为 11,pH 降低时可析出沉淀。在体内转化为三磷酸化合物,干扰单纯疱疹病毒 DNA 聚合酶的作用,抑制病毒 DNA 的复制。对细胞的 α-DNA 聚合酶也有抑制作用,但程度较轻。

(二)药理学

口服吸收率低(约 15%)。按 5 mg/kg 和 10 mg/kg 静脉滴注 1 小时后,平均稳态血浆药物浓度分别为 9.8 μg/mL 和 20.7 μg/mL,经 7 小时后谷浓度分别为 0.7 μg/mL 和 2.3 μg/mL。1 岁以上儿童,用量为250 mg/m^2 者其血浆药物浓度变化与成人 5 mg/kg 用量者相近,而用量为 500 mg/m^2 者与成人10 mg/kg用量者相近。新生儿(3 月龄以下),每 8 小时静脉滴注 10 mg/kg,每次滴注持续 1 小时,其稳态峰浓度为13.8 μg/mL,而谷浓度则为 2.3 μg/mL。脑脊液中药物浓度可达血浆浓度的 50%。大部分体内药物以原形自尿排泄,尿中尚有占总量 14%的代谢物。部分药物随粪排出。正常人的 $t_{1/2}$ 为 2. 5 小时;肌酐清除率每分钟 15~50 mL/1.73 m^2 者 $t_{1/2}$ 为 3.5 小时,无尿者可延长到 19. 5 小时。

(三)适应证

本品可用于防治单纯疱疹病毒 HSV_1 和 HSV_2 的皮肤或黏膜感染,还可用于带状疱疹病毒感染。

(四)用法和用量

口服:1 次 200 mg,每 4 小时 1 次或每天 1 g,分次给予。疗程根据病情不同,短则几天,长者可达半年。肾功能不全者酌情减量。

静脉滴注:1 次用量 5 mg/kg,加入输液中,滴注时间为 1 小时,每 8 小时 1 次,连续 7 天。12 岁以下儿童1 次按 250 mg/m^2 用量给予。急性或慢性肾功能不全者不宜用本品静脉滴注,因为滴速过快时可引起肾衰竭。

国内治疗乙型肝炎的用法为 1 次滴注 7.5 mg/kg,每天 2 次,溶于适量输液,维持滴注时间约 2 小时,连续应用 10~30 天。

治疗生殖器疱疹,1 次 0. 2 g,每天 4 次,连用 5~10 天。

(五)不良反应

不良反应有一时性血清肌酐升高、皮疹和荨麻疹,尚有出血,红细胞、白细胞和血小板计数减少，出汗、血尿、低血压、头痛和恶心等。肝功能异常、黄疸和肝炎等。静脉给药者可见静脉炎。阿昔洛韦可引起急性肾衰竭。肾损害患者接受阿昔洛韦治疗时，可造成死亡。

（六）禁忌证

对本品过敏者禁用。

（七）注意

（1）肝、肾功能不全者，脱水者、精神异常者慎用。

（2）对疱疹病毒性脑炎及新生儿疱疹的疗效尚未能肯定。

（3）注射给药，只能缓慢滴注（持续 1～2 小时），不可快速推注，不可用于肌内注射和皮下注射。

（4）应用阿昔洛韦治疗，应摄入充足的水，防止药物沉积于肾小管内。

（八）药物相互作用

（1）与膦甲酸钠联用，能增强本药对 HSV 感染的抑制作用。

（2）与更昔洛韦、膦甲酸和干扰素合用，具有协同或相加作用。

（3）与齐多夫定合用，可引起肾毒性，表现为深度昏迷和疲劳。

（4）并用丙磺舒可使本品的排泄减慢，半衰期延长，体内药物量蓄积。

（5）与肾毒性药物合用可加重肾毒性，特别是肾功能不全者更易发生。

（九）制剂

胶囊剂：每粒 200 mg。注射用阿昔洛韦（冻干制剂）：每瓶 500 mg（标示量，含钠盐 549 mg，折合纯品 500 mg）。滴眼液：0.1%。眼膏：3%。霜膏剂：5%。

（十）贮法

密闭，干燥凉暗处保存。

二、更昔洛韦

其他名称：丙氧鸟苷、丽科伟，赛美维，ClTO VIRAX，CYM EVENE。

ATC 编码：J05AB06。

（一）性状

本品为白色至类白色结晶性粉末，水中溶解度 2.6 mg/mL。其钠盐溶解度＞50 mg/mL，溶液呈强碱性。

（二）药理学

本品进入细胞后由病毒的激酶诱导生成三磷酸化物，竞争性抑制病毒的 DNA 聚合酶而终止病毒 DNA 链增长。

口服生物利用度约为 5%，食后服用可增至 6%～9%。日剂量 3 g（3 次分服），24 小时的 AUC 为(15.4±4.3)(μg・h)/mL；C_{max}为(1.18±0.36)μg/mL。5 mg/kg 静脉滴注 1 小时，即时 AUC 达22.1(μg・h)/mL；C_{max}达 8.27 μg/mL。体内稳态分布容积为(0.74±0.15)L/kg，脑脊液浓度为血浆浓度的 24%～70%。口服标记药物有 86%±3%在粪便中和 5%在尿液中回收。$t_{1/2}$：静脉滴注(3.5±0.9)小时；口服给药(4.8±0.9)小时；肾功能不全者半衰期明显延长。

（三）适应证

本品可用于巨细胞病毒感染的治疗和预防，也可适用于单纯疱疹病毒感染。

(四)用法和用量

诱导治疗：静脉滴注 5 mg/kg(历时至少 1 小时)，每 12 小时 1 次，连用 14～21 天(预防用药则为7～14 天)。

维持治疗：静脉滴注，5 mg/kg，每天 1 次，每周用药 7 天；或 6 mg/kg，每天 1 次，每周用药 5 天。口服，每次 1 g，每天 3 次，与食物同服，可根据病情选择用其中之一。

输液配制：将 500 mg 药物(钠盐)，加 10 mL 注射用水振摇使其溶解，液体应澄明无色，此溶液在室温时稳定 12 小时，切勿冷藏。进一步可用 0.9%氯化钠、5%葡萄糖、林格或乳酸钠林格等输液稀释至含药量低于 10 mg/mL，供静脉滴注 1 小时。主要不良反应是血象变化，表现为白细胞下降(粒细胞减少)、血小板数减少，用药全程每周测血常规 1 次。其他不良反应尚有发热、腹痛、腹泻、恶心、呕吐、厌食、稀便、瘙痒、出汗、视觉变化和继发感染等。

(五)不良反应

对本药和阿昔洛韦过敏者禁用。严重中性粒细胞或血小板计数减少者禁用。

(六)禁忌证

(1)儿童、妊娠期妇女及哺乳期妇女使用应权衡利弊。

(2)不可肌内注射，不能快速给药或静脉推注。

(3)用药期间定期监测血常规。

(七)药物相互作用

(1)与齐多夫定或去羟肌苷联合应用，本品 AUC 减少而上述两药的 AUC 则增大。

(2)与丙磺舒联用，本品的肾清除量明显减少。

(3)本品不宜与亚胺培南/西司他汀联用。与有可能抑制骨髓的药物联用可增大本品的毒性。

(八)制剂

胶囊剂：每粒 250 mg。注射剂(冻干粉针)：每瓶 500 mg。

(九)贮法

避光、密闭，干燥处保存。

三、伐昔洛韦

其他名称：万乃洛韦、明竹欣、VALTREX 和 ZELITREX。

ATC 编码：J05AB11。

(一)性状

本品为白色或类白色粉末，水中溶解度为 174 mg/mL(25 ℃)。

(二)药理学

本品为阿昔洛韦与 L-缬氨酸所成的酯，口服后迅速吸收并在体内几乎完全水解释出阿昔洛韦而起抗单纯疱疹病毒 HSV_1 和 HSV_2 和水痘-带状疱疹病毒(VZV)的作用。口服本品 1 g 在体内的生物利用度以阿昔洛韦计为 54.5%±9.1%。其吸收不受食物影响。健康者口服 1 g，C_{max}为(5.65±2.37)μg/mL、AUC 为(13.48～25.76)(μg·h)/mL。本品在体内的蛋白结合率为 13.5%～17.9%，在体内不蓄积，其标记化合物经 96 小时在尿液和粪便中分别回收 45.60%和 47.12%$t_{1/2}$为 2.5～3.3 小时。

（三）适应证

本品主要应用于治疗带状疱疹，也用于治疗 HSV_1 和 HSV_2 感染。

（四）用法和用量

口服，成人，每天 0.6 g，分 2 次服，疗程 7～10 天。

（五）不良反应

不良反应与阿昔洛韦类同，但较轻。

（六）禁忌证

对本药和阿昔洛韦过敏者、妊娠期妇女禁用。

（七）注意

（1）儿童慎用，2 岁以下儿童不宜用本品。

（2）脱水、免疫缺陷者慎用。

（3）服药期间宜多饮水，防止阿昔洛韦在肾小管内沉淀。

（八）制剂

片剂：每片 200 mg、300 mg。

（九）贮法

密封，干燥处保存。

四、泛昔洛韦

其他名称：凡乐、罗汀、诺克和 Famvir。

ATC 编码：J05AB09。

（一）性状

本品为白色薄膜衣片，除去薄膜衣片后显白色。

（二）药理学

本品在体内迅速转化为有抗病毒活性的化合物喷昔洛韦，后者对Ⅰ型单纯疱疹病毒（HSV_1），Ⅱ型单纯疱疹病毒（HSV_2）及水痘带状疱疹病毒（VZV）有抑制作用。在细胞培养研究中，喷昔洛韦对下述病毒的抑制作用强弱次序为 HSV-1、HSV-2 和 VZV。口服在肠壁吸收后迅速去乙酰化和氧化为有活性的喷昔洛韦。生物利用度为 75%～77%。口服本品 0.5 g 后，得到的喷昔洛韦的峰浓度（C_{max}）为 3.3 mg/L，达峰时间为 0.9 小时，AUC 为 8.6(mg · h)/L，血消除半衰期（$t_{1/2}$）为 2.3 小时。喷昔洛韦的血浆蛋白结合率小于 20%。全血/血浆分配比率接近于 1。本品口服后在体内经由醛类氧化酶催化为喷昔洛韦而发生作用，失去活性的代谢物有 6-去氧喷昔洛韦、单乙酰喷昔洛韦和 6-去氧乙酰喷昔洛韦等，每种都少于服用量的 0.5%，血或尿中几乎检测不到泛昔洛韦，主要以喷昔洛韦和 6-去氧喷昔洛韦形式经肾脏排出。

（三）适应证

本品可用于治疗带状疱疹和原发性生殖器疱疹。

（四）用法和用量

口服，成人 1 次 0.25 g，每 8 小时 1 次。治疗带状疱疹的疗程为 7 天，治疗原发性生殖器疱疹的疗程为 5天。

（五）不良反应

常见不良反应是头痛和恶心，神经系统有头晕、失眠、嗜睡和感觉异常等。消化系统常见腹泻、腹痛、消化不良、厌食、呕吐、便秘和胀气等。全身反应有疲劳、疼痛、发热和寒战等。其他反应有皮疹、皮肤瘙痒、鼻窦炎和咽炎等。

(六)禁忌证

对本品及喷昔洛韦过敏者禁用。

(七)注意

(1)妊娠期妇女、哺乳期妇女一般不推荐使用本品。儿童使用泛昔洛韦的安全性与疗效尚待确定。

(2)肾功能不全患者应注意调整用法与用量。

(3)食物对生物利用度无明显影响。

(八)药物相互作用

(1)本品与丙磺舒或其他由肾小管主动排泄的药物合用时,可能导致血浆中喷昔洛韦浓度升高。

(2)与其他由醛类氧化酶催化代谢的药物可能发生相互作用。

(九)制剂

片剂:每片 125 mg、250 mg、500 mg。

(十)贮法

避光密封,干燥处保存。

五、奥司他韦

其他名称:奥塞米韦、达菲、特敏福和 TAMIFLU。

ATC 编码:J05AH02。

(一)药理学

本品在体内转化为对流感病毒神经氨酸酶具有抑制作用的代谢物,有效地抑制病毒颗粒释放,阻抑甲、乙型流感病毒的传播。

口服后在体内大部分转化为有效活性物,可进入气管、肺泡、鼻黏膜及中耳等部位,并由尿液排泄,少于 20%的药物由粪便排泄 $t_{1/2}$ 为 6～10 小时。

(二)适应证

本品可用于成人和 1 岁及 1 岁以上儿童的甲型和乙型流感治疗(磷酸奥司他韦能够有效治疗甲型和乙型流感,但是乙型流感的临床应用数据尚不多)。用于成人和 13 岁及 13 岁以上青少年的甲型和乙型流感的预防。

(三)用法和用量

成人推荐量,每次 75 mg,每天 2 次,共 5 天。

肾功能不全者:肌酐清除率＜30 mL/min 者每天 75 mg,共 5 天;肌酐清除率＜10 mL/min 者尚无研究资料,应用应十分慎重。

(四)不良反应

主要不良反应有呕吐、恶心、失眠、头痛和腹痛,尚有腹泻、头晕、疲乏、鼻塞、咽痛和咳嗽。偶见血尿、嗜酸性粒细胞增多、白细胞计数降低、皮炎、皮疹及血管性水肿等。

(五)禁忌证

对本药过敏者禁用。

(六)注意

(1)妊娠期妇女和哺乳期妇女应用的安全尚未肯定,一般不推荐应用。儿童用量未确定。

(2)在使用该药物治疗期间,应对患者的自我伤害和谵妄事件等异常行为进行密切监测。

(3)1岁以下儿童使用奥司他韦的效益要大于风险。流感大流行期间,1岁以下儿童使用奥司他韦的推荐剂量为2～3 mg/kg。

(七)药物相互作用

在使用减毒活流感疫苗两周内不应服用本品,在服用磷酸奥司他韦后48小时内不应使用减毒活流感疫苗。

(八)制剂

胶囊剂:每粒75 mg(以游离碱计)。

六、扎那米韦

其他名称:依乐韦、乐感清和Relenza。

ATC编码:J05AH01。

(一)性状

本品为白色或灰白色粉末,20 ℃时水中的溶解度约为18 mg/mL。

(二)药理学

扎那米韦是一种唾液酸衍生物,能抑制流感病毒的神经氨酸苷酶,影响病毒颗粒的聚集和释放。该药能有效抑制A型和B型流感病毒的复制。

口腔吸入本品10 mg后,1～2小时内4%～17%的药物被全身吸收,药物峰浓度范围17～142 ng/mL,药时曲线下面积为111～1 364(ng·h)/mL。本品的血浆蛋白结合率低于10%。药物以原形在24小时内由肾排出,尚未检测到其代谢物。血清半衰期为2.5～5.1小时不等。总消除率为2.5～10.9 L/h。

(三)适应证

本品可用于治疗流感病毒感染及季节性预防社区内A和B型流感。

(四)用法和用量

成年和12岁以上的青少年,每天2次,间隔约12小时。每天10 mg,分2次吸入,一次5 mg,经口吸入给药。连用5天。随后数天2次的服药时间应尽可能保持一致,剂量间隔12小时。季节性预防社区内A和B型流感:成人10 mg,每天1次,连用28天,在流感暴发5天内开始治疗。

(五)不良反应

鼻部症状、头痛、头晕、胃肠功能紊乱、咳嗽、感染、皮疹和支气管炎。罕见变态反应,心律不齐、支气管痉挛、呼吸困难、面部水肿、惊厥和昏厥。过敏样反应包括口咽部水肿、严重皮疹和变态反应。如果发生或怀疑发生变态反应,应停用扎那米韦,并采取相应的治疗。

(六)禁忌证

对本药过敏者禁用。

(七)注意

(1)妊娠期妇女和哺乳妇慎用。儿童用量未确定。

(2)慢性呼吸系统疾病患者用药后发生支气管痉挛的风险较高。哮喘/COPD患者应给予速效性支气管扩张剂。避免用于严重哮喘患者。在使用本药前先吸入支气管扩张剂。如果出现支气管痉挛或呼吸功能减退,应停药。

(3)有报道使用神经氨酸酶抑制剂(包括扎那米韦)的流感患者因发生谵妄和异常行为导致伤害,应密切监测。

(八)药物相互作用

吸入本药前 2 周内及后 48 小时内不要接种减毒活流感疫苗。

(九)制剂

扎那米韦吸入粉雾剂:每个泡囊含扎那米韦(5 mg)和乳糖(20 mg)的混合粉末。

(十)贮法

密闭,室温,干燥处保存。

七、阿巴卡韦

其他名称:硫酸阿波卡韦和 ZIAGEN。

ATC 编码:J05AF06。

(一)性状

常用其硫酸盐,为白色至类白色固体。溶解度约 77 mg/mL(23 ℃)。

(二)药理学

本品为核苷酸类抗反转录酶药物。在细胞内转化为有活性的三磷酸化合物而抑制反转录酶,对抗底物 dGTP,并掺入病毒 DN A,而使病毒的延长终止。

口服吸收迅速,片剂的绝对生物利用度约 83%。口服 300 mg,每天 2 次时,其血浆血药峰浓度为(3.0±0.89)μg/mL。食物对药物吸收影响不大。血浆蛋白结合率约 50%。表观分布容积为 0.86 L/kg。主要分布于血管外部位。主要由醇脱氢酶代谢为无活性的羧基化合物。对 P450 无抑制作用。大部分由尿、少量由粪(16%)排泄。$t_{1/2}$ 为 1.5～2.0 小时。静脉注射后的消除率为每小时 0.8 L/kg。

(三)适应证

本品常与其他药物联合用于艾滋病治疗。

(四)用法和用量

本品可与其他抗反转录酶药物合用。成人:一次 300 mg,每天 2 次。3 月龄至 16 岁儿童:1 次8 mg/kg,每天 2 次。

(五)不良反应

不良反应可见变态反应,为多器官全身反应,表现为发热、皮肤瘙痒、乏力、恶心、呕吐、腹泻、腹痛或不适、昏睡、肌痛、关节痛、水肿、气短和感觉异常等,尚可检出淋巴结病,黏膜溃疡或皮疹。实验室检查可有氨基转移酶、肌酸磷酸激酶、肌酐升高和淋巴细胞减少。严重者也可伴有肝衰竭、肾衰竭和低血压,甚至死亡。

(六)禁忌证

对本药过敏者禁用。中、重度肝功能损害及终末期肾病患者避免使用。

(七)注意

(1)65 岁以上老年患者慎用。

(2)妊娠期妇女和哺乳期妇女需权衡利弊。

(八)药物相互作用

(1)与乙醇同用可致本品的 AUC 增加 41%、$t_{1/2}$延长 26%。

(2)与利巴韦林合用,可致乳酸性酸中毒。

(3)与大多数抗 HIV 药有协同作用。

(九)制剂

片剂:300 mg(以盐基计)。口服液:20 mg/mL。

八、阿糖腺苷

本品为嘌呤核苷,可自链霉菌 Streptomyces antibioticus 的培养液中提取或合成制备。国外产品为本品的混悬液,国内产品为本品的单磷酸酯溶液。

其他名称:Vira-A。

ATC 编码:J05AB03。

(一)性状

本品为白色结晶状粉末,极微溶解于水(0.45 mg/mL,25 ℃)。本品单磷酸酯的溶解度为 100 mg/mL。

(二)药理学

静脉滴注后,在体内迅速去氨成为阿拉伯糖次黄嘌呤,并迅速分布进入一些组织中。按 10 mg/kg剂量缓慢静脉滴注给药,阿拉伯糖次黄嘌呤的血浆峰值为 3～6 μg/mL,阿糖腺苷则为 0.2～0.4 μg/mL。阿拉伯糖次黄嘌呤可透过脑膜,脑脊液与血浆中的浓度比为 1∶3。每天用量的 41%～53%,主要以阿拉伯糖次黄嘌呤的形式自尿排泄,母体化合物只有 1%～3%。肾功能不全者,阿拉伯糖次黄嘌呤在体内蓄积,其血浆浓度可为正常人的几倍。阿拉伯糖次黄嘌呤的平均$t_{1/2}$为 3.3 小时。

(三)适应证

有抗单纯疱疹病毒 HSV_1 和 HSV_2 作用,用以治疗单纯疱疹病毒性脑炎,也用于治疗免疫抑制患者的带状疱疹和水痘感染。但对巨细胞病毒则无效。本品的单磷酸酯有抑制乙肝病毒复制的作用。

(四)用法和用量

(1)单纯疱疹病毒性脑炎:每天量为 15 mg/kg,按 200 mg 药物、500 mL 输液(预热至 35～40 ℃)的比率配液,作连续静脉滴注,疗程为 10 天。

(2)带状疱疹:10 mg/kg,连用 5 天,用法同上。

(五)不良反应

消化道反应,如恶心、呕吐、厌食和腹泻等较常见。中枢系统反应,如震颤、眩晕、幻觉、共济失调和精神变态等,偶见。尚有氨基转移酶升高、血胆红素升高、血红蛋白含量降低、血细胞比容下降和白细胞计数减少等反应。用量超过规定时,出现的反应较严重。

(六)禁忌证

对本品过敏者、妊娠期妇女及哺乳期妇女禁用。

(七)注意

(1)肝、肾功能不全者慎用。

(2)大量液体伴随本品进入体内,应注意水、电解质平衡。

(3)配得的输液不可冷藏以免析出结晶。

(4)本品不可静脉推注或快速滴注。美国已禁用本药的注射制剂。

(八)药物相互作用

(1)别嘌醇有黄嘌呤氧化酶抑制作用,使阿拉伯糖次黄嘌呤的消除减慢而蓄积,可致较严重的神经系统毒性反应。

(2)与干扰素合用,可加重不良反应。

(九)制剂

注射液(混悬液):200 mg(1 mL)、1 000 mg(5 mL)。加入输液中滴注用。

注射用单磷酸阿糖腺苷:每瓶 200 mg。

九、利巴韦林

其他名称:三氮唑核苷、病毒唑和 VIRAZOLE。

ATC 编码:J05AB04。

(一)性状

本品为白色结晶性粉末,无臭,无味,溶于水(142 mg/mL),微溶于乙醇、氯仿和乙醚等。

(二)药理学

本品为一种强的单磷酸肌苷(IMP)脱氢酶抑制剂,抑制 IMP,从而阻碍病毒核酸的合成。具广谱抗病毒性能,对多种病毒如呼吸道合胞病毒、流感病毒和单纯疱疹病毒等有抑制作用。对流感(由流感病毒 A 和 B 引起)、腺病毒肺炎、甲型肝炎、疱疹和麻疹等有防治作用,但临床评价不一。国内临床已证实,对流行性出血热有效,对早期患者疗效明显,有降低病死率,减轻肾损害,降低出血倾向,改善全身症状等作用。

(三)适应证

本品可用于呼吸道合胞病毒引起的病毒性肺炎与支气管炎,皮肤疱疹病毒感染。

(四)用法和用量

口服:每天 0.8~1.0 g,分 3~4 次服用。肌内注射或静脉滴注:每天 10~15 mg/kg,分2 次。静脉滴注宜缓慢。

本品可用于早期出血热,每天 1 g,加入输液 500~1 000 mL 中静脉滴注,连续应用 3~5 天。

滴鼻:用于防治流感,用 0.5%溶液(以等渗氯化钠溶液配制),每小时 1 次。

滴眼:治疗疱疹感染,浓度 0.1%,每天数次。

(五)不良反应

最主要的毒性是溶血性贫血,大剂量应用(包括滴鼻在内)可致心脏损害,对有呼吸道疾病者(慢性阻塞性肺病或哮喘者)可致呼吸困难、胸痛等。全身不良反应有疲倦、头痛、虚弱、乏力、胸痛、发热、寒战和流感症状等;神经系统症状有眩晕;消化系统症状有食欲减退,胃部不适、恶心、呕吐、轻度腹泻、便秘和消化不良等;肌肉骨骼系统症状有肌肉痛、关节痛;精神系统症状有失眠、情绪化、易激惹、抑郁、注意力障碍和神经质等;呼吸系统症状有呼吸困难、鼻炎等;皮肤附件系统出现脱发、皮疹和瘙痒等。另外,还观察到味觉异常、听力异常表现。

(六)禁忌证

对本品过敏者、妊娠期妇女禁用。禁用于有自身免疫性肝炎患者。

(七)注意

(1)活动性结核患者、严重或不稳定型心脏病不宜使用。

(2)严重贫血患者和肝、肾功能异常者慎用。

(八)药物相互作用

(1)利巴韦林可抑制齐多夫定转变成活性型的磷酸齐多夫定,同用时有拮抗作用。

(2)与核苷类似物、去羟肌苷合用,可引发致命或非致命的乳酸性酸中毒。

(九)制剂

片剂:每片 50 mg、100 mg。颗粒剂:每袋 50 mg、100 mg。注射液:100 mg(1 mL)、250 mg(2 mL)。

(十)贮法

避光、密闭保存。

十、齐多夫定

本品为 3′-叠氮-3′-去氧胸腺嘧啶,由人工合成制造。

其他名称:叠氮胸苷、Azidothymidine 和 AZT。

ATC 编码:J05AF01。

(一)性状

本品为白色或类白色结晶性粉末,无臭。

(二)药理学

其与病毒的 DNA 聚合酶结合,中止 DNA 链的增长,从而阻抑病毒的复制。对人的 α-DNA 聚合酶的影响小而不抑制人体细胞增殖。

口服吸收迅速。服用胶囊,经过首过代谢,生物利用度为 52%～75%。应用 2.5 mg/kg 静脉滴注1 小时或口服 5 mg/kg 后,血药浓度可达 4～6 μmol/L(1.1～1.6 mg/L);给药后 4 小时,脑脊液浓度可达血浆浓度的 50%～60%。V_d＝1.6 L/kg,蛋白结合率 34%～38%。本品主要在肝脏内葡萄糖醛酸化为非活性物 GAZT。口服 $t_{1/2}$ 为 1 小时,静脉滴注 $t_{1/2}$ 为 1.1 小时。约有 14%药物通过肾小球滤过和肾小管主动渗透排泄入尿;代谢物有 74%也由尿排出。

(三)适应证

本品可用于治疗获得性免疫缺陷综合征(AIDS)。患者有并发症(卡氏肺孢子虫病或其他感染)时尚需应用对症的其他药物联合治疗。

(四)用法和用量

成人常用量:1 次 200 mg,每 4 小时 1 次,按时间给药。有贫血的患者:可按 1 次 100 mg 给药。

(五)不良反应

有骨髓抑制作用,可引起意外感染、疾病痊愈延缓和牙龈出血等。可改变味觉,引起唇、舌肿胀和口腔溃疡。遇有发生喉痛、发热、寒战、皮肤灰白色、不正常出血、异常疲倦和衰弱等情况。肝功能不全者易引起毒性反应。

(六)禁忌证

对本品过敏者、中性粒细胞计数小于 0.75×10^9/L 或血红蛋白含量小于 7.5 g/dL 者禁用。

(七)注意

(1)骨髓抑制患者、有肝病危险因素者、肌病及肌炎患者长期使用本药时应慎用。

(2)在用药期间要进行定期血液检查。嘱咐患者在使用牙刷、牙签时要防止出血。叶酸和维生素 B_{12} 缺乏者更易引起血象变化。

(3)进食高脂食物,可降低本药的口服生物利用度。

(八)药物相互作用

(1)对乙酰氨基酚、阿司匹林、苯二氮䓬类、西咪替丁、保泰松、吗啡和磺胺药等都抑制本品的葡萄糖醛酸化,而降低消除率,应避免联用。

(2)与阿昔洛韦联用可引起神经系统毒性,如昏睡、疲劳等。

(3)丙磺舒抑制本品的葡萄糖醛酸化,并减少肾排泄,可引起中毒危险。

(九)制剂

胶囊剂:每粒 100 mg。

十一、拉米夫定

其他名称:贺普丁、雷米夫定、EPIVIR 和 HEPTOVIR。

ATC 编码:J05AF05。

(一)性状

本品为白色或类白色结晶,20 ℃时水中溶解度约 7%。

(二)药理学

本品可选择性地抑制 HBV 复制。其作用方式通过在肝细胞内转化为活性的拉米夫定三磷酸酯,竞争性地抑制 HBV-DNA 聚合酶,同时终止 DNA 链的延长,从而抑制病毒 DNA 的复制。

口服吸收迅速,1 小时血浆药物峰浓度可达 1.1~1.5 μg/mL,绝对生物利用度为 80%~85%,食物可延缓本品的吸收,但不影响生物利用度。体内分布广泛,V_d 为 1.3~1.5 L/kg,血浆蛋白结合率为 35%~50%,可通过血-脑屏障进入脑脊液。口服后 24 小时内,约 90%以原形经肾排泄,5%~10%被代谢为反式亚砜代谢产物并从尿中排出。消除半衰期为 5~7 小时,肾功能不全可影响本品的消除,肌酐清除率小于 30 mL /min 时应慎用。

(三)适应证

本品可用于乙型肝炎病毒所致的慢性乙型肝炎,与其他抗反转录病毒药联用于治疗人类免疫缺陷病毒感染。

(四)用法和用量

成人:慢性乙型肝炎,每天 1 次,100 mg 口服;HIV 感染,推荐剂量一次 150 mg,每天 2 次,或 1 次 300 mg,每天 1 次。

(五)不良反应

常见的不良反应有上呼吸道感染样症状、头痛、恶心、身体不适、腹痛和腹泻、贫血、纯红细胞再生障碍及血小板计数减少。可出现重症肝炎、高血糖及关节痛、肌痛和皮肤变态反应等。

(六)禁忌证

对拉米夫定过敏者及妊娠期妇女禁用。

(七)注意

(1)哺乳期妇女慎用,严重肝大、乳酸性酸中毒者慎用。

(2)尚无针对16岁以下患者的疗效和安全性资料。

(3)肌酐清除率<30 mL/min的患者不宜使用。

(4)用药期间应定期做肝、肾功能检查及全血细胞计数。

(八)药物相互作用

(1)与齐多夫定合用,可使后者血药浓度增加13%,血药峰浓度升高约28%,但生物利用度无显著变化。

(2)不宜与扎西他滨合用,由于本药可抑制扎西他滨在细胞内的磷酸化。

(九)制剂

片剂:每片100 mg、150 mg。

(十)贮法

避光、密闭,在30 ℃以下干燥处保存。

(郝木红)

第十三节 抗真菌药

一、概述

本节主要介绍治疗系统性真菌感染的药物,有多烯类(两性霉素B及其衍生物)、三唑类(如氟康唑、伊曲康唑和伏立康唑等)、嘧啶类(如氟胞嘧啶)及棘白菌素类(如卡泊芬净、米卡芬净)等。

(一)多烯类

多烯类是临床上应用最早的抗真菌药物,主要是两性霉素B及类似物。其机制为通过与敏感真菌细胞膜上的固醇相结合,损伤细胞膜的通透性,导致细胞内重要物质,如钾离子、核苷酸和氨基酸等外漏,破坏细胞的正常代谢从而抑制其生长。该类药物的优点为抗真菌谱广、抗菌活性强,缺点为不良反应大,包括肾毒性、肝毒性及输液相关毒性等。剂型改造后脂质体包埋的两性霉素B通过肝脏摄取,缓慢释放入血液,避免了直接造成器官损害。目前,临床上应用的两性霉素B脂质复合体(ABLC,abelcet)、两性霉素B胆固醇复合体(ABCD、amphotec和amphocil)和两性霉素B脂质体。因分子大小、包埋颗粒等的不同,药物的药代动力学与生物活性有所不同。其中两性霉素B脂质体的直径小,药代动力学参数好,肝、肾毒性小。

(二)吡咯类

吡咯类包括咪唑类和三唑类。本类药物作用机制为影响麦角甾醇合成,使真菌细胞膜合成受阻,影响真菌细胞膜的稳定性,导致真菌细胞破裂而死亡。其抗菌谱和抗菌活性差异较大,部分有抗曲霉菌活性。咪唑类包括酮康唑、克霉唑、咪康唑和益康唑等,因毒性较大,目前多为浅表真菌感染或皮肤黏膜念珠菌感染的局部用药。三唑类包括氟康唑、伊曲康唑和伏立康唑,均可用于治疗深部真菌感染。该类药物对肝、肾功能有一定影响,部分患者可能会有视觉改变,表现为视敏度、视力范围或色觉异常。另外,该类药物通过肝脏P450酶系统代谢,可能影响其他药物(如抗排异药物)的代谢,用于移植患者时应注意监测抗排异药物的血药浓度。另一方面,其血药浓度也容易受到其他药物的影响。

(三)氟胞嘧啶(5-FC)

5-FC 是目前临床比较常用的作用于核酸合成的抗真菌药物,其作用机制涉及干扰嘧啶的代谢、RNA 和 DNA 的合成及蛋白质的合成等。临床上很少单独使用 5-FC,多与氟康唑和两性霉素 B 等合并使用。真菌对 5-FC 的天然耐药多是由于胞嘧啶脱氨酶或鸟苷磷酸核糖基转移酶的缺失引起。对 5-FC 耐药株曲霉菌属最常见,其次为新型隐球菌和念珠菌。

(四)棘白菌素类

棘白菌素类是较新的一类抗真菌药,为 1,3-β-D-葡聚糖合成酶的非竞争性抑制剂。通过抑制1,3-β-D-葡聚糖的合成,从而破坏真菌细胞壁的完整性,导致真菌细胞壁的通透性改变、渗透压消失,最终使真菌细胞溶解。这种独特的干扰真菌细胞壁合成的作用机制,决定了该类药物对很多耐唑类药物的真菌具有良好的抗菌活性,对高等生物无影响,而且具有低毒高效的临床效果。另外,该类药物与唑类无交叉耐药,并同其他抗真菌药有协同作用和增效作用。

对抗真菌药物进行比较,就抗菌谱而言,两性霉素 B 及其脂质体的抗菌谱最广。氟康唑对近平滑念珠菌、光滑念珠菌及克柔念珠菌疗效差,对曲霉和接合菌无抗菌活性。伊曲康唑和伏立康唑对念珠菌的抗菌活性优于氟康唑,对氟康唑耐药的念珠菌也有较强的抗菌活性,二者均有抗曲霉活性,但对接合菌感染均无效。而卡泊芬净对隐球菌、镰刀霉菌等疗效较差外,对其他临床常见真菌均有较好的抗菌作用。就安全性而言,卡泊芬净、伏立康唑和伊曲康唑与两性霉素 B 比较,毒性降低,尤以卡泊芬净最为明显。从药物之间的相互作用看,两性霉素 B 和卡泊芬净的代谢与细胞色素 P450 酶无关,对其他药物的代谢影响不大。而唑类药物则相反,对其他药物的代谢有影响。就耐药性来说,多烯类药物和棘白菌素 B 衍生物产生耐药菌较少见,而真菌对唑类药物的耐药,特别是对氟康唑的耐药,最常出现于 HIV 患者口腔黏膜白色念珠菌感染长时间使用氟康唑的治疗后。近年来由于氟康唑的选择性压力,其他种类的念珠菌如光滑念珠菌和克柔念珠菌及新型隐球菌也出现耐药菌株。

二、两性霉素 B

两性霉素 B 系由链霉菌 Streptomyces nodosus 的培养液中提炼制得,国内由 Streptomyces lushanensis sp.产生,是一种多烯类抗真菌抗生素。

其他名称:二性霉素和 FUNGIZONE。

ATC 编码:J02AA01。

(一)性状

本品为黄色或橙黄色粉末,无臭或几乎无臭,无味;有引湿性,在日光下易破坏失效。在二甲亚砜中溶解,在二甲基甲酰胺中微溶,在甲醇中极微溶解,在水、无水乙醇、氯仿或乙醚中不溶。其注射剂添加有一定量的脱氧胆酸钠(起增溶作用),可溶于水形成胶体溶液,但遇无机盐溶液则析出沉淀。

(二)药理学

本品为抗深部真菌感染药。本品与真菌细胞膜上的甾醇结合,损伤膜的通透性,导致真菌细胞内钾离子、核苷酸、氨基酸等外漏,破坏正常代谢而起抑菌作用。

(三)适应证

本品可用于隐球菌、球孢子菌、荚膜组织胞浆菌、芽生菌、孢子丝菌、念珠菌、毛霉和曲菌等引起的内脏或全身感染。

(四)用法和用量

临用前加灭菌注射用水适量使溶解(不可用氯化钠注射液溶解与稀释),再加入5%葡萄糖注射液(pH>4.2)中,浓度每1 mL不超过1 mg。

(1)注射用两性霉素B静脉滴注:开始用小剂量1~2 mg,逐日递增到每天1 mg/kg。每天给药1次,滴注速度通常为1.0~1.5 mL/min。疗程总量:白色念珠菌感染约1 g,隐球菌脑膜炎约3 g。

(2)两性霉素B脂质复合体(AmLC):成人及小儿推荐剂量为每天5 mg/kg,静脉滴注液浓度为1 mg/mL。小儿和心血管疾病患者可为2 mg/mL,每天1次,滴注速度小时2.5 mg/kg,时间超过2小时应再次摇匀。

(3)两性霉素B脂质体(AMBL):系统真菌感染每天3~5 mg/kg;HIV感染的脑隐球菌脑膜炎,每天6 mg/kg;中性粒细胞减少症发热时的经验治疗,每天3 mg/kg;内脏利什曼原虫病的治疗,免疫功能正常者,第1~5天,每天3 mg/kg,于第14天和第21天各再加1剂。免疫功能不正常者第1~5天,每天4 mg/kg,第10、17、21、31和38天各再给1剂。均为静脉滴注,每天静脉滴注1次,每次滴注时间约2小时,耐受良好者可缩短为1小时,药液需通过输液管内滤膜后方可给予。

(4)两性霉素B胆固醇复合体(ABCD):成人和儿童均为每天3~4 mg/kg,每天1次静脉滴注。先用灭菌注射用水溶解,再加5%葡萄糖液稀释至0.6 mg/mL,以每小时1 mg/kg速度滴注。首次,给药前先以本品小剂量5 mg/10 mL静脉滴注30分钟以上,滴完后观察30分钟,如患者适应则可正式给药滴注2小时,如表现不耐受,则应延长给药时间,每次2小时以上。

(5)鞘内注射:对隐球菌脑膜炎,除静脉滴注外尚需鞘内给药。每次从0.05~0.10 mg开始,逐渐递增至0.5~1.0 mg(浓度为0.10~0.25 mg/mL)。溶于注射用水0.5~1.0 mL中,按鞘内注射法常规操作,共约30次,必要时可酌加地塞米松注射液,以减轻反应。

(6)雾化吸入:适用于肺及支气管感染病例。每天量5~10 mg,溶于注射用水100~200 mL中,分4次用。

(7)局部病灶注射:浓度1~3 mg/mL,3~7天用1次,必要时可加普鲁卡因注射液少量;对真菌性脓胸和关节炎,可局部抽脓后注入药5~10 mg,每周1~3次。

(8)局部外用:浓度2.5~5.0 mg/mL。

(9)腔道用药:栓剂25 mg。

(10)眼部用药:眼药水0.25%;眼药膏1%。

(11)口服:对肠道真菌感染,每天0.5~2.0 g,分2~4次服。

(五)不良反应

毒性较大,可有发热、寒战、头痛、食欲缺乏、恶心和呕吐等反应,静脉用药可引起血栓性静脉炎,鞘内注射可引起背部及下肢疼痛。对肾脏有损害作用,可致蛋白尿、管型尿,定期检查发现尿素氮>20 mg%或肌酐>3 mg%时,应采取措施,停药或降低剂量。尚有白细胞数下降、贫血和血压下降或升高、肝损害、复视、周围神经炎及皮疹等反应。使用期间可出现心率加快,甚至心室颤动,多与注入药液浓度过高、速度过快和用量过大,以及患者低血钾有关。

(六)禁忌证

对本药过敏者、严重肝病患者禁用。

(七)注意

(1)肝、肾功能不全者慎用。

(2)用药期间应监测肝功能、肾功能、血象及血钾。

(3)出现低钾血症,应高度重视,以及时补钾。

(4)使用期间,应用抗组胺药可减轻某些反应。皮质激素也有减轻反应的作用,但只限在反应较严重时用,勿作常规使用。

(5)静脉滴注如漏出血管外,可引起局部炎症,可用5%葡萄糖注射液抽吸冲洗,也可加少量肝素注射液于冲洗液中。

(八)药物相互作用

(1)与氟胞嘧啶合用,两药药效增强,但氟胞嘧啶的毒性增强。

(2)与肾上腺皮质激素合用时,可能加重两性霉素B诱发的低钾血症。

(3)与其他肾毒性药物合用,如氨基苷类、抗肿瘤药、万古霉素等,可加重肾毒性。

(九)制剂

注射用两性霉素B(脱氧胆酸钠复合物):每支5 mg、25 mg、50 mg。

(十)贮法

15 ℃以下,严格避光。配成的药液也必须注意避光。

三、伊曲康唑

其他名称:依他康唑、斯皮仁诺和美扶。

ATC编码:J02AA01。

(一)药理学

本品是具有三唑环的合成唑类抗真菌药。对深部真菌与浅表真菌都有抗菌作用。三唑环的结构使本品对人细胞色素P450的亲和力降低,而对真菌细胞色素P450仍保持强亲和力。本品口服吸收良好,饭后服用吸收较好,由于脂溶性强,在体内某些脏器,如肺、肾及上皮组织中浓度较高,但由于蛋白结合率很高,所以很少透过脑膜,在支气管分泌物中浓度也较低。

(二)适应证

本品主要应用于深部真菌所引起的系统感染,如芽生菌病、组织胞浆菌病、类球孢子菌病、着色真菌病、孢子丝菌病和球孢子菌病等,也可用于念珠菌病和曲菌病。

(三)用法和用量

一般为每天100～200 mg,顿服,1个疗程为3个月,个别情况下疗程延长到6个月。

短程间歇疗法:1次200 mg,每天2次,连服7天为1个疗程,停药21天,开始第2个疗程,指甲癣服2个疗程,趾甲癣服3个疗程,治愈率分别为97%和69.4%。

(四)不良反应

本品对肝酶的影响较酮康唑为轻,但仍应警惕发生肝损害,已发现肝衰竭死亡病例。有恶心及其他胃肠道反应,还可出现低钾血症和水肿。本品有一定的心脏毒性,已发现充血性心力衰竭多例且有死亡者。

(五)禁忌证

对本药过敏者、室性心功能不全者禁用。

(六)注意

(1)肝、肾功能不全者,心脏病患者应慎用。

(2)儿童、妊娠期妇女及哺乳期妇女使用应权衡利弊。

(七)药物相互作用

(1)酶诱导药物如卡马西平、利福平和苯妥英等可明显降低本品的血药浓度,相反酶抑制剂如克拉霉素、红霉素能增加伊曲康唑的血药浓度。而降低胃酸的药物可能会减少伊曲康唑的吸收。

(2)与环孢素、阿司咪唑和特非那定有相互作用。同服时应减少剂量。

(3)本品可干扰地高辛和华法林正常代谢使消除减慢,同服时应减少剂量。

(八)制剂

片剂:每片 100 mg、200 mg。注射液:25 mL∶250 mg。

(九)贮法

避光、密闭,25 ℃以下室温保存。

四、氟康唑

其他名称:大扶康、三维康和 DIFLUCAN。

ATC 编码:J02AC01。

(一)性状

本品为白色结晶状粉末,微溶于水或盐水中,溶于乙醇和丙酮,略溶于氯仿和异丙醇,易溶于甲醇,极微溶于甲苯。

(二)药理学

本品为氟代三唑类抗真菌药。本品高度选择抑制真菌的细胞色素 P450,使菌细胞损失正常的甾醇,而 14α-甲基甾醇则在菌细胞中蓄积,起抑菌作用。对新型隐球菌、白色念珠菌及其他念珠菌、黄曲菌、烟曲菌、皮炎芽生菌、粗球孢子菌和荚膜组织胞浆菌等有抗菌作用。

本品口服吸收 90%,空腹服药,1～2 小时血药达峰、$t_{1/2}$ 约 30 小时。志愿者空腹口服 400 mg,平均峰浓度为 6.72 μg/mL。剂量在 50～400 mg,血药浓度和 AUC 值均与剂量成正比。每天口服本品1 次,5～10 天血药浓度达坪。第 1 天倍量服用,则在第 2 天即接近达坪。V_d 约与全身水量接近(40 L)。血浆蛋白结合率低(11%～12%)。单剂量或多剂量服药,14 天时药物可进入所有体液、组织中,尿液及皮肤中药物浓度为血浆浓度的 10 倍;水疱皮肤中为 2 倍;唾液、痰、水疱液和指甲中与血浆浓度接近;脑脊液中浓度低于血浆,为 0.5～0.9 倍。80%药物以原形自尿排泄,11%以代谢物出现于尿中,肾功能不全者药物清除率明显降低。3 小时透析可使血药浓度降低 50%。

(三)适应证

本品可应用于敏感菌所致的各种真菌感染,如隐球菌性脑膜炎、复发性口咽念珠菌病等。

(四)用法和用量

(1)念珠菌性口咽炎或食管炎:第 1 天口服 200 mg,以后每天服 100 mg,疗程 2～3 周(症状消失仍需用药),以免复发。

(2)念珠菌系统感染:第 1 天 400 mg,以后每天 200 mg,疗程 4 周或症状消失后再用 2 周。

(3)隐球菌性脑膜炎:第 1 天 400 mg,以后每天 200 mg,如患者反应正常也可用每天 1 次

400 mg,至脑脊液细菌培养阴性后 10～12 周。

(4)肾功能不全者减少用量。肌酐清除率＞50 mL/min 者用正常量;肌酐清除率为 21～50 mL/min者,用 1/2 量;肌酐清除率为 11%～20%者,用 1/4 量。

注射给药的用量与口服量相同。静脉滴注速度约为 200 mg/h。可加入葡萄糖液、生理氯化钠液、乳酸钠林格液中滴注。

(五)不良反应

偶见剥脱性皮炎(常伴随肝功能损害发生)。较常见的不良反应有恶心(3.7%)、头痛(1.9%)、皮疹(1.8%)、呕吐(1.7%)、腹痛(1.7%)、腹泻(1.5%)及味觉异常。其他不良反应包括头痛、头晕、中性粒细胞减少、血小板减少症和粒细胞缺乏症,肝毒性,包括很少数致死性肝毒性病例,碱性磷酸酶升高,胆红素升高,血清丙氨酸氨基转移酶(SGOT)和血清天门冬氨酸氨基转移酶(SGPT)升高;免疫系统:变态反应(包括血管神经性水肿、面部水肿和瘙痒);肝胆系统:肝衰竭、肝炎、肝细胞坏死和黄疸;高胆固醇血症、高脂血症、低钾血症。

(六)禁忌证

对本药或其他吡咯类药过敏者禁用。

(七)注意

(1)本品对胚胎的危害性尚未肯定,给妊娠期妇女用药前应慎重考虑本品的利弊。哺乳妇慎用。

(2)本品的肝毒性虽较咪唑类抗真菌药为小,但也须慎重,特别对肝脏功能不健全者更应小心。遇有肝功能变化要及时停药或处理。

(3)用药期间应监测肝、肾功能。

(八)药物相互作用

(1)与华法林合用可延长凝血酶原时间。

(2)本品可抑制口服降糖药的代谢。

(3)使苯妥英的血药浓度升高。

(4)肾移植后使用环孢素者,联用本品可使环孢素血药浓度升高。

(5)利福平可加速本品的消除。

(九)制剂

片剂(胶囊):每片(粒)50 mg、100 mg、150 mg 或 200 mg。注射剂:每瓶 200 mg/100 mL。

(十)贮法

避光、密闭,干燥处保存。

五、伏立康唑

其他名称:活力康唑、威凡、Vfend 和 VRC。

ATC 编码:J02AC03。

(一)药理学

本品为三唑类抗真菌药,通过抑制对真菌细胞色素 P450 有依赖的羊毛甾醇 14α-去甲基化酶,进而抑制真菌细胞膜麦角甾醇的生物合成,使真菌细胞膜的结构和功能丧失,最终导致真菌死亡。对分枝霉杆菌、链孢霉菌属及所有曲霉菌均有杀菌活性,对耐氟康唑的克柔念珠菌、光滑念珠菌和白色念珠菌等也有抗菌作用。

口服后吸收迅速，达峰时间为1～2小时，生物利用度为96%，食物影响其吸收。本品消除半衰期为6小时，经肝脏细胞色素P450酶代谢，代谢产物经尿液排出，尿中原形药物低于5%。

（二）适应证

本品用于治疗侵入性曲霉病，以及对氟康唑耐药的严重进入性念珠菌病感染及由足放线病菌属和镰刀菌属引起的严重真菌感染。主要用于进行性、致命危险的免疫系统受损的2岁以上患者。

（三）用法和用量

负荷剂量：第1天静脉注射每次6 mg/kg，每12小时1次；口服，体重大于40 kg者每次400 mg，小于40 kg者200 mg，均为每12小时1次。

维持剂量：第2天起静脉注射每次4 mg/kg，每天2次；口服，体重大于40 kg者每次200 mg，小于40 kg者100 mg，均为每12小时1次。

治疗口咽、食管白色念珠菌病：口服，每次200 mg，每天2次；静脉注射，每次3～6 mg/kg，每12小时1次。

（四）不良反应

最为常见的不良事件为视觉障碍、发热、皮疹、恶心、呕吐、腹泻、头痛、败血症、周围性水肿、腹痛及呼吸功能紊乱。与治疗有关的，导致停药的最常见不良事件包括肝功能试验值增高、皮疹和视觉障碍。

（五）禁忌证

已知对伏立康唑或任何一种赋形剂有过敏史者、妊娠和哺乳期妇女禁用。

（六）注意

（1）肝、肾功能不全者慎用。12岁以下儿童不推荐使用。

（2）对驾驶和操作机器者，本品可能会引起一过性的、可逆性的视觉改变，包括视物模糊、视觉改变、视觉增强和/或畏光。

（3）本品使用时先用19 mL注射用水溶解，溶解后的浓度为10 mg/mL。本品仅供单次使用，未用完的溶液应当弃去。只有清澈的、没有颗粒的溶液才能使用。稀释后的溶液：2～8 ℃保存，不超过24小时。

（4）伏立康唑片剂应在餐后或餐前至少1小时服用。

（七）药物相互作用

（1）西罗莫司与伏立康唑合用时，前者的血浓度可能显著增高。

（2）利福平、卡马西平和苯巴比妥等酶促药，可降低本品的血药浓度。

（3）本品抑制细胞色素P450同工酶CYP2C19、CYP2C9和CYP3A4的活性，可使特非那定、阿司咪唑、奎尼丁、麦角碱类、环孢素、他克莫司、华法林和他汀类降血脂药等血药浓度升高，从而导致Q-T间期延长，并且偶见尖端扭转性室性心动过速。应禁止合用。

（八）制剂

片剂：每片50 mg、200 mg。注射用伏立康唑：每支200 mg。

（九）贮法

密闭，阴凉干燥处保存。

六、氟胞嘧啶

其他名称：Fluorocytosin和5-FC。

ATC 编码：J02AX01。

（一）性状

本品为白色结晶性粉末，无臭，溶于水，溶解度为 1.2%（20 ℃）。干燥品极稳定，水溶液在 pH 为 6～8 时也较稳定，在低温时可析出结晶。在酸或碱液中则迅速分解，可检出含有脱氨化合物5-氟尿嘧啶。

（二）药理学

抗真菌药，对念珠菌、隐球菌，以及地丝菌有良好的抑制作用，对部分曲菌及引起皮肤真菌病的分枝孢子菌、瓶真菌等也有作用。对其他真菌和细菌都无作用。口服吸收良好，3～4 小时血药达到高峰，血中半衰期为 8～12 小时，可透过血-脑屏障。

（三）适应证

本品可用于念珠菌和隐球菌感染，单用效果不如两性霉素 B，可与两性霉素 B 合用以增疗效（协同作用）。

（四）用法和用量

口服：每天 4～6 g，分 4 次服，疗程自数周至数月。静脉注射，每天 50～150 mg/kg，分 2～3 次。单用本品时真菌易产生耐药性，宜与两性霉素 B 合用。

（五）不良反应

氨基转移酶和碱性磷酸酶值升高、胃肠道症状、白细胞数减少、贫血、血小板数减少、肾损害、头痛、视力减退、幻觉、听力下降、运动障碍、血清钾和钙磷值下降，以及变态反应（如皮疹）等。

（六）禁忌证

对本药过敏者、严重肾功能不全和严重肝脏疾病患者禁用。

（七）注意

（1）骨髓抑制、有血液系统疾病者及肝、肾功能损害者慎用。

（2）因脑脊液中药物浓度较高，故无须鞘内注射给药。

（3）如单次服药量较大，可间隔 15 分钟分次服用，以减少恶心、呕吐等不良反应。

（八）药物相互作用

（1）与两性霉素 B 联用有协同作用，应注意毒性反应。

（2）与其他骨髓抑制药合用，可增加造血系统的不良反应。

（3）与阿糖胞苷联用有拮抗作用。

（九）制剂

片剂：每片 250 mg、500 mg。注射液：2.5 g(250 mL)。

（十）贮法

避光、密闭，阴凉处保存。

七、特比萘芬

其他名称：兰美舒、疗霉舒、丁克和 Lamisil。

ATC 编码：D01AE15，D01BA02。

（一）性状

本品为白色或几乎白色粉末，微溶于水，易溶于无水乙醇和甲醇，微溶于丙酮。本品为烯丙胺类抗真菌药，抑制真菌细胞麦角甾醇合成过程中的鲨烯环氧化酶，并使鲨烯在细胞中蓄积而起杀菌作用。人体细胞对本品的敏感性为真菌的万分之一。

(二)药理学

本品有广谱抗真菌作用,对皮肤真菌有杀菌作用,对白色念珠菌则起抑菌作用。

本品口服吸收约 70%。口服 250 mg,2 小时血药浓度达峰值 0.97 μg/mL。在剂量 50～750 mg范围内血药浓度呈正比递升。吸收 $t_{1/2}$ 为 0.8～1.1 小时,分布 $t_{1/2}$ 为 4.6 小时,$t_{1/2\beta}$ 为 16～17 小时。在体内与血浆蛋白高度结合,分布容积 V_d 约 950 L,在皮肤角质层与指甲内有较高浓度,并持续一段时间。在体内代谢后由尿排泄,肝、肾功能不全者药物的血药浓度升高。

(三)适应证

本品可用于浅表真菌引起的皮肤、指甲感染,如毛癣菌、狗小孢子菌和絮状表皮癣菌等引起的体癣、股癣、足癣、甲癣及皮肤白色念珠菌感染。

(四)用法和用量

口服,每天 1 次 250 mg,足癣、体癣和股癣服用 1 周;皮肤念珠菌病 1～2 周;指甲癣 4～6 周;趾甲癣12 周(口服对花斑癣无效)。

外用(1%霜剂)用于体癣、股癣、皮肤念珠菌病和花斑癣等,每天涂抹 1～2 次,疗程不定(1～2 周)。

(五)不良反应

不良反应有消化道反应(腹胀、食欲缺乏、恶心、轻度腹痛和腹泻等)和皮肤反应(皮疹),偶见味觉改变。本品对细胞色素 P450 酶抑制较轻,但仍有一定的肝毒性,已发现肝损害病例,其症状是胆汁淤积,在停药后恢复缓慢。

(六)禁忌证

对本药过敏者、严重肾功能不全者禁用。

(七)注意

(1)肝功能不全者和肾功能不全者慎用。2 岁以下儿童、妊娠期妇女使用要权衡利弊。

(2)进食高脂食物可使本药的生物利用度增加约 40%。

(3)如出现皮肤变态反应、味觉改变,应停止用药。

(八)药物相互作用

(1)本品可抑制由细胞色素 P450 同工酶 CYP2D6 介导的代谢反应,可导致如三环类抗抑郁药、β 受体阻滞剂及选择性 5-羟色胺再吸收抑制剂等主要通过该酶代谢的药物的血药浓度改变。

(2)利福平加速本品代谢。西咪替丁抑制本品代谢。

(九)制剂

片剂:每片 125 mg 或 250 mg。霜剂 1%。

(十)贮法

避光、密封保存。

八、美帕曲星

美帕曲星系由链霉菌 S. aureofaciens 所产生的多烯类抗生素帕曲星,经甲基化,得美帕曲星。口服片的制品有两种:一种是与十二烷基硫酸钠组成复合片;另一种是不含十二烷基硫酸钠的片剂。

其他名称:克霉灵、甲帕霉素和 Montricin。

ATC 编码：A01AB16、D01AA06、G01AA09 和 G04CX03。

(一)药理学

本品为抗深部真菌药，对白色念珠菌有较强的抑制作用，其作用类似两性霉素 B，与真菌细胞膜的甾醇结构结合而破坏膜的通透性。本品对滴虫有抑制作用。

本品中的十二烷基硫酸钠为助吸收剂，使美帕曲星口服后迅速被小肠吸收，服药期间美帕曲星的血浓度远高于其 MIC。本品在肾脏中分布浓度最高，且由尿液排泄，在肝脏及肺中较低。未吸收的药物主要从粪便排泄，停药后 30 小时即从体内消除，无蓄积现象。

(二)适应证

本品可用于白色念珠菌阴道炎和肠道念珠菌病，也可用于阴道或肠道滴虫病。本品在肠道内与甾醇类物质结合成不吸收的物质，可用于治疗良性前列腺肿大。

(三)用法和用量

阴道或肠道念珠菌感染或滴虫病(用含十二烷基硫酸钠的复合片)：1 次 10×10^4 U(2 片)，每 12 小时 1 次，连用 3 天为 1 个疗程。对于复杂性病例，疗程可酌情延长。宜食后服用。

治疗前列腺肿大或肠道念珠菌病、滴虫病(用不含十二烷基硫酸钠的片剂)：每天 1 次，每次10×10^4 U。

(四)不良反应

不良反应主要有胃肠道反应，如胃部烧灼感、消化不良、恶心、腹泻、肠胀气和便秘等。

(五)禁忌证

对本品过敏者禁用。妊娠期妇女，尤其是妊娠初 3 个月内不宜应用。

(六)注意

饭后服用减少胃肠道不良反应。

(七)制剂

肠溶片：每片 5×10^4 U。阴道片：每片 2.5×10^4 U。乳膏：供黏膜用。

九、阿莫罗芬

其他名称：盐酸阿莫罗芬、罗噻尼尔、罗每乐、Loceryl 和 Pekiron。

ATC 编码：D01AE16。

(一)药理学

本品为吗啉类局部抗真菌药，通过干扰真菌细胞膜麦角固醇的合成而导致真菌死亡。对皮肤癣菌、念珠菌、隐球菌、皮炎芽生菌、荚膜组织胞浆菌和申克孢子丝菌等有抗菌活性。

局部用乳膏剂可在甲板上形成一层非水溶性薄膜，并在 24 小时内穿入甲板达到远高于最低抑菌浓度的浓度，能维持 1 周时间。局部用药后有 4%～10%被吸收入血，血药浓度小于 0.5 ng/mL。吸收后的药物主要由尿排出，少量从粪便排出。

(二)适应证

本品可用于治疗皮肤及黏膜浅表真菌感染，如体癣、手癣、足癣、甲真菌病及阴道白色念珠菌病等。

(三)用法和用量

甲真菌病：挫光病甲后将搽剂均匀涂抹于患处，每周 1～2 次。指甲感染一般连续用药 6 个月，趾甲感染，持续用药 9～12 个月。皮肤浅表真菌感染：用 0.25%乳膏局部涂抹，每天 1 次，至临床症状消失后继续治疗 3～5 天。阴道念珠菌病：先用温开水或 0.02%高锰酸钾无菌溶液冲洗阴道或坐浴，再将一枚栓剂置入阴道深处。

（四）不良反应

不良反应轻微，仅见一过性局部瘙痒、轻微烧灼感，个别有变态反应。

（五）禁忌证

对本品过敏者、妊娠期妇女及准备怀孕的妇女禁用。

（六）注意

（1）局部用药后，吸收极少。

（2）阿莫罗芬有较强的体外抗真菌作用，全身用药却没有活性，仅用于浅表局部感染。

（七）制剂

搽剂：每瓶 125 mg（2.5 mL）。乳膏剂：每支 0.25%（5 g）。栓剂：每枚 25 mg、50 mg。

（八）贮法

密闭，置阴凉干燥处。

十、醋酸卡泊芬净

醋酸卡泊芬净是一种由 Glarea lozoyensis 发酵产物合成而来的半合成脂肽（棘白菌素，echinocandin）化合物。

其他名称：科赛斯、Cancidas 和 GRIVULFIN。

ATC 编码：J02AX04。

（一）性状

本品为白色或类白色冻干块状物。辅料：蔗糖，甘露醇，冰醋酸和氢氧化钠（少量用于调节 pH）。

（二）药理学

卡泊芬净是一种 β(1,3)-D-葡聚糖合成抑制剂，可特异性抑制真菌细胞壁的组成成分 β(1,3)-D-葡聚糖的合成，从而破坏真菌结构，使之溶解。由于哺乳动物细胞不产生 β(1,3)-D-葡聚糖，因此卡泊芬净对患者不产生类似两性霉素 B 样的细胞毒性。此外，卡泊芬净不是 CYP450 酶抑制剂，因此不会与经 CYP3A4 途径代谢的药物产生相互作用。本品对许多种致病性曲霉菌属和念珠菌属真菌具有抗菌活性。

单剂量卡泊芬净经 1 小时静脉输注后，其血浆浓度下降呈多相性。输注后立即出现一个短时间的 α 相，接着出现一个半衰期为 9～11 小时的 β 相。另外，还会出现 1 个半衰期为 27 小时的 γ 相。大约 75%放射性标记剂量的药物得到回收：其中，有 41%在尿中，34%在粪便中。卡泊芬净在给药后的最初 30 个小时内，很少有排出或生物转化。蛋白结合率大约为 97%。通过水解和 N-乙酰化作用卡泊芬净被缓慢代谢。有少量卡泊芬净以原形从尿中排出（大约为给药剂量的1.4%）。原形药的肾脏消除率低。

（三）适应证

本品可用于治疗对其他治疗无效或不能耐受的侵袭性曲霉菌病；对疑似真菌感染的粒缺伴发热患者的经验治疗；口咽及食管念珠菌病。侵袭性念珠菌病，包括中性粒细胞减少症及非中性粒细胞减少症患者的念珠菌血症。

（四）用法和用量

第 1 天给予单次 70 mg 负荷剂量，随后每天给予 50 mg 的剂量。本品约需要 1 小时的时间经静脉缓慢地输注给药。疗程取决于患者疾病的严重程度、被抑制的免疫功能恢复情况及对治疗的临床反应。对于治疗无临床反应而对本品耐受性良好的患者可以考虑将每天剂量加大到 70 mg。

(五)不良反应

不良反应常见有皮疹、面部肿胀、瘙痒、温暖感或支气管痉挛。罕见的肝脏功能失调;心血管:肿胀和外周水肿;实验室异常:高钙血症、低清蛋白、低钾、低镁血症、白细胞数减少、嗜酸性粒细胞数增多、血小板数减少、中性白细胞数减少、尿中红细胞数增多、部分凝血激酶时间延长、血清总蛋白降低、尿蛋白增多、凝血酶原时间延长、低钠、尿中白细胞增多及低钙。

(六)禁忌证

对本品中任何成分过敏的患者禁用。

(七)注意

(1)肝功能不全者、骨髓移植患者、肾功能不全者、妊娠期妇女和哺乳期妇女慎用。

(2)不推荐 18 岁以下的患者使用。

(3)本药配制后应立即使用。

(4)与右旋葡萄糖溶液存在配伍禁忌。除生理盐水和林格溶液外,不得将本品与任何其他药物混合或同时输注。

(八)药物相互作用

(1)环孢霉素能使卡泊芬净的 AUC 增加大约 35%。AUC 增加可能是由于肝脏减少了对卡泊芬净的摄取所致。本品不会使环孢霉素的血浆浓度升高。但与环孢霉素同时使用时,会出现肝酶 ALT 和 AST 水平的一过性升高。

(2)本品与药物消除诱导剂如依非韦伦、奈韦拉平、利福平、地塞米松、苯妥英或卡马西平同时使用时,可能使卡泊芬净的浓度下降。应考虑给予本品每天 70 mg 的剂量。

(3)本品能使他克莫司的 12 小时血药浓度下降 26%。两种合用建议对他克莫司的血浓度进行标准的检测,同时适当地调整他克莫司的剂量。

(九)制剂

注射用醋酸卡泊芬净:50 mg、70 mg(以卡泊芬净计)。

(十)贮法

密闭的瓶装冻干粉末应于 2~8 ℃储存。

十一、阿尼芬净

其他名称:Eraxis、VER-002 和 LY303366。

ATC 编码:J02AX06。

(一)药理学

阿尼芬净是第三代棘白菌素类的半合成抗真菌药,是棘白菌素 B 的衍生物。通过抑制 β-1,3-葡聚糖合成酶,从而导致真菌细胞壁破损和细胞死亡。临床前研究证实具有强大的体内外抗真菌活性,且不存在交叉耐药性。对绝大部分的念珠菌和真菌有强大的抗菌活性,包括氟康唑耐药的念珠菌、双态性真菌和霉菌感染。

口服生物利用度仅 2%~7%。静脉输注后,血药浓度即达峰值(C_{max}),吸收半衰期低于 1 小时,消除半衰期约 24 小时。静脉给药后迅速广泛的分布于全身组织中,表观分布容积可达到与体液相当。阿尼芬净在健康受试者体内的分布容积为 33 L(30～50 L)，C_{max}和药时曲线下面积呈剂量依赖性。血浆清除率(Cl)为1 L/h，呈剂量依赖性。蛋白结合率为 84%。约 10%的原形药经粪便排泄，小于 1%的药物经尿排泄。

(二)适应证

本品可用于治疗食管念珠菌感染，念珠菌性败血症，念珠菌引起的腹腔脓肿及念珠菌性腹膜炎。

(三)用法和用量

静脉给药：食管性念珠菌病，第 1 天 100 mg，随后每天 50 mg 疗程至少 14 天，且至少持续至症状消失后 7 天。念珠菌性败血症等，第 1 天 200 mg，随后每天 100 mg，疗程持续至最后 1 次阴性培养后至少 14 天。

(四)不良反应

常见恶心、呕吐、γ-谷氨酰胺转移酶升高、低钾血症和头痛，尚有皮疹、荨麻疹、面红、瘙痒、呼吸困难及低血压。阿尼芬净对血液系统、血生化和心电图中的 Q-T 间期没有影响。

(五)禁忌证

对本品或其他棘白菌素类药物过敏者禁用。

(六)注意

(1)中、重度肝功能不全者慎用。

(2)妊娠期妇女、哺乳期妇女用药应权衡利弊。

(3)输注速率不宜超过 1.1 mg/min，避免不良反应发生。

(七)药物相互作用

(1)与环孢素合用，可使本药的血药浓度提高，无须调整阿尼芬净的剂量。

(2)阿尼芬净和伏立康唑合并用药，药动学参数均未见改变。阿尼芬净和不同消除机制的两性霉素 B 脂质体联合应用，彼此的药动学参数也没有统计学意义上的差别。

(八)制剂

注射用阿尼芬净：每瓶 50 mg、100 mg。

(郝木红)

第十四节 抗结核药

抗结核药(tuberculostatics)根据其作用特点分为如下两类。①对结核杆菌有杀灭作用的药物：链霉素、阿米卡星、异烟肼、利福平、吡嗪酰胺、环丙沙星、左氧氟沙星等。阿米卡星对结核杆菌有较强抗菌活性，与链霉素无交叉耐药，对链霉素耐药者可用阿米卡星代替。异烟肼是抗结核病的老药，耐药率高。吡嗪酰胺对处于酸性环境中生长缓慢的结核杆菌作用最强，并可渗入吞噬细胞和结核杆菌体内，延缓结核杆菌产生耐药性。第三代氟喹诺酮类药物中有不少具有较强的抗结核分枝杆菌活性，对非结核分枝杆菌(鸟胞分枝杆菌复合群除外)亦有作用，氟喹诺酮类药物可渗入巨噬细胞，能较好地发挥细胞内杀菌作用。由于结核分枝杆菌对氟喹诺酮产生自发突变率很低，与其他抗结核药之间无交叉耐药性，这类药物已成为耐药结核病的主要选用对象。②对结核杆菌有抑制作用的药物：乙胺丁醇、对氨基水杨酸钠等均为抑菌剂，与其他抗结核药联用有协同作用且可延缓耐药菌株的产生。

抗结核药物复合制剂一般是两药或三药复合，有杀菌剂与抑菌剂、杀菌剂与增效剂等多种形式。部分复合制剂的药效仅仅是单药累加效应，目的是提高患者的依从性；另一部分则不仅提高了依从性，也起到了增进药物疗效的作用。帕司烟肼是以特殊方法将 INH 与 PAS 分子化学结合，较同剂量 INH 的效果高 5 倍，亦明显高于以物理方式混合的 INH 加 PAS，而且毒性低、耐受性良好、容易服用、耐药发生率低。用于耐药结核病和轻型儿童结核病。

结核病化疗的原则：①早期用药，药物易渗入，对药物的敏感性高，用药效果好。②联合用药，3～4 种药物联合应用，可增强疗效、减轻毒性和耐药性产生。至少联合用药 2～3 种杀菌剂或未曾用过的敏感抗结核药。③规律用药，严格遵照化疗方案所规定的品种、剂量、给药次数及间隔时间，以保持稳定有效的血药浓度。④用药疗程足够，用药疗程应维持 6～8 个月，并定期复查，防止复发和耐药。⑤注意用法，抗结核药物在短时间内达到最高有效浓度比长时间维持低浓度疗效好，因此，可采用每天总量或多日总量一次给药的方法。⑥用药期间定期检查肝、肾功能，及时调整药物或剂量。

一、异烟肼

其他名称：雷米封，INH，RIMIFON。

ATC 编码：J04AC01。

（一）性状

异烟肼为无色结晶，或白色至类白色结晶性粉末；无臭，味微甜后苦；遇光渐变质。在水中易溶，在乙醇中微溶，在乙醚中极微溶解。其 5%水溶液的 pH 为 6～8。pK_a=1.8、3.5、10.8。

（二）药理学

对结核杆菌有良好的抗菌作用，疗效较好，用量较小，毒性相对较低，易为患者所接受。异烟肼的口服吸收率为 90%；服后 1～2 小时血清药物浓度可达峰；V_d 为(0.61±0.11)L/kg，蛋白结合率甚低。本品在体内主要通过乙酰化，同时有部分水解而代谢。由于遗传差异，人群可分为快乙酰化者与慢乙酰化者。他们的半衰期有显著差异，快乙酰化者的平均 $t_{1/2}$ 为 1.1 小时。慢乙酰化者则为 3 小时。本品易通过血-脑屏障。

（三）适应证

主要用于各型肺结核的进展期、溶解播散期、吸收好转期，尚可用于结核性脑膜炎和其他肺外结核等。本品常需和其他抗结核药联合应用，以增强疗效和克服耐药菌。此外，对痢疾、百日咳、睑腺炎等也有一定疗效。

（四）用法和用量

口服：成人 1 次 0.3 g，1 次顿服；对急性粟粒性肺结核或结核性脑膜炎，1 次 0.2～0.3 g，1 天 3 次。静脉注射或静脉滴注：对较重度浸润结核，肺外活动结核等，1 次 0.3～0.6 g，加 5%葡萄糖注射液或等渗氯化钠注射液 20～40 mL，缓慢推注；或加入输液 250～500 mL 中静脉滴注。

百日咳：1 天按 10～15 mg/kg，分为 3 次服。睑腺炎：1 天按 4～10 mg/kg，分为 3 次服。

局部(胸腔内注射治疗局灶性结核等)：一次 50～200 mg。

（五）不良反应

不良反应有胃肠道症状(如食欲缺乏、恶心、呕吐、腹痛、便秘等)；血液系统症状(贫血、白细胞减少、嗜酸性粒细胞增多，引起血痰、咯血、鼻出血、眼底出血等）；肝损害；过敏（皮疹或其他）；内分泌失调（男子女性化乳房、泌乳、月经不调、阳痿等）；中枢症状（头痛、失眠、疲倦、记忆力减退、精神兴奋、易怒、欣快感、反射亢进、幻觉、抽搐、排尿困难、昏迷等）；周围神经炎（表现为肌肉痉挛、四肢感觉异常、视神经炎、视神经萎缩等）。上述反应大多在大剂量或长期应用时发生。慢乙酰化者较易引起血液系统、内分泌系统和神经精神系统的反应，而快乙酰化者则较易引起肝脏损害。

（六）禁忌证

对本品过敏者、肝功能不全者、精神病患者、癫痫患者禁用。

（七）注意

（1）肝功能不全者、有精神病和癫痫病史者、妊娠期妇女慎用。

（2）维生素 B_6 可防治神经系统反应的发生，每天用量 10～20 mg，分 1～2 次服，但不应作为一种常规来普遍应用。遇异烟肼急性中毒时，大剂量维生素 B_6 可对抗，并需进行其他对症治疗。

（3）1 天 300 mg1 次顿服或按 1 周 2 次，1 次 0.6～0.8 g 的给药方法可提高疗效并减少不良反应的发生率。

（4）用药期间注意检查肝功能。

（八）药物相互作用

（1）可加强香豆素类抗凝血药、某些抗癫痫药、降压药、抗胆碱药、三环抗抑郁药等的作用，合用时须注意。

（2）与利福平合用，有协同抗结核杆菌作用，肝毒性可能增强。

（3）阿司匹林乙酰化作用较强，可使异烟肼部分乙酰化，减少吸收和排泄，疗效降低。

（4）抗酸药尤其是氢氧化铝可抑制本品的吸收，不宜同服。

（九）制剂

片剂：每片 0.05 g、0.1 g、0.3 g。注射液：每支 0.1 g(2 mL)。

（十）贮法

遮光、密封保存。

二、对氨基水杨酸钠

其他名称：对氨柳酸钠，SodiumPara-aminosalicylate，PAS-Na。

ATC 编码：J04AA02。

（一）性状

为白色或类白色结晶或结晶性粉末；无臭，味甜带咸。在水中易溶，在乙醇中略溶，在乙醚中不溶。其 2%水溶液的 pH 为 6.5～8.5。游离酸 pK_a 1.8（$-NH_2$）和 3.6（$-COOH$）。本品水溶液不稳定，遇热可分解，遇光迅速变色。

（二）药理学

与结核菌的对氨基苯甲酸合成起抑制作用，因而可抑制其生长。口服吸收良好，V_d 为 0.23 L/kg。约有 50%药物在体内乙酰化，80%药物（包括代谢物）由尿排出。肾功能不全时应注意。$t_{1/2}$ 为0.5～1.5 小时。

（三）适应证

本品很少单独应用，常配合异烟肼、链霉素等应用，以增强疗效并避免细菌产生耐药性。也可用于甲状腺功能亢进症。对于甲亢合并结核患者较适用，在用碘剂无效而影响手术时，可短期服本品为手术创造条件。本品尚有较强的降血脂作用。

(四)用法和用量

口服：每次 2～3 g，1 天 8～12 g，饭后服。小儿每天 200～300 mg/kg，分 4 次服。静脉滴注：每天4～12 g(先从小剂量开始)，以等渗氯化钠注射液或 5%葡萄糖液溶解后，配成 3%～4%浓度滴注。小儿每天 200～300 mg/kg。胸腔内注射：每次 10%～20%溶液 10～20 mL(用等渗氯化钠注射液溶解)。甲亢手术前：1 天 8～12 g，分 4 次服，同时服用 B 族维生素、维生素 C。服药时间不可过长，以防毒性反应出现。

(五)不良反应

恶心、呕吐、食欲缺乏、腹泻、腹痛较多见，饭后服或与碳酸氢钠同服可减轻症状。偶见皮疹、剥脱性皮炎、药热、结晶尿、蛋白尿、白细胞减少，男性性欲减低、皮肤干燥、颈前部肿胀、体重加重(甲状腺肿，黏液水肿)；眼或皮肤黄染、肝损害(黄疸、肝炎)；背痛、苍白(溶血性贫血，由于 G6PD 缺乏)；发热、头痛、咽痛、乏力等。

(六)禁忌证

对本品及其他水杨酸类药过敏者禁用。

(1)肝肾功能减退者、充血性心力衰竭、胃溃疡、葡萄糖-6-磷酸脱氢酶(G6PD)缺乏症患者慎用。

(2)氨基水杨酸类可由乳汁中排泄，哺乳期妇女须权衡利弊后选用。

(3)进餐、餐后服用减少对胃的刺激。

(4)静脉滴注一般用于结核性脑膜炎等严重病例，应在避光下(在滴瓶外面用黑纸包上)在 5 小时内滴完，变色后不可再用。

(七)药物相互作用

(1)忌与水杨酸类同服，以免胃肠道反应加重及导致胃溃疡。肠溶片可减轻胃肠道反应。

(2)能干扰利福平的吸收，故与之同用时，两者给药时间最好间隔 6～8 小时。

(3)本品可增强抗凝药(香豆素或茚满二酮衍生物)的作用，因此在用对氨基水杨酸类时或用后，口服抗凝药的剂量应适当调整。

(4)与乙硫异烟胺合用时可增加不良反应。

(八)制剂

片剂：每片 0.5 g。注射用对氨基水杨酸钠：每瓶 2 g、4 g、6 g。

(九)贮法

遮光，密封保存。

三、利福平

其他名称：甲哌利福霉素，RIFAMPIN，RFP。

ATC 编码：J04AB02。

(一)性状

利福平为鲜红或暗红色结晶性粉末；无臭，无味。在氯仿中易溶，在甲醇中溶解，在水中几乎不溶。其 1%水混悬液的 pH 为 4.0～6.5。本品遇光易变质，水溶液易氧化损失效价。

(二)药理学

对结核杆菌和其他分枝杆菌(包括麻风杆菌等),在宿主细胞内、外均有明显的杀菌作用。对脑膜炎球菌、流感嗜血杆菌、金黄色葡萄球菌、表皮链球菌、肺炎军团菌等也有一定的抗菌作用。对某些病毒、衣原体也有效。

口服吸收可达 90%~95%,于 1~2 小时血药浓度达峰。本品易渗入机体组织、体液(包括脑脊液)中。口服常用剂量后,有效浓度约可维持 6 小时。V_d 约为 1.6 L/kg。在肝中代谢,主要代谢物仍具有抗菌活性。体内药物多自胆汁中排泄,约 1/3 药物由尿排泄,尿中药物浓度可达治疗水平。$t_{1/2}$ 为 2~5 小时。本品有酶促作用,反复用药后,药物代谢(包括首关效应)加强,约在 2 星期后 $t_{1/2}$ 可缩短为 2 小时。

(三)适应证

主要应用于肺结核和其他结核病,也可用于麻风病的治疗。此外也可考虑用于耐甲氧西林金黄色葡萄球菌(MRSA)所致的感染。抗结核治疗时应与其他抗结核药联合应用。

(四)用法和用量

肺结核及其他结核病:成人,口服,1 次 0.45~0.60 g,1 天 1 次,于早饭前服,疗程半年左右;1~12 岁儿童 1 次量为 10 mg/kg,1 天 2 次;新生儿 1 次 5 mg/kg,1 天 2 次。

其他感染:1 天量 0.6~1.0 g,分 2~3 次给予,饭前 1 小时服用。

沙眼及结膜炎:用 0.1%滴眼剂,1 天 4~6 次。治疗沙眼的疗程为 6 周。

(五)不良反应

可致恶心、呕吐、食欲缺乏、腹泻、胃痛、腹胀等胃肠道反应,还可致白细胞减少、血小板减少、嗜酸性粒细胞增多、肝功能受损、脱发、头痛、疲倦、蛋白尿、血尿、肌病、心律失常、低血钙等反应。还可引起多种变态反应,如药物热、皮疹、急性肾衰竭、胰腺炎、剥脱性皮炎和休克等,在某些情况下尚可发生溶血性贫血。

(六)禁忌证

对本品过敏者、严重肝功能不全者、胆管阻塞者、妊娠早期妇女禁用。

(七)注意

(1)肝功能不全者、婴儿、3 个月以上妊娠期妇女慎用。

(2)用药期间应检查肝功能。

(3)服药后尿、唾液、汗液等排泄物均可显橘红色。

(4)食物可阻碍本品吸收,宜空腹服药。

(八)药物相互作用

(1)与异烟肼联合使用,对结核杆菌有协同的抗菌作用。但肝毒性也加强,应加以注意。与对氨基水杨酸钠合用也可加强肝毒性。

(2)与乙胺丁醇合用有加强视力损害的可能。

(3)有酶促作用,可使双香豆素类抗凝血药、口服降糖药、洋地黄类、皮质激素、氨苯砜等药物加速代谢而降效。长期服用本品,可降低口服避孕药的作用而导致避孕失败。

(九)制剂

片(胶囊)剂:每片(粒)0.15 g、0.3 g、0.45 g、0.6 g。口服混悬液:20 mg/mL。复方制剂:RIMACTAZIDE(含利福平及异烟肼);RIMATAZIDE+Z(含利福平、异烟肼及吡嗪酰胺)。

(十)贮法

密封,在干燥阴暗处保存。

四、利福喷丁

本品为半合成的利福霉素类抗生素。

其他名称:环戊哌利福霉素,环戊去甲利福平,明佳欣,利福喷汀。

ATC 编码:J04AB05。

(一)性状

利福喷丁为砖红色或暗红色结晶性粉末,无臭,无味,在氯仿或甲醇中易溶,乙醇或丙酮中略溶,乙醚或水中几不溶。

(二)药理学

抗菌谱性质与利福平相同,对结核杆菌、麻风杆菌、金黄色葡萄球菌、某些病毒、衣原体等微生物有抗菌作用,其抗结核杆菌的作用比利福平强 2～10 倍。

空腹一次服本品(细晶)400 mg,血药峰浓度约为 16.8 μg/mL;在 4～12 小时间可保持 15.35～16.89 μg/mL;48 小时尚有 5.4 μg/mL。尿药浓度,在 12～24 小时间为 16.52～37.98 μg/mL。体内分布,以肺、肝、肾脏中较多,在骨组织和脑组织中也有相当浓度。本品主要以原形及代谢物形式自粪便排泄。$t_{1/2}$ 平均为 18 小时。

(三)适应证

主要用于治疗结核病(常与其他抗结核药联合应用)。

(四)用法和用量

1 次 600 mg,每周只用 1 次(其作用约相当于利福平 600 mg,每天 1 次)。必要时可按上量,每周两次。

(五)不良反应

本品不良反应比利福平轻微,少数病例可出现白细胞、血小板减少;丙氨酸氨基转移酶升高;皮疹、头昏、失眠等。胃肠道反应较少。与其他利福霉素有交叉变态反应。

(六)禁忌证

对本品过敏者、肝功能严重不全、黄疸患者及妊娠期妇女禁用。

(七)注意

(1)乙醇中毒、肝功能损害者慎用。

(2)必须空腹给药,饱食后服药或并用制酸药,则其生物利用度明显降低。

(3)本品粗晶的生物利用度低(仅为细晶的 1/4～1/3)。

(4)服用本品后,大小便、唾液、痰液、泪液等可呈橙红色。

(八)药物相互作用

(1)服药期间饮酒,可导致肝毒性增加。

(2)对氨基水杨酸盐可影响本品的吸收,导致其血药浓度减低,如必须联合应用时,两者服用间隔至少 6 小时。

(3)苯巴比妥类药可能会影响本品的吸收,不宜与本品同时服用。

(4)本品与口服抗凝药同时应用时会降低后者的抗凝效果。

(5)本品与异烟肼合用可致肝毒性发生危险增加,尤其是原有肝功能损害者和异烟肼快乙酰化患者。

(6)本品与乙硫异烟胺合用可加重其不良反应。

(九)制剂

片(胶囊)剂:每片(粒)150 mg、300 mg。

(十)贮法

密封、避光干燥处保存。

五、利福霉素钠

本品系从地中海链霉菌产生的利福霉素B经转化而得的一种半合成利福霉素类抗生素。

其他名称:利福霉素SV。

ATC编码:J04AB03。

(一)性状

为砖红色粉末,几无臭,味微苦。溶解于水,易溶于无水乙醇、甲醇、丙酮中,溶于氯仿,几不溶于乙醚。5%水溶液的pH为6.5~7.5。本品遇光易分解变色。

(二)药理学

对金黄色葡萄球菌(包括耐青霉素和耐新青霉素株)、结核杆菌有较强的抗菌作用。对常见革兰阴性菌的作用弱。口服吸收差。注射后体内分布以肝脏和胆汁内为最高,在肾、肺、心、脾中也可达治疗浓度。与其他类抗生素或抗结核药之间未发现交叉耐药性。

(三)适应证

用于不能口服用药的结核患者和耐甲氧西林金葡菌(MRSA)感染,以及难治性军团菌病。

(四)用法和用量

肌内注射:成人1次250 mg,每8~12小时1次。静脉注射(缓慢注射):1次500 mg,1天2~3次;小儿1天量10~30 mg/kg。此外亦可稀释至一定浓度局部应用或雾化吸入。重症患者宜先静脉滴注,待病情好转后改肌内注射。用于治疗肾盂肾炎时,每天剂量在750 mg以上。对于严重感染,开始剂量可酌增到1天1 000 mg。

(五)不良反应

本品的不良反应参见利福平。肌内注射可引起局部疼痛,有时可引起硬结、肿块。静脉注射后可出现巩膜或皮肤黄染。本品偶引起耳鸣、听力下降。

(六)禁忌证

对本品过敏者、有肝病或肝损害者禁用。

(七)注意

(1)妊娠期妇女及哺乳期妇女慎用。

(2)肝功能不全、胆管梗阻、慢性乙醇中毒者应用本品应适当减量。

(3)本品不宜与其他药物混合使用,以免药物析出。

(4)用药期间应监测肝功能。用药后患者尿液呈红色,属于正常现象。

(5)静脉滴注速度宜缓慢,每次静脉滴注时间应在1~2小时。

(八)药物相互作用

(1)与β-内酰胺类抗生素合用对金黄色葡萄球菌(包括耐甲氧西林金黄色葡萄球菌)、铜绿假单胞菌具有协同作用。

(2)与氨基苷类抗生素合用时具协同作用。

(九)制剂

注射用利福霉素钠：每瓶 250 mg。注射液：每支 0.25 g(5 mL)(供静脉滴注用)；0.125 g(2 mL)(供肌内注射用)。

(十)贮法

遮光，保存于阴暗干燥处。

六、链霉素

本品由灰色链霉菌所产生。

其他名称：硫酸链霉素。

ATC 编码：J01GA01。

(一)性状

常用其硫酸盐，为白色或类白色粉末；无臭或几乎无臭，味略苦；有引湿性。在水中易溶，在乙醇或氯仿中不溶。其 20%水溶液的 pH 为 4.5～7.0。水溶液较稳定；遇强酸、强碱、脲或其他羰基化合物、半胱氨酸或其他巯基化合物易灭活。

(二)药理学

对布氏杆菌、土拉伦杆菌、鼠疫杆菌、小螺菌、肉芽肿荚膜杆菌、结核杆菌等有良好的抗菌作用。虽然一些肠道需氧革兰阴性杆菌，如沙门菌、痢疾杆菌、克雷伯杆菌、大肠埃希菌、肠杆菌属等也包括在本品的抗菌谱中，但由于耐药菌株广泛存在而不能应用于这些微生物感染疾病。

肌内注射 0.5 g 或 1 g 后，30 分钟血药浓度达高峰，分别为 15～20 μg/mL 或 30～40 μg/mL。有效血药浓度约可维持 12 小时。本品的蛋白结合率约为 35%，是氨基苷类中最高者。注射后 24 小时内，有30%～90%的药物自尿中原形排出。本品的半衰期随年龄而延长，青年人$t_{1/2}$为 2～3 小时，40 岁以上者可延长到 9 小时或更高。无尿者的$t_{1/2}$为 50～100 小时。

本品可渗入腹腔和胸腔积液、结核性脓腔，透过胎盘进入羊水和胎儿循环中，但不易透过血-脑屏障。

(三)适应证

主要用于结核杆菌感染，也用于布氏杆菌病、鼠疫以及其他敏感菌所致的感染。

(四)用法和用量

口服不吸收，只对肠道感染有效，现已少用。系统治疗需肌内注射，一般应用 1 次 0.5 g，1 天 2 次，或1 次0.75 g，1 天1 次，1～2 周为 1 个疗程。用于结核病，1 天剂量为 0.75～1 g，1 次或分成 2 次肌内注射。儿童一般 1 天 15～25 mg/kg，分 2 次给予；结核病治疗则 1 天 20 mg/kg，隔天用药。新生儿 1 天10～20 mg/kg。

用于治疗结核病时，常与异烟肼或其他抗结核药联合应用，以避免耐药菌株的产生。

(五)不良反应

血尿、排尿次数减少或尿量减少、食欲减退、口渴等肾毒性症状，少数可产生血液中尿素氮及肌酐值增高。影响前庭功能时可有步履不稳、眩晕等症状；影响听神经出现听力减退、耳鸣、耳部饱满感。部分患者可出现面部或四肢麻木、针刺感等周围神经炎症状。偶可发生视力减退(视神经炎)，嗜睡、软弱无力、呼吸困难等神经肌肉阻滞症状。偶可出现皮疹、瘙痒、红肿及过敏性休克。少数患者停药后仍可发生听力减退、耳鸣、耳部饱满感等耳毒性症状。

(六)禁忌证

对链霉素或其他氨基苷类过敏的患者禁用。

(七)注意

(1)肾功能损害、第 8 对脑神经损害、重症肌无力或帕金森病及失水患者应慎用。儿童应慎用,尤其是早产儿和新生儿。

(2)用前应做皮肤试验,与其他氨基苷类交叉过敏。本品皮试的阳性率低,与临床上发生变态反应的符合率也不高,不应过于信赖。

(3)用药期间应定期检查肾功能和听力。

(4)引起过敏性出血性紫癜,应立即停药,并给予大量维生素 C 治疗。

(八)药物相互作用

(1)与青霉素类药联用对草绿色链球菌、肠球菌有协同抗菌作用,但不能置于同一容器中,易发生配伍禁忌。

(2)具有肾毒性及耳毒性药物均不宜与本品合用或先后应用,如其他氨基苷类、卷曲霉素、顺铂、依他尼酸、呋塞米或万古霉素(或去甲万古霉素)、头孢噻吩或头孢唑林、多黏菌素类等。

(九)制剂

注射用硫酸链霉素:每瓶 0.75 g、1 g、2 g、5 g。

(十)贮法

密闭,干燥处保存。

七、乙胺丁醇

ATC 编码:J04AK02。

(一)性状

常用其盐酸盐,为白色结晶性粉末,无臭或几乎无臭,略有引湿性。在水中极易溶解,在乙醇中略溶,在氯仿中极微溶解,在乙醚中几乎不溶。水溶液呈右旋性,对热较稳定。

(二)药理学

对结核杆菌和其他分枝杆菌有较强的抑制作用。口服吸收约 80%,血药浓度达峰时间 2~4 小时,蛋白结合率约 40%,在体内仅有 10%左右的药物代谢成为非活性物,主要经肾排泄。与其他抗结核药间无交叉耐药性。但结核杆菌对本品也可缓慢产生耐药性。

(三)适应证

为二线抗结核药,可用于经其他抗结核药治疗无效的病例,应与其他抗结核药联合应用。以增强疗效并延缓细菌耐药性的产生。

(四)用法和用量

结核初治:1 天 15 mg/kg,顿服;或每周 3 次,每次 25~30 mg/kg(不超过 2.5 g);或每周 2 次,每次50 mg/kg(不超过 2.5 g)。

结核复治:每次 25 mg/kg,每天 1 次顿服,连续 60 天,继而按每次 15 mg/kg,每天 1 次顿服。

非结核性分枝杆菌感染:按每次 15~25 mg/kg,每天 1 次顿服。

(五)不良反应

多见视力模糊、眼痛、红绿色盲或视力减退、视野缩小(视神经炎每天按体重剂量25 mg/kg

以上时易发生），视力变化可为单侧或双侧。少见畏寒、关节肿痛（尤其大趾、髁、膝关节）、病变关节表面皮肤发热拉紧感（急性痛风、高尿酸血症）。罕见皮疹、发热、关节痛等变态反应；或麻木，针刺感、烧灼痛或手足软弱无力（周围神经炎）。

（六）禁忌证

对本药过敏者、乙醇中毒者、糖尿病已发生眼底病变者、乳幼儿禁用。

（七）注意

（1）痛风、视神经炎、老年人及肾功能减退者慎用。13 岁以下儿童尚缺乏应用经验需慎用。

（2）服用本品可使血尿酸浓度测定值增高，干扰检测结果，易引起痛风发作。

（3）治疗期间应检查眼部，视野、视力、红绿鉴别力等，在用药前、疗程中每天检查一次，尤其是疗程长，每天剂量超过 15 mg/kg 的患者。

（4）单用时细菌可迅速产生耐药性，必须与其他抗结核药联合应用。本品用于曾接受抗结核药的患者时，应至少与一种以上药物合用。

（5）肾功能减退的患者应用时需减量。

（八）药物相互作用

（1）与乙硫异烟胺合用可增加不良反应。

（2）与氢氧化铝同用能减少本品的吸收。

（3）与神经毒性药物合用可增加本品神经毒性，如视神经炎或周围神经炎。

（九）制剂

片剂：每片 0.25 g。

八、乙硫异烟胺

其他名称：硫异烟胺，Amidazine。

ATC 编码：J04AD03。

亮黄色结晶性粉末，微有硫化物臭和二氧化硫味。几乎不溶于水，溶于乙醇（1∶30）。水混悬液接近中性，遇光变色。

（一）性状

对结核杆菌有抑菌作用，抗菌活性仅为异烟肼的十分之一。

（二）药理学

本品口服易吸收，体内分布广，可渗入全身体液（包括脑脊液），在体内全部代谢为无效物。对渗出性及浸润性干酪病变疗效较好。

（三）适应证

单独应用少，常与其他抗结核药联合应用以增强疗效和避免病菌产生耐药性。

（四）用法和用量

1 天量 0.5～0.8 g，一次服用或分次服（以一次服效果为好），必要时也可从小剂量（0.3 g/d）开始。

（五）不良反应

服药后有恶心、呕吐、腹痛、腹泻、厌食、胃部不适等症状，多于服药 2～3 周后发生，如不能耐受，可酌减剂量或暂停服药，待症状消失后继续服用。少数患者有糙皮病症状、精神抑郁、视力紊乱和头痛、末梢神经炎、经期紊乱、男子乳房女性化、脱发、关节痛、皮疹、痤疮等。20%～30%的患者可有肝功能影响，引起氨基转移酶升高，并可发生黄疸，大剂量可引起直立性低血压。

(六)禁忌证

对本品过敏者、妊娠期妇女和12岁以下儿童禁用。

(1)糖尿病、严重肝功能减退时慎用。肝功能减退的患者应用本品时宜减量。

(2)用药期间每月应测肝功能一次。

(3)对诊断的干扰，可使丙氨酸氨基转移酶、门冬氨酸氨基转移酶测定值增高。

(七)注意

(1)如合用碳酸氢钠，或服肠溶片，可减轻反应。在发生呕吐时，可同时使用止吐药物。

(2)与环丝氨酸同服可使中枢神经系统反应发生率增加，尤其是全身抽搐症状。应当适当调整剂量，并严密监察中枢神经系统毒性症状。

(3)本品与其他抗结核药合用可能加重其不良反应。

(4)本品为维生素 B_6 阻滞剂，可增加其肾脏排泄。因此，接受乙硫异烟胺治疗的患者，维生素 B_6 的需要量可能增加。

(八)制剂

肠溶片：每片0.1 g。

九、丙硫异烟胺

其他名称：2-丙基硫代异烟酰胺。

ATC编码：J04AD01。

(一)性状

本品为黄色结晶性粉末，特臭。在甲醇、乙醇或丙酮中溶解，乙醚中微溶，水中几乎不溶。熔点为139～143 ℃。

(二)药理学

本品对结核分枝杆菌的作用取决于感染部位的药物浓度，低浓度时仅具有抑菌作用，高浓度具有杀菌作用。抑制结核杆菌分枝菌酸的合成。丙硫异烟胺与乙硫异烟胺有部分交叉耐药现象。

口服迅速吸收(80%以上)，广泛分布于全身组织体液中，在各种组织中和脑脊液内浓度与同期血药浓度接近。丙硫异烟胺可穿过胎盘屏障。蛋白结合率约10%。服药后1～3小时血药浓度可达峰值，有效血药浓度可持续6小时，$t_{1/2}$ 约3小时。主要在肝内代谢。经肾排泄，1%为原形，5%为有活性代谢物，其余均为无活性代谢产物。

(三)适应证

本品仅对分枝杆菌有效，与其他抗结核药联合用于结核病经一线药物(如链霉素、异烟肼、利福平和乙胺丁醇)治疗无效者。

(四)用法和用量

口服，成人常用量，与其他抗结核药合用，一次250 mg，一天2～3次。小儿常用量，与其他抗结核药合用，一次按体重口服4～5 mg/kg，一天3次。

(五)不良反应

可引起胃肠道反应：恶心、呕吐、食欲缺乏、腹胀、腹泻。个别病例有抑郁、视力障碍、头痛、周围神经炎、关节痛、皮疹、痤疮。可引起肝损害、转氨酶升高、黄疸，应定期查肝功能。个别病例可引起糖尿、急性风湿痛。妇女可有月经失调、男性乳房增大，大剂量可有直立性低血压。也可引起精神症状。

(六)禁忌证

对本品过敏者、对异烟肼、吡嗪酰胺、烟酸或其他化学结构相近的药物过敏者、妊娠期妇女及哺乳期妇女和12岁以下儿童禁用。

(七)注意

(1)糖尿病、严重肝功能减退者慎用。

(2)用药期间应定期测肝功能，出现视力减退或其他视神经炎症状时应立即进行眼部检查。

(3)对诊断的干扰，可使丙氨酸氨基转移酶、门冬氨酸氨基转移酶测定值增高。

(八)制剂

丙硫异烟胺肠溶片：每片0.1 g。

(九)贮法

避光、密封保存。

十、吡嗪酰胺

其他名称：氨甲酰基吡嗪、吡嗪甲酰胺、异烟酰胺。

ATC编码：J04AK01。

(一)性状

本品为白色或类白色结晶性粉末，无臭或几乎无臭，味微苦。本品在水中略溶，在乙醇中极微溶解。熔点为188～192 ℃。

(二)药理学

本品只对结核杆菌有杀灭作用，对其他细菌无抗菌活性。其抗结核杆菌作用的强弱与环境的pH密切相关，pH 5～5.5时，抗菌活性最强。pH 7时抗菌作用明显减弱。本品与其他抗结核药物间无交叉耐药性，单独应用极易产生耐药性。作用机制可能是通过渗入到含结核杆菌的巨噬细胞内，转化为吡嗪酸而发挥抗菌作用。

口服吸收迅速，口服1 g，2小时后血药峰浓度可达45 mg/L，15小时后尚有10 mg/L左右，顿服后的血药浓度较分次服用可维持较长时间。本品口服后广泛分布至全身组织中，易透过血-脑屏障，在肝、肺、脑脊液中的药物浓度与同期血药浓度相近。本品主要在肝内代谢，服药后24小时内由尿排出4%～14%的原形药。本品的血浆蛋白结合率为50%，半衰期约9小时。

(三)适应证

与其他抗结核药联合用于经一线抗结核药(如链霉素、异烟肼、利福平及乙胺丁醇)治疗无效的结核病。本品仅对分枝杆菌有效。

(四)用法和用量

口服。成人常用量，与其他抗结核药联合，每6小时按体重5～8.75 mg/kg，或每8小时按体重6.7～11.7 mg/kg给予，最高每天3 g。治疗异烟肼耐药菌感染时可增加至每天60 mg/kg。

(五)不良反应

可引起食欲减退、发热、异常乏力或软弱、眼或皮肤黄染(肝毒性)。少见畏寒、关节肿痛(尤其大趾、髁、膝关节)或病变关节皮肤拉紧发热(急性痛风性关节痛)。用药期间血尿酸增高，可引起急性痛风发作，须进行血清尿酸测定。变态反应如发热和皮疹，宜停药抗过敏治疗，个别患者对光敏感,皮肤暴露部位呈鲜红棕色,停药后可恢复。偶见贫血、诱发溃疡病发作、排尿困难等。不良反应发生与剂量、疗程有关。

(六)禁忌证

对本品过敏者、妊娠期妇女和12岁以下儿童禁用。

(七)注意

(1)糖尿病、痛风或严重肝功能减退者慎用。

(2)用药期间定期检查肝功能。

(3)对诊断的干扰,可使丙氨酸氨基转移酶、门冬氨酸氨基转移酶测定值增高。

(八)药物相互作用

(1)与别嘌醇、秋水仙碱、丙磺舒、磺吡酮合用,吡嗪酰胺可增加血尿酸浓度从而降低上述药物对痛风的疗效。合用时应调整剂量以便控制高尿酸血症和痛风。

(2)与乙硫异烟胺合用时可增强不良反应。与异烟肼、利福平合用有协同作用,并可延缓耐药性的产生。

(九)制剂

吡嗪酰胺肠溶片:每片0.25 g、0.5 g。

(邢 楠)

第十一章

抗寄生虫病药

第一节 抗 疟 药

疟疾是由疟原虫引起的一种传染病。寄生于人体的疟原虫有间日疟原虫、恶性疟原虫、三日疟原虫和卵形疟原虫四种，分别引起间日疟、恶性疟、三日疟和卵形疟。间日疟和三日疟属良性疟。在我国以间日疟和恶性疟为主，其他两种少见，偶见国外传入的散在病例。抗疟药是用于预防和治疗疟疾的药物，是防治疟疾的重要手段。疟原虫有独特的生活史，其不同发育阶段在生物学上存在明显差异，因而导致对不同抗疟药的敏感性不同，因此必须了解疟原虫的生活史及抗疟药作用环节，以便根据防治的目的正确选择药物。

一、疟原虫的生活史

疟原虫的生活史可分为人体内的无性生殖阶段和雌性按蚊体内的有性生殖阶段。

(一)人体内无性生殖阶段

1.红细胞外期

雌性按蚊叮咬人时，将其唾液中的子孢子注入人体血液中，随即侵入肝细胞发育、繁殖，形成大量裂殖体。此期不出现症状，为疟疾的潜伏期，通常为 10～14 天。间日疟原虫的子孢子在遗传学上存在不同的亚型，有速发型和迟发型之分。两种类型的子孢子同时进入肝实质细胞后，速发型子孢子在较短时期内发育、繁殖成裂殖体。迟发型子孢子则经过一段时间的休眠期后才发育、繁殖成裂殖体。迟发型子孢子是疟疾复发的根源。恶性疟和三日疟不存在迟发型子孢子，故不引起复发。乙胺嘧啶能杀灭红细胞外期的裂殖体，用于病因性预防。伯氨喹对红细胞外期迟发型子孢子(休眠子)有杀灭作用，可阻止间日疟复发。

2.红细胞内期

红细胞外期形成的大量裂殖子破坏肝细胞而进入血液，侵入红细胞，经滋养体发育成裂殖体，并破坏红细胞，释放大量裂殖子及其代谢产物，以及红细胞破坏产生的大量变性蛋白，刺激机体，引起寒战、高热等症状。红细胞所释放的裂殖子可再侵入其他红细胞，如此反复循环，引起临床症状反复发作。作用于此期的药物有氯喹、奎宁、青蒿素等，能有效杀灭红细胞内期的裂殖体，从而控制临床症状和预防性抑制临床症状发作。

(二)雌性按蚊体内有性生殖阶段

红细胞内疟原虫不断裂体增殖，经数个周期后，细胞内裂殖子部分发育成雌、雄配子体。按蚊在吸食患者血时，雌、雄配子体随血液进入蚊体，进行有性生殖过程，成为疟疾的传播根源。伯氨喹能杀灭配子体，乙胺嘧啶能抑制配子体在蚊体内发育，有控制疟疾传播的作用。

抗疟药作用于疟原虫生活史的不同环节，从而抑制或杀灭疟原虫。根据用药的目的，将抗疟药分为三类：①主要用于控制症状的抗疟药(如氯喹、奎宁、青蒿素等)；②主要用于控制复发和传播的药物(如伯氨喹等)；③主要用于病因性预防的抗疟药(如乙胺嘧啶、磺胺类等)。

二、疟原虫的耐药性

1910 年首次发现恶性疟原虫对奎宁具有耐药性，20 世纪 60 年代发现广泛用于治疗疟疾的氯喹出现恶性疟耐药现象并迅速蔓延，抗疟药物耐药性已成为遏制疟疾流行的最大困难。因此，认识抗疟药的作用机制与耐药机制，是合理有效防治疟疾的基础。恶性疟原虫对氯喹，其次对奎宁、乙胺嘧啶等抗疟药产生耐药，而且耐氯喹的疟原虫株常对乙胺嘧啶和磺胺多辛产生交叉耐药。耐氯喹的间日疟原虫株也有报道。不同抗疟药产生耐药性的机制不同。恶性疟原虫对氯喹的耐药机制表现为疟原虫食物泡上黏附糖蛋白(多药耐药性蛋白)的基因点突变，导致黏附糖蛋白的变异而增加氯喹从食物泡的排出，减少氯喹在疟原虫体内的潴留量，降低作用靶位的药物浓度。钙通道阻滞剂能部分恢复恶性疟原虫对氯喹的敏感性。恶性疟原虫对乙胺嘧啶与磺胺类的耐药机制与减弱对叶酸合成的抑制作用有关，耐乙胺嘧啶的恶性疟原虫因二氢叶酸还原酶基因突变，引起二氢叶酸还原酶分子空间构象改变，导致乙胺嘧啶对二氢叶酸还原酶的镶合受挫；耐磺胺类药物的恶性疟原虫二氢蝶酸合酶基因点突变，影响药物在二氢蝶酸合酶分子内的镶合。

三、主要用于控制症状的抗疟药

20 世纪 20 年代，奎宁是唯一的抗疟药。20 世纪 30 年代应用米帕林治疗疟疾，但不良反应较多，且随后的研究证明该药对耐氯喹的恶性疟原虫无效，还与伯氨喹存在相互作用。氯喹是 20 世纪 40 年代合成的重要抗疟药，能迅速控制症状。该药问世后不久出现耐药性，尤其是 20 世纪60 年代恶性疟原虫对氯喹的耐药性迅速蔓延，且由单一耐药性向多药耐药性发展。人们一直在努力寻找治疗耐药性虫株的抗疟药。中国中医研究院屠呦呦教授课题组从黄花蒿中提取的青蒿素，具有速效、低毒、无交叉耐药性的特点，是治疗恶性疟的首选药。这类药物通过杀灭红细胞内期的裂殖体从而中断疟原虫的无性生殖周期，可控制症状和预防性抑制症状发作。

(一)氯喹

氯喹是人工合成的 4-氨基喹啉衍生物。

1.药理作用和临床应用

(1)抗疟作用：其特点是起效快、疗效高、作用持久。对间日疟原虫和三日疟原虫以及敏感的恶性疟原虫的红细胞内期裂殖体有杀灭作用，能迅速有效地控制临床发作，通常用药后 24～48 小时内临床症状消退，48～72 小时血中疟原虫消失。氯喹具有在红细胞内尤其是被疟原虫入侵的红细胞内浓集的特点，有利于杀灭疟原虫。氯喹大量分布于内脏组织，停药后缓慢释放入血，加之在体内代谢与排泄缓慢，因而作用持久。氯喹也能预防性抑制疟疾症状发作，在进入疫区前1周和离开疫区后4周期间，每周服药1次即可。对间日疟和三日疟的配子体也有效，有助于防止良性疟传播，但对恶性疟的配子体无效。氯喹对红细胞外期疟原虫无效，不能用于病因性预防，也不能根治间日疟。

氯喹的抗疟作用机制尚未完全明了。已知疟原虫生长发育所需的氨基酸主要来自宿主红细胞的血红蛋白。疟原虫摄取的血红蛋白，在酸性食物泡内被蛋白酶分解，释放出氨基酸供疟原虫利用。疟原虫在消化血红蛋白过程中产生血红素（高铁原卟啉Ⅸ），具有高氧化活性，对细胞膜、消化酶以及某些重要的生物分子具有氧化损伤作用。在正常情况下，疟原虫体内的血红素通过非酶途径聚合形成无活性不可溶的疟色素。氯喹为弱碱性药物，在感染疟原虫的红细胞内聚积，升高食物泡内pH，干扰血红素非酶聚合为疟色素。另一方面，血红素对喹啉类（氯喹、奎宁、甲氟喹）有很高的亲和性，形成血红素-喹啉复合物，血红素-喹啉复合物能掺入血红素聚合链，进一步干扰血红素非酶聚合反应，导致血红素在疟原虫体内堆积，从而杀灭疟原虫。此外，氯喹可插入疟原虫DNA双螺旋结构中，形成稳固的DNA-氯喹复合物，影响DNA复制和RNA转录，从而抑制疟原虫的分裂繁殖。敏感恶性疟原虫体内氯喹浓度高，而耐药恶性疟原虫体内氯喹浓度低。疟原虫对氯喹耐药的机制可能与药物从虫体排出增多或在红细胞内浓集能力降低有关。

(2)抗肠道外阿米巴病作用：能杀灭阿米巴滋养体。由于在肝脏中的浓度高，可用于治疗阿米巴肝脓肿。

(3)免疫抑制作用：大剂量氯喹能抑制免疫反应，偶尔用于治疗类风湿关节炎、红斑狼疮等。但对后者的疗效尚无定论，而且用量大，易引起毒性反应。

2.体内过程

口服吸收迅速而完全，抗酸药可干扰其吸收。血药浓度达峰时间为3～5小时，$t_{1/2}$为数天至数周，并随用药剂量增大而延长。氯喹与血浆蛋白结合率为55%。广泛分布于全身组织，在肝、脾、肾、肺组织中的浓度常达血浆浓度的200～700倍，红细胞内的浓度比血浆浓度高约10～20倍，而在被疟原虫入侵的红细胞内的浓度又比正常红细胞内的浓度高出25倍。因分布容积非常大，在治疗急性发作时必须给予负荷量才能达到有效杀灭裂殖体的血药浓度。50%的药物在肝脏代谢，原形药及其代谢产物主要从尿中排出，酸化尿液可促进其排泄。

3.不良反应与注意事项

氯喹用于治疗疟疾时，不良反应较少，常见的不良反应有头痛、头晕、胃肠道反应、耳鸣、烦躁、皮肤瘙痒等，停药后可消失。长期大剂量应用时可见角膜浸润，表现为视觉模糊，少数影响视网膜，可引起视力障碍，应定期做眼科检查。大剂量或快速静脉给药时，可致低血压、心功能受抑、心电图异常、心脏骤停等，给药剂量大于5 g可致死。偶见6-磷酸葡萄糖脱氢酶缺乏患者产生溶血、精神症状等。有致畸作用，孕妇禁用。

(二)奎宁

奎宁是从金鸡纳树皮中提取的一种生物碱，为奎尼丁的左旋体。

1.药理作用和临床应用

对各种疟原虫的红细胞内期裂殖体有杀灭作用，能控制临床症状，但疗效不及氯喹。对间日疟和三日疟的配子体也有效，但对恶性疟的配子体无效。对红细胞外期疟原虫无明显作用。抗疟机制与氯喹相似，可能与抑制血红素聚合酶活性而致血红素堆积有关。此外，奎宁以氢键与DNA双螺旋形成复合物，抑制其转录与蛋白合成。由于奎宁控制临床症状较氯喹作用弱，且毒性较大，故一般不作首选，主要用于耐氯喹或对多药耐药的恶性疟，尤其是脑型疟，危急病例静脉滴注给予负荷量，之后口服维持血药浓度。

奎宁有减弱心肌收缩力，减慢传导，延长不应期，兴奋子宫平滑肌，抑制中枢神经系统和微弱的解热镇痛作用。

2.体内过程

口服后主要在小肠上段迅速吸收，血药浓度约3小时达峰值，$t_{1/2}$约11小时。80%的药物与血浆蛋白结合。主要在肝脏中被氧化分解，迅速失效，其代谢物及少部分未被代谢的原形药经肾脏快速排泄，24小时后几乎全部排出，无蓄积性。在严重疟疾病者血中α-糖蛋白水平增高，奎宁与蛋白结合率增加，消除减慢，可延长半衰期。

3.不良反应与注意事项

(1)金鸡纳反应：奎宁以及从金鸡纳树皮中提取的其他生物碱，在治疗剂量时可引起一系列不良反应，称为金鸡纳反应，表现为耳鸣、头痛、恶心、呕吐、腹痛、腹泻、视力和听力减退等，多见于重复给药时，停药可恢复，个别患者对奎宁具有高敏性，小剂量单用即可出现上述反应。

(2)心血管反应：用药过量或滴注速度过快时可致严重低血压和致死性心律失常。奎宁静脉滴注应慢速，并密切观察患者心脏和血压变化。

(3)特异质反应：少数恶性疟患者尤其是缺乏葡萄糖-6-磷酸脱氢酶者，应用很小剂量即可引起急性溶血，发生寒战、高热、血红蛋白尿(黑尿)和急性肾衰竭，甚至死亡。某些过敏患者可出现皮疹、瘙痒、哮喘等。

(4)其他：奎宁能刺激胰岛β细胞，可引起高胰岛素血症和低血糖。对妊娠子宫有兴奋作用，故孕妇忌用。

(三)甲氟喹

甲氟喹是人工合成的4-喹啉-甲醇衍生物。

1.药理作用和临床应用

能有效杀灭红细胞内期裂殖体，特别是对成熟滋养体和裂殖体有强效杀灭作用。对红细胞外期疟原虫和配子体无效。主要用于耐氯喹或多药耐药的恶性疟，与磺胺多辛和乙胺嘧啶合用可增强疗效，延缓耐药的发生。用于症状抑制性预防，每2周用药一次。甲氟喹的抗疟机制尚未完全阐明，与氯喹相似，能升高疟原虫食物泡pH，与游离血红素形成复合物，抑制血红素聚合反应，导致血红素堆积，损伤虫体膜结构。

2.体内过程

胃肠外给药局部刺激强烈，仅能口服给药。口服吸收好，存在肝肠循环，血药浓度约17小时达峰值。在体内分布广，红细胞内浓度高。血浆蛋白结合率约98%。主要经粪便排泄，少量原形药从肾排泄，消除慢，$t_{1/2}$约20天。

3.不良反应与注意事项

常见恶心、呕吐、腹痛、腹泻、焦虑、眩晕，呈剂量相关性。半数患者可出现神经、精神系统不良反应，如眩晕、头痛、共济失调、视力或听力紊乱、忧虑、失眠、幻觉，偶见精神病等，通常较轻微，与血药浓度高低无关。有精神病史者禁用。对动物可致畸、影响发育。孕妇、2岁以下幼儿禁用。

(四)咯萘啶

咯萘啶为我国研制的一种抗疟药。对红细胞内期疟原虫有杀灭作用，对耐氯喹的恶性疟也有效。作用机制与破坏疟原虫复合膜及食泡结构有关。可用于治疗各种类型的疟疾，包括脑型疟。治疗剂量时不良反应轻微而少见，表现为食欲缺乏、恶心、头痛、头晕、皮疹和精神兴奋。一般病例可口服给药，脑型疟或危重患者采用缓慢静脉滴注。

(五)青蒿素

青蒿素是屠呦呦教授课题组1971年在低温条件下，利用有机溶剂二乙基醚从菊科艾属植物黄花蒿中萃取分离出来的一种倍半萜内酯类过氧化物，是根据中医"青蒿截疟"的记载而发掘出的新型抗疟药，具有高效、速效、低毒的特点。后相继合成了青蒿素衍生物双氢青蒿素以及蒿甲醚、蒿乙醚和青蒿琥酯，并发现其抗疟作用较青蒿素高数10倍。

青蒿素能杀灭各种红细胞内期疟原虫，起效较其他抗疟药快。给予青蒿素48小时内疟原虫从血中消失，可能是因为其作用于疟原虫红细胞裂殖体中的环行体和早期滋养体，而其他大多数抗疟药作用于后期滋养体。对红细胞外期无效。青蒿素抗疟作用机制尚未完全明了，可能是血红素或Fe^{2+}催化青蒿素形成自由基破坏疟原虫表膜和线粒体结构，导致疟原虫死亡。主要用于耐氯喹或多药耐药的恶性疟，包括脑型疟的抢救。青蒿素与奎宁合用抗疟作用相加，与甲氟喹合用有协同作用，与氯喹或乙胺嘧啶合用则表现为拮抗作用。因有效血药浓度维持时间短，杀灭疟原虫不彻底，复发率高达30%。与伯氨喹合用，可使复发率降至10%。

本药不良反应少见，少数患者出现轻度恶心、呕吐、腹泻等，偶有血清转氨酶轻度升高。动物实验发现有胚胎毒性，孕妇慎用。

(六)青蒿素衍生物

蒿甲醚和蒿乙醚是青蒿素的脂溶性衍生物，而青蒿琥酯是青蒿素的水溶性衍生物，后者可经口、静脉、肌肉、直肠等多种途径给药。三药抗疟作用及作用机制与青蒿素相同，能杀灭红细胞内期的裂殖体，具有速效、高效、低毒等特点。可用于耐氯喹恶性疟的治疗以及危重病例的抢救。

(七)双氢青蒿素

双氢青蒿素为上述青蒿素及其衍生物的活性代谢产物，现已开发为抗疟药。治疗有效率为100%，复发率约为2%。不良反应少，偶见皮疹、一过性的网织红细胞下降等。

四、主要用于控制复发和传播的抗疟药

20世纪40年代合成了一系列8-氨基喹啉类化合物，包括帕马喹、喷他喹、普拉莫西及伯氨喹，前三种药物抗疟作用弱、毒性大，已被伯氨喹所取代。这类药物能杀灭红细胞外期迟发型子孢子与血中配子体，故能控制复发和防止传播。

(一)伯氨喹

1.药理作用和临床应用

对间日疟红细胞外期迟发型子孢子(休眠子)有较强的杀灭作用，与血液裂殖体杀灭剂(如氯喹)合用，能根治良性疟，减少耐药性的发生。能杀灭各种疟原虫的配子体，阻止各型疟疾传播。对红细胞内期无效，不能控制疟疾临床症状的发作。

伯氨喹抗疟作用机制尚未明了。该药在体内转化为有抗疟活性的喹啉二醌，其结构与辅酶Q相似，能抑制辅酶Q的活性，阻断疟原虫线粒体内的电子传递，从而抑制疟原虫的氧化磷酸化过程。另外，伯氨喹的代谢产物具有很强的氧化作用，可干扰NADP还原，从而影响红细胞外期疟原虫的代谢。

2.体内过程

口服吸收完全，1～3 小时内血药浓度达峰值，$t_{1/2}$ 为 3～8 小时，广泛分布于组织，肝脏中浓度较高。大部分在肝脏代谢，其主要代谢物为 6-羟衍生物，代谢物排泄较慢，$t_{1/2}$ 达 22～30 小时，仅小部分以原形从尿排泄。

3.不良反应与注意事项

治疗量不良反应较少，可引起头晕、恶心、呕吐、腹痛等，停药后可恢复。偶见轻度贫血、发绀等。大剂量每天 60～240 mg 时上述症状加重，多数患者可致高铁血红蛋白血症。少数特异质者在小剂量时也可发生急性溶血性贫血和高铁血红蛋白血症，是因特异质者红细胞内缺乏葡萄糖-6-磷酸脱氢酶(G-6-PD)所致。G-6-PD 通过辅酶Ⅱ(NADPⅡ)的递氢作用，使红细胞内氧化型谷胱甘肽(GSSG)还原为还原型谷胱甘肽(GSH)，后者能保护红细胞膜、血红蛋白和红细胞内某些含巯基的酶，使其免受伯氨喹氧化代谢产物的损害。缺乏 G-6-PD 的患者，NADPH 减少，影响红细胞内的 GSSH 转变为 GSH，红细胞保护作用减弱，易受伯氨喹代谢产物氧化而发生溶血；另一方面，因 NADPH 减少，伯氨喹氧化代谢产生的高铁血红蛋白不能还原为血红蛋白，引起高铁血红蛋白血症。有蚕豆病史及家族史者禁用。

五、主要用于病因性预防的抗疟药

20 世纪 40 年代出现的二胍类衍生物如氯胍及其活性代谢物环氯胍能杀灭红细胞外期速发型子孢子，但作用效力较差。随后对这类药物抑制二氢叶酸还原酶作用机制的认识，促进其他二氢叶酸还原酶抑制剂如乙胺嘧啶的发现。磺胺类能抑制二氢蝶酸合酶，阻止二氢叶酸合成，与二氢叶酸还原酶抑制药合用，能双重阻断叶酸合成，增强抗疟原虫作用。

(一)乙胺嘧啶

1.药理作用和临床应用

乙胺嘧啶能杀灭各种疟原虫红细胞外期速发型子孢子发育、繁殖而成的裂殖体，用于病因性预防。其作用持久，服药一次，可维持 1 周以上。对红细胞内期疟原虫仅能抑制未成熟的裂殖体，对已发育成熟的裂殖体则无效。常需用药后第二个无性增殖期才能发挥作用，故控制临床症状起效缓慢。不能直接杀灭配子体，但含药血液随配子体被按蚊吸食后，能阻止疟原虫在蚊体内的发育，起阻断传播的作用。

疟原虫不能利用环境中的叶酸和四氢叶酸，必须自身合成叶酸并还原成四氢叶酸，才能在合成核酸的过程中被利用。乙胺嘧啶与二氢叶酸还原酶分子镶合性结合，抑制二氢叶酸还原酶活性，阻止二氢叶酸转变为四氢叶酸，阻碍核酸的合成，从而抑制疟原虫的繁殖。

2.体内过程

口服吸收慢但完全，4～6 小时血药浓度达峰值，主要分布于肾、肺、肝、脾等。消除缓慢，$t_{1/2}$ 为 80～95 小时，服药一次有效血药浓度可维持约 2 周。代谢物从尿排泄，原型药可经乳汁分泌。

3.不良反应与注意事项

治疗剂量毒性小，偶可致皮疹。长期大剂量服用可能干扰人体叶酸代谢，引起巨细胞性贫血、粒细胞减少，及时停药或用甲酰四氢叶酸治疗可恢复。乙胺嘧啶过量引起急性中毒，表现为恶心、呕吐、发热、发绀、惊厥，甚至死亡。严重肝及肾功能损伤患者应慎用。动物实验有致畸作用，孕妇禁用。

(二)磺胺类与砜类

磺胺类与砜类能与二氢蝶酸合酶分子镶合性结合，抑制二氢蝶酸合酶的活性，从而阻止疟原虫合成二氢叶酸。主要用于耐氯喹的恶性疟，单用时疗效差，仅能抑制红细胞内期疟原虫，对红细胞外期无效。与二氢叶酸还原酶抑制药乙胺嘧啶合用，在叶酸代谢的两个环节上起双重阻抑作用，可增强疗效，并能延缓耐药性的发生。常用药物为磺胺多辛和氨苯砜。

六、抗疟药的合理应用

(一)抗疟药的选择

1.控制症状

对氯喹敏感疟原虫选用氯喹。

2.脑型疟

可用青蒿素类、二盐酸奎宁注射给药以提高脑内药物浓度。

3.耐氯喹的恶性疟

选用青蒿素类、奎宁、甲氟喹。

4.休止期

乙胺嘧啶和伯氨喹合用。

5.预防用药

乙胺嘧啶预防发作和阻止传播，氯喹能预防性抑制症状发作。

(二)联合用药

现有抗疟药尚无一种对疟原虫生活史的各个环节都有杀灭作用，因此应联合用药。氯喹与伯氨喹合用于发作期的治疗，既控制症状，又防止复发和传播。乙胺嘧啶与伯氨喹合用于休止期患者，可防止复发。不同作用机制的药物联合应用，可增强疗效，减少耐药性发生，如乙胺嘧啶与磺胺可协同阻止叶酸合成；对耐氯喹的恶性疟使用青蒿素与甲氟喹联合治疗。

(韩　英)

第二节　抗阿米巴病药及抗滴虫药

一、抗阿米巴病药

阿米巴病是由溶组织内阿米巴原虫所引起的一种传染病。溶组织内阿米巴存在包囊和滋养体两个发育时期。包囊是其传播的根源，人体经消化道感染阿米巴包囊，在肠腔内脱囊并迅速分裂成小滋养体，寄居在回盲部，与细菌共生。在宿主环境不适时，滋养体转变为包囊，随粪便排出体外，形成重要的传染源。滋养体为致病因子，小滋养体侵入肠壁组织，发育成大滋养体，破坏肠壁黏膜和黏膜下层组织，引起肠阿米巴病。滋养体也可随肠壁血液或淋巴迁移至肠外组织(肝、肺、脑等)，引起肠外阿米巴病。肠内感染可表现为急、慢性阿米巴痢疾，肠外感染则以阿米巴肝脓肿常见。现有抗阿米巴病药主要作用于滋养体，多对包囊无直接作用。

(一)甲硝唑

甲硝唑为人工合成的5-硝基咪唑类化合物。同类药物还有替硝唑、尼莫唑、奥硝唑、塞克硝唑等,药理作用与甲硝唑相似,但血药浓度达峰值时间与作用维持时间不同。

1.药理作用和临床应用

(1)抗阿米巴作用。对肠内、肠外阿米巴滋养体有强大杀灭作用,对重症急性阿米巴痢疾与肠外阿米巴感染效果显著,对轻症阿米巴痢疾也有效。甲硝唑对无症状排包囊者疗效差,可能是肠道药物浓度较低之故。

(2)抗滴虫作用。为治疗阴道毛滴虫感染的首选药。口服剂量即可杀死精液及尿液中的阴道毛滴虫,但不影响阴道内正常菌群的生长,对感染阴道毛滴虫的男女患者均有较高的治愈率。

(3)抗厌氧菌作用。用于革兰阳性或革兰阴性厌氧球菌和杆菌引起的产后盆腔炎、败血症和骨髓炎等的治疗,也可与抗菌药合用防止妇科手术、胃肠外科手术时厌氧菌感染。

(4)抗贾第鞭毛虫作用。治疗贾第鞭毛虫病,治愈率达90%。

甲硝唑的作用机制未明,可能由于甲硝唑的甲基被还原后生成细胞毒性还原物,作用于细胞中大分子物质(DNA、蛋白质或膜结构),抑制DNA合成,促进DNA降解,从而干扰病原体的生长、繁殖,最终导致细胞死亡。

2.体内过程

口服吸收迅速,血药浓度达峰时间为1～3小时,生物利用度约95%以上,血浆蛋白结合率为20%。分布广,渗入全身组织和体液,可进入阴道分泌物、精液、唾液和乳汁,也可通过胎盘和血-脑屏障,脑脊液中药物可达有效浓度。有效血药浓度可维持12小时,$t_{1/2}$为8～10小时。主要在肝脏代谢,代谢物与原形药主要经肾排泄,亦可经乳汁排泄。

3.不良反应与注意事项

常见的不良反应有头痛、恶心、呕吐、口干、金属味感等。偶有腹痛、腹泻。少数患者出现荨麻疹、红斑、瘙痒、白细胞减少等。极少数患者出现头昏、眩晕、惊厥、共济失调和肢体感觉异常等神经系统症状,一旦出现,应立即停药。甲硝唑干扰乙醛代谢,服药期间饮酒易致急性乙醛中毒,表现为恶心、呕吐、腹痛、腹泻甚至头痛,故用药期间应禁酒。急性中枢神经系统疾病者禁用。肝、肾疾病者应酌情减量。长期大剂量使用有致癌和致突变作用,妊娠早期禁用。

(二)依米丁和去氢依米丁

依米丁为茜草科吐根属植物提取的异喹啉生物碱。去氢依米丁为其衍生物,药理作用相似,毒性略低。

1.药理作用和临床应用

两种药物对溶组织内阿米巴滋养体有直接杀灭作用,治疗急性阿米巴痢疾与阿米巴肝脓肿,能迅速控制临床症状。因毒性大,仅限于甲硝唑治疗无效或禁用者。对肠腔内阿米巴滋养体无效,不适用于症状轻微的慢性阿米巴痢疾及无症状的阿米巴包囊携带者。其作用机制为抑制肽酰基tRNA的移位,抑制肽链的延伸,阻碍蛋白质合成,从而干扰滋养体的分裂与繁殖。

2.体内过程

口服引起强烈恶心、呕吐,只能深部肌内注射。药物主要分布于肝、肾、脾和肺,以肝脏内浓度最高。经肾脏缓慢排泄,停药1～2个月后仍可在尿中检出,连续用药可引起蓄积中毒。

3.不良反应与注意事项

本药选择性低,也能抑制真核细胞蛋白质的合成,且易蓄积,毒性大。不良反应如下。

(1)心脏毒性:常表现为心前区疼痛、心动过速、低血压、心律失常,甚至心力衰竭;心电图改变表现为T波低平或倒置,Q-T间期延长。

(2)神经肌肉阻断作用:表现为肌无力、疼痛、震颤等。

(3)局部刺激:注射部位可出现肌痛、硬结或坏死。

(4)胃肠道反应:恶心、呕吐、腹泻等。治疗应在医师监护下进行。孕妇、儿童和有心、肝、肾疾病者禁用。

(三)二氯尼特

二氯尼特为二氯乙酰胺类衍生物,通常用其糠酸酯,为目前最有效的肃清包囊药。口服吸收迅速,1小时血药浓度达高峰,分布全身。对无症状或轻微症状的排包囊者有良好疗效。单用对急性阿米巴痢疾疗效差,用甲硝唑控制症状后,再用本药可直接杀灭小滋养体从而肃清肠腔内包囊,可有效防止复发。对肠外阿米巴病无效。不良反应轻,偶有恶心、呕吐和皮疹等。大剂量时可致流产,但无致畸作用。

(四)巴龙霉素

巴龙霉素为氨基糖苷类抗生素,口服吸收少,肠道浓度高。巴龙霉素抑制蛋白质合成,直接杀灭阿米巴滋养体;间接抑制肠内阿米巴共生菌,影响阿米巴生存与繁殖。临床用于治疗急性阿米巴痢疾。

(五)氯喹

氯喹为抗疟药,对阿米巴滋养体亦有杀灭作用。口服吸收迅速完全,肝脏中药物浓度远高于血浆药物浓度,而在肠壁的分布量很少。对肠内阿米巴病无效,用于治疗肠外阿米巴病,仅用于甲硝唑无效的阿米巴肝脓肿,宜与肠内抗阿米巴病药合用,以防复发。

(六)阿米巴病的用药原则

1.无症状排包囊者

首选二氯尼特,次选巴龙霉素。

2.轻中度阿米巴痢疾

甲硝唑加二氯尼特或巴龙霉素。

3.急性阿米巴痢疾

甲硝唑加二氯尼特,病重不能口服者可静脉滴注甲硝唑,甲硝唑禁用者可用依米丁治疗。

4.肠外阿米巴病

阿米巴肝脓肿、脑阿米巴病或其他肠外阿米巴病首选甲硝唑加二氯尼特。

二、抗滴虫药

抗滴虫药用于治疗阴道毛滴虫所引起的阴道炎、尿道炎和前列腺炎。目前认为甲硝唑是治疗滴虫病最有效的药物,并且简便、经济、安全,适合集体治疗。也可口服其同类药物如替硝唑、尼莫唑、奥硝唑等。

乙酰胂胺为五价胂剂,能直接杀灭滴虫。偶遇耐甲硝唑株滴虫感染时,可考虑改用乙酰胂胺局部给药。此药有轻度局部刺激作用,可使阴道分泌物增多。

阴道毛滴虫也可寄生于男性尿道,性伴侣应同时治疗,以保证疗效。治疗过程中也必须注意个人卫生,每天洗换内裤,消毒洗具。

(韩　英)

第三节 抗血吸虫病药和抗丝虫病药

一、抗血吸虫病药

血吸虫有日本血吸虫、曼氏血吸虫、埃及血吸虫等。在我国流行的血吸虫病是日本血吸虫所致，疫区曾分布于长江流域和长江以南十三个省、直辖市、自治区。目前，湖南、湖北、江西、安徽、江苏、四川和云南等7省尚未达到传播控制标准，疫情最重的为湖南省岳阳市和湖北省荆州市。血吸虫病严重危害人类健康，药物治疗是消灭该病的重要措施之一。抗血吸虫病药能杀灭血吸虫，使患者恢复健康；另一方面，通过杀灭血吸虫成虫，杜绝虫卵的产生，消除传染源。

自1918年应用三价锑剂酒石酸锑钾治疗埃及和日本血吸虫病，在随后的半个多世纪内本药一直是治疗血吸虫病的主要药物。但因心脏与肝脏毒性大，已被非锑剂药物取代。在非锑剂类药物研究史中，先后发现了硫蒽酮类化合物，六氯对二甲苯、美曲磷酯、硝硫氰胺和奥替普拉。20世纪70年代中期，对5种血吸虫病均有效的吡喹酮问世，使血吸虫病的药物治疗进入了一个新阶段，它具有高效、低毒、疗程短、口服有效等优点，成为目前治疗血吸虫病的首选药物。我国学者自20世纪80年代以来发现青蒿素及其衍生物也具有抗日本血吸虫作用，用于预防和早期治疗血吸虫病。

(一)吡喹酮

吡喹酮是人工合成的吡嗪异喹啉衍生物。

1.药理作用及作用机制

吡喹酮对日本、埃及、曼氏血吸虫单一感染或混合感染均有良好疗效，对血吸虫成虫有迅速而强效的杀灭作用，对幼虫也有较弱作用。对其他吸虫如华支睾吸虫、姜片吸虫、肺吸虫有显著杀灭作用。对各种绦虫感染和其幼虫引起的囊虫症、棘球蚴病也都有不同程度的疗效。

吡喹酮能增加虫体表膜对Ca^{2+}的通透性，促进Ca^{2+}的跨膜内流，干扰虫体内Ca^{2+}平衡。当吡喹酮达到有效浓度时，可提高肌肉活动，引起虫体痉挛性麻痹，失去吸附能力，导致虫体脱离宿主组织，从肠系膜静脉迅速移至肝脏，在肝内死亡。在较高治疗浓度时，可引起虫体表膜损伤，暴露隐藏的抗原，在宿主防御机制参与下，导致虫体破坏、死亡。吡喹酮损伤虫体表膜也可引起一系列生化变化，如谷胱甘肽S-转移酶、碱性磷酸酶活性降低，葡萄糖的摄取、转运受到抑制等。吡喹酮的作用具有高度选择性，对哺乳动物细胞膜则无上述作用。

2.体内过程

口服吸收迅速，1～3小时血药浓度达峰值。首过消除明显，生物利用度低。原药血浆蛋白结合率达80%，主要分布于肝、脾等组织，可通过血-脑屏障，但脑脊液中浓度低，为血浆浓度的15%～20%。$t_{1/2}$为0.8～1.5小时，血中代谢物浓度高于原药100余倍。严重肝脏疾病(包括肝、脾血吸虫病)患者$t_{1/2}$明显延长，可达4～6小时，24小时内吡喹酮口服量的70%以羟化代谢物形式从尿排泄，余下大部分被肝脏代谢后从胆汁排泄。

3.临床应用

治疗各型血吸虫病，适用于慢性、急性、晚期及有并发症的血吸虫病患者。也可用于肝脏华支睾吸虫病、肠吸虫病(如姜片虫病、异形吸虫病、横川后殖吸虫病等)、肺吸虫病及绦虫病等。

4.不良反应

不良反应少且短暂。口服后可出现腹部不适、腹痛、腹泻、头痛、眩晕、嗜睡等,服药期间避免驾车和高空作业。偶见发热、瘙痒、荨麻疹、关节痛、肌痛等,与虫体杀死后释放异体蛋白有关。少数出现心电图异常。未发现该药有致突变、致畸和致癌作用,但大剂量时使大鼠流产率增高,孕妇禁用。

(二)硝硫氰胺

硝硫氰胺为二苯胺异硫氰酯类化合物,对血吸虫成虫有杀灭作用,麻醉虫体吸盘和体肌,给药后第2天可见虫体全部“肝移”。本品可干扰虫体三羧酸循环,致虫体缺乏能量供应,在肝内逐渐死亡。对幼虫作用较成虫为弱,较大剂量才能阻止其发育为成虫。对成熟虫卵无抑制或杀灭作用。适用于各型血吸虫病包括脑型血吸虫病。

口服吸收快,2小时后血药浓度达峰值,在组织中分布广泛。主要由胃肠道排出,24小时粪中排出量为摄入量的65.6%。尿中排出量甚微,主要为葡糖醛酸结合物。

不良反应以神经系统和消化系统反应为主,反应轻重与剂量、疗程、年龄、性别有关。神经系统反应为头昏、头痛、记忆力减退、共济失调等,一般出现于治疗开始的第2～3天,持续3～7天消失,一般不影响治疗。其次为消化系统反应,有30%～50%的患者出现转氨酶升高,8%～12%患者可出现黄疸,一般出现于治疗后7～15天,肝活检提示肝内淤胆。此外,尚有发热、皮疹等不良反应。

(三)蒿甲醚和青蒿琥酯

蒿甲醚和青蒿琥酯对血吸虫幼虫,特别是对5～21天虫龄的幼虫有明显杀灭作用。在雌虫产卵前将其杀死,可保护宿主免受虫卵所致免疫反应损伤。可用于预防和早期治疗血吸虫病。

二、抗丝虫病药

我国流行的丝虫病为班氏丝虫和马来丝虫引起的,病原体寄生于淋巴系统,早期表现为淋巴管炎和淋巴结炎,晚期出现淋巴管阻塞症状。乙胺嗪为20世纪40年代发现的有效抗丝虫病药,兼有杀微丝蚴和成虫的作用,为目前最常用的药物。20世纪70年代我国研究的呋喃嘧酮,其治疗班氏丝虫病的疗效优于乙胺嗪,治疗马来丝虫病的疗效与乙胺嗪相似,不良反应有变态反应,大剂量引起肝脏毒性。20世纪90年代伊维菌素用于治疗人盘尾丝虫病,对班氏丝虫病也有一定疗效。

(一)乙胺嗪

1.药理作用及作用机制

乙胺嗪对班氏丝虫和马来丝虫的成虫和微丝蚴均有杀灭作用。在体外,乙胺嗪对两种丝虫的微丝蚴和成虫并无直接杀灭作用,表明其杀虫作用依赖于宿主防御机制的参与。乙胺嗪具有哌嗪样超极化作用,使微丝蚴弛缓性麻痹而脱离寄生部位,迅速“肝移”,并易被单核-巨噬细胞系统拘捕。乙胺嗪也可破坏微丝蚴表膜的完整性,暴露抗原,易遭宿主防御机制的破坏。

2.体内过程

口服吸收迅速,1～2小时血药浓度达峰值,$t_{1/2}$为8小时。均匀分布各组织,大部分在体内氧化失活,30小时内大部分原形药及代谢物经肾脏排泄,4%～5%经肠排泄。反复给药无蓄积性,酸化尿液促进其排泄,而碱化尿液则减慢排泄,增高其血浆浓度与延长半衰期,因此在肾功能不全或碱化尿液时需要降低用量。

3.临床应用

治疗马来丝虫病的疗效优于班氏丝虫病。因本药对成虫作用弱，必须数年内反复用药才能治愈。

4.不良反应与注意事项

药物本身引起的不良反应轻微，常见厌食、恶心、呕吐、头痛、乏力等，通常在几天内均可消失。但因成虫和微丝蚴死亡释出大量异体蛋白引起的变态反应明显，表现为皮疹、淋巴结肿大、血管神经性水肿、畏寒、发热、哮喘、肌肉关节酸痛、心率加快以及胃肠功能紊乱等，给予地塞米松可缓解症状。

(二)伊维菌素

1.药理作用及作用机制

伊维菌素是放线菌所产生大环内酯阿维菌素 B_1 的同类物，具有抗多种寄生虫作用。盘尾丝虫病患者应用伊维菌素后，皮肤和眼组织内微丝蚴快速而显著减少。班氏丝虫病患者给予伊维菌素后，血中微丝蚴快速转阴。与乙胺嗪比，本药疗效高，起效快，但对成虫无作用。主要用于盘尾丝虫病。伊维菌素对类圆虫、蛔虫、鞭虫及蛲虫感染也有很好的疗效，但对钩虫病疗效差。伊维菌素抗虫机制可能是增强或直接激活谷氨酸门控 Cl^- 通道，促进 Cl^- 进入肌细胞，从而引起虫体肌肉松弛性麻痹。

2.体内过程

伊维菌素口服后，4 小时血药浓度达峰值，表观分布容积约 47 L，血浆蛋白结合率达 93%，$t_{1/2}$ 为57 小时。

3.不良反应与注意事项

伊维菌素的主要不良反应是微丝蚴死亡所致，表现为瘙痒、淋巴结肿大、疼痛等。偶见心动过速、低血压、虚脱、眩晕、头痛、肌痛、关节痛、腹泻、水肿等。

(王永彩)

第四节 抗肠蠕虫药

肠道蠕虫分为肠道线虫和绦虫两大类，肠道线虫包括蛔虫、蛲虫、钩虫和鞭虫等。在我国肠蠕虫病以肠道线虫感染最为普遍。抗肠蠕虫药是驱除或杀灭肠道蠕虫类药物。近几年来，高效、低毒、广谱抗肠蠕虫药不断问世，使多数肠蠕虫病得到有效治疗和控制。抗肠蠕虫药的合理选用除根据药品的疗效、安全性外，还应考虑药品的价格、来源，以及病情特点等因素。

一、甲苯达唑

(一)药理作用和临床应用

甲苯达唑是苯并咪唑类衍生物，为广谱驱肠虫药，对蛔虫、钩虫、蛲虫、鞭虫、绦虫和粪类圆线虫等肠道蠕虫均有效。甲苯达唑影响虫体多种生化代谢途径，与虫体 β-微管蛋白结合抑制微管聚集，从而抑制分泌颗粒转运和其他亚细胞器运动。本药对寄生虫 β-微管蛋白的亲和力远高于哺乳动物，是其对虫体具有选择性毒性的原因。抑制虫体线粒体延胡索酸还原酶的活性，抑制葡

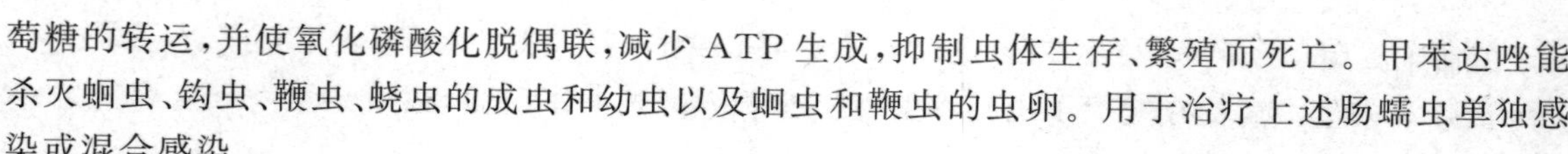

萄糖的转运，并使氧化磷酸化脱偶联，减少 ATP 生成，抑制虫体生存、繁殖而死亡。甲苯达唑能杀灭蛔虫、钩虫、鞭虫、蛲虫的成虫和幼虫以及蛔虫和鞭虫的虫卵。用于治疗上述肠蠕虫单独感染或混合感染。

（二）体内过程

口服吸收少，加之首过消除明显，生物利用度为 22%。血浆蛋白结合率约 95%，大部分在肝脏代谢生成极性强的羟基及氨基代谢物，通过胆汁由粪便排泄。未吸收部分在 24～48 小时内以原形从粪便排泄。

（三）不良反应

不良反应少，驱虫后由于大量虫体排出可引起短暂的腹痛和腹泻。大剂量偶见转氨酶升高、粒细胞减少、血尿、脱发等。动物实验有胚胎毒性和致畸作用，孕妇禁用。肝、肾功能不全者禁用。2 岁以下儿童不宜使用。

二、阿苯达唑

阿苯达唑为甲苯达唑的同类物，是高效、低毒的广谱驱肠虫药。能杀灭多种肠道线虫、绦虫和吸虫的成虫及虫卵。用于多种线虫混合感染，疗效优于甲苯达唑；该药也可用于治疗棘球蚴病（包虫病）与囊虫病，对肝片吸虫病及肺吸虫病也有良好疗效。阿苯达唑抗虫机制同甲苯达唑。

本药短期治疗胃肠道蠕虫病不良反应较少，偶有腹痛、腹泻、恶心、头痛、头晕等。少数患者可出现血清转氨酶升高，停药后可恢复正常，严重肝功能不全者慎用。动物实验有胚胎毒性和致畸作用，孕妇禁用。

三、哌嗪

哌嗪为常用驱蛔虫药，临床常用其柠檬酸盐，称驱蛔灵。对蛔虫、蛲虫具有较强的驱虫作用，对钩虫、鞭虫作用不明显。体外实验证明，哌嗪能阻断乙酰胆碱对蛔虫肌肉的兴奋作用。本药能改变虫体肌细胞膜对离子的通透性，引起膜超极化，导致虫体弛缓性麻痹，虫体随粪便排出体外；也能抑制琥珀酸合成，干扰虫体糖代谢，使肌肉收缩的能量供应受阻。对虫体无刺激性，可减少虫体游走移行，主要用于驱除肠道蛔虫，治疗蛔虫所致的不完全性肠梗阻和早期胆道蛔虫。对蛲虫病有一定疗效，但用药时间长，现少用。

本药不良反应轻，大剂量时可出现恶心、呕吐、腹泻、上腹部不适，甚至可见神经症状如嗜睡、眩晕、眼球震颤、共济失调、肌肉痉挛等。动物实验有致畸作用，孕妇禁用。有肝及肾功能不良和神经系统疾病者禁用。

四、左旋咪唑

左旋咪唑为四咪唑的左旋异构体。对多种线虫有杀灭作用，其中对蛔虫的作用较强。左旋咪唑作用机制为抑制虫体琥珀酸脱氢酶活性，阻止延胡索酸还原为琥珀酸，减少能量生成，使虫体肌肉麻痹，失去附着能力而排出体外。用于治疗蛔虫、钩虫、蛲虫感染，对丝虫病和囊虫病也有一定疗效。

本药治疗剂量偶有恶心、呕吐、腹痛、头晕等症状。大剂量或多次用药时，个别病例出现粒细胞减少、肝功能减退等不良反应。严重的不良反应为脱髓鞘脑病，表现为嗜睡、意识模糊、定向力障碍、昏迷、表情淡漠、认识障碍、记忆力下降、口齿不清、共济失调、肢体感觉异常、瘫痪等神经精神症状。机制未明，可能由其毒性或免疫介导反应所引起。应用激素治疗能改善症状和体征。妊娠早期及肝、肾功能不全者禁用。

五、噻嘧啶

噻嘧啶为人工合成的四氢嘧啶衍生物，为广谱抗肠蠕虫药。噻嘧啶抑制虫体胆碱酯酶，使神经肌肉接头处乙酰胆碱堆积，神经肌肉兴奋性增强，肌张力增高，随后虫体痉挛性麻痹，不能附壁而排出体外。对钩虫、绦虫、蛲虫、蛔虫等均有抑制作用，用于蛔虫、钩虫、蛲虫单独或混合感染，常与另一种抗肠蠕虫药奥克太尔合用可增强疗效。

本药治疗剂量时不良反应较少，偶有发热、头痛、皮疹和腹部不适。少数患者出现血清转氨酶升高，故肝功能不全者慎用。孕妇及 2 岁以下儿童禁用。因与哌嗪有拮抗作用，不宜合用。

六、恩波吡维铵

恩波吡维铵为青铵染料，口服不吸收，胃肠道药物浓度高，为蛲虫单一感染首选药。抗虫作用机制为选择性干扰虫体呼吸酶系统，抑制虫体需氧代谢，减少能量生成，导致虫体逐渐衰弱和死亡。不良反应少，仅见恶心、呕吐、腹痛、腹泻等。服药后粪便呈红色，需事先告知患者。

七、氯硝柳胺

氯硝柳胺为水杨酰胺类衍生物。对多种绦虫成虫有杀灭作用，对牛肉绦虫、猪肉绦虫、鱼绦虫、阔节裂头绦虫、短膜壳绦虫感染均有效。抗虫机制为抑制虫体细胞内线粒体氧化磷酸化过程，能量物质 ATP 生成的减少使绦虫的头节和邻近节片变质，虫体从肠壁脱落随粪便排出体外。对虫卵无效。死亡节片易被肠腔内蛋白酶消化分解，释放出虫卵，有致囊虫病的危险，故在服用氯硝柳胺前先服镇吐药，服用本品 2 小时后再服用硫酸镁导泻，促进虫卵排泄。本药对钉螺和日本血吸虫尾蚴亦有杀灭作用，可防止血吸虫传播。不良反应少，仅见胃肠不适、腹痛、头晕、乏力、皮肤瘙痒等。

八、吡喹酮

吡喹酮为广谱抗吸虫药和驱绦虫药，不仅对多种吸虫有强大的杀灭作用，对绦虫感染和囊虫病也有良好效果。本药是治疗各种绦虫病的首选药，治愈率可达 90%以上。治疗囊虫病，有效率为 82%～98%。治疗脑型囊虫病时，可因虫体死亡后的炎症反应引起脑水肿、颅内压升高，宜同时使用脱水药和糖皮质激素以防意外。

（王永彩）

第十二章

抗变态反应药

第一节　抗组胺药

一、苯海拉明(Diphenhydramine)

(一)剂型规格

片剂:12.5 mg、25 mg、50 mg。注射剂:1 mL:20 mg。

(二)适应证

用于皮肤黏膜的过敏,如荨麻疹、过敏性鼻炎、皮肤瘙痒症、药疹,对虫咬症和接触性皮炎也有效。急性变态反应,如输血或血浆所致的急性变态反应。预防和治疗晕动病。曾用于辅助治疗帕金森病和锥体外系症状。镇静作用,术前给药。牙科麻醉。

(三)用法用量

可口服、肌内注射及局部外用。但不能皮下注射,因有刺激性。①口服:每天 3~4 次,饭后服,每次25 mg。②肌内注射:每次 20 mg,每天 1~2 次,极量为 1 次 0.1 g,每天 0.3 g。

(四)注意事项

(1)服药期间不得驾驶机、车、船,从事高空作业、机械作业及操作精密仪器。

(2)肾功能障碍患者,本品在体内半衰期延长,因此,应在医师指导下使用。

(3)如服用过量或出现严重不良反应,应立即就医。

(4)本品性状发生改变时禁止使用。

(5)请将本品放在儿童不能接触的地方。

(6)如正在使用其他药品,使用本品前请咨询医师或药师。

(7)老年人、孕妇及哺乳期妇女慎用。

(8)过敏体质者慎用。

(五)不良反应

(1)常见头晕、头昏、恶心、呕吐、食欲缺乏以及嗜睡。

(2)偶见皮疹、粒细胞减少。

(六)禁忌证

对本品及其他乙醇胺类药物高度过敏者禁用。新生儿、早产儿禁用。重症肌无力者、闭角型青光眼、前列腺肥大患者禁用。幽门十二指肠梗阻、消化性溃疡所致的幽门狭窄、膀胱颈狭窄、甲状腺功能亢进、心血管病、高血压、下呼吸道感染(如支气管炎、气管炎、肺炎)及哮喘患者不宜使用。

(七)药物相互作用

(1)本品可短暂影响巴比妥类药的吸收。

(2)与对氨基水杨酸钠同用,可降低后者血药浓度。

(3)可增强中枢抑制药的作用,应避免合用。

(4)单胺氧化酶抑制剂能增强本品的抗胆碱作用,使不良反应增加。

(5)大剂量可降低肝素的抗凝作用。

(6)可拮抗肾上腺素能神经阻滞剂的作用。

二、茶苯海明(Dimenhydrinate)

(一)剂型规格

片剂:25 mg、50 mg。

(二)适应证

用于防治晕动病,如晕车、晕船、晕机所致的恶心、呕吐。对妊娠、梅尼埃病、放射线治疗等引起的恶心、呕吐、眩晕也有一定效果。

(三)用法用量

口服。预防晕动病:一次 50 mg,于乘机、车、船前 0.5～1.0 小时服,必要时可重复一次。抗过敏:成人一次 50 mg,每天 2～3 次;小儿 1～6 岁,一次 12.5～25.0 mg,每天 2～3 次;7～12 岁,一次25～50 mg,每日 2～3 次。

(四)注意事项

(1)可与食物、果汁或牛奶同服,以减少对胃的刺激。服药期间不得驾驶机、车、船,从事高空作业、机械作业及操作精密仪器。

(2)服用本品期间不得饮酒或含有乙醇的饮料。不得与其他中枢神经抑制药(如一些镇静安眠药)及三环类抗抑郁药同服。

(3)如服用过量或出现严重不良反应,应立即就医。

(4)本品性状发生改变时禁止使用。

(5)请将本品放在儿童不能接触的地方。

(6)儿童必须在成人监护下使用。

(7)如正在使用其他药品,使用本品前请咨询医师或药师。

(8)老年人慎用。

(9)过敏体质者慎用。

(五)不良反应

(1)大剂量服用可产生嗜睡、头晕,偶有药疹发生。

(2)长期使用可能引起造血系统的疾病。

(六)禁忌证

新生儿、早产儿禁用。对本品及辅料、苯海拉明、茶碱过敏者禁用。

(七)药物相互作用

(1)对乙醇、中枢抑制药、三环类抗抑郁药的药效有促进作用。

(2)能短暂地影响巴比妥类和磺胺醋酰钠等的吸收。

(3)与对氨基水杨酸钠同用时,后者的血药浓度降低。

三、马来酸氯苯那敏(Chlorphenamine Maleate)

(一)剂型规格

片剂:4 mg。注射剂:1 mL:10 mg、2 mL:20 mg。

(二)适应证

本品适用于皮肤过敏症:荨麻疹、湿疹、皮炎、药疹、皮肤瘙痒症、神经性皮炎、虫咬症、日光性皮炎。也可用于过敏性鼻炎、血管舒缩性鼻炎、药物及食物过敏。

(三)用法用量

成人:①口服,一次 4～8 mg,每天 3 次。②肌内注射,一次 5～20 mg。

(四)注意事项

(1)老年患者酌减量。

(2)可与食物、水或牛奶同服,以减少对胃刺激。

(3)婴幼儿、孕妇、闭角型青光眼、膀胱颈部或幽门十二指肠梗阻、消化性溃疡致幽门狭窄者、心血管疾病患者及肝功能不良者慎用。

(4)孕妇及哺乳期妇女慎用。

(五)不良反应

(1)有嗜睡、疲劳、口干、咽干、咽痛,少见有皮肤瘀斑及出血倾向、胸闷、心悸。

(2)少数患者出现药疹。

(3)个别患者有烦躁、失眠等中枢兴奋症状,甚至可能诱发癫痫。

(六)禁忌证

新生儿、早产儿、癫痫患者、接受单胺氧化酶抑制剂治疗者禁用。

(七)药物相互作用

(1)与中枢神经抑制药并用,可加强本品的中枢抑制作用。

(2)可增强金刚烷胺、氟哌啶醇、抗胆碱药、三环类抗抑郁药、吩噻嗪类以及拟交感神经药的药效。

(3)与奎尼丁合用,可增强本品抗胆碱作用。

(4)能增加氯喹的吸收和药效。

(5)可抑制代谢苯妥英的肝微粒体酶,合用可引起苯妥英的蓄积中毒。

(6)本品不宜与阿托品、哌替啶等药合用,亦不宜与氨茶碱做混合注射。

(7)可拮抗普萘洛尔的作用。

四、盐酸异丙嗪(Promethazine Hydrochloride)

(一)剂型规格

片剂:12.5 mg、25 mg。注射剂:2 mL:50 mg。

(二)适应证

皮肤黏膜的过敏:适用于长期的、季节性的过敏性鼻炎,血管运动性鼻炎,过敏性结膜炎,荨麻疹,血管神经性水肿,对血液或血浆制品的变态反应,皮肤划痕症。晕动病:防治晕车、晕船、晕飞机。用于麻醉和手术前后的辅助治疗,包括镇静、催眠、镇痛、止吐。用于防治放射病性或药源性恶心、呕吐。

(三)用法用量

口服:抗过敏,一次 6.25～12.5 mg,每天 1～3 次;防运动病,旅行前 1 小时服 12.5 mg,必要时一天内可重复 1～2 次,儿童剂量减半;用于恶心、呕吐,一次 12.5 mg,必要时每 4～6 小时 1 次;用于镇静、安眠,一次 12.5 mg,睡前服,1～5 岁儿童,6.25 mg;6～10 岁儿童,6.25～12.5 mg。肌内注射:一次 25～50 mg,必要时 2～4 小时重复。

(四)注意事项

(1)孕妇在临产前 1～2 周应停用此药。

(2)老年人慎用。

(3)闭角型青光眼及前列腺肥大者慎用。

(五)不良反应

异丙嗪属吩噻嗪类衍生物,小剂量时无明显不良反应,但大量和长时间应用时可出现吩噻嗪类常见的不良反应。①较常见的有嗜睡,较少见的有视力模糊或色盲(轻度),头晕目眩、口鼻咽干燥、耳鸣、皮疹、胃痛或胃部不适感、反应迟钝(儿童多见)、晕倒感(低血压)、恶心或呕吐[进行外科手术和/或并用其他药物时],甚至出现黄疸。②增加皮肤对光的敏感性,多噩梦,易兴奋,易激动,幻觉,中毒性谵妄,儿童易发生锥体外系反应。上述反应发生率不高。③心血管的不良反应很少见,可见血压增高,偶见血压轻度降低。白细胞减少、粒细胞减少症及再生不良性贫血则属少见。

(六)禁忌证

新生儿、早产儿禁用。对本品及辅料、吩噻嗪过敏者禁用。

(七)药物相互作用

(1)对诊断的干扰:葡萄糖耐量试验中可显示葡萄糖耐量增加。可干扰尿妊娠免疫试验,结果呈假阳性或假阴性。

(2)乙醇或其他中枢神经抑制剂,特别是麻醉药、巴比妥类、单胺氧化酶抑制剂或三环类抗抑郁药与本品同用时,可增加异丙嗪和/或这些药物的效应,用量要另行调整。

(3)抗胆碱类药物,尤其是阿托品类和异丙嗪同用时,后者的抗毒蕈碱样效应增加。

(4)溴苄铵、胍乙啶等降压药与异丙嗪同用时,前者的降压效应增强。肾上腺素与异丙嗪同用时肾上腺素的 α 作用可被阻断,使 β 作用占优势。

(5)顺铂、巴龙霉素及其他氨基糖苷类抗生素、水杨酸制剂和万古霉素等耳毒性药与异丙嗪同用时,其耳毒性症状可被掩盖。

(6)不宜与氨茶碱混合注射。

(八)药物过量

药物过量时表现:手脚动作笨拙或行动古怪,严重时困倦或面色潮红、发热,气急或呼吸困难,心率加快(抗毒蕈碱 M 受体效应),肌肉痉挛,尤其好发于颈部和背部的肌肉。坐卧不宁,步履艰难,头面部肌肉痉挛性抽动或双手震颤(后者属锥体外系的效应)。防治措施:解救时可对症注射地西泮(安定)和毒扁豆碱;必要时给予吸氧和静脉输液。

五、氯雷他定(Loratadine)

(一)剂型规格

片剂:10 mg。糖浆剂:10 mL:10 mg。

(二)适应证

用于缓解过敏性鼻炎有关的症状,如喷嚏、流涕、鼻痒、鼻塞以及眼部痒及烧灼感。口服药物后,鼻和眼部症状及体征得以迅速缓解。亦适用于缓解慢性荨麻疹、瘙痒性皮肤病及其他过敏性皮肤病的症状及体征。

(三)用法用量

口服。①成人及 12 岁以上儿童:一次 10 mg,每天 1 次。②2～12 岁儿童:体重＞30 kg,一次10 mg,每天 1 次。体重≤30 kg,一次 5 mg,每天 1 次。

(四)注意事项

(1)肝功能不全的患者应减低剂量。

(2)老年患者不减量。

(3)妊娠期及哺乳期妇女慎用。

(4)2 岁以下儿童服用的安全性及疗效尚未确定,故使用应谨慎。

(五)不良反应

在每天 10 mg 的推荐剂量下,本品未见明显的镇静作用。常见不良反应有乏力、头痛、嗜睡、口干、胃肠道不适包括恶心、胃炎以及皮疹等。罕见不良反应有脱发、变态反应、肝功能异常、心动过速及心悸等。

6.禁忌证

对本品及辅料过敏者禁用。

(六)药物相互作用

(1)同时服用酮康唑、大环内酯类抗生素、西咪替丁、茶碱等药物,会提高氯雷他定在血浆中的浓度,应慎用。其他已知能抑制肝脏代谢的药物,在未明确与氯雷他定相互作用前应谨慎合用。

(2)如与其他药物同时使用可能会发生药物相互作用,详情请咨询医师或药师。

(七)药物过量

药物过量时表现:成年人过量服用本品(40～180 mg)可发生嗜睡、心律失常、头痛。防治措施:①一旦发生以上症状,立即给予对症和支持疗法。②治疗措施包括催吐,随后给予药用炭吸附未被吸收的药物,如果催吐不成功,则用生理盐水洗胃,进行导泻以稀释肠道内的药物浓度。③血透不能清除氯雷他定,还未确定腹膜透析能否清除本品。

六、特非那定(Terfenadine)

(一)剂型规格

片剂:60 mg。

(二)适应证

(1)过敏性鼻炎。

(2)荨麻疹。

(3)各种过敏性瘙痒性皮肤疾病。

(三)用法用量

(1)成人及12岁以上儿童:口服,一次30～60 mg,每天2次。

(2)6～12岁儿童,一次30 mg,每天2次,或遵医嘱。

(四)注意事项

(1)本品必须在医师处方下方可使用,与其他药物合用时须征得医师同意。

(2)因本品有潜在的心脏不良反应,不可盲目加大剂量。

(3)有心脏病及电解质异常(如低钙、低钾、低镁)及甲状腺功能低下的患者慎用。

(4)服用某些抗心律失常药及精神类药物的患者慎用。

(5)司机及机器操作者慎用。

(6)孕妇及哺乳期妇女慎用。

(五)不良反应

(1)心血管系统:根据国外文献报道罕见有下列不良反应发生。如QT间期延长、尖端扭转性室性心动过速、心室颤动及其他室性心律失常、心脏停搏、低血压、心房扑动、昏厥、眩晕等,以上反应多数由于超剂量服用及药物相互作用引起。

(2)胃肠系统:如胃部不适,恶心、呕吐、食欲增加、大便习惯改变。

(3)其他:如口干、鼻干、咽干、咽痛、咳嗽、皮肤潮红、瘙痒、皮疹、头痛、头晕、疲乏等。

(六)禁忌证

对本品及辅料过敏者禁用。

(七)药物相互作用

(1)本品不能与各种抗心律失常药物同用,以免引起心律失常。

(2)酮康唑和伊曲康唑可抑制本品代谢,使药物在体内蓄积而引起尖端扭转型心律失常。其他咪唑类药物如咪康唑、氟康唑以及甲硝唑、克拉霉素和竹桃霉素等也有类似作用,严重时可致死亡。

(八)药物过量

药物过量时表现:一般症状轻微,如头痛、恶心、精神错乱等,严重者曾见室性心律失常。防治措施:①心脏监测至少24小时。②采取常规措施消除吸收的药物。③血透不能有效清除血液中的酸性代谢产物。④急性期后对症和支持治疗。

七、盐酸非索非那定(Fexofenadine)

(一)剂型规格

片(胶囊)剂:60 mg。

(二)适应证

(1)用于过敏性鼻炎、过敏性结膜炎。

(2)慢性特发性荨麻疹。

(三)用法用量

一次 60 mg,每天 2 次,或 120 mg 每天 1 次。

(四)注意事项

肝功能不全者不需减量,肾功能不全者剂量需减半。

(五)不良反应

主要不良反应是头痛、消化不良、疲乏、恶心以及咽部刺激感等。

(六)禁忌证

对本品及辅料、特非那定过敏者禁用。

(七)药物相互作用

本品与红霉素或酮康唑合并使用时,会使非索非那定的血药浓度增加 2～3 倍,但对红霉素和酮康唑的药动学没有影响。

(八)药物过量

药物过量时表现:有报道在超剂量使用本品时出现头昏眼花、困倦和口干。防治措施:①当发生药物过量时,应考虑采取标准治疗措施去除未吸收的活性物质。②建议进行对症及支持治疗。③血液透析不能有效地清除血液中的非索非那定。

八、赛庚啶(Cyproheptadine)

(一)剂型规格

片剂:2 mg。

(二)适应证

(1)用于荨麻疹、血管性水肿、过敏性鼻炎、过敏性结膜炎、其他过敏性瘙痒性皮肤病。

(2)曾用于库欣综合征、肢端肥大症等的辅助治疗,目前已较少应用。

(3)国外有报道可作为食欲刺激剂,用于神经性厌食。

(三)用法用量

口服。①成人:一次 2～4 mg,每天 2～3 次。②儿童:6 岁以下每次剂量不超过 1 mg,6 岁以上同成人。

(四)注意事项

(1)服药期间不得驾驶机、车、船,从事高空作业、机械作业及操作精密仪器。

(2)服用本品期间不得饮酒或含有乙醇的饮料。

(3)儿童用量请咨询医师或药师。

(4)如服用过量或出现严重不良反应,应立即就医。

(5)本品性状发生改变时禁止使用。

(6)请将本品放在儿童不能接触的地方。

(7)儿童必须在成人监护下使用。

(8)如正在使用其他药品,使用本品前请咨询医师或药师。

(9)过敏体质者慎用。

(10)老年人及2岁以下小儿慎用。

(五)不良反应

嗜睡、口干、乏力、头晕、恶心等。

(六)禁忌证

(1)孕妇、哺乳期妇女禁用。

(2)青光眼、尿潴留和幽门梗阻患者禁用。

(3)对本品过敏者禁用。

(七)药物相互作用

(1)不宜与乙醇合用,可增加其镇静作用。

(2)不宜与中枢神经系统抑制药合用。

(3)与吩噻嗪药物(如氯丙嗪等)合用可增加室性心律失常的危险性,严重者可致尖端扭转型心律失常。

(4)如与其他药物同时使用可能会发生药物相互作用,详情请咨询医师或药师。

(王永彩)

第二节 组胺脱敏剂

以磷酸组胺(Histamine Phosphate)为代表药进行介绍。

一、剂型规格

注射剂:1 mL∶1 mg、1 mL∶0.5 mg、5 mL∶0.2 mg。

二、适应证

(1)主要用于胃液分泌功能的检查,以鉴别恶性贫血的绝对胃酸缺乏和胃癌的相对缺乏。

(2)用于麻风病的辅助诊断。

(3)组胺脱敏。

三、用法用量

(1)空腹时皮内注射,一次0.25～0.50 mg。每隔10分钟抽1次胃液化验。

(2)用1∶1 000的磷酸组胺做皮内注射,一次0.25～0.50 mg,观察有无完整的三联反应,用于麻风病的辅助诊断。

(3)组胺脱敏维持量:皮下注射,每周2次,每次0.5 mL。

四、注意事项

本品注射可能发生变态反应,发生后可用肾上腺素解救。

五、不良反应

过量注射后可能出现面色潮红、心率加快、血压下降、支气管收缩、呼吸困难、头痛、视觉障碍、呕吐和腹泻等不良反应，还可能出现过敏性休克。

六、禁忌证

禁用于孕妇、支气管哮喘及有过敏史的患者。

(王永彩)

第十三章

抗肿瘤药

第一节 烷 化 剂

目前临床上常用的烷化剂主要有氮芥(nitrogen mustard,mustine,HN_2)、环磷酰胺(cycllophosphamide,CPA)、塞替哌(thiotepa,triethylene thiophosphoramide,TSPA)、白消安(马利兰)、福莫司汀等。此类药物分子中均含有1～2个烷基,所含烷基是活性基团,可使DNA、RNA及蛋白质中的亲核基团烷化,该类药物对DNA分子作用强,在一定条件下,DNA碱基上的所有N和O原子都可以不同程度地被烷化,DNA结构受到破坏,影响细胞分裂。属细胞周期非特异性药物。

一、药物作用及机制

此类药物对细胞增生周期各时相均有细胞毒作用,而且对静止细胞G_0期亦有明显的杀伤作用。

(一)氮芥

最早应用于临床的烷化剂,是注射液,其盐酸盐易溶于水,水溶液极不稳定。此药是一高度活化的化合物,可与多种有机亲核基团结合,其重要的反应是与鸟嘌呤第7位氮呈共价键结合,产生DNA的双链内的交叉联结或链内不同碱基的交叉联结,从而阻碍DNA的复制或引起DNA链断裂。对G_1期及M期细胞作用最强,对其他各期以及非增生细胞均有杀灭作用。

(二)环磷酰胺

较其他烷化剂的选择性高,体外无细胞毒作用,在体内活.0化后才能产生抗肿瘤作用,口服及注射均有效。抗肿瘤作用机制为无活性的CPA,在体内经肝药酶作用转化为4-羟环磷酰胺,进一步在肿瘤组织中分解成环磷酰胺氮芥,其分子中的β-氯乙基与DNA双螺旋链起交叉联结作用,破坏DNA结构,抑制肿瘤细胞分裂。

(三)塞替哌

有3个乙烯亚胺基,能与细胞内DNA的碱基结合,从而改变DNA功能。对多种移植性肿瘤有抑制作用。虽属周期非特异性药物,但选择性高,除可抑制人体细胞及肿瘤细胞的核分裂、使卵巢滤泡萎缩外,还可影响睾丸功能。

(四)白消安

属磺酸酯类化合物,在体内解离而起烷化作用。

二、药动学特点

(一)氮芥

注射给药后,在体内停留时间极短(0.5～1.0 分钟),起效迅速,作用剧烈且无选择性。有90%以上很快从血中消除,迅速分布于肺、小肠、脾脏、肾脏、肝脏及肌肉等组织中,脑中含量最少。给药后 6 小时与24 小时血中及组织中含量很低,20%的药物以二氧化碳形式经呼吸道排出,有多种代谢产物从尿中排除。

(二)环磷酰胺

口服吸收良好,生物利用度为 75%～90%,经肝转化成磷酰胺氮芥,产生细胞毒作用。静脉注射后,血中药物浓度呈双指数曲线下降,为二房室开放模型,$t_{1/2\alpha}$为 0.97 小时,$t_{1/2\beta}$为 6.5 小时,V_d 为 21.6 L/kg,清除率为(10.7±3.3)mL/min。主要经肾排泄,48 小时内尿中排出用药量的70%左右,其中 2/3 为其代谢产物。肾功能不良时,清除率下降,$t_{1/2\beta}$可延长到 10 小时以上。

(三)塞替哌

口服易被胃酸破坏,胃肠道吸收差,静脉注射后 1～4 小时血中药物浓度下降 90%,$t_{1/2}$约为2 小时,能透过血-脑屏障。主要以代谢物形式经尿中排泄,排泄量达 60%～85%。

(四)白消安

口服易吸收,口服后 1～2 小时可达血药高峰,$t_{1/2}$以约为 2.5 小时。易通过血-脑屏障,脑脊液中浓度可达血浓度的 95%。绝大部分以甲基磺酸形式从尿中排出。

三、临床应用和疗效评价

(一)适应证及疗效评价

1.氮芥

氮芥是第一个用于恶性肿瘤治疗的药物,在临床上主要用于恶性淋巴瘤,如霍奇金淋巴瘤及非霍奇金淋巴瘤等。尤其适用于纵隔压迫症状明显的恶性淋巴瘤患者。亦可用于肺癌,对未分化肺癌的疗效较好。

2.环磷酰胺

具有广谱的抗肿瘤作用,可用以治疗多种恶性肿瘤。

(1)恶性淋巴瘤:单独应用对霍奇金病的有效率达 60%左右,与长春新碱、丙卡巴肼及泼尼松合用对晚期霍奇金病的完全缓解率达 65%。

(2)急性白血病和慢性淋巴细胞白血病:有一定疗效,且与其他抗代谢药物无交叉抗药性,联合用药可增加疗效。

(3)其他肿瘤:对多发性骨髓瘤、乳腺癌、肺癌、卵巢癌、尤文神经母细胞瘤、软组织肉瘤、精原细胞瘤、胸腺瘤等均有一定疗效。

(4)自身免疫性疾病:类风湿关节炎、肾病综合征、系统性红斑狼疮、特发性血小板减少性紫癜及自身免疫性溶血性贫血等。

3.塞替哌

对卵巢癌的有效率 40%;对乳腺癌的有效率达 20%～30%,和睾酮合用可提高疗效;对膀胱癌可采用膀胱内灌注法进行治疗，每次 50～100 mg 溶于 50～100 mL 生理盐水中灌入，保留2 小时，每周给药 1 次，10 次为 1 个疗程；对癌性腹水、胃癌、食管癌、宫颈癌、恶性黑色素瘤、淋巴瘤等亦有一定疗效。

4.白消安

低剂量即对粒细胞的生成有明显选择性抑制作用，仅在大剂量下才对红细胞和淋巴细胞有抑制作用，由于它对粒细胞的选择性作用，对慢性粒细胞白血病有明显疗效，缓解率可达 80%～90%，但对慢性粒细胞白血病急性病变和急性白血病无效，对其他肿瘤的疗效也不明显。

5.福莫司汀

主要用于治疗已扩散的恶性黑色素瘤(包括脑内部位)和原发性脑内肿瘤，也用于淋巴瘤、非小细胞肺癌、肾癌等。

(二)治疗方案

1.氮芥

静脉注射，每次 4～6 mg/m^2(或 0.1 mg/kg)，每周 1 次，连用 2 次，休息 1～2 周重复。

(1)腔内给药：每次 5～10 mg，加生理盐水 20～40 mL 稀释，在抽液后即时注入，每周 1 次，可根据需要重复。

(2)局部皮肤涂抹：新配制每次 5 mg，加生理盐水 50 mL，每天 1～2 次，主要用于皮肤蕈样霉菌病。

2.环磷酰胺

口服，每次 50～100 mg，每天 3 次。注射剂用其粉针剂，每瓶 100～200 mg，于冰箱保存，临用前溶解，于 3 小时内用完。静脉注射每次 200 mg，每天或隔天注射 1 次，1 个疗程为 8～10 g。冲击疗法可用每次 800 mg，每周 1 次，以生理盐水溶解后缓慢静脉注射，1 个疗程为8 g。儿童用量为每次3～4 mg/kg，每天或隔天静脉注射 1 次。

3.塞替哌

常静脉给药，亦可行肌内及皮下注射，常用剂量为 0.2 mg/kg，成人每次 10 mg，每天 1 次，连用 5 天，以后改为每周 2～3 次，200～300 mg 为 1 个疗程。腔内注射为 1 次 20～40 mg，5～7 天1 次，3～5 次为1 个疗程。瘤体注射为 1 次 5～15 mg，加用 2%普鲁卡因，以减轻疼痛。

4.白消安

常用量为口服 6～8 mg/d，儿童 0.05 mg/kg，当白细胞下降至 1 万～2 万后停药或改为1～3 mg/d，或每周用 2 次的维持量。

四、不良反应及注意事项

(一)不良反应

1.胃肠道反应

均有不同程度的胃肠道反应，预先应用氯丙嗪类药物可防止胃肠道反应，其中噻替派的胃肠道反应较轻。福莫司汀可有肝氨基转移酶、碱性磷酸酶和血胆红素中度、暂时性增高。

2.骨髓抑制

均有不同程度的骨髓抑制。抑制骨髓功能的程度与剂量有关，停药后多可恢复。

3.皮肤及毛发损害

以氮芥、环磷酰胺等多见。

4.特殊不良反应

(1)环磷酰胺可致化学性膀胱炎,出现血尿,血尿出现之前,可产生尿频和排尿困难,发生率及严重程度与剂量有关,主要是因为环磷酰胺代谢产物经肾排泄,可在膀胱中浓集引起膀胱炎,故用药期间应多饮水和碱化尿液以减轻症状;大剂量可引起心肌病变,可致心内膜、心肌损伤,起病急骤,可因急性心力衰竭而死亡,与放疗或阿霉素类抗生素并用时,也能促进心脏毒性的发生。

(2)白消安久用可致闭经或睾丸萎缩,偶见出血、再障及肺纤维化等严重反应。

5.其他

(1)环磷酰胺有时可引起肝损害,出现黄疸,肝功能不良者慎用。少数患者有头昏、不安、幻视、脱发、皮疹、色素沉着、月经失调及精子减少等。

(2)氮芥有时可引起轻度休克、血栓性静脉炎、月经失调及男性不育。

(3)福莫司汀少见发热、注射部位静脉炎、腹泻、腹痛、尿素暂时性增加、瘙痒、暂时性神经功能障碍(意识障碍、感觉异常、失味症)。

(二)禁忌证

烷化剂类抗恶性肿瘤药毒性较大,因此,凡有骨髓抑制、感染、肝及肾功能损害者禁用或慎用。过敏者禁用。妊娠及哺乳期妇女禁用。

(三)药物相互作用

1.氮芥

与长春新碱、丙卡巴肼、泼尼松合用(MOPP疗法)可提高对霍奇金淋巴瘤的疗效。

2.环磷酰胺

可使血清中假胆碱酯酶减少,使血清尿酸水平增高,因此,与抗痛风药(如别嘌呤醇、秋水仙碱、丙磺舒等)同用时,应调整抗痛风药物的剂量。此外也加强了琥珀胆碱的神经肌肉阻滞作用,可使呼吸暂停延长。环磷酰胺可抑制胆碱酯酶活性,因而延长可卡因的作用并增加毒性。大剂量巴比妥类、皮质激素类药物可影响环磷酰胺的代谢,同时应用可增加环磷酰胺的急性毒性。

3.噻替派

可增加血尿酸水平,为了控制高尿酸血症可给予别嘌呤醇;与放疗同时应用时,应适当调整剂量;与琥珀胆碱同时应用可使呼吸暂停延长,在接受噻替派治疗的患者,应用琥珀胆碱前必须测定血中假胆碱酯酶水平;与尿激酶同时应用可增加噻替派治疗膀胱癌的疗效,尿激酶为纤维蛋白溶酶原的活化剂,可增加药物在肿瘤组织中的浓度。

4.白消安

可增加血及尿中尿酸水平,故对有痛风病史的患者或服用本品后尿酸增高的患者可用抗痛风药物。

(四)注意事项

1.氮芥

本品剂量限制性毒性为骨髓抑制,故应密切观察血常规变化,每周查血常规1～2次。氮芥对局部组织刺激性强,若漏出血管外,可导致局部组织坏死,故严禁口服、皮下及肌内注射,药物一旦溢出,应立即用硫代硫酸钠注射液或1%普鲁卡因注射液局部注射,用冰袋冷敷局部6～12小时。氮芥水溶液极易分解,故药物开封后应在10分钟内注入体内。

2.环磷酰胺

其代谢产物对尿路有刺激性，应用时应多饮水，大剂量应用时应水化、利尿，同时给予尿路保护剂美司钠。当大剂量用药时，除应密切观察骨髓功能外，尤其要注意非血液学毒性如心肌炎、中毒性肝炎及肺纤维化等。当肝及肾功能损害、骨髓转移或既往曾接受多程化放疗时，环磷酰胺的剂量应减少至治疗量的1/3～1/2。腔内给药无直接作用。环磷酰胺水溶液不稳定，最好现配现用。

3.塞替哌

用药期间每周都要定期检查外周血常规，白细胞与血小板及肝、肾功能。停药后3周内应继续进行相应检查，已防止出现持续的严重骨髓抑制；尽量减少与其他烷化剂联合使用，或同时接受放疗。

4.白消安

治疗前及治疗中应严密观察血常规及肝及肾功能的变化，及时调整剂量，特别注意检查血尿素氮、内生肌酐清除率、胆红素、丙氨酸转移酶(ALT)及血清尿酸。用药期间应多饮水并碱化尿液或服用别嘌呤醇以防止高尿酸血症及尿酸性肾病的产生。发现粒细胞或血小板迅速大幅度下降时应立即停药或减量以防止出现严重骨髓抑制。

（王永彩）

第二节 生物反应调节剂

肿瘤的生物治疗发展非常迅速，自20世纪80年代以来，肿瘤生物治疗已成为继手术、化疗和放疗之后的第四种治疗肿瘤的方法，它已被广泛研究和应用于临床，并取得一定疗效。肿瘤生物治疗主要包括免疫治疗、基因治疗以及抗血管生成三方面。免疫治疗的种类较多，但是大体的分类上主要有细胞免疫治疗和体液免疫治疗两种。免疫治疗还包括抗癌效应细胞的激活，细胞因子的诱发，抗癌抗体的筛选、新型疫苗的研制，这些都与免疫学理论的发展和分子生物技术的进步密切相关。基因治疗是指将细胞的遗传物质-核苷酸通过某种手段转移到靶细胞中（机体的免疫细胞、瘤细胞和其他一些能起到治疗作用的细胞中）以纠正或扰乱某些病理生理过程，基因治疗虽然难度很大，但它是生物治疗的方向，让这些细胞自然增长，分泌有效因子，以调节各种抗癌免疫活性细胞或直接作用于癌细胞，这应是治疗微小转移灶和防止复发最理想的手段。对此已在多方面进行深入、细致地研究。根据肿瘤生长与转移有赖于血管生成这一基本现象，针对肿瘤血管形成的分子机制来设计的抗血管生成治疗策略，已成为目前肿瘤治疗的热点研究领域，许多抗血管生成剂已进入临床研究阶段。肿瘤生物治疗合理方案的制定，基础和临床研究的密切配合以及基因治疗等都有待进一步深入研究。

目前常用的一些生物反应调节剂(biological response modifiers，BRM)的抗肿瘤作用大致有：①激活巨噬细胞或中性粒细胞。②激活自然杀伤细胞。③促使T淋巴细胞分裂、增生、成熟、分化，调整抑制性T细胞与辅助性T细胞的比值。④增强体液免疫功能。⑤诱生干扰素、白细胞介素、肿瘤坏死因子等细胞因子。⑥通过产生某些细胞因子再进一步激活有关免疫细胞而起作用。由免疫效应细胞和相关细胞产生的、具有重要生物活性的细胞调节蛋白，统称为细胞因子。这些细胞因子在介导机体多种免疫反应过程中发挥重要的作用，他们除了单独地具有多种生物学活性外，彼此之间在诱生、受体调节和生物效应的发挥等水平上相互作用。细胞因子的功能总和概括了 BRM 效应。生物反应调节剂详见表 13-1。

表 13-1　生物反应调节剂分类

生物来源				合成化合物		
细菌来源	真菌产物	免疫系统产物	细胞因子	含硫化合物	含核苷酸化合物	其他
结核菌素活菌苗、卡介苗	葡聚糖	胸腺素	干扰素	左旋咪唑	多聚核苷酸	泰洛伦
胞壁酰二肽	香菇多糖	转移因子	白细胞介素	二乙基二硫氨基甲酸钠	异丙酯肌苷	吲哚美辛
短小棒杆菌菌苗	云芝多糖	肿瘤坏死因子				
假单胞杆菌	羟氨基丁酰亮氨酸	集落刺激因子				
溶血性链球菌制剂						
土壤丝菌制剂						

（王永彩）

第三节　抗代谢药

抗代谢药是一类化学结构与机体中核酸、蛋白质代谢物极其相似的化合物，所以在体内与内源性代谢物产生特异性、竞争性拮抗：①两者在同一生化反应体系中竞争同一酶系统，影响其正常反应速度，降低或取消代谢产物的生成，影响大分子（DNA、RNA 及蛋白质）的生物合成，并抑制核分裂。②以伪代谢物的身份参与生化反应，经酶的作用所生成的产物是无生理功能的，从而阻断某一生化反应而抑制细胞的分裂。此类药物属细胞周期特异性药物，临床上常用的有甲氨蝶呤（Methotrexate，amethopterin，MTX）、巯嘌呤（6-mercaptopurine，6-MP）、氟尿嘧啶（5-氟尿嘧啶，5-fluorouracil，5-FU）、阿糖胞苷（cytarabine，Ara-C）、盐酸吉西他滨等。

一、药物作用及机制

（一）药理作用

1.甲氨蝶呤

甲氨蝶呤为叶酸类抗代谢药，其化学结构与叶酸相似，对二氢叶酸还原酶有强大的抑制作用，可与二氢叶酸还原酶形成假性不可逆的、强大而持久的结合，从而使四氢叶酸的生成障碍，干扰体内一碳基团的代谢，致使核苷酸的合成受阻，最终抑制 DNA 的合成。该药选择性地作用于细胞增生周期中的 S 期，故对增生比率较高的肿瘤作用较强。但由于其可抑制 DNA 及蛋白质合成，故可延缓 G_1-S 转换期。

2.巯嘌呤

巯嘌呤为嘌呤类抗代谢药，能阻止嘌呤核苷酸类的生物合成，从而抑制 DNA 的合成，属作用于 S 期的药物,亦可抑制 RNA 的合成。还具有免疫抑制作用。

3.氟尿嘧啶

氟尿嘧啶为嘧啶类抗代谢药。在体内外均有较强的细胞毒作用,且抗瘤谱广。进入体内经转化后形成氟尿嘧啶脱氧核苷(5-FUdRP),5-FUdRP 可抑制胸腺嘧啶核肾酸合成酶(thymidylate synthetase,TS)活力,阻断尿嘧啶脱氧核苷酸(dUMP)甲基化形成胸腺嘧啶脱氧核苷酸(dTMP),从而阻止 DNA 合成,抑制肿瘤细胞分裂繁殖。另外,在体内可转化为氟尿嘧啶核苷掺入 RNA,从而干扰蛋白质合成。该药对 S 期敏感。

4.阿糖胞苷

阿糖胞苷属于脱氧核糖核苷酸多聚酶抑制剂,抗肿瘤作用强大,另外还具有促分化、免疫抑制及抗病毒作用。Ara-C 抗肿瘤作用的机制是经主动转运进入细胞后,转化为阿糖胞苷三磷酸(Ara-CTP)而产生如下作用:①Am-CTP 可抑制 DNA 聚合酶而抑制 DNA 合成。②Ara-CTP 也可掺入 DNA,干扰 DNA 的生理功能。③Ara-CTP 可抑制核苷酸还原酶活性,影响 DNA 合成。④Ara-C 还可抑制膜糖脂及膜糖蛋白的合成,影响膜功能。⑤Am-CTP 亦可掺入 RNA,干扰其功能。

(二)抗药性作用

(1)癌细胞与 6-MP 长期接触,可产生抗药性,主要是由于癌细胞内缺乏 6-MP 转化为 6-巯基嘌呤核苷酸的转换酶,另外也与膜结合型碱性磷酸酶活力升高导致癌细胞中硫代嘌呤核苷酸减少有关。

(2)肿瘤细胞与氟尿嘧啶长期接触可出现抗药性,其抗药机制为:①肿瘤细胞合成大量的 TS。②细胞内缺乏足够的氟尿嘧啶转化酶。③胸苷激酶量增加,可促进肿瘤细胞直接利用胸苷。

(3)肿瘤细胞与 Ara-C 长期接触可产生抗药性,可能与下列原因有关:细胞膜转运 Ara-C 能力下降;瘤细胞中活化 Ara-C 的酶活性提高,使之代谢失活;脱氧三磷酸腺苷(dCTP)增高,阻断其他脱氧核苷酸合成;细胞内 Ara-CTP 与 DNA 聚合酶的亲和力下降;Ara-CTP 从 DNA 解离。

二、药动学特点

(一)甲氨蝶呤

口服小剂量(0.1 mg/kg)吸收较好,大剂量(10 mg/kg)吸收较不完全,食物可影响其吸收。进入体内后全身分布,肝、肾等组织中含量最高,不易透过血-脑屏障,但可进入胸腔积水及腹腔积水中。血药浓度呈三房室模型衰减:$t_{1/2\alpha}$为 2～8 分钟;$t_{1/2\beta}$为 0.9～2.0 小时;$t_{1/2\gamma}$为 0.4 小时,清除率每分钟大于9 mL/m^2。在体内基本不代谢,主要以原形通过肾小球滤过及肾小管主动分泌,经尿中排出,排除速度与尿 pH 有关,碱化尿液可加速排出。MTX 血药浓度与其骨髓毒性密切相关,可根据血药浓度监测毒性。

(二)巯嘌呤

口服吸收不完全,生物利用度个体差异较大,为 5%～37%,可能与首关效应有关。静脉注射后,半衰期较短,$t_{1/2}$约为 50 分钟,脑脊液中分布较少。体内代谢有两种途径:①巯基甲基化后再被氧化失活,甲基化由硫嘌呤甲基转移酶(TPMP)催化;当 TPMP 活性低时,6-MP 代谢减慢,作用增强,易引起毒性反应。该酶活性在白种人为多态分布(约 15%的人酶活性较低),而在中国人为均态分布。②被黄嘌呤氧化酶(XO)催化氧化为 6-硫代鸟酸。该药主要经肾排泄。

(三)氟尿嘧啶

口服吸收不规则且不完全,生物利用度可随剂量而增加,临床一般采用静脉注射给药。血中药物清除为一房室模型,$t_{1/2}$为10～20分钟。吸收后分布于肿瘤组织、肝和肠黏膜细胞内的浓度高,可透过血-脑屏障及胸、腹腔癌性积液中。80%在肝内代谢。在8～12小时内由呼吸道排出其代谢产物CO_2,15%左右以原形经尿排出。

(四)阿糖胞苷

口服无效,需静脉滴注。易透过血-脑屏障,在体内经胞嘧啶核苷脱氨酶作用,形成无活性的阿拉伯糖苷(ara-U)。该酶在肝、脾、肠、肾、血细胞及血浆中含量较高。药物的消除为二房室模型,$t_{1/2\alpha}$为10～15分钟,$t_{1/2\beta}$为2～3小时,24小时内约有80%的药物以阿糖尿苷的形式排泄。

三、临床应用和疗效评价

(一)适应证及疗效评价

1.甲氨蝶呤

(1)急性白血病,对于急性淋巴性白血病和急性粒细胞性白血病均有良好疗效,对儿童急性淋巴性白血病的疗效尤佳,对于成人白血病疗效有限,但可用于白血病脑膜炎的预防。

(2)绒毛膜上皮癌、恶性葡萄胎:疗效较为突出,大部分患者可得到缓解,对于早期诊断的患者疗效可达90%。

(3)骨肉瘤、软组织肉瘤、肺癌、乳腺癌、卵巢癌:使用大剂量有一定疗效。

(4)头颈部肿瘤:以口腔、口咽癌疗效最好,其次是喉癌,鼻咽癌疗效较差,常以动脉插管滴注给药。

(5)其他:鞘内注射给药对于缓解症状较好,亦可用于预防给药和防止肿瘤转移。对肢体、盆腔、肝、头颈部肿瘤可于肿瘤区域动脉注射或输注,加用醛氢叶酸(CF),疗效较好。对自身免疫系统疾病如全身系统性红斑狼疮、类风湿关节炎等有一定疗效。另外,对牛皮癣有较好的疗效。

2.巯嘌呤

(1)急性白血病,常用于急性淋巴性白血病,对儿童患者的疗效较成人好;对急性粒细胞、慢性粒细胞或单核细胞白血病亦有效。

(2)绒毛膜上皮癌和恶性葡萄胎:我国使用大剂量6-MP治疗绒毛膜上皮癌收到一定疗效,但不如MTX。

(3)对恶性淋巴瘤、多发性骨髓瘤也有一定疗效。

(4)近年已利用其免疫抑制作用,用于原发性血小板减少性紫癜、自身免疫性溶血性贫血、红斑狼疮、器官移植、肾病综合征的治疗。

3.氟尿嘧啶

(1)消化道癌,为胃癌、结肠癌、直肠癌的最常用药物,常与丝裂霉素、阿糖胞苷、阿霉素、卡莫司汀、长春新碱、达卡巴嗪等合用;亦可作晚期消化道癌手术后的辅助化疗;亦可采用动脉插管注药或持久输注法治疗原发性肝癌。

(2)绒毛膜上皮癌:我国采用大剂量氟尿嘧啶与放线菌素D合用,治愈率较高。

(3)头颈部肿瘤:以全身用药或动脉插管注射、滴注,用于包括鼻咽癌等的头颈部肿瘤治疗。

(4)皮肤癌:局部用药对多发性基膜细胞癌、浅表鳞状上皮癌等有效,对广泛的皮肤光化性角化症及角化棘皮瘤等亦有效。

(5)对乳腺癌、卵巢癌,以及肺癌、甲状腺癌、肾癌、膀胱癌、胰腺癌有效,对宫颈癌除联合化疗外,还可并用局部注射。

4.阿糖胞苷

(1)急性白血病,对急性粒细胞白血病疗效最好,对急性单核细胞白血病及急性淋巴细胞白血病也有效。但单独使用缓解率差,常与6-MP、长春新碱、环磷酰胺等合用。

(2)对恶性淋巴肉瘤、消化道癌也有一定疗效,对多数实体瘤无效。

(3)还可用于病毒感染性疾病,如单纯疱疹病毒所致疱疹;牛痘病毒、单纯疱疹及带状疱疹病毒所致眼部感染。

(二)治疗方案

1.甲氨蝶呤

(1)急性白血病,口服每天0.1 mg/kg,也可肌内注射或静脉注射给药。一般有效疗程的安全剂量为50~100 mg,此总剂量视骨髓情况和血常规而定。

(2)脑膜白血病或中枢神经系统肿瘤:鞘内注射5~10 mg/d,每周1~2次。

(3)绒毛膜上皮癌及恶性葡萄胎:成人一般10~30 mg/d,每天1次,口服或肌内给药,5天为1个疗程,视患者反应可重复上述疗程,亦可以10~20 mg/d静脉滴注(加于5%葡萄糖溶液500 mL中于4小时滴完),5~10天为1个疗程。

(4)骨肉瘤、恶性淋巴瘤、头颈部肿瘤等:常采用大剂量(3~15 g/m^2)静脉注射,并加用亚叶酸(6~12 mg)肌内注射或口服,每6小时一次,共3天,这称为救援疗法。因为大剂量的MTX可提高饱和血药浓度,由此可升高肿瘤细胞内的药物浓度并便于扩散至血流较差的实体瘤中,但因血药浓度的提高,其毒性也相应增加,故加用CF,后者转化四氢叶酸不受MTX所阻断的代谢途径的限制,故起解救作用,提高化疗指数。为了充分发挥解救作用,应补充电解质、水分及碳酸氢钠以保持尿液为碱性,尿量维持在每天3 000 mL以上,并对肝、肾功能、血常规以及血浆MTX的浓度逐日检查,以保证用药的安全有效。对有远处转移的高危患者,则需和放线菌素D等联合应用,缓解率达70%以上。

2.巯嘌呤

(1)白血病,2.5~3.0 mg/(kg·d),分2~3次口服,根据血常规调整剂量,由于其作用比较缓慢,用药后3~4周才发生疗效,2~4个月为1个疗程。

(2)绒毛膜上皮癌:6 mg/(kg·d),1个疗程为10天,间隔3~4周后重复疗程。

(3)用于免疫抑制:1.2~2.0 mg/(kg·d)。

3.氟尿嘧啶

(1)静脉注射,10~12 mg/(kg·d),每天给药量约为500 mg,隔天1次;国外常用"饱和"剂量法,即12~15 mg/(kg·d),连用4~5天后,改为隔天1次,出现毒性反应后剂量减半;亦有以500~600 mg/m^2,每周给药1次;成人的疗程总量为5~8 g。

(2)静脉滴注:毒性较静脉注射低,一般为10~20 mg/(kg·d),把药物溶于生理盐水或5%葡萄糖注射液中,2~8小时滴完,每天1次,连续5天,以后减半剂量,隔天1次,直至出现毒性反应。治疗绒毛膜上皮癌时,可加大剂量至25~30 mg/(kg·d),药物溶于5%葡萄糖液500~1 000 mL中点滴6~8小时,10天为1个疗程,但此量不宜用作静脉注射,否则,将产生严重毒性反应。

(3)动脉插管滴注:以5~20 mg/kg溶于5%葡萄糖液中(500~1 000 mL)滴注6~8小时,

每天1次，总量为5～8 g。

(4)胸腹腔内注射：一般每次1 g，5～7天1次，共3～5次。

(5)瘤内注射：如宫颈癌，每次250～500 mg。

(6)局部应用：治疗皮肤基底癌及癌性溃疡，可用5%～10%的软膏或20%霜剂外敷，每天1～2次。

(7)口服：一般5 mg/(kg·d)，总量为10～15 g或连续服用至出现毒性反应，即停药。

4.阿糖胞苷

(1)静脉注射，1～3 mg/(kg·d)，连续8～15天。

(2)静脉滴注：1～3 mg/(kg·d)，溶于葡萄糖液中缓慢滴注，14～20天为1个疗程。

(3)皮下注射：做维持治疗，每次1～3 mg/kg，每周1～2次。

(4)鞘内注射：每次25～75 mg，每天或隔天注射一次，连用3次。

四、不良反应及注意事项

(一)不良反应

1.胃肠道反应

均有不同程度的胃肠道反应，为常见的早期毒性症状。MTX较严重，可引起广泛性溃疡及出血，有生命危险。巯嘌呤大剂量可致口腔炎、胃肠黏膜损害、胆汁郁积及黄疸，停药后可消退。5-FU可致假膜性肠炎，此时需停药，并给予乳酶生等药治疗。

2.骨髓抑制

均有不同程度的骨髓抑制。MTX严重者引起全血抑制，当白细胞低于3×10^9/L、血小板低于$(0.5\sim0.7)\times10^9$/L或有消化道黏膜溃疡时，应停用或用亚叶酸钙救援及对症治疗。6-MP严重者也可发生全血抑制，高度分叶核中性白细胞的出现，常是毒性的早期征兆。

3.皮肤及毛发损害

常见于阿糖胞苷和盐酸吉西他滨。

4.特殊不良反应

(1)MTX有肝、肾功能损害，长期应用可能引起药物性肝炎、肝硬化和门脉高压；大剂量MTX应用，其原形及代谢产物从肾排泄，易形成结晶尿及尿路阻塞，形成肾损害，要多饮水及碱化尿液。

(2)6-MP可致部分患者出现高尿酸血症、尿酸结晶及肾功能障碍。

(3)5-FU毒性较大，治疗量与中毒量相近，可致神经系统损害：颈动脉插管注药时，部分患者可发生小脑变性、共济失调和瘫痪；还可引起心脏毒性：出现胸痛、心率加快，心电图表现为ST段抬高，T波升高或倒置，同时可见血中乳酸脱氢酶升高。

(4)阿糖胞苷可致肝损害，可见转氨酶升高、轻度黄疸，停药后可恢复。大剂量可致阻塞性黄疸。

(5)盐酸吉西他滨可致泌尿生殖系统毒性：轻度蛋白尿及血尿常见，偶尔见类似溶血尿毒症综合性的临床表现，若有微血管病性溶血性贫血的表现，如血红蛋白及血小板迅速下降，血清胆红素、肌酐、尿素氮、乳酸脱氢酶上升，应立即停药。有时停药后，肾功能仍不能好转，则应给予透析治疗；呼吸系统：气喘常见，静脉滴注过程中可见支气管痉挛；心血管系统：可有水肿，少数有低血压。

5.其他

(1)MTX 鞘内注射,可引起蛛网膜炎,出现脑膜刺激症状;长期大量用药可产生坏死性脱髓性白质炎。可引起间质性肺炎,出现咳嗽、发热、气急等症,部分患者可致肺纤维化;少数患者有生殖功能减退、月经不调,妊娠前 3 个月可致畸胎、流产或死胎。

(2)氟尿嘧啶有时引起注射部位动脉炎,动脉滴注可引起局部皮肤红斑、水肿、破溃、色素沉着,一般于停药后可恢复。

(3)阿糖胞苷有时可致小脑或大脑功能失调及异常抗利尿激素分泌综合征。

(二)禁忌证

过敏者、感染患者、孕妇、哺乳妇女禁用,肝、肾功能障碍患者慎用。

(三)药物相互作用

(1)MTX 蛋白结合率高,与磺胺类、水杨酸盐、巴比妥类、苯妥英钠合用,可竞争与血浆蛋白结合,使其浓度增高。糖皮质激素、头孢菌素、青霉素、卡那霉素可抑制细胞摄取 MTX,减弱其作用。苯胺蝶呤可增加白血病细胞中的二氢叶酸还原酶浓度,减弱 MTX 的作用。该药与氟尿嘧啶序贯应用,可使 MTX 作用增加,反之可产生阻断作用。长春新碱于 MTX 用前 30 分钟给予,可加速细胞对 MTX 的摄取,并阻止其逸出,加强 MTX 的抗肿瘤作用。门冬酰胺酶可减轻 MTX 的毒性反应。在给 MTX 24 小时后加用门冬酰胺酶,可提高 MTX 对急性淋巴细胞白血病的疗效。

(2)与别嘌呤醇合用,可使 6-MP 抗肿瘤作用加强,还可减少 6-硫代尿酸的生成。

(3)甲酰四氢叶酸、胸腺嘧啶核苷、甲氨蝶呤、顺铂、尿嘧啶、双嘧达莫、磷乙天门冬氨酸可增强氟尿嘧啶的抗肿瘤作用。别嘌呤醇可降低氟尿嘧啶的毒性,但不影响抗肿瘤作用。

(4)阿糖胞苷与硫鸟嘌呤合用可提高对急性粒细胞性白血病的疗效;与四氢尿嘧啶核苷合用,使其 $t_{1/2}$ 延长,增强骨髓抑制。大剂量胸腺嘧啶核苷酸、羟基脲可增强其抗肿瘤作用,阿糖胞苷亦可增强其他抗肿瘤药物的作用。

(四)注意事项

应对患者的血小板、白细胞、中性粒细胞数进行监测,应根据骨髓毒性的程度相应调整剂量;静脉滴注药物时间延长和增加用药频率可增加药物的毒性;静脉滴注时,如发生严重呼吸困难(如出现肺水肿、间质性肺炎或成人呼吸窘迫症),应停止药物治疗。早期给予支持疗法,有助于纠正不良反应;应定期检查肝、肾功能;盐酸吉西他滨可引起轻度困倦,患者在用药期间应禁止驾驶和操纵机器。

(王永彩)

第四节　植物类抗肿瘤药

从植物中寻找有效的抗肿瘤药物已成为国内外重要研究课题,目前用于治疗肿瘤的植物药已筛选出 20 多种。它们分别通过抑制微管蛋白活性、干扰核蛋白体功能、抑制 DNA 拓扑异构酶活性等发挥抗肿瘤作用。临床常用的有长春碱类、喜树碱类、鬼臼毒素类、紫杉醇和三尖杉碱等。

一、药物作用及机制

(一)药理作用

(1)长春碱类抗肿瘤药主要有长春碱(vinblastine,VLB)、长春新碱(vincristine,VCR)及人工半合成的长春地辛(vindesine,VDS),皆有广谱抗肿瘤作用,均属细胞周期特异性抗肿瘤药。VCR 抗肿瘤作用强度与 VDS 相似,强于 VLB。VDS 还具有增强皮肤迟发性变态反应及淋巴细胞转化率的作用。长春碱类抗肿瘤作用机制:主要抑制微管蛋白聚合,妨碍纺锤体的形成,使纺锤体主动收缩功能受到抑制,使核分裂停止于中期,可致核崩解,呈空泡状或固缩成团,主要作用于细胞增生的 M 期。VCR 还可干扰蛋白质代谢,抑制细胞膜类脂质的合成,抑制氨基酸在细胞膜上的转运,还可抑制 RNA 聚合酶的活力,从而抑制 RNA 合成。

(2)喜树碱类包括喜树碱(camptothecin,CPT)及羟喜树碱,其中羟喜树碱亦可人工合成。抗肿瘤作用强,具有广谱抗肿瘤作用,为周期特异性抗肿瘤药。10-OHCPT 抗肿瘤作用较 CPT 明显,毒性较小。两者抗肿瘤原理相似,直接破坏 DNA 并抑制其合成,对 S 期细胞的作用比对 G_1 期和 G_2 期细胞的作用明显,较高浓度抑制核分裂,阻止细胞进入分裂期。

(3)依托泊苷(鬼臼乙叉苷,etoposide,VP-16)及替尼泊苷(teniposide,VM-26)是从小檗科鬼臼属植物鬼臼中提取的鬼臼毒素的衍生物,在体外有广谱的抗肿瘤作用,属细胞周期非特异性药物。体外 VM-26 的细胞毒作用较 VP-16 强 10 倍。VP-16 还具有抗转移作用。此类化合物主要作用于 S 及 G_2 期细胞,使 S 及 G_2 期延缓,从而杀伤肿瘤细胞。作用靶点为拓扑异构酶Ⅱ(TOPO-Ⅱ),干扰拓扑异构酶Ⅱ修复 DNA 断裂链作用,导致 DNA 链断裂。VM-26 对 TOPO-Ⅱ的作用较 VP-16 强 1.4 倍。

(4)紫杉醇具有独特的抗肿瘤机制,作用靶点为微管,促使微管蛋白组装成微管,形成稳定的微管束,且不易拆散,破坏组装一扩散之间的平衡,使微管功能受到破坏,从而影响纺锤体功能,抑制肿瘤细胞的有丝分裂,使细胞周期停止于 G_2 及 M 期,属周期特异性药物。

(5)三尖杉碱属细胞周期非特异性药物。抑制蛋白质生物合成,抑制 DNA 合成,还可促进细胞分化,促进细胞凋亡。

(二)抗药性作用

(1)VLB、VCR 之间存在交叉抗药性,与其他抗肿瘤药间亦有交叉抗药性,呈多药抗药性。但 VDS 与 VCR 间交叉抗药性不明显。抗药性产生机制与肿瘤细胞膜上 P 蛋白扩增,微管蛋白结构的改变从而影响药物与微管蛋白结合有关。

(2)肿瘤细胞与 VP-16 长期接触可产生抗药性,与其他抗肿瘤药物出现交叉抗药性,呈现典型性多药抗药性。主要与细胞膜上 P 糖蛋白的扩增,导致药物从胞内泵出,胞内药物浓度明显降低有关。还可出现非典型性多药抗药性,其原因往往与 TOPO-Ⅱ的低表达及出现功能异常有关。VP-16 的抗药性主要为典型性多药抗药性,VM-26 的抗药性主要为非典型性多药抗药性。

(3)肿瘤细胞与紫杉醇长期接触可产生抗药性,抗药性产生的机制是 α 及 β 微管蛋白变性,使之不能聚合组装成微管;另一机制是抗药细胞膜上存在 *mdr* 基因,P 糖蛋白过度表达,使紫杉醇在细胞内聚集减少,并呈多药抗药性。

二、药动学特点

(一)长春碱类

口服不吸收,静脉给药,VCR 体内半衰期约为 24 小时,末端相半衰期长达 85 小时。主要集中于肝、血小板、血细胞中,经肝代谢,其代谢产物从胆汁排出,肝功能不全应减量应用。

(二)喜树碱类

CPT 静脉注射后,很快分布于肝、肾及胃肠道,在胃肠道停留时间长,浓度高,胆囊中浓度较血中高出 300 倍,肝中药物浓度较血中高出 2 倍,$t_{1/2}$ 为 1.5～2.0 小时,主要从尿中排泄。10-OHCPT静脉注射后,分布于各组织,肿瘤组织中含量较高,维持时间较长,主要通过粪便排出。

(三)鬼臼毒素类

(1)静脉注射 VP-16 后,蛋白结合率为 74%～90%,主要分布于肝、肾、小肠,不易透过血-脑屏障,血药浓度的衰减呈二房室开放模型,$t_{1/2\alpha}$为(1.4±0.4)小时,$t_{1/2\beta}$为(5.7±1.8)小时;VP-16 亦可口服,口服后生物利用度有个体差异,吸收不规则,且口服吸收后有效血浓度仅为静脉注射的28%～52%,口服后 0.5～4.0 小时血药浓度达峰值,$t_{1/2}$ 为 4～8 小时;原形及代谢产物主要经尿排泄。

(2)静脉注射 VM-26,血中蛋白结合率达 99%,脑脊液中浓度低,血浆中药物浓度的衰减呈三房室开放模型,末相 $t_{1/2}$ 为 11～38 小时,主要经尿排泄,原形占 35%。

(四)紫杉醇

静脉注射后,蛋白结合率达 95%～98%。体内分布广,V_d 为 55～182 L/m^2。血药浓度的衰减呈二室开放模型:$t_{1/2\alpha}$为 16.2 分钟;$t_{1/2\beta}$为 6.4 小时,清除率为每分钟 253 mL/m^2。主要由尿排泄,大部分为其代谢产物。

(五)三尖杉碱

口服吸收迅速,但不完全。静脉注射血中药物浓度呈二房室模型衰减,$t_{1/2\alpha}$为 3.5 分钟,$t_{1/2\beta}$为 50 分钟。注射后 15 分钟,分布于全身各组织中,肾中分布最高,其次为肝、骨髓、肺、心、胃肠、脾、肌肉、睾丸,血及脑中最低。给药 2 小时后,各组织中药物浓度迅速降低,但骨髓中浓度下降慢。主要通过肾及胆汁排泄。

三、临床应用和疗效评价

(一)适应证及疗效评价

1.长春碱类

VLB 主要用于恶性淋巴瘤、睾丸癌、泌尿系统肿瘤。对乳腺癌、Kaposi 肉瘤亦有一定疗效。VCR 可用于急性淋巴细胞白血病、恶性淋巴瘤、儿童肿瘤及治疗晚期肺鳞癌作为同步化药物使用。VDS 可用于白血病,如急性淋巴细胞性白血病、急性非淋巴细胞性白血病及慢性粒细胞白血病急性病变,还可用于肺癌、乳腺癌、食管癌、恶性黑色素瘤。

2.喜树碱类

CPT 对胃癌、绒毛膜上皮癌、恶性葡萄胎、急性及慢性粒细胞白血病、膀胱癌、大肠癌及肝癌均有一定的疗效。10-OHCPT 用于原发性肝癌、头颈部恶性肿瘤、胃癌、膀胱癌及急性白血病。

3.鬼臼毒素类

(1)VP-16 临床上对肺癌、睾丸癌、恶性淋巴瘤、急性粒细胞性白血病有较好疗效,对食管癌、胃癌、儿科肿瘤、Kaposi 肉瘤、原发性肝癌亦有一定疗效。

(2)VM-26 主要用于急性淋巴细胞白血病、恶性淋巴瘤、肺癌、儿童肿瘤、脑癌、卵巢癌、宫颈癌、子宫内膜癌及膀胱癌,与顺铂合用治疗伴有肺、淋巴结、肝、盆腔转移的膀胱癌。

4.紫杉醇

主要用于晚期卵巢癌、乳腺癌、肺癌、食管癌、头颈部肿瘤、恶性淋巴瘤及膀胱癌的治疗。

5.三尖杉碱

主要用于急性粒细胞性白血病。对真性红细胞增多症及恶性淋巴瘤有一定疗效。

(二)治疗方案

1.长春碱类

(1)VCR:静脉注射成人 25 μ/kg,儿童 75 μ/kg,每周 1 次,总量为 10～20 mg,亦可用同一剂量点滴;胸腹腔内注射每次 1～3 mg,用 20～30 mL 生理盐水稀释后注入。

(2)VLB:一般用量为 0.1～0.2 mg/kg,每周 1 次。

(3)VDS:一般用量为每次 3 mg/m^2,每周 1 次,快速静脉注射,连用 4～6 次。

2.喜树碱类

临床常静脉给药,CPT 每次 5～10 mg,每天 1 次,或 15～20 mg,隔天 1 次,总剂量 140～200 mg为 1 个疗程。10-OHCPT 每次 4～8 mg,每天或隔天 1 次,总剂量 60～120 mg 为 1 个疗程;动脉内注射:1 次5～10 mg,每天或隔天 1 次,总剂量 100～140 mg 为 1 个疗程;膀胱内注射:1 次 20 mg,每月2 次,总量为 200 mg。

3.鬼臼毒素类

(1)VP-16:静脉注射每天 60 mg/m^2,每天 1 次,连续 5 天,每 3～4 周重复 1 次;胶囊每天口服120 mg/m^2,连服 5 天,隔 10～15 天重复 1 个疗程。

(2)VM-26:静脉注射,每次 1～3 mg/kg,每周2 次,可连用 2～3 个月。

4.紫杉醇

每 3 周给药 1 次,每次 135 mg/m^2 或 175 mg/m^2,用生理盐水或葡萄糖水稀释后静脉滴注,持续 3 小时、6 小时或 24 小时。

5.三尖杉碱

成人每天 0.10～0.15 mg/kg;儿童为 0.15 mg/kg,溶于 250～500 mL 葡萄糖液中静脉滴注,4～6 天为 1 个疗程,间歇 2 周重复 1 个疗程。

四、不良反应及注意事项

(一)不良反应

1.胃肠道反应

均有不同程度的胃肠道反应。VLB 可致口腔炎、口腔溃疡等,严重可产生胃肠溃疡,甚至危及生命的血性腹泻。VDS 很少引起胃肠道反应。

2.骨髓抑制

均有不同程度的骨髓抑制,多为剂量一限制性毒性。三尖杉碱可致全血减少。

3.皮肤及毛发损害

均有不同程度的皮肤损害及脱发。

4.特殊不良反应

(1)长春碱类可致神经系统毒性,多在用药 6～8 周出现,可引起腹泻、便秘、四肢麻木及感觉异常、跟腱反射消失、颅神经麻痹、麻痹性肠梗阻、眼睑下垂及声带麻痹等；总量超过 25 mg 以上应警惕出现永久性神经系统损害；神经系统毒性 VCR 较重，VDS 较轻。

(2)鬼臼毒素类可引起变态反应，少数患者于静脉注射给药后出现发热、寒战、皮疹、支气管痉挛、血压下降，抗组胺药可缓解，减慢静脉滴注速度可减轻低血压症状。

(3)紫杉醇引起的变态反应，与赋形剂聚乙基蓖麻油促使肥大细胞释放组胺等血管活性物质有关，主要表现为Ⅰ型变态反应；还可引起心脏毒性，表现为不同类型的心律失常，常见为心动过缓，个别病例心率可降低至 40 次/分；可致神经毒性，以感觉神经毒性最常见，表现为手套-袜状分布的感觉麻木、刺痛及灼痛，还可出现口周围麻木感，常于用药后 24～72 小时出现，呈对称性和蓄积性。

(4)三尖杉碱可引起心脏毒性，表现为心动过速、胸闷、传导阻滞、心肌梗死、心力衰竭。

5.其他

(1)长春碱类还可引起精神抑郁、眩晕、精子减少及静脉炎，外漏可造成局部坏死、溃疡，VCR 还可致复发性低钠血症；VDS 还可引起肌痛及咽痛、碱性磷酸酶升高及药热。

(2)喜树碱类中 CVT 毒副作用较大，主要为骨髓抑制，尿路刺激症状，胃肠道反应，另有肝毒性；10-OHCPT 泌尿系统损伤少见，少数可见心律失常，一般不需处理可自然恢复。

(3)鬼臼毒素类可引起少数人轻度视神经炎、中毒性肝炎，出现黄疸及碱性磷酸酶升高，还可诱发急性淋巴细胞性白血病及急性非淋巴细胞白血病。

(4)紫杉醇可致肝、肾轻度损伤，局部刺激性大，可致静脉炎，外漏可致局部组织红肿、坏死。

(5)三尖杉碱还可导致肝功能损伤、蛋白尿。

(二)禁忌证

禁用于白细胞减少患者、细菌感染患者及孕妇、哺乳妇女，另外，肝、肾功能障碍，有痛风史的患者，恶病质，大面积皮肤溃疡患者慎用。

(三)药物相互作用

(1)甘草酸单胺盐可降低 CPT 的毒性。

(2)鬼臼毒素类与长春碱类生物碱合用可加重神经炎，抗组胺药可减轻变态反应。

(3)肿瘤组织对紫杉醇的抗药性可被维拉帕米等钙通道阻滞剂、他莫昔芬、环孢素等逆转。与顺铂、长春碱类药物合用，可加重紫杉醇的神经毒性，与顺铂合用还可加重紫杉醇的心脏毒性。

(四)注意事项

长春碱类仅供静脉应用，不能肌内、皮下、鞘内注射，鞘内应用可致死。

(王永彩)

第五节　其他抗肿瘤药

一、铂类配合物

临床常用的有顺铂及卡铂。两者具有相似的抗肿瘤作用，卡铂的某些抗肿瘤作用强于顺铂，其毒性作用亦小于顺铂。该类化合物能抑制多种肿瘤细胞的生长繁殖，在体内先将氯解离，然后与 DNA 上的碱基共价结合。形成双链间的交叉联结成单链内两点的联结而破坏 DNA 的结构和功能，属周期非特异性药物。为目前联合化疗中常用的药物之一。

主要对睾丸癌、恶性淋巴瘤、头颈部肿瘤、卵巢癌、肺癌及膀胱癌有较好疗效，对食管癌、乳腺癌等亦有一定的疗效。

常用静脉滴注给药，顺铂：每天 25 mg/m^2，连用 5 天为 1 个疗程，休息 3～4 周重复 1 个疗程，亦可1 次50～120 m/m^2，每 3～4 周 1 次；卡铂：100 mg/m^2，每天 1 次，连用 5 天，每 3～4 周重复 1 个疗程，亦可 1 次 300～400 mg/m^2，每 4 周重复 1 次。

不良反应主要表现为消化道反应，如恶心、呕吐、骨髓抑制、耳毒性及肾毒性，卡铂的上述不良反应均较顺铂轻。

二、激素类抗肿瘤药

激素与肿瘤的关系早已为人们所注意，用激素可诱发肿瘤，当应用一些激素或抗激素后，体内激素平衡受到影响，使肿瘤生长所依赖的条件发生变化，肿瘤的生长可因之受到抑制。常用的有糖皮质激素、雌激素等。

临床常用的雌激素制剂己烯雌酚，实验证明，对大白鼠乳腺癌有抑制作用。另外，可激活巨噬细胞的吞噬功能及刺激体内网状内皮系统功能。临床主要用于前列腺癌和乳腺癌的治疗。治疗前列腺癌：3～5 mg/d，3 次/天。治疗乳腺癌 5 mg，3 次/天。

临床上常用的孕激素一般为其衍生物，如甲地孕酮、双甲脱氢孕酮。主要用于子宫内膜癌、乳腺癌及肾癌的治疗。甲地孕酮口服，由 4 mg/d 渐增至 30 mg，连服 6～8 周，或 4 次/日，每次 4 mg，连用 2 周；双甲脱氢孕酮口服，开始 0.1 g/d，每周递增 1 倍，3 周后大剂量可达 0.8 g/d。

（王永彩）

第十四章

解表药

第一节　辛温解表药

味辛性温，以发散风寒表证为主的中草药，叫作辛温解表药。风寒表证的主要表现为发热轻、恶寒重，汗出不畅或无汗，头痛、身痛、舌苔薄白、口不渴、脉浮等。

一、麻黄

（一）别名

草麻黄。

（二）处方名

麻黄、生麻黄、炙麻黄、麻黄绒、净麻黄、制麻黄、蜜麻黄。

（三）常用量

3～9 g。

（四）常用炮制

1.麻黄绒

取原药材去根，切 1.5～2.0 cm 长段，研绒，筛去灰屑即可。

2.制麻黄

麻黄 500 g，生姜 50 g，甘草 50 g。取甘草、生姜煎汤，煎至味出，趁热浸泡麻黄段，浸后晒干。

3.蜜麻黄（炙麻黄）

麻黄段 50 kg，蜜 5～10 kg。先将蜜熔化后，加入麻黄段，或再加少许水拌匀、稍闷，置锅中用微火炒至蜜干，以不粘手为度。

（五）常用配伍

1.配桂枝

增强宣散风寒、止痛功效，用于治疗外感风寒、头痛、身痛、无汗等症。

2.配杏仁

增强止咳、平喘、化痰作用，用于治疗风寒咳喘之证。

3.配生石膏

用于治疗肺热咳喘之证。如胸满咳喘、口苦舌干、脉浮数等。

(六)临床应用

1.风寒感冒

麻黄汤:麻黄 9 g,桂枝 6 g,苦杏仁 9 g,炙甘草 3 g。水煎服,日服 1 剂。

2.荨麻疹

麻黄 10 g,桂枝 3 g,苦杏仁 6 g,白术 12 g,蝉蜕 6 g,炙甘草 6 g。水煎服,日服 1 剂。

3.支气管炎

止嗽定喘丸(麻黄、苦杏仁、石膏、甘草),口服 1 次 6 g,1 天 2 次。

4.水肿病初起

麻黄 6 g,白术 15 g,茯苓 20 g,冬瓜皮 30 g,薏苡仁 30 g。水煎服,日服 1 剂。

5.咳喘

麻黄 10 g,生石膏 30 g,黄芩 15 g,桑白皮 30 g,生甘草 6 g。水煎服,日服 1 剂。

(七)不良反应与注意事项

(1)长期服用本品能引起病态嗜好。

(2)超过治疗量 5 倍以上时,即可引起中毒。

(3)大剂量中毒可引起心率缓慢、胸闷、气急、烦躁、失眠、头痛、恶心、呕吐、周身发麻、排尿困难,甚至呼吸困难、昏迷等。

(4)心绞痛者用此药可引起心绞痛发作。

(5)偶有变态反应,表现为皮肤红斑、水疱、皮疹、溃疡等。

(6)体虚多汗者忌用麻黄。

(7)高血压、心脏病患者忌用。

二、桂枝

(一)别名

柳桂。

(二)处方名

桂枝、细桂枝、嫩桂枝、桂枝尖、炒桂枝、蜜桂枝。

(三)常用量

3～10 g。

(四)常用炮制

1.炒桂枝

取桂枝放锅中,用微火炒数分钟至深黄色或微焦为度。

2.蜜桂枝

桂枝 10 kg,蜜 2.5 kg。先将蜜熔化,加热至起泡,加入桂枝片拌匀,微洒清水炒至老黄色不粘手为度。

(五)常用配伍

1.配白芍

温中止痛。用于治疗脾胃虚寒之胃病、腹痛。另可用于治疗外感风寒,表虚多汗者。

2.配桃仁

有温经活血功效。用于治疗妇女虚寒痛经、月经失调、慢性附件炎腹痛等症。

3.配附子

温经散寒止痛。用于治疗风寒关节疼痛、四肢疼痛等症。

4.配丹参

通气活血。用于治疗冠心病胸痛、心悸及血虚失眠、惊悸等症。

5.配甘草

温阳益心。用于治疗阳虚所致的心悸气短、畏寒等症。

(六)临床应用

1.流行性感冒

桂枝汤加减:桂枝 10 g,赤芍 10 g,炙甘草 6 g,厚朴花 10 g,法半夏 10 g,茯苓 12 g,白术 12 g,生姜10 g,大枣 10 枚。水煎服,日服 1 剂。

2.类风湿关节炎

桂枝芍药知母汤加味:桂枝、白芍各 12 g,制附子 15 g(先煎),甘草 9 g,麻黄 8 g,知母 10 g,白术 15 g,防风10 g,生姜 10 g。水煎服,日服 1 剂。

3.荨麻疹

桂枝 10 g,白芍 15 g,生姜 10 g,炙甘草 10 g,大枣 12 枚。随症加减:痒甚者加蝉蜕 10 g,白蒺藜 15 g,防风 10 g;皮疹鲜红者加生地黄 30 g,赤芍 10 g;皮疹苍白者加当归 12 g,土茯苓 30 g,苍耳子 10 g。水煎服,日服 1 剂。

4.胃及十二指肠溃疡虚寒性脘腹疼痛

桂枝 10 g,白芍 15 g,黄芪 30 g,陈皮 10 g,醋延胡索 12 g,炙甘草 6 g,生姜 10 g,大枣 10 枚。水煎服,日服 1 剂。

5.冠心病心悸胸痛

桂枝 10 g,薤白 10 g,瓜蒌 30 g,丹参 30 g,炙甘草 6 g,生姜 10 g。水煎服,日服 1 剂。

6.风湿性及类风湿关节疼痛

桂枝 10 g,制附子 6 g(先煎),鸡血藤 30 g,黄芪 30 g,细辛 3 g。水煎服,日服 1 剂。

7.慢性附件炎腹痛

桂枝 10 g,赤芍 12 g,醋延胡索 12 g,桃仁 10 g,红花 6 g,皂角刺 3 g,蒲公英 30 g,炙甘草 6 g,大枣10 枚。水煎服,日服 1 剂。

(七)不良反应与注意事项

(1)有伤津助火之弊。热病高热、阴虚火旺、血热妄行者禁用。

(2)风热表证、风寒表湿证及温病初起者,不宜应用。

(3)孕妇慎用。

三、防风

(一)别名

防风根、东防风、关防风、西防风、水防风、屏风、公防风、母防风。

(二)处方名

防风、炒防风、口防风、防风炭。

(三)常用量

16～12 g。

(四)常用炮制

1.净防风

取原药材,拣净杂质,去茎及毛茸,洗净,切 2～3 cm 或 0.5 cm 厚的片,晒干。

2.炒防风

取防风片,用微火炒呈深黄色或微焦,放冷即可。

3.防风炭

取防风片在 180 ℃热锅内炒,或用微火炒至黑色为度,喷淋清水,灭净火星取出。

4.蜜防风

防风片 500 g,蜂蜜 200 g。取防风片,加蜜炒至蜜被吸尽,放冷即可。

(五)常用配伍

1.配苍术

增强祛散风湿作用。用于治疗风湿性关节疼痛及风邪皮肤痒疹等症。

2.配秦艽

祛风除湿。用于治疗风湿四肢关节疼痛及午后、夜间低热者。

3.配白术

润肠健脾。用于治疗脾胃虚弱,运化无力导致的大便秘结之症。

4.配苍耳子

祛风止痒。用于治疗皮肤荨麻疹、瘙痒等症。

5.配川芎

祛风活血止痛。用于治疗头痛、偏头痛。

(六)临床应用

1.头痛

防风通圣散加减:防风 15 g,荆芥 10 g,连翘 15 g,黄芩 15 g,川芎 15 g,当归 12 g,白术 15 g,炒白芍 15 g,栀子 15 g,麻黄 6 g,大黄 8 g,芒硝 8 g,滑石 10 g,生石膏 15 g(先煎),薄荷 6 g(后下)。随症加减:无大便秘结者去大黄、芒硝;无小便黄赤者去滑石、栀子;头昏眼花者加菊花 15 g。水煎服,日服 1 剂。

2.周围性神经麻痹

防风 20 g,川芎 15 g,当归 15 g,蜈蚣两条(研粉)。前三味水煎汤,送服蜈蚣粉。每天 1 剂,分 2 次服。

3.慢性肠炎

防风 15 g,白芍 15 g,补骨脂 10 g,五味子 10 g,乌梅 6 g。水煎服,日服 1 剂。

4.脾胃虚大便秘结

防风 15 g,白术 30 g,蒲公英 30 g。水煎服,每天 1 剂。

5.砷中毒

防风 15 g,绿豆 15 g,红糖 10 g,甘草 6 g。水煎服,日服 1 剂。14 天为 1 个疗程。

(七)不良反应与注意事项

(1)偶见变态反应。于服药后 1 小时内,出现恶心、呕吐、烦躁、皮肤瘙痒、冷汗、灼热、红斑等，或见荨麻疹样药疹、光敏性皮炎。

(2)血虚发痉及阴虚火旺者慎用。

四、生姜

(一)别名

名姜、鲜姜。

(二)处方名

生姜、川姜、煨姜、闵姜。

(三)常用量

6～15 g。

(四)常用炮制

1.煨姜

取生姜片或块，用纸包好，加水润湿，置炉台上烘烤，或在火中煨至纸黄或焦枯时，去纸即可。

2.闵姜

将生姜切片，加白糖腌制数天而成。

(五)常用配伍

1.配半夏

和胃止呕。用于治疗胃肠炎所致之呕吐、恶心、腹胀等症。

2.配竹茹

清热止呕。用于治疗体虚有热，恶心呕吐，口苦、舌苔黄，尿赤等症。

3.配陈皮

温中行气。用于治疗脾胃有寒，脘腹胀满，胃脘疼痛之症。

4.配大枣

和胃解表。用于治疗风寒感冒，胃脘不舒，恶心、呕吐等症。

(六)临床应用

1.慢性胃炎

生姜泻心汤：生姜 15 g，炙甘草 9 g，党参 10 g，干姜 3 g，黄芩 9 g，黄连 3 g，制半夏 9 g，大枣 4 枚。水煎服，日服 1 剂。

2.风寒感冒

生姜 30 g，紫苏叶 10 g。水煎服，日服 1 剂。

3.急性细菌性痢疾

生姜 50 g，红糖 30 g。水煎分 3 次服，日服 1 剂。

4.急性扭伤

取生姜适量，捣烂去汁，加入食盐少许拌匀，外敷患处，可用绷带固定，每天 1 次。

5.尿潴留

将生姜 15～24 g，咀嚼后用开水吞服。一般可在用药后 5 分钟内缓解症状，过半小时后按上法续服 1 次。

(七)不良反应与注意事项

(1)大剂量口服可致鼻血。

(2)外敷偶可见皮肤变应性紫癜。

(3)高血压患者不宜多用。

(4)阴虚内热盛者不宜应用。

五、荆芥

(一)别名

假苏、香荆芥。

(二)处方名

荆芥、炒荆芥、荆芥炭、黑荆芥。

(三)常用量

3～9 g。

(四)常用炮制

1.炒荆芥

将荆芥段炒至微黄或黄色。

2.醋荆芥

荆芥段 50 kg,醋 5 kg。取荆芥段加醋炒至大部分黑色为度。

3.荆芥炭

取荆芥段置 180 ℃热锅中,炒至黑色存性,加水灭净火星,放冷即成。

(五)常用配伍

1.配薄荷

治疗感冒头痛,鼻塞不通,无汗,四肢疼痛等症。

2.配防风

治疗感冒无汗身痛及荨麻疹皮肤瘙痒之症。

3.配白芷

治疗头痛、偏头痛,症见舌苔白,口不渴,少汗等症者。

4.配黄芩

治疗气管炎咳嗽痰多,胸闷不舒,口苦、舌苔发黄者。

(六)临床应用

1.风寒感冒

荆芥 12 g,射干 12 g,柴胡 10 g,防风 10 g,葛根 15 g,苦杏仁 9 g,茵陈 10 g,金银花 10 g,桂枝 10 g,生姜 15 g,甘草 6 g。水煎服,每天 1 剂。

2.传染性软疣

荆芥 12 g,防风 10 g,蝉蜕 10 g,当归 15 g,柴胡 15 g,赤芍 15 g,僵蚕 15 g,黄芩 15 g,薏苡仁 30 g,大青叶 30 g,甘草 6 g。水煎服,日服 1 剂。

3.痔疮出血

荆芥炭 15 g,槐花炭 10 g,共研为细粉,每服 3～4 g,饭前清茶送服,每天 1～2 次。

4.慢性咽炎

荆芥穗 30 g,桔梗 10 g,沙参 30 g,炙甘草 6 g。共研为细末,每服 3 g,每天 1～2 次。

5.荨麻疹

荆芥 12 g,防风 10 g,紫草 30 g,黄芩 15 g,山楂 30 g,甘草 9 g。水煎服,每天服 1 剂。

(七)不良反应与注意事项

(1)变态反应:表现为眼睑浮肿,皮肤丘疹或暗红色斑点,烘热,瘙痒或伴有胸闷,腹痛、恶心、呕吐、腹泻。

(2)表虚盗汗、阴虚头痛者禁服。

(3)服荆芥时忌食鱼、虾、蟹、驴肉等食物。

六、羌活

(一)别名

蚕羌、竹节羌、条羌、鸡头羌、大头羌。

(二)处方名

羌活、川羌活、西羌活、蚕羌。

(三)常用量

3～10 g。

(四)常用炮制

取原药材,洗净,切 0.3 cm 之厚片,晒干或用微火烘干。

(五)常用配伍

1.配川芎

祛风湿、活血、止痛。用于外感风寒关节疼痛,四肢疼痛;风湿性关节炎疼痛;偏正头痛。

2.配防风

增强祛风湿作用。用于治疗风寒头痛、关节疼痛、肢体疼痛之症。

3.配独活

增强祛风湿作用。用于治疗风湿关节疼痛、腰腿疼痛。

(六)临床应用

1.流行性感冒

(1)九味羌活汤:羌活 9 g,防风 8 g,苍术 10 g,川芎 8 g,细辛 3 g,白芷 5 g,生地黄 10 g,黄芩 10 g,甘草5 g。水煎服,日服 1 剂。

(2)九味羌活丸:口服,一次 6～9 g,日 2～3 次。

2.功能性水肿

羌活胜湿汤加味:羌活 6 g,独活 6 g,藁本 3 g,防风 6 g,川芎 6 g,炙甘草 2 g,蔓荆子 3 g。随症加减:气虚加党参 10 g,炒白术 10 g;尿少加茯苓皮 10 g,泽泻 6 g,车前子 20 g;食积加谷芽 20 g,麦芽 15 g,炒莱菔子6 g,山楂 30 g;阳虚加巴戟天 10 g,补骨脂 6 g。水煎服,日服 1 剂。

3.风湿性关节炎

羌活 10 g,防风 10 g,生地黄 15 g,苍术 10 g,细辛 4 g,川芎 10 g,白芷 10 g,炙甘草 6 g,秦艽 10 g,五加皮 10 g,独活 10 g,薏苡仁 10 g。水煎服,日服 1 剂。

4.感冒发热

羌活 10 g,板蓝根 30 g,蒲公英 30 g。水煎服,每天 1 剂。

5.肢体麻木

羌活 12 g,鸡血藤 30 g,当归 10 g。水煎服,日服 1 剂。

6.偏头痛

羌活 10 g,白芷 10 g,川芎 15 g,天麻 12 g。水煎服,日服 1 剂。

7.上肢怕冷

羌活 12 g,黄芪 30 g,薏苡仁 30 g,炙甘草 6 g。水煎服,日服 1 剂。

(七)注意事项

阴虚火旺者慎用。

七、白芷

(一)别名

祁白芷、禹白芷。

(二)处方名

白芷、香白芷、川白芷、杭白芷、白芷片、白芷炭。

(三)常用量

3～10 g。

(四)常用炮制

1.白芷片

取原药材,洗净,加水浸 1 天至透,切 0.2～0.3 cm 厚的片,晒干。

2.白芷炭

取白芷片用 180 ℃锅炒至炭存性,加水灭净火星,放冷即成。

(五)常用配伍

1.配藁本

散寒止痛。用于治疗风寒头痛、偏正头痛。

2.配细辛

用于治疗风寒头痛及慢性鼻炎之鼻塞流涕等症。

3.配川芎

治疗风寒头痛、偏正头痛、眉框痛等症。

4.配甘草

缓中和胃止痛。用于治疗胃、十二指肠溃疡或慢性胃炎所致之胃脘疼痛之症。

5.配天麻

治疗头痛、肢体麻木、头晕等症。

6.配菊花

治疗高血压所致之头痛、头项不适等症。

(六)临床应用

1.胃溃疡

白芷 10 g,黄连 9 g,炙甘草 12 g,焦三仙(山楂、神曲、麦芽)各 10 g。共研细粉,饭前口服,一次6～9 g,一天 3 次。

2.风寒感冒

白芷 9 g,羌活 6 g,防风 10 g,苍术 6 g,细辛 3 g。水煎服,日服 1 剂。

3.头痛、眉棱骨痛

(1)风寒引起者:白芷 6 g,荆芥 6 g,紫苏叶 6 g,川芎 10 g。水煎服,日服 1 剂。

(2)风热引起者:白芷 6 g,菊花 10 g,川芎 10 g,茶叶 6 g。水煎服,日服 1 剂。

4.额窦炎

白芷 15 g,黄芩 15 g,苍耳子 10 g,葛根 15 g,川芎 15 g,薄荷(后下)9 g。水煎服,日服 1 剂。

5.白癜风

(1)白芷 15 g,补骨脂 15 g,北沙参 20 g,防风 15 g。水煎服,日服 1 剂。

(2)15%白芷酊,外涂搽患处,每天 2～3 次。

6.便秘

白芷为末,每服 6 g,米汤入蜜少许送服,连进 2 服。

(七)不良反应与注意事项

(1)大剂量使用能引起强直性间歇性痉挛、惊厥,继则全身麻木。临床服用白芷所引起的中毒表现为恶心、呕吐、头晕、心悸、气短、大汗、血压升高、惊厥、烦躁不安、呼吸困难、心前区疼痛,最后可因呼吸中枢麻痹而死亡。

(2)变态反应:主要为接触性皮炎,皮损主要发生于面颈、胸上部和四肢暴露部位,出现红斑、水肿、水疱、大疱、糜烂、丘疹等。

(3)阴虚血热者忌用本品。

八、藁本

(一)别名

西芎、茶芎、土芎。

(二)处方名

藁本、川藁本、北藁本、香藁本。

(三)常用量

3～10 g。

(四)常用炮制

取原药材,用清水洗净,半阴干,切 0.3 cm 厚的片;或隔夜,再切片,晒干。

(五)常用配伍

1.配细辛

增强祛风散寒止痛作用。用于治疗风寒头痛及感受风寒所致之鼻塞流涕等症。

2.配苍术

用于治疗风湿腰腿疼痛,关节疼痛。

3.配吴茱萸

用于治疗寒疝疼痛,肠鸣腹痛等症。

4.配川芎

用于治疗偏正头痛,耳鸣头眩等症。

5.配木瓜

用于治疗寒湿肢体麻木、疼痛之症。

(六)临床应用

1.血管神经性头痛

藁本 15 g,当归 15 g,桃仁 12 g,红花 10 g,川芎 15 g,白芷 10 g,生地黄 20 g,黄芪 18 g,丹参 20 g,龙骨30 g,牡蛎 30 g(先煎),细辛 3 g(后下),甘草 9 g,蜈蚣 2 条。水煎服,日服 1 剂。

2.风湿性关节炎

藁本 15 g,苍术 15 g,防风 15 g,川牛膝 15 g,血竭 6 g。水煎服,13 服 1 剂。

3.慢性鼻炎

辛夷 12 g,藁本 10 g,炒苍耳子 10 g,升麻 6 g,黄芩 15 g,防风 10 g,牛蒡子 10 g,蝉蜕 6 g,连翘 20 g,川芎 12 g,荆芥穗 8 g(后下),红花 6 g,甘草 6 g。水煎服,日服 1 剂。

4.巅顶头痛

藁本 12 g,川芎 15 g,细辛 4 g。水煎服,日服 1 剂。

5.血虚四肢麻木

藁本 12 g,当归 12 g,木瓜 30 g,鸡血藤 30 g。水煎服,日服 1 剂。

6.寒疝疼痛

藁本 15 g,吴茱萸 8 g,小茴香 10 g。水煎服,每天 1 剂。

(七)不良反应与注意事项

(1)变态反应表现为头面及周身奇痒、皮肤出现红色或白色风团块。

(2)阴虚火旺者慎用。

(梁　平)

第二节　辛凉解表药

味辛性凉,能够发散消除风热表证的中草药,叫辛凉解表药。风热表证的主要表现为发热重、恶寒轻、头痛、口苦、口干、红舌质、舌苔黄、脉浮数等。

一、牛蒡子

(一)别名

大力子、牛子、恶实、杜大力、关力子、鼠黏子。

(二)处方名

牛蒡子、炒牛蒡子、大力子、牛子。

(三)常用量

6～15 g。

(四)常用炮制

1.牛蒡子

取原药材,筛去尘土,洗净,晒干或用微火烘干。

2.炒牛蒡子

取牛蒡子用微火炒至鼓起，微黄或黄色，有香味。

(五)常用配伍

1.配桔梗

清热利喉止咳。用于治疗风热感冒，咽喉疼痛，咳嗽吐痰之症。

2.配白芷

清热解毒消肿。用于治疗热毒肿痛或脓成不溃者。

3.配连翘

增强清热解表功效。用于治疗风热感冒，咽痛口干及口舌生疮、痈肿疮疡之症。

4.配玄参

治疗慢性咽炎口干咽痒，干咳少痰等症。

(六)临床应用

1.风热感冒

牛蒡子 12 g，柴胡 12 g，黄芩 15 g，葛根 15 g，连翘 15 g，金银花 15 g，皂角刺 6 g，生石膏 30 g(先煎)。随症加减：咳嗽加前胡 10 g，射干 10 g；便秘者加大黄 9 g，柏子仁 15 g。水煎服，日服 1 剂。

2.慢性咽炎

牛蒡子 12 g，桔梗 10 g，北豆根 10 g，沙参 10 g，赤芍 15 g，甘草 3 g。水煎服，日服 1 剂。

3.牙周炎

牛蒡子 12 g，栀子 15 g，薄荷 9 g(后下)，荆芥 10 g，牡丹皮 10 g，玄参 12 g，夏枯草 15 g，石斛 10 g。水煎服，日服 1 剂。

4.面神经麻痹

牛蒡子 20 g，钩藤 20 g，全蝎 6 g，僵蚕 10 g，白附子 6 g。水煎服，日服 1 剂。

(七)不良反应与注意事项

(1)过量可引起胸闷气急，咽喉阻塞感，头晕呕吐，血压下降。

(2)变态反应：可导致皮肤丘疹，皮肤瘙痒。

(3)脾胃虚寒、便溏泄泻者慎服。气虚者不可过量久服。

二、薄荷

(一)别名

薄荷草、仁丹草、野薄荷。

(二)处方名

苏薄荷、炒薄荷、蜜薄荷、盐薄荷。

(三)常用量

3～9 g。

(四)常用炮制

1.薄荷粉

取原药材晒干，去土及梗，磨成细粉。

2.蜜薄荷

薄荷 500 g，蜂蜜 200 g。先将蜜熔化，至沸腾时加入薄荷拌匀，用微火炒至微黄色即可。

3.盐薄荷

薄荷 50 kg,盐 100 kg,甘草 12.5 kg,桔梗 6 kg,浙贝母 6 kg。先将薄荷叶蒸至软润倾出,放通风处稍凉,再用甘草、桔梗、浙贝母三味煎汤去渣,浸泡薄荷至透,另将盐炒热研细,投入薄荷内,待吸收均匀即成。

(五)常用配伍

1.配菊花

疏散风热,清利头目。用于治疗风热头痛,肝火及肝阳上亢之头目眩、目赤肿痛等症。

2.配夏枯草

用于治疗淋巴结核及目赤肿痛、风热头痛等症。

3.配白僵蚕

清热息风解痉。用于治疗小儿癫痫及皮肤丘疹瘙痒等症。

4.配牛蒡子

清咽利喉。用于治疗咽喉肿痛及慢性咽炎咽干咽痒等症。

(六)临床应用

1.外感高热

薄荷 10 g,荆芥穗 9 g,金银花 30 g,苦杏仁 10 g,前胡 10 g,板蓝根 30 g,黄芩 15 g,柴胡 15 g,淡竹叶 6 g,生石膏 40 g(先煎),生甘草 8 g,连翘 30 g。水煎服,日服 1 剂。

2.慢性荨麻疹

薄荷 15 g,龙眼肉 20 g,大枣 12 枚。水煎服,日服 1 剂。

3.急性咽喉炎

薄荷 12 g,桔梗 10 g,麦冬 20 g,玄参 15 g,板蓝根 15 g,生甘草 10 g,金银花 15 g,白茅根 30 g,生地黄 15 g,藕节 10 g。水煎服,日服 1 剂。

4.黄褐斑

薄荷 10 g,柴胡 10 g,黄芩 15 g,栀子 12 g,当归 10 g,红花 10 g,赤芍 15 g,莪术 12 g,陈皮 6 g,生甘草 10 g。水煎服,日服 1 剂。

5.乳腺炎

薄荷 12 g,蒲公英 40 g,金银花 30 g。水煎服,日服 1 剂。

6.风热牙痛

薄荷 12 g,生石膏 40 g,生地黄 40 g,白芷 10 g。水煎服,日服 1 剂。

(七)不良反应与注意事项

(1)过量可引起中毒反应。主要表现为神经系统症状及消化道刺激征,头痛、眩晕、恶心、呕吐、腹痛腹泻、大汗、四肢麻木、神志恍惚,甚则昏迷、心率缓慢、血压下降等。

(2)胃食欲缺乏、久病体虚者慎用。

(3)婴幼儿慎用。

(4)表虚汗多者禁用。

三、蝉蜕

(一)别名

蝉壳、知了壳。

(二)处方名

蝉衣、虫衣、蝉蜕、虫蜕、仙人衣、净蝉蜕。

(三)常用量

3～10 g。

(四)常用炮制

取原药材,加水浸泡 3～5 分钟,轻轻搅动,使泥沙脱落,或去头足,淘净晒干。

(五)常用配伍

1.配薄荷

疏散风热,透疹止痒。用于治疗风疹肤痒、麻疹透发不畅及风热头痛、目赤等症。

2.配苍耳子

祛风止痒。用于治疗荨麻疹、银屑病、湿疹等皮肤瘙痒之症。

3.配磁石

用于治疗肝火上攻所致之耳鸣耳聋之症。

4.配胖大海

宣肺利咽。用于治疗慢性咽喉炎所致之声音嘶哑、咽干疼痛等症。

(六)临床应用

1.结膜炎

蝉蜕 10 g,黄芩 15 g,蒲公英 30 g。水煎服,每天 1 剂。

2.耳鸣

蝉蜕 10 g,磁石 40 g,夏枯草 30 g,杜仲 6 g,五味子 6 g。水煎服,日服 1 剂。

3.湿疹

蝉蜕 10 g,苍耳子 15 g,薏苡仁 30 g,鸡血藤 30 g,山楂 30 g,生甘草 9 g。水煎服,日服 1 剂。

4.慢性荨麻疹

蝉蜕炒焦、研末,与炼蜂蜜制成丸,每丸 9 g 重。每服 1 丸,每天 2～3 次。

5.头痛

蝉蜕 15 g,葛根 20 g,川芎 15 g,白芍 15 g,白芷 6 g,细辛 3 g,甘草 6 g。水煎服,日服 1 剂。

6.风热感冒

蝉蜕 9 g,前胡 10 g,淡豆豉 15 g,牛蒡子 10 g,瓜蒌仁 6 g,薄荷 6 g(后下)。水煎服,日服 1 剂。

(七)不良反应与注意事项

(1)消化道反应:上腹疼痛、腹胀、肠鸣等。但停药后多可自行消失。

(2)变态反应:全身出汗、颜面潮红、全身出现散在性小皮疹、体温升高等。

(3)孕妇慎用。

(4)痘疹虚寒者忌用。

四、桑叶

(一)别名

霜叶。

(二)处方名

冬桑叶、霜桑叶、蜜桑叶。

(三)常用量

6～15 g。

(四)常用炮制

1.桑叶

取原药材,拣净杂质,去梗搓碎即可。

2.炒桑叶

用微火炒至焦黄色,有焦斑即可。

3.蜜桑叶

桑叶 5 kg,蜜 1.5 kg。先将蜜熔化开,加入桑叶,用微火炒至微黄色至不粘手为度。

4.蒸桑叶

取桑叶放蒸笼内,下垫清洁细麻布,蒸 1 小时,晒干即可。

(五)常用配伍

1.配菊花

凉血明目,清利头目。用于治疗目赤肿痛、风热头痛及肝阳上亢所致之眩晕、抽搐等症。

2.配紫菀

止咳化痰。用于治疗感冒咳嗽及气管炎咳嗽痰多,口苦胸闷等症。

3.配杏仁

润肺止咳。用于治疗干咳少痰、咽喉干燥发痒等症。

4.配黑芝麻

补益肝肾。用于治疗肝肾阴虚所致之头目眩晕之症。

(六)临床应用

1.肺热咳嗽

桑叶 15 g,苦杏仁 10 g,麦冬 15 g,黄芩 15 g,枇杷叶 10 g,板蓝根 15 g,蒲公英 30 g,炙甘草 6 g,生石膏15 g(先煎)。水煎服,日服 1 剂。

2.百日咳

桑菊饮:桑叶 20 g,薄荷(后下)3 g,菊花 10 g,苦杏仁 6 g,连翘 15 g,桔梗 6 g,芦根 15 g,甘草 5 g。水煎服,日服 1 剂。

3.风热感冒

桑菊感冒颗粒(桑叶、菊花、连翘、苦杏仁、桔梗、薄荷、甘草、芦根)。开水冲服,一次 1～2 袋,一天2～3 次。

4.荨麻疹、神经性皮炎、日光性皮炎、脂溢性皮炎

桑叶 30 g,重楼 15 g,生地黄 15 g,枇杷叶 15 g,生甘草 10 g。水煎服,日服 1 剂。

5.妇女面部褐色斑

桑叶 500 g,隔水蒸消毒,去除杂物,干燥后处理备用。每天 15 g,沸水泡后作茶饮用。连服 1 个月为 1 个疗程。

(七)注意事项

风寒感冒不宜使用。

五、菊花

(一)别名

滁菊花、亳菊、贡菊。

(二)处方名

白菊花、甘菊花、黄菊花、杭菊花、怀菊花、菊花炭。

(三)常用量

6～15 g。

(四)常用炮制

1.菊花

取原药材,挑去杂质,过筛即可。

2.炒菊花

取菊花用微火炒至微黄色或深黄色。

3.菊花炭

取菊花放 120 ℃热锅内,翻炒至黄黑色或黑色,喷淋清水,灭净火星取出。

(五)常用配伍

1.配石决明

用于治疗肝阳上亢及高血压头目眩晕、耳鸣、头项疼痛等症。

2.配川芎

活血祛风止痛。用于治疗外感风热头痛及高血压头痛、肝火上炎头痛等。

3.配枸杞子

清利头目,滋补肝肾。用于治疗肝肾不足及血虚导致的头昏目花,腰膝酸软等症。

4.配天麻

祛风止痛。用于治疗高血压眩晕、头痛及小儿惊痫抽搐等症。

5.配黄芩

清火明目。用于治疗目赤、流泪、目昏等症。

(六)临床应用

1.目昏流泪

菊花 20 g,黄芩 15 g,赤芍 6 g。水煎服,日服 1 剂。

2.目赤肿痛

菊花 15 g,白蒺藜 15 g,木贼 6 g,蝉蜕 10 g。水煎服,日服 1 剂。

3.偏头痛

菊花 30 g,天麻 15 g,醋延胡索 15 g,黄芩 15 g,川芎 15 g,百合 15 g,甘草 3 g。水煎服,日服 1 剂。

4.干咳咽痛

菊花 20 g,麦冬 30 g,沙参 15 g,山楂 30 g,杏仁 9 g,甘草 6 g。水煎服,日服 1 剂。

5.高血压、动脉硬化症

菊花 30 g,金银花 20 g,山楂 30 g,炒决明子 15 g。每天 1 剂,开水冲泡 15 分钟后当茶饮。

6.三叉神经痛

菊花 30 g,丹参 15 g,白芍 15 g,川芎 15 g,柴胡 10 g,白芷 10 g,荜茇 10 g,全蝎 6 g,僵蚕 10 g,细辛(后下)5 g。水煎服,日服 1 剂。

7.冠心病

菊花 30 g,山楂 18 g,决明子 12 g,泽泻 9 g。水煎服,日服 1 剂。

8.外感风热、发热恶寒

菊花 30 g,柴胡 15 g,蒲公英 30 g,薄荷 6 g。水煎服,日服 1 剂。

(七)不良反应与注意事项

(1)偶见变态反应,表现为面部、手部皮肤瘙痒、烧灼感,水肿性红斑,甚至糜烂、渗出、色素沉着,皮肤瘙痒或见红色丘疹。

(2)胃寒泄泻者慎用。

六、蔓荆子

(一)别名

京子、万金子。

(二)处方名

炒蔓荆子、酒蔓荆、蜜蔓荆、蔓荆子。

(三)常用量

6～10 g。

(四)常用炮制

1.炒蔓荆子

(1)炒黄:取蔓荆子置锅内,微火炒至黄色,去白膜即可。

(2)炒焦:取蔓荆子置 120 ℃热锅中炒至微焦,去膜即可。

2.酒蔓荆

先将蔓荆子用微火炒至外膜脱落时,喷洒炒干。

3.蜜蔓荆

先将蔓荆子炒热,再加蜜水炒干。

4.蒸蔓荆

取蔓荆子蒸半小时即可。

(五)常用配伍

1.配菊花

清利头目。用于治疗风热头痛、头目眩晕等症。

2.配川芎

祛风止痛。用于治疗偏正头痛,风湿腰腿痛等症。

3.配黄芩

用于治疗气虚头晕、耳鸣、耳聋等症。

4.配钩藤

祛风解痉。用于治疗惊风抽搐及癫痫抽搐之症。

5.配熟地黄

用于治疗血虚头痛、肢体疼痛之症。

(六)临床应用

1.血管性头痛

蔓荆子 15 g,菊花 20 g,钩藤 20 g(后下),川芎 15 g,白芷 10 g,薄荷 6 g(后下),甘草 6 g,细辛 4 g(后下)。水煎服,日服 1 剂。

2.急性鼻窦炎

蔓荆子 12 g,白芷 10 g,菊花 15 g,苍耳子 10 g,僵蚕 10 g,辛夷 9 g,苦杏仁 10 g,生石膏 20 g(先煎),黄芩 12 g,麻黄 6 g,细辛 3 g(后下),甘草 5 g。水煎服,日服 1 剂。

3.感冒

蔓荆子 12 g,紫苏叶 10 g(后下),薄荷 9 g(后下),白芷 10 g,菊花 10 g。水煎服,日服 1 剂。

4.化脓性中耳炎

蔓荆子 15 g,功劳叶 10 g,苍耳子 10 g。水煎服,日服 1 剂。

5.耳鸣

蔓荆子 10 g,地龙 15 g,菊花 15 g,白术 15 g,黄芩 12 g。水煎服,日服 1 剂。

6.皮肤瘙痒

蔓荆子 12 g,桑叶 30 g,苍耳子 12 g,大枣 15 枚。水煎服,日服 1 剂。

(七)注意事项

(1)血虚多汗者慎用。

(2)脾胃虚弱者慎用。

七、葛根

(一)别名

柴葛根、柴葛。

(二)处方名

粉葛根、粉葛、干葛、煨葛根、葛根粉、炒葛根。

(三)常用量

6～20 g。

(四)常用炮制

1.葛根粉

取原药材,碾碎过筛,去筋取粉。

2.葛根片

取原药材,加水浸后淋水闷润至透,晒半干,切 0.6 cm 厚之片,晒干。

3.煨葛根

葛根片 500 g,米汤 180 g。取葛根片用米汤拌浸,以吸润为度。连药和米汤一同入锅内炒干,至色成深黄褐色即成。

4.炒葛根

葛根 500 g,麦麸 40 g。将麦麸放热锅中待烟起,加入葛根片,炒至黄色,筛去麦麸即可。

(五)常用配伍

1.配升麻

解表透疹。用于治疗麻疹出不透之症。

2.配山药

健脾止泻。用于治疗热病口渴、腹泻及脾胃虚弱腹泻等症。

3.配黄连

清热止痢。用于治疗湿热痢疾、大便脓血之症。

4.配白术

用于治疗脾胃气虚、大便溏泄之症。

5.配赤芍

用于治疗血瘀气滞之冠心病心绞痛频繁发作之症。

6.配车前子

利湿止泻。用于治疗小儿脾虚湿滞所致之泄泻之症。

(六)临床应用

1.冠心病

葛根 30 g,丹参 30 g,赤芍 15 g,薤白 10 g。水煎服,日服 1 剂。

2.小儿腹泻

葛根 10 g,车前子 10 g(另包),生姜 2 片。水煎服,日服 1 剂。

3.痢疾

葛根 30 g,黄连 15 g,秦皮 10 g,苦参 12 g,黄檗 10 g,山楂 30 g,生甘草 6 g。水煎服,日服 1 剂。

4.结肠炎

葛根 30 g,黄芪 30 g,薏苡仁 30 g,山药 30 g,大枣 10 枚。水煎服,日服 1 剂。

5.缺血性脑梗死

葛根汤加减:葛根 30 g,麻黄 3 g,桂枝 8 g,白芍 15 g,当归 15 g,丹参 30 g,川芎 15 g,红花 9 g,甘草6 g,干姜 2 g,大枣 5 枚。随症加减:上肢活动不便,加桑枝 15 g,鸡血藤 30 g;下肢活动不便,加川牛膝15 g,桑寄生 15 g;痰多加半夏 12 g,陈皮 10 g;血压高加夏枯草 30 g,石决明 30 g。水煎服,日服 1 剂。

6.面神经麻痹

葛根 30 g,桂枝 10 g,白芍 12 g,生姜 6 g,麻黄 3 g,炙甘草 6 g,大枣 10 枚。水煎服,日服 1 剂。

(七)不良反应与注意事项

(1)大剂量可引起中毒,表现为心悸、烦躁、神志不清、面色潮红、精神异常、语言不清、腹胀、呕吐等。

(2)胃寒及表虚多汗者慎用。

八、柴胡

(一)别名

茈胡。

(二)处方名

北柴胡、醋柴胡。

(三)常用量

6～15 g。

(四)常用炮制

醋柴胡:将柴胡饮片置 120 ℃热锅内,喷醋炒至黄色即可。

(五)常用配伍

1.配黄芩

清热解表。用于治疗外感热证所致之口苦、咽干、目眩、烦躁等症。

2.配白芍

清肝止痛。用于治疗胆囊炎疼痛、阴虚胃痛、妇女气滞痛经等症。

3.配枳壳

和胃理气。用于治疗肝脾失调所致之胃脘痛、腹痛、食欲缺乏等症。

4.配青皮

疏肝理气。用于治疗气滞胁痛、胆囊炎腹痛、痛经等症。

5.配甘草

舒肝和胃。用于治疗肝炎肝区疼痛之症。

6.配茵陈

理气退黄。用于治疗黄疸型肝炎所致之面目爪甲发黄、脘腹胀痛等症。

(六)临床应用

1.痛经

柴胡 15 g,白芍 15 g,醋延胡索 12 g。水煎服,日服 1 剂。

2.月经不调

柴胡 15 g,当归 15 g,川芎 15 g,白芍 12 g,白术 10 g,桂枝 6 g,炙甘草 6 g。水煎服,日服 1 剂。

3.胆囊炎

柴胡 15 g,大黄 9 g,白芍 15 g,陈皮 10 g,紫花地丁 30 g。水煎服,日服 1 剂。

4.病毒性肝炎

柴胡 15 g,黄芩 15 g,人参 10 g,清半夏 10 g,炙甘草 10 g,生姜 10 g,大枣 4 枚。水煎服,日服 1 剂。14 天为 1 个疗程。

5.胆结石

柴胡 15 g,黄芩 15 g,枳壳 15 g,木香 10 g,白芍 20 g,郁金 15 g,大黄 15 g(后下),甘草 10 g。随症加减:黄疸加茵陈 18 g,栀子 15 g;腹胀加厚朴 15 g,莱菔子 10 g。水煎服,日服 1 剂。

6.急慢性阑尾炎

大柴胡汤加减:柴胡 20 g,枳实 15 g,大黄 12 g,黄芩 12 g,姜半夏 15 g,白芍 15 g,牡蛎 30 g,川楝子 15 g,生姜 3 片,大枣 6 枚。水煎服,日服 1 剂。

7.风热感冒

柴胡 15 g,葛根 15 g,羌活 10 g,白芍 15 g,黄芩 15 g,前胡 10 g,桔梗 10 g,白芷 6 g,生石膏 30 g(先煎),金银花 30 g。水煎服,日服 1 剂。

8.梅尼埃病

柴胡 10 g,黄芩 10 g,白芍 15 g,清半夏 15 g,大黄 10 g(后下),枳实 10 g,竹茹 10 g,石菖蒲 10 g,木通6 g,炙甘草 6 g。水煎服,日服 1 剂。

9.多形红斑

柴胡注射液每次 2 mL,肌内注射,一天 2 次。

(七)不良反应

(1)过量服用可致呕吐、少尿、水肿、无尿等毒性反应。

(2)变态反应表现为皮肤红色丘疹、头痛加重。注射剂可致头晕、心悸、手足麻木、呼吸急促、面色苍白、四肢厥冷、大汗淋漓、血压降低等表现。

九、升麻

(一)别名

北升麻、西升麻、川升麻、绿升麻、花升麻、关升麻、蜀升麻、鸡骨升麻、黑升麻。

(二)处方名

炒升麻、炙升麻、蜜升麻、升麻炭。

(三)常用量

3～9 g。

(四)常用炮制

1.升麻

取原药材洗净,加水闷润 12 小时,切 0.2～0.3 cm 的片即可。

2.炒升麻

升麻片 5 kg,麦麸 0.8 kg。先将锅烧热,加入麦麸与升麻片,炒至微黄色,筛去麦麸。

3.升麻炭

取升麻片,用大火炒至焦黑色。

4.酒升麻

升麻片 5 kg,白酒 1 kg,麦麸 0.6 kg,米酒 0.6 kg。取升麻片,加白酒与水拌匀,用微火熔干,再将锅烧热,撒入麦麸,至冒烟时,倒入升麻片,1～2 分钟后成微黄色,筛去麦麸。

5.蜜升麻

升麻 500 g,蜜 100 g。先将蜜煮沸,加入升麻片,炒至蜜被吸尽,升麻呈黄红色,放冷即可。

(五)常用配伍

1.配牛蒡子

清热透疹。用于治疗疹毒热盛,疹出不畅之症。

2.配生石膏

清胃泻火。用于治疗胃热火盛所致之牙痛齿肿、口舌生疮之症。

3.配柴胡

清热解表。用于治疗外感风热,发热恶寒之症。

4.配黄芪

升提中气。用于治疗气虚所致之子宫脱垂、久痢脱肛、胃下垂等症。

(六)临床应用

1.风热感冒

升麻 6 g,柴胡 10 g,蒲公英 30 g,生姜 6 g。水煎服,日服 1 剂。

2.急性鼻窦炎

升麻葛根汤加味:升麻 6 g,葛根 15 g,赤芍 10 g,黄芩 12 g,鱼腥草 15 g,蒲公英 30 g,桔梗 6 g,白芷 8 g,苍耳子 12 g,生甘草 6 g。随症加减:身热、舌红、脉数加生石膏 30 g;口苦、耳鸣、耳聋加龙胆草 10 g;头晕、身重、胃纳呆滞加佩兰 10 g,藿香 6 g,薏苡仁 20 g;鼻塞加辛夷 10 g,苦杏仁 9 g;涕中带血加紫草10 g,牡丹皮12 g,白芍 10 g,炙甘草 3 g;气虚无力加黄芪 15 g,当归 10 g;便秘加生大黄 10 g。水煎服,日服 1 剂。

3.胃下垂

升麻 6 g,葛根 15 g,黄芪 30 g,炙甘草 10 g,细辛 3 g(后下),大枣 10 枚。水煎服,日服 1 剂。

4.习惯性流产

黄芪 30 g,升麻 8 g,人参 5 g,白术 12 g,当归 10 g,续断 12 g,杜仲 10 g,菟丝子 15 g,炙甘草 6 g。水煎服,日服 1 剂。

(七)不良反应与注意事项

(1)剂量过大,可出现毒性反应,头痛、震颤、四肢强直性收缩等。

(2)可致皮肤充血、胃肠炎、呼吸困难等不良反应。

(3)体虚汗多者慎用。

(梁 平)

第十五章

止咳化痰平喘药

第一节　止咳平喘药

一、杏仁

(一)处方名

苦杏仁、杏仁、光杏仁、杏仁泥、炙杏仁、蜜杏仁、炒杏仁。

(二)常用量

5～9 g。

(三)常用炮制

1.杏仁

取原药材,置开水锅中浸泡半小时,或者至皮皱起,倾入冷水中搓去皮,晒干,筛去皮即可。

2.炒杏仁

取杏仁用微火炒至微黄色有焦香味为度。

3.蜜杏仁

杏仁 0.5 kg,蜜 100 g。取杏仁加蜜炙,以不粘手为度。

(四)常用配伍

1.配前胡

止咳化痰。用于治疗感冒咳嗽、气管炎咳嗽、痰多胸闷等症。

2.配桔梗

止咳祛痰。用于治疗外感风寒、咳嗽痰多、胸闷气促等症。

3.配瓜蒌

润肺止咳。用于治疗肺热咳嗽,干咳少痰、口舌干燥、胸闷、吐痰不利等症。

(五)临床应用

1.上呼吸道感染

杏仁 10 g,法半夏 10 g,云苓 12 g,陈皮 10 g,前胡 10 g,枳壳 6 g,桔梗 6 g,甘草 6 g,生姜 3 片,大枣 3 枚。水煎服,日服 1 剂。

2.急性气管炎

杏仁 10 g,麻黄 6 g,生石膏 30 g,黄芩 15 g,金银花 30 g,小蓟 15 g,陈皮 6 g,甘草 6 g,生姜 3 片。水煎服,日服 1 剂。

3.便秘

杏仁 10 g,生地黄 30 g,当归 12 g,火麻仁 10 g,桃仁 6 g,枳壳 6 g。水煎服,日服 1 剂。

4.扁平疣

杏仁 9 g,麻黄 6 g,薏苡仁 30 g,大青叶 20 g,赤芍 15 g,紫草 12 g,牡丹皮 12 g,皂角刺 6 g,柴胡 9 g,紫花地丁 30 g,白花蛇舌草 15 g,甘草 9 g。水煎服,日服 1 剂。

(六)不良反应

大量服用可发生中毒,严重者导致死亡。中毒表现为眩晕、头痛、呕吐、心悸、发绀、呼吸急促、血压下降、昏迷、惊厥等。

二、百部

(一)别名

百条根、九丛根、山百根、野天门冬。

(二)处方名

百部、炙百部、制百部、炒百部。

(三)常用量

5～12 g。

(四)常用炮制

1.百部

取原药材洗净,切片,晒干。

2.制百部

百部片 50 kg,甘草 4 kg。取甘草煎汤,加入百部片浸泡后捞出晒干。

3.蜜百部

百部 50 kg,蜜 7 kg。取百部微炒至焦斑,加蜜及水和匀,再用微火缓炒变干。

4.炒百部

取百部用微火炒至微黄色。

(五)常用配伍

1.配沙参

润肺止咳。用于治疗干咳少痰、肺结核咳嗽、低热乏力及慢性咽炎咽部干痒、干咳等症。

2.配川贝母

清肺化痰。用于治疗肺热咳嗽、咳吐黄痰、胸痛胸闷等症。

(六)临床应用

1.滴虫性肠炎

百部 15 g,党参 15 g,白术 12 g,黄芪 18 g,云苓 15 g,苦参 10 g,秦皮 8 g,砂仁 6 g,蛇床子 6 g,木香 6 g,黄檗 9 g,白头翁 9 g,炙甘草 6 g。水煎服,日服 1 剂。

2.阴虱

百部 60 g,硫黄 30 g,鹤虱 20 g,苦参 20 g,白鲜皮 20 g,地肤子 20 g,五倍子 25 g,蛇床子

18 g,大黄 20 g。水煎洗并湿敷患处,一天 1～2 次。

3.足癣

百部 30 g,苦参 60 g,黄芩 30 g,黄檗 30 g,白鲜皮 30 g,蛇床子 40 g,姜黄 20 g,白芷 20 g。水煎,泡足,每次 30 分钟,每天 1 次。

4.滴虫性阴道炎

百部 30 g,蛇床子 30 g,苦参 40 g,白鲜皮 20 g,明矾 10 g,硫黄 10 g,乌梅 9 g,花椒 3 g。水煎,待药液温度适当时坐浴,每次 30 分钟,每天 1～2 次。

5.淋巴结核

百部 15 g,白果 6 g,牡蛎 30 g,沙参 15 g,百合 15 g,瓜蒌 30 g,黄芩 12 g,紫菀 6 g,桑白皮 12 g。水煎服,日服 1 剂。

(七)不良反应与注意事项

(1)腹痛、腹泻、胸部灼热感、口咽干燥、头晕等。

(2)过量可引起呼吸中枢麻痹,表现为恶心、呕吐、头昏、头痛、面色苍白、呼吸困难、呼吸麻痹。

(3)脾虚泄泻者慎用。

三、紫菀

(一)别名

青菀、紫倩、山紫菀。

(二)处方名

紫菀、炙紫菀、炒紫菀。

(三)常用量

6～10 g。

(四)常用炮制

1.紫菀

取原药材,拣净杂质,洗净,切片,晒干。

2.炒紫菀

取紫菀,用微火炒至老黄色或微焦。

3.蜜紫菀

紫菀 0.5 kg,蜜 150 g。先将蜜熔化,将紫菀片放入拌匀,炒至深黄色不粘手为度。

(五)常用配伍

1.配款冬花

化痰止咳。用于治疗咳嗽痰多、胸闷气喘之症。

2.配五味子

润肺止咳。用于治疗久咳不止,咳嗽痰多,气喘自汗等症。

(六)临床应用

1.支气管扩张

紫菀 10 g,阿胶 15 g(烊化),桔梗 9 g,知母 10 g,党参 12 g,云苓 10 g,川贝母 9 g,五味子 6 g,甘草3 g。水煎服,日服 1 剂。

2.支气管炎

紫菀 10 g,芒硝 6 g,木通 6 g,桔梗 9 g,白茅根 20 g,大黄 5 g,甘草 6 g。水煎服,日服 1 剂。

3.百日咳

紫菀 9 g,百部 9 g,白僵蚕 5 g,川芎 5 g,乳香 3 g,胆南星 3 g,赭石 10 g。水煎服,日服 1 剂。

4.支气管哮喘

紫菀 10 g,炙麻黄 6 g,地龙 15 g,延胡索 10 g,紫苏子 10 g,桃仁 10 g,枳实 9 g。水煎服,日服 1 剂。

(七)不良反应与注意事项

(1)阴虚火旺者慎用。

(2)紫菀皂苷有强力溶血作用,其粗制剂不宜静脉注射。

四、紫苏子

(一)别名

黑苏子、杜苏子、南苏子。

(二)处方名

紫苏子、苏子、炒苏子、蜜苏子。

(三)常用量

3～9 g。

(四)常用炮制

1.炒紫苏子

取紫苏子用微火炒至有香味,或起爆声为度。

2.蜜紫苏子

紫苏子 50 kg,蜜 6 kg。取紫苏子加蜜炒至深棕色不粘手为度。

(五)常用配伍

1.配半夏

祛痰平喘。用于治疗咳嗽气喘、胸闷痰多等症。

2.配川贝母

止咳化痰。用于治疗咳嗽气喘、痰多黏稠、咳吐不利等症。

3.配火麻仁

润肠通便。用于治疗体虚津少大便燥结、脘腹胀闷之症。

(六)临床应用

1.慢性气管炎

紫苏子 10 g,半夏 10 g,当归 10 g,前胡 6 g,陈皮 6 g,肉桂 2 g,甘草 3 g,生姜 3 片。水煎服,日服 1 剂。

2.哮喘

炙苏子 12 g,炙麻黄 6 g,紫菀 10 g,佛耳草 10 g,苦杏仁 9 g,黄芩 12 g,法半夏 10 g,云苓 15 g,白僵蚕 10 g,橘红 10 g,炙款冬花 10 g,甘草 6 g。水煎服,日服 1 剂。

3.便秘

紫苏子 10 g,火麻仁 10 g,知母 12 g,防风 10 g,杏仁 9 g,生姜 3 片,陈皮 6 g。水煎服,日服 1 剂。

五、桑白皮

(一)别名

桑树皮、桑皮。

(二)处方名

桑白皮、双皮、炙桑白皮。

(三)常用量

6～15 g。

(四)常用炮制

1.桑白皮

取原药材,去外皮,洗净,切片,晒干。

2.炙桑白皮

桑白皮 5 kg,蜜 1.2 kg。先将蜜加水适量化开,加入桑白皮片拌匀,炒至黄色蜜尽为度。

3.炒桑白皮

取桑白皮片,用微火炒至黄色即可。

(五)常用配伍

1.配枇杷叶

清肺化痰。用于治疗肺热咳嗽、痰黄胸闷、口干苔黄等症。

2.配地骨皮

养阴退热。用于治疗阴虚低热、手足心热、夜间盗汗、口咽干燥等症。

3.配白茅根

清热利水。用于治疗泌尿系统感染,尿痛尿频、小便不畅及慢性肾炎下肢水肿等症。

(六)临床应用

1.急性气管炎

桑白皮 15 g,黄芩 15 g,苦杏仁 9 g,川贝母 9 g,枇杷叶 10 g,桔梗 9 g。水煎服,日服 1 剂。

2.鼻出血

桑白皮 30 g,白茅根 30 g,芦根 20 g,黄芩 15 g,大黄 6 g。水煎服,日服 1 剂。

3.支原体肺炎

桑白皮 15 g,姜半夏 6 g,紫苏子 10 g,杏仁 6 g,浙贝母 6 g,黄芩 6 g,黄连 2 g,栀子 6 g,苇茎 20 g,白僵蚕 6 g,瓜蒌 15 g,金银花 6 g。水煎服,日服 1 剂。

4.痤疮

桑白皮 20 g,黄芩 15 g,枇杷叶 10 g,苦参 10 g,栀子 6 g,金银花 15 g,茵陈 10 g,白花蛇舌草 20 g,甘草 5 g。水煎服,日服 1 剂。

5.小儿急性肾炎

麻黄 3 g,连翘 6 g,金银花 6 g,赤小豆 30 g,桑白皮 9 g,云苓 9 g,泽泻 6 g,车前草 10 g,白茅根 30 g,蝉蜕 6 g。水煎服,日服 1 剂。

6.肾炎水肿

桑白皮 30 g,冬瓜皮 30 g,大腹皮 10 g,薏苡仁 30 g,芦根 30 g,桑寄生 15 g,车前草 30 g,白花蛇舌草 15 g。水煎服,日服 1 剂。

六、葶苈子

(一)别名

独行菜子、辣辣根子、播娘蒿子。

(二)处方名

葶苈子、炒葶苈子、蜜葶苈子。

(三)常用量

5～10 g。

(四)常用炮制

1.炒葶苈子

取葶苈子用微火炒 2～3 分钟,至有响声并有香气时为度。

2.蜜葶苈子

葶苈子 0.5 kg,蜜 200 g。先将蜜熬黄,加入葶苈子,用微火翻炒呈紫色为度。

(五)常用配伍

1.配桑白皮

行水平喘。用于治疗水气壅肺、喘咳胸闷、下肢水肿、小便不利等症。

2.配泽泻

泻水消肿。用于治疗肾性及心性水肿、小便不利、脘胸胀闷等症。

3.配干姜

温肺止咳。用于治疗肺寒咳喘、痰多胸闷、呕恶脘胀等症。

(六)临床应用

1.胸腔积液

炒葶苈子 10 g,大枣 12 枚。水煎服,日服 1 剂。

2.内耳眩晕症

葶苈子 10 g,云苓 15 g,桂枝 8 g,炒白术 10 g,天麻 10 g,泽泻 6 g,半夏 10 g,淡竹叶 6 g,甘草 3 g。水煎服,日服 1 剂。

3.肺心病

葶苈子 10 g,百合 15 g,川贝母 10 g,法半夏 10 g,陈皮 10 g,枳壳 6 g,紫苏子 6 g,云苓 10 g,虎杖 6 g,茵陈 6 g,板蓝根 15 g,丹参 15 g,牡丹皮 6 g。水煎服,日服 1 剂。

4.支气管哮喘

葶苈子 15 g,紫苏子 15 g,炙麻黄 8 g,陈皮 10 g,地龙 15 g,麦冬 30 g,沙参 15 g,干姜 3 g,甘草 6 g。水煎服,日服 1 剂。

5.慢性肾炎

葶苈子 10 g,防己 10 g,椒目 6 g,大黄 6 g,桂枝 6 g,黄芪 30 g,白术 15 g,云苓 20 g,泽泻 6 g,蝉蜕6 g,薏苡仁 30 g,甘草 6 g。水煎服,日服 1 剂。

6.肝硬化腹水

葶苈子 15 g,黄芪 30 g,党参 15 g,云苓 20 g,益母草 15 g,炙鳖甲 15 g,白术 15 g,泽泻 6 g,土鳖虫10 g,莪术 10 g,三棱 6 g,白花蛇舌草 15 g,蒲公英 30 g,车前草 30 g。水煎服,日服 1 剂。

(七)不良反应与注意事项

(1)心脏毒性:心律减慢、传导阻滞。

(2)变应性休克、胸闷、恶心、呕吐、头晕、心慌、面色苍白、大汗、呼吸困难、血压下降等。

(3)体质虚弱者慎用。

七、枇杷叶

(一)别名

杷叶。

(二)处方名

枇杷叶、蜜枇杷叶、炒枇杷叶。

(三)常用量

6～10 g。

(四)常用炮制

1.枇杷叶

取原药材,刷净背面毛茸,去柄,洗净,切丝,晒干。

2.炒枇杷叶

取枇杷叶丝,放 120 ℃热锅内,炒至微焦即可。

3.蜜枇杷叶

枇杷叶 0.5 kg,蜜 100 g。先将蜜化开,加适量水与枇杷叶拌匀,炒至微黄色不粘手为度。

(五)常用配伍

1.配紫菀

化痰止咳。用于治疗感冒咳嗽及气管炎咳嗽痰多、胸闷、喉痒等症。

2.配竹沥

清肺化痰。用于治疗肺热咳嗽、痰黄黏稠、咳吐不利、舌干口苦等症。

3.配半夏

止咳祛痰。用于治疗咳嗽痰多、呕恶痞闷、胸闷胸痛等症。

(六)临床应用

1.痤疮

枇杷叶 10 g,桑白皮 15 g,黄檗 10 g,黄连 6 g,人参 6 g,黄芩 12 g,桑寄生 12 g,玄参 12 g,蒲公英 30 g,小蓟 30 g,白花蛇舌草 15 g,甘草 3 g。水煎服,日服 1 剂。

2.妊娠呕吐

枇杷叶 6 g,白术 6 g,黄芩 9 g,云苓 10 g,姜竹茹 6 g,法半夏 6 g,陈皮 6 g,大枣 6 枚。水煎服,日服 1 剂。

3.百日咳

枇杷叶 9 g,麦冬 10 g,天冬 10 g,北沙参 9 g,百合 10 g,瓜蒌仁 6 g,百部 8 g,桔梗 4 g,木蝴蝶 3 g,橘红 6 g,桑白皮 6 g,地龙 6 g,蒲公英 10 g。水煎服,日服 1 剂。

4.慢性气管炎

枇杷叶 10 g,紫菀 10 g,黄芩 10 g,金银花 15 g,黄芪 15 g,姜半夏 10 g,竹茹 6 g,紫苏叶 6 g,炙甘草6 g。水煎服,日服 1 剂。

5.回乳

枇杷叶 20 g,炒麦芽 30 g,炒神曲 30 g。水煎服,日服 1 剂。

(七)不良反应

未除毛之枇杷叶可引起咳嗽、喉头水肿、痉挛等症状。

八、白果

(一)别名

银杏果、公孙树果、佛指柑。

(二)处方名

白果、白果仁、炒白果。

(三)常用量

3～9 g。

(四)常用炮制

炒白果:取白果肉用微火炒至黄色。

(五)常用配伍

1.配地龙

止咳平喘。用于治疗哮喘、气管炎所致之喘促胸闷、咳嗽痰多等症。

2.配半夏

止咳祛痰。用于治疗感冒咳嗽、气管炎咳嗽、痰多、胸脘痞闷等症。

3.配干姜

温肺止咳。用于治疗肺寒咳嗽、痰白清稀、食纳少进、四肢不温等症。

(六)临床应用

1.支气管炎

白果 10 g,麻黄 3 g,葶苈子 10 g,紫苏子 6 g,款冬花 10 g,炒杏仁 9 g,蜜桑白皮 15 g,黄芩 15 g,法半夏 12 g,陈皮 6 g,枳壳 6 g,甘草 3 g。水煎服,日服 1 剂。

2.遗尿

白果 6 g,益智仁 6 g,茯神 5 g,女贞子 5 g,覆盆子 4 g,金樱子 3 g,桑螵蛸 6 g,菟丝子 9 g,五味子 6 g,莲须 3 g,生龙骨 10 g,生牡蛎 10 g。水煎服,日服 1 剂。或将白果仁炒熟,每岁 1 枚,最多不超过 20 枚,每晚服 1 次,连用 7～10 天。

3.肺结核

白果 10 g,枇杷叶 12 g,沙参 15 g,百部 15 g,白及 10 g,夏枯草 20 g,瓜蒌 20 g,枸杞子 10 g,阿胶15 g(烊化),紫菀 10 g,白薇 6 g,甘草 3 g。水煎服,日服 1 剂。

4.冠心病

白果 10 g,丹参 15 g,赤芍 12 g,牡丹皮 12 g,红花 6 g,川芎 10 g,当归 6 g,生地黄 30 g,桂枝 3 g,葛根 15 g,三七粉 2 g(冲服)。水煎服,日服 1 剂。

(七)不良反应

1.消化系统

呕吐、腹胀、腹痛、腹泻等。

2.造血系统

白细胞计数升高。

3.神经系统

头痛、昏迷、惊厥、抽搐、触觉、痛觉消失等。

4.皮肤过敏

潮红、瘙痒、丘疹、血肿、起疱等。

（向　杨）

第二节　温化寒痰药

一、半夏

（一）别名

蝎子草、三步跳、地巴豆、地雷公、麻草子。

（二）处方名

半夏、清半夏、姜半夏、制半夏、法半夏。

（三）常用量

3～10 g。

（四）常用炮制

1.清半夏

取生半夏，用水浸泡 8 天，每天换水 1 次。再加白矾（每百斤加 2 斤白矾），与水共煮，至无白心、晾至六、七成干，切片，晒干。

2.姜半夏

半夏 50 kg，生姜 5 kg。取生姜汁，喷在干燥的半夏片上，拌匀晒干，以微火炒黄。

3.法半夏

半夏 50 kg，生姜、皂角刺、甘草各 3 kg，白矾冬季 1.5 kg，夏季 3 kg，芒硝夏季 1.5 kg，冬季 3 kg，除半夏外，洗净打碎。将上药分 5 份，先取 1 份用布包好，加水漂洗半夏，夏季 3 天，冬季 4 天，换水；再取另1 份药，如前法浸泡；至 5 份药泡完后，再用清水泡 1 天，取出切片，晒干。

（五）常用配伍

1.配陈皮

行气化痰。用于治疗肺寒咳嗽痰白，慢性气管炎咳嗽痰多，胃肠炎恶心呕吐、腹胀腹痛等症。

2.配黄连

清胃止呕。用于治疗胃肠炎、痢疾所致之恶心呕吐、腹痛腹泻、肠鸣下坠等症。

3.配黄芩

清热化痰。用于治疗外感风热，咳嗽痰黄、咽干口苦及慢性气管炎胸闷咳嗽、痰黄黏稠、咳吐不利等症。

4.配厚朴

温中除胀。用于治疗脾胃寒湿、脘腹胀满、肠鸣泄泻、食少纳呆等症。

(六)临床应用

1.慢性胃炎

姜半夏 12 g,黄芩 15 g,干姜 6 g,党参 9 g,黄连 5 g,陈皮 6 g,枳壳 9 g,炙甘草 6 g,大枣 4 枚。水煎服,日服 1 剂。

2.胃溃疡

清半夏 12 g,白芍 15 g,牡蛎 30 g,黄连 6 g,白及 15 g,香附 12 g,黄芪 30 g,炙甘草 9 g,生姜 6 g。水煎服,日服 1 剂。

3.妊娠呕吐

姜半夏 12 g,云苓 15 g,黄芩 6 g,黄连 3 g,党参 10 g,干姜 3 g,车前子 6 g(另包),炙甘草 2 g。水煎服,日服 1 剂。

4.慢性咽炎

法半夏 12 g,厚朴 10 g,云苓 15 g,紫苏叶 6 g,白芍 12 g,赤芍 12 g,蒲公英 30 g,天花粉 12 g,麦冬15 g。水煎服,日服 1 剂。

5.高血压

法半夏 10 g,云苓 30 g,天麻 10 g,炒杜仲 15 g,白术 15 g,黄芩 12 g,泽泻 9 g。水煎服,日服 1 剂。

6.感冒咳嗽

姜半夏 10 g,干姜 6 g,紫苏子 10 g,炒莱菔子 6 g,黄芩 10 g,党参 15 g,荆芥穗 6 g,炙甘草 6 g。水煎服,日服 1 剂。

7.癫痫

法半夏 10 g,竹茹 6 g,枳实 6 g,陈皮 6 g,云苓 9 g,全蝎 3 g,白僵蚕 6 g,天竺黄 6 g,酸枣仁 6 g,生姜 2 片,大枣 2 枚。水煎服,日服 1 剂。

8.内耳眩晕症

清半夏 10 g,白术 15 g,陈皮 6 g,竹茹 6 g,黄芩 10 g,泽泻 6 g,钩藤 20 g(后下),生姜 3 片。水煎服,日服 1 剂。

9.呕吐

姜半夏 10 g,党参 10 g。水煎服,日服 1 剂。

10.心悸

二夏清心片(炒半夏、云苓、陈皮、石菖蒲、炒枳实、葛根、炒竹茹、冬虫夏草、干姜、炙甘草),口服,一次 3 片,一天 3 次。

(七)不良反应与注意事项

(1)消化系统:生半夏粉吞服可致舌麻木、喉痒、咳嗽、恶心、腹痛、腹泻、转氨酶升高等。

(2)神经系统:过量可引起痉挛、四肢麻痹。

(3)呼吸系统:呼吸困难、不规则,严重时呼吸中枢麻痹。

(4)孕妇禁用。

(5)肝肾功能不全者禁用。

二、白芥子

(一)别名

芥菜籽、辣菜子。

(二)处方名

白芥子、炒白芥子、芥子。

(三)常用量

3～9 g。

(四)常用炮制

1.白芥子

取原药材,拣净杂质,晒干即可。

2.炒芥子

取白芥子炒至黄色,微有香气为度。

(五)常用配伍

1.配紫苏子

止咳化痰。用于治疗风寒咳嗽及气管炎咳嗽、胸闷喉痒、痰白不爽等症。

2.配地龙

止咳平喘。用于治疗慢性气管炎、支气管哮喘之咳嗽气喘、胸闷不适等症。

3.配桂枝

温经化痰。用于治疗寒湿关节疼痛、肢体麻木、腰膝怕冷等症。

(六)临床应用

1.渗出性胸膜炎

白芥子 15 g,柴胡 10 g,黄芩 12 g,半夏 12 g,白芷 9 g,陈皮 9 g,浙贝母 12 g,苦杏仁 10 g,皂角刺 8 g,昆布 15 g,葶苈子 10 g,海藻 12 g,云苓 18 g,赤芍 12 g,夏枯草 30 g,甘草 6 g。水煎服,日服 1 剂。

2.滑膜炎

白芥子 15 g,薏苡仁 30 g,苍术 15 g,白芷 10 g,云苓 30 g,木瓜 30 g,当归 10 g,土鳖虫 10 g,益母草 30 g,川芎 10 g,川牛膝 15 g,柴胡 6 g,甘草 6 g。水煎服,日服 1 剂。

3.耳软骨膜炎

白芥子 12 g,薏苡仁 30 g,半夏 10 g,泽泻 12 g,白术 15 g,云苓 30 g,柴胡 10 g,黄芩 15 g,通草 6 g,鹿角霜 30 g,蒲公英 30 g,牡蛎 30 g,甘草 6 g。水煎服,日服 1 剂。

4.淋巴结核

白芥子、百部、乌梅各等份,共研细末,拌醋调糊状,敷患处,第一次敷 7 天,第二次敷 5 天,第三次敷3 天。每次间隔 3 天。

5.慢性气管炎

白芥子 12 g,陈皮 10 g,姜半夏 12 g,地龙 12 g,五味子 6 g,炒杏仁 10 g,紫菀 12 g,黄芩 15 g,甘草6 g。水煎服,日服 1 剂。

6.急性腰扭伤

炒白芥子末,每次 5 g,每天 2 次,黄酒送服。连用 1～3 天。

(七)不良反应与注意事项

(1)胃肠道反应:恶心、呕吐、腹中隐痛等。

(2)外敷时间过长可致皮肤发疱、疼痛、瘙痒等。

三、旋覆花

(一)别名

金沸花、金盏花。

(二)处方名

旋覆花、覆花、蜜旋覆花。

(三)常用量

3～9 g。

(四)常用炮制

1.旋覆花

取原药材,拣净杂质,筛去土。晒干。

2.蜜旋覆花

旋覆花 0.5 kg,蜜 180 g。先将蜜熔化,倒入旋覆花拌炒,至老黄色不粘手为度。

3.炒旋覆花

将旋覆花用微火炒至具焦斑为度。

(五)常用配伍

1.配半夏

降逆平喘。用于治疗胃肠炎呕吐及哮喘胸闷气喘,咳嗽痰多等症。

2.配前胡

止咳化痰。用于治疗咳嗽痰多、胸闷喉痒、痰白而稀等症。

(六)临床应用

1.呕吐

旋覆花 10 g(另包),党参 12 g,姜半夏 12 g,生姜 10 g,赭石 20 g,甘草 6 g,大枣 4 枚。水煎服,日服1 剂。

2.胃神经官能症

旋覆花 6 g(另包),香附 12 g,党参 12 g,炒白术 15 g,鸡内金 10 g,神曲 30 g,淡豆豉 15 g,木香 6 g。水煎服,日服 1 剂。

3.膈肌痉挛

旋覆花 6 g(另包),代赭石 30 g(先煎),太子参 15 g,制半夏 12 g,丁香 3 g,柿蒂 9 g,麦冬 12 g,黄芪 15 g,竹茹 6 g,甘草 3 g。水煎服,日服 1 剂。

4.慢性气管炎

旋覆花 9 g(另包),桔梗 6 g,白前 6 g,紫菀 10 g,姜半夏 12 g,陈皮 10 g,前胡 6 g,远志 5 g,黄芩 10 g,干姜 6 g,沙参 10 g,甘草 6 g。水煎服,日服 1 剂。

(七)不良反应与注意事项

(1)恶心、呕吐、胸闷、烦躁等。

(2)变态反应:皮肤潮红、瘙痒、皮炎、哮喘等。

(3)大便溏泄者慎用。

四、白前

(一)别名

鹅管白前、鹅白前、南白前。

(二)处方名

白前、炒白前、蜜白前。

(三)常用量

3～10 g。

(四)常用炮制

1.白前

取原药材，洗净，切段，晒干。

2.炒白前

取白前段炒至黄色。

3.蜜白前

白前段 50 kg，蜜 12 kg。将蜜炼熟，加入白前段拌匀，炒至老黄色。

(五)常用配伍

1.配紫菀

止咳化痰。用于治疗外感风寒，咳嗽胸闷及慢性气管炎咳嗽痰多，胸闷气喘等症。

2.配桑白皮

清肺止咳。用于治疗肺热咳嗽、痰黄黏稠、口苦咽干等症。

3.配百部

润肺止咳。用于治疗干咳少痰、喉痒胸闷、肺结核咳嗽咳血等症。

(六)临床应用

1.肺热咳嗽

前胡 9 g，赤芍 10 g，麻黄 3 g，川贝母 10 g，白前 12 g，大黄 3 g，陈皮 6 g，黄芩 10 g，甘草 3 g。水煎服，日服 1 剂。

2.支气管哮喘

白前 10 g，麦冬 15 g，桑白皮 15 g，炒白果 12 g，炙紫菀 15 g，炙麻黄 6 g，款冬花 10 g，百部 15 g，陈皮 9 g，地龙 15 g，黄芩 12 g，桃仁 9 g，枳壳 10 g，细辛 4 g，紫苏叶 6 g，甘草 5 g。水煎服，日服 1 剂。

3.顽固咳嗽

白前 12 g，黄芪 15 g，枸杞子 15 g，前胡 10 g，当归 10 g，党参 15 g，金银花 18 g，连翘 15 g，牛蒡子10 g，蝉蜕 10 g，百合 12 g，南沙参 10 g，北沙参 10 g。水煎服，日服 1 剂。

4.慢性气管炎

白前 10 g，桔梗 9 g，紫菀 12 g，百部 15 g，紫苏子 9 g，陈皮 10 g。水煎服，日服 1 剂。

5.跌打胁痛

白前 15 g，香附 10 g，青皮 6 g。水煎服，日服 1 剂。

（向　杨）

第十六章

止血药

第一节　凉血止血药

一、大蓟

(一)别名

茨芥、马蓟、虎蓟、马刺刺、牛口刺、野刺菜、鸡脚刺。

(二)处方名

大蓟、大蓟草、大蓟根、炒大蓟。

(三)常用量

9～30 g。

(四)常用炮制

1.大蓟

取原药材,洗净,切段,晒干。

2.炒大蓟

取大蓟段用微火炒至焦黄并有香味为度。

3.醋大蓟

大蓟 0.5 kg,醋 150 mL。取大蓟加水闷软,切段,用微火炒热后,加醋炒至微焦黑色为度。

(五)常用配伍

1.配小蓟

清热凉血,用于治疗各种血热出血之症。

2.配茜草

凉血止血,用于治疗吐血、衄血、大便出血等症。

3.配车前草

凉血利尿,用于治疗尿血、小便涩痛等症。

(六)临床应用

1.功能性子宫出血

大蓟 30 g,小蓟 20 g,茜草 12 g,炒蒲黄 10 g(另包),女贞子 12 g,旱莲草 12 g,木贼 6 g,生地黄 15 g,干姜 3 g。水煎服,日服 1 剂。

2.高血压

取大蓟新鲜干根 15 g,水煎服,日服 1 剂。

3.肺结核

鲜大蓟根 120 g,加水 400 mL,小火煎至 200 mL,每次 25 mL,每天 2 次,口服。

4.急性扁桃体炎

大蓟 30 g,鲜酢浆草 60 g,蒲公英 30 g,白茅根 30 g,山豆根 15 g。水煎服,日服 1 剂。

5.肌内注射后硬结

大蓟粉 5 份,芒硝 3 份,温开水调成糊状,外敷患处,每 12 小时换药 1 次。

6.血小板减少性紫癜

生地黄 30 g,大蓟 30 g,小蓟 30 g,白芍 12 g,阿胶 15 g(烊化),牡丹皮 10 g,女贞子 12 g,知母 10 g,川续断 12 g,旱莲草 15 g,仙鹤草 15 g,藕节 20 g,黄精 15 g,桑螵蛸 10 g,车前草 30 g。水煎服,日服 1 剂。

7.泌尿系统感染

大蓟 30 g,白茅根 30 g,金银花 30 g,赤芍 15 g,大青叶 15 g,板蓝根 15 g,虎杖 6 g,金钱草 10 g,苦参 10 g,黄柏 10 g,车前子 30 g(另包)。水煎服,日服 1 剂。

8.大便出血

大蓟 30 g,地榆 15 g,槐花 10 g,生地黄 30 g,大黄 6 g,黄芩 10 g,白芷 6 g,藕节 15 g,白茅根 30 g,干姜 2 g。水煎服,日服 1 剂。

(七)注意事项

胃虚寒者慎用。

二、小蓟

(一)别名

刺儿菜、刺儿棵、荠荠菜。

(二)处方名

小蓟、小蓟炭。

(三)常用量

9～30 g。

(四)常用炮制

1.小蓟

洗净,切段,晒干。

2.小蓟炭

取小蓟段,用大火炒至外黑内老黄色为度。

（五）常用配伍

1.配白茅根

凉血利尿，用于治疗泌尿系统感染、淋证、肾炎等所致尿血、小便不利、水肿等症。

2.配藕节

凉血止血，用于治疗血热所致的大小便出血、过敏性紫癜、皮肤紫斑等症。

3.配仙鹤草

用于治疗消化道出血之证，如吐血、便血等。

（六）临床应用

1.慢性咽炎

小蓟 30 g，玄参 15 g，麦冬 10 g，天冬 10 g，沙参 15 g，天花粉 10 g，炒山药 15 g，炒白术 15 g，紫苏叶6 g，薄荷 6 g，生地黄 15 g，淡竹叶 6 g，甘草 3 g。水煎服，日服 1 剂。

2.慢性湿疹

小蓟 30 g，土茯苓 30 g，苍耳子 12 g，木瓜 15 g，淡豆豉 15 g，炒神曲 15 g，泽兰 6 g，桑白皮 15 g，蝉蜕 6 g，黄芩 10 g，白僵蚕 10 g，大枣 10 枚，甘草 5 g。水煎服，日服 1 剂。

3.衄血

小蓟 30 g，大蓟 30 g，黄芩 15 g，大黄 9 g，栀子 10 g，生石膏 30 g，生地黄 30 g，石决明 30 g，菊花 10 g，赤芍 12 g，牛蒡子 12 g，木贼 6 g，浮萍草 30 g。水煎服，日服 1 剂。

4.肺结核咯血

小蓟 30 g，黄芩 15 g，马齿苋 30 g，白及 15 g，夏枯草 30 g，瓜蒌 30 g，百合 15 g，莲子 12 g，藕节 15 g，百部 10 g，车前草 30 g，芦根 15 g，天冬 15 g，炮干姜 3 g。水煎服，日服 1 剂。

5.痔出血

小蓟 30 g，黄柏 10 g，知母 12 g，虎杖 10 g，何首乌 12 g，决明子 10 g，玄参 10 g，槐花 9 g，茜草 10 g，地榆 10 g，牡蛎 30 g，赤芍 10 g，甘草 3 g。水煎服，日服 1 剂。

6.过敏性紫癜

小蓟根 30 g，蒲黄 12 g（另包），藕节 20 g，滑石 10 g，木通 6 g，生地黄炭、淡竹叶各 6 g，当归 12 g，栀子 15 g，紫草 20 g，桑白皮 15 g，白茅根 30 g，陈皮 6 g，猪苓 15 g，生甘草 3 g。水煎服，日服 1 剂。

7.小儿迁延性肾炎血尿

小蓟根 12 g，生地黄 6 g，滑石 6 g，生蒲黄 8 g（另包），焦栀子 6 g，连翘 8 g，猪苓 6 g，云苓 10 g，泽泻6 g，阿胶 5 g（烊化）。水煎服，日服 1 剂。

8.流产后出血

小蓟 20 g，益母草 10 g。水煎服，日服 1 剂。

（七）注意事项

脾胃虚寒者慎用。

三、地榆

（一）别名

小紫草、一支箭、野升麻、玉札、玉鼓。

（二）处方名

地榆、炒地榆、地榆炭。

（三）常用量

10～15 g。

（四）常用炮制

1.地榆

取原药材洗净，淋水闷透，切片，晒干。

2.地榆炭

用大火炒至外黑内黄为度。

（五）常用配伍

1.配槐花

清热凉血，用于治疗痔大便出血及慢性痢疾、慢性结肠炎便血之症。

2.配乌梅

凉血涩肠，用于治疗久痢、久泻、便血等症。

3.配黄柏

清热消肿，用于治疗皮肤湿疹、轻度烧伤肿痛等症。

4.配蒲公英

清热解毒，用于治疗痈疡肿毒等症。

（六）临床应用

1.扁桃体炎

地榆 15 g，栀子 12 g，苦参 12 g，地丁 30 g，赤芍 10 g，玄参 12 g，麦冬 12 g，天花粉 10 g，甘草 5 g。水煎服，日服 1 剂。

2.胃肠炎吐泻

地榆 12 g，清半夏 12 g，黄连 6 g，黄芩 10 g，陈皮 12 g，干姜 6 g，山楂 15 g，神曲 15 g，木香 3 g，藿香 10 g。水煎服，日服 1 剂。

3.功能性子宫出血

地榆 45 g，醋、水各半煎服，日服 1 剂，连用 3～4 剂。

4.结核性脓疡

地榆注射液（每毫升含生药 1 g），每次 4 mL，每天 1 次，肌内注射，1 个月为 1 个疗程。

5.烧伤

地榆粗末，用 75％乙醇渗滤提取清液，煮至液面出现薄膜，冷却备用。涂烧伤创面，每天 2～3 次。

6.湿疹

地榆炒黄，研细末，用凡士林调成 30％软膏，涂患处，每天 1～2 次。

7.咯血

地榆 15 g，黄芩 15 g，白茅根 30 g，侧柏叶 10 g，炮干姜 2 g。水煎服，日服 1 剂。

8.细菌性痢疾

地榆 20 g，槐花 20 g，葛根 15 g，黄连 10 g，黄芩 10 g，赤芍 12 g，牡丹皮 15 g，木香 9 g，甘草 6 g。水煎服，日服 1 剂。

9.痔便血

地榆炭 18 g,大黄 10 g,槐花 10 g,防风 10 g,牛蒡子 10 g,小蓟 30 g,当归 6 g,甘草 3 g。水煎服,日服 1 剂。

10.血小板减少性紫癜

地榆 15 g,生地黄 30 g,水牛角 30 g,白茅根 30 g,生石膏 30 g,牡丹皮 12 g,赤芍 12 g,当归 10 g,仙鹤草 20 g,土大黄 15 g,甘草 10 g,蝉蜕 5 g。水煎服,日服 1 剂。

11.紫癜性肾炎

地榆 15 g,玉米须 30 g,白茅根 30 g,仙鹤草 20 g,紫草 15 g,茜草 10 g,牡丹皮 9 g,石韦 15 g,生地黄 15 g,黄芪 15 g,赤芍 6 g,桃仁 10 g,三七粉 3 g(冲服)。水煎服,日服 1 剂。

(七)注意事项

气血虚寒者慎用。

四、白茅根

(一)别名

茅草根、甜草根。

(二)处方名

白茅根、茅根、茅根炭。

(三)常用量

6～30 g。

(四)常用炮制

1.白茅根

取原药材,洗净,切段,晒干。

2.茅根炭

取白茅根,炒至黑色存性,喷水灭火星,放冷,晒干。

(五)常用配伍

1.配藕节

清热凉血,用于治疗血热吐血、衄血等症。

2.配薏苡仁

凉血渗湿,用于治疗慢性肾炎的水肿、蛋白尿等症。

3.配玉米须

清热利水,用于治疗肾炎及心脏性水肿、下肢水肿、口渴尿黄等症。

4.配黄芪

益气消肿,用于治疗气虚水肿、食欲缺乏乏力、口淡不渴等症。

(六)临床应用

1.急性肾小球肾炎

白茅根 30 g,炒槐花 30 g,云苓 30 g,黄芪 25 g,白术 15 g,半夏 12 g,陈皮 10 g,柴胡 12 g,蒲黄炭12 g,藿香 15 g,生姜 15 g,防风 10 g,羌活 9 g,独活 9 g,泽泻 10 g,淡竹叶 6 g。水煎服,日服 1 剂。

2.泌尿系统感染

白茅根 30 g,车前草 30 g,大青叶 30 g,紫草 15 g,益母草 10 g,金钱草 12 g,赤芍 10 g,当归 10 g,桃仁 10 g,柴胡 6 g,皂角刺 3 g,板蓝根 15 g,甘草 5 g。水煎服,日服 1 剂。

3.紫癜性肾炎

白茅根 30 g,紫草 15 g,贯众 12 g,丹参 15 g,茜草 10 g,香附 9 g,苍术 10 g,牡丹皮 15 g,生地黄 30 g,地榆 10 g,藕节 15 g,生大黄 6 g,黄芩 10 g,甘草 5 g。水煎服,日服 1 剂。

4.原发性肾病综合征

白茅根 30 g,白花蛇舌草 30 g,半枝莲 15 g,益母草 15 g,黄芪 30 g,白芍 15 g,当归 10 g,白术 12 g,党参 15 g,淫羊藿 10 g,连翘 15 g,黄芩 15 g,赤芍 15 g,白芍 12 g,三七 15 g。水煎服,日服 1 剂。

5.糖尿病

白茅根 30 g,瓜蒌 30 g,天花粉 15 g,玉米须 30 g,黄芩 20 g,太子参 30 g,赤芍 6 g,生地黄 20 g,天冬 18 g,五味子 6 g,知母 10 g,玉竹 10 g,木贼 6 g,菟丝子 15 g,牡丹皮 10 g,猪苓 12 g。水煎服,日服 1 剂。

6.荨麻疹

白茅根 30 g,苍耳子 12 g,地肤子 10 g,苦参 10 g,制何首乌 10 g,浮萍草 30 g,黄芪 15 g,红花 6 g,紫草 15 g,大青叶 15 g,虎杖 6 g,葛根 18 g,生甘草 6 g。水煎服,日服 1 剂。

7.慢性肝炎

白茅根 20 g,柴胡 9 g,黄芪 15 g,沙参 10 g,太子参 15 g,薏苡仁 15 g,山药 15 g,桑寄生 12 g,神曲15 g,鸡内金 6 g,山楂 15 g,五味子 6 g,茵陈 6 g,陈皮 6 g,炒白术 12 g,炒泽泻 6 g,大枣 4 枚。水煎服,日服 1 剂。

8.腹泻

白茅根 30 g,陈皮 12 g,干姜 6 g,车前子 30 g(另包),炒白术 12 g,益智仁 9 g,肉豆蔻 6 g,五味子10 g,赤石脂 6 g,黄柏 10 g,乌梅 6 g,葛根 15 g,淡竹叶 6 g,生甘草 5 g,生姜 5 g。水煎服,日服 1 剂。

五、槐花

(一)别名

细叶槐花、中国槐花、白槐树花、护房树花。

(二)处方名

槐花、炒槐花、槐花炭、蜜槐花、醋槐花。

(三)常用量

3～10 g。

(四)常用炮制

1.槐花

取原药材,拣净杂质,阴干即可。

2.炒槐花

取槐花用微火炒至黄色。

3.槐花炭

取槐花用微火炒至黑色，喷水灭火星，晾干。

4.蜜槐花

槐花 0.5 kg，蜜 150 g。将蜜溶化至沸腾，过滤，加入槐花，炒至微黄至蜜干。

5.醋槐花

槐花 0.5 kg，醋 100 mL，取槐花用醋拌匀，微火炒干，微晾。

(五)常用配伍

1.配侧柏叶

清热凉血，用于治疗大便出血、尿血、吐血、咯血、衄血等各种出血之证。

2.配石决明

平肝凉血，用于治疗高血压病肝火旺盛，口苦头眩、头项疼痛、小便黄赤。

3.配芦根

清热利尿，用于治疗尿血、尿痛、小便不畅等证。

4.配紫草

凉血透表，用于治疗风热皮肤痒疹、荨麻疹、湿疹等病证。

(六)临床应用

1.缺铁性贫血

炒槐花 30 g，黄芪 40 g，当归 15 g，红参 15 g，麦冬 15 g，五味子 10 g，白芍 12 g，丹参 15 g，白术 12 g，制何首乌 12 g，黄精 20 g，生地黄 20 g，甘草 3 g。水煎服，日服 1 剂。

2.伤寒合并肠出血

槐花 15 g，白头翁 20 g，黄连 8 g，侧柏叶 15 g，黄柏 10 g，青皮 10 g，枳壳 10 g，苦参 10 g，马齿苋 30 g，金银花 10 g，陈皮 10 g，甘草 3 g。水煎服，日服 1 剂。

3.玫瑰糠疹

槐花 15 g，生地黄 18 g，白鲜皮 15 g，木贼 6 g，紫草 15 g，牡丹皮 12 g，赤芍 12 g，地肤子 10 g，防风10 g，白蒺藜 15 g，白茅根 20 g，芦根 10 g，甘草 6 g。水煎服，日服 1 剂。

4.痔出血

槐花 15 g，侧柏叶 10 g，荆芥穗 6 g，枳壳 6 g，陈皮 6 g，大黄 6 g，栀子 10 g，藕节 10 g，甘草 3 g。水煎服，日服 1 剂。

5.高脂血症

槐花 10 g，决明子 10 g，虎杖 6 g，炒杜仲 12 g，菟丝子 12 g，山楂 10 g，泽泻 6 g，茜草 3 g，蝉蜕 3 g。水煎服，日服 1 剂。

6.高血压

槐花 15 g，红花 10 g，赤芍 15 g，当归 6 g，石决明 30 g，地龙 12 g，土鳖虫 6 g，白僵蚕 10 g，葛根 30 g，丹参 12 g，黄芩 15 g，瞿麦 10 g，川牛膝 10 g。水煎服，日服 1 剂。

7.过敏性紫癜

槐花 20 g，生地黄 30 g，薄荷 6 g，桑寄生 15 g，白鲜皮 10 g，土茯苓 30 g，蝉蜕 6 g，苍耳子 6 g，苍术10 g，猪苓 15 g，黄芩 15 g，桂枝 3 g，甘草 9 g。水煎服，日服 1 剂。

8.湿疹

槐花 15 g，茜草 10 g，牡丹皮 12 g，紫草 12 g，葛根 20 g，山楂 30 g，蛇床子 6 g，生石膏 30 g，

当归 6 g，鹿角霜 30 g，沙参 12 g，白芍 10 g，甘草 6 g。水煎服，日服 1 剂。

9.颈椎病头项疼痛

槐花 15 g，葛根 30 g，威灵仙 9 g，独活 10 g，羌活 6 g，制没药 6 g，桃仁 10 g，赤芍 12 g，红花 6 g，当归 6 g，白芷 6 g，蔓荆子 10 g，茶叶 3 g。水煎服，日服 1 剂。

10.淋巴结核

槐花(炒黄)15 g，蜈蚣 2 条，夏枯草 30 g，牡蛎 30 g，虎杖 10 g，淡豆豉 15 g，鸡内金 15 g，甘草 3 g。水煎服，日服 1 剂。

11.肺热咳嗽

槐花 12 g，桔梗 10 g，远志 6 g，炒杏仁 10 g，生石膏 30 g，五味子 10 g，黄芩 15 g，桑白皮 12 g，枇杷叶 10 g，甘草 9 g。水煎服，日服 1 剂。

12.银屑病

炒槐花研成细粉，每服 3 g，每天 2 次。饭后温开水送服。

13.黄水疮

槐花研细末，香油调涂患处，每天 1 次。

14.头癣

炒槐花研细末，用食油调涂患处，每天 1 次。

(七)不良反应与注意事项

(1)胃肠道反应：恶心、呕吐、腹部不适、腹泻等。

(2)变态反应：皮肤潮红、发热、丘疹、糜烂等。

(3)胃寒者慎用。

(隋英辉)

第二节 温经止血药

一、艾叶

(一)别名

艾蒿、香艾、炙草、狼尾蒿子。

(二)处方名

艾叶、陈艾、艾叶炭。

(三)常用炮制

1.艾叶

取原药材，拣净杂质即可。

2.艾叶炭

取艾叶炒至焦黑。

3.制艾叶

艾叶 0.5 kg，酒、醋各 50 mL，食盐 10 g，生姜汁 30 g。取艾叶加入上药及适量水润透，蒸

1小时晾干。

(四)常用配伍

1.配香附

温经行血,用于治疗气血虚寒、月经不调、腹痛、月经过多等症。

2.配炮姜

温经止痛,用于治疗虚寒痛经、小腹胀痛、经血色暗等症。

3.配桂枝

温经活血,用于治疗感受风寒,腰腿肢体疼痛、关节疼痛、麻木不仁、畏寒喜温等症。

(五)临床应用

1.血小板减少症

艾叶15 g,蕤仁20 g,牡蛎60 g(先煎),制附子3 g,黄芪30 g,党参15 g,当归15 g,天冬15 g,酒白芍20 g,肉苁蓉20 g,熟地黄20 g。水煎服,日服1剂。

2.吐血、衄血

艾叶12 g,荷花9 g,侧柏叶12 g,生地黄15 g。水煎服,日服1剂。

3.月经不调

艾叶10 g,当归9 g,川芎6 g,白芍12 g,生地黄12 g,甘草6 g。水煎服,日服1剂。

4.痛经

艾附暖宫丸(艾叶、香附、吴茱萸、川芎、白芍、黄芩、川续断、生地黄、官桂、当归),口服,一次6 g,一天2次。

5.功能性子宫出血

艾叶10 g,当归10 g,熟地黄15 g,阿胶15 g(烊化),益母草10 g,白术10 g,炒杜仲15 g,淫羊藿10 g,红参6 g,黄芪30 g,黄柏6 g。水煎服,日服1剂。

6.先兆流产

艾叶6 g,川芎6 g,熟地黄10 g,当归6 g,白芍10 g,阿胶10 g(烊化),海螵蛸6 g,茜草3 g。水煎服,日服1剂。

7.慢性气管炎

艾叶12 g,陈皮10 g,清半夏10 g,杏仁6 g,生姜6 g,甘草5 g。水煎服,日服1剂。

8.细菌性痢疾

艾叶15 g,黄连10 g,白芍15 g。水煎服,日服1剂。

(六)不良反应与注意事项

(1)消化系统:咽干、口渴、恶心、呕吐、黄疸等。

(2)神经系统:过量中毒可引起头晕、耳鸣、四肢颤动、痉挛、惊厥等。慢性中毒有幻觉、共济失调、感觉过敏等。

(3)生殖系统:子宫出血,孕妇可发生流产。

(4)阴虚火旺孕妇忌用。

二、炮姜

(一)处方用名

炮姜、炮姜炭、姜炭。

(二)性味与归经

苦、涩，温。归脾、肝经。

(三)药性特点

炮姜苦泄祛瘀、涩收止血、性温散寒长于温经止血，并温中止泻、止痛。脾胃虚寒不摄致便血、吐血、崩漏，或泄或脘腹、小腹疼痛皆可使用。

(四)功效

温经止血，温中止痛。

(五)传统应用

(1)虚寒性吐血、便血、崩漏及月经过多等，以炮姜研末，米饮调服。

(2)血崩，配棕榈炭、乌梅炭，研末服。

(3)产后恶露不尽，小腹疼痛，或虚寒痛经，配当归、川芎、桃仁。

(4)中寒水泻，单用本品研末吞服。

(5)脾胃受寒，脘腹冷痛，配附子、干姜。

(六)用法与用量

煎服，3～6 g。研末服，1～2 g。

(七)注意事项

孕妇及阴虚有热者禁服。

三、灶心土

(一)处方用名

灶心土、伏龙肝。

(二)来源

为烧杂柴草灶内中心的焦黄土。全国多数农村有产。

(三)性味与归经

辛，微温。归肺、胃经。

(四)药性特点

灶心土辛温，主入脾胃经，长于温中散寒而止血、止泻，为中焦虚寒出血要药。质重性降性温，又用于中寒呕逆。

(五)功效

温经止血，温中止呕，温脾止泻。

(六)传统应用

(1)脾胃虚寒所致吐血、便血、衄血、崩漏，配地黄、附子、阿胶等。

(2)胃寒呕吐，配半夏、干姜。

(3)妊娠恶阻，配苏梗、砂仁、竹茹等。

(4)脾胃虚寒性久泻，配附子、干姜、白术、肉豆蔻。

(七)现代应用

1.出血性疾病

灶心土 300 g(开水搅拌后，取浑水煎药)，配阿胶、白术各 15 g，附子、生地各 12 g，黄芩、炙甘草各10 g。水煎服。

2.小儿菌痢

灶心土 500 g,加水搅拌后取上清液煎煮黄连 100 g,大黄、白术各 200 g,黄芩 250 g,川楝子炭、荆芥炭各 150 g,元胡 50 g。取药汁 2 000 mL,高压灭菌备用。每次用 30～60 mL,每天1 次,保留灌肠 30～60 分钟。

(八)用法与用量

煎汤代水。布袋包,先煎,15～30 g,或 60～120 g。

(隋英辉)

第三节 化瘀止血药

一、三七

(一)处方用名

三七、参三七、田七、广三七、云三七。

(二)性味与归经

甘、微苦,温。归肝、胃经。

(三)药性特点

三七具苦泄温通之性,能活血化瘀及消肿定痛。用治内、外、虚、实、上、中、下各种出血证。且止血而无留瘀之害,活血而无沸腾之患,化瘀血而无伤新血之虑,乃止血之妙品。

(四)功效

化瘀止血,活血定痛。

(五)传统应用

(1)内外各种出血:单味内服或外敷;亦可配花蕊石、血余炭等。

(2)跌打损伤,瘀肿疼痛:单味研末酒送服,或泡酒服;亦可配川芎、红花等同用。

(六)现代应用

1.功能性子宫出血

单用研粉服用;亦可配其他止血药同用。

2.上消化道出血

用三七注射剂(每 2 mL 含生药 1 g)8～12 mL,加入 5%葡萄糖注射液 500 mL 静脉滴注,每天 1 次。

3.支气管扩张,肺结核咯血

口服三七粉。每次 6～9 g,每天 2～3 次。

4.血小板性紫癜

以三七配白茅根、生地、藕节等。

5.眼内手术后积血

用 1%三七滴眼液点眼。2%～10%三七眼药水治疗眼前房出血。三七液还可治疗角膜化学灼伤。

6.营养不良性贫血

将三七在文火油中熬制后研碎口服。

7.脑外伤

口服三七粉3 g,每天2～3次。

8.冠心病心绞痛及慢性冠脉供血不全

口服三七粉,每次1～3 g,每天3次。重者剂量加倍。

9.高脂血症

用10%三七醇提取液心前区直流电导入;亦可服用生三七片。

10.血瘀型慢性肝炎

三七注射液(每支2 mL,相当生药1 g)。肌内注射,每次1～2支,疗程3～6个月。对不明原因及肝胆疾病引起的SGPT升高,口服三七粉1 g,每天3次,连服1个月。

11.小儿急性肾炎

用三七甲醇提取物20 mg,加入50%葡萄糖注射液50 mL中静脉注射,每天1次,2～4周为1个疗程。

(七)用法与用量

煎服,3～10 g。研粉吞服,1～1.5 g。外用适量。

二、蒲黄

(一)处方用名

蒲黄、生蒲黄、炒蒲黄、蒲黄炭。

(二)性味与归经

甘,平。归肝、心包经。

(三)药性特点

蒲黄既善活血祛瘀又善止血,生用性滑行血,对出血兼有瘀滞者尤为适宜。炒用性涩兼收敛止血,可用于脏腑病变出血及外伤性出血。蒲黄甘缓不峻,性平无寒热之偏,故出血证无论属虚属实,属寒属热,有瘀无瘀,内外上下各种出血均可应用。尤以属瘀属实的出血证为宜。

(四)功效

化瘀止血,利尿。

(五)传统应用

(1)咯血、衄血、便血、尿血、崩漏:单用,或配仙鹤草、旱莲草、侧柏叶等。

(2)外伤出血:单用外敷。

(3)血瘀所致心腹疼痛、产后瘀痛、痛经等:配五灵脂同用。

(4)血淋涩痛:配冬葵子、生地。

(六)现代应用

(1)功能性子宫出血:配小蓟、滑石。

(2)高脂血症:以生蒲黄冲服。

(3)冠心病心绞痛:单用;或配丹参、五灵脂等。

此外还用于治疗宫外孕、膀胱炎、尿道炎、口腔霉菌感染、中期引产、舌体脓肿等。

(七)用法与用量

包煎,3～10 g。外用适量。

(八)注意事项

孕妇忌服。

三、茜草

(一)处方用名

茜草、茜草根、茜草炭、小血藤。

(二)性味与归经

苦,寒。归肝经。

(三)药性特点

茜草苦寒清泄,入肝经血分。既可凉血止血而用于血热妄行所致的吐血、衄血、便血、崩漏等出血证,又可活血祛瘀而用于血滞经闭、跌打损伤、痹证等瘀滞疾病。炒炭性涩,擅长收敛止血;生用苦泄长于活血祛瘀。

(四)功效

凉血止血,活血祛瘀。

(五)传统应用

(1)血热所致的吐血、衄血、便血、崩漏等:配大蓟、侧柏叶等。

(2)经闭:配当归、赤芍、香附。

(3)外伤疼痛:配当归、川芎、红花。

(4)风湿痹痛:配鸡血藤、海风藤、延胡索。

(六)现代应用

1.肺结核咯血

茜草配大蓟炭、小蓟炭、丹皮炭、荷叶炭等组成十灰散,各等份,研为细末,每次 9～15 g,用鲜藕汁或萝卜汁调服;亦可煎服。

2.消化道出血

对于出血暴急属于血热者,用十灰散。对于溃疡病出血属气虚者,以茜草配山茱萸、黄芪、海螵蛸。

3.功能性子宫出血、产后出血过多、月经过多

用茜草 90 g,煎汤,调入黄酒、红糖,连服 2 天。对于气虚者,加配山茱萸、黄芪、海螵蛸。对于月经过多,淋漓不净,用茜草制成片剂,于经前 1 周或经期服用,一般用药 7 天左右。

4.其他

茜草还用于治疗原发性血小板减少性紫癜,拔牙后急性渗血,龋齿牙痛,白细胞减少症,慢性支气管炎,外科局部感染,肝炎,肠炎等。

(七)用法与用量

煎服,10～15 g。活血宜生用,止血多炒炭。

(隋英辉)

第四节　收敛止血药

一、紫珠

(一)处方用名

紫珠、紫珠草、紫珠叶。

(二)性味与归经

苦、涩,凉。归肝、肺、胃经。

(三)药性特点

紫珠味涩收敛止血,苦凉清热消肿,对内外诸出血、烧伤、疮痈肿毒均有良效。本品性凉而不寒,兼有活血作用,故收敛止血而不留瘀,活血而无耗散,凉血而不阻遏,为止血佳品,广泛用于各种原因引起的内外出血。

(四)功效

收敛止血,解毒疗伤。

(五)传统应用

(1)吐血、咯血:配白及、仙鹤草等。

(2)外伤出血:用粉末撒布;或鲜叶捣敷;或用消毒纱布浸紫珠草压迫出血处。

(3)烧烫伤:多以煎液或粉末涂布,并同时配仙鹤草水煎服。

(4)疮痈肿毒:配金银花、蒲公英等。

(5)妇人血气疼痛、经水凝涩等:配当归、川芎等。

(6)内痔、混合痔等:配茜草、益母草。

(六)现代应用

(1)溃疡病出血、风心病二尖瓣狭窄心力衰竭咯血、肺结核咯血、支气管扩张咯血、肝硬化合并食管静脉曲张破裂呕血、青光眼术后前房积血、白内障术后前房积血、角膜穿孔出血、陈旧性宫外孕血肿剥离渗血等,单用水煎服;或研末吞服,每次 1.5～3.0 g,每天 3～6 次;或配等量的白及,共研成粉,每次 6 g,每天 3 次。

(2)手术止血:用浸有 5%～10%灭菌紫珠草溶液的纱布条置于切口处,稍加压迫。

(3)阴道炎、子宫颈炎:用稀紫珠草溶液局部冲洗后,再放入 50%紫珠草溶液的带线棉花栓,经 12～24 小时后取出。

(4)结膜炎、角膜炎、角膜溃疡、沙眼:用 10%紫珠生理盐水滴眼,每天数次。

此外,紫珠还用于治疗鼻炎、化脓性皮肤病、急性传染性肝炎等。

(七)用法与用量

煎服,10～15 g。研粉服,每次 2～3 g。外用适量。

二、仙鹤草

(一)处方用名

仙鹤草、龙芽草、止血草。

(二)性味与归经

苦、涩,平。归肺、肝、脾经。

(三)药性特点

仙鹤草味涩收敛,性平和,为止血专药。广泛用于寒、热、虚、实的内外出血证,尤宜于虚寒性出血。又苦泄杀虫解毒,止血痢而用于泻痢、疟疾、滴虫病及疮肿诸证。因具补虚强壮之功,治脱力劳伤。

(四)功效

收敛止血,止痢杀虫,补虚,消积。

(五)传统应用

(1)咯血、衄血、吐血、崩漏、便血等属热者:配大蓟、地榆等;若属虚寒,配黄芪、灶心土、炮姜等。

(2)泻痢:仙鹤草配木槿花,水煎服。血痢者更为常用。

(3)脱力劳伤,神倦乏力,面色萎黄:配大枣、红糖同煎服。

(4)疮疖痈肿、痔肿:仙鹤草的茎叶熬膏调蜜外敷,并内服。

(六)现代应用

1.嗜盐菌感染性食物中毒

仙鹤草 30 g。水煎成 100 mL,口服,每天 1 次。小儿酌减。

2.滴虫性阴道炎

将仙鹤草制成 200%的浓缩液,先消毒阴道壁,再用药液涂搽阴道,然后将蘸满药液的棉条塞入阴道中 3～4 小时。每天 1 次,7 次为 1 个疗程。

3.阴部湿痒

用仙鹤草 120 g 煎浓汁冲洗阴道,再用带线棉球浸汁纳入阴道,3～4 小时取出。每天 1 次,连用 1 周。

4.过敏性紫癜

仙鹤草 90 g,生龟板 30 g,枸杞根、地榆各 60 g。水煎服。

(七)用法与用量

煎服,10～15 g,大剂量 30～60 g。外用适量。

(八)注意事项

表证发热者慎用。

三、白及

(一)处方用名

白及、白及粉、白芨、白及片。

(二)性味与归经

甘、涩、苦,微寒。归肝、肺、胃经。

(三)药性特点

白及性甘润黏涩，苦寒清泻，归肝经入血分，为收敛止血，消肿生肌之良药。归肺、胃经，用于肺胃出血。还用于外科疮痈，未成脓者能使之消散，已溃者可使之生肌，内服、外用均有良效。

(四)功效

收敛止血，消肿生肌。

(五)传统应用

(1)咯血、吐血、呕血、便血：常单味研末，用糯米汤或凉开水调服；亦可随证配应用。

(2)肺阴不足干咳、咯血：配枇杷叶、藕节、阿胶等，制丸含化。

(3)外伤出血：单用粉剂；或配煅石膏外用。

(4)疮痈初起：配金银花、浙贝母、花粉等；痈肿溃后，久不收口，单用本品研末外敷。

(5)手足皲裂，肛裂：单用研末，香油或凡士林调敷。

(6)肺痈吐脓血，日渐减少：配金银花、桔梗等。

(六)现代应用

1.肺结核

单用；或用白及 12 g，配三七 6 g。共研为末，温开水送服，每次 3 g，每天 2 次。

2.腹股沟淋巴结炎

白及粉配苦参等量混合捣碎，敷患处。

3.胃肠出血，吐血，便血

用白及适量研粉，以糯米汤调服；或配地榆等量，研末共服。每次 3 g，每天 2～3 次。

4.复发性口疮、慢性唇炎、过敏性口腔炎

用白及配白糖(2∶3)混匀，患处分别用 3%过氧化氢、生理盐水洗净后，涂搽白及粉，再用棉球压迫 15～30 分钟。

此外，白及还用于治疗胃及十二指肠溃疡出血，支气管扩张咯血，肺结核咯血，小儿肺门淋巴结核，硅肺咳嗽，烫伤等。

(七)用法与用量

煎服，3～10 g。研末服，1.5～3.0 g。外用适宜。

(八)注意事项

肺痈初起者忌用。不宜与乌头类药物同用。

(隋英辉)

第十七章

收 涩 药

第一节 止 汗 药

本类药物主要具有固表敛汗作用，适用于腠理不能固密之自汗、盗汗证。

气虚则肌表不固，腠理疏松，津液外泄而自汗；阴虚则不能制阳，阳热迫津外泄而盗汗。本类药物性味多甘平，性收，能行肌表，敛肺气，调节卫分，顾护腠理，而有固表敛汗止汗之功。临床上常用于肺脾气虚，卫阳不固，腠理不密，津液外泄之自汗证及肺肾阴虚，阳盛则生内热，热迫津外泄之盗汗证。临床应用时须针对虚汗证之病因，而适当配伍其他药物，如气虚自汗者，配伍益气固表药同用；阴虚盗汗者，配伍滋阴除蒸药，以标本同治。

凡实邪所致汗出，应以祛邪为主，非本类药物所宜。

一、麻黄根

(一)历史

麻黄根因用麻黄之地下根及根茎，故名。其异名有苦椿菜(《大同府志》)等。麻黄根传统上为止汗专药，陶弘景在《名医别录》中曰："止汗，夏月杂粉扑之。"近代《四川中药志》总结其能"敛汗固表，治阳虚自汗，阴虚盗汗"。

(二)性能

甘、微涩，平。主归肺经。

(三)功效

敛肺止汗。

(四)应用

自汗、盗汗。

麻黄根甘平性涩，入肺经，能行周身之表而固卫气、敛肌腠、闭毛窍，为敛肺固表止汗之要药。《本草正义》曰："其根专于止汗。"故不论是自汗还是盗汗，皆可用之。气虚不能卫外、肌表不固、少气乏力而自汗出者，本品常与益气固表之黄芪同用，如《太平惠民和剂局方》之牡蛎散。治阴虚有热、迫津外出之潮热盗汗者，本品常与生地黄、黄连等同用，以共奏滋阴清热、固表止汗之功，如《临床心得医案选》加减当归六黄汤。若治产后气随血脱、气血不足而虚汗不止者，本品宜配益气养血之当归、黄芪等同用，如《太平圣惠方》之麻黄根散。

此外，本品尚可外用。治虚汗，可以本品配牡蛎，共研细末，外扑身上以止汗；治脚汗，以本品与牡蛎、滑石共研粉外用。

（五）用法用量

3～9 g。外用适量。

（六）使用注意

因本品性敛，有表邪者忌用。

（七）现代研究

1.化学成分

从麻黄根中分得多种生物碱，包括麻黄碱（即酪氨酸甜菜碱），大环精胺类生物碱，麻黄根碱A、B、C、D及阿魏酰组胺等。麻黄根尚含麻黄宁A、B、C、D和麻黄酚等双黄酮类成分。

2.药理作用

麻黄根甲醇提取物能使大鼠血压明显下降，但首先分离的麻根素对大鼠却显示弱的升压作用。麻黄根碱A和B对狗有相似的降压和减低心率活性。阿魏酰组胺盐酸盐可使大鼠产生有意义的降压。几种双黄酮麻黄酮和麻黄宁A、B、C、D都具有降压作用，麻黄酚可使大鼠明显降压，其作用相似于麻黄根碱。麻黄根所含生物碱可使离体蛙心的收缩减弱，以至停止于扩张期，对末梢血管有扩张作用，对肠管、子宫等平滑肌脏器呈收缩作用。

3.临床新用

治疗小儿遗尿：自拟遗尿方制成颗粒剂（党参、益智仁、山药、山茱萸、五味子、麻黄根、炙甘草各500 g），每包10 g（相当于原药材10 g），7岁以下儿童每次1包，7岁以上儿童每次2包，温开水冲服，1天1次。

二、浮小麦

（一）历史

浮小麦因为是未成熟的颖果，干瘪轻浮，易浮在水面上，故名。本品异名有麦来（《广雅》）、浮麦（《本草纲目》）等。

本品药用始载于《本草蒙筌》，其曰能“敛虚汗”。而后《本草纲目》曰其能“益气除热，止自汗盗汗，骨蒸虚热，妇人劳热。”《现代实用中药》又补充能“补心，止烦……利小便”。故自陈嘉谟应用本品至今，逐渐总结其具有敛汗、益气、除热、止烦等诸功效。

（二）性能

甘，凉。主归心经。

（三）功效

敛汗，益气，除热。

（四）应用

1.自汗、盗汗

汗为心之液，由表而发。浮小麦甘凉轻浮、气味俱薄，入心经，能益心气、敛心液；善于走表实腠理、固皮毛，故为养心敛汗、固表实卫之佳品。《本草蒙筌》曰其“敛虚汗”，可用于自汗、盗汗等证。治气虚肌表不固、腠理疏松、脉虚自汗者，常以本品单用炒香，水煎服；若气虚甚者，则与益气固表、收敛止汗之黄芪、煅牡蛎同用，如《太平惠民和剂局方》之牡蛎散。治阴虚热扰、迫津外泄之烦热、盗汗者，本品常与滋阴清热之生地黄、知母、牡蛎等同用，如《三因极一病证方论》之牡蛎散。

2.骨蒸劳热

本品甘凉并济、轻浮善敛，能益气阴、敛浮火、除虚热。《本草备要》曰其治“劳热骨蒸。”常用于阴虚阳气偏盛之阴虚发热、骨蒸劳热等证，常与玄参、麦冬、生地黄、地骨皮等同用，以共奏养阴清热、敛汗除蒸之效。

此外，本品尚可用于血淋，如《奇方类编》以浮小麦加童便炒为末，砂糖煎水调服，治男子血淋不止。

(五)用法用量

15～30 g；研末服，3～5 g。

(六)使用注意

表邪汗出者不宜用。

(七)现代研究

1.化学成分

含丰富的淀粉及酶类蛋白质、脂肪、钙、磷、铁、维生素等。

2.药理作用

参与体内三大营养物质的代谢过程，有抑制汗腺分泌的作用。

3.临床新用

(1)治疗习惯性便秘：浮小麦 30 g、大红枣 10 枚、炙甘草 15 g。若气虚加黄芪 30 g；血虚加当归 25 g、熟地黄 30 g；气滞加厚朴、莱菔子各 15 g；阴虚加何首乌 15 g。连服 6 剂为 1 个疗程。

(2)治疗肠易激综合征：白芍、浮小麦、大枣各 30 g，炙甘草、丹参各 15 g，川芎 10 g。

三、糯稻根

(一)历史

糯稻根以糯稻的地下根茎及根入药，故名。本品异名有稻根须(《药材资料汇编》)，糯稻根(《江苏植物药志》)，糯谷根、糯稻草根(《全国中草药汇编》)，糯稻根须(《中药大辞典》)等。

糯稻根药用始载于《本草再新》，曰其具有“补气化痰，滋阴壮胃，除风湿。治阴寒，安胎和血，疗冻疮、金疮”之功效。《中国医学大辞典》曰其能“养胃，清肺，健脾，退虚热。”《药材资料汇编》谓可“止盗汗”。《全国中草药汇编》曰能“养阴，止汗，健胃”，主治“自汗、盗汗”。通过近代临床应用，逐渐认识本品具有止虚汗、退虚热等诸功效。

(二)性能

甘，凉。主归心、肝、肺经。

(三)功效

止虚汗，退虚热。

(四)应用

1.自汗、盗汗

糯稻根甘凉，入肺经能补肺气、益卫气；入心经能养心阴、敛心液，故有较好的固表止汗的功效。治表虚卫阳不固的自汗者，可单用水煎服；亦可与益气固表止汗的黄芪等同用，以增固表止汗之疗效。治阴虚热扰、迫津外泄的盗汗者，本品常与生地黄、地骨皮、浮小麦等同用，以共奏滋阴退热、固表止汗之效。治病后自汗食少者，如《全国中草药汇编》以本品配莲子肉，水煎服。

2.虚热不退、骨蒸潮热

本品甘凉清淡，清退虚热而不苦泄，可用于病后阴虚汗多、虚热不退及骨蒸潮热等证。常与沙参、麦冬、地骨皮等养阴清虚热药同用。

此外，现代临床以本品 120 g 水煎，每天两次分服，20 天为 1 个疗程，治乳糜尿有效。糯稻根须 150 g，加冷水 2 500 mL 同煎(以小儿 15 kg 计算，每增加2 kg，须增加糯稻根 50 g、冷水500 mL)，水沸开始计时，20 分钟后去渣取汁备用，治疗应用抗生素或合用糖皮质激素后汗证有效。

(五)用法用量

15～30 g。

(隋英辉)

第二节　固精、缩尿、止带药

本类药物味多酸涩，其性敛涩，主入肾、膀胱经，具有固精、缩尿、止带作用，适用于肾虚所引起的遗精、滑精、遗尿、尿频及带下等证。某些药物还兼有补肾功效。临床应用本类药物治疗以上病证，常与补肾药配伍同用，以标本兼治。

本类药物酸涩收敛，凡外邪内侵、湿热下注所致的遗精、尿频、带下等不宜应用。

一、山茱萸

(一)历史

山茱萸在《神农本草经》中又称为蜀枣，因其产于蜀地，为椭圆形核果，深红色似枣，故名。如李时珍所曰"本经一名蜀酸枣，今人呼为肉枣，皆象形也。"本品异名有魃实、鼠矢、鸡足(《吴普本草》)，山萸肉(《小儿药证直诀》)，实枣儿(《救荒本草》)，肉枣(《本草纲目》)，枣皮(《罗氏会约医镜》)，枣肉(《医学衷中参西录》)，药枣(《四川中药志》)等。

山茱萸始载于《神农本草经》，列为中品，谓："主心下邪气寒热，温中，逐寒湿痹，去三虫。"其后《雷公炮炙论》曰："壮元气，秘精。"《名医别录》补充"肠胃风邪，寒热疝瘕，头风，风气去来，鼻塞，目黄，耳聋，面疱，温中，下气，出汗，强阴，益精，安五脏，通九窍，止小便，明目，强力。"《药性论》增入："治脑骨病，止月水不定，补肾气，兴阳道，添精髓，疗耳鸣，除面上疮，主治发汗，止老人尿不节。"《日华子本草》还言其能"破癥结，治酒皶"，《珍珠囊》又曰可"温肝"，《本草求原》再补充"止久泻，心虚发热汗出"。故通过历代本草之记载及总结，逐渐概括出本品具有补肝肾、涩精气、固虚脱等诸功效，而现代对本药功效的认识更为深入，应用更为广泛。

(二)性能

酸、涩，微温。主归肝、肾经。

(三)功效

补益肝肾，收敛固涩。

(四)应用

1.肝肾亏虚、头晕耳鸣、腰膝酸软、阳痿

山茱萸酸温质润，其性温而不燥、补而不腻，既能补肾益精，又能温肾助阳。故既可补阴，又可补阳，补益之中又可固肾涩精，为补益肝肾之要药。《药性论》曰其能“补肾气，兴阳道，添精髓，疗耳鸣”。故常用于肝肾阴虚、头晕目眩、腰酸耳鸣者，多与养阴益肾之熟地黄、怀山药等同用，如《小儿药证直诀》的六味地黄丸；若肾阳不足的腰膝酸软、小便不利、怯寒畏冷者，可与温肾助阳之附子、肉桂等同用，如《金匮要略》的肾气丸；若肝肾不足的腰痛腿软者，常与补肝肾、强筋骨的杜仲、牛膝等同用。对于肾阳亏虚而畏寒肢冷、阴茎不举之阳痿，本品常与熟地黄、肉桂、附子、鹿角胶等配伍，以补肾壮阳，如《景岳全书》的右归丸、赞育丹等。

2.遗精、遗尿

《本草新编》曰：“山茱萸补肾水，而性又兼涩，一物二用而成功也。推之而精滑可止也，小便可缩也。”本品味酸而涩、质地滋润，入于肝肾，能固肾、涩阴精、止遗滑，为收敛元气、固精止遗之要药。如肾失封藏、真阴亏损而遗精、梦遗者，本品可与熟地黄、枸杞、菟丝子配伍以益肾涩精，如《景岳全书》左归丸、《鲍氏验方》十补丸等。对于肾虚、心脾不足而致睡中遗尿、形体消瘦者，本品可补肾益心、缩尿止遗，常与桑螵蛸、黄芪、茯神、羊脬等同用，如《沈氏尊生书》固脬汤。若老人肾气虚小水不节，或自遗不禁者，可与益智仁、人参、白术煎服，如《方龙潭家秘》治遗尿方。

3.崩漏下血、月经过多

《药性论》曰本品能“止月水不定”，乃是取其补肾固涩。山茱萸入于下焦，能补肝肾、固冲任，可用于妇人肝肾不足、冲任亏损而漏下不止，或月经过多者。本品常与熟地黄、当归、白芍等同用，以养肝血、补肾固经，如《傅青主女科》之加味四物汤；若脾气虚弱、冲任不固之漏下不止者，常与黄芪、白术、龙骨等同用，以益气摄血、固冲止漏，如《医学衷中参西录》之固冲汤。

4.大汗不止、体虚欲脱、虚喘

山茱萸气薄味厚、酸涩收敛，既能补益肝肾，又能收敛元气、振作精神。张锡纯谓：“萸肉既能敛汗，又善补肝，是以肝虚极而元气将脱者，服之最效。”本品可用于久病或误汗而致大汗淋漓、肢冷、脉微、阳气欲脱者，常与人参、附子、龙骨等同用，收敛阴止汗、补虚固脱之功，如《医学衷中参西录》来复汤。对于肝肾不足、肾不纳气之虚喘者，本品可与五味子等同用，以滋肾纳气，如《医宗己任编》之都气丸。

此外，本品亦可与养阴生津之生地黄、天花粉同用，治消渴症。据临床报道，经验方胜甘汤（山茱萸、乌梅、五味子、苍术）治糖尿病有效。亦有以本品配石菖蒲、杜仲、鸡血藤等，治疗肝肾不足的原发性高血压。

（五）用法用量

5～10 g，急救固脱 20～30 g；或入丸剂。

（六）使用注意

本品性温收敛，对素有湿热、小便淋涩者不宜应用。

（七）现代研究

1.化学成分

果实含山茱萸苷（即马鞭草苷）、乌索酸、莫罗忍冬苷、7-O-甲基莫罗忍冬苷、獐牙菜苷、番木鳖苷。此外，还有没食子酸、苹果酸、酒石酸、原维生素 A，以及皂苷（约 13%）、鞣质等。种子含脂肪油，油中主要成分为棕榈酸、油酸及亚油酸等。

2.药理作用

山茱萸免疫抑制的活性成分主要为山茱萸总苷，其体内、外均能抑制小鼠和人的混合淋巴细胞反应，体外能抑制细胞毒性 T 细胞的诱导和增殖，且抑制浓度随剂量而增加；还能抑制白细胞介素-2受体的表达；山茱萸多糖无论大、小剂量均可显著提高小鼠腹腔巨噬细胞的吞噬百分率及吞噬指数，显著促进溶血素的形成及淋巴细胞转化，明显促进溶血空斑的形成。乙酸乙酯提取部位和正丁醇提取部位能降低正常小鼠的血糖和四氧嘧啶糖尿病小鼠的血糖，无水乙醇提取部位和蒸馏水提取部位也能降低四氧嘧啶糖尿病小鼠的血糖。山茱萸对链脲佐菌素所致的糖尿病大鼠有降血糖作用，且主要有效成分为熊果酸。山茱萸有胰岛素样作用，有利于控制糖尿病血管并发症的发生。能抑制淀粉酶的活性，从而抑制糖类在消化道内的吸收。山茱萸环烯醚萜总苷有能减轻糖尿病肾病变的作用。山茱萸提取液具有十分明显的抗心律失常活性。山茱萸提取液对细菌和部分酵母的抑菌效果显著，对真菌抑制效果不明显。山茱萸的有效成分熊果酸、齐墩果酸、没食子酸均具有抗癌作用。山茱萸提取物马钱素在体内有抗遗忘作用。山茱萸新碱处理可以提高细胞存活率，提高线粒体呼吸酶活性、线粒体呼吸控制率及ATP容量；降低线粒体丙二醛容量、乳酸脱氢酶溢出率、细胞内Ca^{2+}水平及胞凋亡蛋白酶-3的活性，从而显著减弱大鼠皮质神经元的凋亡，改善线粒体能量代谢。提示山茱萸新碱对大脑缺血性损伤具有潜在的保护作用。具有防治骨质疏松的作用。山萸肉注射液能增强心肌收缩性，提高心脏效率，扩张外周血管，明显增强心脏泵血功能，使血压升高。山茱萸水煎剂有抗失血性休克、抑制血小板聚集、保肝。

3.临床新用

(1)治疗复发性口腔溃疡：干山茱萸400 g，碾碎成末，陈醋200 mL，备用，每晚睡前取粉末10 g，陈醋调成糊丸，敷于双足涌泉穴，纱布包扎，次晨揭开洗净，10天为1个疗程，连敷4个疗程，疗程间隔10天。治疗92人次，均为单纯性口腔溃疡，反复发作，结果显效26例(3～5年未复发)、有效54例(1～3年未复发)、无效12例(1年内复发)。

(2)治疗肩凝症：山茱萸35 g，水煎分2次服，每天1剂，证情好转后剂量减至10～15 g，煎汤或代茶泡服，随证酌加1～2味。治肩凝症29例，全部有效，其中痊愈20例，占69%；显效6例，占20.7%；好转3例，占10.3%；一般服药4～5剂便开始见效。用山茱萸煎服或以山茱萸为主加味煎服，用手法对患部进行松解理筋治疗。

(3)治疗偏头痛：取山茱萸肉18 g，加代赭石、生龙骨、牡蛎等，治疗偏头痛10年者，每天1剂，1天2次，2剂后症状大减；后改单味山茱萸6 g，嚼服，1天两次，以巩固疗效。

(4)治疗内耳眩晕：五味子合剂(五味子、山茱萸肉各10 g等药)，水煎，每天1剂，治内耳眩晕者42例，服药最多105剂、最少8剂，痊愈15例、有效24例、无效3例。

二、桑螵蛸

(一)历史

桑螵蛸因为螳螂之卵鞘，其轻如绡，古时多采自桑树，故名。如李时珍所曰："其子房名螵蛸者，其状轻飘如绡也。"本品异名有蜱蛸(《尔雅》)，桑蛸(《吴普本草》)，蛘蛸(《尔雅》郭璞注)，乌𫛭、冒焦、螵蛸(《广雅》)，致神、螳螂子(《名医别录》)，桑上螳螂窠(《伤寒总病论》)，赖尿郎(《本草便读》)，刀螂子、老鸹𣗳脐(《河北药材》)，螳螂蛋、尿唧唧(《山东中药》)，流尿狗(《中药志》)，猴儿包(《四川中药志》)，螳螂壳(《江苏药材志》)等。

桑螵蛸入药历史悠久，《神农本草经》列为上品，谓："主伤中，疝瘕，阴萎，益精生子。女子血闭腰痛，通五淋，利小便水道。"《药性论》曰："主男子肾衰漏精，精自出，患虚冷者能止之。止小便利，火炮令热，空心食之。虚而小便利，加而用之。"故以上两者基本上记录了本品的主治范畴。其后《本草衍义》补充"治小便白浊"，《玉楸药解》曰可"治带浊淋漓，耳痛，喉痹，瘕疝，骨鲠"。故通过历代逐渐总结，本品则具有补肾固精、缩尿、止带等诸功效。

(二)性能

甘、咸，平。主归肝、肾经。

(三)功效

固精缩尿，补肾助阳。

(四)应用

1.遗精、遗尿

桑螵蛸甘咸而平、性收敛，甘能补益、咸能入肾，其能补肾气、固精关、缩小便，《名医别录》曰："疗男子虚损，五脏气微，梦寐失精，遗溺。"可用于肾虚不能固摄之遗精、滑精、遗尿、尿频、白浊等证。

(1)遗精：《药性论》曰："主男子肾衰漏精，精自出。"其甘咸入于下焦，能补肾固精，可用于下元不足、精关不固而遗精白浊者，常与收敛固涩之白龙骨相须为用，如《外台秘要》的治遗精白浊、盗汗虚劳方；或与山茱萸、菟丝子、沙苑子、覆盆子等同用，以增强补肾固精的功效。

(2)遗尿：桑螵蛸入肾，能补肾固脬、缩尿止遗，可用于肾气不固、膀胱失约而致尿频、遗尿、小便不禁者。本品既可单用，如《产书方》即单用桑螵蛸捣散服，治妊娠小便数不禁。亦可配伍收敛固涩之龙骨同用，如《徐氏胎产方》治产后遗尿方。若中气不足而遗尿、尿频者，则与益气升提之黄芪、升麻等同用，如《杂病源流犀烛》沈氏固脬汤。若老人肾阳虚弱、摄纳无权致小便频数或不禁，可与补肾助阳之菟丝子、韭子等同用。若膀胱虚冷者，可与温肾助阳散寒之补骨脂、乌药等同用。对于心肾虚亏而心悸、健忘、遗精、尿频者，本品可与人参、龙骨、远志、石菖蒲等同用，以共奏调补心肾之功，如《本草衍义》桑螵蛸散。据临床报道，以本品配伍益智仁，治疗小儿遗尿，疗效甚佳。

2.肾虚阳痿

《神农本草经》曰桑螵蛸主"阳痿，益精生子"，《本经逢原》曰："桑螵蛸，肝肾命门药也。"本品甘咸，能补肾助阳，可用于肾气不足、肾精亏乏而阳痿者。本品常作为辅助药与海狗肾、鹿茸、菟丝子、肉苁蓉等补肾壮阳、益精强阴之品同用，以增强疗效。

此外，取其补肾收敛之功，尚可用于下元亏损、腰酸带下证，常配伍熟地、山药、菟丝子等，以补肾益脾止带。

(五)用法用量

6～10 g。

(六)使用注意

本品助阳固涩，故阴虚多火、膀胱有热而小便频数者忌用。

(七)现代研究

1.化学成分

含蛋白质、脂肪、粗纤维，并有铁、钙及胡萝卜素样的色素。另外，团螵蛸外层与内层均含有17种氨基酸，外层含量高于内层。各种氨基酸的含量为谷氨酸＞门冬氨酸＞丙氨酸＞亮氨酸＞精氨酸＞赖氨酸，且含量均较高，而胱氨酸和蛋氨酸较少。团螵蛸脂类含量内层高于外层(约16倍)。所有氨基酸总量为0.432％。用薄层层析由桑螵蛸中检出了7种磷脂成分。以薄层比色测定了各组分的含量，总磷脂含量为0.43％，其中磷脂酰胆碱及溶血磷脂酰胆碱占总磷脂的78％。

2.药理作用

常压耐缺氧作用:团螵蛸、长螵蛸和黑螵蛸的70%乙醇提取物可延长小鼠常压耐缺氧时间及小鼠游泳时间。具有抗利尿作用,能显著增强家兔尿道括约肌收缩力,并能抑制膀胱平滑肌的自动节律性收缩,同时可使平滑肌松弛,基础张力降低。桑螵蛸能增加食物在胃中的排空时间,促进消化液的分泌,有助于食物消化。桑螵蛸高、中、低剂量组都能降低四氧嘧啶致糖尿病小鼠的血糖水平,改善其"三多一少"的糖尿病症状。桑螵蛸所含的磷脂是构成神经组织特别是脑脊髓的主要成分,同时也是构成血细胞及其他细胞膜的重要物质,可用来治疗急、慢性肝炎,肝硬化及脂肪肝。具有减轻动脉粥样硬化的作用。也可用来治疗神经衰弱、消瘦、贫血等,并有促进代谢和红细胞发育的作用。

3.临床新用

(1)治疗带状疱疹:以桑螵蛸10 g、干芙蓉15 g。将桑螵蛸焙黄,研成细末,芙蓉花研极细末,两药末混合,加适量香油调匀即为芙桑膏。用时以羽毛蘸药膏涂患处,每天3～4次,一般1～2天可愈。

(2)治疗老年糖尿病性便秘:桑螵蛸、当归、肉苁蓉、枳壳、枳实各10 g,生地黄15 g,煅龟甲20 g。

三、益智

(一)历史

益智仁系植物益智果,脾主智,本品能益脾,故名。本品异名有益智子(《开宝本草》)、摘艼子(《中药材手册》)、益智(《广志》、《中华人民共和国药典》1995年版,一部)等。

益智仁首载于《南方草木状》,其曰:"益智仁月花,连实五六月熟。"《广志》亦载:"含之摄涎秽。"本草文献始见于《本草拾遗》,其谓:"止呕哕","治遗精虚漏,小便余沥,益气安神,补不足,利三焦,调诸气,夜多小便者。"其首次记载了本品具有固精止遗的作用。其后,刘完素补充本品能"开发郁结,使气宣通。"《医学启源》增入"治脾胃中寒邪,和中益气,治人多唾。"王好古认为本品具有"益脾胃,理元气,补肾虚,滑沥"的作用。《本草纲目》曰其"治冷气腹痛,及心气不足,梦泄,赤浊,热伤心系,吐血,血崩。"故通过历代的不断总结,认为益智仁具有温脾、暖肾固气、涩精等诸功效。

(二)性能

辛,温。主归脾、肾经。

(三)功效

暖肾固精缩尿,温脾止泻摄唾。

(四)应用

1.遗精、遗尿、白浊、崩漏

益智仁辛温入肾,主温摄收敛,能温肾助阳、补益命门、敛摄肾气、固精缩尿、固崩止漏。《本草经疏》曰:"益智仁,以其敛摄,故治遗精虚漏,及小便余沥,此皆肾气不固之证也。"故多用于下元虚寒、肾气不固诸证。

(1)遗精:《本草正义》曰益智仁能"温补脾肾,尤以固涩为主"。本品辛温入于少阴,能温补肾阳,其以温为涩,以补为用,涩精止遗,可用于肾气虚寒、封藏失职而致遗精、滑精者,常与补骨脂、龙骨、金樱子等同用,以增强其温肾固精之功。若心肾不足而梦遗白淫者,常与乌药、山药、朱砂等同用，以温肾止遗、养心安神，如《世医得效方》的三仙丸。若相火偏盛之梦遗失精者，则须与黄柏、知母、猪苓等同用，以滋阴降火、涩精止遗，如王海藏之大凤髓丹。

(2)遗尿：命门火衰、脬气虚寒、小便频数、溺有余沥及小儿遗尿等，本品温涩之性入于下焦，能复肾气而暖脬宫、缩小便而止遗尿。《本草拾遗》曰其治"小便余沥……夜多小便者。"为治虚寒性遗尿之佳品，常与温肾缩尿之乌药、山药为丸服，如《校注妇人良方》缩泉丸。

(3)白浊：肾气虚弱，不能分清别浊，以致湿浊不化，下注而发为白浊、膏淋者，本品温肾固涩、运脾化浊，常与乌药、萆薢、石菖蒲等合用，以收温肾利湿、分清别浊之功，如《丹溪心法》萆薢分清饮；若兼见心气不足、心悸失眠者，宜配伍养心安神之远志、茯神同用，如《证治准绳》远志丸；若兼脾虚湿困、怠倦脘痞者，宜配伍健脾化湿之茯苓、白术同用，如《证治准绳》之通灵散。

(4)崩漏：女子肾气不足、冲任失固而致崩漏及经量过多者，益智仁能暖肾助阳、敛摄肾气、固冲止血。可单用，如《经效产宝方》单用本品，炒研，盐汤下，治崩中不止；亦可配伍应用，如《胡氏济阴方》以本品与理气安胎之砂仁为末服，治胎漏下血。

2.脾寒泄泻、腹中冷痛、唾多流涎

益智仁辛温收敛、气香而燥，主温中散寒而运脾升清、醒脾燥湿而开胃降浊，能温脾胃、摄涎唾、逐冷气、除湿浊、止泄泻、进饮食，为暖中益脾的佳品，可用于脾胃阳虚、寒湿内盛诸证。

(1)脾寒泄泻、腹中冷痛：治脾胃虚寒、寒湿困阻而呕吐腹泻、腹中冷痛、手足不温者，本品用之以温中散寒，常与党参、白术、高良姜、砂仁等配伍，以温中止痛、健脾益气，如《证治准绳》的益智仁散。若脾肾虚寒、五更泄泻者，可与补骨脂、肉豆蔻同用，以益火生土。若阴寒内盛、心腹痞满、呕吐泻利、手足厥冷，及一切冷气奔冲、心胁脐腹胀满绞痛者，常与辛甘大热的川乌、干姜同用，以温中散寒止痛，如《太平惠民和剂局方》的益智散。

(2)唾多流涎：涎唾源于脾而益于胃，脾胃有寒则不能摄唾止涎，而涎唾多者，益智仁辛温收敛，入中焦能暖脾温胃、摄涎止唾，可单用本品1味"含之摄涎秽"(《广志》)，或佐以补气健脾、温中燥湿之人参、茯苓、半夏等同用。

此外，取本品散寒止痛之功，还可用寒疝腹痛，如《济生方》益智仁汤，以之配伍温肝散寒、行气止痛之茴香、乌头、青皮等同用，治寒气凝滞肝经、小腹控睾而痛者。

(五)用法用量

3～9 g。

(六)使用注意

阴虚火旺或因热而患之遗滑崩带者忌用。

(七)现代研究

1.化学成分

本品含挥发油，油中主要为桉油精、姜烯、姜醇等。尚含有1,7-二苯基庚烷类成分、微量元素(Mn、Zn、K、Na、Ca、Mg、P、Fe、Cu)、维生素(B_1、B_2、C、E)、8种人体必需氨基酸及11种非必需氨基酸、胡萝卜苷、可溶性糖、类脂、蛋白质等。

2.药理作用

益智仁煎剂具有健胃、抗利尿、减少唾液分泌的作用。益智仁的甲醇提取物对豚鼠左心房收缩力有明显的增强作用；对兔主动脉有拮抗钙活性的作用，从而抑制氯化钾引起的兔主动脉收缩。益智仁的水提物对移植于小鼠腹腔内的腹水型肉瘤S180细胞增长有中等强度的抑制作用。益智仁的水提物和乙醇提取物对组胺或氯化钡引起的离体豚鼠回肠收缩有明显的抑制作用，甲醇提取物可抑制前列腺素合成酶的活性等。

四、莲子

(一)历史

莲子以莲之种子入药,因其花单生节上,果实生于花托内,李时珍曰:“莲者连也,花实相连而出也。”故名。本品异名有𦽫(《尔雅》),藕实、水芝丹(《神农本草经》),莲实(《尔雅》郭璞注),泽芝(《本草纲目》),莲蓬子(《山西中药志》),莲肉、莲米(《中药材手册》)等。

《神农本草经》将该药列为上品,谓其“主补中、养神、益气力”,其后孟诜补充“主五脏不足,伤中气绝,利益十二经脉血气”。《本草拾遗》增入“令发黑、不老”。以上诸本草朴实地记录了本药作为亦药亦食的补益特点。唐代《食医心镜》又提出本品能“止渴,去热”。《日华子本草》曰其“治腰痛,泄精”。《日用本草》还谓可“治泻痢,止白浊”。《滇南本草》则认为有“清心解热”之功。随后《本草纲目》又总结性地指出本品能“交心肾,厚肠胃,固精气,强筋骨,补虚损,利耳目,除寒湿,止脾泄久痢,赤白浊,女人带下崩中诸血病”。在治痢方面《本草备要》曰其能“开胃进食,专治噤口痢”。《随息居饮食谱》还曰其能“镇咳止呕,固下焦,愈二便不禁”。至此,历代本草对莲子功用的认识基本趋于完善,认为本品有补脾胃、止泻痢、养心肾、涩精等诸功效。

(二)性能

甘、涩,平。主归脾、肾、心经。

(三)功效

益肾固精,补脾止泻,止带,养心。

(四)应用

1.肾虚遗精、白浊

莲子味甘善补、性平而涩,入于肾经,能补肾聚精、收敛固涩。《日华子本草》曰其可“治腰痛,泄精”,《本草纲目》曰其能“固精气”。可用于肾气不足、精关不固而遗精、滑精者。本品常与龙骨、山茱萸、覆盆子等同用,共奏益肾固精之功,如《证治准绳》的莲实丸。若心肾不足而致小便白浊、梦遗滑精者,莲子能补心肾、固精气,常与益智仁、龙骨等温肾固涩之品同用,如《奇效良方》的莲肉散。

2.脾虚食少、久泻久痢

《本草纲目》曰:“莲之味甘,气温而性涩,禀清香之气,得稼穑之味,乃脾之果也。”本品入中焦能补脾气、厚肠胃、除寒湿、镇虚逆、进饮食、涩大肠,可用于脾气虚弱而致面色萎黄、纳少腹胀、呕逆、久泻、久痢者,可单用,如《世医得效方》治久痢不止方,即以本品为末,陈米汤调下;亦可配伍应用,如《太平惠民和剂局方》之参苓白术散,即以本品配党参、白术、山药等健脾益气药同用。若脾肾两虚久泻不止或五更泄泻者,可与温补脾肾、涩肠止泻之补骨脂、肉豆蔻等同用。对于湿热或热毒蕴结日久、胃阴受损、和降失常之噤口痢,本品能补胃气、镇虚逆、开胃进食,《本经逢原》曰其为“热毒噤口痢之专药”,可单用,如《百一选方》治噤口痢方,以石莲去壳,连心研末,米饮冲服;亦可与香连丸同用,如《丹溪心法》以之益脾胃之气,并协同黄连清热解毒、苦降开胃以止痢。而《本草经疏》治下痢饮食不入方,则以本品配合人参、黄连,治久痢脾胃气弱者则更为适宜。

3.带下

莲子甘涩性平,入于脾肾,除能补脾益肾之外,尚能涩带止遗,其补中有涩、补涩兼施,为脾虚、肾虚带下之常用药物。《本草纲目》曰莲子治“赤白浊,女子带下崩中诸血病”。若脾虚失运、水湿下注伤及任脉而带下量多色白、神疲纳少者，本品常与健脾利湿的白术、茯苓等药同用；若脾肾虚弱、带脉失约、任脉不固而腰酸膝冷、食少便溏、带下清稀者，常与健脾益气、固肾止带的党参、山药、芡实等同用。

4.虚烦、心悸、失眠

《本草备要》曰莲子能“清心除烦”。《神农本草经》曰其能“养神，益气力”。莲子甘涩，入心肾，能补心血、敛心神、益肾气、交心肾，可用于心肾不交而见虚烦、心悸、失眠者，可与宁心安神之酸枣仁、茯苓、远志等同用。

5.虚损

本品味甘，能滋养补虚。孟诜曰其“主五脏不足，伤中气绝，利益十二经脉血气”。《图经本草》曰其可“轻身益气，令人强健”。可用于脾肾不足而虚羸少气、食少便溏者，可单用为丸服，如《医学发明》水芝丸；亦可与粳米、茯苓为末，砂糖调和，如《士材三书》莲肉糕。

此外，本品还可用于淋证，如《太平惠民和剂局方》清心莲子饮，即以本品配合黄芩、麦冬、车前子等药治心火上炎、湿热下盛而小便淋涩赤痛者；又如《仁斋直指方》莲子六一汤，即以本品配合甘草、灯心草等，治心经虚热、小便赤浊者。

(五)用法用量

10～15 g，去心打碎用。

(六)使用注意

中满痞胀及大便燥结者慎用。

(七)现代研究

1.化学成分

含多量的淀粉和棉子糖，蛋白质占16.6%，脂肪占2.0%，糖类占62%，钙0.089%，磷0.285%，铁0.0064%。子荚含荷叶碱、N-去甲基荷叶碱、氧化黄心树宁碱和N-去甲亚美罂粟碱。

2.药理作用

具有抗氧化活性作用，莲子多酚对 O_2^- 的清除能力比对照茶多酚和维生素C强，对 OH^- 的清除能力比茶多酚和维生素C弱。莲子多糖具有较好的增强免疫效果。莲子淀粉对双歧杆菌具有增殖效应，且增殖效果接近于异麦芽低聚糖。具有双向调节胃肠功能作用，除了收涩止泻外，又能增加肠胃蠕动能力。具有改善疲劳状态、改善睡眠作用。莲子心生物碱具有抗心律失常作用。还具有降血糖作用，促进脂肪分解作用。

五、芡实

(一)历史

本药茎叶嫩时及果实熟后可食，李时珍谓：“芡可济俭歉，故谓之芡。”药用其果仁，故名芡实。本品异名有卯菱(《管子》)，鸡矿(《庄子》)，鸡头实、雁喙实(《神农本草经》)，鸡头、雁头(《方言》)，矿子(陶弘景)，鸿头(韩愈)，刺莲藕(《广西中兽医药植》)，鸡头果(《江苏植药志》)，鸡头苞(《江西中药》)，刺莲蓬实(《药材学》)等。

《神农本草经》将该药列为上品，谓：“主湿痹腰脊膝痛，补中，除暴疾，益精气，强志，令耳目聪明，久服，轻身不饥，耐老神仙。”其朴实地记录了本品除湿益肾的主要功能。其后《日华子本草》补充：“开胃助气。”《本草纲目》增入：“止渴益肾。治小便不禁，遗精，白浊，带下。”在此基础上，《本草从新》又总结本品能“补脾固肾，助气涩精。治梦遗滑精，解暑热酒毒，疗带浊泄泻。”故通过历代医家应用，逐渐总结本品具补脾益肾、涩精止遗、止泻、除湿、止带等诸功效。

(二)性能

甘、涩，平。主归脾、肾经。

(三)功效

益肾固精，健脾止泻，除湿止带。

(四)应用

1.遗精、白浊、小便不禁

芡实甘涩收敛，入足少阴、肾经，能益肾固精。《本草新编》曰："芡实不特益精，且能涩精补肾。"《本草求真》曰："芡实如何固肾，以其味涩之故。"故临床上常用于肾气不固、遗精滑泄等证。

(1)遗精、滑精：《本草从新》曰本品能"补脾固肾，助气涩精，治梦遗滑精"。芡实甘平涩敛，可用于肾气不固之腰膝酸软、遗精滑精者，常与涩精止遗之金樱子相须为用，如《仁存堂经验方》水陆二仙丹；亦可与沙苑子、龙骨、莲须等同用，以增强其固肾涩精之功，如《医方集解》金锁固精丸。

(2)白浊：肾气不足、水湿不化而小便混浊如米泔汁者，《本草纲目》曰："芡实益肾而治白浊。"芡实甘平淡渗，能补脾肾、利水湿、去邪水而益真阴，补肾精而不增水湿，常与健脾渗湿之茯苓同用，如《摘玄方》分清丸。现代临床常以芡实配合红枣煮猪腰常服，治慢性肾炎，亦是取其补肾利湿之功。

(3)小便不禁：肾元不固、下焦虚冷、不能制约水液而致小便不禁或小儿遗尿，《本草求真》曰芡实"惟其味涩固肾，故能闭气，而使遗带，小便不禁皆愈"。本品甘补而涩，能固肾涩精，肾元固而尿之失禁可愈，常与菟丝子、益智仁、桑螵蛸等温肾缩尿之品同用。

2.脾虚泄泻

芡实淡渗甘香、滑泽黏润，其滑润而不伤于湿、淡渗而不伤于燥，且味涩敛。《本草求真》曰："惟其味甘补脾，故能利湿，而泄泻腹痛可治。"为健脾除湿、涩肠止泻之佳品。可用于脾气虚弱、运化失常而致面色萎黄、脘闷纳少、肠鸣便溏，或久泻久痢者，常与健脾益气之党参、白术、茯苓等同用，如《方脉正宗》治老幼脾肾虚热及久痢方；亦可配伍莲肉、胡桃、枣肉、猪肾等，入茴香蒸熟，同药作饼常服，治脾虚久泻，如古方蟠桃果。

3.带下

《本草经百种录》曰："鸡头实，甘淡，得土之正味，乃脾肾之药也。"芡实甘淡敛涩，能益肾健脾、收敛固涩、除湿止带，乃治带下常用之品。可用于脾虚湿热带下色黄、腥臭者，常与清热利湿之黄柏、车前子等配伍，如《傅青主女科》易黄汤；若脾肾两虚、下元虚冷、带脉失约、任脉不固而带下清稀如注者，常与山茱萸肉、菟丝子、金樱子等补肾固涩之品同用，如经验方萃仙丸。

(五)用法用量

10～15 g。

(六)使用注意

大、小便不利者不宜用。

(七)现代研究

1.化学成分

芡实中含3个葡萄糖固醇苷类化合物：24-甲基胆甾-5-乙基-3β-O-吡喃葡萄糖苷、24-乙基胆固醇-5-乙基-3β-O-吡喃葡萄糖苷、24-乙基胆甾-5，22-二乙基-3β-O-吡喃葡萄糖苷。含元素18种：Al、Ba、Ca、Co、Cr、Cu、Fe、K、Mg、Mn、Na、Ni、P、Pb、Sr、Ti、V、Zn。种仁含多量淀粉，每

100 g 中含蛋白质 4.4 g、脂肪0.2 g、糖类 32 g、粗纤维 0.4 g、灰分 0.5 g、Ca 9 mg、Fe 0.4 mg、B 族维生素 10.4 mg、维生素 B_2 0.08 mg、烟酸 2.5 mg、维生素 C(丙种维生素)6 mg 及微量胡萝卜素。其种子蛋白质含有 16 种氨基酸，如色氨酸、半胱氨酸、胱氨酸和羟基-辅氨酸等。其种子淀粉可分为直链淀粉和支链淀粉两种，直链淀粉占 25%，链长 22 个葡萄糖单位，支链淀粉链长 380 个葡萄糖单位。

2.药理作用

本品具有收敛、滋养、抗氧化活性、降血糖、保护肾功能作用。

3.临床新用

(1)治疗乳糜尿：党参、煅龙骨、煅牡蛎各 20 g，黄芪 30 g，生地、金樱子、芡实、白茅根各 15 g。

(2)治疗早期糖尿病肾病：黄芪、茯苓、丹参、太子参各 15 g、生地黄、芡实、金樱子各 10 g，红花、生大黄各 6 g。

六、覆盆子

(一)历史

覆盆子为聚合果，小果易脱落，每个小果呈半圆形，似盆状，故称之。因子似覆盆之形，故名之。其异名有覆盆(《名医别录》)、乌矿子(《本草纲目》)、小托盘(《中药材手册》)、矶矿子(《江西中药》)等。

覆盆子始载于《名医别录》，其曰："主益气轻身，令发不白。"其后《药性论》谓："主男子肾精虚竭，女子食之有子，主阴萎。"提出了本品具有补肝肾、助阳的作用。至《日华子本草》更为详尽地叙述本品能"安五脏，益颜色，长发，强志。"又曰可"疗中风身热及惊"。《开宝本草》则增加："补虚续绝，强阴建阳，悦泽肌肤，安和脏腑，温中益力，疗劳损风虚，补肝明目。"《本草衍义》提出本品能"益肾脏，缩小便。"《本草蒙筌》认为本品能"治肾伤精竭流滑。"《本草述》还认为可"治劳倦，虚劳，肝肾气虚恶寒，肾气虚逆咳嗽、痿、消瘅、泄瞙、赤白浊，鹤膝风，诸见血证及目疾。"至此，历代本草对本品功用的认识基本趋于完善，总结出本品具有补肝肾、缩小便、助阳、固精、明目等诸功效。

(二)性能

甘、酸，微温。主归肝、肾、膀胱经。

(三)功效

益肾，固精，缩尿，明目。

(四)应用

1.遗尿、遗精、阳痿、不孕

覆盆子甘酸微温，可补可敛，能补五脏之阴而益精气，善敛耗散之气而生精液，可补肾精、起阳事、养肝血、安五脏、固精关、缩小便。《本草述》曰其"或补肾元阳，或益肾阴气，或专滋精血，随其所宜之主，皆能相助为理也。"可用于肝肾不足、阴精亏耗所致诸证。

(1)遗尿、尿频：覆盆子甘温可助阳、酸涩以缩尿，其入肾、膀胱经，能温补肾阳而固涩缩尿。《本草经疏》曰其能"益肾脏，缩小便。"可用于肾气不足、下元虚冷、膀胱失约而致遗尿、小便余沥、尿频，常与海螵蛸、益智仁、芡实等固肾缩尿之品同用。

(2)遗精、滑精：《本草通玄》曰本品"强肾而无燥热之偏，固精无凝涩之害"。入肝、肾二经，能补益肾精、固涩止遗，可用于肾虚精关不固之遗精、滑精、早泄及婚后无子，常与枸杞子、菟丝子等配伍，以共奏补肾固精之功，如《丹溪心法》五子衍宗丸。

(3)阳痿、不孕:覆盆子甘温入肾,有温肾助阳之功,《本草通玄》谓其能“起阳治萎”,《药性论》曰其“主阴萎”。可用于肾阳虚弱、精寒精清、阳痿不举、遗泄不育及妇女宫冷不孕等,可单用,如《濒湖集简方》以单用本品酒浸服;或与鹿茸、巴戟天、肉苁蓉等温肾壮阳、益精补髓之品配伍同用。

2.肝肾不足、目暗不明

覆盆子酸甘能化阴,其入肝肾,有益肝肾明目作用,久服能改善视力,《本草从新》曰其能“补肝虚而能明目”。可用于肝肾不足、两目昏花、视物不清等,可单用;或配枸杞子、熟地黄、桑椹子、菟丝子等滋补肝肾药同用。

(五)用法用量

5～10 g。

(六)使用注意

肾虚有火、小便短涩者慎用。

(七)现代研究

1.化学成分

覆盆子含有机酸、糖类及少量维生素 C,果实中还含有三萜成分、覆盆子酸及鞣花酸和 β-谷固醇。

2.药理作用

覆盆子的水提取液、醇提取液、粗多糖和正丁醇组分具有明显的促进淋巴细胞增殖的作用,其中水醇提取液具有类似于植物血凝素的作用,从而能提高细胞免疫功能。

覆盆子具有类雌激素样作用,促进睾酮分泌,降低血清总胆固醇(TC)、甘油三酯(TG)。覆盆子具有改善学习记忆能力、清除超氧自由基延缓衰老的作用。

3.临床新用

(1)用党参、覆盆子各 20 g,薏苡仁 10 g,白芍、白术、车前仁各 15 g,柴胡 6 g,陈皮 8 g,甘草 3 g 制成糖浆剂治疗妇女白带。

(2)用黄连、金银花、黄芩、覆盆子、板蓝根等药物制成外用水剂,涂于患处治疗痘疮。

七、金樱子

(一)历史

金樱子以果实入药,一名金罂,其子形如黄罂,故名。李时珍曰:“金樱当作金罂,谓其子形如黄罂也。”本品异名有刺榆子(《蜀本草》),刺梨子(《开宝本草》),金罂子(《梦溪笔谈》),山石榴(《奇效良方》),糖莺子(《生草药性备要》),棠球、糖罐(《植物名实图考长编》),糖果(《分类草药性》),黄刺果(《中药形性经验鉴别法》),蜂糖罐(《贵州民间方药集》),金壶瓶(《浙江中药手册》),野石榴、糖橘子(《江苏植药志》),黄茶瓶、糖刺果(《广西中药志》)等。

金樱子功专收敛,《名医别录》始载本品,其曰:“止遗泄。”《蜀本草》谓:“治脾泄下痢,止小便利,涩精气。”《滇南本草》曰主“血崩带下。”《本草正》在此基础上总结其“止吐血,衄血,生津液,收虚汗,敛虚火,益精髓,壮筋骨,补五脏,养血气,平咳嗽,定喘急,疗怔忡惊悸,止脾泄血痢及小水不禁。”近代《南宁市药物志》提出本品“熬膏治火伤。”故通过历代医家的不断实践及总结,认为金樱子具有涩精气、止脾泄、缩小便、疗崩带等诸功效。

(二)性能

酸、涩,平。主归肾、膀胱、大肠经。

(三)功效

固精缩尿,涩肠止泻。

(四)应用

1.遗精、滑精、遗尿、尿频、带下

金樱子味酸而涩,功专固敛,《名医别录》曰其"涩精气。"本品善能收虚散之气、固滑脱之关,具有固精关、止遗滑、缩小便之功,常用于体虚下焦不固所引起的遗精滑泄、遗尿、崩带诸证。

(1)遗精、滑精:肾气不足,失其封藏固摄之权而致精关不固之梦遗频作,甚则滑精,伴腰膝酸软、乏力者,本品功专敛涩以固精止遗,如《明医指掌》之金樱子膏,即单用本品熬膏服;亦可与菟丝子、补骨脂等同用,以益肾固精。

(2)遗尿、尿频:《泉州本草》曰本品"治小便频数,多尿小便不禁。"金樱子酸涩入肾、膀胱经,能固肾缩尿止遗,故可用于肾气不足、膀胱虚寒、水液失约而遗尿、尿频、小便不禁者,如《泉州本草》以之与猪小肚煎服;或与桑螵蛸、益智仁、山药等同用,以补肾缩尿止遗。

(3)带下证:本品能固涩止带,《滇南本草》曰:"金樱子,治血崩带下。"本品可用于肾气亏损、带脉失约、任脉不固的带下清稀、腰膝酸软者,《闽东本草》即单用本品和猪膀胱加冰糖炖服;亦可与椿皮、鸡冠花、芡实等同用,以增强固涩止带之功。

此外,本品尚可用于肾气不固、清浊不分、小便浑浊之白浊者,常与益肾固精之芡实配伍同用,如《仁存堂经验方》水陆二仙丹。本方药仅两味,金樱子功专敛涩,芡实补中兼涩,两药合用为益肾固阴涩精之常用方药,临床上对于上述肾气不足的遗精、滑精、遗尿、尿频、带下、白浊诸证,均可在本方基础上视病情配伍应用,如气阴不足者,可与益气养阴的人参、熟地同用;肝肾两虚者,可与补益肝肾的熟地、枸杞同用;相火妄动者,可与滋阴降火之知母、黄柏同用。另外,对肾虚冲任不固的崩漏,可与阿胶、艾叶、龙骨等止血固冲之品同用。

2.久泻、久痢

本品味酸收敛、涩以固脱,善能涩肠止泻,《蜀本草》曰金樱子"治脾泄下痢。"故常用于脾虚失运、气虚下陷之久泻久痢者,如《寿亲养老新书》金樱子煎,单用本品煎汤服,治脾虚下利;《泉州本草》以之与党参煎服,治久虚泄泻下痢;《景岳全书》秘元煎,以本品与健脾止泻的党参、芡实、白术等同用,治脾虚泻痢;《中药大全》以本品配伍莲子、芡实、罂粟壳,治疗慢性痢疾有良效。据临床报道,以本品浓煎汁治婴幼儿秋季腹泻有效。对子宫脱垂和脱肛亦有治疗作用,如《闽东本草》单用本品水煎服,治疗阴挺;金樱子同鸡蛋炖服,治久痢脱肛。治疗脱肛及阴挺,现临床上亦多与党参、黄芪、升麻等益气举陷之品配伍同用。

(五)用法用量

6～12 g。单用可在 15～30 g。

(六)使用注意

本品功专收敛,故有实火、实邪者不宜使用。

(七)现代研究

1.化学成分

金樱子含苹果酸、枸橼酸(柠檬酸)、鞣酸及树脂,尚含皂苷、维生素 C。另含丰富的糖类,其中有还原糖 60%(果糖 33%)、蔗糖 1.9%,以及少量淀粉。

2.药理作用

金樱子多糖能显著清除超氧阴离子自由基，抑制羟自由基对细胞膜的破坏而引起的溶血和脂质过氧化产物的形成。金樱子多糖可提高小鼠巨噬细胞对血中刚果红的吞噬能力，能增加小鼠溶血素的生成，能显著恢复免疫功能低下小鼠的迟发型超敏反应，降低血中氨基转移酶活性，逆转肝、脾指数。金樱子多糖具有一定的抑菌活性，如对大肠埃希菌、副伤寒杆菌、白葡萄球菌及金黄色葡萄球菌等均有较强的抑制作用；能抑制二甲苯引起小鼠的耳肿胀，具有一定的抗炎作用。金樱子多糖对实验性小鼠的高胆固醇血症具有明显的预防和治疗作用。金樱子干果可以降低糖尿病时出现的肝脏的脂变及血液中的脂质水平。金樱子醇提物可以从基因表达水平降低单核细胞趋化蛋白-1(MCP-1)、组织炎症保护因子(TGF-p)在肾脏局部的产生，减轻组织的炎症反应，从而达到延缓 IgA 肾病的进展、保护肾功能的作用。能促进胃液分泌，又可使肠黏膜分泌减少，而有收敛止泻作用。

3.临床新用

(1)治疗子宫脱垂：金樱子 3 000 g，加水冷浸 1 天，次日用武火煮半小时，滤过去汁，再加水煎半小时，去渣，取汁与上汁混合，加热浓缩成 5 000 mL，而成 100%的溶液备用。每天早、晚时各服 1 次，每次60 mL，以温开水冲服，连服 3 天为 1 个疗程，隔 3 天再连服 3 天。治疗子宫脱垂 203 例，服药 2 个疗程后，16 例痊愈、138 例好转，有效率为 76%。

(2)治疗盗汗：金樱子 60 g、瘦猪肉 50～100 g，炖熟，每晚睡前饮汤食肉，连服 3～4 天。用上法治疗多例盗汗患者，均收显著疗效。

(3)治疗小儿暑疖：将金樱子去核烘干，和芡实粉等量为散，治小儿散发性暑疖多例，每次 6 g，每天3 次，有一定疗效。

(4)治疗阳痿：用九香虫、仙茅、川芎、三棱各 9 g，淫羊藿 20 g，肉桂 3 g，巴戟天、熟地黄、金樱子、川牛膝各 15 g，蜈蚣 2 条，鹿茸 1.5 g，甘草 6 g 治疗阳痿。

(5)治疗崩漏：用人参、阿胶各 10 g，黄芪、熟地黄、血余炭、煅龙骨、煅牡蛎各 30 g，白术、茯苓、女贞子、旱莲草、白芍、仙鹤草、侧柏叶、白果、海螵蛸、乌药、厚朴、砂仁、木香各 15 g，元肉、茭白、棕榈炭、金樱子各 20 g 治疗妇女崩漏。

八、海螵蛸

(一)历史

海螵蛸因生于海中，形似螵蛸，故名。李时珍曰："骨名海螵蛸，象形也。"本品异名有乌贼骨(《素问》)、乌贼鱼骨(《神农本草经》)、墨鱼盖(《中药志》)等。

海螵蛸首载于《神农本草经》，列为中品，其曰："主女子漏下赤白经汁，血闭，阴蚀肿痛，寒热癥瘕，无子。"其后《名医别录》对阴蚀肿痛的病因作了叙述，谓："惊气入腹，腹痛环脐，阴中寒肿""又止疮多脓汁不燥。"《药性论》曰其能"主耳聋"。《新修本草》曰其"疗人目中翳"。《食疗本草》补充了"主小儿大人下痢"。《本草拾遗》增加了"主妇人血瘕，杀小虫"。《日华子本草》提出其可"疗血崩"。而《本草纲目》在此基础上总结本品"主女子血枯病，伤肝，唾血下血，治疟消瘿。研末敷小儿疳疮，痘疮臭烂，丈夫阴疮，汤火伤，跌伤出血"，同时亦叙述了一些配伍后的主治，如"烧存性，同鸡子黄涂小儿重舌、鹅口，同蒲黄末敷舌肿出血如泉，同银朱吹鼻治喉痹，同麝香吹耳治聤耳有脓及耳聋。"《要药分剂》增入本药能"通经络，去寒湿。"《现代实用中药》则补充了本品"为制酸药，对胃酸过多，胃溃疡有效。"故历代本草逐渐总结了本品具有除湿、制酸、止血、敛疮、固精止带等诸功效。

(二)性能

咸、涩,微温。主归肝、肾经。

(三)功效

固精止带,收敛止血,制酸止痛,收湿敛疮。

(四)应用

1.遗精、带下

海螵蛸味咸而涩,气微温。咸入肾,涩收敛,温可助阳。取其味、用其性,本品善可温涩收敛、固精止带,常用于遗精、带下等证。如肾气不足、精关不固之遗精者,可与山茱萸、沙苑子、菟丝子等药同用,共奏益肾固精之效。治肝肾不足而任带二脉受损、带下清稀、腰膝酸软者,可与山药、牡蛎、续断等补益肝肾、收涩止带之品同用;若脾虚聚湿、带脉失约而带下色白量多、纳少神疲者,常与健脾益气的党参、白术、芡实等同用;若湿浊下注而带下赤白者,可与燥湿止带、止血的白芷、血余炭等同用,如《妇人良方》白芷散。

2.崩漏下血等出血证

海螵蛸咸温敛涩,入肝经血分,能敛肝气、和血脉、益肝肾、调冲任、止崩漏。《本草纲目》曰其"诸血病皆治之"。常用于崩漏下血,以及吐、衄、便、尿血和创伤出血。临床上既可单用,又可配伍应用。如治疗妇女崩漏下血,常与化瘀止血的茜草根同用,止血不留瘀、瘀化而血归常道,张锡纯称两者配伍治崩漏"洵有确实经验"。若劳倦伤脾、冲任不固而崩漏下血者,常与黄芪、山茱萸肉等同用,以益气健脾、固冲摄血,如《医学衷中参西录》固冲汤。治吐血及鼻出血不止,《太平圣惠方》单用本品捣散服。治便血,常与白及同用,以增强收敛止血之功。现代临床治疗上消化道出血,以本品研末,配合生大黄粉,装胶囊服;或白及、甘草研末冲服,其止血作用较佳。治肠风下血、面色萎黄者,《太平圣惠方》以本品配合绛矾、百草霜,以增强收敛止血之功。治小便血淋,《经验方》以本品末,生地汁调服。治阴虚火动之咯血者,《张氏医通》以本品配合六味地黄丸治之。

本品外用亦能收敛止血,如治疗创伤出血,《仁斋直指方》单用本品为末敷之;亦可配伍骨粉、蒲黄炭研末撒于创面以止血。据临床报道,以海螵蛸、槐花等份研末吹入鼻中,再行压迫止血,可治各类型鼻出血。治疗拔牙术后出血,可以海螵蛸粉与淀粉制成胶性海绵敷于局部,1～3分钟即可止血。经验方复方乌贼骨粉(乌贼骨、重楼、参三七按2∶2∶1混合)撒于患处,可治口腔出血。

3.胃痛吐酸

海螵蛸味涩性微温,能敛酸和胃、制酸止痛,为治疗胃酸过多证之佳品。《现代实用中药》曰其为"制酸药,对胃酸过多溃疡有效"。如胃中湿阻而致吞酸、呕酸疼痛者,常与贝母同用,如《经验方》的乌贝散;若胃寒吐酸腹痛者,可与温中降逆之沉香共研末冲服,如《经验方》的乌沉散。乌贼骨配伍延胡索、枯矾,共研末制成胃药片,可治胃及十二指肠球部溃疡、胃黏膜脱垂、胃幽门痉挛等。

4.湿疮、湿疹、溃疡不敛

本品外用能收湿敛疮、排脓生肌,可用于湿疹及疮疡溃烂诸证。如《太平圣惠方》治小儿脐疮出脓及血,与胭脂为末搽。《卫生易简方》治头上生疮,与白胶香、轻粉为末搽。《医宗三法》治阴囊湿痒,与蒲黄扑患处。《经验方》治砣疮,配伍炉甘石、赤石脂、煅石膏为末撒。《景岳全书》的螵蛸散,以本品同人中白共研细末外掺,治湿热溃烂、毒水淋漓及下疳溃疡;或在此基础上配合清热解毒之黄柏、青黛、煅石膏等同用，则疗效更佳，现代临床以此用于治疗压疮、皮肤溃疡病，均取其收湿敛疮之效。

此外，尚可用于眼疾，如《杨氏家藏方》用乌贼骨粉化，黄蜡为丸，同猪肝煮食，治雀目；《太平圣惠方》以本品研细末，加冰片少许，点眼，治目翳。

（五）用法用量

6～12 g；散剂酌减。外用适量。

（六）使用注意

（1）本品收涩，久服易致便秘，必要时宜适当配润肠药同用。

（2）阴虚多热者不宜多用。

（七）现代研究

1.化学成分

海螵蛸主要含碳酸钙 87.3%～91.7%、壳角质 6%～7%、黏液质 10%～15%，还含 17 种水解氨基酸。尚含多种微量元素，其中含大量钙，少量钠、锶、镁、铁及微量硅、铝、钛、锰、钡、铜。

2.药理作用

海螵蛸主要含碳酸钙，尚含壳角质、黏液质、磷酸钙等。通常认为，碳酸钙中和盐酸是制止胃酸过多的作用机制。海螵蛸结合自体骨髓细胞，经过孵育后植入兔股部肌肉内，发现海螵蛸成骨能力很弱，表明其在无骨膜存在的情况下，不具有促进骨折愈合的能力。通过对胫骨打孔的 SD 小鼠进行海螵蛸灌胃，用原位杂交法对各类 mRNA 的变化进行动态观察，骨愈合过程中Ⅰ、Ⅱ、Ⅲ型前胶原 mRNA、转化生长因子（TGG）-B-mRNA、骨形态发生蛋白（BMP）-2 mRNA、血管内皮生长因子（VEGF）mRNA 在骨愈的各时相表达量有所变化，表明海螵蛸与血管形成有关，对骨折软骨形成早期具有促进骨诱导的作用，并对成骨细胞的增殖及合成活性有较大影响。应用降磷散粉（海螵蛸）治疗腹膜透析患者高磷血症，结果表明降磷散粉能有效降低血磷、钙磷乘积、血乙内酰苯硫脲水平，同时对血钙的影响不明显。海螵蛸水提液 5 g/mL 灌胃可明显提高 ^{60}Co 射线辐射大鼠的存活率及血中 5-HT 含量。以家兔为实验对象，实验结果海螵蛸粉组和复凝粉组结果相似，体外凝血时间与其他各组相比有显著性差异，止血实验效果显著。

3.临床新用

（1）治疗疟疾：海螵蛸粉 3 g、白酒或黄酒 10 mL，混合 1 次服完，服 1～3 次即奏效。观察 45 例，症状消失 39 例，镜检阴性者 20 例，7～10 个月复查复发率为 9%。

（2）治疗哮喘：海螵蛸 500 g，焙干粉饼，与砂糖 1 000 g 混合。成人每次服 15～24 g，儿童酌减，每天3 次，用药 1 周显效。治疗 8 例慢性哮喘，7 例得到控制、1 例好转。

（3）用于胃肠造影：用海螵蛸 150～200 g，温开水冲调搅匀，煮熟，用于胃肠造影，充盈良好，对比清晰。

（4）治疗汗斑：海螵蛸粉、轻粉各等份，治疗 1～3 次，治愈汗斑患者 31 例。

（5）治疗脚癣：海螵蛸 2 份、陈松花 1 份，混匀，用时将药粉扑患处即可，每天 1～3 次，避免浸水，治疗脚癣有效。

（6）治疗溃疡性肠炎：血竭 6 g，海螵蛸、赤石脂各 15 g，大黄 6～10 g（大黄量以不引起腹泻为度），水煎至 100～150 mL，保持药液 37 ℃左右，每晚睡前灌肠 100 mL，30 天为 1 个疗程。治疗 30 例溃疡性结肠炎，治愈率为 76.7%，总有效率为 96.7%。

（隋英辉）

参考文献

[1] 周林光.临床药物应用实践[M].开封:河南大学出版社,2019.
[2] 张金兰.药物分析技术进展与应用[M].北京:中国协和医科大学出版社,2021.
[3] 彭净.临床药物应用指南[M].上海:上海交通大学出版社,2020.
[4] 吴国忠.药物基本知识[M].北京:人民卫生出版社,2020.
[5] 刘圣,沈爱宗,唐丽琴.静脉用药物临床应用指导[M].北京:人民卫生出版社,2021.
[6] 唐志刚.现代药物临床应用精要[M].开封:河南大学出版社,2019.
[7] 李雄.临床药物治疗学[M].北京:中国医药科技出版社,2019.
[8] 刘辉.实用常用药物与合理用药[M].北京:科学技术文献出版社,2020.
[9] 高可新.新编临床药物应用实践[M].南昌:江西科学技术出版社,2020.
[10] 时慧.药学理论与药物临床应用[M].北京:中国纺织出版社,2021.
[11] 王博.药物学基础[M].重庆:重庆大学出版社,2021.
[12] 赵立春.现代药物学指南[M].天津:天津科学技术出版社,2020.
[13] 丛晓娟,杨俊玲,韩本高.实用药物学基础[M].石家庄:河北科学技术出版社,2021.
[14] 杜妍辰,石更强.药物制剂工艺与设备[M].北京:科学出版社,2021.
[15] 张淑娟.临床药物治疗实践[M].北京:科学技术文献出版社,2020.
[16] 张艳秋.现代药物临床应用实践[M].北京:中国纺织出版社,2021.
[17] 张雪飞,文秀云,林拴宝.药物制剂技术[M].广州:世界图书出版广东有限公司,2020.
[18] 丁秀芹.实用临床药物应用[M].北京:科学技术文献出版社,2020.
[19] 冀洪波.实用药物与应用[M].天津:天津科学技术出版社,2020.
[20] 刘秀梅.实用药物基础与实践[M].沈阳:沈阳出版社,2020.
[21] 吴宝剑.药物代谢与转运[M].北京:科学出版社,2020.
[22] 王文萱.常用临床药物[M].北京:科学技术文献出版社,2020.
[23] 赵志宇.药物与临床[M].长春:吉林科学技术出版社,2019.
[24] 刘欣.药物应用与疾病诊疗[M].天津:天津科学技术出版社,2020.
[25] 唐士平.药物学基础与临床常用药物[M].北京:金盾出版社,2020.
[26] 张爱华.药物学基础与临床[M].哈尔滨:黑龙江科学技术出版社,2020.
[27] 丁立,郭幼红.药物制剂技术[M].北京:高等教育出版社,2020.

[28] 单鹏.现代临床药物应用[M].长春:吉林科学技术出版社,2020.

[29] 赵丽娅.药物学基础[M].郑州:河南科学技术出版社,2020.

[30] 王佳佳.临床药物理论与实践[M].北京:科学技术文献出版社,2020.

[31] 王潞.实用药物学进展[M].北京:科学技术文献出版社,2020.

[32] 崔红霞.临床药学与药物治疗学[M].昆明:云南科技出版社,2020.

[33] 沈柏蕊.精编临床药物基础与应用[M].沈阳:沈阳出版社,2020.

[34] 徐世军.实用临床药物学[M].北京:中国医药科技出版社,2019.

[35] 王春娟.现代药物诊疗学[M].沈阳:沈阳出版社,2019.

[36] 贾海珍,彭君,潘云红,等.常用不同二氢吡啶类钙通道阻滞剂对原发性高血压患者血管内皮功能的影响[J].微循环学杂志,2021,31(03):27-31.

[37] 李颖,惠蓉,张艳,等.胰岛素药物稳定性的影响因素及对策分析[J].临床合理用药杂志,2021,14(32):179-181.

[38] 李颖.不同剂量硝酸甘油对冠心病心绞痛患者炎症因子的影响[J].中国现代药物应用,2022,16(02):5-8.

[39] 杨继婷.分析小剂量罗红霉素在支气管扩张治疗中的应用效果[J].中国医药指南,2021,19(15):65-66.

[40] 李青.艾司奥美拉唑镁联合盐酸伊托必利片治疗难治性胃食管反流病的疗效分析[J].中国现代药物应用,2022,16(3):215-217.